普通高等教育案例版系列教材
案例版

供医学影像学、医学影像技术、生物医学工程等专业使用

医学影像超声学

主　编　谢明星　梁　萍　李彩娟
副主编　郑元义　徐辉雄　袁丽君　蒋天安　吴青青
编　委　（以姓名笔画为序）

丁云川	昆明医科大学附属延安医院	罗　燕	四川大学华西医院
于　杰	中国人民解放军总医院	周　平	中南大学湘雅三医院
马春燕	中国医科大学附属第一医院	周　青	武汉大学人民医院
王　静	华中科技大学同济医学院附属协和医院	郑元义	上海市第六人民医院
邓　燕	四川省人民医院	曾　婕	中山大学附属第三医院
叶争渡	浙江大学医学院附属第一医院	赵　蕊	北京大学国际医院
吕秀章	首都医科大学附属北京朝阳医院	赵汉学	首都医科大学附属北京同仁医院
刘娅妮	华中科技大学同济医学院附属同济医院	逄坤静	中国医学科学院阜外医院
米成嵘	宁夏医科大学总医院	袁丽君	中国人民解放军空军军医大学
李玉曼	华中科技大学同济医学院附属协和医院		第二附属医院
李彩娟	牡丹江医学院附属红旗医院	夏　焙	深圳市儿童医院
杨文利	首都医科大学附属北京同仁医院	钱林学	首都医科大学附属北京友谊医院
杨亚利	华中科技大学同济医学院附属协和医院	徐金锋	深圳市人民医院
吴　棘	广西医科大学第一附属医院	徐辉雄	复旦大学附属中山医院
吴青青	首都医科大学附属北京妇产医院	崔立刚	北京大学第三医院
汪龙霞	中国人民解放军总医院	梁　萍	中国人民解放军总医院
张　丹	首都医科大学附属复兴医院	蒋天安	浙江大学医学院附属第一医院
张　丽	华中科技大学同济医学院附属协和医院	程志刚	中国人民解放军总医院
张一峰	同济大学附属第十人民医院	温朝阳	北京大学国际医院
苗立英	北京大学第三医院	谢明星	华中科技大学同济医学院附属协和医院

科学出版社

北　京

内 容 简 介

《医学影像超声学》（案例版）是国内医学影像领域首套案例版系列教材的分册，它采用创新性编写模式，优化本科教学大纲的理论课程内容，增加真实案例或标准化案例，将临床案例与理论知识相结合，有效激发学生的学习动力，并提高学生临床思维能力。教材共十五章，包括三部分，第一部分简要介绍超声成像技术的基本原理及物理学基础；第二部分着重阐述超声在颅脑、浅表器官、胸腔与肺、心脏及大血管、消化系统、泌尿系统、男性生殖系统、妇产、外周血管及骨骼肌肉系统的超声检查方法、声像图特点、诊断及鉴别诊断要点和临床价值；第三部分介绍介入超声与超声治疗的操作技术及临床应用。

本教材既可作为高等医药院校医学影像（超声医学）专业、医学影像技术专业、医学生物工程专业的本科生基础教材，也可作为超声医学专业规培医师、研究生和相关临床专业医师的实用参考书。

图书在版编目（CIP）数据

医学影像超声学 / 谢明星，梁萍，李彩娟主编 . —北京：科学出版社，
2022. 11
ISBN 978-7-03-064154-0

Ⅰ . ①医… Ⅱ . ①谢… ②梁… ③李… Ⅲ . ①影像诊断—高等学校—
教材②超声波诊断—高等学校—教材 Ⅳ . ① R445

中国版本图书馆 CIP 数据核字（2020）第 003271 号

责任编辑：朱　华／责任校对：宁辉彩
责任印制：李　彤／封面设计：陈　敬

科 学 出 版 社 出版
北京东黄城根北街 16 号
邮政编码：100717
http://www.sciencep.com

北京中科印刷有限公司 印刷
科学出版社发行　各地新华书店经销
*
2022 年 11 月第 一 版　　开本：787×1092 1/16
2023 年 2 月第二次印刷　　印张：46
字数：1 360 000
定价：498.00 元
（如有印装质量问题，我社负责调换）

高等院校医学影像学、医学影像技术案例版系列教材

编审委员会

前　言

医学影像超声学是医学、声学和电子工程学紧密结合的交叉性学科，因其具有实时性、无创、无放射性、便捷等优势，在临床得到广泛应用，已成为许多疾病及其并发症的首选诊断方法。进入 21 世纪后，随着计算机技术的迅猛发展，超声成像的各项技术和方法得到了进一步发展和创新，极大拓展了超声医学的应用范围，其从解剖学成像逐步过渡到功能性成像和分子生物学成像。目前，我国超声医学已形成一门成熟的影像学科，集医疗、教学和科研于一体，具有鲜明专业特色。为满足新时期医学影像超声人才培养的需要，我们组织了多所国内重点医学院校的知名学者编写这本《医学影像超声学》（案例版）实用教材。

本教材旨在培养实用型影像技术人才，在保留本学科教学大纲规定全部理论知识的基础上，采用创新性编写模式，优化课程内容，增加真实案例或标准化案例，将临床案例与理论知识相结合，以有效培养学生临床思维方式、拓宽学生思维空间、激发学生的学习动力及探索精神，为学生见习、实习、走上临床岗位打下基础。

本教材共十五章，包括三部分，第一部分简要介绍超声成像技术的基本原理及物理学基础；第二部分着重阐述超声在颅脑、浅表器官、胸腔与肺、心脏及大血管、消化系统、泌尿系统、男性生殖系统、妇产、外周血管及骨骼肌肉系统的超声检查方法、声像图特点、诊断及鉴别诊断要点和临床价值；第三部分介绍介入超声与超声治疗的操作技术及临床应用。

本教材结合当前国内外超声医学研究进展和热点问题，以精选临床案例、精准图片和超声技术贯穿全书。编写时，突出"三基""五性"，知识点明确，学生好学，教师好教，注重创新能力和实践能力的培养。

本教材在注重思想性、科学性、先进性的同时，兼具启发性、实用性、易懂性，内容不仅符合教育部制定的教学大纲要求，还满足硕士研究生入学考试要求及学生毕业后参加执业医师资格考试的要求。既可作为高等医药院校医学影像（超声医学）专业、医学影像技术专业、医学生物工程专业的本科生基础教材，也可作为超声医学专业规培医师、研究生和相关临床医师的实用参考书。

在本教材编写过程中，编者们严谨求实、紧跟前沿进展，贡献了大量的智慧和经验，科学出版社为本书的编辑出版给予了大力支持，在此一并表示衷心感谢！由于水平所限，书中疏漏和不足之处，恳请各位专家和广大读者指正，以便在修订再版时做得更好。

谢明星

2020 年秋于武汉

目　　录

第一章 概　述

学习要求

记忆　医学影像超声学主要内容及特点；医学超声成像基本原理；M 型超声、B 型超声和多普勒超声成像原理。

理解　医学影像超声学发展简史；超声诊断仪类型；经食管超声心动图、经直肠超声、经阴道超声及介入超声的检查原理及临床应用价值；三维超声成像技术、超声造影技术、超声弹性成像技术、斑点追踪超声心动图技术的成像原理及临床应用价值。

运用　掌握学习医学影像超声学的方法和要求。血管内超声、负荷超声心动图的检查原理及临床应用价值。

现代医学离不开医学影像信息的支持。医学研究和临床诊断应用的影像学技术多种多样，包括 X 线检查、超声、磁共振成像（MRI）、计算机断层扫描（CT）、核医学、血管造影等。超声技术因其具有安全、无创、廉价、可移动等多种优势，在临床上得到广泛应用，已成为许多疾病及其并发症的首选诊断方法。

本书主要供本科医学影像专业、医学影像技术专业、医学生物工程专业学生使用，在保留本学科教学大纲规定全部理论知识的基础上，增加真实案例或标准化案例，以丰富教学内容，提高学习效率。

第一节　医学影像超声学的内容与特点

医学影像超声学是应用超声换能器向人体发射超声波，并利用其在人体器官、组织传播过程中，由于声波的反射、透射、折射、衰减、吸收等产生各种信息，将其接收、放大和处理形成声像图，借此对人体组织器官的物理特性、形态结构及功能状态进行诊断的一门学科。

一、医学影像超声学发展简史

超声波技术最早于 20 世纪 40 年代应用于医学领域。随着计算机技术的发展，超声成像技术发展十分迅速，主要经历 A 型和 M 型超声、二维或灰阶超声、多普勒超声等阶段，其中伴有新技术和新的检查方式的研发与应用。

（一）A 型和 M 型超声阶段

A 型超声是最早应用于临床诊断的超声技术，利用单探头仅发出一条取样线，系统接收与显示声束线上的回波幅度变化，从而识别人体组织改变。1942 年，奥地利精神科医师 K.T.Dussik 首次应用 A 型超声波技术探测颅脑结构。M 型超声利用单探头仅发出一条取样线，记录声束方向上（即一维方向上）各层组织反射的灰阶信号，形成运动-时间图。1954 年，瑞典学者 Edler 等首次报道了应用 M 型超声心动图诊断心脏疾病。A 型超声和 M 型超声奠定了现代超声影像的基础。

（二）二维或灰阶超声阶段

1951 年，John Julian Cuttance Wild 和他的研究小组研制出了世界上第一台能够二维成像的超声成像仪。20 世纪 70 年代中期，Kossoff 和 Garrett 等将"灰阶"引入超声图像，发明了实时二维超声波扫描仪。二维超声是以声波的灰阶形式显示人体断面组织，可以实时观察器官组织的位置、形态和结构，病灶的位置、大小、数量、回声性质、动态变化及与邻近组织的关系等，是超声影像的里程碑式技术。目前,二维超声已成为现代医学影像超声学的核心技术,其应用领域几乎遍及全身的各个器官和组织。

(三)多普勒超声阶段

20 世纪 50 年代研发出连续波频谱多普勒技术,其优点是能探测声束取样线上的高速血流,但不能确定高速血流的具体位置。20 世纪 70 年代以后开发出脉冲波频谱多普勒技术,可以准确定位血流部位,但测量高速血流的能力受限。连续波和脉冲波频谱多普勒技术各有优缺点,临床上通常两者联合应用。20 世纪 80 年代开始,在频谱多普勒技术基础上,发展出彩色多普勒血流成像,成为超声诊断学发展历史上的另一个里程碑。彩色多普勒血流成像技术可以直观快速地显示血流的起源、走行、速度和性质,同时,可以在二维超声的背景下显示血流与结构之间的位置关系。多普勒超声技术与二维超声成像的结合,极大地提高了超声诊断效能。

(四)新技术发展与应用阶段

进入 21 世纪后,医学影像超声学的各项技术和方法得到了进一步发展和创新,实时三维超声成像、彩色多普勒能量图、组织多普勒成像技术、腔内超声、超声造影、介入超声、组织弹性成像、斑点追踪等技术相继出现。检查方式除常规体表超声外,还有多种腔内检查方式与技术,如经食管超声、心腔内超声、经阴道超声与经直肠超声等。这些检查方式与技术的单独应用和(或)联合应用,更加拓展和延伸了超声影像的应用范围和深度,将超声诊断从解剖学成像逐步过渡到功能性成像和分子生物学成像。

在 1983 年世界介入性超声学术会议上,超声介入技术被正式确定为现代超声医学的一个分支。介入性超声是为进一步满足临床诊断和治疗需要而发展起来的,其主要特点是在实时超声的监测或引导下,完成各种穿刺活检、造影及抽吸、插管、注药治疗等操作,或应用超声生物效应进行射频消融等治疗,可以代替某些外科手术,达到与外科手术相当的效果。

二、医学影像超声学主要内容

(一)形态学诊断

二维超声可清晰显示脏器的断层解剖结构图像,对于病变组织可观察其发生部位、病灶数量、形态结构及组织的回声高低等信息。检查过程中,还可通过变换体位观察病变情况,判断其活动度及与邻近组织的关系。根据声像图特征,结合病史与其他临床资料,可对病变做出定位和定性诊断。

(二)血流动力学检查

应用多普勒技术可动态显示心血管腔内的血流状态,判断血流的方向和性质,定量测量血流动力学指标,如血流速度、跨瓣压、加速时间等,其在评估心内结构狭窄性病变、反流性病变和分流性病变方面发挥着重要作用。此外,超声造影技术不仅能显示心脏与大血管腔内的血流,还可显示组织内微小血管的血流状态。

(三)功能性检测

将二维声像图与多普勒技术相结合,测量血流动力学功能参数,如超声心动图评价心脏收缩与舒张功能,测量心血管腔内血流速度、半定量评估分流量与瓣口反流量等。此外,二维超声还可检测胆囊收缩和胃的排空功能等。

(四)介入超声

在实时超声影像学监测和引导下,可进行穿刺和介入微创治疗。介入超声定位准确,并发症较少。目前,此方法一方面应用于肿物穿刺活检、穿刺抽液化验及术中介入超声等诊断性操作,另一方面应用于体液置管引流、局部注射药物、肿瘤消融治疗、血管支架植入和引导封堵装置等治疗性操作等。

三、医学影像超声学特点

与 CT、MRI、血管造影等影像学技术相比，超声影像具有如下特点：

1. 安全性高　诊断性超声无放射性损伤，一般无须使用充盈对比剂，便可获得人体解剖和病变清晰图像，被视为无创性检查方法。此外，超声检查是最常规用于胎儿影像学检查的技术。

2. 同时显示解剖与血流动力学信息　二维超声可清晰显示人体结构的解剖信息，现代高端仪器可分辨出毫米级病灶。多普勒超声可检测 < 10cm/s 的低速血流和 > 5m/s 的高速血流。两种技术的联合应用，能准确获取解剖和血流动力学信息。

3. 实时成像　超声图像能实时显示人体解剖结构与病变，检查过程中能进行实时动态观察。

4. 经济便携　检查费用低，仪器可移动。新近研制的手持式超声仪，更适于床旁与院外危重患者的初步检查。

超声影像也存在以下局限性：①受制于超声波的物理性质，其对骨骼、肺和肠管的成像受限；②超声图像对某些病变成像的特异性不高，临床检查须结合其他资料综合分析；③超声成像中伪影较多，显示范围较小，图像的整体观不如 CT、MRI；④超声诊断的准确性较大程度依赖操作者经验和仪器性能。

四、本科生学习的方法与要求

本书主要供我国高等医药院校医学影像学专业的本科生学习超声诊断学时使用，以常见病、多发病超声成像为主要内容，以多个真实案例或标准化案例为载体，系统介绍适用于超声检查的人体器官的各种疾病的超声检查方法、各系统脏器正常声像图和病理声像图表现、诊断标准和临床价值，使学习者能规范扫查各器官，正确分析声像图，对常见病、多发病能做出正确诊断并准确书写报告。

在学习医学影像超声学的过程中，需要注意以下几个方面：

1. 打好理论基础　医学影像超声学涉及解剖、病理、生理、组织胚胎、超声医学工程等学科，扎实的理论基础十分重要。同时，应掌握身体不同部位、不同切面包含哪些脏器及其相互关系、正常声像图特点及不同疾病的超声特征性表现、超声鉴别诊断要点等。

2. 培养超声操作技能　超声检查需要使用超声设备，操作性很强。同学们不仅应学好基础理论，还要利用实习课程，努力学习检查方法，掌握超声扫查的基本技能，熟悉常用器官的标准解剖断面，对多发病、常见病可进行检查和做出诊断。

3. 密切结合临床　医学影像超声学主要是对组织器官的解剖形态与病变进行成像，而临床诊疗是一个完整的系统过程，需要运用多种诊疗技术综合分析、共同完成。各种检查技术与方法有着不同的临床价值，超声影像作为一种成像技术有其优势与局限性，因此检查与评价过程需要与临床密切结合。在进行超声检查前，要充分了解检查目的及有关临床资料，如病史、症状、体征、相关实验室检查及其他影像学检查结果等，了解图像与疾病发生、发展之间的关联，培养正确的思维，对疾病做出准确的诊断。同时，为提高自己的超声诊断技能，须培养病例追踪随访的好习惯，通过将临床及病理组织学的最终诊断结果与超声诊断结果互相印证和对照，分析实践中所遇到的各种问题，注意总结与反思，努力提高诊断正确率，减少误诊和漏诊。

4. 提高人文素养　人文素养是现代医务人员的必备素质，一个好医师应该是一个"人文医师"，需要学习了解伦理、心理、法律、人际交往等各方面的知识和技能。例如，要了解有关国际、国内医学执业伦理规则，学会如何跟患者交流信息，进行有效的医患沟通，懂得如何依法行医，知道如何建立和谐的医患关系等。要树立起全心全意为患者服务的宗旨，不忘身为医师的初心，才能逐渐成长为一名合格的医师。

第二节　医学超声诊断仪器与检查技术

一、医学超声成像基本原理

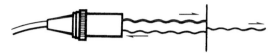

图 1-2-1　超声波发射示意图

超声波沿探头方向前进，遇存在声阻抗差的界面时，发生反射。反射波大小与界面前后声阻抗之差及声束和界面间夹角有关

医学超声成像是利用仪器发射超声波并在人体组织中传播，当正常和病变组织界面存在声阻抗差时，即发生反射和散射，仪器接收超声回波信号，并进行一系列处理，形成图像、曲线或其他数据，用以对疾病进行显示与分析（图 1-2-1）。

二、医学超声诊断仪类型与探头选择

（一）超声诊断仪的类型

超声诊断仪主要由探头、发射电路、接收电路、显示器和记录器组成。目前临床上使用的超声诊断仪大体有两类。

1. B 型超声诊断仪　以显示二维灰阶切面图像为主，可兼有 M 型超声或简单多普勒超声功能。

2. 彩色多普勒超声成像仪　在二维灰阶切面图像的基础上，叠加彩色多普勒血流信号，直观显示血管形态、血流方向、流速和血流性质等，同时也兼有 M 型超声、多普勒频谱成像等多种功能。

（二）探头的种类与功能

探头是超声诊断仪中发射和接收超声波的部件，也称为超声换能器。医用超声探头种类繁多，就其工作方式而言，有电子扫描式和机械扫描式。电子扫描式又包括凸阵型、线阵型和电子相控阵型。临床上，凸阵探头主要用于腹部、妇产科检查；线阵探头主要用于外周血管、小器官检查；相控阵探头行扇形扫描，主要用于成人及小儿心脏检查。此外，根据某些临床特殊需要，又设计出各种不同扫查部位与用途的专用超声探头，如穿刺式探头、腔内探头、术中探头、腹腔镜超声探头等。

三、A 型超声

A 型超声为振幅调制型。单条声束在传播途径中，遇到不同界面产生的一系列散射和反射回声。示波屏上以时间为 X 轴，以振幅高低为 Y 轴进行成像。X 轴自左至右代表回声时间的先后次序，一般代表人体组织部位的深浅，Y 轴代表回声振幅的高低（图 1-2-2A）。A 型超声仪不能形成直观图形，且所显波形振幅易受非线性放大与成像压缩比例等因素影响，与真正回声振幅不成正比关系，除个别领域外，已基本被淘汰。

四、M 型超声

M 型超声为辉度调制型，同样为单声束取样，获得传播途径中各个界面产生的回波信号，信号振幅高低用光点辉度表达。示波屏上 Y 轴为距离轴，代表界面部位深浅，X 轴代表时间基线，从而显示"距离-时间"曲线（图 1-2-2B）。M 型超声主要用于心脏检查，显示心脏结构前后方向上的不同结构层次，用于测量心腔前后径及室壁厚度、观察运动轨迹、评估心功能等，也广泛应用于胎动、胎儿心率及心律的测定。

五、B 型超声（二维超声）

B 型超声成像属辉度调制型，基本原理是在单条声束传播途径中，将各个界面所产生的一系列散射和反射回声，以光点的辉度在示波屏上显示。声束顺序扫查脏器时，每一声束线按序排列，组合构成脏器切面声像图（图 1-2-2C）。

六、多普勒超声

多普勒超声技术包括彩色多普勒血流成像、频谱多普勒成像和组织多普勒成像等形式，可无创性评估人体血流及组织运动的速度、方向等。

彩色多普勒血流成像（color Doppler flow imaging，CDFI）以红、蓝、绿三种颜色为基色，用伪彩色编码来显示血流变化。一般红色表示血流方向朝向探头，蓝色表示血流方向背离探头，绿色表示湍流。朝向探头的湍流颜色接近黄色（红色与绿色混合所致），背向探头方向的湍流接近于青色（蓝色与绿色混合所致）（图1-2-3）。正常血流状态呈层流，故显示为纯正的红色或蓝色，而红色、蓝色的亮度则与其相应血流速度成正比。实时二维彩色多普勒血流图像能形象直观地显示血流的方向、流速和性质（图1-2-2D）。

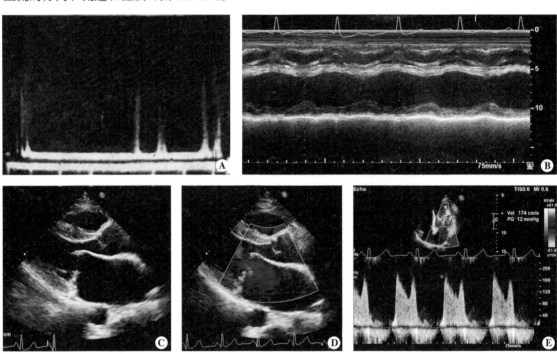

图1-2-2 不同超声技术声像图

A. A型超声图像；B. M型超声图像；C. 二维心脏超声图像；D. 彩色多普勒血流图像；E. 频谱多普勒图像

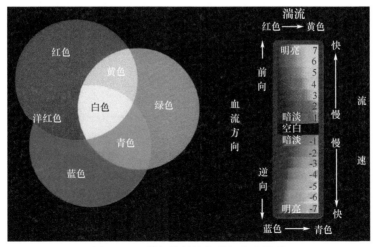

图1-2-3 彩色编码的色彩与血流性质

图左：三原色物理学搭配变化；图右：在正红负蓝编码基础上加入绿色，以表现高速血流

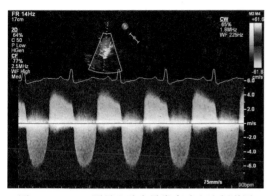

图 1-2-4　CW 测量心腔内异常高速血流频谱图

主动脉瓣狭窄并关闭不全患者，CW 取样线通过心尖五腔图主动脉瓣口，记录到收缩期从左心室进入主动脉高速射流及舒张期由主动脉进入左心室的高速反流频谱

频谱多普勒成像（spectral Doppler imaging）是通过检测运动目标回波的多普勒频移信号，获取人体血流运动信息，并以频谱曲线和音频信号方式显示（图 1-2-2E）。根据检测方式不同，分为脉冲多普勒（pulse Doppler，PW）、连续多普勒（continuous Doppler，CW）和高脉冲重复频率多普勒（high pulse repetition frequency Doppler，HPRF）。PW 是探头发射一串声波脉冲后，停止发射，通过时间门控，接收某一具体深度位置的回波信号，从而可达到"距离选通"以进行深度定位，具有定点测量某一部位血流的能力。主要缺点是在血流速度过快时，会产生血流混叠现象，即过高的正性频移错误地表现为负性频移，反之亦然。CW 通过探头连续发射与接收声波，对声束通过途经上的所有血流进行测量，可显示高速血流，不会产生频谱混叠（图 1-2-4）。但 CW 无距离选通能力，它所接收到的多普勒信号是采样声束经过途径中所有血流信号的总和，因此不利于准确进行深度定位分析。故在进行频谱多普勒检测时，尤以在心脏疾病的诊断分析中，需两者结合应用、相互补充，便于准确地定位和定量分析血流动力学参数。

组织多普勒成像（tissue Doppler imaging，TDI）是基于多普勒效应，采用低通滤波器，滤去高频低振幅的血流信号，显示低频高振幅的组织运动信号，然后通过数模转换、自相关处理和彩色编码等处理，对心肌运动进行成像，可获得心肌运动的不同参数。成像方式包括彩色 TDI 和脉冲 TDI。彩色 TDI 主要包括以下 4 种成像模式，组织速度成像（tissue velocity imaging，TVI）反映心肌运动速度及方向，朝向探头运动显示为红色，背离探头运动显示为蓝色；组织位移成像反映单位时间内心肌运动的距离；组织应变成像（tissue strain imaging，SI）反映组织形变的能力，心肌增厚、变长为正向，变薄、变短为负向；组织应变率成像（tissue strain rate imaging，SRI）反映心肌形变的速度。应变和应变率不受周围心肌牵拉影响，可早期敏感检测心肌细微变化。脉冲 TDI 将目标组织的多普勒频移信号以频谱曲线和音频信号方式表示，如组织速度成像的脉冲 TDI 模式可直接检测心肌组织的运动速度。TDI 技术可应用于多种心脏疾病，检测局部心肌功能、心房功能和整体心室功能，其中在评价左心室舒张功能、冠心病和左心室收缩同步性方面应用最为广泛（图 1-2-5）。

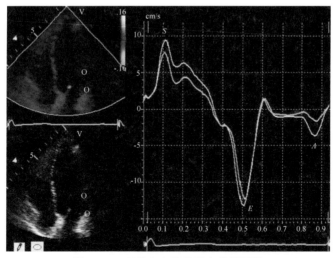

图 1-2-5　正常人心脏组织多普勒图像

左上图为彩色 TDI 图像，左下图为心尖四腔心切面二维声像图，右图为左心室侧壁两个心肌节段的脉冲 TDI 频谱，S、E、A 分别为收缩期、舒张早期和舒张晚期峰值速度

七、超声特殊检查与新技术

（一）超声特殊检查

1. 经食管超声心动图（trans-esophageal echocardiography，TEE） 检查时食管超声探头位于食管之内，紧贴左心房后壁，声束方向由后向前，近距离扫查心脏深部结构，不受胸壁结构与肺气的干扰，可显示出清晰的心脏与大血管图像，为心脏超声检查开辟了一个新的窗口，显著提高了某些心脏与大血管病变超声诊断的敏感性与特异性，因而得到广泛应用。在胸廓畸形、肋间隙过窄、肺气过多等状态下，如经胸超声心动图检查图像不清晰，均可考虑进行 TEE 检查。此外，TEE 也广泛应用于心脏手术中监测与介入治疗引导（图 1-2-6）。

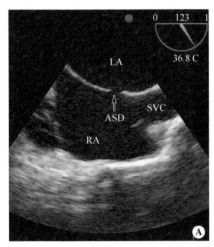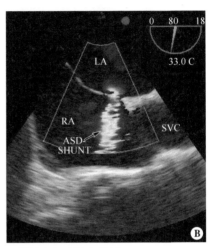

图 1-2-6 房间隔缺损经食管超声心动图声像图

A. 双房切面二维超声清晰显示房间隔中上部近上腔静脉处回声中断；B. 彩色多普勒显示上述回声中断处蓝色为主的左向右分流

LA. 左心房；RA. 右心房；SVC. 上腔静脉；ASD. 房间隔缺损；ASD-SHUNT. 房间隔缺损分流

2. 经直肠超声 是将专用直肠探头置入直肠内进行超声检查的一种方法，可对直肠壁全层及其周围器官进行检查。由于探头直接接触肠壁，缩短了探头与被检器官的距离，避免了腹壁、肠道气体等因素的干扰，可获得更清晰的二维超声图像和高灵敏度的多普勒血流信息。临床上主要应用于直肠、前列腺和精囊等病变的检查，也适用于探测子宫和附件病变。

3. 经阴道超声 是将专用阴道探头或阴道直肠两用探头直接放置在阴道内，对阴道、宫颈、子宫、卵巢、输卵管及其周围器官病变进行超声检查的一种方法。由于探头位于阴道内，紧贴子宫及其附件，患者不必充盈膀胱，不受腹壁肥胖、瘢痕的影响，已婚及有性生活史的妇女，无严重阴道出血者均可进行经阴道超声检查。此外，经阴道超声探头频率高、分辨率高、图像清晰，但穿透力有限，当盆腔肿瘤较大或病变位置高、超出探头成像范围时，无法清晰显示病变。

4. 血管内超声技术 是将无创性超声成像和有创性心导管技术相结合，用于诊断血管病变的方法。通过导管将微型化的超声换能器置入血管腔内，再经电子成像系统显示心血管断面的形态和（或）血流图形，主要包括血管内超声成像（intravascular ultrasound imaging，IVUS）技术和多普勒血流测定两方面，后者主要为冠状动脉内多普勒血流速度描记（intracoronary Doppler flow mapping，IDFM）。IVUS 提供血管的横截面图像，可观察到管腔的形态和管壁的结构，了解血管内膜下各层的解剖形态（图 1-2-7）。多普勒血流速度描记技术是记录血管内的血流速度，通过分析不同情况下血流速度的改变，反映冠状动脉循环的病理生理功能。血管腔内超声技术是将换能器直接置于血管腔内探测，声能衰减小，因此换能器的频率可达到 9 ~ 40MHz，分辨率明显提高。随着设备及处理软件的不断发展，IVUS 目前已在临床上得到广泛的应用，尤其在冠状动脉疾病的介入诊断和治疗中成为重要的辅助手段。

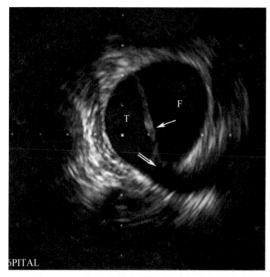

图 1-2-7　腹主动脉夹层血管内超声声像图
单线箭头所指处为剥离的内膜，双线箭头所指处为分支血管
的开口。T. 真腔；F. 假腔

5. 负荷超声心动图（stress echocardiography）
冠状动脉在正常状态下有很强的代偿应激能力，以满足心肌对氧增加的需求，表现为冠状动脉的扩张及血流速度的增快，可使冠状动脉血流量明显增加，冠状动脉血流量的最大增加值可达静息状态时的 4～5 倍，这种代偿能力称为冠状动脉血流储备（coronary flow reserve，CFR）。冠状动脉粥样硬化时，冠状动脉血流储备明显下降，不能满足在应激情况下心肌耗氧量增大的需求。负荷超声心动图的基本原理就是用不同的负荷方法，使心肌耗氧量增大到冠状动脉血流储备不足以满足其需要，诱发心肌缺血发作，心肌收缩力因而出现异常，超声心动图就可观察到节段性室壁运动异常，从而诊断心肌缺血。目前应用最多的是运动负荷试验和药物负荷试验。负荷超声心动图已成为检测和诊断心绞痛、心肌梗死、心肌缺血后心肌存活、心肌顿抑、心肌冬眠等的重要手段，也可用于冠心病手术治疗及介入性治疗的疗效和预后判断。

6. 介入性超声　主要特点是在实时超声的监视或引导下，完成各种穿刺活检、抽吸、插管、注药或消融治疗等微创操作，可以代替某些外科手术，达到与手术相媲美的效果。

■（二）超声新技术

1. 三维超声成像（three-dimensional ultrasound）　可实时获取和显示三维数据，实现灵活的多平面成像，即刻显示任一结构的三向正交切面和空间毗邻关系，呈现正常与病变结构的立体形态及动态变化。目前，三维超声应用范围涉及心血管科、妇科、产科等，其在心血管科和产科的应用尤为广泛（图 1-2-8）。

2. 对比增强超声（contrast-enhanced ultrasound，CEUS）　通过周围血管注入充盈对比剂，使其经血液循环进入人体器官或病灶内，利用微气泡的声散射性能，形成灌注部位与周围组织的声阻抗对比，同时通过充盈对比剂增强血液的背向散射，使血流灌注清楚显示，从而增强脏器或病灶与其周围组织的反差或提高脏器或病灶的血流信号，进而提高图像信息量。CEUS 自应用于临床以来，从最初对心腔内反流、分流的检测，现已扩展到对全身器质性疾病的诊断、鉴别诊断及治疗，其中以心脏造影和腹腔实质性器官造影的应用最为广泛（图 1-2-9）。

3. 超声弹性成像（ultrasound elastography）　是对组织施加一个外部或内部的激励，在弹性力学、生物力学等物理规律作用下，组织将产生形变。利用超声成像方法，结合数字信号处理或数字图像处理技术，将形变的差别用不同的颜色显示出来，可间接或直接反映组织内部的弹性模量等力学属性的差异。目前临床上主要应用的是由压迫性弹性成像衍生的实时组织弹性成像（real-time tissue elastography，RTE）和由间歇性弹性成像发展的瞬时弹性成像（transient elastography，TE）。弹性成像技术现已应用于乳腺、甲状腺、前列腺、血管和肝脏疾病的诊断，用于肿瘤的良恶性鉴别、癌变扩散区域的确定、治疗效果的确认、动脉硬化程度的评估等（图 1-2-10）。

4. 斑点追踪超声心动图（speckle tracking echocardiography）　是利用斑点追踪技术，以超声图像为基础，在室壁中选定一定范围的感兴趣区，随着心动周期，分析软件自动追踪上述感兴趣区内心肌组织在一帧帧图像中的位置，并与第一帧图像中的位置相比较，计算整个感兴趣区内各节段心肌的位移大小，主要用于观察心肌运动、诊断心肌缺血、定量评估心肌各节段的功能等（图 1-2-11）。斑点追踪技术由于不受声束方向与室壁运动方向间夹角的影响，没有角度依赖性，能更准确地反映心肌的运动。二维斑点追踪技术是在固定平面的二维空间内追踪心肌组织的运动轨迹，实际上，心肌是在一个三维空间内运动的，心肌的旋转会不可避免地导致部分声学斑点移出追踪平面之外，从而导致测量结果不准确。近年来发展起来的三维斑点追踪技术能对立体的全容积图像进行分析，在三维空间中追踪声学斑点，能更准确地评价心肌的运动和形变能力。

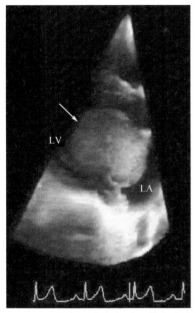

图 1-2-8　左心房内黏液瘤实时三维超声声像图
箭头示舒张期左心房内黏液瘤经二尖瓣口进入左心室
LA. 左心房；LV. 左心室

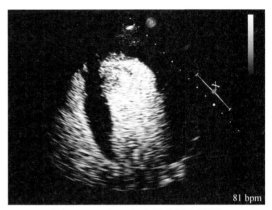

图 1-2-9　左心室声学造影声像图
心腔内可见浓密的气泡

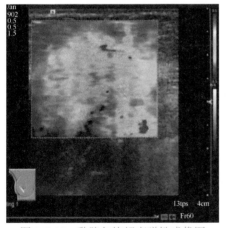

图 1-2-10　乳腺包块超声弹性成像图

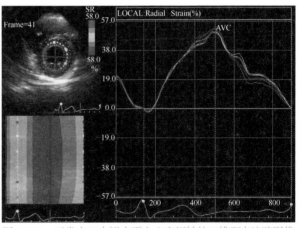

图 1-2-11　正常人二尖瓣水平左心室短轴的二维斑点追踪图像
图的右侧显示室壁心肌组织的径向应变曲线

自 我 检 测

1-2-1. 简述临床上常用的探头类型及其所应用的主要检查部位。

1-2-2. 脉冲多普勒和连续多普勒分别有哪些优缺点？

1-2-3. 简述超声特殊检查技术的种类及其临床应用。

1-2-4. 超声新技术有哪些？分别有哪些临床应用？

（谢明星）

第二章 超声成像医学基础

学习要求

记忆 正常人体组织、器官及病理组织的声学特征，超声图像的分辨率。

理解 超声的生物效应、超声伪像的形成及在临床诊断中的意义。

运用 运用超声检查内容与图像分析来规范书写超声报告。

第一节 人体组织声学特征

【案例 2-1-1】 超声检查已广泛应用于临床医学诊断中，医师可根据声像图表现辨认正常肝脏、胆囊等结构，也可诊断胆囊结石、肿瘤等疾病。

问题：超声分辨肝脏、胆囊这些器官依据的超声成像原理是什么呢？

一、正常人体组织及器官的声学特征

1. 无反射型 含液体的组织、器官，如胆囊、膀胱、血管、心脏等，液体内界面无明显声阻抗差异，超声通过相应区域时无任何反射，故称为无反射型或无回声区（echoless area）（图 2-1-1）。

2. 少反射型 超声经过结构比较均匀的实质组织，如肝脏、脾脏、甲状腺、睾丸等器官和组织时，在相应区域有些界面有声阻抗差异，但声阻抗差较小、回声较少，故称为少反射型或称低回声区（图 2-1-2）。

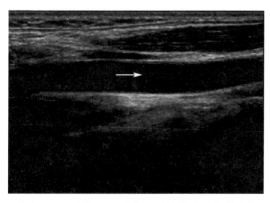
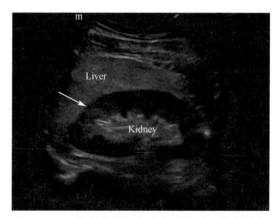

图 2-1-1 血管内血液为无反射型（箭头所示）　图 2-1-2 正常肾皮质回声为少反射型（箭头所示）

Liver. 肝脏；Kidney. 肾脏

3. 多反射型 超声经过不均质的实质组织时，如乳腺，因结构多样性、界面甚多、其前后声阻抗差较大，故反射较多且强，光点更为密集，回声强度也大，故称为多反射型或高回声区（图 2-1-3）。

4. 全反射型 在软组织与含气组织、器官（如肺、肠腔）交界处，界面前后声阻抗相差 3000 多倍，接近于全部反射，故不能透入第二介质，使界面后的组织结构无法显示，故称为全反射型。超声检查含气的器官和病变因此受到限制（图 2-1-4）。

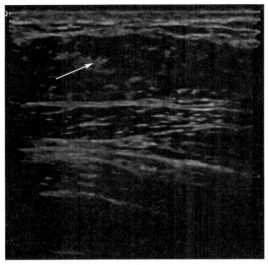

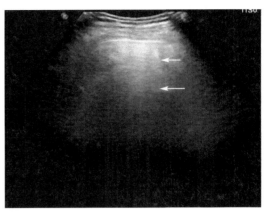

图 2-1-3　乳腺腺体回声为多反射型（箭头所示）　　　　图 2-1-4　肺部气体为全反射型（箭头所示）

二、病理组织的声学特征

当器官有病变时，由于病变组织与正常组织的声学特性不同，超声通过病变组织时产生不同于正常组织的回声类型。不同病变组织有其各自的声学特征，其反射类型也不尽相同，如器官内囊肿为无回声，呈圆形，边界清；肝癌为强弱不等的实质性回声，边缘不整齐。胆囊结石或膀胱结石则在无回声区域内可见强回声结节，后方伴声影。

三、人体组织声像图分型

人体内不同组织的声阻抗不同，构成的界面回声反射系数不同，因而反射回波信号的强度大小也不同。目前二维超声图像上回声强度的分级标准尚未完全统一，多采用以下分级方法。

1. 强回声　后方常伴声影，见于含气肺、结石、各种钙化斑块等（图 2-1-5）。

2. 高回声　灰阶强度较高，典型的高回声见于乳腺腺体组织、血管壁外膜和多数脏器的包膜等（图 2-1-6）。

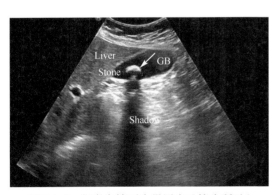

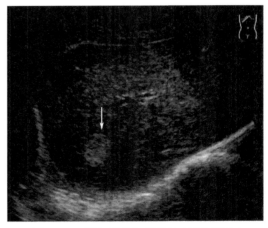

图 2-1-5　胆囊内结石为强回声（箭头所示）　　　　图 2-1-6　肝血管瘤为高回声（箭头所示）

Liver. 肝脏；Stone. 结石；GB. 胆囊；Shadow. 声影

3. 等回声　灰阶强度呈中等水平，典型的等回声见于肝脾实质、血管壁内膜、结缔组织、纤维性斑块、心肌组织等（图 2-1-7）。

4. 低回声 灰阶强度呈灰暗水平，为透声性较好的暗区，典型的低回声见于皮下脂肪、血管壁中膜、急性期血栓、血流淤滞时的血管腔内回声等（图 2-1-8）。

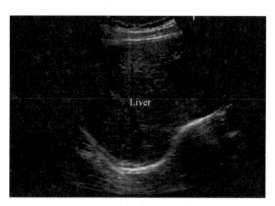

图 2-1-7 肝实质回声为等回声
Liver. 肝脏

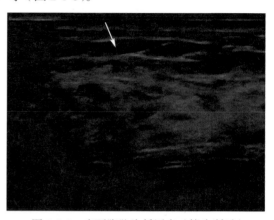

图 2-1-8 皮下脂肪为低回声（箭头所示）

5. 无回声 见于单纯性囊肿、血管内血液、胆囊内的胆汁、膀胱内的尿液、腹水、胸腔积液等（图 2-1-9）。

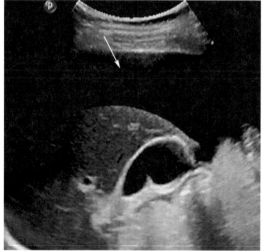

图 2-1-9 腹水为无回声（箭头所示）

不同组织的回声强度受超声仪器、探头的灵敏度、时间增益补偿等多种因素的影响，因此，应结合以上影响因素进行临床超声诊断。

人体内回声强度的一般规律：

（1）人体内不同组织器官回声强度顺序：颅骨＞肌肉＞肾窦＞胰腺＞肝、脾实质＞肾皮质＞肾髓质＞脂肪＞血液＞尿液和胆汁＞水。

（2）均质性液体为无回声，如胆汁和尿液。但有些均质性固体如透明软骨也可以为无回声。

（3）非均质性液体回声增强，如尿液中混有血液时。

（4）引起回声增强的原因常见于均质性液体混入微气泡或合并感染、新鲜的出血、血肿、纤维化和钙化等。

【案例 2-1-1 答案与解析】 超声在人体传播途径上，由于组织、脏器的声阻抗不同，两种不同声阻抗介质形成的界面产生的反射也不同。肝脏属于少反射型，为低回声。胆囊内胆汁属于无反射型，为无回声。根据人体组织器官的这些声学特征，超声图像能辨别肝脏和胆囊等不同组织与器官。

【案例 2-1-2】 目前国际上已公认，超声乳化手术是治疗白内障最为先进与可靠的方法。超声乳化仪能将病变的晶状体核粉碎，使其呈乳糜状并可连同皮质一起被吸出，同时可植入人工晶状体。
问题：超声乳化治疗白内障的原理是什么？

【案例2-1-3】 目前临床上常用消融的方法来治疗肿瘤，高强度聚焦超声（HIFU）是其中一种方法（图2-1-10）。

问题：高强度聚焦超声消融技术治疗肿瘤主要是利用了超声波的什么效应？

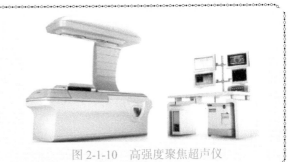

图2-1-10 高强度聚焦超声仪

第二节 常见的超声效应与伪像

一、超声生物学效应

一定能量的超声波在生物组织中传播时，导致生物组织的功能和结构发生变化的现象，称为超声生物学效应（ultrasound biological effect），常见的如热效应、机械效应、空化效应和声流效应等。人体不同组织对超声照射敏感程度不同，胚胎和眼部较为敏感。

1. 热效应（thermal effect） 超声波在人体组织传播过程中，其能量不断地被组织吸收而变成热量，造成组织自身的温度升高，达到一定程度时，就会对组织产生损伤，称为热效应。

2. 机械效应（mechanical effect） 超声波是机械波，声强较低时，使生物组织产生弹性振动，声强较高时，如超过组织机械振动的弹性极限，则导致组织的断裂和粉碎，造成组织的损伤，称为机械效应。

3. 空化效应（cavitation effect） 超声波作用于液体时，可产生大量小气泡，其原因一是液体内局部出现拉应力而形成负压，压强的降低使原来溶于液体的气体过饱和，而从液体逸出，成为小气泡；二是强大的拉应力把液体"撕开"成一空洞，称为空化。空洞内为液体蒸气或溶于液体的另一种气体，甚至可能是真空。液体内的气泡在较强超声波的作用下，发生收缩（正压力）和膨胀（负压力），产生空化效应。气泡剧烈收缩破裂会产生强烈的冲击波和局部高温及高压。

【案例2-1-2答案与解析】 在案例2-1-2中，超声粉碎不溶固体（或液体）的物理机制被认为是超声波空化作用。在强超声波作用下，晶状体内会产生大量的小气泡，气泡将随着超声振动产生空化作用，使晶状体发生粉碎和乳化作用。

4. 声流效应（sound flow effect） 发生在超声场中的宏观和微观的液体涡流，称为声流。超声波可以通过声流作用来促进对流传输过程，如可促使细胞膜的可逆渗透和物质传输，从而有利于菌体细胞的生长和底物转化。如果强度过大，则会对生物组织造成一定的损伤。

【案例2-1-3答案与解析】 在案例2-1-3中，高强度聚焦超声消融术是利用超声波通过人体组织时，将能量聚集到足够的强度，使焦点区域达到瞬间高温，破坏肿瘤组织。产生的生物学效应：①热效应，靶区聚焦处温度达到65～100℃，靶区内细胞发生凝固性坏死，一般靶区外的组织不受损伤；②机械效应，聚焦后的超声波强度显著增加，并作用于靶区细胞，通过挤压和膨胀的反复交替作用，从而破坏靶区细胞；③空化效应，可使组织或体液中的微小气泡膨胀、震荡，使肿瘤细胞受到损伤。上述多种生物学效应的共同作用，可对肿瘤进行治疗。

【案例2-2-1】 根据美国FDA和IEC要求，医学超声诊断设备和监视仪器须提供指示性声输出参量：热指数（TI）、机械指数（MI）。

问题1：检查眼部时，热指数、机械指数应如何控制？

问题2：胎儿检查时，热指数、机械指数应如何调控？

二、安　全　性

超声波对组织造成的伤害程度，主要取决于超声波的辐射功率和辐射时间。因此，需制定超声波辐射功率和辐射时间的安全标准，以保证超声设备正常使用不造成人体伤害。根据美国 FDA 和 IEC 要求，医学超声诊断设备和监视仪器须提供指示性声输出参量如热指数和机械指数，以保证超声设备使用的安全性。

1. 热指数（thermal index，TI）　指超声波经过某声学界面产生的实际升温与使界面升温 1℃ 的比值。其分为骨热指数（TIB）、颅骨热指数（TIC）、软组织热指数（TIS）三种。通常认为 TI 在 1.0 以下对人体无损伤，但胎儿检查时应控制在 0.4 以下，眼部检查时应控制在 0.2 以下。

2. 机械指数（mechanical index，MI）　指相关生物机械效应的计算值，用来估量潜在的生物力学效应，为超声在弛张期的负压峰值与探头中心频率的平方根值的比值。通常认为 MI 在 1.0 以下对人体无害，但胎儿检查时应控制在 0.3 以下，眼部检查时应控制在 0.1 以下。

【案例 2-2-1 答案与解析】　眼部和胎儿对超声波的热效应和机械效应都敏感，超声波使用不当易引起损伤。依据美国 FDA 和 IEC 要求，眼部检查时，TI 应控制在 0.2 以下，MI 应控制在 0.1 以下。胎儿检查时，TI 应控制在 0.4 以下，MI 应控制在 0.3 以下。

三、常见超声伪像

超声伪像指超声显示的二维图像特征与相应解剖断面结构之间的差异，不代表真实的声学界面，简称为伪像（artifact），主要表现为二维图像中回声信息的增加、减少或失真。伪像主要是超声波在人体组织传播过程中的各种声学特性如声速、反射、折射、散射和衰减等及超声仪器调节不当所导致。

伪像在二维图像中十分常见。理论上几乎任何一帧二维图像都会存在一定的伪像，只是形式和程度不同而已。仪器性能不良或调节不当产生的伪像，可通过改进技术或正确调节来减少，而声学特性所产生的伪像则难以避免。在临床超声诊断中，需能识别伪像、克服伪像干扰甚至加以利用，以避免伪像引起的误诊或漏诊。同时，可以通过认识超声伪像的规律，利用某些特征性伪像来协助诊断。

常见的超声伪像包括：

1. 混响伪像（reverberation artifact）　为超声波在人体组织内的传播过程中遇到平滑大界面时，声波在探头和界面之间来回反射，在显示屏上形成回声强度逐渐减弱的等距离多线带状回声，为多次反射的一种，常出现于膀胱前壁、胆囊底及大囊肿前壁，易被误诊为壁增厚或肿瘤。通过探头加压、改变扫查方向或降低近场增益等操作，可减弱或消除混响伪像（图 2-2-1）。

2. 彗星尾征（comet tail sign）　即多次内部混响。声束传播途中如遇到一层较薄的液体层，液体层下方有极强的声反射界面时，如气体、节育器等，声波在界面之间来回多次反射直至衰减，形成特征性的彗星尾征，如宫内节育器、胆囊壁内的胆固醇结晶等（图 2-2-2）。

3. 回声失落伪像（drop-out appearance）　大界面反射回声强度依赖于声束与界面之间的角度，当界面与声束之间角度较小或两者接近平行时，则回声强度弱，不能返回声源被探头接收，从而导致图像上回声失落，形成假阳性征象，改变探头位置与声束方向可避免假性回声失落。临床上，囊肿壁为光滑的纤薄包膜，超声可清晰显示其细薄的前壁、后壁，但侧壁因假性回声失落而不能显示。心尖四腔心切面房间隔卵圆窝处菲薄，常形成假性的回声中断（图 2-2-3）。

4. 声影（acoustic shadow）　超声波在人体组织内传播过程中，如遇到强反射或高衰减的组织或病变，如血管内钙化斑块、气体、骨骼、结石等，其后方形成回声低弱甚至接近无回声的平直条状区，称为声影。声影有助于识别钙化斑块、肺、骨骼和结石等组织与病变（图 2-2-4）。

5. 旁瓣伪像（side lobe artifact）　指由超声束的旁瓣产生的伪像。声源所发射的声束具有一最大的主瓣，一般处于声源中心，其轴线与声源表面垂直。在主瓣周围有对称分布的数对小瓣，称为旁瓣。声束的主瓣在扫查成像时，旁瓣同时也成像，并干扰主瓣成像，形成各种虚线或虚图，如表现为膀胱无回声区内的薄纱状弧形带、胆囊无回声区内的斜行细淡回声分布及多条横膈线段

（图 2-2-5）。改变探头扫查方向、适当降低增益或调整聚焦，可以使伪像减弱或消失。

6. 镜像伪像（mirror artifact） 指声束遇到深部的平滑界面时，反射回声如探及离镜面较接近的靶标后，按入射途径反射折回探头。此时，声像图上所显示的为镜面深部与此靶标距离相等、形态相似的图像。镜像伪像必须在大而光滑的界面产生，常见于横膈附近。例如，一个实质性肿瘤或液性占位可在横膈的两侧同时显示，横膈近侧为病灶实影，横膈远侧为病灶镜像伪像影（图 2-2-6）。

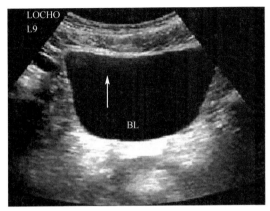

图 2-2-1 膀胱前壁后方的混响伪像（箭头所示）
BL. 膀胱

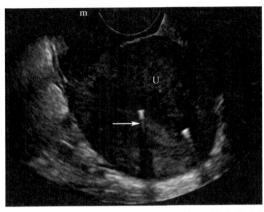

图 2-2-2 宫内节育器形成的彗星尾征（箭头所示）
U. 子宫

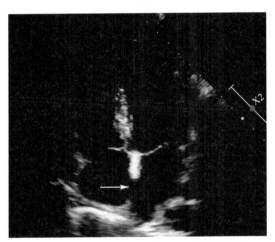

图 2-2-3 房间隔中部回声失落（箭头所示）

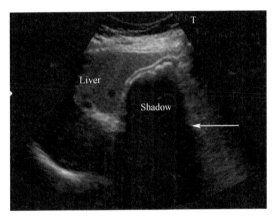

图 2-2-4 胆囊结石后方声影（箭头所示）
Liver. 肝脏；Shadow. 声影

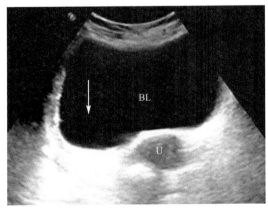

图 2-2-5 膀胱内旁瓣伪像（箭头所示）
BL. 膀胱；U. 子宫

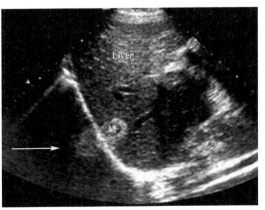

图 2-2-6 镜像伪像（箭头所示）
Liver. 肝脏；M. 肿物

7. 后方回声增强（enhancement of behind echo）　指在超声波传播过程中，如遇到极低衰减的组织或病变，其后方回声强度高于周围组织的现象。在常规分段增益调节设置下，仪器系统所发生的图像显示效应，并非是声能量在界面后方增强所致。此效应常出现在囊肿、脓肿及无回声区的后壁，但几乎不会出现在血管后壁，后方回声增强有助于鉴别实质性与液性病变（图 2-2-7）。

8. 侧后折射声影（posterior-lateral shadowing due to refraction）　超声波从低声速介质进入高声速介质，在入射角大于临界角时会产生全反射现象，从而导致界面下方第二介质内"失照射"而出现声影，称为侧后折射声影，又称侧边声影。其多见于有纤维包膜的球形结构的两侧后方或器官的两侧边缘，呈细狭纵向条状无回声区（图 2-2-8）。改变探头扫查方向可以减弱或消除此伪像。

9. 部分容积效应（partial volume effect）　如病灶尺寸小于声束宽度，或虽然大于声束宽，但部分处于声束内，则病灶回声与正常组织的回声重叠，产生容积效应。其多见于小的液性病灶。例如，肾小囊肿因部分容积效应常可显示内部细小回声（图 2-2-9）。

10. 混叠伪像（aliasing artifact）　多普勒超声测量血流速度受 Nyquist 频率极限的限制，血流速度所致的频移大小超过 Nyquist 频率极限，就会产生血流方向倒错，称为混叠伪像。

11. 闪烁伪像（flash artifact）　心脏搏动、大血管搏动及呼吸等运动，可导致相邻器官图像产生杂乱的片状或宽带状闪烁彩色信号（图 2-2-10），如颈动脉搏动剧烈产生的闪烁伪像，可掩盖同侧椎动脉内的血流显示。

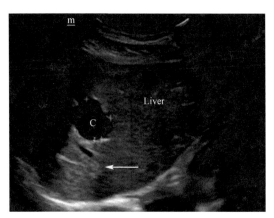

图 2-2-7　肝囊肿后方回声增强（箭头所示）

Liver. 肝脏；C. 囊肿

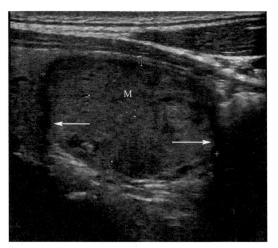

图 2-2-8　甲状腺腺瘤侧后折射声影（箭头所示）

M. 肿物

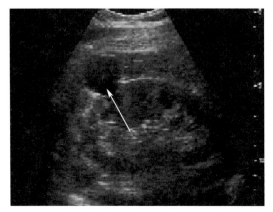

图 2-2-9　肾小囊肿内部分容积效应

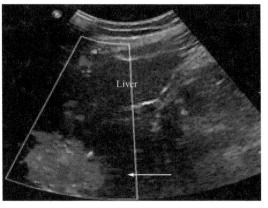

图 2-2-10　肝左叶区受心脏搏动影响产生的闪烁伪像（箭头所示）

Liver. 肝脏

12. 快闪伪像（twinkling artifact）　彩色多普勒血流显像时，高衰减的组织或某些病变（如血管内钙化斑块、结石）后方或两侧显示快速变化的红蓝相间的彩色信号，此为快闪伪像（图2-2-11）。

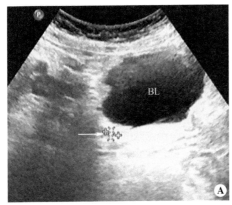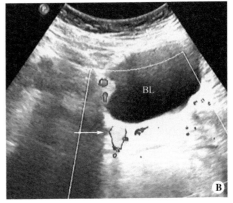

图 2-2-11　右输尿管结石及结石快闪伪像
A. 右输尿管结石（箭头所示）；B. 右输尿管结石快闪伪像（箭头所示）
BL. 膀胱

13. 角度依赖伪像　多普勒超声具有角度依赖性，当声束与血流方向呈90°时，血流速度所致的频移值为零，故无频谱显示，这种图像称为角度依赖伪像。通过调整探头方向、改变声束与血流之间的夹角，可减少或消除角度依赖伪像。

第三节　超声图像优化

超声图像的清晰度、彩色血流信号的真实性及所测血流动力学指标的准确性，在超声准确诊断疾病的过程中起着重要的作用。由于存在患者个体差异，要想获取清晰、真实、准确的超声图像，除操作者熟练掌握超声诊断技术外，正确地调节和使用超声仪器的各种设置是必不可少的条件。彩色多普勒血流超声仪操作过程中，通过调节键盘上的各种成像参数按键，实现二维、彩色多普勒血流和频谱多普勒图像的优化显示。

一、超声图像分辨率

超声图像质量评价的主要指标是图像的分辨率。图像分辨率又分为时间分辨率和空间分辨率。

（一）时间分辨率

超声时间分辨率，又称帧频，是指每秒成像的帧数。帧频越高，获取图像的时间越短，成像越快，图像显示也越平稳。帧频大小与多声束成像技术和探测深度有关。多声束成像技术可以提高帧频；探测深度越小，帧频越高。影响帧频的因素还包括焦点、动态范围、彩色取样框大小等。

（二）空间分辨率

空间分辨率是指显示屏上能区分两个细小目标的能力，空间分辨率依方向不同可分为轴向分辨率、侧向分辨率和横向分辨率。

1. 轴向分辨率（axial resolution，AR）　指沿声束轴线方向的分辨率。常用3.0～3.5MHz探头，其轴向分辨率为1mm左右。若要提高AR，需提高超声波的工作频率和减少发射脉冲的长度即脉冲时间。

2. 侧向分辨率（lateral resolution，LR）　指与声束轴线垂直的平面，在探头长轴方向上的分辨率。声束越细，侧向分辨率越好。在声束聚集区，3.0～3.5MHz探头的侧向分辨率为1.5～2.0mm。

3. 横向分辨率（transverse resolution，TR）　指在与声束轴线垂直的平面上，在探头短轴方向的分辨率，也是切层厚度方向的分辨率，其由探头厚度方向的声束宽度决定。目前主要采用声透镜聚焦来减小声束宽度，以改善 LR 和 TR。

二、B 型超声主要功能键的使用和调节

1. 探头频率选择　探头是超声仪器的重要组成部分，正确选择和使用探头是获取优化、真实图像的必要保证。选择探头时，要遵循达到一定穿透力的前提下，尽量采用高频率探头来获得高分辨率的原则，以保证穿透力和分辨率之间的最佳平衡，才能使高分辨率和高穿透力结合起来而获得清晰的图像。

2. 预设（preset）的功能和选取　预设是针对不同深度和部位及其不同的血流动力学性质，将动态范围、增益、扫描深度、滤波、取样容积等条件设置在一定的范围。检查时，选择与检查部位相匹配的条件设置，略加改变便能快速、准确地显示出高质量的图像。先进仪器的预设中设有腹部、心脏、血管、甲状腺、乳腺、子宫等检查程序，检查者可根据不同的检查部位来选取预设的程序，对检查部位进行二维图像、彩色多普勒血流图像和频谱多普勒等检查（图 2-3-1）。

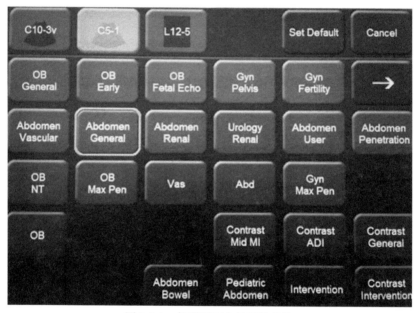

图 2-3-1　仪器界面中的预设条件

3. 增益（gain）　主要是调节二维图像的辉度，以清楚显示脏器结构、管腔情况及与周围组织的关系。增益一般在 30 ～ 90dB 变化，常为 50dB 左右。调节增益时，一方面要避免因增益过小而图像显示不清；另一方面要考虑增益过大使图像信号过强而出现大量噪声（图 2-3-2）。

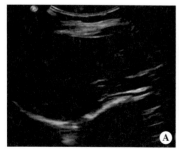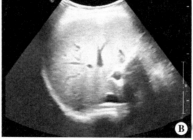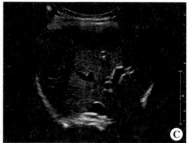

图 2-3-2　总增益条件的调节
A. 增益过低；B. 增益过高；C. 增益适中

4. 深度增益补偿（depth gain compensation）　一般具有 8 个滑动钮，每个滑动钮对应于一定

的深度，可分别调节某一深度回波信号的强度。

5. 聚焦深度（focusing depth）**和聚焦区数目**（number of focus areas） 聚焦的目的是提高侧向分辨率。一般在图像的右侧设计成三角形的标志，用它表示超声图像中聚焦区的位置或深度。聚焦深度的旋钮可将聚焦区沿图像的深度标尺向浅部、深部或感兴趣区域移动。聚焦区数目取决于探头的发射频率和探测深度。聚焦区增多时，帧频减少。一般二维图像中选择 1～2 个聚焦区（图 2-3-3）。

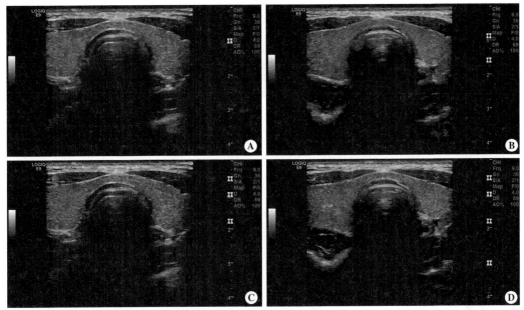

图 2-3-3　聚焦深度和聚焦区数目的调节
A. 1 点聚焦；B. 2 点聚焦；C. 3 点聚焦；D. 4 点聚焦

6. 深度（depth） 正常状态下个体差异很大，需检查的组织、脏器或病变的深度也不同，为了获得清晰的图像，必须调节图像的显示深度以适应不同患者和不同深度的脏器检查。深度增加或减少，图像会出现增大或缩小的变化（图 2-3-4）。

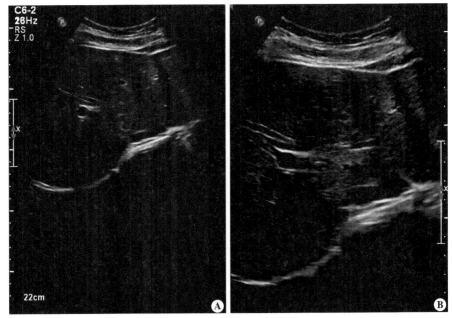

图 2-3-4　深度调节
A. 深度为 22cm；B. 深度为 15cm

7. 动态范围（dynamic range）　是指二维图像灰阶信息量的显示范围，主要调节图像的对比分辨率。动态范围小，灰阶信息量减少，从而图像内的组织结构显示不清；动态范围大，灰阶信息量增多，但干扰性信息量同时也增大，影响图像的正常灰阶亮度。动态范围设置在 60dB 左右，能获得清晰、完整的脏器和组织图像（图 2-3-5）。

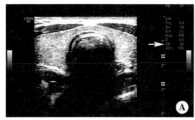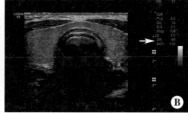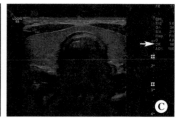

图 2-3-5　动态范围的调节
A. 动态范围过大；B. 动态范围适宜；C. 动态范围过小

8. 图像的放大（zoom）　该键能将图像的局部结构放大，易于观察较细小的结构或病变。该键不能持续使用，否则将忽视对周围组织结构或病变的整体观察（图 2-3-6）。

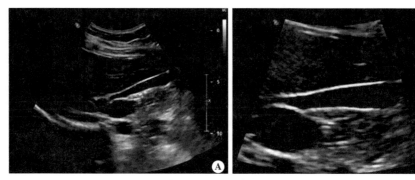

图 2-3-6　局部放大的调节
A. 正常肝脏；B. 局部放大

9. 边缘增强（edge enhancement）　改善图像的边缘，增强结构边缘的鉴别能力。

三、多普勒超声主要功能键的使用和调节

彩色多普勒血流成像是将彩色血流信号叠加在二维图像的组织结构上，可实时准确显示心腔与血管腔中的血流信号，能确定血流束的起源、位置、走行、方向、速度及性质等血流动力学信息，有助于频谱多普勒准确定位和取样分析。

（一）彩色多普勒功能键调节

1. 彩色增益　彩色多普勒血流成像中，增益的大小直接影响彩色图像的显示效果。如增益过大，则管腔内的彩色血流外溢，影响对管腔、管壁及周围组织结构的观察和对血流性质的正确判断；如增益过小，则原本血流信号充盈良好的管腔内出现充盈缺损甚至无血流信号的假象，造成诊断上的错误。因此，所检查血管的血流速度、深度及病变情况等不同，增益的调整也有所不同。对速度较低的静脉、阻塞动脉远端及位置较深的小腿部血管等，检查时应适当提高彩色增益；而对颈部动脉或有异常高速血流处，如瓣口狭窄或血管狭窄处，检查时应适当减小彩色增益。当增益调节过大，全部图像被杂乱的彩色斑点掩盖，或其他血管内的彩色血流信号发生外溢，而所检查的血管腔内仍然无良好的彩色血流信号时，应考虑此血管内的血流速度极低、存在重度阻塞或完全阻塞等病变（图 2-3-7）。

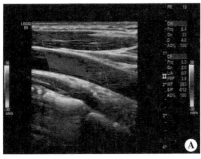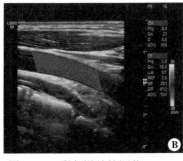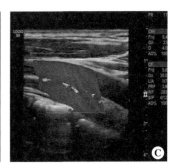

图 2-3-7 彩色增益的调节

A. 彩色增益过小，彩色不充盈；B. 彩色增益适宜；C. 彩色增益过大，彩色外溢

2. 滤波器（filter） 滤波器的作用是针对不同的彩色显示需要，滤去不必显示的成分，保留应该显示的血流信号。高滤波设置的频率阈值高，将低速血流频率滤去，或消除不必要的信号，仅以显示高速血流。高滤波消除血管壁运动所致的低频信号干扰，使图像清晰地显示出血流信号，提高信噪比。低滤波设置的频率阈值较低，用以显示低速血流。根据检查部位血流速度的高低不同，选择不同阈值的滤波。在周围血管检查中，滤波的设置不能过高，因为相对心腔与大血管而言，周围血管内的血流速度较低。如滤波阈值设置过高，则会滤掉大量的低速血流信号，导致多血流信息丢失。

3. 彩色反转（invert） 预设血流方向与红色、蓝色显示的相关联系。通常朝向探头的血流显示为红色，背离探头的血流显示为蓝色，也可选择相反模式。在判断血流方向时此点尤为重要（图 2-3-8）。

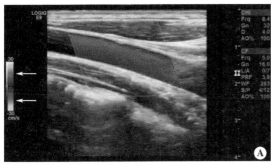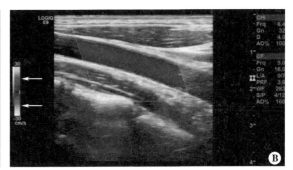

图 2-3-8 彩色反转调节

A. 血流颜色常规显示方式，朝向探头方向的血流显示为红色，背向探头方向的血流显示为蓝色；B. 通过彩色反转调节，朝向探头方向的血流显示为蓝色，背向探头方向的血流显示为红色

4. 速度标尺（scale） 也称速度量程，通过改变彩色多普勒脉冲重复频率，调节血流速度或频率的显示范围。以彩色条两端的速度或频率的数值作为标志，在此血流速度范围内不出现彩色倒错。速度标尺需与被检测的血流速度相匹配，一般对腹部及四肢外周血管选用相对低速度标尺，对心脏采用高速度标尺（图 2-3-9）。

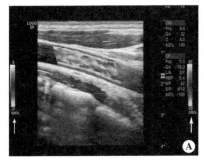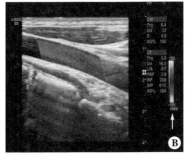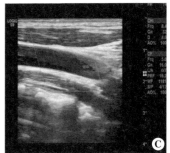

图 2-3-9 彩色标尺的调节

A. 彩色标尺过低，彩色混叠；B. 彩色标尺适宜；C. 彩色标尺过高，彩色不充盈

5. **零位基线**（baseline）　是位于红蓝彩色条中间部的黑色基线，该线处为零速度，两端为能显示的最高血流速度值。移动零位基线，目的是增大单向侧血流速度的显示范围，以克服反转现象。基线向下移动时，红色彩条增长，其上端的标尺数值增大，蓝色彩条相应变短，其下端的标尺数值减小，此时增大了朝向探头方向的红色血流速度最大测值；反之，使基线上移，红色彩条变短，其上端的标尺数值减小，蓝色彩条相应变长，其下端的标尺数值增大，此时增大了背离探头方向的蓝色血流速度最大测值。因此，基线的调节可以在一定程度上减小或消除彩色频率混叠现象（图 2-3-10）。

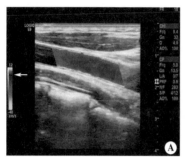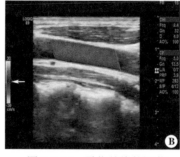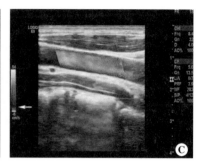

图 2-3-10　零位基线的调节
A. 零位基线上移；B. 零位基线居中；C. 零位基线下移

6. **彩色取样框**（color sample frame）　设置与调节彩色多普勒血流成像取样框，用以确定感兴趣区的位置、大小。线阵探头检查时，可调节超声束与血管走行方向之间的夹角，当声束方向接近于垂直血管腔时，该调节对准确而清晰显示血流信号尤为重要。该调节能使彩色取样框在一定角度内左右转向，尽量使声束与血流方向间的夹角变小，一般小于 60° 才能获得理想的彩色血流图像。在操作过程中如果出现彩色信号闪烁，可通过调节滤波条件和速度范围、缩小取样框、屏住呼吸，来消除彩色信号闪烁。如需增加彩色血流信号，应增大彩色血流增益，减少滤波及速度范围（图 2-3-11）。

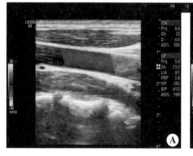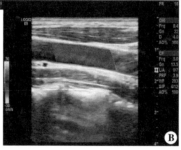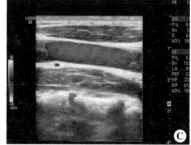

图 2-3-11　彩色取样框大小的调节
A. 彩色取样框较小；B. 彩色取样框适中；C. 彩色取样框过大

（二）频谱多普勒功能键调节

1. **频谱增益**　增益能调节多普勒信号强度与噪声的强弱。增益大小影响频谱图像的质量和性质，设置不当可导致频谱分析和血流性质判断的错误。增益越大，频谱的灰度越亮，背景噪声也越大；反之，增益越小，频谱灰度越暗，背景噪声也越小。增益大小应调节至刚刚没有出现噪声干扰时为宜（图 2-3-12）。

2. **滤波**（filter）　与彩色多普勒相似。高滤波阈值频率高，用以显示高速血流。低滤波阈值频率低，用以显示低速血流。滤波过高，则可使有效的低速血流频谱被滤掉；反之，滤波过低，则噪声信号增加（图 2-3-13）。

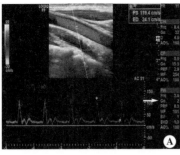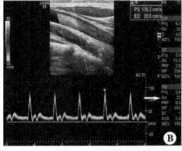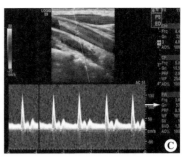

图 2-3-12　频谱增益的调节

A.频谱增益过小，频谱显示不清；B.频谱增益适中；C.频谱增益过大，噪声干扰增加

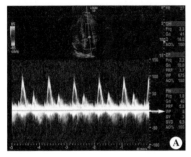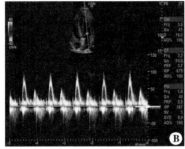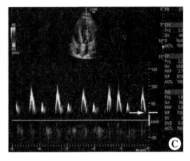

图 2-3-13　频谱滤波的调节

A.频谱滤波过低，噪声较大；B.频谱滤波适中；C.频谱滤波过高，低速血流被滤掉

3. 速度标尺　即最大速度值，也为 Nyquist 频率极限，受脉冲重复频率、取样深度和取样框大小的影响。最大速度值需与被检测的血流速度相匹配。高速标尺适用于高速血流检查，低速标尺适用于低速血流检查。用低速标尺检查高速血流信号，超过 Nyquist 频率极限，频谱会发生混叠；用高速标尺检查低速血流，可使低速血流频谱不显示（图 2-3-14）。

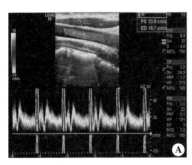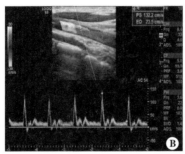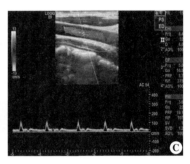

图 2-3-14　速度标尺的调节

A.速度标尺过低，频谱混叠；B.速度标尺适宜；C.速度标尺过高，低速血流频谱不显示

4. 取样容积（sample volume）　也称选通门（gate），类似彩色取样框。取样容积应小于被检查血管的内径，一般不超过血管内径的 2/3，在心脏检查时取样容积也应选用适当的大小（图 2-3-15）。

5. 超声的入射角度（θ角）　一般心脏检查时，θ角不能大于 20°；腹部、四肢等的外周血管检查时，θ角不能大于 60°，必须校正到 ≤60°，否则，速度测量不准确。取样线上的平行等号状短线为取样容积，等号线间的距离为取样容积的大小，其内有一条可调节的血流方向指示线，其代表血流的方向。成像过程中尽量使其与血流方向平行，有时需通过手法调节探头方向使其与血流方向一致。声束取样线与血流方向指示线之间的夹角才是声束与血流之间的夹角，即超声的入射角度（θ角）（图 2-3-16）。

6. 频谱反转　预设血流方向与频谱正负方向的相关联系。通常选择朝向探头的血流频谱显示在基线上方，为正向频谱，背离探头的血流频谱显示在基线下方，为负向频谱；反之，也可预设朝向探头的血流频谱显示在基线下方，为负向频谱，背离探头的血流频谱显示在基线上方，为正向频谱（图 2-3-17）。

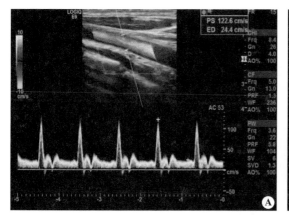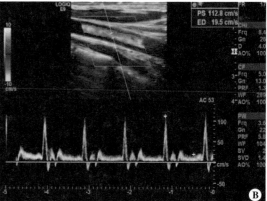

图 2-3-15　取样容积的调节
A. 取样容积过大；B. 取样容积适当

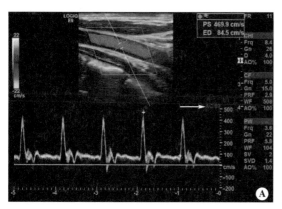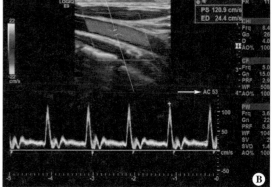

图 2-3-16　入射角度的调节
A. 入射角度调节错误；B. 入射角度调节正确

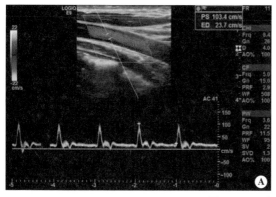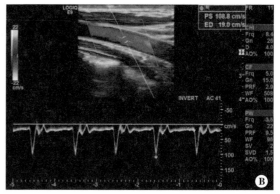

图 2-3-17　频谱反转的调节
A. 频谱通常显示模式；B. 频谱反转模式

7. 零位基线　是指直角坐标的横轴。基线上部的曲线代表朝向探头方向的血流频谱，下部的曲线代表背离探头方向的血流频谱。当启动频谱反转键时，频谱曲线随之反转，原位于基线上的频谱反转到基线下方，此时朝向探头方向的血流频谱位于基线的下方，背离探头方向的血流频谱位于基线上方，但血流的真正方向并没有改变。移动零位基线的位置，也可以增大速度标尺的测量范围，并克服混叠伪象。零位基线向下调节，正向血流频谱测量范围增大；反之，向上调节，负向血流频谱测量范围增大（图 2-3-18）。

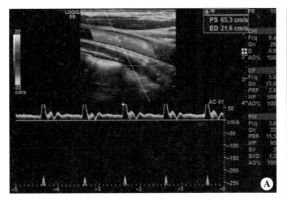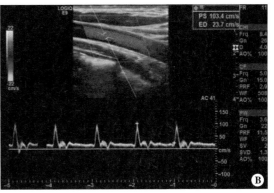

图 2-3-18　零位基线的调节

A. 基线上移，基线下方测量值增加，频谱出现混叠；B. 频谱基线较适合

应重视仪器调节对图像质量的影响。仪器调节的理论基础属于超声物理学知识，熟练掌握超声物理学基础知识对正确调节仪器至关重要。仪器调节是各个参数的综合性调节，各参数间相互联系、相互影响。只有将各个参数均调到最佳且相互协调时，才能达到优化图像的目的。

第四节　超声检查内容与图像分析及报告书写规范

一、超声检查内容与图像分析

（一）二维图像检查内容与图像分析

在超声检查过程中，二维声像图的分析是最基本的内容，我们可以通过以下几个方面进行分析。

1. 外形　脏器外形是否增大或减小，有无形态失常。如果观察肿物，需要观察其外形是圆形、椭圆形或不规则形等。

2. 边界和边缘回声　肿物有边界且光滑完整常提示包膜存在，无边界回声或模糊、粗糙且形态不规则，多为无包膜的浸润性病变。除了观察边缘形态还应观察边缘的回声强度，如某些结节周围常伴有无回声暗区，或周围存在高回声的边缘征象等，其在判断病灶的性质方面有着重要的意义。

3. 内部结构　可分为结构正常、正常结构消失、界面增多或减少。

4. 后壁及后方回声　由于人体正常组织和病灶组织对声能的吸收衰减不同，病灶组织常表现为后壁及后方回声的增强效应或减弱。例如，衰减系数低的含液性囊肿则表现为后方回声增强，而衰减系数高的纤维组织、钙化、结石等后方常表现为声影。

5. 毗邻关系　根据局部解剖关系判断病变与邻近脏器的连续性及有无压迫、粘连或浸润。

6. 量化分析　各种参数的测量，如血流速度、加速时间、射血时间及肺动脉收缩压的测定等。

7. 功能性检测　如通过脂肪餐试验观察胆囊的收缩功能，心功能测定等。

（二）多普勒超声检查内容与图像分析

1. 频谱多普勒超声　分为脉冲多普勒和连续多普勒两种检测方法，主要用于血流动力学和心肌力学的量化评估。频移信号经过转换后，可通过音频显示和频谱显示两种方式输出。频谱分析主要包括以下内容。

（1）频移方向：频谱图中央是基线。通常在基线上方的频移为正值，表示朝向探头的血流，基线下方为负值，表示背离探头的血流。

（2）频移时相：为横坐标，代表心动周期，配合同步心电图，区分收缩期、舒张期。

（3）频移速度：为纵坐标数值，代表血流速度，包括最大收缩期速度、最大舒张末期速度和平均速度。

（4）频谱形态：指单峰、双峰或三峰等。

（5）频谱离散度：指某一瞬间频谱曲线在纵坐标上的宽度，它代表某一时刻取样容积内红细胞速度分布的范围。如果速度分布范围大，频谱就增宽；反之，频谱就变窄。频谱宽度是识别血流动力学改变的重要因素。

（6）频谱辉度：代表某一时刻取样容积内相同速度红细胞的多少。速度相同的红细胞数量越多，频谱越亮，灰阶越深；反之亦然。

连续多普勒频谱主要用于获取声束线上所有红细胞的信息，频谱是实填的，可以测量高速血流，但缺乏空间定位能力；脉冲多普勒频谱主要用于获取声束线上特定区域红细胞的信息，因受Nyquist频率极限的限制，不能准确测量过高血流速度。这两种方法互相补充，临床应用时可根据需要进行选择。

2. 彩色多普勒超声　彩色多普勒血流图像的显示方式包括速度、方差和功率三种，目前临床常用的是速度显示。

速度显示分析主要包括以下几方面。

（1）血流时相：结合同步心电图显示，判断血流出现在收缩期、舒张期还是全心动周期。

（2）血流方向：将朝向探头的血流显示为红色，背离探头的血流显示为蓝色。

（3）血流速度：用红蓝两种颜色的辉度表示速度大小，速度越快，颜色越鲜亮。

（4）血流离散度：用绿色代表血流紊乱，并用其辉度显示紊乱的程度，紊乱程度越重，颜色越鲜亮。根据三原色原理，红色加绿色为黄色，蓝色加绿色为青色，因此朝向探头的紊乱血流显示为黄色，而背离探头的紊乱血流显示为青色。如为层流，则色彩单纯。如果血流离散度很大，如高速射流或狭窄后管腔内的血流，可出现多色镶嵌的图像。

（5）血流范围：显示血流的起始、走行、面积等，有助于判断分流、折返及半定量判断反流程度，并能显示管腔界线和血栓轮廓等。

二、超声报告书写规范

超声诊断报告是病历资料的重要组成部分，是重要的临床诊疗依据，也是评价超声诊断医师工作能力、知识水平的标志，所以对于超声工作者来说，应保证超声报告书写得准确、规范。

最常采用的报告形式是文字描述，其主体是检查所见的描述与检查结果的提示。这种形式不仅书写方便，而且描述无限制，书写时可充分表达检查所见，客观说明检查结果。随着计算机技术的迅速普及，研发了多媒体图文报告系统，多将两者有机结合。

（一）超声报告书写的基本要求

1. 针对性　根据临床医师检查申请单提出的要求，进行有目的、有重点的全面检查，并尽可能给予肯定或否定回答，即使不能也应实事求是地加以说明。例如，临床医师触诊腹部包块，检查未见异常回声时，应就医师触及包块部位加以描述，提示此处超声检查未见异常。

2. 客观性　应对病变的部位、形态、大小、数目、回声特点、动态变化及毗邻关系等进行准确、客观描述。重要的阴性征象也需描述，供鉴别诊断参考。例如，患者外伤来诊时，应提示腹腔有无游离液体，供临床医师判定有无内出血。

3. 独立性　应根据声像图结果并结合临床资料进行分析、做出诊断，任何结论都不能离开声像图表现，切忌随意附和或臆测，需要有自己独立的思维，不要受临床病史的误导。

4. 系统性　有的病变在其发展过程中，声像图也会出现动态变化，有必要进行系统的超声随访来复核最初的诊断，超声诊断报告应正确地把这种变化反馈给临床。例如，疑为炎性病变者，提示其抗炎 1 ～ 2 周后复查；检查胰腺发现胰腺头部实性肿物，应扩大扫查范围，扫查胆道系统有无梗阻、肝内有无转移等。

5. 科学性　对病变图像的存储与报告书写，应注意其规范性、科学性。例如，存储的图片要有规范的体标及测量径线，以便于复查时对比分析。

（二）超声诊断报告的基本内容

1. 一般情况的记录　一份完整的超声报告应包括患者的姓名、性别、年龄、门诊号、住院号、超声号、仪器的型号等内容。

2. 文字描述部分　应包括病变的位置、大小、形态、边缘、内部回声、周围情况及血流信号等。

3. 图像记录部分　要求为典型、清晰且具有代表性图像。特别是对重要的阳性结果或阴性结果一定要有图像记录，如胎儿筛查时，常用的 32 ～ 36 个切面均需存图记录。

4. 超声结论部分　应包括定位（解剖部位）、定性（物理性状）、病理病因和下一步检查的建议等内容。由于超声检查主要是对病灶病理解剖与功能改变进行显像，能客观显示病灶位置、形态和大小等，但对病灶的性质往往为推断结果，超声诊断报告不是病理报告，应尽量将超声图像特征与可能的临床诊断报告交给临床医师，以供临床医师综合分析判断。同时，书写超声报告诊断结论中还应注意以下方面。

（1）必须使用规范的名词、名称。

（2）先写主要疾病，后写次要疾病，或首先回答临床关心的问题。

（3）检查结果与临床不符合者要建议行其他相关检查。

（4）声窗条件差者建议改日复查或采用其他方法检查，不得写未见异常。

（5）解剖方位、阳性与阴性表述等一定要准确。

5. 签字格式　诊断医师：××；审核医师 ×××。

自我检测

2-4-1. 超声常见的生物学效应有哪几种？

2-4-2. 有助于超声诊断的伪像有哪些？

2-4-3. 彩色多普勒检查，彩色血流显示不佳时，应如何进行仪器的调节？

2-4-4. 脉冲多普勒测量血流速度超过 Nyquist 频率极限时，应如何调节仪器？

2-4-5. 超声报告中超声结论部分的书写有哪些注意事项？

（李彩娟）

第三章　颅　　脑

学习要求

记忆　颅脑结构的生长变化、应用解剖要点，颅内外动脉、静脉的解剖关系，以及相关结构在声像图上的识别。

理解　脑超声多普勒检测的原理、影响因素、局限性，熟悉正常声像及其临床应用的意义。

运用　应用多普勒超声的表现，解读临床表现、病理生理，评价脑血流动力学变化在诊断与治疗中的作用。

第一节　颅脑的应用解剖概要

一、颅　　骨

胚胎期，神经管在头端膨大，形成相对闭合的颅腔。颅腔由硬脑膜、颅骨和头皮闭合形成。颅骨由额骨、颞骨、蝶骨、筛骨、枕骨等组成。新生儿各颅骨之间未融合，形成骨与骨之间的颅缝及颅囟。颅缝和颅囟为膜性结构，成为新生儿及婴儿超声检查的良好声窗。前囟约在 1 岁时闭合，后囟在出生后 2 个月闭合，而蝶囟和乳突囟在出生 3 个月时还存在，也是脑超声检查的有效声窗。随着年龄的增长，各囟门逐渐闭合，局部的骨板仍然较薄，较低频率的超声波仍然可以经颅骨传播入颅内。围生期为适应经产道分娩，胎儿颅顶可能变形，但颅底依然两侧对称。颅底为骨性结构，分为颅前窝、颅中窝和颅后窝。

二、脑

脑包括大脑、间脑、中脑、脑桥、延髓和小脑。大脑被正中的大脑镰一分为二，分别为大脑左半球和大脑右半球，两侧大脑半球的中央为大脑纵裂，深部为胼胝体纤维连接。大脑表面为皮质（灰质），深部为髓质（白质），两侧大脑半球深部有灰质团及侧脑室结构。脑干是呼吸及心血管高级生命中枢，上接间脑，下连脊髓。小脑位于颅后窝，上面经小脑幕与大脑枕叶相毗邻。左右两侧小脑半球之间为小脑蚓部。

三、脑 室 系 统

侧脑室是位于大脑半球内的腔隙结构，侧脑室经室间孔与位于正中的第三脑室相通。第三脑室位于两侧背侧丘脑和下丘脑之间。第三脑室经后方的中脑导水管与第四脑室沟通。第四脑室位于小脑蚓部与延髓和脑桥之间，向后与延髓池相通，下方与脊髓中央管连通（图 3-1-1）。

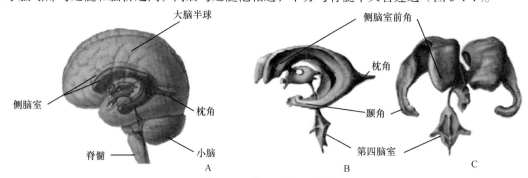

图 3-1-1　脑室系统示意图
A.脑室系统与脑叶的关系；B.脑室系统侧面观；C.脑室系统前面观

侧脑室分别有前角（额角）、下角（颞角）和后角（枕角），延伸到大脑的额叶、颞叶和枕叶。侧脑室体部三角区位于顶叶、枕叶与颞叶交界区。在脑室的壁上，有由毛细血管网形成的血管丛，与局部的软脑膜和室管膜上皮层一起突入脑室内，形成脉络丛，其分泌脑脊液，是脑脊液形成的主要来源。脉络丛分布在侧脑室、第三脑室及第四脑室的顶部，分泌脑脊液。脑脊液经侧脑室、室间孔、第三脑室、第四脑室、中脑导水管入蛛网膜下腔，经蛛网膜颗粒吸收后，入脑静脉系统。除了脉络丛分泌脑脊液外，室管膜、软脑膜、蛛网膜和神经鞘也具有分泌和吸收脑脊液的功能。

四、脑动脉与静脉系统

脑的动脉供应主要来自颈内动脉和椎-基底动脉。颈内动脉系统供应额叶、颞叶、顶叶和基底节等大脑半球前 3/5 部分的血流，统称为前循环。颈内动脉在颈部没有分支，垂直上升至颅底，穿颞骨岩部经颈动脉管到岩骨尖，通过裂孔入颅内，穿过硬脑膜、海绵窦，依次分出眼动脉、后交通动脉、脉络膜前动脉，在视交叉两旁分为大脑前动脉和大脑中动脉两个终支（图 3-1-2）。眼动脉与视神经一起，经视神经管入眼眶，供养整个眼球。大脑中动脉为颈内动脉的延续，在大脑脚水平向两侧颞部延伸，分支有豆纹动脉、额升动脉、顶后动脉、角回动脉和颞后动脉等，其中豆纹动脉是大脑中动脉水平段的垂直分支。

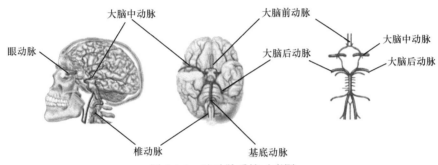

图 3-1-2　脑动脉系统示意图

椎动脉由锁骨下动脉发出，通过上部 6 个颈椎横突孔，在寰枕关节后方呈环状，经枕骨大孔入颅后，两侧椎动脉逐渐向中线靠近，合成一条基底动脉。椎-基底动脉系统主要供应脑后部的2/5 部分的血流，包括脑干、小脑、大脑半球后部及部分间脑，简称后循环。

脑动脉系统的分支大体分为两类：①穿通支，主要由大脑动脉环、大脑中动脉近侧段及基底动脉等大分支直接发出，然后垂直走行穿入脑实质，供应间脑、纹状体、内囊和脑干基底部中线的两侧脑结构。其中，深穿支与浅穿支，分别供应皮质下浅部脑白质和脑室旁的深部白质。②皮质支，在脑的腹面绕过外侧至背面，行程较长，主要供应大脑半球皮质及皮质下白质与脑干的背外侧。

大脑动脉环（Willis 环）是颈内动脉系统与椎-基底动脉系统之间最重要的侧支循环，位于颅底、颅中窝处。动脉环围绕视交叉、灰结节、乳头体，由双侧颈内动脉与椎动脉的分支等连接而成。其中两侧大脑前动脉由一短的前交通动脉互相连接，两侧颈内动脉和大脑后动脉各由一后交通动脉连接起来，共同组成大脑动脉环。除此之外，在颈内动脉与颈外动脉、脑与脑膜动脉、椎-基底动脉与颈外动脉之间，都存在动脉吻合侧支，使脑组织具有丰富的动脉血流供应和补偿。

脑的静脉可分为深静脉与浅静脉。浅静脉包括大脑的上、中、下静脉，分别引入脑的硬膜静脉窦，即上矢状窦和下矢状窦。上矢状窦和下矢状窦分别位于大脑镰的上缘和下缘。深静脉则引流大脑半球深部髓质的血流，即髓静脉，位于室管膜旁的白质区内。髓静脉血流逐级汇合引流入位于胼胝体压部下方的大脑大静脉，入下矢状窦，形成直窦，随后与上矢状窦汇合，经横窦、乙状窦入颈内静脉（图 3-1-3）。

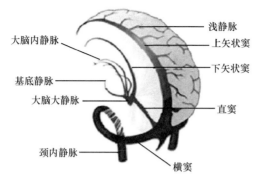

图 3-1-3　脑静脉系统示意图

浅静脉
上矢状窦
下矢状窦
直窦
横窦
大脑内静脉
基底静脉
大脑大静脉
颈内静脉

第二节　超声检查方法及正常声像图

颅脑超声检查适用于新生儿、小婴儿、儿童及成年人。在新生儿及小婴儿期，颅骨的囟门未闭，成为超声检查的良好声窗，可显示脑结构声像变化及血流变化，可用于新生儿特有的脑部疾病诊断。新生儿颅脑超声主要用于诊断脑室内出血、早产儿脑室周围白质软化、新生儿缺氧缺血性脑病、脑畸形等。随着新生儿年龄增长，颅骨的前囟及后囟闭合，声像图可显示的颅内结构有限，在成年人则仅用经颞窗、枕骨大孔窗、眼眶等部位检测脑血流变化，评价脑血管疾病。因此，颅脑超声在儿科的应用与成年人有着显著的不同，从适应证、仪器探头的使用，到检查方法均有着显著的差别。颅脑超声在术中的应用主要为开颅手术中肿瘤的定位。

一、患者准备

患者无须特殊准备，安静配合即可。

二、检查体位

新生儿颅脑超声检查通常取仰卧位，经前囟、颞囟、乳突囟等部位检查。早产儿颅骨后囟未闭者，可采用仰卧位或侧卧位，侧转头部经后囟检查。成年人则经眼窗、颞窗和枕骨大孔窗检查。经枕骨大孔检查时，要求患者取侧卧位，颈部向前弯曲，下颌接触胸部。

三、仪　　器

经颅多普勒超声（transcranial Doppler，TCD）是利用超声多普勒效应，对颅内外血管进行检测，是采用单纯分析多普勒速度信息提供的血流动力学，了解脑血流动力学变化的方法。此技术更多地应用于成年人脑血管疾病的筛查和栓子监测。经颅彩色多普勒血流成像（transcranial color Doppler image，TCCD）将实时二维图像、彩色多普勒血流显像和脉冲多普勒速度分析技术结合在一起，便于操作者根据颅内解剖学标志识别所观察的血管、追踪血管走向，根据血流方向与声束所成的角度校正血流速度，此技术在临床上更为实用，更广泛地应用于成年人、儿童，尤其是新生儿和婴幼儿。

基于以上技术要求，可采用多普勒超声诊断仪，或三维超声诊断仪。其仪器具有动态存储、彩色多普勒、脉冲多普勒、连续多普勒等功能。三维超声成像可用于新生儿全脑容积成像，适用于快速超声检查，减少脑神经组织的超声波暴露时间。

新生儿颅脑检查采用 5 ～ 7MHz 及以上频率的探头，在满足穿透深度的前提下，尽量采用频率较高的探头，包括线阵、凸阵和扇扫等探头，并且首选线阵探头。成年人颅内超声检查则选用频率较低的探头，频率范围为 1.7 ～ 3.5MHz。儿童及成年人颅外颈动脉扫查，常采用凸阵或线阵探头，探头频率因年龄而异，3 ～ 7MHz 均可。超声能量的输出，按照最大安全范围、最低有效剂量原则，应控制 MI ≤ 0.7，减少暴露时间。成年人经眼眶窗颅内血管检查时，应注意调低 MI、

TI，建议尽量降低输出功率，调低 MI 和 TI，避免对眼组织造成损伤。

四、检查方法

（一）新生儿及小婴儿

经颅多普勒超声检查探头方位：经前囟进行矢状面的动态、左右摆动扫查；经前囟冠状位进行动态、前后摆动扫查；经颞囟进行水平面的动态、上下摆动扫查（图 3-2-1）。检查方法包括二维成像、彩色多普勒血流成像及脉冲多普勒血流检测。检测内容包括侧脑室体部或前角的内径、侧脑室三角区的丘枕径等。经多普勒超声检测大脑前动脉血流速度参数，大脑中动脉水平段、外侧裂段、中央动脉的血流速度，以及上矢状窦、下矢状窦、大脑内静脉等血流速度。常用的血流参数包括峰值速度、平均速度、阻力指数和搏动指数等。

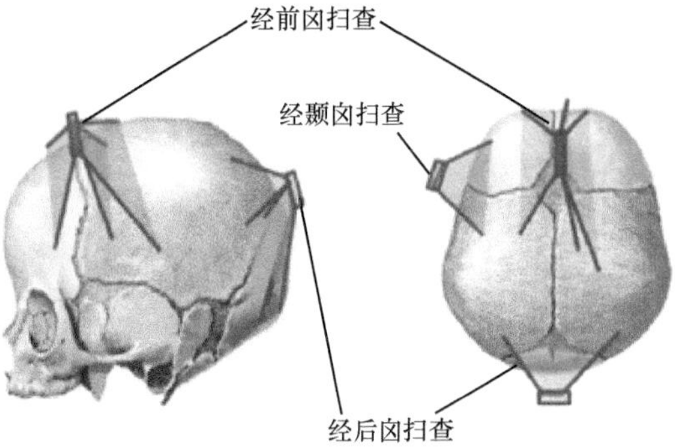

经前囟扫查

经颞囟扫查

经后囟扫查

图 3-2-1　新生儿及婴儿经颅多普勒超声检查探头方位示意图

（二）儿童及成年人

对于囟门已经闭合的儿童和成人，可经颅骨板较薄的部位，采用穿透性较好的低频率探头扫查。经颞窗检查，探头置于颧弓上方，紧挨耳郭前方并稍高于耳郭，检测大脑前循环，包括颅内颈内动脉（ICA）、颈动脉虹吸段、大脑中动脉（MCA）和大脑前动脉（ACA）血流速度等指标。经枕窗检查时，探头放置在枕骨突起下方的中线并朝向鼻部处，检测大脑后循环，包括颅内椎动脉（VA）和基底动脉（BA）。经眼窗检查时，可检测颈动脉虹吸段及眼动脉。经颈窗检查时，探头置于下颌角以下、胸锁乳突肌前缘，检测颅外段的颈内动脉血流（图 3-2-2）。

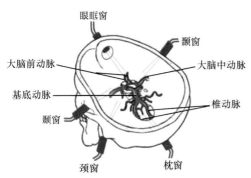

眼眶窗

颞窗

大脑前动脉

大脑中动脉

基底动脉

椎动脉

颞窗

颈窗

枕窗

图 3-2-2　儿童及成年人经颅多普勒超声检查探头方位示意图

成年人颅骨板较厚，声波的穿透不足，约 15% 无法利用经颅多普勒超声获得脑血流结果，这一问题在老年妇女中更为明显。随着年龄的增长，枕骨大孔窗的显示率可能更低，这一 TCCD 临床应用的局限性所在。

五、正常声像图

（一）新生儿及小婴儿颅脑正常声像图

经前囟的颅脑正中矢状切面图，可显示胼胝体、透明隔腔、第三脑室、第四脑室、小脑蚓部，以及颅前窝、颅中窝和小脑延髓池等结构；经侧脑室的矢状切面图，可显示大脑的额叶、顶叶、枕叶和小脑半球，在大脑深部显示丘脑、尾状核头部、侧脑室、脉络丛等结构；经侧脑室旁的矢状切面可显示侧脑室旁白质（图 3-2-3）。

经前囟的冠状切面系列图中，经侧脑室前角冠状切面图可显示侧脑室前角、透明隔腔、额叶、颞叶；经第三脑室冠状切面图，可显示丘脑、尾状核头部、侧脑室、大脑外侧裂、颞叶和脑干；经侧脑室三角区冠状切面图，可显示侧脑室三角区脉络丛、额叶、颞叶和枕叶等结构（图 3-2-4）。

经前囟的彩色多普勒超声是评价脑血流灌注、脑栓塞的重要方法。在彩色多普勒血流图上，经正中矢状切面可显示大脑前动脉及其分支、下矢状窦、大脑内静脉、大脑大静脉、直窦等血流信号；经冠状切面显示大脑中动脉及其分支血流信号，包括大脑中动脉水平段、外侧裂段、中央动脉等；经颅底水平切面显示大脑动脉环（图 3-2-5）。

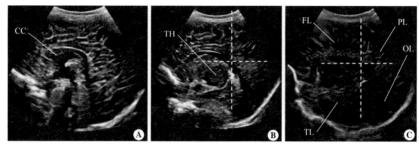

图 3-2-3　经前囟系列矢状切面声像图

A. 正中矢状切面图；B. 经侧脑室矢状切面图；C. 经侧脑室旁矢状切面图。CC. 胼胝体；TH. 丘脑；FL. 额叶；TL. 颞叶；PL. 顶叶；OL. 枕叶

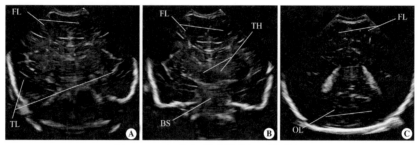

图 3-2-4　经前囟系列冠状切面声像图

A. 经侧脑室前角冠状切面图；B. 经第三脑室冠状切面图；C. 经侧脑室三角区冠状切面图。

FL. 额叶；TL. 颞叶；BS. 脑干；TH. 丘脑；OL. 枕叶

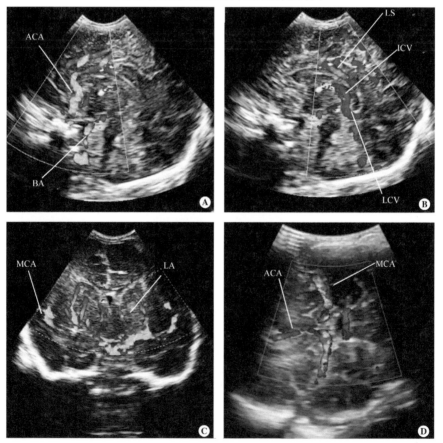

图 3-2-5　系列颅内彩色多普勒血流图

A. 矢状切面图显示大脑前动脉；B. 矢状切面图显示下矢状窦、大脑内静脉和大脑大静脉；C. 冠状切面图显示大脑中动脉及其分支；D. 经脑干水平切面图显示脑动脉环。ACA. 大脑前动脉；BA. 基底动脉；LS. 下矢状窦；ICV. 大脑内静脉；LCV. 大脑大静脉；MCA. 大脑中动脉；LA. 豆纹动脉

（二）儿童及成年人经颅多普勒血流成像

经颞窗检查获得的中脑平面图显示由基底池包围的蝶形大脑脚低回声。蝶形大脑脚是识别大脑动脉环的重要标志，彩色多普勒显示大脑动脉环的血流信号，包括大脑中动脉（middle cerebral artery，MCA）、大脑前动脉（anterior cerebral artery，ACA）、前交通支、大脑后动脉（posterior cerebral artery，PCA）、后交通支。将探头从中脑平面向上连续扫查，在间脑平面图，可显示第三脑室的双高回声线及丘脑。声束平面继续向上倾斜，显示侧脑室的前角。于中脑和间脑平面，用多普勒评估大脑中动脉、大脑前动脉、大脑后动脉、后交通支和颅内颈内动脉（internal carotid artery，ICA）的血流变化，如图 3-2-6 所示。因后交通动脉相对垂直，在正常人群中约有 50% 后交通动脉发育不良，因此其显示率较低。前交通支因较短，其显示率也较低。

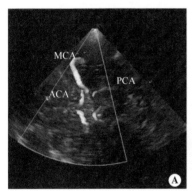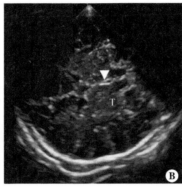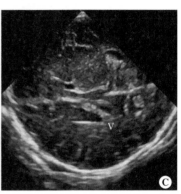

图 3-2-6 儿童及成年人经颞窗 TCCD 的系列声像图

A. 经颞窗中脑平面图，彩色多普勒显示大脑动脉环的血管；B. 经丘脑切面图（箭头示第三脑室）；C. 经侧脑室切面图。
ACA. 大脑前动脉；MCA. 大脑中动脉；PCA. 大脑后动脉；T. 丘脑；V. 侧脑室

应用扇扫探头经枕骨大孔窗扫查，可显示椎动脉（vertebral artery，VA）颅内段和基底动脉（basilar artery，BA）。在枕骨大孔深部，彩色多普勒可显示两侧椎动脉颅内段血流信号，向头端汇合成基底动脉（图 3-2-7）。

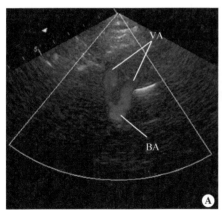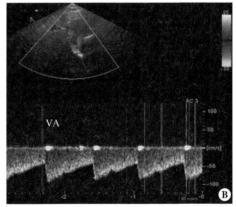

图 3-2-7 经枕骨大孔窗 TCCD

A. 经枕骨大孔窗彩色多普勒显示椎动脉"V"形血流信号；B. 脉冲多普勒显示椎动脉的流速曲线。
VA. 椎动脉；BA. 基底动脉

经眼眶窗经颅多普勒超声可显示眼动脉（ophthalmic artery，OA）和颈动脉虹吸段，常选用线阵探头扫查。此声窗也可用于测量视神经的直径，无创检测和评估颅内压。因此，常将视神经的测量包含在经颅多普勒超声检查中。眼动脉是颈内动脉的终末分支，与同侧颈外动脉（external carotid artery，ECA）的分支有侧支吻合。在同侧颈内动脉梗阻时，眼动脉可产生源于颈外动脉的反向血流信号（图 3-2-8）。

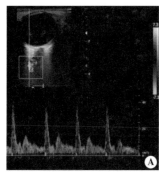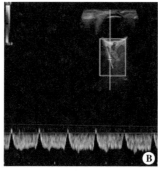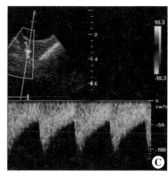

图 3-2-8　经眼眶窗球后血管多普勒检查

A. 正常的眼动脉血流信号和速度曲线；B. 正常眼上静脉流速曲线；C. 眼动脉呈反向血流信号，提示同侧颈内动脉闭塞

应用经颈的声窗对颅外段颈内动脉检测时，可根据颈部与探头的接触情况，选用扇扫探头或凸阵探头。颈内动脉通常位于颈外动脉的后外侧，在颈部无分支，而颈外动脉靠在前内侧，较细，分支较多。脉冲多普勒显示颈内动脉具有低阻力血流速度分布特点，而颈外动脉呈高阻力血流速度信号（图 3-2-9）。

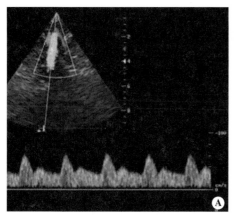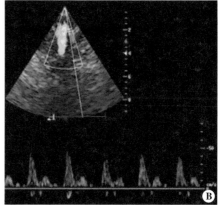

图 3-2-9　经颈部颈内动脉及颈外动脉多普勒检测

A. 正常颈内动脉及其血流速度曲线；B. 正常颈外动脉及其血流速度曲线

经颅多普勒检测血流速度的参数主要包括收缩期峰值速度（peak systolic velocity，PSV）、舒张末期速度（end diastolic velocity，EDV）、平均速度（average velocity，AV）、搏动指数（pulsatility index，PI）和阻力指数（resistance index，RI）。正常的脑动脉在整个心脏周期中，呈连续的正向血流灌注，持续向低阻力的脑组织供血。脑血流速度及其相关参数结果受生理和病理等多种因素的影响。影响脑血流的生理性及病理性因素如表 3-2-1 所示。

表 3-2-1　影响脑血流的生理性及病理性因素

多普勒血流速度	血流速度指数（PI，RI）
流速增加	增加
充血	颅内压升高
发热、贫血、高心排血量、高血压	脑灌注压降低
血管痉挛	低体温、低碳酸血症
颅内动脉狭窄	脑循环停止
高碳酸血症	高黏滞血症
细菌性脑膜炎	颅内动脉闭塞
先兆子痫	高龄

续表

多普勒血流速度	血流速度指数（PI，RI）
流速降低	降低
颅内压升高	充血
脑循环停止、脑灌注压降低	贫血、发热、高心排血量、高血压、高碳酸血症
低温、低碳酸血症	血管痉挛
超声流速曲线角度没有校正	颅内动脉狭窄、动静脉畸形

第三节　颅脑疾病

一、脑　积　水

（一）病理与临床

脑积水（hydrocephalus）是脑脊液循环异常导致的脑室扩张，包括脑脊液产生过剩、循环梗阻及吸收不良等。源自于胎儿时期的脑积水为先天性脑积水，可因发育畸形、宫内感染、窒息等因素引起；出生后导致的脑积水的病因除先天性脑积水以外，也见于中枢神经系统的感染、创伤、肿瘤及免疫性疾病等。脑积水可见于新生儿、婴幼儿、儿童及成年人等。

脑脊液的循环与其主通道和副通道的构成有关，经脉络丛分泌、蛛网膜颗粒吸收为脑脊液循环主通道，而副通道也具有分泌和吸收脑脊液功能。小儿脑脊液循环速度比成人快。胎儿、新生儿和婴儿脑脊液循环主要由副通道完成（由脑实质、脊髓、血管系统、神经鞘和脑膜组织构成），主通道到婴儿期才逐渐发育成熟，蛛网膜颗粒吸收作用到幼儿期才显现出来，吸收功能逐渐增强。脑脊液产生过剩、循环障碍或吸收不良均可导致脑积水。患儿可表现为头颅扩大、头发稀少，严重者可出现反复呕吐等。

（二）超声表现

1. 新生儿侧脑室体部上下径的正常上限值为 3 ～ 4mm。如存在脑积水，则超声表现为脑室扩张。轻度脑积水患者可仅表现为侧脑室后角及三角区扩张。重度脑积水患者可表现为第三脑室、第四脑室扩张及侧脑室明显扩张。非交通性脑积水可显示为梗阻部位以上脑室明显扩张，梗阻部位以下脑室正常或缩小。

2. 出血性脑积水为新生儿最常见的类型。因液体易沉积在侧脑室三角区及后角，故侧脑室三角区和后角的内径增大比侧脑室体部扩大更早出现，常伴有脑室内血凝块高回声和脑积液的分层现象。

3. 先天畸形导致的脑积水常可显示畸形的相关表现。颞叶缺如者脑积水超声表现为同侧侧脑室体部形态圆钝、变形，脑中线向同侧移位。Dandy-Walker 畸形脑积水超声表现为小脑延髓池扩大，甚至形成颅后窝囊肿而导致非交通性脑积水，伴第四脑室、第三脑室及侧脑室扩张。透明隔缺如者超声表现为侧脑室前角前缘变平、左右侧融合为一，侧脑室扩张。

4. 多普勒血流的变化见于严重脑积水者。脑血管舒张期血流速度降低，阻力指数和搏动指数增高。

（三）鉴别诊断

1. 脑萎缩　与脑积水者一样，超声表现为脑室扩张。但脑积水超声显示侧脑室前角常呈圆球样扩张，有张力感。脑萎缩可显示双侧或单侧的侧脑室前角呈长方形，脑室增宽常呈不规则形，或两侧不对称，半球间裂隙、大脑外侧裂增宽，脑沟回加深。

2. 硬膜下积液　超声表现为硬膜下腔扩大，其内侧缘光滑平直，脑回受压、变扁，双侧可不对称，一般有外伤或炎症病史。

（四）临床价值

小儿脑积水的治疗和预后与积水发生的时间、动态变化有关。脑积水发生越早神经系统发育越差，临床神经系统症状越明显。患儿年龄、脑积水类型及脑畸形的诊断，对于选择治疗方式尤为重要。对任何胎儿期或新生儿期有脑积水高危因素的患儿，均应进行超声筛查，早期检出脑积水及其原发病因。

【案例 3-3-1】 女性患儿，出生后 10h，主诉"胎龄 27^{+5} 周，出生后气促、吐沫 10h"。

患儿系胎龄 27^{+5} 周，经阴道顺产娩出。无胎膜早破，羊水清，脐带、胎盘无异常，出生体重 1290g，Apgar 评分 1min 5 分（肤色、反射、肌张力各扣 1 分，呼吸扣 2 分），给予清理呼吸道、气管插管加压给氧，5min 6 分（肤色、反射、肌张力、呼吸各扣 1 分），10min 7 分（反射、肌张力、呼吸各扣 1 分）。患儿出生后出现气促、吐沫，无发热，无抽搐尖叫，无呕吐、腹胀。

入院查体：体温 36.4℃，呼吸 142 次 / 分，脉搏 46 次 / 分，血压 61/33mmHg，体重 1290g，身长 37cm，头围 26cm，胸围 25cm。入院时临床诊断为早产儿适于胎龄儿、极低出生体重儿、新生儿呼吸窘迫综合征、新生儿肺炎、新生儿肺出血、动脉导管结扎术后。

出生第 10 天超声检查诊断为脑室周围-脑室内出血Ⅲ级。于出生后第 22 天复查颅脑超声如图 3-3-1 所示。

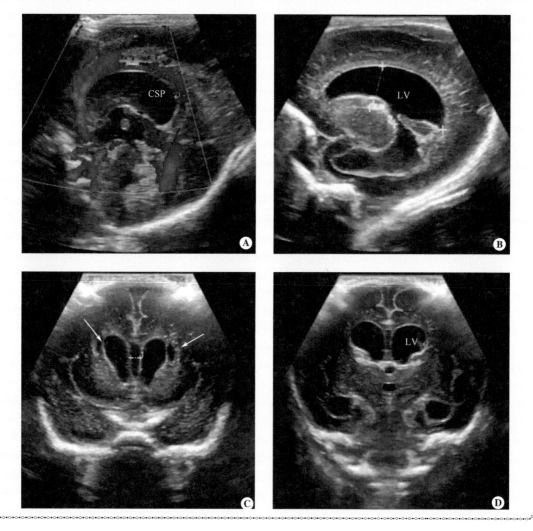

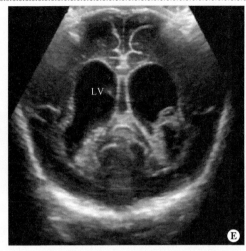
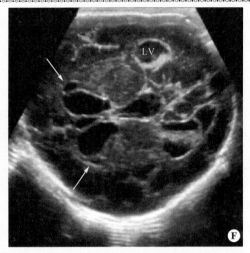

图 3-3-1 经前囟和颞囟颅脑超声检查

A. 正中矢状切面图；B. 一侧旁矢状切面图；C. 经前角冠状切面图（箭头示囊泡）；D. 经第三脑室冠状切面图；E. 经侧脑室三角区冠状切面图；F. 经右侧颞囟水平切面图，箭头示囊泡

LV. 侧脑室；CSP. 透明隔腔

问题 1：患儿是否存在脑积水？请解读声像图特征。

答案与解析：患儿存在脑积水，表现为侧脑室、第三脑室均明显扩张。侧脑室的前角、下角均呈圆隆状扩张。图 3-3-1A 显示早产儿的透明隔腔残存，并显示大脑前动脉和直窦的血流信号，血管走行无明显异常。图 3-3-1B 显示侧脑室三角区血凝块沉积并有脑脊液分层现象。图 3-3-1C 显示侧脑室周围白质内有对称性的囊泡回声，侧脑室前角扩张。图 3-3-1D、E 显示侧脑室扩张，三角区脉络丛形态不规则，提示有脉络丛出血。图 3-3-1F 显示侧脑室和第三脑室扩张，脑室周围白质软化形成囊泡回声。

问题 2：患儿脑积水的原因是什么？

答案与解析：患儿是Ⅲ级脑室内出血，室管膜下出血穿破室管膜进入脑室腔，形成出血性脑积水。脑室内出血是新生儿脑积水最常见的病因。患儿双侧的脑室内、前角室管膜下都显示出血性团块。患儿系早产儿，有窒息缺氧病史。肺泡上皮细胞发育不良，表面活性物质分泌不足，导致早产儿呼吸窘迫。由于非限制性动脉导管未闭，肺血增多，除影响肺的气体交换外，还导致脑供血不足。除Ⅲ级脑室内出血外，患儿还因缺血性病变导致脑室周围白质软化，声像图表现为脑室周围的白质区有囊泡样回声。因此，该患儿的诊断为早产儿脑室内出血Ⅲ级、脑室周围白质软化，合并出血性脑积水。

二、新生儿颅内出血

（一）病理与临床

颅内出血（intracranial hemorrhage，ICH）是新生儿常见病，与围生期窒息、产伤、全身血流动力学变化、心肺疾病、体外膜氧合（ECMO）等有关。不同胎龄出生的新生儿，颅内出血的病因和发病机制不同，出血部位不同。常见颅内出血包括早产儿脑室周围-脑室内出血（periventricular-intraventricular hemorrhage，PIVH）、蛛网膜下腔出血（subarachnoid hemorrhage，SAH）、小脑内出血（intracerebellar hemorrhage，ICEH）等，少见硬脑膜下出血（subdural hemorrhage，SDH）。脑室周围-脑室内出血好发于妊娠 36 周以下的早产儿，与脑室周围的室管膜下的胚胎生发基质（germinal matrix，GM）未完成退化有关。小脑内出血多见于早产儿，与产伤和窒息有关。蛛网膜下腔出血多见于足月儿，也与产伤和窒息相关。硬脑膜下出血多见于足月儿，常与产伤有关。

（二）超声表现

床旁超声是诊断和监测早产儿颅内出血的首选影像学方法。超声表现按照 Papile 方法分为 4 级：Ⅰ级为局限于生发层的出血，即室管膜下出血；Ⅱ级为室管膜下出血加上脑室内出血，但脑室不扩大；Ⅲ级为室管膜下出血、脑室内出血、脑室扩大；Ⅳ级为侧脑室周围白质内出血，是终末髓静脉的引流白质内出血。

颅内出血灶声像图表现为高回声、中等回声、低回声和囊状无回声的动态变化过程，呈现出血凝块特有的不规则、形态各异、回声动态多变等特征。因此出血的恢复期显示有局部囊泡样无回声、脑室扩张、脑室周围白质囊泡等声像表现。如果出血灶较大，则其可能压迫周围组织，导致中线结构偏移和室间孔受阻，引起脑积水。因血凝块的压迫及颅内压力的升高，脑血流灌注异常，彩色多普勒超声和脉冲多普勒超声显示异常的血流信号，包括血流信号缺失、降低，或阻力增高、降低等改变。

硬脑膜下出血时，超声的识别率较低。超声表现为颅骨与脑之间可有半月形或弧形间隙增宽，大脑半球裂隙明显不对称增宽，尤其是幕上型硬膜下出血，可显示有大脑中线偏移、侧脑室受压变形。急性出血时可见此间隙回声增强，随后可变为无回声的硬脑膜下积液。经颞囟水平切面扫查，可提高脑膜下出血的检出率。对于少量出血，超声的识别与鉴别有困难，主要依靠 CT 诊断。

小脑出血者需经颞窗扫查，声束指向颅后窝。小脑出血声像图表现为小脑半球回声弥漫性不均匀增强，或局灶性高回声团。经颞囟的三维容积超声扫查，应用超声断层成像技术可增加微小病灶的显示。小脑的出血性团块超声复查显示回声逐渐降低，局部可呈囊泡样回声，最终吸收消散。足月儿和早产儿存在脑实质内出血时，发生小脑出血概率增加。

（三）诊断要点与鉴别诊断

1. 诊断要点

（1）早产儿脑室周围-脑室内出血主要按 Papile 脑室内出血四分级：Ⅰ级，出血局限于室管膜下；Ⅱ级，累及侧脑室，无脑室扩张；Ⅲ级，一侧脑室内出血伴有脑室扩张；Ⅳ级，脑室内出血并延伸到周围脑白质形成脑室周围出血。

（2）10～14 天复查显示出血部位逐渐呈囊泡样声像，进而逐渐吸收消退。

（3）Ⅲ级出血者伴有脑室扩张，脑室内径大于正常。

（4）常见并发症为出血后脑积水和脑室周围白质软化。

2. 鉴别诊断

（1）脑室周围白质软化：是早产儿重度脑损伤，为脑组织的缺血性坏死，见于缺氧缺血性脑病（hypoxic ischemic encephalopathy，HIE）患儿，以及各种原因导致的脑缺血病变患者。声像图表现为早期脑室周围白质回声持续增强超过 1 周；随后表现为局部回声减弱，逐渐呈双侧对称性囊泡样改变，形成局部或累及额叶、顶叶、枕叶等多部位的白质内软化灶。最严重者囊泡累及脑皮质表面，导致严重的神经精神发育缺陷。脑白质软化常伴随于Ⅲ～Ⅳ级脑室周围-脑室内出血，是严重缺氧缺血性脑病的病理表现之一。出生后声像图表现为明显弥漫性脑水肿样声像者，应在 2～3 周后复查，检出脑室周围的白质软化灶。

（2）脑梗死：是脑动脉栓塞导致的局部脑组织缺血性坏死，多见于凝血功能异常、感染、医源性血栓形成等疾病。动脉栓塞导致局部脑组织缺血，形成动脉灌注区域的声像图表现呈高回声、等回声、囊泡样无回声、局部脑缺失等动态改变。彩色多普勒超声显示大脑中动脉不同节段的脑血流信号缺失、双侧血流信号不对称等，均提示脑梗死。因受声波入射角度和声窗的影响，彩色多普勒超声对大脑前动脉和后动脉阻塞引起的脑梗死显示不敏感。对于超声疑似或不能除外的脑梗死病变，应进一步进行脑磁共振或 CT 检查。

（四）临床价值

病史、症状和体征可提供诊断线索，但确诊需要依据头颅影像学检查。床旁彩色多普勒超声检查是重症新生儿脑损伤影像学诊断的首选方法，因此成为脑室周围-脑室内出血的特异性诊断手段，并应在出生后尽早进行检查，1 周后动态监测。超声不易发现蛛网膜下腔、颅后窝和硬膜外等部位的出血，需行 CT、MRI 检查，尤其 MRI 是确诊各种颅内出血、评估预后的最敏感检测手段。

【案例 3-3-2】　男性患儿，出生后 23h，因"反应差、气促 23h"入院。

患儿为胎龄 26 周早产儿，经阴道顺产娩出，脐带无异常，胎盘无异常，产时羊水清，有窒息。出生后 Apgar 评分 1min 4 分，5min 6 分。患儿出生后反应差、气促、全身性发绀，哭声弱，无发热，无抽搐尖叫，无呕吐、腹胀等，考虑"早产儿、新生儿窒息"，立即给予"气管插管呼吸机辅助通气、气管滴入猪肺磷脂注射液 240mg、拉氧头孢抗感染 1 次"等治疗。

入院查体：体温 36.1℃，呼吸 150 次 / 分，脉搏 60 次 / 分，血压 54/25mmHg，体重 1000g，身长 35cm，头围 24.6cm。诊断为早产儿适于胎龄儿、极低出生体重儿、新生儿呼吸窘迫综合征、新生儿肺炎。

出生后第 3 天首次超声检查如图 3-3-2 所示。出生后第 11 天复查颅脑超声如图 3-3-3 所示。

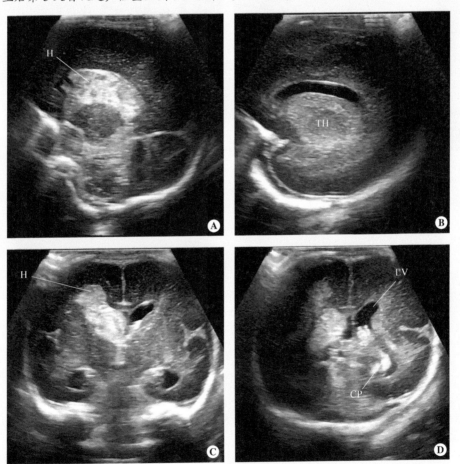

图 3-3-2　出生第 3 天经前囟颅脑超声检查

A. 右侧旁矢状切面，显示脑室周围白质回声增强；B. 左侧旁矢状切面，显示侧脑室扩张；C. 经前角冠状切面，显示右侧的侧脑室内高回声团，并且向相邻的白质内延伸；D. 经侧脑室三角区冠状切面，显示侧脑室内的高回声团。H. 血肿；LV. 侧脑室；TH. 丘脑；CP. 脉络丛

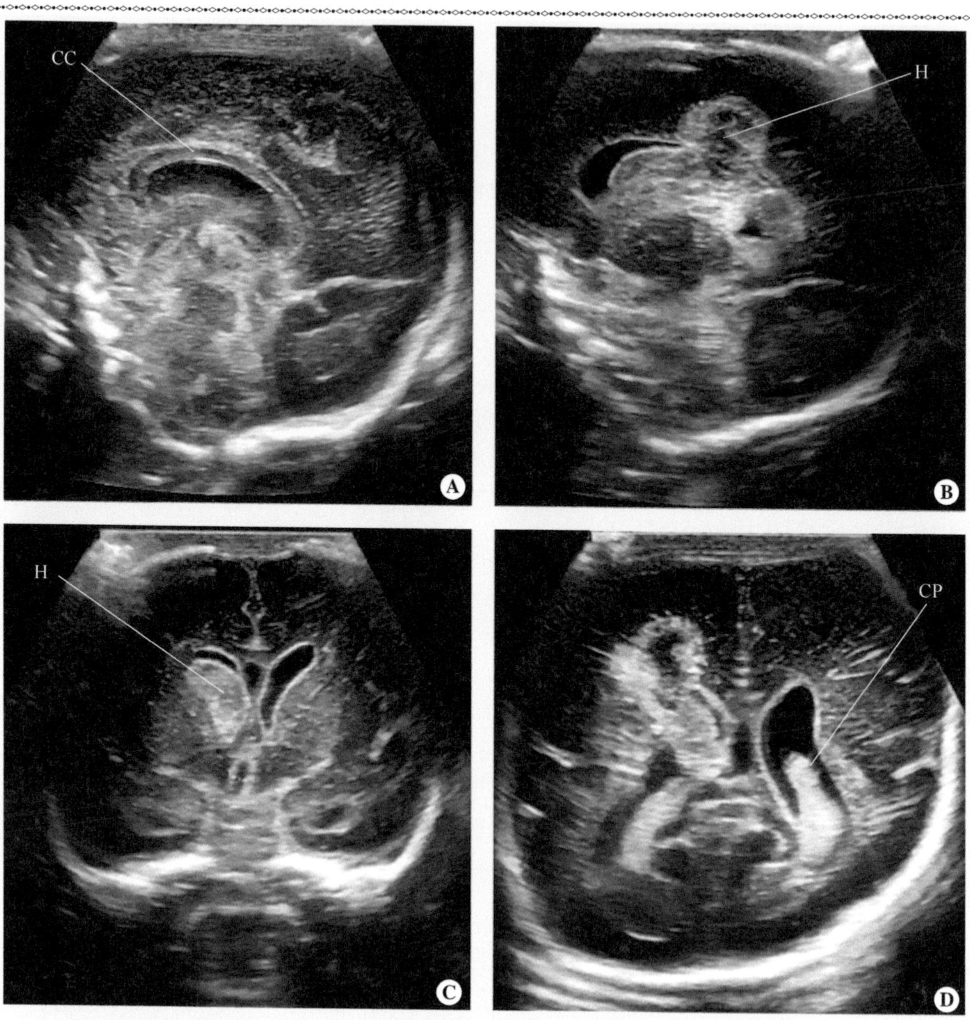

图 3-3-3 出生第 11 天超声复查

A. 正中矢状切面；B. 旁矢状切面，显示原团状高回声逐渐减弱；C. 经前角冠状切面，显示右侧侧脑室内血凝块的回声逐渐减弱；

D. 冠状切面图显示右侧侧脑室周围白质内的出血团块中央逐渐形成囊状无回声

CC. 胼胝体；H. 血肿；CP. 脉络丛

问题 1：此早产儿颅内出血的级别和范围是什么？

答案与解析：此例早产儿属Ⅳ级出血，出血位于侧脑室内及右侧额叶的脑白质区域。声像图表现为不规则形态的高回声，位于脑室内，或表现为脉络丛回声不规则。双侧侧脑室均有扩张，提示出血的量较大。

问题 2：脑室周围 - 脑室内出血如何动态变化？

答案与解析：脑室周围 - 脑室内血肿随着血凝块的溶解，逐渐由高回声向等回声、低回声转变，而后呈囊泡样回声。超声复查可动态显示血肿的改变，并评价是否有新的出血发生，以及有无脑积水等并发症。

三、颈内动脉海绵窦瘘

（一）病理与临床

颈内动脉海绵窦瘘（carotid-cavernous fistula，CCF）是海绵窦段颈内动脉，或其海绵窦段的分支破裂，形成颈内动脉与海绵窦之间的分流，导致海绵窦内压力增高等病理生理改变。颈内动脉海绵窦瘘的病因包括颈内动脉瘤破裂、Ehlers-Danlos 综合征Ⅳ型、医源性损伤等。其也可由高血压、纤维肌肉发育不良、颈内动脉的解剖变异等引起。外伤性颈内动脉海绵窦瘘最常见，自发性颈内动脉海绵窦瘘较少。颈内动脉海绵窦瘘结构可分为四种类型（图 3-3-4），分别为颈内动脉、颈外动脉及其分支向海绵窦分流。由于海绵窦内有神经和动脉穿行，并与眼静脉、翼状静脉和面静脉交通（图 3-3-5），窦内血容量和压力升高则导致一系列临床表现。

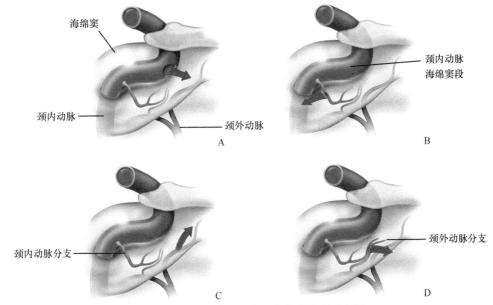

图 3-3-4　颈内动脉海绵窦瘘病理类型示意图

A. 颈内动脉向海绵窦直接分流；B. 颈内动脉脑膜支向海绵窦分流；C. 颈外动脉脑膜支向海绵窦分流；D. 颈内动脉和颈外动脉的脑膜支均向海绵窦分流

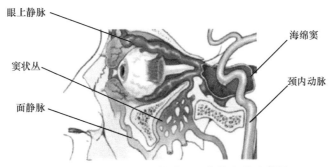

图 3-3-5　海绵窦与眼静脉、面静脉交通示意图

　　颈内动脉海绵窦瘘的临床表现主要与海绵窦充血、压力增高等病理生理改变有关。主要眼部症状包括眼睑肿胀、搏动性突眼、结膜充血水肿、眼球运动障碍、视力减弱或丧失、瞳孔扩张和复视等。眼外症状包括神经系统功能障碍、鼻出血、颅内出血和搏动性耳鸣等。体检可有搏动性突眼、结膜充血水肿、眼眶杂音，压迫同侧颈动脉，杂音可减弱或消失，也可有视力减退、眼球运动受限，以及神经系统功能障碍。严重者并发硬膜下出血、蛛网膜下腔出血。

（二）超声表现

　　经颅多普勒超声和（或）经颅彩色多普勒血流成像均可显示颈内动脉海绵窦瘘引起的血流动力学异常。

　　1. 眼上静脉的异常　二维超声显示眼上静脉扩张，在视神经与眼上直肌之间显示圆形搏动性无回声区，压迫颈动脉无回声区可消失。彩色多普勒显示眼上静脉呈反向血流信号。脉冲多普勒显示眼上静脉内高速低阻动脉样频谱或动静脉瘘流速曲线（图 3-3-6）。

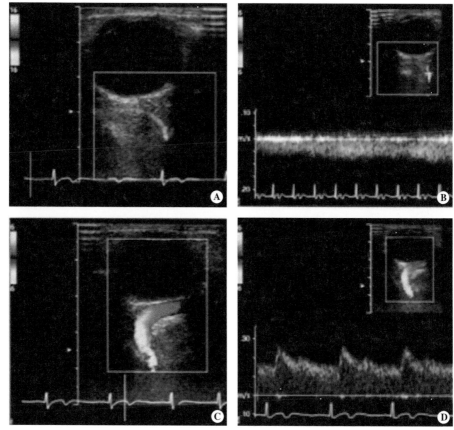

图 3-3-6　经眼的眼上静脉彩色多普勒检查

A. 经眼彩色多普勒显示正常的眼上静脉彩色血流信号；B. 多普勒血流图显示正常的眼上静脉呈连续性低速血流信号；C. 经眼彩色多普勒显示，与颈内动脉海绵窦瘘同侧的充盈饱满的眼上静脉，呈朝向探头的红色血流信号；D. 多普勒血流图显示与颈内动脉海绵窦瘘同侧的眼上静脉呈高速低阻搏动性的反向血流信号

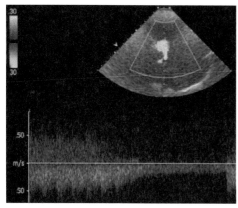

图 3-3-7　颈总动脉压迫试验

颈内动脉海绵窦瘘患者颈内动脉分流处的血流，呈高速的湍流速度曲线，压迫同侧颈总动脉后，峰值流速明显下降

2. 颈内动脉血流的变化　脉冲多普勒检测患侧的颈内动脉，可显示高速、低阻的血流曲线。也可经颞窗在较深位置，颈内动脉的瘘口处，检出异常高速低阻的血流信号。

3. 脑动脉血流的改变　患侧大脑中动脉、大脑前动脉的血流速度和搏动指数均低于健侧；患侧大脑后动脉、健侧大脑前动脉流速多正常或代偿性增高。

4. 颈总动脉压迫试验　压迫患侧的颈总动脉，同侧的颈内动脉、眼上静脉的血流速度明显减慢（图 3-3-7）。

（三）鉴别诊断

颈内动脉海绵窦瘘需与 Graves 眼病、海绵窦血栓、动静脉畸形等进行鉴别。

1. Graves 眼病　颈内动脉海绵窦瘘可表现为眼睑肿胀、眼球突出，与 Graves 眼病症状相似。但 Graves 眼病患儿临床上表现为高代谢症状，常有眼睑挛缩、甲状腺功能异常。颈内动脉海绵窦瘘则常有外伤史，多普勒超声有助于筛查鉴别。

2. 海绵窦血栓栓塞　可表现为海绵窦扩大、眼上静脉扩张、眼球突出和（或）眼外肌肥厚，症状与颈内动脉海绵窦瘘相似。但海绵窦血栓通常为双侧受累，而颈内动脉海绵窦瘘通常为单侧受累。海绵窦血栓一般病史较长，进展缓慢；颈内动脉海绵窦瘘常有外伤史。经颅多普勒超声有时可直接显示颈内动脉海绵窦瘘的瘘口血流信号，以及颈总动脉对压迫试验的反应结果可协助鉴别。

3. 动静脉畸形　颈内动脉海绵窦瘘与动静脉畸形均可检测出高流速、低阻性的血流信号。超声检查时，可通过颈总动脉压迫试验进行鉴别。压迫患侧颈总动脉时，颈内动脉海绵窦瘘表现为颈内动脉血流速度明显减低或基本消失，而动静脉畸形者血流速度变化不明显。

（四）临床价值

血管造影是颈内动脉海绵窦瘘检查的金标准，可直观显示颈内动脉与海绵窦之间的动静脉直接沟通。在前期的筛查中，无创性的超声、CT、MRI 等均可为诊断提供重要信息。CT 及 MRI 可反映颅内的信息，可发现是否伴有颅骨骨折、脑组织损伤及蛛网膜下腔出血等。MRI 也可显示眼睑、眼外肌的增厚及球后软组织肿胀等间接征象。超声通过眼上静脉扩张及其血流变化、颈动脉血流变化等间接征象提示颈内动脉海绵窦瘘。TCCD 虽不能直接反映颅内信息，但超声检查作为眼球突出、结膜充血水肿等患者的常规筛查，可以减少对自发性颈内动脉海绵窦瘘的漏诊，值得临床重视和应用。

（五）案例

【案例 3-3-3】　男性患儿，6 岁，主诉"左眼睑肿胀、眼球突出 1 周"，伴有轻度头痛和眼眶疼痛。患儿 2 周前意外被雨伞金属条刺伤左眼睑内侧，当时有恶心、呕吐，左眼部疼痛、眼睑瘀斑和肿胀，几天后症状缓解。临床初步诊断为结膜炎。查体：视力下降，眼压无法测得。左眼眼球突出，左侧展神经麻痹，结膜、巩膜充血。眼底检查见左侧眼底血管轻度扩张。听诊无眼眶杂音。

行眼部 MRI 及磁共振血管成像（MRA）检查，显示左侧颈动脉海绵窦段直接向左眼上静脉和蝶顶窦分流（图 3-3-8）。

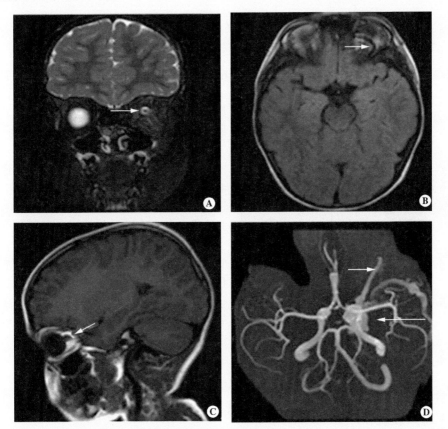

图 3-3-8　眼部 MR 增强扫描及 MRA

A ～ C. 左侧海绵窦增大，左眼上静脉迂曲扩张（箭头所示），眼部软组织水肿；D. MRA 显示海绵窦（长箭头）内动脉化血流，流入左眼上静脉（短箭头）和大脑中部浅静脉

行CT检查未见颅骨骨折。

多普勒超声显示左上眼静脉扩张呈动脉化血流（图3-3-9）。

临床诊断左侧颈内动脉海绵窦瘘。行介入栓塞治疗。术后72h脑神经麻痹症状消失。术后2个月及6个月随访，分别复查MRA，均显示左侧颈内动脉海绵窦瘘完全闭塞。

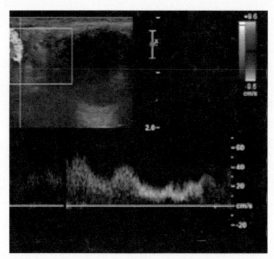

图3-3-9　经眼框窗多普勒超声

显示左眼上静脉扩张，脉冲多普勒呈搏动性、低阻力的反向血流信号

四、脑动静脉畸形

（一）病理与临床

脑动静脉畸形（cerebral arteriovenous malformation，CAVM）是最常见的一种脑血管畸形，可发生于任何年龄、任何部位。脑动静脉畸形是因胚胎时期，原始血管的发育受阻，形成动脉与静脉之间的直接交通，其间无毛细血管网相隔（图3-3-10）。畸形多见于大脑中动脉分布区脑皮质，也可发生于侧脑室、硬脑膜、软脑膜、脑干和小脑。以大脑大静脉处的动静脉畸形最常见，因此名为大脑大静脉畸形。脑动静脉畸形可以由1条或多条供血动脉、畸形血管团与1条或多条引流静脉组成，引流至静脉或静脉窦。畸形的血管粗细不等，呈团块状，血管壁发育不良，管腔极度扩张、扭曲，管壁极薄。畸形的血管壁可以仅有一层内皮细胞，容易破裂出血。部分扩张血管团内血流缓慢可合并形成血栓。畸形血管内夹

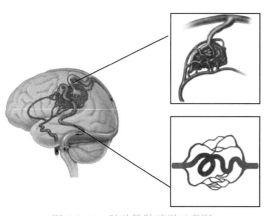

图3-3-10　脑动静脉畸形示意图

杂着相邻的脑组织，伴有神经元变性和神经胶质细胞增生，继而发生脑萎缩。血管畸形者可并发脑水肿、脑梗死、脑钙化和出血。AVM临床表现无明显特异性，主要包括头痛、颅内出血、脑缺血、癫痫、进行性神经功能损害或智力减退、颅内压增高、颅内血管杂音、突眼等。部分无症状者，可因突发畸形血管的破裂出血，导致猝死。

（二）超声表现

1.囟门未闭的新生儿或婴儿，脑动静脉畸形的超声表现如下：

（1）二维超声显示颅内圆形或椭圆形无回声包块，边界清楚，无回声包块附近可见扩张搏动的管状无回声，并可动态追踪至颈部。

（2）彩色多普勒超声显示无回声包块内充满杂乱的血流信号，周边管状无回声内也显示为血流信号。

（3）脉冲多普勒显示无回声内部为高速、低阻的动静脉瘘血流信号。

（4）有粗大动脉与静脉直接交通的血管畸形者，可导致右心室容量负荷增加。超声心动图显示高容量、高心排血量的心力衰竭。

2. 囟门已经闭合的儿童或成年人，超声无法直接显示颅内结构，经颅多普勒超声（TCD）可以检测颅内血流动力学变化。AVM 的 TCD 表现如下：

（1）经颅彩色多普勒超声可显示病灶处团块状或不规则状、大小不等的花彩血流信号。

（2）动脉血流速度异常增高，通常高于正常 2 倍或更多。与健侧比较，供血动脉收缩期与舒张期流速呈非对称性增高，以舒张期显著。

（三）鉴别诊断

1. 动脉瘤 好发于 40 ~ 60 岁，多自发性出血，临床症状较重。动脉瘤超声表现为颅内圆形或椭圆形无回声团块，形态较规则，边界清楚。周边一般无扩张的供血动脉和引流静脉。彩色多普勒超声显示无回声团块内充填彩色血流信号。脉冲多普勒检测显示瘤体内低速涡流血流信号。

2. 动脉硬化性血管狭窄 多发生于老年人，病程较长，常有高血压、高血脂病史。超声表现：二维超声可显示狭窄近端血管管径增粗或无明显变化；狭窄处血管管壁不规则增厚，管腔变细。彩色多普勒超声显示病变血管血流充盈不全，狭窄处出现典型"束腰征"。脉冲多普勒显示狭窄近端血流流速正常或降低；狭窄段血流速度明显升高；狭窄远端血流速度明显降低。

（四）临床价值

脑动静脉畸形是常见的先天性脑血管畸形。对于囟门未闭的新生儿或婴儿，颅脑超声可以直接显示畸形血管，观察病变的大小及范围，了解病变血流动力学特征，观察颅内有无出血、梗死等。对于囟门已经闭合的儿童或成年人，TCD 可以客观评价畸形血管供血动脉的血流动力学变化，动态随访治疗后血流动力学变化。结合超声心动图心脏容量和心功能变化，可评价动静脉畸形分流量的大小，有助于治疗方法的选择及疗效评价。

【案例 3-3-4】 男性患儿，出生后 12 天，因"发现颅内异常 12 天"入院。

患儿 41 周胎龄，因母亲发热、胎心监测异常于外院剖宫产娩出，无胎膜早破，羊水Ⅱ度污染，脐带、胎盘无异常。出生体重 3600g，Apgar 评分：1min 9 分（肤色扣 1 分），5min、10min 均为 10 分。

患儿出生前 12 天，经产前超声检查提示胎儿颅内无回声区。出生后 12 天，经前囟超声检查如图 3-3-11 ~ 图 3-3-14 所示。

问题：根据患儿颅脑超声图像特征，考虑什么诊断？当前存储图像诊断中，还存在哪些不足？

答案与解析：患儿大脑大静脉呈囊状扩张，内填充彩色血流信号，提示为扩张的血管。脉冲多普勒检测显示血流信号呈高速低阻的动静脉瘘血流信号，诊断提示为脑动静脉畸形，即大脑大静脉畸形（Galen 静脉畸形）。该例图像存在的不足是患儿动静脉畸形中动静脉瘘分流可能较大，需补充患儿的超声心动图检查，以评估脑动静脉瘘对心脏血流动力学的影响。

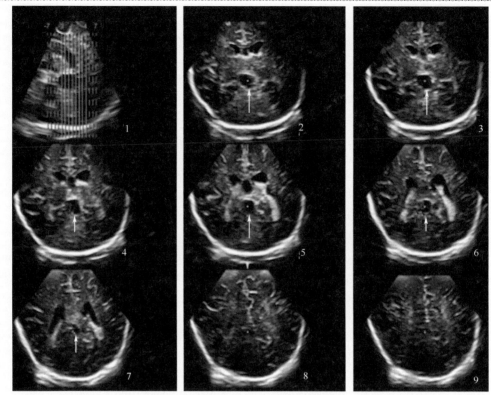

图 3-3-11　三维容积颅脑超声声像图

图 1 经三维容积成像冠状切面多平面示意图；图 2～图 9 分别是经过侧脑室前角、室间孔、第三脑室、体部、三角区、第四脑室、低位枕叶和高位枕叶的冠状切面图；图 2～图 7 显示大脑大静脉囊状扩张（箭头所示）

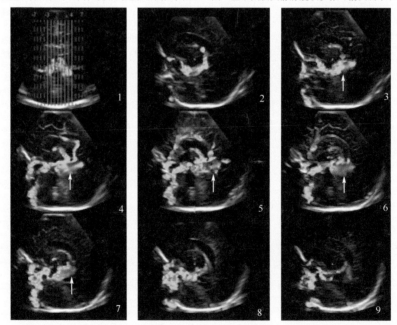

图 3-3-12　三维容积彩色多普勒超声声像图

图 1 经三维容积成像矢状位多平面示意图；图 2～图 4 经右侧矢状切面图；图 5 正中矢状切面图；图 6～图 9 经左侧矢状切面图；图 3～图 7 显示在扩张的大脑大静脉内充填的花彩血流信号（箭头所示）

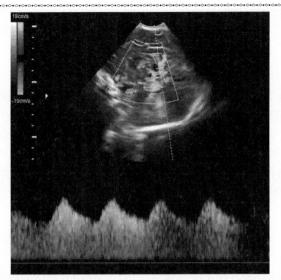

图 3-3-13 脉冲多普勒检测
显示大脑大静脉内呈高速低阻的动静脉瘘血流信号

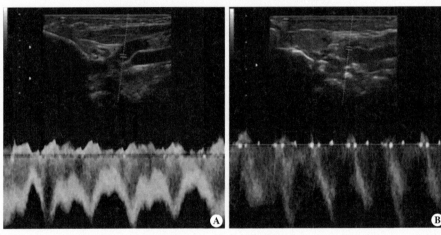

图 3-3-14 脉冲多普勒检测
双侧颈内静脉血流增快，呈动静脉瘘流速曲线
A. 左侧颈内静脉；B. 右侧颈内静脉

五、颅内动脉瘤

颅内动脉瘤（intracranial aneurysm）是指颅内动脉管壁局部缺陷和腔内压力增高导致动脉局部扩张，形成向外的囊状膨突，是蛛网膜下腔出血的常见原因之一，可发生于任何年龄。

（一）病理与临床

先天性颅内动脉瘤最常见。其他病因导致的动脉瘤包括感染性动脉瘤、外伤性动脉瘤和动脉硬化性动脉瘤。先天性囊性动脉瘤好发于大脑动脉环（Willis 环）及其分支。约 90% 起自颈内动脉系统，少数起自椎-基底动脉系统。根据影像学显示的动脉瘤形态，动脉瘤可分为五型：粟粒状动脉瘤、囊状动脉瘤、假性动脉瘤、梭形动脉瘤和壁间动脉瘤（即夹层动脉瘤）。动脉瘤局部血管壁的弹力层纤维大多断裂，以不同厚度的胶原纤维为主要成分。较大的动脉瘤壁内可见玻璃样变性，常合并局部钙化和附壁血栓形成。

动脉瘤未破裂时患者可无任何症状，极少数患者有癫痫、头痛、脑神经压迫症状；血栓形成则引起脑缺血或脑梗死症状。动脉瘤破裂出血表现为蛛网膜下腔出血的相应症状，即突发头痛、意识障碍、癫痫、发热等。脑血管痉挛是动脉瘤破裂后严重并发症，可造成脑供血不足、中枢神经系统功能紊乱。

（二）超声表现

二维超声显示动脉血管局部扩张，或呈圆形或椭圆形膨大，动脉瘤未破裂前一般表现为无回声。彩色多普勒超声显示动脉瘤瘤体内涡流信号，边缘清晰、整齐，血流信号与一端正常脑动脉延续。脉冲多普勒显示动脉瘤样血流速度，即瘤体内血流速度明显低于载瘤动脉血流速度，搏动指数增高，呈低流速高阻力特征，收缩峰高尖或多峰不整，舒张期末流速降低或断流，并可显示为双向血流信号；多普勒音频呈撞击样轰鸣音。造影增强超声显示动脉局部随动脉血流信号增强并囊状扩张膨大。

（三）诊断要点与鉴别诊断

1. 诊断要点　超声显示脑动脉圆形或椭圆形无回声团或混合回声团。彩色多普勒血流成像显示团状血流信号，并测得动脉瘤样血流。多普勒音频呈低钝的撞击样轰鸣音。

2. 鉴别诊断

（1）脑动静脉畸形：彩色多普勒血流成像显示病灶部位呈五彩镶嵌的异常血流团，形态不规则，可显示与血管团相连的供血动脉及引流静脉血流。引流静脉常有扩张。脉冲多普勒显示局部动脉血流信号的搏动指数及阻力指数降低。

（2）脑肿瘤：颅内肿瘤因病理改变不同，其声像图表现也不同，一般表现为实质性回声团，边界清晰或不清晰，周边水肿低回声带或包膜强回声带。彩色多普勒超声显示病灶内稀疏血流信号或较丰富的血流信号。

（3）蛛网膜囊肿：肿瘤二维声像图呈液性暗区；彩色多普勒超声显示局部无血流信号。

（四）临床价值

彩色多普勒超声主要用于颅内血管疾病的筛查，以及脑血流动力学评价；应用造影增强超声可提高对异常血流信号的敏感性、准确性；对可疑脑血流异常者，应进一步进行脑血管 CT 或脑血管 MRI 检查。

【案例 3-3-5】　男性患儿，出生后 26 天，因"突发面色苍白、烦躁、拒食 1 天"急诊入院。

患儿为足月顺产，Apgar 评分 1min、5min 分别为 9 分和 10 分，围生期无感染危险因素，出生后病程无特殊，直到出生后 26 天，父母发现患儿突然面色苍白、烦躁、拒食。无脑外伤史或既往感染史。在急诊室出现呼吸暂停。

体格检查：皮肤苍白、花斑、前囟隆起、烦躁，全身肌张力降低伴颈强直。瞳孔对光反射消失，精神状态差和呼吸衰竭。

患者入住新生儿重症监护病房，行气管内插管和机械通气，抗惊厥治疗。

经颅超声检查显示双侧脑室内出血，脑室扩张和颞区高回声团。经颞窗进行大脑动脉环超声检查显示左侧大脑中动脉起始段圆形低回声团，大小约 14mm×20mm×17mm。

问题 1：患儿经颅彩色多普勒检查如图 3-3-15 所示。超声诊断考虑是什么？

答案与解析：经颞窗超声显示大脑动脉环，显示左侧大脑中动脉第一段红蓝相间的团状异常血流信号，脉冲多普勒显示双向血流流速曲线，收缩峰多峰不整，舒张期末流速降低。脑血管痉挛是脑动脉瘤破裂后常见并发症。此患儿的大脑中动脉血流速度＞ 20cm/s，高度怀疑血管痉挛。

问题 2：超声检查如何鉴别颅内动脉瘤与脑动静脉畸形？

答案与解析：两者主要经彩色多普勒和脉冲多普勒超声的表现来鉴别。颅内动脉瘤彩色多普勒超声显示瘤内红蓝相间的涡流，形态规则。脑动静脉畸形者经彩色多普勒，可显示病灶部位呈五彩镶嵌的异常血流团（图 3-3-16），形态不规则，通常病灶范围较颅内动脉瘤大。颅内动脉瘤脉冲多普勒显示特征性的双向血流信号，血流速度降低，呈低流速高阻力特征，搏动指数增高；而脑动静脉畸形脉冲多普勒显示供血动脉流速增高，以舒张期流速增高为主，搏动指数及阻力指数降低。

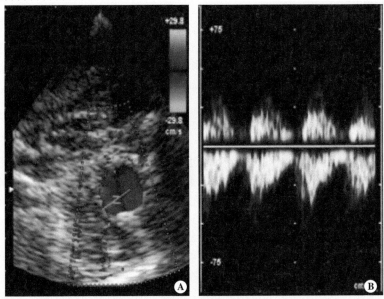

图 3-3-15 经颅彩色多普勒超声

A. 彩色多普勒超声显示颅底声像；B. 脉冲多普勒超声显示局部血流信号

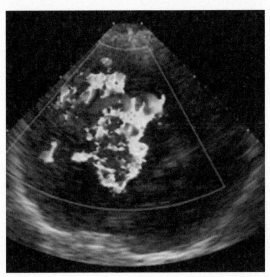

图 3-3-16 左侧颞叶巨大动静脉畸形彩色多普勒血流图

彩色多普勒显示左侧颞叶的花彩血流信号

六、颅内动脉狭窄和闭塞

（一）病理与临床

颅内动脉狭窄（intracranial arterial stenosis，IAS）是颅内缺血性疾病的主要原因，可导致缺血性脑卒中。数字减影血管造影证实在首次发生的急性脑梗死的患者中，约 80% 存在颅内或颈部血管狭窄。形成 IAS 的病因包括动脉粥样硬化、结缔组织病、感染性动脉炎、药源性动脉炎、血液系统疾病、脑淀粉样血管病和肌纤维发育不良等。IAS 的颅内动脉管径缩小，局部血流阻力增高，但尚未造成血流中断。IAS 最常发生于大脑中动脉（MCA），其次是小脑上动脉（SCA）、颈内动脉虹吸段及终末段，少有发生在椎-基底动脉、大脑后动脉和大脑前动脉。IAS 患者可无明显临床症状，部分患者可出现头痛、短暂性脑缺血发作（TIA）、脑梗死等临床表现。

（二）超声表现

临床评估颅内动脉狭窄的方法主要包括数字减影血管造影（digital substraction angiography，DSA）、磁共振血管成像（magnetic resonance angiography，MRA）、计算机体层摄影血管造影（computed tomography angiography，CTA）。经颅彩色多普勒超声检查时应用造影增强超声（contrast-enhanced ultrasound，CEUS）可提高脑动脉异常血流信号的检出率。

1. 颅内动脉狭窄

（1）血流充盈成像异常，彩色多普勒超声显示狭窄动脉血流呈节段性充盈变窄，出现典型"束腰征"。狭窄远端管腔内血流信号紊乱。

（2）血流速度异常，狭窄动脉内径减小超过50%但低于70%时，血流速度呈节段性升高，狭窄近端流速可正常或相对降低，远端流速降低不明显。狭窄段与狭窄远端流速比值＜3.0。当血管内径减小超过70%时，狭窄局部血流速度明显升高，狭窄远端流速明显降低，狭窄段与狭窄远端流速比值≥3.0，且相邻供血动脉的血流速度呈代偿性升高。

（3）血流速度曲线形态异常，狭窄局部呈湍流信号。

（4）搏动指数异常，正常颅内动脉的搏动指数为0.65～1.10。轻中度血管狭窄时，搏动指数无明显异常；重度狭窄者，狭窄远端血流搏动指数明显降低。

（5）对称性变化，大脑中动脉、椎动脉狭窄可引起相邻或对侧血管血流速度代偿性增高。

2. 颅内动脉闭塞 闭塞动脉血管的多普勒无血流信号；闭塞血管远端流速减慢，搏动指数降低，波形呈圆钝状，提示有侧支循环形成。颅内动脉闭塞的主要超声表现如下：

（1）大脑中动脉闭塞：可以分为急性闭塞与慢性闭塞。

1）急性闭塞：大脑中动脉主干至远端分支水平均无血流信号，相邻动脉如大脑前动脉、大脑后动脉成像正常。

2）慢性闭塞：沿大脑中动脉主干检测到不连续性、单向或双向低流速、低搏动性血流频谱；而大脑中动脉供血区域出现多支低速动脉血流信号。病变同侧大脑前动脉和（或）大脑后动脉血流充盈良好，血流速度代偿性增快（与健侧比较）。

（2）椎动脉闭塞：一侧椎动脉血流信号消失，另一侧椎动脉血流速度明显升高（代偿性），基底动脉流速与健侧椎动脉流速相同。

（3）基底动脉闭塞：超声多普勒用于基底动脉慢性闭塞性病变的检查，目的为初步检测确定闭塞的位置及椎动脉及大脑后动脉血流动力学变化。①近端基底动脉闭塞者，病变以远端基底动脉的血流方向异常；②后交通动脉开放，经大脑后动脉向基底动脉供血；③椎动脉的血流速度相对降低，搏动指数相对升高（与前循环动脉比较）；④彩色多普勒检测无典型"Y"形结构（双侧椎动脉连于基底动脉）显示，但可显示小脑前下动脉与小脑上动脉之间侧支循环形成。

（三）鉴别诊断

1. 脑血管痉挛 是血管的功能改变，诱导因素消除后，血管管径可恢复正常。而颅内动脉狭窄是病理性管径缩小。血管超声鉴别主要动态观察双侧颅内动脉和颈内动脉颅外末段血流速度、血管搏动指数变化。脑血管痉挛的血流动力学表现为各血管呈均匀一致连续的血流速度增快，流速曲线形态正常。

2. 脑动静脉畸形 是血管先天性发育异常，具体参见第三章第三节"四、脑动静脉畸形"部分。

（四）临床价值

颅内动脉狭窄及闭塞可能发生在任何年龄，由于病因不同、发生年龄不同，临床表现各异，动脉狭窄、栓子脱落可致远端血管闭塞，严重时出现大面积脑梗死并危及生命。经颅多普勒超声可用于脑血管疾病的筛查，对早期发现脑血管疾病并积极预防有着重要临床意义。

【案例 3-3-6】 男性患者，67 岁，主诉"头晕近 2 个月"。患者高血压病史 10 年，每年体检血脂均正常。长期服用抗高血压药物。查体：心率 72 次 / 分，血压 135/85mmHg。颜面五官对称，口眼无歪斜。步态正常。双上肢握力对称。经颅彩色多普勒超声和 DSA 脑血管成像如图 3-3-17 所示。彩色多普勒显示在大脑中动脉血管处，血管内流束变细，呈"束腰征"。随后行脑血管 DSA 检查，显示左侧大脑中动脉局部变细。

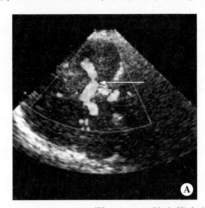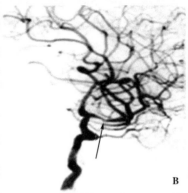

图 3-3-17　脑血管多普勒超声及 DSA 检查
A. 彩色多普勒显示大脑中动脉血流信号，箭头示"束腰征"；B. DSA 显示该例患者大脑中动脉狭窄（箭头示）

问题：对于此例患者经颅彩色多普勒超声和 DSA 的诊断是什么？

答案与解析：图 3-3-17A 经颞窗超声显示大脑动脉环，其中大脑中动脉水平段的血流呈"束腰征"；经脑血管 DSA 显示水平段局部狭窄。结合临床表现，可诊断左侧大脑中动脉狭窄。

七、脑　脓　肿

（一）病理与临床

　　脑脓肿（brain abscess）是化脓性致病菌侵入脑组织内，形成坏死性脓腔的一种严重颅内感染性疾病，可导致新生儿和儿童神经精神发育落后及成年人神经精神症状。脑脓肿多为单发，也可多发，幕上多见，颞叶居多，偶见于垂体。常见的致病菌为金黄色葡萄球菌、肺炎链球菌和大肠杆菌等。感染途径：①血源性感染，占脑脓肿发病的 10% ～ 50%，易感者包括获得性免疫缺陷综合征患者、粒细胞缺乏症患者、移植患者等。小儿多见于先天性发绀型心脏病。先天性发绀型心脏病患儿常伴有红细胞增多症，血液浓缩易形成血栓，血液的氧分压低，心脏的右向左分流使病原菌易感脑组织。这类脓肿常为多发性病灶，多分布于大脑中动脉的供血区（白质与皮层交界）。②邻近炎症感染蔓延，如鼻窦炎、中耳炎及乳突炎。③外伤或手术后直接感染。④隐匿性感染。

　　脑脓肿的发生和发展是一个动态的过程，分三个时期：①急性脑炎期，局部小血管发生脓毒性静脉炎或被感染性栓子阻塞，形成局限性化脓性脑炎，从而出现局限性脑组织水肿、点状出血及微小坏死灶。患者可表现为全身感染性反应，如发热、头痛、烦躁不安等。②化脓期，坏死液化区扩大而融合为脓腔，可有分隔。脓肿周围有大量中性粒细胞浸润，水肿较前减轻。患儿全身感染症状较前减轻。③包膜形成期，内层为炎症细胞带，中间层为纤维结缔组织，外层为神经胶质增生带及水肿脑组织。脓肿通常在感染的 1 ～ 2 周初步形成，3 ～ 8 周完全形成，但也有 6 ～ 12 个月包膜仍未形成者。婴幼儿对感染的局限能力较差，脓肿往往较大而无明显的包膜形成，脓肿可破入脑室引起化脓性脑室炎。

（二）超声表现

　　早期脓肿超声表现不典型，二维声像图示边界不清的不均匀回声增强区，可伴有中线移位。成熟脓肿呈现脑实质内单个或多房囊性病变，通常囊壁较厚，边界清晰；液化完全时囊腔内为无回声区，偶见分层，囊腔内可见云絮状密集点状回声；液化不完全者囊腔内为不均匀低回声；囊内分隔通常是边界清晰、形态不规则的强回声；具有后方回声增强效应，周围组织呈水肿样改变，伴有中线移位，或继发性脑积水；若病灶破溃入脑室，可见与脑室相通，表现为脑室内积液分层现象。彩色多普勒超声显示脓肿病灶内无血流信号。

（三）诊断要点与鉴别诊断

1. 诊断要点　临床表现为发热，血白细胞计数增高，脑脊液白细胞计数增高。超声动态检查显示形成脑实质内液化灶，低回声逐渐变为液性暗区；局部无血流信号显示；可有占位效应。

2. 鉴别诊断　蛛网膜囊肿显示为边界清楚、透声较好的囊状液性暗区，无明显全身感染临床表现。

（四）临床价值

对于囟门未闭的新生儿、婴儿，颅脑超声能动态、清晰显示病灶的位置及形态。应用术中超声可在行脑脓肿穿刺引流术时，对脑脓肿准确定位，确定脓肿与周围脑组织的位置关系，减少脑损伤。

（五）案例

【**案例 3-3-7**】男性患儿，出生 5 天，妊娠 38 周经剖宫产出生，出生体重 2800g。因"抽搐、黄疸"入院。查体：体温 38.1℃，皮肤深黄，前囟饱满。血红蛋白为 125g/L，白细胞计数 $3.2×10^9$/L↓，血小板减少症，C 反应蛋白 65.4mg/L，胆红素 24.6mg/dl。母婴血型不相容性（患儿：B^+；母亲 O^+；网织红细胞计数 12%；直接 Coombs 试验阳性）。患儿接受蓝光治疗、抗生素治疗。脑脊液浑浊，白细胞计数升高，蛋白质 3.82g/L，葡萄糖 10mg/dl（血糖 64mg/dl）。血培养革兰氏阴性双球菌阳性。入院时头部超声显示双侧额叶和顶叶有多处脑脓肿（图 3-3-18）。出生 3 周时脑 CT 显示多发脑脓肿合并轻度脑积水（图 3-3-19A）；出生 5 周复查 CT，显示脑积水加重，给予脑室-腹腔分流手术（图 3-3-19B）。随访患儿 18 个月大时，体重 10.9kg，运动迟缓（四肢无力，不能行走），无癫痫，视力和听力正常。

问题：脑脓肿与脑白质软化囊泡如何鉴别？

答案与解析：脑白质软化灶多为两侧对称，囊泡的边界清楚，是脑白质的缺血性病变。脑脓肿为中央低回声，边缘增强，有较厚的囊壁，常伴有全身性感染症状。

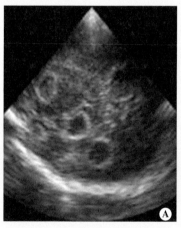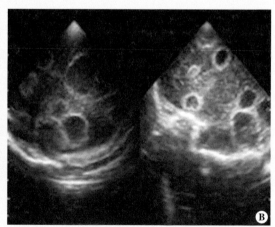

图 3-3-18　颅脑超声声像图

A. 经颞囟扫查显示脑实质内多个不均匀脓肿回声；B. 左侧和右侧旁矢状切面图均显示多个脓肿团

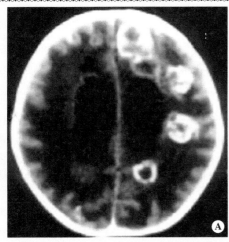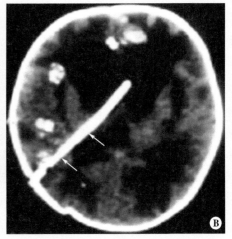

图 3-3-19　颅脑 CT 检查
A. 出生 3 周颅脑 CT；B. 出生 5 周颅脑 CT（箭头示引流管）

自我检测

3-3-1. 脑脊液循环的构成是怎样的？

3-3-2. 成年人、儿童、新生儿脑血管超声检查有哪些成像方式？

3-3-3. 成年人经颅彩色多普勒超声检查的适应证有哪些？

3-3-4. 简述大脑动脉环的构成及其动脉分支的灌注区域。

（夏　焙）

第四章　浅表器官

学习目标

记忆　眼球的解剖结构及正常超声声像图，视网膜脱离超声表现，脉络膜黑色素瘤超声表现；唾液腺的解剖结构及正常超声声像图，急性唾液腺炎超声特征，多形性腺瘤超声表现；甲状腺、甲状旁腺的解剖结构及正常超声声像图，甲状腺乳头状癌的超声特征；乳腺的解剖结构及超声表现，乳腺纤维腺瘤超声表现，乳腺癌常见超声征象；浅表淋巴结解剖结构及超声表现，转移性淋巴结的超声特征。

理解　白瞳症超声鉴别诊断；超声鉴别唾液腺良恶性肿瘤的依据；各种病理类型甲状腺恶性结节的超声征象；乳腺良、恶性肿瘤超声鉴别诊断；淋巴结结核不同病理阶段超声特征。

运用　眼内膜状回声超声鉴别要点；超声诊断甲状腺弥漫性病变的临床价值，常见甲状腺良、恶性结节的临床及超声特征；掌握 BI-RADS 分类及各类的管理建议和恶性风险；超声诊断淋巴结肿大的临床价值。

第一节　眼球及眼眶

一、解剖概要

眼为人体的视觉器官，分为眼球、视路和眼附属器三部分。眼球和视路共同完成视觉功能，眼附属器对眼球起保护和运动等辅助作用。

（一）眼球

眼球（eyeball）近于球形，其前后径为 24mm，垂直径为 23mm，水平径为 23.5mm，位于眼眶内。眼球分为眼球壁和眼内容物两个部分（图 4-1-1）。

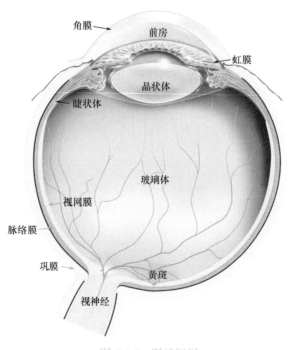

图 4-1-1　眼球解剖

1. 眼球壁

（1）纤维膜：角膜（cornea）和巩膜（sclera）组成眼球外膜，主要由纤维结缔组织构成，故总称为纤维膜。

（2）葡萄膜（uvea）：又称色素膜，是位于巩膜和视网膜之间富含色素的血管性结构，分虹膜、睫状体和脉络膜（choroid）三部分。葡萄膜内血供丰富，主要生理功能是营养眼球。

1）虹膜：为葡萄膜的最前部分，呈一圆盘状膜，由睫状体前部伸展到晶状体前面，中央有一圆孔称为瞳孔。

2）睫状体：位于视网膜与锯齿缘之间，前与虹膜根部相连，向后移行于脉络膜，切面为三角形，顶端向后指向锯齿缘，基底指向虹膜，环绕晶状体赤道部。

3）脉络膜：由视网膜锯齿缘开始，直到视神经孔，覆盖眼球后部，为色素丰富的血管性结构，厚度约为 0.25mm。

（3）视网膜（retina）：前界为锯齿缘，后界为视神经盘周围，外为脉络膜，内为玻璃体。后极部可见一直径 1.5mm 边界清晰的淡红色圆盘状结构，称为视神经盘，为视网膜神经纤维汇集穿过巩膜筛板的部位。在视神经盘颞侧 3mm 处可见直径约 2mm 的浅漏斗状小凹陷，称为黄斑。

2. 眼内容物

（1）晶状体（lens）：由晶状体囊和纤维组成，形似双凸镜的透明体，借晶状体悬韧带与睫状体相连，固定在虹膜后、玻璃体前，富有弹性。晶状体直径为 9～10mm，厚度为 4～5mm，前后两面相接处为晶状体赤道部。

（2）玻璃体（vitreous body）：为充满眼球后 4/5 空腔内的透明无色胶体，其 99% 为水分，充满于晶状体后，玻璃体内没有血管和神经，在其外层有少量游走细胞。玻璃体组织由玻璃体界膜、玻璃体皮质、中央玻璃体、中央管及玻璃体细胞构成。

（3）房水（aqueous humor）：是眼内透明液体，充满眼前房和后房。房水由睫状突无色上皮细胞分泌产生，主要功能是维持眼内压，营养角膜、晶状体和玻璃体，保护眼结构的完整性和光学透明性。

（二）眼附属器

1. 眼睑（eye lid）　分为上、下两个部分，分别为上睑和下睑。眼睑的游离缘称为睑缘，上、下睑缘之间的间隙称为睑裂。

2. 泪器（lacrimal apparatus）　分为两个部分，即泪液的分泌部和排出部。前者包括泪腺和副泪腺，后者由泪小点、泪小管、泪囊和鼻泪管组成。泪腺（lacrimal gland）为分泌泪液的器官，位于眼眶外上方额骨和眼球之间的泪腺窝内，由细管状腺和导管组成。泪器长约 20mm，宽 12mm，主要功能为分泌泪液，借结缔组织固定于眶骨膜上。上睑提肌将其分割为较大的眶部泪腺和较小的睑部泪腺。泪腺由眼动脉分出的泪腺动脉供给血液，受三叉神经的第一支泪腺神经支配。

3. 结膜（conjunctiva）　为透明的薄黏膜，覆盖在眼睑内面和眼球的前面，止于角膜缘。结膜分为三部分：睑结膜，覆盖在眼睑后面；穹窿结膜，为睑结膜和球结膜的移行部；球结膜，覆盖在眼球的前部巩膜外。

4. 眼肌　分两组。眼内肌在眼球内，包括瞳孔括约肌、瞳孔开大肌和睫状肌。眼外肌（extraocular muscles）共有 6 条，包括 4 条直肌和 2 条斜肌。4 条直肌是内直肌、外直肌、上直肌和下直肌；2 条斜肌分别是下斜肌和上斜肌。除下斜肌外，其余的眼外肌均起自视神经孔周围的总腱环，向前附着于赤道部附近的巩膜上。

5. 眼眶（orbit）　为四边棱形骨性腔，由骨质构成，前面为眼睑，内为眼球和其他组织。眼眶壁由额骨、颧骨、蝶骨、筛骨、腭骨、上颌骨和泪骨 7 块骨组成。

（三）眼部血管解剖

1. 动脉系统

（1）眼动脉（ophthalmic artery，OA）：是颈内动脉的第一分支。它通过视神经管与视神经相伴行进入眼眶。其在眶内的行程可以分为3个部分。第一部分在眶外下方向前走行至视神经；然后在眼眶中部穿越视神经到其鼻上方为第二部分，约85%的受检者眼动脉在视神经的上方越过，其余者在视神经的下方越过。第三部分为视神经鼻侧眼动脉分出的终末分支（图4-1-2）。

（2）视网膜中央动脉（central retinal artery，CRA）：由眼动脉的第二部分分出，于眼球后约12mm处进入视神经，在视神经实质中向前行走，直到眼球为止。在视神经内视网膜中央动脉和视网膜中央静脉相伴行。

（3）睫状后长动脉（long posterior ciliary artery，LPCA）和睫后短动脉（short posterior ciliary artery，SPCA）：包括2条长动脉和6～8条短动脉，均在视神经附近从后侧进入眼内，为脉络膜（睫后短动脉）及虹膜和睫状体（睫后长动脉）提供血供。

2. 静脉系统

（1）眼静脉（ophthalmic vein，OV）：共两支，即眼上静脉（superior ophthalmic vein，SOV）和眼下静脉（inferior ophthalmic vein，IOV）。其中，眼上静脉是引流眼球及其附属器的主要血管，直接向后引流至海绵窦。眼下静脉在进入海绵窦之前，发出分支汇入眼上静脉，另一支汇入翼状丛。部分血液也向前经内眦静脉流入面静脉。

（2）涡静脉（vortex vein，VV）：为引流脉络膜、睫状体和虹膜的主要血管。脉络膜后部的静脉向前集合，赤道前的脉络膜静脉则向后集合，在赤道部附近形成4～5支涡静脉。

（3）视网膜中央静脉（central retinal vein，CRV）：走行在视神经内，与视网膜中央动脉走行完全相同。经眼上静脉或直接回流到海绵窦。

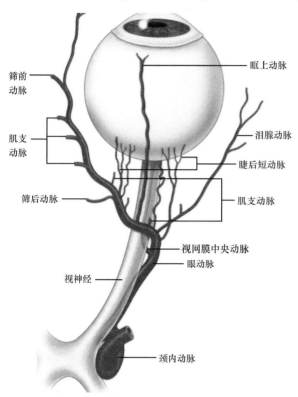

筛前动脉
肌支动脉
筛后动脉
眶上动脉
泪腺动脉
睫后短动脉
肌支动脉
视网膜中央动脉
眼动脉
视神经
颈内动脉

图 4-1-2　眼部血管

二、超声检查方法及正常声像图

（一）患者准备

一般无须特殊准备，保持放松状态，配合医师检查即可。特殊情况，如眼部急性传染性疾病炎症期、未缝合的眼睑、眼球伤口、眼球手术后的恢复期等，应待炎症消退或手术恢复后，再行眼部超声检查。

（二）患者体位

患者常规取仰卧位，轻闭双眼，将探头涂耦合剂置于受检者眼睑上做水平或垂直的探查。控制探头对眼球的压力不要过大，以免造成伪像。如果患者眼内有气体或硅油，可以采用坐位检查。

（三）仪器

一般使用高频线阵探头即可，使用仪器自身的小器官条件。需要注意的是，应控制仪器的发射功率，将机械指数（MI）控制在 0.3 以内，检查时间不要过长，尤其彩色多普勒超声检查的时间不宜过长。

（四）检查方法

1. 二维超声　首先将仪器的增益调整至最高，以免遗漏微小病变，一般依照如下顺序进行扫查：①横切扫查，将探头置于 6 点钟角膜巩膜缘，得到上方眼球后极部的图像，向下（穹窿部）移动探头，依次得到眼球后极部、赤道部、周边部的图像。应用相同的方法分别对眼球的下方、鼻侧、颞侧进行检查。②纵切扫查，如果应用横切扫查有异常发现，或存在不能详尽观察的盲区，可以进行纵切扫查，同样自角膜巩膜缘向穹窿部移动探头，观察病变的情况。③轴位扫查，将探头置于眼球中央，得到自角膜顶点至视神经的眼球图像为轴位图，可以明确病变与视神经、黄斑之间的关系。

2. 彩色多普勒成像　这里主要介绍眶内血管的检查方法。取眼球的轴位切面，在视神经的两侧找寻类似"S"形的粗大血管，即眼动脉。视神经的低回声区内可以发现红蓝相间的血流信号，即视网膜中央动脉和视网膜中央静脉。在视神经的两侧可以发现单一颜色的条带状血流信号，为睫后短动脉。

（五）正常声像图

1. 眼的结构　眼球呈类圆形，由有回声区和无回声区相间组成。角膜呈弧形带状回声，如果探头对角膜加压可见角膜形态发生改变，即角膜顶点的回声局限扁平。前房为半球形无回声区。虹膜显示为对称的带状回声区，中央区回声局限缺如，为瞳孔区。晶状体的全部均可清晰显示，呈类椭圆形中强回声。玻璃体表现为无回声区，与眼球壁回声之间界线清晰。球壁回声为类圆形带状强回声，与玻璃体回声形成明显的对比，受到仪器分辨率的影响，正常情况下超声诊断仪无法将球壁的三层结构明确区分（图 4-1-3）。

2. 眼眶　主要由中强点状回声组成，呈类"W"形，视神经表现为带状无回声区，前与视神经盘回声相连，向后延伸至颅内，但一般的超声诊断仪仅能显示 60mm 左右的眶内结构。眼球的上方、下方、鼻侧、颞侧各有一条肌肉，二维超声表现为带状回声，边缘回声较中央明显增强，与周边的眼眶脂肪组织可以清晰区分。泪腺位于眼球上方的颞侧，呈类三角形，内为中低回声，边界清晰，无压缩性。

眼动脉为颈内动脉的主要分支，自视神经孔进入眶内，呈"S"形，与视神经相伴自视神经

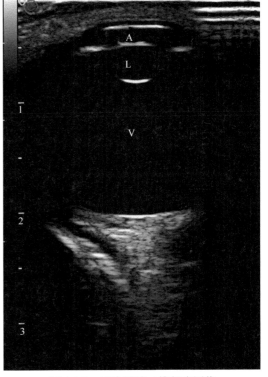

图 4-1-3　正常眼球二维超声图像
A. 前房；L. 晶状体；V. 玻璃体

孔走行至眼前部。眼动脉在走行过程中分出视网膜中央动脉和睫状动脉。视网膜中央动脉自球后 12mm 处进入视神经，在视神经内走行至视神经盘，然后进入视网膜发出分支。睫后短动脉包绕在视神经周围，呈簇状穿入巩膜形成脉络膜血管网。

根据眼眶内血管的解剖及走行，利用彩色多普勒超声可对眼动脉、视网膜中央动脉和睫后短动脉进行观察和定量测量。所有眼局部动脉血流频谱与颈内动脉类似，均为三峰双切迹状。

三、晶状体脱位

（一）临床与病理

由于外伤或先天因素，纤细的晶状体悬韧带可发生部分离断或全部离断，导致悬韧带对晶状体的固定作用不对称或完全丧失，由此发生晶状体不全脱位（半脱位）或全脱位。晶状体不全脱位，临床表现可不明显。晶状体完全脱位，临床表现主要为单眼复视，专科检查显示前房深浅不一，瞳孔区可见部分晶状体边缘，眼底呈现"双重眼底"征象。完全脱位的晶状体可向前脱入前房，也可向后脱入玻璃体内。晶状体不全脱位或全脱位均可引起继发性青光眼。

先天性晶状体脱位常见于：①马方综合征（常指晶状体半脱位综合征），多为双侧，晶状体半脱位，为常染色体显性遗传疾病；② Weill-Marchesani 综合征，又称短指晶状体半脱位综合征，双眼晶状体小，呈半脱位，短指，短粗体型。

（二）超声表现

1. 二维超声　晶状体不完全脱位：表现为晶状体部分结构脱离正常的解剖位置，但仍有部分结构与正常附着点相附着；晶状体完全脱入玻璃体内：表现为玻璃体内探及类椭圆形环状结构，周边为中强回声，内部为无回声，脱位的晶状体可与球壁相连，也可独立位于玻璃体内，此时可有轻度的运动。如果晶状体与眼球壁回声紧密相连，应注意有无继发视网膜脱离存在（图 4-1-4A）。

2. 彩色多普勒超声　脱位的晶状体上无彩色血流信号显示（图 4-1-4B）。

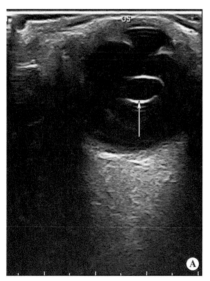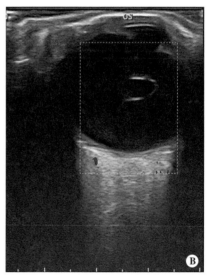

图 4-1-4　晶状体完全脱入玻璃体内声像图

A. 二维超声显示玻璃体内可见完全脱位的晶状体，呈类椭圆形环状结构，周边为中强回声、内部为无回声（箭头所示）；B. 彩色多普勒超声显示脱位的晶状体上无血流信号

（三）鉴别诊断

晶状体脱位需与玻璃体内囊尾蚴鉴别。如果囊尾蚴进入玻璃体内，与脱位的晶状体有相似的超声表现，不同之处在于囊尾蚴内有头节，二维超声显示环状结构内可见点状强回声。

（四）临床价值

超声检查可以确定脱位晶状体的位置，确认脱位晶状体与眼球壁之间的位置关系，为手术时机的选择提供参考。

四、视网膜病变

（一）视网膜脱离

1. 临床与病理 视网膜脱离（retinal detachment，RD）是视网膜色素上皮层与神经上皮层之间的分离，而非视网膜与脉络膜之间的分离。视网膜源于胚胎的原始视杯，视杯神经外胚叶的外层发育成视网膜的色素上皮层，内层高度分化增厚，形成视网膜神经上皮层，两者之间存在一个潜在的间隙。

视网膜脱离初发时有"飞蚊症"或眼前漂浮物，某一方向有闪光感，眼前阴影遮挡且与脱离的视网膜区域相对应，当病变累及黄斑区时可表现为显著的视力减退，眼内压多偏低。眼底检查可见脱离的视网膜呈蓝灰色、不透明，视网膜隆起呈波浪状，其上有暗红色的视网膜血管。

2. 超声表现

（1）二维超声：局限性视网膜脱离表现为玻璃体内出现与视神经盘回声相连的带状中强回声。完全性视网膜脱离则表现为玻璃体内类似"V"形的条带状回声，其尖端与视神经盘回声相连，两端分别与眼球壁回声相连。脱离的视网膜表面光滑，与球壁回声的弧度基本一致。运动试验一般为阳性，运动方向与眼球壁相垂直，为以脱离的视网膜为中心的垂直轻微摆动。后运动试验依据视网膜的脱离范围和玻璃体的液化状态可呈阳性或阴性。

（2）多普勒超声：彩色多普勒超声显示脱离的视网膜上有点状、条带状血流信号，且与视网膜中央动脉的血流信号相延续。频谱多普勒呈动脉、静脉伴行的血流频谱，频谱形态与视网膜中央动脉、视网膜中央静脉血流频谱相同。

3. 鉴别诊断 本病需注意与玻璃体内机化膜、玻璃体后脱离、脉络膜脱离等疾病相鉴别。鉴别要点如表 4-1-1 所示。

表 4-1-1 眼内膜状回声超声鉴别要点

疾病	膜状回声形状	膜状回声与眼球壁的固着点	运动试验	后运动试验	彩色多普勒血流
视网膜脱离	带状，规则，光滑凹面向前呈"V"形	一端与视神经盘相连，一端与周边球壁相连	+	−	与视网膜中央动脉、视网膜中央静脉相延续，频谱特征也为动静脉伴行型
脉络膜脱离	带状，规则，光滑，多个，凸向玻璃体	一般在眼赤道部之前，不与视神经盘回声相连	+/−	−	血流信号丰富，血流频谱为低速动脉型血流
玻璃体后脱离	连续带状，光滑弧形	不确定，可与眼球的任意部分相固着	+	+	病变上无血流信号
玻璃体积血	不规则，均匀点状	一般不与球壁回声相连	+	+	病变上无血流信号

注：运动试验指检查过程中发现眼内病变，保持探头位置不动，嘱患者眼球自左向右做往复运动，观察病变与眼球之间的关系，如发生位置改变则运动阳性，反之则为阴性。针对运动阳性的病例，可继续行后运动试验，即在运动的基础上，嘱患者眼球停止运动，观察此时病变的运动情况，如果眼球停止运动，病变仍有小幅的运动直至停止则后运动试验为阳性，反之，如果眼球停止运动，同时病变停止运动，则后运动试验为阴性

4. 临床价值 视网膜脱离是一种严重致盲的眼病，如不及时诊治，即便手术复位视网膜仍有导致视力丧失的可能。超声检查对视网膜脱离患者，尤其合并屈光间质混浊的视网膜脱离患者有极高的诊断价值。结合视网膜脱离的二维和彩色多普勒超声特征可以对 90% 以上的视网膜脱离做出准确的诊断，为患者确定合适的治疗时机提供帮助。

【案例 4-1-1】 男性患者，36 岁。主诉右眼前固定黑影 1 天就诊。既往有屈光不正病史。
专科体检：视力，右眼 0.1，左眼 0.3；矫正视力，右眼不矫正，左眼 −6.0D，矫正 0.8。眼内压：右眼＜3mmHg，左眼 12mmHg。眼前段检查无异常。眼底检查：右眼眼底可见，+3D 眼底镜可窥清眼底，眼底呈灰白色，表面血管迂曲，视神经盘隐约可辨；左眼眼底呈豹纹状。余无异常。

超声检查：二维超声显示右眼玻璃体内可见类"V"形中强条带状回声，尖端与视神经盘回声相连（图 4-1-5A），运动试验阳性，后运动试验阴性。彩色多普勒超声显示视网膜中央动脉和静脉向病变内延伸（图 4-1-5B），频谱多普勒呈动脉、静脉伴行的血流频谱。左眼超声检查无异常发现。

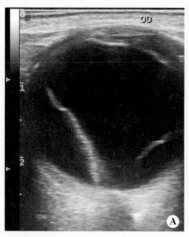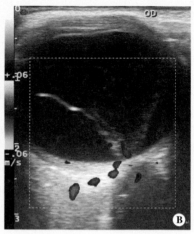

图 4-1-5 右眼超声声像图

问题：结合临床表现和超声声像图所见，请对患者进行诊断。

答案与解析：①患者主诉眼前固定黑影 1 天。既往有屈光不正病史。②专科查体提示患者右眼视力不矫正，眼内压降低，眼底呈灰白色。③超声检查：二维超声显示右眼玻璃体内可见与视神经盘回声相连的类"V"形中强条带状回声，运动试验阳性，后运动试验阴性。彩色多普勒超声可见视网膜中央动脉和静脉向病变内延伸。

根据以上临床表现和超声特征可诊断为右眼视网膜脱离。

（二）视网膜母细胞瘤

1. 病理与临床 视网膜母细胞瘤（retinoblastoma，RB）为婴幼儿常见的眼部恶性肿瘤，严重危害患儿的生命和视力。平均发病年龄：单眼病例约为 2 岁（7 岁以上少见），双眼病例约为 10 个月（3 岁以上少见）。视网膜母细胞瘤可分为遗传性和非遗传性两类。遗传性约占 40%，由患病的父母或基因携带的父母遗传所致，为常染色体显性遗传。非遗传性约占 60%，为视网膜母细胞基因突变所致，不遗传。少数病例（约 5%）有体细胞染色体畸变。

早期临床表现主要为视力障碍和眼底改变。由于患者视力丧失，瞳孔开大，经瞳孔可见黄白色反光，呈典型"黑矇性猫眼"样改变。临床常以"猫眼"为视网膜母细胞瘤的早期症状。肿瘤向眼外扩展的基本途径：①穿破角膜或巩膜，形成突出于睑裂的肿块，表面可见出血和坏死；②穿破巩膜或巩膜上导管，蔓延至眼眶内形成肿块，使眼球突出；③沿视神经或视网膜中央动脉向眼眶内或颅内蔓延，此为最常见的扩展途径。

2. 超声表现

（1）二维超声：肿瘤形状多样，可呈半球形、"V"形或不规则形等，可表现为眼球壁广泛增厚，或充满整个玻璃体腔。其可单发，也可多发。肿瘤可以位于眼球的任何部位，但以后极部病变居多。肿瘤边界清晰，内部回声不均匀，70% ～ 80% 的病变内可探及不规则形斑块状强回声，即"钙斑"。钙斑之后可见声影。由于肿瘤源于视网膜，受肿瘤生长的影响极易导致视网膜脱离。若肿瘤蔓延至眶内，可在眶内发现与球内病变相延续且内部回声一致的病变。如果肿瘤生长过程中破坏了视网膜上的血管，可以并发玻璃体积血（图 4-1-6A）。

（2）多普勒超声：彩色多普勒显示病变内与视网膜中央动脉、静脉相延续的血流信号，呈树枝状广泛地分布在病灶内（图 4-1-6B），频谱多普勒呈与视网膜中央动脉、静脉完全一致的动脉、静脉伴行的血流频谱。

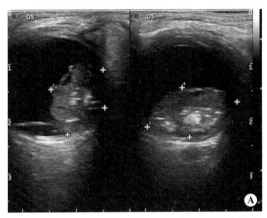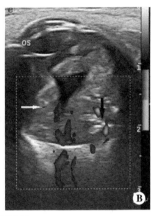

图 4-1-6 视网膜母细胞瘤声图像

A. 二维超声从不同切面显示玻璃体内可见不规则形实性病灶，内部回声分布不均匀；B. 彩色多普勒显示病变内可见血流信号，与视网膜中央动脉、视网膜中央静脉相延续（图中白色箭头所指为病变，黑色箭头所指为病变内的"钙斑"）

3. 鉴别诊断　本病需与其他同样表现为"白瞳"的疾病进行鉴别，如 Coats 病、永存原始玻璃体增生症、早产儿视网膜病变、先天性白内障、眼内炎等，详见表 4-1-2。

表 4-1-2　白瞳症超声鉴别表

疾病	发病年龄	受累眼球	形状	内部回声	彩色多普勒血流
视网膜母细胞瘤	婴幼儿期发病，可有家族史	单侧或双侧	球形、不规则形，单个或多个病灶	强弱不等，典型病例内可见"钙斑"	呈树枝状分布，与视网膜中央动脉、视网膜中央静脉相延续，频谱为动静脉伴行频谱
Coats 病	儿童期多见	单侧或双侧	类"V"形条带回声，其下均匀点状回声	呈均匀点状回声，有流动性	带状回声上有与视网膜中央动脉、视网膜中央静脉相延续的血流信号，频谱特征也相同
早产儿视网膜病变	婴幼儿期发病，有不足月分娩、吸氧及低体重史	双侧	晶状体后方冠状包绕向后与视神经盘回声相连	均匀，中强回声	病变内可见与视网膜中央动脉相延续的血流信号，频谱特征也相同
永存原始玻璃体增生症	各年龄段均可发病，儿童多见	单侧或双侧	圆锥形，自晶状体向后与视神经盘回声相连	均匀，中强回声	病变内可见与视网膜中央动脉相延续的血流信号，频谱特征也相同

4. 临床价值　应用二维超声检查结合患者的临床特点可以鉴别视网膜母细胞瘤与其他表现为"白瞳"的眼内非实性占位病变。应用多普勒超声对病变内的血流特征进行分析，结合二维超声和血流特征共同对眼内非典型声像表现的实性占位与非实性占位性病变的鉴别诊断具有更重要的价值。

五、脉络膜病变

（一）脉络膜脱离

1. 病理与临床　葡萄膜的解剖特点为除巩膜突、后极部、涡静脉穿行处外，葡萄膜与巩膜之间均为疏松连接。由于脉络膜血管内皮细胞结合疏松，仅靠少量结缔组织和单层内皮细胞的窦腔连接，在外界因素的作用下，血管外压力突然下降导致血浆大量渗出，积聚于脉络膜上腔而发生脉络膜脱离（choroidal detachment）。

脉络膜脱离多见于外伤性眼病或眼内手术后，也可见于巩膜炎、葡萄膜炎等炎症疾病和眼局部循环障碍性疾病。一般患者的视力下降不显著，眼底检查在眼底周边部可发现灰褐色或棕黑色环形隆起，边缘清晰，表面的视网膜正常无脱离。脱离的脉络膜受涡静脉的影响可以被分割为大小不等、形态各异的多个局限性球形隆起。严重的脉络膜脱离可以越过涡静脉向眼球后极部发展，甚至到达视神经的周围。

2. 超声表现

（1）二维超声：轴位切面上可以探及至少两个条带状回声，一般在眼球的周边部，与眼球赤道附近的球壁回声相连。带状回声的凸面相对，其下为无回声区。类冠状切面上可以探及多个弧形带状回声，有多个点与眼球壁回声相连，形态类似"花瓣"状，即花瓣征阳性。横切面上脱离的脉络膜呈双带状回声，但可能不与球壁回声相连。

（2）多普勒超声：彩色多普勒显示脱离的脉络膜上有较丰富的血流信号，频谱多普勒呈低速动脉型血流频谱，与睫后短动脉的血流频谱特征相同。

3. 鉴别诊断 见表4-1-1。

4. 临床价值 超声检查在脉络膜脱离的诊断及鉴别诊断中有重要的价值。结合病变的形态改变、血流特征及临床检查等，对眼内病理膜的诊断有重要价值。

【案例4-1-2】 女性患者，56岁，主诉"左眼抗青光眼手术后1天出现视力下降"就诊。既往史：左眼1天前行小梁切除手术。

专科体检：视力，左眼0.01，右眼0.8；矫正视力，左眼不矫正，右眼-1.0D矫正1.0；眼内压，左眼<1mmHg，右眼18mmHg。左眼前段检查上方结膜局限性隆起，滤过泡弥散。周边前房约1/4角膜厚度，角膜后可见白色附着物，房水闪光阳性。左眼眼底检查：眼底呈棕红色，表面可见血管，视神经盘隐约可辨。

超声检查：二维超声显示左眼周边玻璃体内可见两个对称条带状中强回声，与后极部球壁回声相连。带状回声的凸面相对，其下为无回声区（图4-1-7A）。类冠状切面上可以探及多个弧形带状回声，有多个点与眼球壁回声相连，花瓣征阳性（图4-1-7B）。彩色多普勒超声显示带状回声上有较丰富的血流信号，频谱多普勒呈低速动脉型血流频谱，与睫后短动脉的血流频谱特征相同（图4-1-7C）。

问题：结合临床表现和超声声像图特点，请对患者做出诊断。

答案与解析：①患者主诉左眼抗青光眼手术后1天出现视力下降。②专科查体：左眼视力不矫正，眼内压下降，眼底检查呈棕红色，表面可见血管。③超声检查：二维超声显示左眼周边玻璃体内可见两个对称条带状中强回声，与后极部球壁回声相连。类冠状切面上可以探及多个弧形带状回声花瓣征阳性。彩色多普勒超声显示弧形带状回声上有较丰富的血流信号。

以上临床表现和超声声像图特点符合左眼脉络膜脱离的诊断。

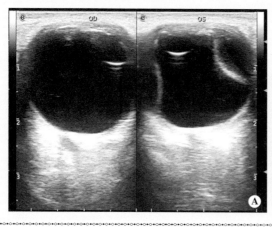
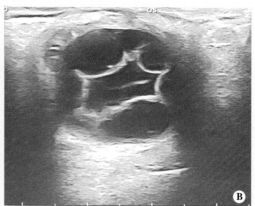

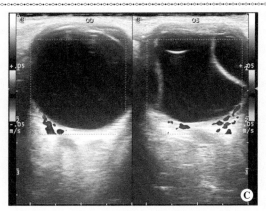

图 4-1-7 右眼声像图

OD. 右眼；OS. 左眼

（二）脉络膜黑色素瘤

1. 病理与临床 脉络膜黑色素瘤（choroidal melanoma）是由恶性黑色素性肿瘤细胞组成的肿瘤，其组织发生于脉络膜基质内的黑色素细胞。脉络膜黑色素瘤细胞类型主要包括梭形细胞型、上皮样细胞型和混合细胞型。肿瘤可以通过巩膜导水管或血液转移至全身。

临床表现与肿瘤位置及大小密切相关。位于眼球周边部的肿瘤或体积小的肿瘤早期症状不明显；位于后极部或黄斑区的肿瘤多以视力下降、视野缺损和玻璃体内漂浮物为就诊的主要原因。典型病例眼底检查早期呈结节状色素性肿物，由于生长在 Bruch 膜下，故生长速度缓慢；如果瘤体增大突破 Bruch 膜和视网膜的色素上皮层，则病变沿破裂处向视网膜下生长，呈典型的蕈状病变，其表面可见斑块状"橘皮"样色素沉着，可以引起继发性浆液性视网膜脱离。

2. 超声表现

（1）二维超声：肿瘤突破 Bruch 膜后一般具有如下典型特征。

1）直接征象：病变为典型的蘑菇状，即头膨大，中央有缩窄区，基底较宽大。病变边界清晰。当肿瘤表面有完整的视网膜时，病变的边缘光滑。内部回声不均匀，以中低回声为主。由于肿瘤边缘血管呈窦样扩张，故其前缘回声强，后方回声逐渐减少，接近球壁形成无回声区，即所谓"挖空"现象。肿瘤所在部位的脉络膜被肿瘤细胞浸润，局部形成脉络膜无回声区，呈盘状凹陷带，称脉络膜凹。因回声衰减显著，肿瘤后眼球壁及球后脂肪回声较低或缺乏回声，形成声影（图 4-1-8A）。

2）继发改变：如玻璃体混浊、视网膜脱离、肿瘤穿破巩膜后相邻眼眶脂肪内出现低或无回声区等。

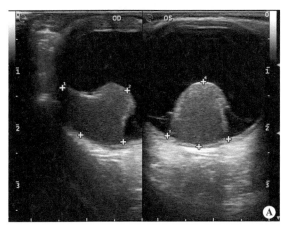
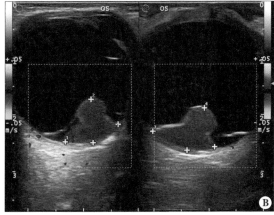

图 4-1-8 脉络膜黑色素瘤声像图

A. 眼内蕈状实性病变，内部回声以中低回声为主；B. 彩色多普勒超声显示其内可见血流信号。"+"为测量标。OD. 右眼；OS. 左眼

（2）多普勒超声：彩色多普勒显示瘤体内部及表面均可探及丰富的血流信号，呈树枝状分布在整个瘤体内（图4-1-8B）。频谱多普勒呈单纯动脉型血流频谱，与睫后短动脉的血流特征相同。

3. 鉴别诊断

（1）脉络膜血管瘤：血管瘤为橘红色圆形实性病变，表面可有色素沉着。但内部回声均匀，为中等强度，无脉络膜凹陷和回声衰减等超声特点，荧光血管造影检查与脉络膜黑色素瘤也不相同。

（2）脉络膜转移癌：为视网膜下结节状扁平隆起，边界欠整齐，内部回声缺乏变化，比较均一，其典型的边界特点为超声诊断的特征之一。

4. 临床价值　超声检查在眼内肿瘤的诊断和鉴别诊断中有极高的价值。不同眼内肿瘤的形态、内部回声等均不相同。结合病变的临床表现和相关的临床检查可以得到更准确的诊断。此外，眼内肿瘤临床治疗以保留眼球的治疗为主，应用超声检查可以确定肿瘤的大小，而且在随诊过程中可以检测肿瘤的大小和血流等的变化，为治疗方案的选择提供帮助。

六、玻璃体病变

（一）玻璃体积血

1. 病理与临床　玻璃体积血（vitreous hemorrhage）为眼外伤或视网膜血管性疾病所致的常见并发症。任何原因导致视网膜、葡萄膜血管或新生血管破裂，血液流出并积聚于玻璃体腔内均可形成玻璃体积血。正常玻璃体内本无血管，但在玻璃体纤维血管组织增生等情况下，玻璃体腔内可出现新生血管。眼外伤和眼底血管性疾病为临床上引起玻璃体积血的常见原因。

眼科检查，出血较少时可见红细胞聚集于玻璃体凝胶的支架中，呈柠檬色灰尘状；中等量的新鲜出血可致致密的黑色条状混浊；大量出血致眼底无红光反射，视力可下降至光感。

2. 超声表现

（1）二维超声：少量的玻璃体积血表现为玻璃体局部弱点状回声，大量玻璃体积血可以充满整个玻璃体，分布一般与出血的位置有关，也可均匀分布在玻璃体内。点状回声不与眼球壁回声紧密相连，运动试验和后运动试验均阳性。玻璃体内的积血运动一般无固定规律，为随眼球活动的随意运动（图4-1-9A）。

（2）多普勒超声：玻璃体内的积血有轻微流动性，但其流动的速度尚不足以引起多普勒效应，所以在玻璃体积血时病变内无血流信号显示（图4-1-9B）。

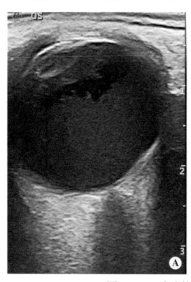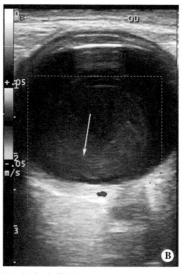

图4-1-9　玻璃体积血超声声像图

A. 二维超声显示玻璃体内可见均匀弱点状回声，不与眼球壁回声紧密相连；B. 彩色多普勒超声显示病变内无血流信号（箭头所示）

3. 鉴别诊断 见表 4-1-1。

4. 临床价值 玻璃体积血可以导致眼球的屈光间质混浊，医师无法窥清眼底。应用超声检查可以明确诊断玻璃体积血，明确积血是否合并视网膜脱离等并发症。

（二）玻璃体后脱离

1. 病理与临床 玻璃体后脱离（posterior vitreous detachment，PVD）是指基底部以后的玻璃体与视网膜相互分离。玻璃体后脱离多为老年变性引起，其发生率随年龄增长而增加。据统计，50 岁以上人群中 53% 发生玻璃体后脱离，超过 65 岁人群发生率可高达 65%。此外，炎症、出血、外伤等也可导致玻璃体后脱离。

玻璃体后脱离起病急，主要症状为飞蚊症和闪光感。眼底镜检查表现为视神经盘前环形混浊（Weiss 环），即自视神经盘脱离但仍附着在后玻璃体皮质上的视神经盘周围胶质样物质。部分病例后玻璃体皮质增厚，发生玻璃体后脱离时玻璃体内可见片状混浊物，患者经常有眼前黑影漂动的感觉。

玻璃体后脱离时约 12% 的病例可以伴发视网膜裂孔，这也是引起玻璃体积血的原因。

2. 超声表现

（1）二维超声：根据玻璃体后界膜与球壁回声之间的关系将玻璃体后脱离分为两型，即完全型玻璃体后脱离和不完全型玻璃体后脱离。①完全型玻璃体后脱离：玻璃体内见连续条带状弱回声，不与后极部眼球壁回声相连，运动试验和后运动试验均为阳性。玻璃体后界膜脱离的运动有自身的特点，即运动是自眼球一侧向另一侧的波浪状运动。在后极部中央可观察到玻璃体后界膜回声局限性增强，可表现为双条带状回声，为 Weiss 环的回声，也是诊断玻璃体后脱离的特征之一。②不完全型玻璃体后脱离：由于玻璃体后界膜与视神经盘、黄斑等结构之间连接紧密，一部分病例检查时可以扫查到玻璃体后界膜与视神经盘、黄斑或其他后极部眼球壁回声相固着。运动试验和后运动试验也同样为阳性，只是运动的后界膜为在玻璃体腔内随眼球运动方向摆动而非波浪状运动。

（2）多普勒超声：不论是完全型玻璃体后脱离还是不完全型玻璃体后脱离，彩色多普勒超声显示膜状回声上无血流信号显示。

3. 鉴别诊断 见表 4-1-1。

4. 临床价值 一般超声检查不易发现单纯的玻璃体后脱离，检查时需要将仪器的增益值增大，以免漏诊。如果同时合并玻璃体积血，由于积血沉积在玻璃体后界膜之上，后界膜的回声增强，则较单纯的玻璃体后脱离更容易显示。对于完全型玻璃体后脱离，其典型的运动特点和连续的条带状回声为其诊断的特点。而不完全型玻璃体后脱离由于与眼球壁之间有固着关系，尤其与视神经盘有固着关系时，与视网膜脱离很难鉴别。此时彩色多普勒超声对两者的鉴别有帮助。

【案例 4-1-3】 女性患者，46 岁，主诉右眼前可移动黑影 10 天伴视力下降。既往高血压病史 11 年，血压控制不理想，一般为 150/100mmHg。

专科体检：视力，右眼眼前手动，左眼 0.5；矫正视力，右眼不矫正，左眼 -2.0D 矫正 0.9。眼内压，右眼 13mmHg，左眼 16mmHg。眼前段检查无异常。眼底检查，右眼仅可见红光反射，其余结构无法分辨，左眼眼底周边部可见点状出血，眼底动静脉直径比值（A：V）=1：3，眼底动脉变细，可见金属反光。

超声检查：二维超声显示右眼后极部玻璃体内可见连续条带状弱回声，不与后极部眼球壁回声相连，运动试验和后运动试验均为阳性。带状回声前方玻璃体内可见均匀点状回声，不与眼球壁回声相连，运动试验和后运动试验均为阳性（图 4-1-10A）。彩色多普勒超声显示玻璃体内及带状回声内均未见血流信号显示（图 4-1-10B）。

问题：结合临床表现和超声声像图所见，请对本例患者做出诊断。

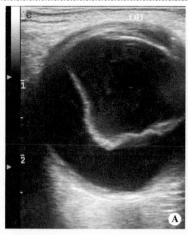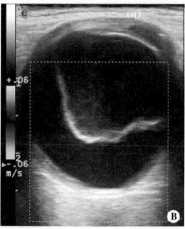

图 4-1-10 右眼超声声像图

OD. 右眼

答案与解析：①患者主诉右眼前可移动黑影 10 天伴视力下降。既往高血压病史。②专科查体：右眼视力不矫正，眼内压在正常范围内。右眼眼底检查仅可见红光反射，其余结构无法分辨。③超声检查：右眼后极部玻璃体内可见连续条带状弱回声，不与后极部眼球壁回声相连，运动试验和后运动试验均为阳性。彩色多普勒超声显示其上未见血流信号。

以上临床表现和超声声像图特点符合玻璃体后脱离合并玻璃体积血的诊断。

七、视神经盘水肿

（一）病理与临床

视神经盘水肿的发病机制与轴浆流受阻有关。颅内压升高可引起大脑蛛网膜下腔的压力增高，这是产生视神经盘水肿的根本原因。仅有脑室内脑脊液压力增高并不引起视神经盘水肿，而视神经鞘内脑脊液的压力增高是产生视神经盘水肿的先决条件。由于视神经鞘内脑脊液压力升高，压迫轴突，使视神经盘内的轴浆流快相和慢相发生生滞。快相传递的轴浆物质大量堆积在筛板区，使整个视神经盘轴突发生肿胀，这是产生视神经盘水肿的主要机制。

视神经盘水肿初期视力可以完全正常，即使水肿显著、发病时间长，其中心视力和周边视野仍可无显著变化。生理盲点同心性扩大是视神经盘水肿的重要特征。眼底形态可以随发展阶段的不同而不同，视神经盘肿胀和视神经纤维条纹是视神经盘水肿初期的客观指征。典型的眼底表现为视神经盘扩大，边界模糊、充血及毛细血管扩张，视网膜中央静脉充盈、扩张、纡曲，视神经盘表面和邻近的视网膜上可有出血和白色渗出斑点，黄斑部可见不完全的星芒状渗出。视神经盘水肿晚期进入继发性视神经萎缩阶段，肿胀的视神经盘逐渐平复，神经胶原的增生和血管的闭塞使视神经盘颜色变成灰白色，血管管径变细，视功能损害加重，中心视力减退，周边视野缩小，最终完全失明。

（二）超声表现

1. 二维超声　视神经盘前可探及半球形、帽状实性隆起，与视神经盘回声紧密相连，边界清晰，内部回声均匀（图 4-1-11A）。

2. 多普勒超声　视神经盘前的隆起内一般无彩色血流信号显示。根据病因不同，视网膜中央动脉的血流参数可有相应的变化，一般以视网膜中央动脉的收缩期及舒张期血流参数下降为主要特点，其他血流参数的变化需结合病情（图 4-1-11B）。

（三）鉴别诊断

视神经盘水肿主要应与视神经盘血管瘤和视神经盘黑色素细胞瘤相鉴别。结合眼底检查可以将其明确鉴别。

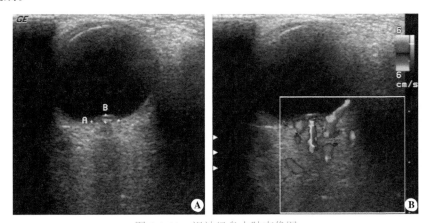

图 4-1-11　视神经盘水肿声像图
A. 二维超声显示视神经盘回声局限性隆起，内部回声均匀；B. 彩色多普勒超声显示病变内未见血流信号

（四）临床价值

应用超声检查可以定量测量视神经盘水肿的高度和范围，对于屈光间质混浊或不能配合眼底检查的患者有一定的临床价值。

八、眼内异物

（一）病理与临床

根据致伤物的大小、作用方向、运行速度等的不同，其对眼部所造成的伤害也不相同。异物伤占眼外伤的 2%～6%。最多见为金属异物，其中磁性异物占 78%～90%。异物造成的眼部损伤可以表现为角膜、巩膜贯通伤，可以伴发玻璃体积血、积脓；如异物未能及时取出，还可导致铁质（铜质）沉着，继发视网膜脱离、脉络膜脱离等。位于前房和晶状体内的异物可在裂隙灯下被直接发现，位于虹膜后、睫状体附近的微小异物，因其穿孔伤口细小且已闭合，或巩膜伤口被出血遮挡不易被发现，即使在裂隙灯下也需要仔细辨认，多数病例需要借助于影像学检查，包括超声等方法寻找异物。

（二）超声表现

1. 二维超声　位于眼球内的异物，不论异物性质如何，均表现为眼内的最强回声，且回声一般都比较均匀，后方多伴声影。部分异物后方呈"彗尾征"。如果眼内的异物治疗不及时，则其可并发眼内炎症，二维超声可见异物周围均匀弱点状回声，运动度小。严重的病例可并发视网膜脱离和脉络膜脱离（图 4-1-12A）。

2. 多普勒超声　彩色多普勒超声显示异物内无彩色血流信号，部分病例可见"快闪伪像"（图 4-1-12B）。

（三）鉴别诊断

眼内异物需与眼球内钙斑相鉴别。部分视网膜母细胞瘤的瘤体内可见斑块状强回声，与球内异物的二维超声表现类似，但结合病史可以明确诊断。

（四）临床价值

眼内异物对眼球的影响极大，因异物多带有细菌等致病因素，可在短时间内导致眼内炎症，严重者可因炎症致眼球无法保留。早期诊断和治疗对眼内异物有重要的意义，应用超声检查可满足早期诊断的要求。

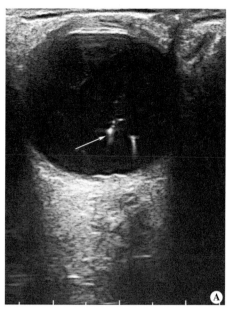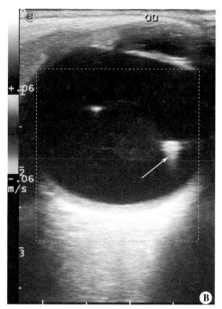

图 4-1-12 眼球内异物声像图

A. 二维超声显示玻璃体内多个不规则强回声，后有尾影；B. 彩色多普勒超声显示病变内未见彩色血流信号（箭头所示为"快闪伪像"）

九、眼眶海绵状血管瘤

▌（一）病理与临床

海绵状血管瘤（cavernous hemangioma）平均发病年龄接近 40 岁，其是成年时期最常见的眼眶原发良性肿瘤。主要临床表现为轴位眼球突出，无自发性疼痛。晚期其可引起视力下降和眼球运动障碍。肿瘤长期压迫可致视神经萎缩、脉络膜皱褶等。如肿瘤原发于眶尖，早期即可表现为视力下降。肿瘤位于眼眶前部时可触及有弹性肿物，表面光滑。

▌（二）超声表现

1. 二维超声　海绵状血管瘤主要位于肌锥内，呈圆形或椭圆形实性病灶，包膜完整，边界清晰、光滑，不与眶内正常结构粘连，内部回声均匀，以中低回声为主，由于肿瘤有一定的弹性，用探头压迫眼球可致肿瘤体积变小（图 4-1-13A）。

2. 多普勒超声　肿瘤内血流信号不丰富，部分病例可探及点状血流信号（图 4-1-13B）。

▌（三）鉴别诊断

1. 神经鞘瘤　发生于肌锥内，但较海绵状血管瘤发病率稍低。二维超声显示海绵状血管瘤以中低回声为主，而神经鞘瘤呈低回声，且病变内可见囊样无回声区。

2. 泪腺良性多形性腺瘤　主要发生于眼眶外上方的泪腺区，因肿瘤质地较硬，常引起局部骨质凹陷，二维超声显示肿瘤后界向后突出，这是海绵状血管瘤所不具备的超声特征。

▌（四）临床价值

根据病变的二维超声诊断特点，结合临床表现，一般可以明确诊断。超声可以动态观察病变，确定病变与视神经之间的关系，为确定手术的方式提供帮助。

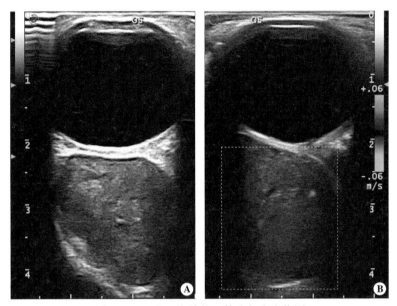

图 4-1-13　眼眶海绵状血管瘤超声声像图

A. 二维超声显示眼眶内可见类椭圆形实性病灶，内部回声均匀、以中低回声为主、边界清晰；B. 彩色多普勒超声显示病灶内可见点状血流信号

自我检测

4-1-1. 简述视网膜脱离的超声诊断特点。

4-1-2. 视网膜母细胞瘤需要与哪些眼疾病进行鉴别诊断？

（杨文利）

第二节　唾　液　腺

一、解剖概要

唾液腺（salivary gland）属于外分泌腺，分为腮腺、下颌下腺及舌下腺三对大唾液腺和分布于口腔黏膜的小唾液腺。三对大唾液腺体左、右对称，均有导管与口腔相连，所分泌的唾液经导管排入口腔。腮腺是唾液腺中最大的浆液腺，大多数的唾液腺疾病好发于腮腺，某些疾病可同时发生于多个腺体。

腮腺（parotid gland）位于外耳道前下方、下颌骨升支与胸锁乳突肌之间的下颌后窝内，向前达咬肌后方的浅面，为不规则楔形。部分人可有副腮腺，位于腮腺前缘与咬肌前缘之间。腮腺被面神经分为浅叶和深叶。浅叶紧邻皮下，位于咬肌后份的表面，形似倒置的锥体，底较宽且平坦，尖朝下，是肿瘤的好发区域；深叶位于浅叶的下面、下颌骨升支内侧，其深部突向咽侧壁。腮腺导管始于腺泡腔，经闰管、小叶内导管、叶间导管至主导管。主导管自腮腺浅叶前缘发出，穿过颊肌开口于平对上颌第二磨牙的口腔颊黏膜处，其外径约为 3mm，长 5～6cm。

下颌下腺（submandibular gland）位于下颌骨内侧与舌骨之间的下颌下三角、下颌舌骨肌表面，呈椭圆形。大小尚无确切数据。下颌下腺管直径为 1～2mm，长约 5cm，与舌下腺管汇合后，开口于舌系带外侧方、舌下肉阜。下颌下腺管开口较大，异物容易进入，且导管走行弯曲，易诱发结石形成。

舌下腺(sublingual gland)形如杏仁状，是三对大唾液腺中最小的一对腺体，位于口底黏膜下方，舌系带的两侧。舌下腺有 5 ～ 15 条小导管，从腺体上缘发出，部分汇入下颌下腺管，部分直接开口于口底黏膜。

二、超声检查方法及正常声像图

（一）患者准备

患者一般无须特殊准备。

（二）探查体位

患者一般取仰卧位，检查腮腺时，嘱患者头部偏向对侧。检查下颌下腺、舌下腺时，患者颈后垫枕，嘱其头部后仰，充分暴露下颌检查区。

（三）仪器

检查唾液腺时，多选用高档彩色多普勒超声诊断仪，选用频率为 7.5 ～ 14.0MHz 的高频线阵探头。但肿物较大或由于患者颈部轮廓及曲张度不宜使用线阵探头时，可使用低频凸阵探头。对于腮腺深叶腺体及病变，高频探头常不易于显示，可改用频率为 5MHz 的凸阵探头帮助显示。

（四）检查方法

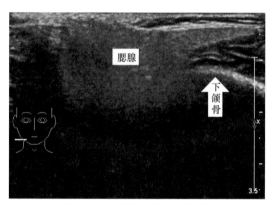

图 4-2-1　腮腺二维超声图像

将涂有耦合剂的超声探头直接置于患者检查区皮肤，对腺体及其周围组织进行横切、纵切及多方位扫查。同时需扫查双侧颈部淋巴结，以寻找唾液腺疾病导致的伴发及相关病变。

（五）正常声像图

腮腺位于下颌支与乳突之间，纵切或横切时形如三角形、楔形，利用下颌后静脉腮腺段作为分界标志，人为将腮腺分为浅叶和深叶，浅叶边缘清晰，深叶后部不易完整显示（图 4-2-1），特别是颈部较粗患者，可改用频率为 5MHz 的凸阵探头帮助显示。下颌下腺纵切呈椭圆形，边界清晰（图 4-2-2）。舌下腺形如杏仁状，边界不易完整显示（图 4-2-3）。

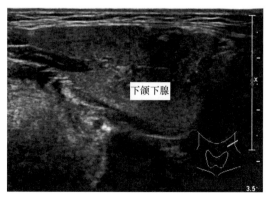

图 4-2-2　下颌下腺二维超声图像

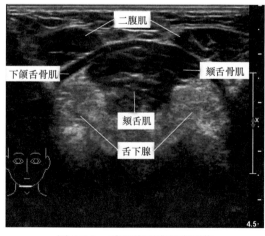

图 4-2-3　舌下腺二维超声图像

唾液腺实质呈均匀的高回声，略高于甲状腺回声，彩色多普勒超声显示唾液腺实质内稀疏分布的点条状血流信号。唾液腺管一般不易显示，偶尔在腮腺浅叶前缘显示腮腺管（parotid duct），呈条状高回声。有时在咬肌表面能观察到副腮腺结构，沿腺体前缘向前延伸，实质回声与腮腺一致。腮腺腺体内或腺周常见淋巴结回声，通常小于 5mm，其呈小的椭圆形低回声，内见线状高回声的淋巴结门结构。

三、唾液腺炎性病变

（一）病理与临床

唾液腺炎症，病因主要包括细菌、病毒及一些特异性感染。根据病程经过其可分为急性炎症、慢性炎症及复发性炎症。唾液腺炎症多见于腮腺，其次为下颌下腺，少见于舌下腺。

炎症急性发作时，患侧皮肤红肿，局部疼痛明显，饮食时症状加重，腺管开口处充血肿胀，严重者可见脓液排出。急性腮腺炎以流行性腮腺炎多见，单侧或双侧发病，多见于儿童及青少年，流行病学及血液学检测可帮助诊断。急性化脓性腮腺炎临床少见，易发于年老体弱者，主要累及腮腺及下颌下腺，以单侧发病为主。

慢性腮腺炎分为阻塞性腮腺炎和复发性腮腺炎。慢性阻塞性腮腺炎，常由腺管结石、外伤或异物的梗阻引起。患侧腮腺反复发生肿痛，进食时加重，挤压腺体可见腺管口处黏稠性唾液或稀脓液状分泌物。慢性复发性腮腺炎，多见于 5 岁以下儿童，有既往流行性腮腺炎病史。局部肿胀、疼痛且反复发作是其特征性临床表现，年龄越小，发作越频繁，挤压腺体时，可见腺管口异常分泌物。慢性腮腺炎病理改变为腺泡不同程度变性、萎缩，腺体内小导管节段性狭窄或扩张，管周及间质炎症细胞浸润等。

（二）超声表现

1. 急性唾液腺炎症　细菌性炎症以单侧多见，受累唾液腺呈中重度肿大，包膜不清晰，腺体回声降低、分布不均匀，可见散在分布的小类圆形低回声区。彩色多普勒超声显示腺体内血流信号增多。当脓肿形成时，腺体内出现形态不规则的脓腔，内见漂浮状点状回声，探头加压有移动性。彩色多普勒超声显示脓腔周围血流信号增多。流行性腮腺炎，多为双侧腺体同时或先后发病。急性唾液腺炎症腺周可见肿大淋巴结。

2. 慢性唾液腺炎症　受累唾液腺可无明显肿大，边缘圆钝、不光滑，腺体回声弥漫性增粗、分布不均匀，彩色多普勒超声显示内部血流信号呈轻中度增多。慢性阻塞性炎症时，超声可显示扩张的腺管或结石回声。慢性硬化性下颌下腺炎，又称库特纳瘤（Kuttner tumor），表现为腺体回声增粗、不均，内见散在分布的小低回声区，形似"猎豹皮"（leopard skin）样改变。

（三）鉴别诊断

流行性腮腺炎需与急性细菌性腮腺炎相鉴别，流行病学、发病特征及血液学检查可帮助两者鉴别。

慢性炎症需与良性淋巴上皮病相鉴别，眼、口、鼻等干燥综合征特有临床表现有助于两者鉴别。

（四）临床价值

超声在急性唾液腺炎症中，临床应用价值包括发现由结石引起腺管阻塞导致急性唾液腺炎症的病因；检出唾液腺脓肿，并在超声引导下行脓肿治疗。

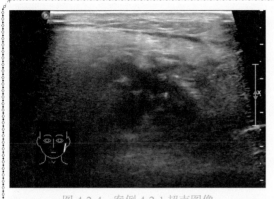

【案例 4-2-1】 男性患者，发现左耳下区肿胀伴局部疼痛、发热 20 余天，口服头孢类抗生素后症状无明显缓解，肿块呈渐进性增大，且疼痛加重。超声检查显示左侧腮腺肿大，包膜欠清晰，腺体内见一个低至无回声肿块，大小为 2.5cm×3.0cm×2.0cm，形态不规则，边界不清楚，内见多发漂浮状点状回声（图 4-2-4）。

问题：患者左侧腮腺超声检查见图 4-2-4，最可能诊断为哪种唾液腺疾病？

答案与解析：根据患者发热、左腮腺肿胀伴疼痛病史，以及超声声像图显示左腮腺内边界不

图 4-2-4　案例 4-2-1 超声图像

清楚的低至无回声肿块，应提示腮腺脓肿诊断。

四、唾液腺肿瘤

（一）病理与临床

在唾液腺的肿瘤性病变中，70% ～ 80% 发生于腮腺，10% 发生于下颌下腺。小唾液腺及舌下腺肿瘤罕见。

腮腺肿瘤中，良性肿瘤占 70% ～ 80%，以多形性腺瘤（pleomorphic adenoma）最为常见，约占 80%。多形性腺瘤又称为混合瘤，肿瘤形态多呈圆形，较大者可呈分叶状，边缘光滑，被纤维组织包绕。肿瘤多为实性，长期生存的肿瘤内部可发生钙化、出血及囊性变。腺淋巴瘤是发病率仅次于多形性腺瘤的唾液腺良性肿瘤，好发于腮腺，下颌下腺和小涎腺很少发病。肿瘤常为单发，也可多发或双侧发病，形态呈圆形或椭圆形，有包膜，当肿瘤内部发生囊性变时，出现大小不等的囊腔及囊壁乳头状结构。肿瘤一般生长缓慢，也可生长迅速，出现疼痛。

在唾液腺恶性肿瘤中，发生于腮腺的恶性肿瘤约占 30%，以黏液表皮样癌较为常见，发生于下颌下腺的恶性肿瘤约占 50%，以腺样囊性癌较为常见。黏液表皮样癌多无包膜，内部出现大小不等的囊腔。根据黏液细胞、表皮样细胞及中间细胞构成比例不同，病理上将黏液表皮样癌分为低度、中度和高度恶性。低度恶性黏液表皮样癌不易与良性肿瘤相鉴别。高度恶性者主要表现为肿瘤快速生长，易侵犯面神经而出现面瘫等症状。

（二）超声表现

1. 多形性腺瘤

（1）多形性腺瘤通常见于腮腺的浅叶，径线小于 3cm。

（2）超声表现为椭圆形实性低回声肿块，边界清楚，较大的肿瘤呈分叶状。

（3）病变内部回声均匀或不均，可出现囊变区或钙化灶。

（4）后方回声明显增强。

（5）肿瘤内部血流分布多寡不一，发生黏液样变性者，内部常缺乏血流信号，而富含细胞的肿瘤，常显示较丰富的血流信号。

2. 腺淋巴瘤

（1）腺淋巴瘤通常见于邻近下颌下腺旁腮腺腺尾。

（2）超声表现为圆形或分叶状的低回声肿块，边界清晰，内部常出现囊性变及条带状回声。

（3）肿瘤可呈多发性及多涎腺分布。

（4）肿瘤内部显示较丰富的血流信号。

3. 唾液腺恶性肿瘤

（1）唾液腺恶性肿瘤以单发多见，多呈不规则形，边界不清楚。

（2）内部回声不均匀，可出现钙化、囊性变。

（3）黏液表皮样癌可表现为以囊性为主的病变或囊性伴有壁结节声像图表现。

（4）肿瘤可局部侵犯周围软组织。

（5）肿瘤内可显示较丰富的血流信号，血流频谱呈高速高阻力特征。

（6）本病可伴有同侧颈部淋巴结转移等征象。

（三）鉴别诊断

唾液腺肿瘤的形态、边界、内部回声、血流分布，以及有无颈部淋巴结肿大等超声表现，可帮助鉴别唾液腺的良恶性肿瘤。但低度恶性的黏液表皮样癌、腺泡细胞癌也可表现为边界清楚、内部回声均匀的肿块，声像图上恶性肿瘤常难以与良性肿瘤（如多形性腺瘤）相鉴别，需借助穿刺活检帮助诊断。

（四）临床价值

超声具有无辐射性、便捷性等优点，是检查唾液腺疾病重要的影像学方法之一，特别适合评价腮腺浅叶、下颌下腺病变，以及超声引导下穿刺活检获得病变处组织及细胞，用于病理检查。而超声造影、弹性成像等超声新技术的出现，也明显提高了其在唾液腺疾病的诊断中的应用价值。虽然某些唾液腺疾病在超声上具有特征性声像表现，但超声难以将一些低度恶性的唾液腺肿瘤与良性肿瘤区别开来，在判定肿瘤向颅底等部位侵犯的方面也因自身技术局限性而受限，需借助MRI等其他影像学方法解决这些问题。

【案例 4-2-2】 女性患者，35 岁，发现右侧颌下肿块 3 年余，超声检查发现右侧下颌下腺实性低回声结节，大小 1.3cm×1.1cm×1.0cm，其呈椭圆形，边界清晰，结节后方回声增强，彩色多普勒超声显示结节内未见血流信号（图 4-2-5）。

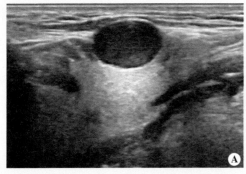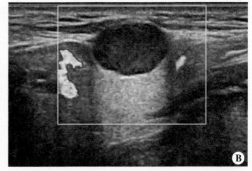

图 4-2-5 右侧下颌下腺超声图像

问题：患者右侧下颌下腺超声检查见图 4-2-5，最可能的超声诊断是什么？

答案与解析：根据患者右侧颌下肿块 3 年病史，以及图像显示右侧下颌下腺内边界清楚的低回声结节，后方增强等超声表现，考虑其为右侧下颌下腺良性肿瘤。术后病理证实为右侧下颌下腺多形性腺瘤。

【案例 4-2-3】 男性患者，50 岁，以"渐进性耳痛 3 年余，左侧周围性面瘫 1 年余"为主诉就诊。体格检查发现患者左侧腮腺区肿胀，左眼闭合不全，左侧鼻唇沟变浅，双侧颈前可触及多发肿大淋巴结。超声检查发现患者左侧腮腺内低回声肿块，以累及深叶为主，大小为 1.4cm×1.5cm×2.1cm，边界不清楚，边缘成角，内部回声不均匀（图 4-2-6A），彩色多普勒超声显示肿块周边可见少许血流信号（图 4-2-6B）。

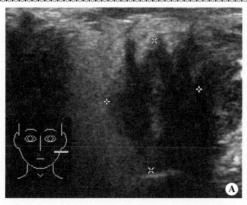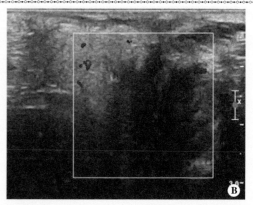

图 4-2-6　左侧腮腺声像图

问题：患者左侧腮腺超声检查见图 4-2-6，最可能的超声诊断是什么？

答案与解析：患者左侧腮腺声像图特征表现为左侧腮腺内边界不清的低回声肿块，累及腮腺深叶，边缘成角，并结合患者左侧腮腺区肿胀、左侧周围性面瘫临床病史，考虑为腮腺来源的恶性肿瘤。术后病理证实为左侧腮腺腺样囊性癌。

自 我 检 测

4-2-1. 急性唾液腺炎有哪些超声声像特征？

4-2-2. 试概括唾液腺多形性腺瘤声像图表现。

4-2-3. 唾液腺淋巴瘤有哪些超声声像图特征？

4-2-4. 超声鉴别唾液腺良恶性肿瘤依据有哪些？

（赵汉学）

第三节　甲状腺及甲状旁腺

一、解剖概要

（一）甲状腺

甲状腺（thyroid）呈"H"状或蝶形，位于甲状软骨下方，气管的前方，喉的两侧，平第 5 ～ 7 颈椎，分为较大的左、右两侧叶及薄窄的峡部。少数人另有一锥状叶，其从峡部向上延伸，长者可达舌骨。正常甲状腺重 20 ～ 38g。

甲状腺由两层被膜包裹。内层为固有被膜（纤维囊），紧贴腺体并伸入腺体内；外层为假被膜（甲状腺鞘），也称外科被膜，来自颈深筋膜中层，形成甲状腺悬韧带和甲状腺侧韧带，将甲状腺固定在喉和气管上，因此吞咽时甲状腺随之上下移动。

颈部前方由外向内分别为皮肤、颈浅筋膜、颈深筋膜浅层或封套筋膜、颈深筋膜中层或内脏筋膜（气管前筋膜及颈动脉鞘）、甲状腺纤维囊、甲状腺实质（图 4-3-1）。

甲状腺有着丰富的血液供应，主要来自两侧的甲状腺上动脉和甲状腺下动脉。甲状腺上动脉起自颈外动脉，甲状腺下动脉起自锁骨下动脉。甲状腺上动脉、甲状腺下动脉分支与咽喉部、气管、食管的动脉分支之间广泛吻合。甲状腺静脉主要是甲状腺上、中、下静脉。甲状腺上静脉与甲状腺上动脉伴行，回流入颈内静脉，甲状腺中静脉常单行，回流入颈内静脉，甲状腺下静脉由甲状腺下方回流入无名静脉。

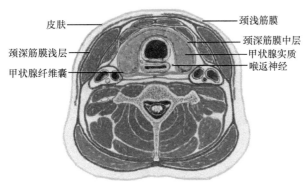

图 4-3-1　颈部解剖图

甲状腺的神经与外科关系最密切的有喉上神经和喉返神经，两者均起自迷走神经（图 4-3-2）。喉上神经于迷走神经发出，分为内支（感觉支）和外支（运动支）。内支与喉上动脉伴行入喉，支配喉部的黏膜感觉，损伤以后容易发生呛咳；外支与甲状腺上动脉伴行，支配环甲肌，使声带紧张，损伤以后可导致声带松弛，音调降低。喉返神经于迷走神经发出后沿气管食管沟向上入喉，与甲状腺下动脉的终支相互交错，分为前后两支，一侧前支或一侧主干损伤可出现暂时的声音嘶哑，两侧前支或两侧主干损伤，将有永久性声音嘶哑或失音；两侧后支损伤将导致严重的呼吸困难甚至窒息。

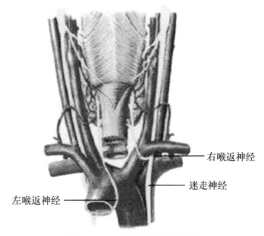

图 4-3-2　喉返神经解剖图

甲状腺实质由许多甲状腺滤泡组成，滤泡内是由滤泡上皮细胞分泌的胶状液体，主要成分是含碘的甲状腺球蛋白。甲状腺素的作用是促进机体的新陈代谢，维持机体的正常发育，其对骨骼和神经系统的发育尤为重要。

（二）甲状旁腺

甲状旁腺（parathyroid gland）一般为 2 对，附着于甲状腺左右两叶的背面中段或下段，呈卵圆形或扁平状，红棕色或淡黄色。上对甲状旁腺位置相对恒定，大多数上对甲状旁腺位于甲状腺侧叶背侧的上、中 1/3 交界处。而下对甲状旁腺位置不恒定，多数位于甲状腺下极甲状腺下动脉附近，部分位于胸廓入口处胸腺内，少数随胸腺下降进入纵隔。在甲状腺发育早期，甲状旁腺也可下降到甲状腺侧叶，从而成为甲状腺侧叶内一部分，藏于甲状腺实质内（图 4-3-3）。

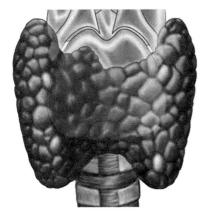

图 4-3-3　甲状旁腺示意图
4 枚黄色结节为甲状旁腺

甲状旁腺腺细胞呈索团状排列，其间富含有孔毛细血管及少量脂肪细胞，脂肪细胞可随年龄增长而增多。甲状旁腺主要功能是影响体内钙与磷的代谢，作用于骨细胞和破骨细胞，通过骨动员钙，同时还作用于肠及肾小管，使钙的吸收增加，从而使血钙升高。甲状旁腺激素（parathyroid hormone，PTH）与甲状腺 C 细胞分泌的降钙素（calcitonin，CT）及 1,25- 二羟维生素 D_3 共同调节钙、磷代谢，控制血浆中钙和磷的水平。

二、超声检查方法及正常声像图

（一）患者准备

患者无须特殊准备。

（二）探查体位

检查时患者取仰卧位，头后仰，充分暴露颈部。

（三）仪器

常规使用彩色多普勒超声诊断仪，一般选用高频线阵探头，甲状腺模式或浅表模式。

（四）检查方法

1. 甲状腺扫查　探头置于颈部偏左侧或偏右侧。横切时，自上而下对甲状腺双侧叶进行滑行扫查；纵切时，由内向外或由外向内滑行扫查。观察甲状腺位置、形态、大小、回声、实质内血流信号。若甲状腺内有肿块，观察肿块位置、大小、内部构成、回声、纵横比形态、边界、钙化灶、血流信号等。

2. 甲状旁腺扫查　以甲状腺侧叶作为透声窗，纵切或横切扫查。扫查范围为双侧颈动脉以内，自舌骨至胸廓入口的区域，重点在甲状腺侧叶后缘至甲状腺下极 2cm 范围、气管食管沟及颈总动脉内侧区域寻找，记录其数目、大小、回声、血流信号。

（五）正常声像图

正常甲状腺横切时呈蝶形，左右两侧叶中央由峡部相连，被膜光滑，实质回声中等，均匀、细密，回声水平高于颈前肌（图 4-3-4）。甲状腺前方为皮肤、皮下组织、颈前肌，外侧为胸锁乳突肌。气管位于峡部后方，内可见气体所致的多重反射伪像。甲状腺后外侧为颈总动脉、颈内静脉，甲状腺左侧叶后方常可见食管声像。正常甲状腺侧叶前后径为 1 ～ 2cm，横径为 2.0 ～ 2.5cm，上下径为 3.5 ～ 6.0cm，峡部前后径为 0.2 ～ 0.6cm，左右径为 1.2 ～ 2.0cm，上下径为 1.5 ～ 2.0cm。通常侧叶前后径 > 2cm 时可诊断为甲状腺肿大。甲状腺血供较为丰富，彩色多普勒超声多可显示点线状血流。甲状腺上动脉、甲状腺下动脉直径通常 < 2mm，收缩期峰值速度为 22 ～ 33cm/s，平均速度为 12 ～ 22cm/s，阻力指数（RI）为 0.55 ～ 0.66。

甲状旁腺通常呈椭圆形，有包膜，回声均匀（图 4-3-5），与甲状腺回声接近，长 3 ～ 8mm、宽 2 ～ 5mm、厚 0.5 ～ 2.0mm，由于正常甲状旁腺厚度常 < 2mm，且回声与甲状腺回声相似，故超声检出率很低。甲状旁腺厚度超过 5mm 时可诊断为甲状旁腺增大。

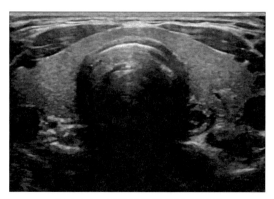

图 4-3-4　正常甲状腺组织声像图
正常甲状腺横切时呈蝶形，左右两侧叶中央由峡部相连，被膜光滑，实质回声中等，均匀、细密，回声水平高于颈前肌

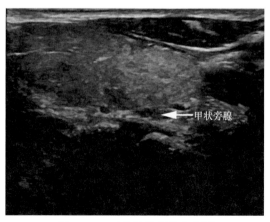

图 4-3-5　正常甲状旁腺声像图
甲状旁腺呈椭圆形，有包膜，位于甲状腺背侧下极旁，回声均匀，与甲状腺回声接近（箭头所示为甲状旁腺）

三、甲状腺先天异常

甲状腺先天异常（thyroid congenital abnormality）为一组甲状腺先天发育异常而导致的疾病，包括甲状腺缺如、异位甲状腺、甲状舌管囊肿和甲状舌管瘘。

（一）病理与临床

1. 甲状腺缺如　指各种原因导致甲状腺在胚胎组织发育中出现障碍，甲状腺未能正常发育，是一种临床上少见的疾病，其发病机制尚不明确。临床表现为胎儿出生后，甲状腺缺如或萎缩，引起甲状腺素合成、分泌减少，致使新生儿出生后发育迟缓，较同龄儿身体矮小，智力落后。

2. 异位甲状腺（ectopic thyroid gland，ETG）　指在甲状腺正常位置以外出现的甲状腺组织，临床上少见。胚胎 4 周时，甲状腺开始发育并下降至颈前正中，出生时已位于第 2 ～ 4 气管软骨环前方。当甲状腺在胚胎期出现发育障碍时，甲状腺未能顺利下降至上述位置，则可能在其他部位形成异位甲状腺。

异位甲状腺可分为以下两类。

（1）迷走甲状腺：正常位置无甲状腺，于其他部位发现甲状腺组织，大部分异位甲状腺属于此类。

（2）副甲状腺或额外甲状腺：正常位置有甲状腺，其他部位又发现甲状腺组织。

根据异位腺体与正常部位腺体的关系，异位甲状腺又可分为：①完全异位，仅有异位甲状腺组织。②真性异位，正常部位甲状腺组织和异位甲状腺组织同时存在。③假性异位，异位甲状腺组织是正常甲状腺的延伸。

异位甲状腺一般无症状，部分患者因体检发现颈部肿物、吞咽时有异物感或气管压迫症状而就诊。异位甲状腺的分布多在围绕甲状舌管沿线的路径上或在颈外侧，以舌根处异位甲状腺最常见。

3. 甲状舌管囊肿（thyroglossal duct cyst，TDC）　胚胎早期，甲状腺始基循中线沿喉之前向下沉降，构成一条细长的导管，其上端与咽部保持连接，下端止于甲状腺，此导管称为甲状舌管。甲状舌管在出生后逐渐萎缩消失，如果未消失，其管内被覆上皮细胞可分泌黏液，造成甲状舌管囊性扩张，逐渐形成囊肿，该导管与舌骨紧密相连，不能分离（图 4-3-6）。

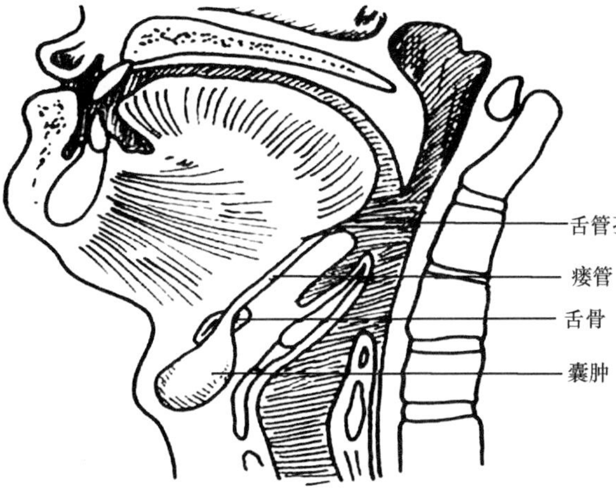

甲状舌管囊肿患者多无明显临床症状，

舌管孔
瘘管
舌骨
囊肿

图 4-3-6　甲状舌管囊肿示意图

仅表现为颈中线或略偏向一侧的无痛性肿块。因其多位于舌盲孔至胸骨上切迹之间的颈中线上，又称颈中线囊肿，以舌骨上下部位最常见。

4. 甲状舌管瘘（thyroglossal fistula）　甲状舌管囊肿可继发感染形成瘘，即为甲状舌管瘘。瘘管内口为舌盲孔，外口多位于舌骨与胸骨上切迹之间的颈中线或稍偏向一侧，常有清亮分泌物自外口流出，咀嚼、吞咽或挤压时明显。

（二）超声表现

1. 甲状腺缺如　表现为颈部原甲状腺区域内无正常甲状腺组织回声，可表现为一侧叶缺如或全部缺如。

2. 甲状腺异位　表现为原有甲状腺区域无正常甲状腺组织回声或甲状腺体积偏小，而在颈部附近区域出现甲状腺样组织回声。常见的异位部位如下：①下降通道异位，异位甲状腺组织位于舌、舌下、甲状舌管等部位；②颈中部异位，异位甲状腺组织位于喉及气管内、气管旁、食管旁

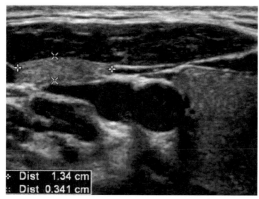

图 4-3-7　异位甲状腺二维超声声像图

二维超声显示原甲状腺区域可探及正常甲状腺组织回声，而在右侧颈内静脉中下部交界处前方也探及中等回声病灶，大小约为 13mm×6mm×3mm，回声同甲状腺实质，分布均匀

（图 4-3-7）；③颈外侧异位，异位甲状腺组织位于颈外侧；④远处异位，异位甲状腺组织位于纵隔、远处组织内。

3. 甲状舌管囊肿　二维超声表现为颈部皮下组织内的囊性结节，边界清，形态规则，内部透声尚可或有絮状低回声。结节多与舌骨粘连或紧贴，且可随伸舌和吞咽运动而上下移动。CDFI 显示其内未见明显血流信号（图 4-3-8）。

4. 甲状舌管瘘　瘘管外口与内口之间可见一细管状无回声，探头加压后管状无回声可压瘪，并见分泌物由外瘘口自行溢出，咀嚼、吞咽时明显。

（三）鉴别诊断

1. 甲状腺缺如应与异位甲状腺鉴别　异位甲状腺患者，超声可发现异位的甲状腺组织，患者生长发育及智力均正常；而甲状腺缺如患者，颈部原甲状腺区域及附近区域均无甲状腺组织回声，患者生长发育及智力出现明显障碍，如呆小症等，甲状腺功能低下，表现为血清中甲状腺素（T_4）和三碘甲状腺原氨酸（T_3）及游离 T_4、T_3 水平均降低，而促甲状腺激素（TSH）水平显著增高。

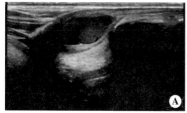
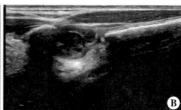
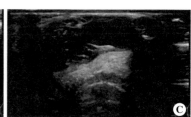

图 4-3-8　甲状舌管囊肿声像图

A. 二维超声显示舌骨与甲状腺软骨之间可见一囊性包块，大小约为 17mm×14mm×9mm；B. 二维超声显示上述囊性包块形态欠规则，边界尚清晰，壁厚，内部透声差，可见细弱光点及少量分隔；C. 彩色多普勒超声显示囊壁见少量血流信号

2. 甲状腺异位应与以下疾病鉴别

（1）分化型甲状腺癌的转移灶：当怀疑包块为异位甲状腺时应仔细检查正常位置甲状腺组织是否有肿瘤病变，并仔细扫查颈部淋巴结，观察是否有转移灶可疑征象，如淋巴结门样结构消失、结节内微小钙化灶、高回声团、液化坏死区等。

（2）甲状舌管囊肿：两者均多见于儿童，常以颈部包块就诊。甲状舌管囊肿多位于舌盲孔与胸骨切迹之间的颈前正中线上，与周围组织无粘连，可随伸舌和吞咽动作上下移动，此为其重要特征。异位甲状腺可随吞咽动作上下移动，但不随伸舌而移动。

3. 甲状舌管囊肿应与以下疾病鉴别

（1）颌下慢性淋巴结炎和淋巴结结核：表现为颌下肿物，淋巴结结核若破溃可形成瘘管而迁延不愈。但淋巴结病变较表浅，多为实质肿物，常有压痛，依据病史和穿刺活检可帮助鉴别。

（2）异位甲状腺：见上文。

（3）副胸腺：实质性肿块，不与舌骨连接，肿块不随吞咽上下活动。

（4）皮样囊肿：一般囊肿包膜较厚，无波动感，有揉面感，常与皮肤粘连，不随吞咽和伸舌移动，穿刺可抽出皮脂样物。

（5）甲状腺腺瘤：本病多表现为颈前区无痛性肿块，质软，边界较清楚，随吞咽活动，但不随伸舌活动。借助放射性核素扫描可鉴别。

（6）鳃裂囊肿：多位于颈动脉三角区，肿物多偏离中线，与舌骨无关。穿刺物含皮肤附件及胆固醇结晶，需依赖病理鉴别。

4. 甲状舌管瘘应与以下疾病鉴别

（1）颈部结核性瘘：多为纵隔结核性淋巴结炎蔓延破溃而来，瘘口多位于胸骨上窝，有肿块破溃排出干酪样物质史。肺部 X 线检查有结核病灶、结核菌素试验强阳性等可资鉴别。

（2）鳃瘘：本病位于胸锁乳突肌前缘，有时出生后即有瘘孔流清亮水样液。瘘管可延伸到颈部动脉处，不与舌骨相连接。必要时可经瘘口注入充盈对比剂检查。

（3）鳃源性颈部正中裂：本病出生后即发现舌骨至甲状软骨下方皮肤裂开，表面覆盖红色湿润内膜，远端为盲管，近端有扁豆大小的纤维瘤或纤维软骨，有时可触及上行的纤维条索，分别固定于两侧颏结节。

（四）临床价值

1. 甲状腺缺如 临床上甲状腺缺如可治难防，应在新生儿疾病筛查时予以重视，早诊断、早治疗可使患儿身体和智力正常发育。超声能够简单、快速用于该病筛查，但还需结合同位素检查结果。

2. 甲状舌管囊肿（瘘） 是一种胚胎发育畸形，由于解剖上的原因，常因上呼吸道或口腔炎症而并发感染。反复感染易使囊肿破溃形成瘘管。甲状舌管囊肿迁延不愈可能导致癌变。对甲状舌管囊肿应及时手术摘除，避免并发症，特别是癌变的发生。超声可较好地对该疾病进行诊断，对临床有重要参考价值。

3. 异位甲状腺 甲状腺始基在下降过程中可异位于任何一处，异位甲状腺可发生甲状腺功能亢进症、甲状腺功能减退症、甲状腺炎症、甲状腺肿瘤等病变，临床症状与其发生部位及病灶大小有关，可表现为局部压迫或阻塞症状，如吞咽、呼吸及发声困难，以及声音嘶哑、刺激性咳嗽等，压迫胸内大血管导致头面部肿胀、胸闷气短。异位甲状腺发现后多需要临床手术切除。超声常能明确可疑异位甲状腺组织的位置及其与甲状腺的关系，必要时应结合临床及其他影像学检查进行诊断。

四、甲状腺弥漫性病变

（一）病理与临床

甲状腺弥漫性病变主要包括两类：①甲状腺肿，包括单纯性甲状腺肿、毒性弥漫性甲状腺肿及结节性甲状腺肿等；②甲状腺炎，包括急性化脓性甲状腺炎、亚急性甲状腺炎、桥本甲状腺炎等。

1. 甲状腺肿

（1）单纯性甲状腺肿（simple goiter）：又称胶样甲状腺肿或地方性甲状腺肿，多见于缺碘地区的年轻人。缺碘引起甲状腺素合成障碍，促甲状腺素分泌过多，导致甲状腺代偿增生。

（2）毒性弥漫性甲状腺肿（toxic diffuse goiter）：又称原发性甲状腺功能亢进症、Graves 病。腺体弥漫性肿大，实质内血流极丰富，甲状腺素分泌过多，引起高代谢综合征。

（3）结节性甲状腺肿（nodular goiter）：早期为弥漫性增生性甲状腺肿，表现为滤泡上皮的增生肥大，腺体内无结节样结构。中期为弥漫性胶样甲状腺肿，甲状腺体积继续增大，仍无明显结节，病理改变以甲状腺滤泡含大量的类胶质为主。晚期结节期甲状腺常呈双侧不对称性肿大，表面凹凸不平，可为单结节，也可为多结节，结节可发生液化或类胶质变性而形成大小不一的囊腔，当囊腔内上皮增生时，可形成叶状或假乳头状结构。

2. 甲状腺炎

（1）急性化脓性甲状腺炎（acute thyroiditis，AT）：是由金黄色葡萄球菌等引起的甲状腺化脓性炎症，是全身脓毒血症在甲状腺的局部表现，多继发于口腔、颈部等部位的细菌感染。其见于营养不良婴儿、糖尿病患者、身体虚弱的老人或免疫缺陷的患者。临床表现为全身明显中毒症状、发热、全身不适、出汗、乏力等；甲状腺呈弥漫性或局限性肿大，局部红、肿、热、痛，伴耳、下颌或头枕部放射痛；可有声音嘶哑、呼吸不畅或吞咽困难等神经、气管、食管受压症状。甲状腺局部触痛明显，颈部活动受限；形成脓肿时，局部可有波动感。

（2）亚急性甲状腺炎（subacute thyroiditis，SAT）：又称肉芽肿性甲状腺炎，是病毒感染导致部分甲状腺滤泡破坏，释放出胶体，引发甲状腺异物样反应和炎症反应。本病以甲状腺组织破坏性损伤伴全身炎性反应为特征，呈自限性。绝大多数亚急性甲状腺炎患者在扫查时表现为明显压痛，此特征在其他甲状腺疾病中少见。

（3）桥本甲状腺炎（hashimoto thyroiditis）：又称自身免疫性甲状腺炎、慢性淋巴细胞性甲状腺炎，是一种以自身甲状腺组织为抗原的慢性自身免疫性疾病。其常见于中青年女性，发展缓慢，病程较长，常伴全身乏力，多数患者无咽喉部不适感，偶尔有轻压痛。甲状腺通常随病程发展而逐渐增大，多为双侧叶对称性、弥漫性肿大，峡部及锥状叶同时增大，但很少因压迫而出现呼吸和吞咽困难。触诊时，甲状腺质韧，表面光滑或细沙粒状，也可呈大小不等的结节状，一般与周围组织无粘连，吞咽运动时可上下移动。

（二）超声表现

1. 单纯性甲状腺肿　甲状腺弥漫性、对称性肿大，内部回声不均匀，偶见散在回声降低区，无明显边界。彩色多普勒超声显示无明显异常血流信号。

2. 毒性弥漫性甲状腺肿　甲状腺两侧叶弥漫性增大，常达正常腺体的 2～3 倍。实质呈密集点状回声，病程长者甲状腺回声不均匀，呈结节状。彩色多普勒超声显示甲状腺实质，包括腺体周边部，血流信号极为丰富。一般将甲状腺功能亢进症的血流成像特征分为两种类型：①弥漫性分布，呈"火海征"（图 4-3-9）；②局限性分布，呈"海岛征"。脉冲多普勒超声探及甲状腺上动脉内高速低阻湍流频谱，峰值流速常为 70cm/s 以上。

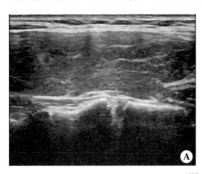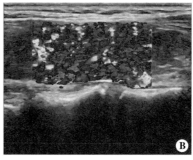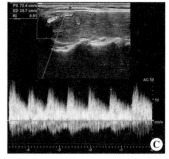

图 4-3-9　毒性弥漫性甲状腺肿声像图

A. 二维超声显示甲状腺体积增大，形态饱满，内部回声降低、不均匀；B. 彩色多普勒超声显示实质内血流丰富，呈"火海征"；C. 频谱多普勒超声显示甲状腺上动脉血流流速显著增高，收缩期峰值流速为 72cm/s

3. 急性化脓性甲状腺炎　二维超声显示甲状腺肿大，压痛明显，内见多发低回声病灶，边界模糊，出现液性暗区时可提示甲状腺脓肿。彩色多普勒超声显示脓肿内部无血流信号，而周边可见丰富血流信号。

4. 亚急性甲状腺炎　二维超声显示甲状腺肿大，腺体内出现多发低回声病灶，病灶边界不清，形态不规则，并与颈前肌融合粘连。依病程不同，低回声病灶可在甲状腺内游走消长。一般根据声像图特征将其分为三期：早期，双侧甲状腺肿大，甲状腺内见边缘模糊的回声降低区，与颈前肌粘连，彩色多普勒超声显示病灶周围可见丰富血流信号，而病灶内无血流信号显示，甲状腺上动脉流速不增高，这一特征可与甲状腺功能亢进症相鉴别；中期，低回声区域缩小，探头加压疼痛减轻或消失；恢复期，低回声区消失，病灶区由高回声光点代之，压痛消失，彩色多普勒超声显示病灶内无血流信号（图 4-3-10）。

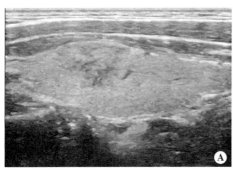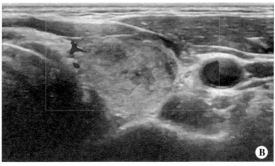

图 4-3-10 亚急性甲状腺炎声像图

A. 二维超声显示甲状腺左侧叶可见范围 28mm×19mm 不均质回声降低区，无明显占位效应，该处腺体形态饱满略外凸，探头加压时痛感明显；B. 彩色多普勒超声显示上述回声降低区内未见明显血流信号

5. 桥本甲状腺炎 病变早期，二维超声显示甲状腺弥漫性肿大，峡部增厚常＞5mm，实质回声不均匀降低，可低于同侧颈前肌回声水平。随病程进展，弥漫性低回声内出现不规则"网格"样改变，此为桥本甲状腺炎的特征性声像图改变。彩色多普勒超声显示实质内可见较丰富血流信号，甲状腺上动脉收缩期峰值流速较正常略增高，但增高程度远低于甲状腺功能亢进症。局限性桥本甲状腺炎，二维超声显示甲状腺不对称肿大，肿大的腺体内可见低回声结节，无明显包膜，边界模糊。彩色多普勒超声显示结节内可探及血流信号（图 4-3-11）。

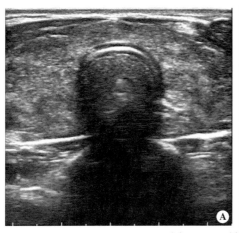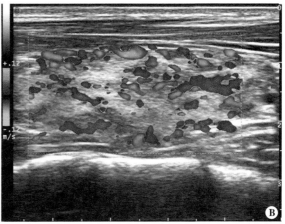

图 4-3-11 早期桥本甲状腺炎声像图

A. 二维超声显示甲状腺形态饱满，内部回声降低、不均匀，可见弥漫分布的小片状低回声区及条索状分隔；B. 彩色多普勒超声显示实质内血流信号丰富

（三）鉴别诊断

1. 单纯性甲状腺肿应与以下疾病相鉴别

（1）桥本甲状腺炎：表现为甲状腺内部回声分布不均匀，常呈弥漫性片状低回声改变，甲状腺过氧化物酶抗体（thyroid peroxidase antibody，TPOAb）、甲状腺球蛋白抗体（thyroglobulin antibody，TgAb）阳性。

（2）甲状腺腺瘤：表现为甲状腺内单发性肿块，质韧，与非毒性甲状腺肿的单发结节常难以鉴别，超声探查显示甲状腺腺瘤结节外周常有包膜，结合细针抽吸活检（fine needle aspiration biopsy，FNA）有助于鉴别。

（3）甲状腺癌：表现为甲状腺内单发性或多发性肿块，实性或以实性为主，多为低回声或极低回声，质硬，形态不规则，边缘毛刺，纵横比≥1，内部伴微钙化，可伴有颈部淋巴结转移。

2. 毒性甲状腺肿应与以下疾病鉴别

（1）桥本甲状腺炎：两者均属自身免疫性疾病。典型桥本甲状腺炎峡部增厚更明显，且内部出现"网格"样回声结构，少数病例可以有甲状腺疼痛、触痛，并可出现短暂性甲状腺功能亢进症和摄碘率降低，但无全身症状。桥本甲状腺炎中甲状腺上动脉血流峰值速度较毒性甲状腺肿偏低。主要依据实验室检查 TPOAb、TgAb 滴度显著增高诊断本病。

（2）甲状腺癌：无全身中毒症状，甲状腺质硬、表面不光滑，活动度差，可出现区域淋巴结肿大，部分病例可出现局部疼痛，FNA 可见肿瘤细胞。

3. 亚急性甲状腺炎应与甲状腺功能亢进症恢复期鉴别　甲状腺功能亢进症恢复期与亚急性甲状腺炎声像特征有重叠，亚急性甲状腺炎病灶周围可见丰富血流信号，而病灶内无明显血流信号显示，甲状腺上动脉流速不增加，这一特征可与甲状腺功能亢进症相鉴别。

4. 急性化脓性甲状腺炎应与以下疾病鉴别

（1）亚急性甲状腺炎：通常疼痛不如急性化脓性甲状腺炎剧烈，不侵入其他颈部组织，红细胞沉降率明显增快。早期有一过性甲状腺功能亢进症症状及 TT_3、FT_3、TT_4、FT_4 升高而 TSH 下降，甲状腺摄碘率降低的分离现象。FNA 有多核巨细胞出现或肉芽肿形成。

（2）甲状腺恶性肿瘤：可发生局部坏死，但没有急性炎症的红、肿、热、痛表现，应予以警惕。

（3）其他颈前炎性肿块：不随吞咽上下活动。

5. 桥本甲状腺炎应与以下疾病鉴别

（1）结节性甲状腺肿：少数桥本甲状腺炎患者可出现甲状腺结节样变，甚至产生多个结节。但结节性甲状腺肿患者的甲状腺自身抗体滴度降低或正常，甲状腺功能通常正常，临床少见甲状腺功能减退症。

（2）毒性弥漫性甲状腺肿：肿大的甲状腺质地通常较软，抗甲状腺抗体滴度较低，但也有滴度高者，两者较难区别，如果血清 TSH 受体抗体阳性，或伴有 Graves 眼病，或伴有胫前黏液性水肿，对诊断毒性弥漫性甲状腺肿十分有利。

（3）甲状腺恶性肿瘤：桥本甲状腺炎可合并甲状腺恶性肿瘤，如甲状腺乳头状癌和淋巴瘤。桥本甲状腺炎出现结节样变时，如结节孤立、质地较硬，难以与甲状腺癌鉴别，应检测抗甲状腺抗体，甲状腺癌病例的抗体滴度一般正常，甲状腺功能也正常。如难以鉴别，可行 FNA。

（4）慢性侵袭性纤维性甲状腺炎：又称木样甲状腺炎。病变常超出甲状腺范围，侵袭周围组织，产生邻近器官的压迫症状，如吞咽困难、呼吸困难、声音嘶哑等。甲状腺轮廓可正常，质硬如石，不痛，与皮肤粘连，不随吞咽活动，周围淋巴结不大。甲状腺功能通常正常，甲状腺组织完全被纤维组织取代后可出现甲状腺功能减退症，并伴有其他部位纤维化，抗甲状腺抗体滴度降低或正常。

（四）临床价值

1. 单纯性甲状腺肿　超声结合甲状腺功能检查正常，可对该病做出较明确诊断。

2. 毒性甲状腺肿　该病图像特征典型，超声需结合临床及甲状腺功能检查对该疾病作出明确诊断。

3. 结节性甲状腺肿　该疾病属于常见病、多发病，超声对该疾病常可做出明确诊断。

4. 桥本甲状腺炎　该疾病较常见，超声结合甲状腺抗体检查常可做出较明确诊断。

【案例 4-3-1】　女性患者，33 岁，既往体健，无特殊家族病史。因"体检发现甲状腺右侧叶结节半个月"来院检查，超声检查声像图见图 4-3-12。

问题：请问该病例超声报告及诊断意见应如何书写？

答案与解析：①报告描述：甲状腺形态规则，包膜光滑，实质回声不均匀，双侧叶均可见多个散在小片状低回声区。于右侧叶靠近包膜处可见一大小约 5.6mm×4.9mm 实性极低回声结节，形态不规则，边缘毛刺，纵横比＞1，内部可见散在细小强光点。彩色多普勒超声显示结节内可见少量血流信号。②提示：甲状腺实质弥漫性病变，桥本甲状腺炎可能，请结合甲状腺功能七项；甲状腺右叶实性极低回声结节，考虑甲状腺癌可能大（TI-RADS 5 级）。

该患者手术后病理结果提示桥本甲状腺炎伴甲状腺乳头状癌。

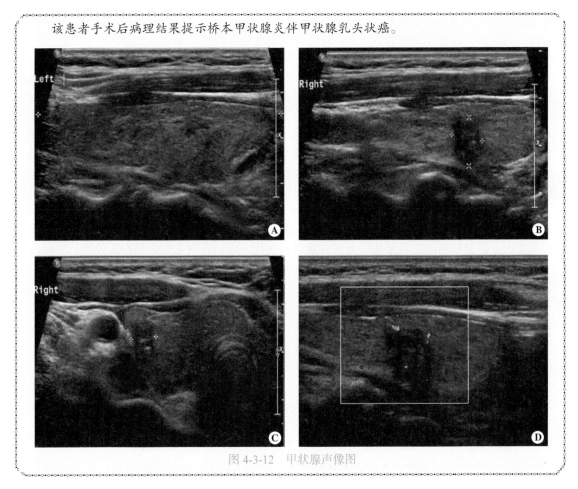

图 4-3-12　甲状腺声像图

五、甲状腺肿瘤

常见甲状腺良性肿瘤包括结节性甲状腺肿、甲状腺腺瘤。常见甲状腺恶性肿瘤包括乳头状癌、滤泡状癌、未分化癌、髓样癌。

（一）病理与临床

甲状腺良性、恶性结节中分别以结节性甲状腺肿、甲状腺乳头状癌最为多见，恶性肿瘤中以未分化癌预后最差。甲状腺肿瘤发病初期多无明显临床症状，患者多以体检发现结节或结节内出血后出现局部肿大疼痛症状而就诊。

1. 结节性甲状腺肿与甲状腺腺瘤　结节性甲状腺肿是弥漫性非毒性甲状腺肿晚期结节期。甲状腺腺瘤是发生于甲状腺滤泡上皮细胞的一种良性肿瘤。

2. 甲状腺乳头状癌（papillary thyroid carcinoma，PTC）　在甲状腺恶性肿瘤中所占比例最高，是一种分化良好的甲状腺癌。乳头状癌癌细胞核的病理学特征有毛玻璃样核、核重叠、核内包涵体、核沟等。乳头状癌恶性程度低，肿瘤生长缓慢，较少发生远处转移，总体预后良好。任何年龄均可发病，儿童或年轻女性多见，可经腺内淋巴管自原发部位扩散至腺体的其他部位和颈部淋巴结，也可局限于甲状腺内数年，故易忽视其性质。甲状腺的淋巴管网虽然丰富，但单侧的甲状腺乳头状癌播散至对侧腺叶者很少。除淋巴转移外，该病也可经血道转移至肺、脊柱等部位，转移病例如果治疗恰当仍可望长期生存。

3. 甲状腺滤泡状癌（follicular thyroid carcinoma，FTC）　是甲状腺癌常见的病理类型之一。滤泡状癌起源于甲状腺滤泡上皮，是以滤泡结构为主要病理特征的另一种分化型甲状腺癌。本病好发于女性，居甲状腺癌的第二位，占分化型甲状腺癌的 10% ～ 30%。滤泡状癌恶性程度较低，颈部淋巴结转移者少见，但有明显的血管浸润倾向，有时较早地出现血道转移，组织学诊断甲状腺滤泡状癌的依据为包膜或微血管浸润。较小的滤泡状癌和滤泡状腺瘤很相似，但癌细胞常侵入包膜外的腺体组织或血管，所以包膜完整与否是区分滤泡状腺瘤和腺癌的一个重要依据。

4. 甲状腺髓样癌（medullary thyroid carcinoma，MTC） 是一种来自甲状腺滤泡旁 C 细胞的恶性肿瘤，是一种较少见的甲状腺恶性肿瘤，可发生于任何年龄，男女发病率无明显差异。与常见的甲状腺乳头状癌相比，髓样癌发病年龄小，易早期发生淋巴转移，容易复发，预后较差。肿瘤无包膜，大小不一，一般为单个结节，偶尔有多个结节。由于髓样癌来自甲状腺滤泡旁细胞，该细胞又起源于神经嵴的内分泌细胞，即 APUD 细胞（amine precursor uptake and decarboxylation cell），因此髓样癌又称 APUD 瘤。MTC 可分泌降钙素、癌胚抗原（CEA）、嗜铬粒蛋白 A、促肾上腺皮质激素、生长抑素、血清素等。

5. 甲状腺未分化癌（anaplastic thyroid cancer，ATC） 又称间变性癌或肉瘤样癌，是恶性程度最高的甲状腺肿瘤，也是预后最差的一种，占甲状腺癌的 7% ～ 8%，多见于老年男性。ATC 常侵犯周围组织，部分病例的甲状腺几乎全被肿瘤组织取代。临床表现主要为颈前区肿块，质硬、固定，边界不清，常伴有吞咽困难、呼吸不畅、声音嘶哑和颈耳区疼痛等症状，常伴颈部淋巴结转移，血道转移也较常见。

（二）超声表现

1. 结节性甲状腺肿与甲状腺腺瘤

（1）结节性甲状腺肿以多发性结节为主，形态尚规则，边界清晰，无包膜（图 4-3-13）。腺瘤则多以单发为主，边界清晰，有包膜。

（2）内部回声：以混合性回声常见，结节可出现程度不一的出血、坏死及囊性变等。

（3）钙化：结节性甲状腺肿和腺瘤内均可有钙化，通常呈弧形、条状、环状钙化或结节完全钙化，可与甲状腺癌微小钙化相区别。

（4）彩色多普勒超声：结节内可见少许或较丰富的血流信号（图 4-3-14）。

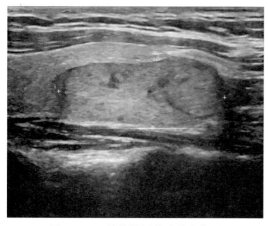
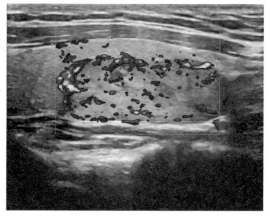

图 4-3-13　结节性甲状腺肿声像图
二维超声显示甲状腺左侧叶下段混合回声结节，实性为主，形态规则，边界清晰

图 4-3-14　结节性甲状腺肿彩色多普勒声像图
彩色多普勒超声显示结节周边及内部可见丰富血流信号

2. 甲状腺乳头状癌（图 4-3-15）

（1）肿瘤结节通常为实性或以实性为主，内部为低回声，部分结节为极低回声，回声低于颈前肌。

（2）病灶呈浸润性生长，无包膜，超声图像多表现为形态不规则，边界不清，边缘毛刺。

（3）结节纵横比＜ 1。

（4）病灶内常伴有微小钙化灶，微钙化由沙砾体形成。

（5）内部血流：小结节内部血流以乏血供或少量血流为主，较大的乳头状癌结节内可见少量血流信号。

（6）超声造影：多表现为不均匀低增强。

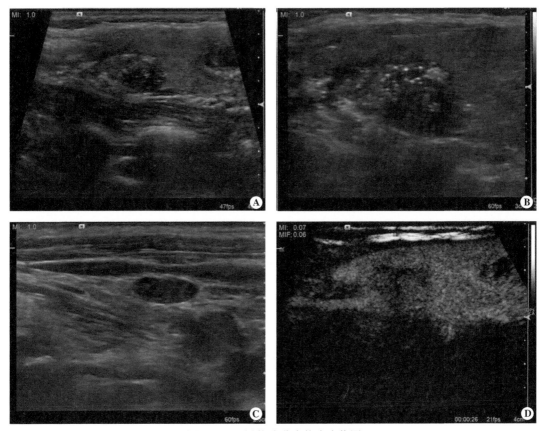

图 4-3-15 甲状腺乳头状癌声像图

A. 二维超声显示甲状腺左侧叶上极见大小约 16mm×11mm 实性低回声结节；B. 形态不规则，边缘毛刺，纵横比＜1，内部可见多发散在细小强光点；C. 左侧叶下极旁可见一个大小约 7mm×4mm 低回声结节，未见淋巴结门结构，内部回声不均匀；D. 超声造影显示甲状腺内低回声结节呈稍低增强

3. 甲状腺滤泡状癌　二维超声显示肿瘤结节多为低回声，形态不规则、边界不清晰。彩色多普勒超声显示结节内血流信号丰富。

4. 甲状腺髓样癌　二维超声显示肿瘤结节为低回声，边界较清晰，包膜不完整，大部分纵横比≤1，结节内可见钙化灶，以粗大钙化较多见，结节内可伴局部囊性变。彩色多普勒超声显示结节内血流较丰富。早期容易发生颈部淋巴结转移。

5. 甲状腺未分化癌　二维超声显示肿瘤结节呈低回声，形态不规则，结节最大径多较大，结节内可见大小不等的钙化灶，可呈沙砾样钙化，也可见粗大钙化。彩色多普勒超声显示结节内部血流信号丰富。本病多伴有甲状腺周围组织侵犯及颈部淋巴结转移。

（三）鉴别诊断

腺瘤多为单发，呈囊实性，其与结节性甲状腺肿在病理学上的区别在于前者有完整的包膜结构，而后者没有。

甲状腺乳头状癌结节多呈实性低回声，纵横比≥1，边缘毛刺，结节内的微钙化对甲状腺癌的诊断准确率高。

甲状腺滤泡状癌和腺瘤声像图特征与结节性甲状腺肿存在重叠，且组织学上对滤泡状肿瘤良恶性鉴别尚存在争论，故甲状腺滤泡状癌易误诊为结节性甲状腺肿或甲状腺滤泡状腺瘤，病理诊断主要依靠观察结节是否有包膜浸润和血管侵犯。

绝大部分滤泡状腺瘤内部多呈高回声或等回声。结节由大小不等的滤泡组成，内充满黏稠胶状物，由于胶质与滤泡上皮声阻抗差大，形成较复杂的反射界面，所以内部回声多呈等至高回声；结节钙化对结节性质的判定有一定价值，以粗大或环形钙化多见。

（四）临床价值

1. 乳头状癌 对于典型的乳头状癌，超声的诊断符合率可高达 90% 以上。

2. 滤泡状癌 虽然 FNA 是鉴别良恶性甲状腺结节的有效方法，但 FNA 对滤泡状癌和滤泡状腺瘤鉴别较困难，需依赖术后病理观察肿块对血管和包膜的侵犯，从而进行鉴别。超声对该病诊断准确率不及乳头状癌。

3. 髓样癌 发病年龄轻，手术后易复发，预后较差。髓样癌容易发生颈部淋巴结转移，因此术中需要对颈部淋巴结进行清扫。如能术前诊断髓样癌，其对临床医师选择术式有很大帮助。

4. 未分化癌 临床表现多样，可有以下几种：①发病前并无甲状腺肿大，而突然发生颈部肿瘤，肿块硬实、表面凹凸不平，边界不清，活动度差，且迅速增大；②甲状腺肿大、声音嘶哑、呼吸困难、吞咽障碍，且伴远处转移；③发病前已有多年的甲状腺肿大，而突然增大，且肿块变硬；④曾诊断为分化型甲状腺癌，但未经治疗，经一段时间后，肿块迅速增大，且有区域淋巴结肿大。甲状腺内较大且形态不规整实性结节合并被膜、周围肌肉组织侵犯者，要注意有甲状腺癌尤其是未分化癌的可能。

【案例 4-3-2】 男性患者，31 岁，因"2 天前左颈部可触及肿块"来院就诊。既往有甲状腺多发结节病史。甲状腺超声声像图见图 4-3-16。

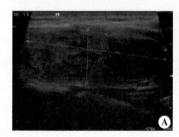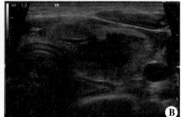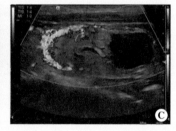

图 4-3-16 甲状腺左侧叶声像图

问题 1：请描述超声声像图特征是什么？

答案与解析：二维超声显示甲状腺腺叶内见混合回声结节，纵横比＜1（图 4-3-16A）；结节边界欠清，内部回声中等偏强，内可见无回声区（图 4-3-16B）；彩色多普勒超声显示结节周边或内部可见迂回的分支状彩色血流（图 4-3-16C）。

问题 2：根据上述超声图像特征诊断为何种甲状腺疾病？并简述该类疾病有何超声声像图特点？

答案与解析：根据上述超声图像特征考虑诊断为结节性甲状腺肿。结节性甲状腺肿的特征性超声表现如下：甲状腺呈不同程度的不规则非对称性增大，实质回声增粗，分布不均，内见多个结节回声（单发少见），结节边界不清，内部回声多为中等偏强，也可为低回声，分布不均匀，结节内可见不规则无回声区，结节周围无正常甲状腺组织。彩色多普勒超声显示结节周边或内部迂回的分支状彩色血流。

【案例 4-3-3】 男性患者，28 岁，既往体健，无特殊家族病史。因"声音嘶哑 2 个月"来院检查。甲状腺超声声像图见图 4-3-17。

问题 1：根据上述超声图像特征，结合临床表现，考虑该患者甲状腺结节性质如何？

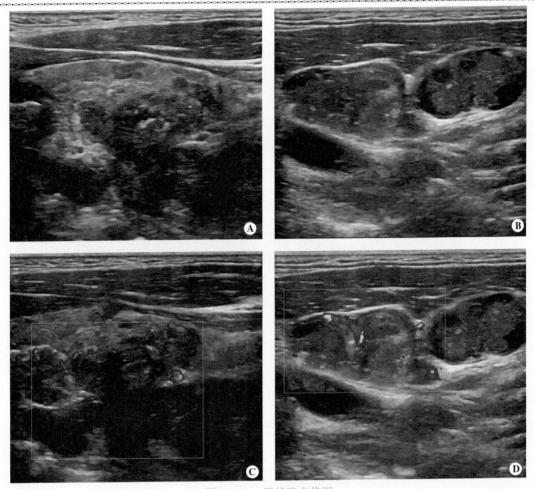

图 4-3-17 甲状腺声像图

A. 二维超声显示甲状腺左侧叶—不均质低回声结节，边界不清，形态不规则，内部见散在沙砾样强回声，结节突破甲状腺后被膜向腺体外生长；B. 左颈侧区可见多个大小不等的低回声结节，内部可见多个小片状无回声区，实性部分可见散在沙砾样强回声；C. 彩色多普勒超声显示甲状腺结节内部血流信号分布不均；D. 颈侧区结节内可见较丰富血流信号

答案与解析：该病例甲状腺病灶具备恶性结节的诸多特征，如形态不规则，边界不清，内部回声不均匀，多发微小钙化灶，肿块突破甲状腺被膜并与周围组织界线不清。故该病例考虑为甲状腺癌。术后病理证实为甲状腺未分化癌。

问题2：甲状腺癌颈部淋巴结转移的超声图像特征有哪些？

答案与解析：甲状腺癌颈部淋巴结转移的超声图像特征如下：二维超声显示受累淋巴结增大、融合，淋巴结门消失，纵横比＞0.5，内部出现微小钙化灶或高回声团块及液化坏死区。彩色多普勒超声显示受累淋巴结内血流信号丰富、紊乱。

六、甲状旁腺疾病

（一）病理与临床

　　甲状旁腺疾病主要包括甲状旁腺增生和甲状旁腺肿瘤。甲状旁腺增生可分为原发性增生及继发性增生两类。甲状旁腺肿瘤临床较少见，主要包括腺瘤、腺癌和囊肿3种病理类型，其中囊肿和腺癌罕见。甲状旁腺腺瘤多有完整包膜，外观呈红褐色，质软，光滑，表面可见小的结节。

　　甲状旁腺腺瘤及腺癌均可引起原发性甲状旁腺功能亢进，高血钙是发现甲状旁腺功能亢进的首要指标,而甲状旁腺激素水平是确定甲状旁腺功能亢进的直接证据。

(二)超声表现

1. 甲状旁腺增生 多呈多发病灶,常累及双侧甲状旁腺,二维超声显示腺体增大呈梭形、圆形、椭圆形或分叶状,与甲状腺组织分界清,内部回声以低回声为主。彩色多普勒超声显示其内点线状血流信号(图 4-3-18)。

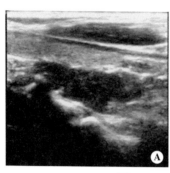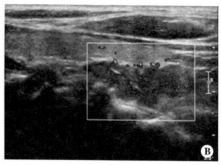

图 4-3-18 甲状旁腺增生声像图

A. 二维超声显示甲状腺右侧叶下极背侧可见大小约 15.1mm×8.7mm 低回声结节,形态尚规则,内部回声低于甲状腺组织,与甲状腺组织分界清;B. 彩色多普勒超声显示结节内部可见少量血流信号

2. 甲状旁腺腺瘤 单发多见,很少多发或累及双侧,二维超声显示甲状旁腺区的均质低回声结节(低于甲状腺组织),形态多为近圆形,边界清晰,与甲状腺组织分界尚清,中心可有蜂窝状无回声或不规则液性无回声区,彩色多普勒超声显示低回声,内见丰富条带状或杂乱血流信号(图 4-3-19)。

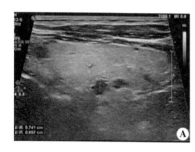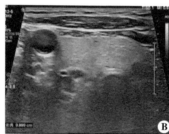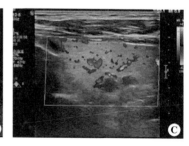

图 4-3-19 甲状旁腺腺瘤声像图

A、B. 二维超声显示甲状腺左侧叶下极背侧可见大小约 8.9mm×7.4mm×6.6mm 低回声团块,形态欠规则,结节内部回声低于甲状腺组织,与甲状腺组织分界尚清;C. 彩色多普勒超声显示低回声团块内未见明显血流信号

3. 甲状旁腺腺癌 肿瘤生长迅速,常呈分叶状,呈侵袭性生长,向周边组织浸润。

(三)鉴别诊断

甲状旁腺腺瘤容易与部分位于甲状腺下极且位置较深的结节性甲状腺肿相混淆,但是结节性甲状腺肿多呈囊实性,其中心部分可有坏死液化区,与甲状腺分界不清。彩色多普勒超声显示液化区内无血流信号。此外,结节性甲状腺肿的各项实验室检查多正常。

(四)临床价值

甲状旁腺肿瘤病灶常比较小,位置深且不恒定,可多发,超声检查很容易漏诊。另外,超声检查时还须注意与中央区淋巴结及外生性甲状腺肿瘤相鉴别。

自我检测

4-3-1. 简述甲状腺的大体解剖。

4-3-2. 简述甲状腺常见疾病超声特征。

4-3-3. 甲状腺滤泡分泌的胶体结晶与微小钙化的鉴别要点是什么？

（周　平）

第四节　乳　腺

一、解剖概要

成年女性乳腺呈半球形，位于第 2～6 前肋浅筋膜浅层与深层之间，内起自胸骨旁线，向外可达腋中线。乳腺组织由 15～20 个腺叶构成，通过输乳管与乳头相连，每个腺叶又可分为 30～80 个乳腺小叶。乳腺小叶是构成乳腺的基本单位，由小叶内末梢导管、腺泡和小叶内间质组成。末梢导管和小叶共同构成的末梢导管小叶单位（terminal ductal-lobular unit，TDLU），是各种乳腺增生性疾病和乳腺癌的主要发生部位。乳腺腺叶和输乳管都以乳头为中心，呈放射状排列，脂肪与结缔组织充填于乳腺腺叶与输乳管之间。乳腺腺叶间结缔组织中有许多与皮肤垂直的纤维束，一端与皮肤和浅筋膜浅层相连，一端连于浅筋膜深层，称为乳腺悬韧带或 Cooper 韧带。

乳腺结构随着年龄、激素水平、生理情况变化而有所不同：①青春期，在雌激素的作用下，乳腺导管及间质增生，导管扩张并分支增加，最后形成小叶；②性成熟期，乳腺随月经周期而发生变化；③妊娠期，体内雌激素和孕激素的分泌量显著增加，乳腺导管进一步增长，腺泡开始发育。妊娠后期，腺泡细胞开始有分泌活动，管腔内出现分泌物；④哺乳期，乳腺受催乳素的作用开始分泌乳汁；⑤绝经后期，雌激素影响减弱，腺体随之退化，代之以结缔组织。

二、超声检查方法及正常声像图

（一）患者准备

患者无须特殊准备。如果怀疑乳腺增生症，最好在月经干净后 1 周进行检查。检查前应避免进行乳腺导管造影和穿刺活检，以免充盈对比剂和出血干扰，影响诊断。

（二）探查体位

仰卧位是最常采用的体位，嘱患者双手上举至头顶，充分暴露乳腺及腋窝等部位。检查乳腺外侧象限时，可调整为面向对侧的半侧卧位；检查乳腺下象限时，若乳腺较大或松弛，可用手向上托起腺体。

（三）仪器

乳腺检查常规使用彩色多普勒超声诊断仪，一般选用 7.5～12.0MHz 的高频线阵探头。若肿块位置较表浅（距皮肤＜1cm），可提高探头频率，或在皮肤与探头之间使用多量的耦合剂或耦合剂垫，增加皮肤与探头的距离。而对于乳房硕大、乳腺肿块较大（4cm 以上）或多发、弥漫性的病变，由于高频探头的有效长度多＜4cm，无法显示病灶的完整形态和大小，可先用 3.5～4.0MHz 的线阵探头或凸阵探头进行扫查。通常来说，在满足一定深度超声穿透力的基础上，应尽可能选用最高的频率进行检查，以提高图像的分辨率。

（四）检查方法

以乳头为中心，探头沿顺/逆时针方向由外向内或由内向外呈放射状扫查，每次扫查范围应有重叠，不留空隙，向外需扫查至乳腺结构完全消失处。

发现可疑病灶后，探头轻置病灶表面，对其行横切面、纵切面交叉扫查，确定有无病灶存在，并应用二维超声观察病灶的位置、大小、形态、边界、纵横比、内部回声、后方回声等，使用彩色多普勒和频谱多普勒观察病变部位的血流信号及测量血流参数。

对乳头、乳晕处扫查时，由于乳头、乳晕处组织较为致密，后方回声衰减，可适当增加耦合剂或采用多方位斜切扫查。对于乳头溢液的患者应特别观察乳头本身回声是否均匀，乳头内和乳晕深面有无导管扩张，管壁是否光滑，管腔内有无异常回声，导管内或导管周围有无肿块（图 4-4-1）。

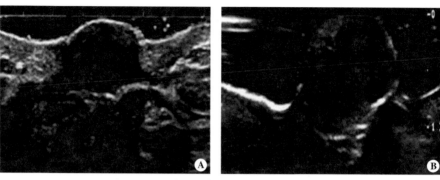

图 4-4-1　适当增加耦合剂来增强乳头的显示
适当增加耦合剂的使用，并减少探头的压力，可以更好地观察乳头的结构
A. 正常乳头；B. 乳头增大，病理证实为黏液癌

最后，还应探查双侧腋窝处有无副乳组织、异常淋巴结及其他病变。

行乳腺超声检查时的注意事项：①检查时需各检查断面相互覆盖，不能有遗漏区域。②检查速度不宜太快，宜匀速滑行。发现可疑病变时，可多切面观察病灶。③探头与皮肤表面尽量垂直，检查时不宜过度加压，以免改变肿块形态、位置等，特别是在检查肿块血流时，加压会使小血管难以显示。④注意肿块的解剖层次，将乳腺肿块与皮肤、皮下脂肪层、胸壁的占位病变相鉴别。

（五）正常声像图

1. 二维超声　高分辨率超声能够清晰地显示乳腺及其周围组织的解剖结构。正常乳腺的声像图由浅入深依次如下：①皮肤，呈弧形强回声带，厚 2～3mm，边缘光滑整齐。在发生创伤、炎症及肿瘤等疾病时，皮肤厚度及形态可发生变化。②皮下脂肪，脂肪组织呈低回声，由条带状高回声分隔。乳腺悬韧带在皮下脂肪层中显示最为清晰，表现为腺体与皮肤间条带状中等回声，其后方回声可衰减。③腺体，因人而异，厚薄不一，因其内分布的乳腺小叶、导管及纤维组织和脂肪的量不同而变化，乳腺小叶和导管呈低回声，而乳腺的脂肪和纤维组织回声高于腺体组织回声。④乳腺后脂肪，位于腺体层深面，表现为低回声，较皮下脂肪层薄。⑤胸壁肌层，胸肌为梭形的均质低回声区（图 4-4-2，图 4-4-3）。

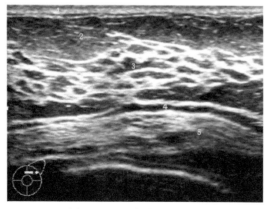

图 4-4-2　正常乳腺声像图
1. 皮肤；2. 皮下脂肪；3. 腺体层；4. 乳腺后脂肪；5. 胸壁肌层

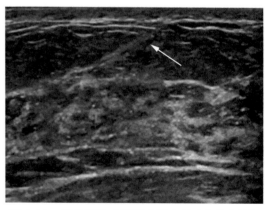

图 4-4-3　正常乳腺声像图（箭头所示为乳房悬韧带或 Cooper 韧带）

声像图显示乳头为均匀的中等回声，向外凸出，其后方常伴有声影。声影主要是由乳头的结缔组织和乳晕下导管周围组织引起。

2. 多普勒超声　采用高频超声探头检查时可显示正常乳腺的血管。乳腺血管从乳腺的深面向皮下组织的方向走行，在皮下脂肪层内常可见乳腺血管与乳腺悬韧带的走行方向平行。腺体内血流信号稀少，可见稀疏点状或条状血流信号，乳头附近的血流信号最丰富。

正常成年女性乳腺按生理状态可分为青春期、性成熟期、妊娠期、哺乳期及老年萎缩期，因各期腺体组织与脂肪组织比例不一，声像图表现不尽相同。

三、乳腺增生症

（一）病理与临床

乳腺增生症（mazoplasia）是最常见的乳腺疾病，好发于 20～50 岁的妇女，其发生的原因主要是内分泌激素失调。其通常表现为月经来潮前乳房胀痛，可扪及大小不等的结节，呈条索状、沙砾样改变，有压痛，月经过后症状缓解。其基本病理表现为乳腺上皮和纤维组织增生，表现为乳腺小导管增生、扩张形成囊腔，导管及腺泡周围纤维组织增生及淋巴细胞浸润。

（二）超声表现

1. 二维超声（图 4-4-4）

（1）乳腺腺体增厚，回声增强，结构紊乱，一般为双侧对称。

（2）乳腺腺体内可见多个大小不等无回声区，可为圆形、椭圆形、长条形，边界清，后方回声增强。

（3）乳腺腺体内有时可见多个大小不等的中等或低回声实性结节，圆形或椭圆形，边界欠清，彩色多普勒检查时常无血流信号显示。

（4）可出现细小的点状钙化。

2. 多普勒超声　无特异性征象，与正常乳腺腺体相似。

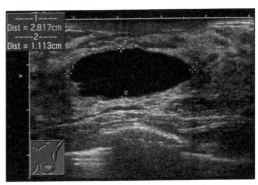

图 4-4-4　乳腺增生伴囊肿形成
乳腺腺体内可见无回声区，其呈椭圆形，边界清，壁薄，后方回声增强

（三）鉴别诊断

乳腺增生症的患者若临床表现不典型，没有明显的月经前乳房胀痛，仅表现为乳房肿块，特别是单侧单个、质硬的肿块，需要与乳腺纤维腺瘤及乳腺癌相鉴别。乳腺纤维腺瘤的肿块大多边界清楚，活动度大，质地较韧，肿块的大小形状不因月经周期而发生改变。增生结节在与乳腺癌相互鉴别时需注意，增生结节好发于中青年女性，肿块生长缓慢，质地一般较软，与皮肤及周围组织无粘连。而乳腺癌好发于中老年女性，可在短时间内迅速增大，活动度差，形状不规则，呈浸润性生长，另外增生结节一般无血流信号显示，而乳腺癌内常可探及丰富的血流信号，血流频谱呈高阻力型。

（四）临床价值

对于因乳房胀痛来就诊的患者，超声因其便捷、无创，是首选的影像学检查方法，超声可以帮助明确是否有病灶存在，鉴别病灶的性质，同时对发现的病灶可进行引导穿刺或定期随访。

四、乳腺纤维腺瘤

（一）病理与临床

乳腺纤维腺瘤（breast fibroadenoma）是一种良性肿瘤，通常是乳腺对内分泌激素（雌激素）发生局部反应的结果，多见于小于 30 岁的青年女性。其通常表现为无痛、实性、边界光滑的结节，活动度好。肿瘤大多单发，也可多发，或双侧同时发生。乳腺纤维腺瘤是由上皮组织和纤维组织两种成分形成，大体病理表现为肿瘤呈实性，质地较硬，呈圆形、椭圆形或分叶状，常有完整的包膜。腺体成分较多者质地软，呈浅红色，纤维成分较多者质硬，呈白色。病程长的纤维腺瘤可发生玻璃样变、黏液变性或钙化。

（二）超声表现

1. 二维超声　肿块呈圆形、椭圆形或分叶状，横径＞纵径，边界清楚，有纤细的包膜回声，内部回声均匀，与腺体相比呈低回声，后方回声无衰减。极少数结节内可见粗大的强回声斑和液性暗区，部分肿块可见侧方声影，探头加压时可变形（图 4-4-5A ）。

2. 多普勒超声　彩色多普勒超声显示纤维腺瘤呈无血流或少血流型，血流一般分布在肿物周围，走行及形态均规则（图 4-4-5B ），脉冲多普勒可探及低速动脉血流。但纤维腺瘤生长较快时，其也可探及丰富的血流信号。

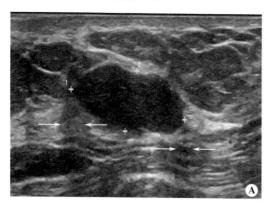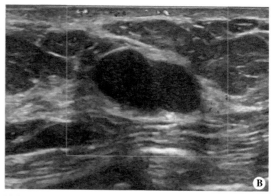

图 4-4-5　乳腺纤维腺瘤声像图

A. 二维超声显示肿块呈椭圆形，横径＞纵径，边界清，内部呈均匀低回声，后方回声稍增强，可见侧方声影（箭头所示）；B. 彩色多普勒超声显示病灶内部未探及明显血流信号

（三）鉴别诊断

多数乳腺纤维腺瘤声像图表现较为典型，结合患者的年龄及临床症状可做出明确诊断。但是部分非典型纤维腺瘤因为组织构成不同，声像图表现也不尽相同，易与其他疾病混淆。本病需注意与乳腺囊肿、乳腺癌相鉴别。典型的乳腺囊肿表现为无回声，后方回声增强，彩色多普勒超声显示内部无血流信号。乳腺癌则表现为浸润性生长，形态不规则，无包膜，边界不清，内部回声不均匀，可探及点状的强回声。

（四）临床价值

超声是本病首选的检查方法。由于通过超声即可准确诊断本病，多数患者可以避免进行其他影像学检查。同时，还可利用超声对病灶进行随访，观察病灶大小和形态的变化。

五、导管内乳头状瘤

（一）病理与临床

乳腺导管内乳头状瘤（breast intraductal papilloma）是发生于乳腺导管上皮的良性肿瘤，从广义上可分为乳晕区的中央型（大导管）乳头状瘤及外周型（末梢导管小叶单位）乳头状瘤。中央型乳头状瘤多见于 40 ～ 45 岁的经产妇，常表现为乳头溢液，溢液可为血性、暗棕色或黄色液体，少数病例可在乳晕区触及肿块。外周型乳头状瘤患者常无明显的临床症状，常因 X 线或超声检查而发现。导管内乳头状瘤的基本病理改变是导管上皮和间质增生，形成有纤维脉管束的乳头状结构。

（二）超声表现

1. 二维超声 典型表现为病变导管囊状扩张呈无回声，内可见乳头状中低回声的实性结节（图 4-4-6A）。部分导管内乳头状瘤声像图与乳腺其他良性肿瘤相同，仅表现为低回声的实性结节，多见于外周型导管内乳头状瘤。

2. 多普勒超声 彩色多普勒超声可见点、条带状的彩色血流进入实性结节内，有时血流信号较丰富（图 4-4-6B）。

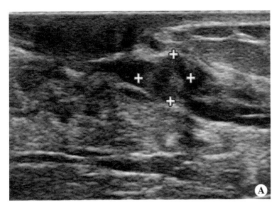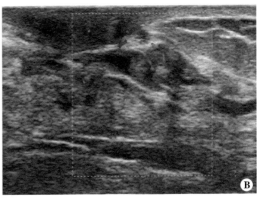

图 4-4-6 乳腺导管内乳头状瘤声像图

A. 二维超声显示导管局部扩张，其内可见乳头状等回声实性结节（测量标所示）；B. 彩色多普勒血流成像显示实性结节内可见血流信号

（三）鉴别诊断

导管内乳头状瘤需与乳腺增生症相鉴别，后者也可见导管扩张，但通常导管内无乳头状实性结节。较大的导管内乳头状瘤应与导管内癌相鉴别，两者均有乳头溢液，扩张的导管内可见中等回声肿块。但导管内癌体积一般较大（> 2cm），形态不规则，肿块附着处导管壁较厚、不规则，回声降低、不均匀，肿块内血流信号丰富，可检出高速高阻动脉血流频谱。

（四）临床价值

超声诊断导管内乳头状瘤的灵敏度要高于乳腺 X 线检查，因此对于乳头溢液来诊的患者，超声是首选的影像学检查方法。对于超声未发现明显病灶的患者，可进一步行 MRI 检查、乳头溢液的细胞学检查、乳管镜或乳腺导管造影检查。

六、乳 腺 炎

（一）病理与临床

乳腺炎多发生于哺乳期妇女，尤其是初产妇，也可见于其他年龄妇女。病因主要是细菌通过伤口或乳头裂缝进入导管。乳腺导管阻塞是一个主要的易感因素。临床表现为不同程度发热，患处乳腺红肿热痛、乳腺肿块、患侧腋下淋巴结肿大及白细胞计数升高。

（二）超声表现

1. 二维超声 乳腺炎初期，病变区域腺体增厚，受累局部可见不规则低回声区，与正常腺体界线不清，内部回声不均，探头加压局部有压痛。脓肿形成早期，液化不完全，病灶边界较清楚，脓肿壁厚而不光滑，内部为液性暗区，其内可见细密光点回声，后方回声增强，探头加压可见光点浮动。脓肿完全液化后，内部呈无回声，透声不佳。病变所在部位皮肤增厚、水肿，皮下及病灶周围组织回声增高（图 4-4-7）。慢性乳腺炎期，病灶大小不一，多数病灶边界不清，当脓肿内液体吸收不全时，病灶可表现为混合存在回声不均的低回声、无回声；少数较小的病灶可自行完

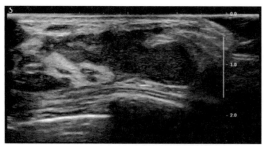

图 4-4-7　急性化脓性乳腺炎

病灶呈囊实性，形态不规则，内部回声不均，可见细密光点

回声、病变处皮肤增厚、水肿，皮下组织回声增高

全吸收，被瘢痕所替代，形成边界不清的中低回声结构，后方回声衰减，此时较难与乳腺癌相鉴别。患侧淋巴结有时增大，表现为椭圆形，边界清，皮髓质分界清，皮质均匀增厚。

2. 彩色多普勒超声　急性炎症期脓肿周边、脓肿内尚未完全液化的实性部分可见较为丰富的血流信号显示，流速增快。

（三）鉴别诊断

乳腺炎不同时期的声像图表现需要与乳腺囊肿、乳腺血肿及乳腺癌相鉴别。乳腺囊肿常表现为边界清楚的肿物，呈椭圆形，壁薄而均匀，内部呈无回声，后方回声增强，彩色多普勒超声显示病灶内部无明显的血流信号。乳腺血肿患者多有外伤史。急性乳腺炎还需要与炎性乳腺癌相鉴别，鉴别要点：①急性乳腺炎早期多发生在乳腺某一区段，而炎性乳腺癌的癌细胞广泛浸润皮肤网状淋巴管，所以病变累及大部分乳房，皮肤呈"橘皮"样外观；②炎性乳腺癌乳房内可触及巨大肿块，皮肤红肿范围更广，但局部压痛及全身中毒症状均较轻。

（四）临床价值

超声是诊断乳腺炎性疾病最常用的影像学检查方法。在使用超声来诊断急性乳腺炎和乳腺脓肿的过程中，必须紧密结合临床，包括病史、患者的症状和体征及相关实验室指标。除了正确诊断乳腺炎性疾病外，超声还可以帮助判断有无脓腔形成，脓腔大小、范围及脓肿是否为多发，也可对保守治疗的患者进行随访、观察疗效，对脓腔较大的患者行超声引导下抽液。

七、乳腺癌

（一）病理与临床

乳腺癌是起源于乳腺上皮的恶性肿瘤，最常起源于末梢导管-小叶单位的上皮细胞。世界卫生组织（WHO）将乳腺癌分为三大类：非浸润性癌、浸润性癌和特殊癌。乳腺癌是我国女性发病率最高的恶性肿瘤，以每年 3% 的速度增长。研究表明，中国女性乳腺癌发病峰值早于西方女性，为 45 ～ 55 岁。临床上 80% 的患者因自检或体检发现乳房肿物来诊。乳腺癌的典型体征：①触及乳房肿物，肿物常为单发，质地较硬，边界不清，活动度差；②乳头溢液，多为血性；③皮肤改变，肿瘤生长的过程中浸润浅筋膜或 Cooper 韧带，使其缩短，从而使肿块处皮肤出现凹陷，称为"酒窝征"，另外癌细胞侵犯皮下淋巴管，淋巴回流受阻可致皮肤水肿，但毛囊处皮肤不会随之水肿，容易造成乳房表面凹陷，似橘皮一样，称为"橘皮征"；④乳头回缩；⑤腋窝、锁骨上区淋巴结肿大。

（二）超声表现

1. 二维超声（图 4-4-8）

（1）方位：多发生于外上象限或中心区乳晕附近。

（2）大小：病灶大小不一，可小至数毫米，大者可累及整个乳房。

（3）形态：多无明显包膜，呈不规则形，其可能的原因为癌细胞释放大量溶酶体促使癌细胞向周围组织浸润，呈蟹足样生长。

（4）生长方向（纵横比）：乳腺癌多呈纵向生长，即纵横比＞1（纵径＞横径），指肿物生长不平行或垂直于乳腺腺体的方向，以小乳腺癌明显。

（5）边缘：乳腺癌的边缘多不完整，可表现为模糊、毛刺、细分叶、成角等征象。模糊，即肿物与周围组织之间没有明确的边界；毛刺，即从肿物的边缘伸出的锐利的细线；细分叶，肿物的边缘形成齿轮状的起伏；成角，病灶边缘的部分或全部形成锋利的角度，通常为锐角。

（6）内部回声：癌灶内部回声与乳腺腺体、脂肪组织相比，多呈明显的低回声。病灶较小时，病灶可表现为均匀的低回声，而较大病灶可能因合并出血坏死而出现囊性成分，表现为不规则的无回声区。

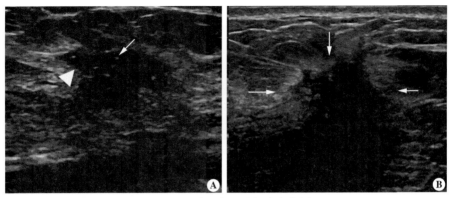

图 4-4-8　乳腺癌二维超声声像图

A. 肿物形态不规则，边缘不完整，可见成角（三角形所示），病灶内部可见散在的强回声点（箭头所示）；B. 肿物形态不规则，边界不清，周边可见厚薄不均的强回声晕环绕（箭头），病灶后方回声衰减

（7）后方回声：乳腺癌病灶可伴有肿块后方回声衰减。

（8）钙化：微钙化是乳腺癌的典型改变，几乎 50% ~ 55% 的乳腺癌伴有微钙化。微钙化是在组织坏死的基础上产生的钙盐沉积，高频超声能够清晰显示低回声肿块中的微钙化，多表现为直径范围 < 1mm 的点状强回声，呈簇状分布，其后方无声影；也可以表现为癌灶内稀疏散在针尖样钙化或仅见钙化而无明显肿物。

（9）周围组织改变：①皮肤改变，侵及皮肤时可出现皮肤增厚（厚度 > 2mm）；②压迫或浸润周围组织，癌灶可以超出腺体层，侵入脂肪层或胸肌层；③结构扭曲，癌灶周围正常解剖结构破坏；④ Cooper 韧带受累：Cooper 韧带变直、增厚、中断；⑤癌灶周围出现乳管扩张。

（10）淋巴结：可伴有同侧腋窝、锁骨上区及内乳区淋巴结肿大。肿大的淋巴结多呈低回声，单个或多个，大小不等，呈类圆形，淋巴结门偏心或消失。淋巴结血流丰富，流速增快（图 4-4-9）。

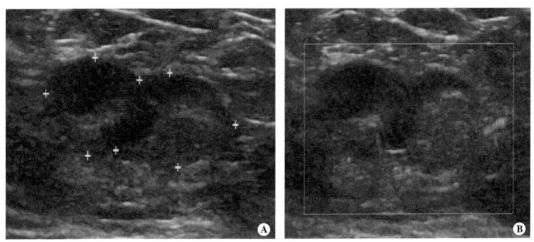

图 4-4-9　乳腺癌腋窝淋巴结转移声像图

A. 二维超声显示乳腺癌患者患侧腋窝探及多枚肿大淋巴结（游标所示），相互融合，淋巴结皮质增厚，淋巴结门偏心；B. 彩色多普勒超声显示淋巴结内偏心性血流信号（正常淋巴结内血流分布为对称性）

2. 多普勒超声

（1）彩色多普勒超声：大多数乳腺癌血供丰富，肿瘤体积越大，组织分化越差，血流越丰富。且血流形态不规则，血管增粗、走行迂曲、杂乱分布，失去正常的树枝分支结构（图 4-4-10A）。

（2）频谱多普勒：乳腺癌多呈高速、高阻的频谱特点，但是良性、恶性乳腺肿物在频谱多普勒表现上存在一定的重叠，因此 RI、PI、收缩期峰值血流速度（PSV）等并非鉴别良性、恶性乳腺肿物的有效测量参数（图 4-4-10B）。

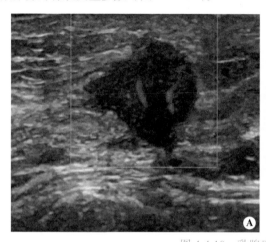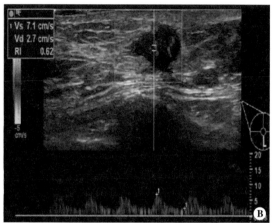

图 4-4-10　乳腺癌多普勒超声声像图

A. 彩色多普勒显示肿块内血流丰富，且血流粗细不均、走行迂曲；B. 频谱多普勒探及高速、高阻的动脉血流频谱

（三）鉴别诊断

乳腺癌的超声表现多种多样，不同阶段、不同分化程度、不同病理类型的病灶声像图不同，因此乳腺良恶性疾病的鉴别是乳腺超声诊断的重点，也是难点。在临床诊疗工作中，应首先询问患者的年龄和病史，乳腺良性疾病多见于中青年女性，而乳腺癌多发于中老年女性，乳腺良性病灶生长速度多较缓慢，有较长的病史，而乳腺癌多在短期内迅速增大。其次对患者的双侧乳腺进行详细的超声检查，扫查有无可疑病灶，对发现的可疑病灶从形态、生长方向、边缘、内部回声、后方回声、是否伴有钙化、血流是否丰富及血流的形态和速度进行分析，仔细寻找是否有恶性征象（表 4-4-1）。如果病灶没有明显的恶性征象，形状为圆形或椭圆形，边界清晰，内部回声均匀，彩色多普勒超声无血流信号，则考虑为良性可能性大，可建议随访。而对于仅使用超声检查难以鉴别的病灶，可建议超声引导下穿刺活检帮助诊断。

表 4-4-1　乳腺良恶性肿瘤的超声诊断要点

诊断点	乳腺良性肿瘤	乳腺恶性肿瘤
形态	形态规则，圆形或椭圆形	大多数呈不规则形，少数为类圆形
纵横比	纵横比＜1	纵横比＞1
边界	边界清楚，多数可见包膜样回声	边界不清，无包膜回声
边缘	边缘完整	边缘不完整，可见模糊、成角、细分叶、毛刺
内部回声	多为低回声，内部回声均匀或不均匀，部分可见粗大的钙化	多为低回声，分布不均匀，部分可见微钙化
后方回声	后方回声多增强	后方回声多衰减
侧方声影	可见	无
皮肤或乳头	无明显变化	乳头可凹陷，皮肤可呈"橘皮征""酒窝征"
活动度	活动度可	活动度差
淋巴结转移	无	可有同侧腋窝、锁骨上区及内乳区淋巴结转移，极少数可转移至对侧
彩色多普勒	部分肿物内部无血流信号，部分肿物内部可见血流信号，但以点状或短棒状血流信号多见	多数肿物内部可见血流信号，血流粗细不均，走行迂曲
脉冲多普勒	动脉频谱一般为低阻力型，RI＜0.7	动脉频谱一般为高阻力型，RI＞0.7

（四）临床价值

乳房 X 线照相术（mammography）是目前国内外指南推荐的有效的乳腺癌筛查手段，其对于微小钙化的检出具有较高的价值。但是随着乳腺密度的增加，其敏感度逐渐降低，并且因其具有辐射性，并不适用于年轻女性、妊娠期或哺乳期妇女。随着超声技术的提高，超声在乳腺癌筛查与诊断中的价值逐渐得到国内外认可。目前认为乳房 X 线照相术在显示钙化方面优于超声，而超声可以对肿块型病灶进行更好的显示，临床使用时应将两者进行结合。

八、乳腺影像报告和数据系统分类解读

为了规范乳腺病灶描述，促进报告标准化，1992 年美国放射学会（American College of Radiology，ACR）发表了乳腺影像报告和数据系统（breast imaging reporting and data system，BI-RADS），规范了乳腺 X 线报告的语言，在放射科医师与临床医师之间架起了一座沟通的桥梁。2003 年 ACR 推出了 BI-RADS 指南的第 4 版，在原有的基础上增加了超声和 MRI 的相关内容，降低了超声检查的操作者依赖性，提升了乳腺超声的临床地位。2013 年 ACR 对上一版指南进一

步完善，推出了第 5 版 BI-RADS 指南。为了方便管理，BI-RADS 指南将乳腺病灶按照恶性风险程度分为 0～6 类（表 4-4-2），具体如下。

1. 0 类（category 0）　评估不完全（incomplete），需要结合其他影像学检查或与前次检查进行对比。

管理建议：需要召回（recall）并补充其他影像学检查（如乳腺 X 线检查）以进一步评估，或与前次检查进行比较，再对病灶进行分类。

2. 1 类（category 1）　阴性（negative），恶性风险为 0。双侧乳腺超声无异常发现（图 4-4-11），如无肿块、无结构紊乱、无皮肤增厚、无异常钙化等。

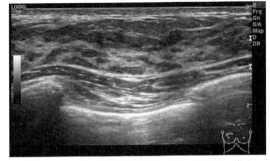

图 4-4-11　正常乳腺声像图（BI-RADS 1 类）
乳腺无异常发现、无肿块、无结构紊乱、无皮肤增厚、无异常钙化等

管理建议：按照年龄常规筛查。

3. 2 类（category 2）　良性（benign），恶性风险为 0。超声检查中未发现恶性征象的病灶，可将其分为 BI-RADS 2 类。例如：①单纯性囊肿（图 4-4-12A）；②乳腺内淋巴结（图 4-4-12B）；③术区积液（图 4-4-12C）；④乳腺假体（图 4-4-12D）；⑤连续随访至少 2～3 年后无明显改变的复杂性囊肿（图 4-4-12E）或乳腺纤维腺瘤（图 4-4-12F）。

管理建议：按照年龄常规筛查。

4. 3 类（category 3）　可能良性（probably benign），0＜恶性风险≤2%。例如：①实性肿物，边缘完整，椭圆形，平行生长（纤维腺瘤可能性大）；②不能触及的复杂性囊肿或簇状小囊肿（图 4-4-13）。

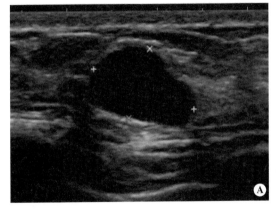

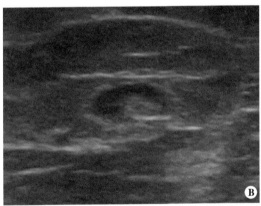

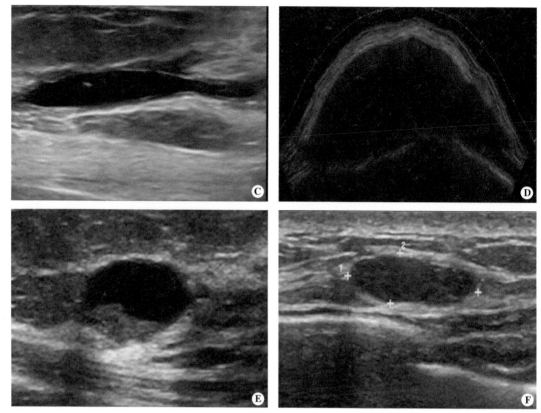

图 4-4-12　BI-RADS 2 类乳腺声像图

A. 乳腺单纯性囊肿；B. 乳腺内淋巴结；C. 乳腺局部肿物切除手术，术区区积液；D. 乳腺隆胸术后，在腺体深面可见假体声像；E. 乳腺
复杂性囊肿，即囊肿内含有碎屑成分，通常表现为均匀、壁薄、不含实性成分的低回声，在实时扫查中，病灶随着患者位置改变
出现缓慢的分层；F. 乳腺纤维腺瘤

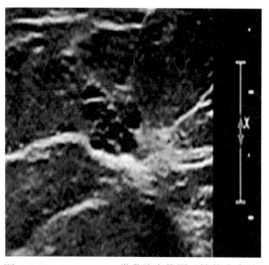

图 4-4-13　BI-RADS 3 类乳腺声像图（簇状小囊肿）

簇状的无回声灶，每个病灶＜3mm，病灶之间距离＜0.5mm

管理建议：短期随访（6 个月）。

5. 4 类(category 4)　可疑恶性(suspicious)，2%＜恶性风险＜95%，不具备典型良性（BI-RADS 3 类）或典型恶性（BI-RADS 5 类）超声征象的实性肿物均归在这一类。根据恶性风险的不同，又进一步分为 4A、4B、4C 类：① BI-RADS 4A 类（low suspicion for malignancy），低度可疑恶性，2%＜恶性风险≤10%。病灶倾向于良性，但是具有一些非良性的超声征象，需要活检证实。② BI-RADS 4B 类（moderate suspicion for malignancy），中度可疑恶性，10%＜恶性风险≤ 50%。③ BI-RADS 4C 类（high suspicion for malignancy），高度可疑恶性，50%＜恶性风险＜95%。病灶考虑恶性可能性大，但不具备 BI-RADS 5 类病灶那样典型的征象。

管理建议：组织活检。

6. 5 类（category 5）　高度提示恶性（highly suggestive of malignancy），恶性风险≥95%。对于具有典型恶性征象，但是尚未被病理证实恶性的病灶，可归为 BI-RADS 5 类。

管理建议：组织活检。

7. 6 类（category 6） 活检已经证实为恶性（known biopsy-proven malignancy）。对于活检已经证实为恶性的病灶，行术前影像学评估时，可将病灶归为 BI-RADS 6 类。

管理建议：手术切除。

表 4-4-2 BI-RADS 分类、管理建议及恶性风险

评估分类	诊断	管理	恶性风险
0 类	评估不完全	召回进一步检查	不适用
1 类	阴性	常规筛查	0
2 类	良性	常规筛查	0
3 类	可能良性	短期随访（6 个月）或持续观察	0＜恶性风险≤2%
4 类	可疑恶性	组织活检	2%＜恶性风险＜95%
4A 类	低度可疑恶性	组织活检	2%＜恶性风险≤10%
4B 类	中度可疑恶性	组织活检	10%＜恶性风险≤50%
4C 类	高度可疑恶性	组织活检	50%＜恶性风险＜95%
5 类	高度提示恶性	组织活检	恶性风险≥95%
6 类	活检已证实的恶性肿瘤	手术切除	不适用

【案例 4-4-1】 女性患者，28 岁，自述双侧乳房胀痛来诊，于月经前明显，月经后缓解。

体格检查：患者双侧乳房可扪及大小不等的结节，呈条带状、沙砾样改变，边界清，表面光滑，活动度好。

问题 1：患者首选的影像学检查方法是什么？进行此种影像学检查时应注意什么？

答案与解析：对于因乳房胀痛来诊的患者，超声是首选的影像学检查方法，超声可以帮助明确是否有病灶存在，鉴别病灶的性质（囊性或实性），同时对发现的病灶进行定期随访或引导穿刺。

行乳腺超声检查时的注意事项：①检查时需各检查断面相互覆盖，不能有遗漏区域。②检查速度不宜太快，宜匀速滑行。发现可疑病变时，可多切面观察病灶。③探头与皮肤表面尽量垂直，检查时不宜过度加压，以免改变肿块形态、位置等，特别是在检查肿块血流时，加压会使小血管难以显示。④注意肿块的解剖层次，将乳腺肿块与皮肤、皮下脂肪层、胸壁的占位病变相鉴别。

问题 2：患者进行了超声检查，在右侧乳腺的外下象限探及病灶，见图 4-4-14，可能的诊断及 BI-RADS 分类是什么？

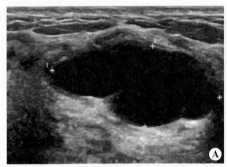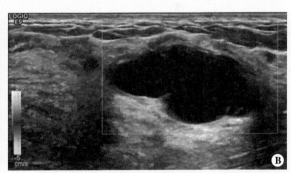

图 4-4-14 右侧乳腺外下象限声像图

答案与解析：患者为青年女性，病史为周期性乳房胀痛，体格检查触及的结节表面光滑、边界清、活动度好。病灶的超声表现为椭圆形、边界清的无回声结节，壁薄，内部透声好，后方回声增强，可见侧方声影（图 4-4-16A），彩色多普勒超声显示病灶内未探及明显血流信号（图 4-4-16B）。综合患者的病史、体格检查及超声表现，考虑此患者为乳腺增生症。该病灶超声表现为单纯性囊肿，依据 BI-RADS 指南，诊断为 2 类。

【案例 4-4-2】 女性患者，43 岁，发现右侧乳头溢液 1 年余，液体为淡黄色。

体格检查：于右侧乳晕区触及一大小约 0.5cm 的小结节，圆形，质软，可推动，轻压此肿物，可见乳头溢出淡黄色液体。

问题 1：对于乳头溢液来诊的患者行超声检查时应注意什么？

答案与解析：对于乳头溢液的患者应特别观察乳头本身回声是否均匀，乳头内和乳晕深面有无导管扩张，管壁是否光滑，管腔内有无异常回声，导管内或导管周围有无肿块。

问题 2：患者行乳腺超声检查（图 4-4-15），其可能的诊断及诊断依据是什么？

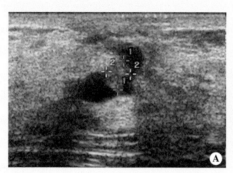
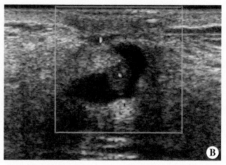

图 4-4-15　右侧乳腺声像图

答案与解析：其可能的诊断为导管内乳头状瘤。具体诊断依据：①患者为中年女性；②有乳头溢液的病史，且液体为淡黄色；③体格检查在乳晕区触及结节，质软，按压肿物可见乳头溢液；④超声表现：患者乳头深面导管囊状扩张，扩张导管内可见实性等回声结节，导管壁尚连续（图 4-4-15A），CDFI 显示等回声结节内探及"短棒"状血流信号（图 4-4-15B）。

【案例 4-4-3】 女性患者，48 岁，3 个月前体检发现右侧乳腺肿物，大小约为 1.3cm×1.0cm，无痛，无乳头溢液，未予以重视，现肿物迅速增大来诊。

体格检查：于患者右侧乳腺外上象限触及一肿物，大小约为 2.0cm×1.9cm，质地较硬，表面不光滑，与周围组织分界不清，活动度差。另右侧腋窝触及多枚淋巴结，质硬，无痛，可被推动。

问题 1：患者行乳腺超声检查，于右侧乳腺的外上象限探及一低回声病灶（图 4-4-16），其可能的诊断及诊断依据是什么？

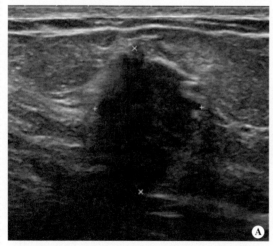
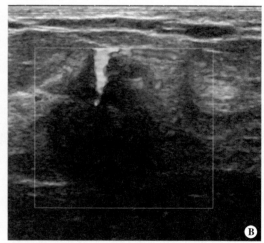

图 4-4-16　右侧乳腺外上象限声像图

答案与解析：其可能的诊断为乳腺癌。具体诊断依据：①患者为中年女性；②肿物短期内迅速增大；③体格检查发现肿物质地较硬，表面不光滑，与周围组织粘连，活动度差；④超声表现，二维超声显示肿块形态不规则，纵横比＞1，边界不清，边缘不完整，可见模糊、成角，内部呈低回声，后方回声衰减，邻近的浅筋膜浅层中断（图 4-4-16A），彩色多普勒超声显示病灶内部可见粗大的供血动脉，粗细不均（图 4-4-16B）。

问题 2：除了全面扫查双侧乳腺，还应扫查哪些区域？

答案与解析：对于可疑乳腺癌的患者，还应对其淋巴引流区域进行扫查，包括双侧腋窝、内乳区及锁骨上区，探测有无异常淋巴结。

问题 3：当病灶累及 Cooper 韧带时，患者可能出现哪些体征？

答案与解析：肿瘤生长的过程中浸润 Cooper 韧带，可使其缩短，从而使肿块处皮肤凹陷，称为"酒窝征"。

问题 4：对患者双侧腋窝进行扫查，于右侧腋窝探及多枚淋巴结，其中较大的一枚见图 4-4-17，其可能的诊断与诊断依据是什么？

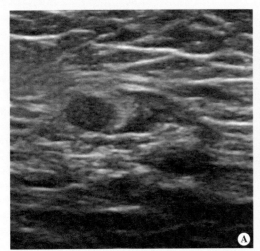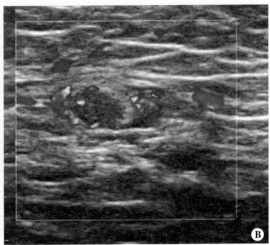

图 4-4-17　右侧腋窝声像图

答案与解析：可能的诊断为转移性淋巴结。诊断依据：①患者有可疑乳腺癌病史；②该淋巴结与可疑恶性的乳腺肿物位于同一侧；③超声表现，二维超声显示受累淋巴结皮质增厚，淋巴结门偏心（图 4-4-17A），彩色多普勒超声探及丰富的混合性血流信号（图 4-4-17B）。

自我检测

4-4-1. 正常乳腺声像图由浅入深的结构是什么？

4-4-2. 乳腺纤维腺瘤的典型超声表现有哪些？

4-4-3. 简述乳腺癌的常见超声表现。

4-4-4. 超声如何鉴别乳腺良性肿瘤、恶性肿瘤？

4-4-5. 简述 BI-RADS 分类及各类的管理建议和恶性风险。

（蒋天安　许　敏）

第五节 浅表淋巴结

一、解 剖 概 要

（一）浅表淋巴结的形态、结构和功能

1. 淋巴结的形态 浅表淋巴结（superficial lymph nodes）是指位于皮肤至深筋膜层之间的淋巴结群。人体浅表淋巴结有将近半数分布在头颈部位，只有少部分分布在腋窝和腹股沟等处。正常淋巴结形态呈圆形或卵圆形，大小不一，其两侧有一侧隆凸，连有输入淋巴管；另一侧凹陷，中央为淋巴结门，输出淋巴结管、神经和血管在此出入。

2. 淋巴结的内部结构 淋巴结由覆盖于表面的被膜及深部的实质组成。被膜由致密纤维性结缔组织和少量散在平滑肌构成，其中结缔组织纤维束排列不规则，部分深入到淋巴结实质内形成纤维组织小梁，构成淋巴结的网状支架。小梁内有血管和神经穿行。

淋巴结实质可分为皮质（cortex）和髓质（medulla）两部分。皮质分为浅层皮质、副皮质区和皮质淋巴窦。靠近被膜的表浅部分为浅层皮质区，大量 B 细胞聚集于此，形成淋巴滤泡，又称非胸腺依赖区；副皮质区位于浅层皮质区与髓质之间，主要由 T 细胞聚集而成，又称胸腺依赖区；皮质淋巴窦位于被膜、小梁与淋巴小结间，窦内有来自输入管的淋巴液。皮质淋巴窦相互连通并与髓质淋巴窦相通。髓质位于淋巴结的深部，由淋巴索和髓质淋巴窦组成。淋巴索又称髓索，其内淋巴组织呈条索状分布，相互交织成网，含大量 B 细胞、浆细胞、少量 T 细胞和巨噬细胞。髓索中央常有由扁平状内皮细胞构成的毛细血管后微静脉通过，是血液中淋巴细胞进入髓索的通道。髓索与髓索间、髓索与小梁间的空隙为髓质淋巴窦，内富含巨噬细胞，可以有效清除淋巴液中的病原体和有害物质（图 4-5-1）。

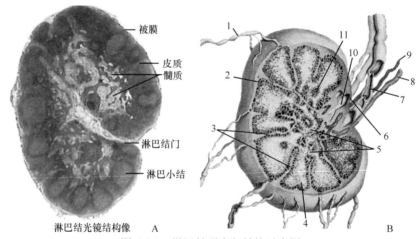

淋巴结光镜结构像 A

图 4-5-1 淋巴结形态与结构示意图

A. 正常淋巴结光镜结构像；B. 正常淋巴结内部结构示意图

1. 输入淋巴管；2. 皮质；3. 小梁；4. 淋巴滤泡；5. 髓窦；6. 淋巴结门；7. 输出淋巴管；8. 静脉；9. 动脉；10. 管腔；11. 髓索

3. 淋巴结的功能 淋巴结的主要功能是滤过淋巴液，产生各种免疫细胞，通过细胞免疫、体液免疫、吞噬细胞等作用，杀伤病原微生物，清除异物，消灭或抑制抗原。当某器官或部位发生病变时，相应部位淋巴结发生细胞增殖等病理变化，导致淋巴结肿大。如果局部淋巴结不能阻止病变扩散，病变可沿淋巴管道向远处蔓延。因此，局部淋巴结肿大，常反映其引流范围存在病变。

（二）浅表淋巴结的部位

1. 头颈部淋巴结 有纵行和环形两链。

（1）头部淋巴结：位于头颈交界处皮下，呈环状排列，常称环形链，主要包括枕前区淋巴结、耳后（乳突）淋巴结、腮腺区淋巴结、下颌下腺淋巴结和颏下淋巴结。所有的环形链淋巴结均回

流至颈外侧的纵行链淋巴结内。

（2）颈部淋巴结：包括颈前淋巴结和颈外侧淋巴结，后者又分浅深两组。因该两群淋巴结均纵行分布，故又称纵行链。根据颈静脉与二腹肌后腹及肩胛舌骨肌的交界，可将颈外侧深淋巴结分为颈深上淋巴结、颈深中淋巴结和颈深下淋巴结。

2. 腋窝淋巴结 位于腋窝内，是上肢最大的淋巴结群，可分为5群，即外侧淋巴结群、胸肌淋巴结群、肩胛下淋巴结群、中央淋巴结群和腋尖淋巴结群（图4-5-2）。除此以外，临床上公认的Berg腋窝淋巴结分组标准以胸小肌内外缘为标志分为3组，超声可实现3组区分。腋下组即第Ⅰ水平，背阔肌前缘至胸小肌外侧缘的淋巴结群；腋中组即第Ⅱ水平，胸小肌外侧缘至胸小肌内侧缘的淋巴结群，包括胸小肌背侧淋巴结及胸大肌、胸小肌间的淋巴结（Rotter淋巴结）；腋上组即第Ⅲ水平，胸小肌内侧缘至腋静脉入口处的淋巴结。其中，腋窝第Ⅱ、Ⅲ水平淋巴结既往被归类为锁骨下淋巴结（图4-5-3）。

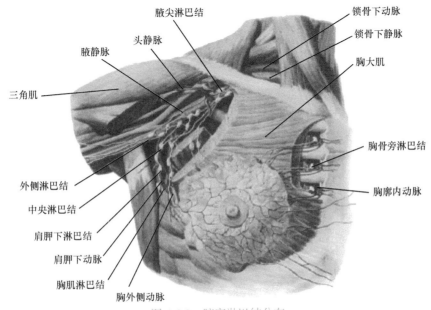

图4-5-2 腋窝淋巴结分布

3. 乳腺区淋巴结 乳腺区淋巴管网极其丰富，该区的淋巴主要通往腋窝淋巴结，部分注入胸腺淋巴结，少数可注入锁骨上淋巴结。乳腺各部淋巴引流大致如下。

（1）乳腺外侧和上部大部分淋巴经胸大肌外侧缘淋巴管引流至腋窝淋巴结，再流向锁骨下淋巴结。

（2）乳腺上部淋巴可不经腋窝直接穿过胸大肌的淋巴管流入锁骨下淋巴结，继而汇入锁骨上淋巴结。

（3）一部分乳腺内侧部淋巴回流至胸骨旁淋巴结，继而引流至锁骨上淋巴结。

（4）乳腺深部淋巴网可与腹直肌鞘及肝镰状韧带的淋巴管相通，从而将乳腺深部的淋巴引流至肝。

（5）乳腺淋巴管网有广泛的吻合，一侧乳腺的淋巴液可流向对侧。

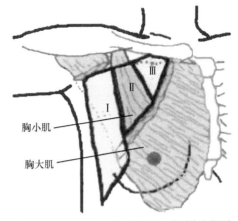

图4-5-3 Berg腋窝淋巴结分组解剖示意图

4. 腹股沟区淋巴结 分为腹股沟浅淋巴结和腹股沟深淋巴结两组。

（1）腹股沟浅淋巴结：位于腹股沟韧带下方股三角内，分上、下两群，上群排列于腹股沟韧带下方并与其平行，下群沿大隐静脉末端纵行排列。腹股沟淋巴结群收集会阴部及下肢的淋巴。

（2）腹股沟深淋巴结：位于股静脉上部附近，收纳腹股沟浅淋巴结和腘窝淋巴结的输出管及下肢深淋巴结的输出淋巴管，其输出淋巴管注入髂外淋巴结。

二、超声检查方法及正常声像图

（一）患者准备

患者一般无须做特殊准备。

（二）探查体位

患者取仰卧位或其他体位，充分暴露受检部位。

（三）仪器

淋巴结检查使用高分辨率的彩色多普勒超声仪，选用频率＞7.5MHz的线阵探头，选择小器官或浅表器官成像模式，适当调节增益，并使聚焦位于靶器官深处，清晰显示淋巴结结构。进行彩色多普勒超声检查时，适当调节频率、血流速度标尺、取样框、灵敏度等，以利于观察淋巴结内血流信号分布。

（四）检查方法

可沿大血管走行方向进行扫查，采用多切面、不同方向扫查，在同一切面上测量淋巴结的长径和短径，并记录。观察淋巴结的形态及内部回声有无异常，有无液化和钙化等，淋巴结间有无融合，同时注意观察病变淋巴结与周围毗邻结构、大血管的关系，是否有压迫、浸润等。

1. **头颈部** 检查头颈部淋巴结时，患者取仰卧位，颈肩部垫枕，充分暴露颈部。检查一侧时，头偏向对侧，先确定颈总动脉和颈内静脉的位置。从颈下部开始，在颈总动脉和颈内静脉之间行纵切、横切扫查。然后探头后移，检查锁骨上窝淋巴结，自下而上在胸锁乳突肌和斜方肌间进行扫查。检查中央淋巴结时，可嘱患者配合做吞咽动作，以观察甲状腺深部淋巴结情况。

2. **乳腺区** 包括腋窝淋巴结和内乳淋巴结。

（1）腋窝淋巴结：检查腋下淋巴结时，嘱患者手臂上举，充分暴露腋窝，沿腋窝血管行横切扫查，并辅以纵切扫查，寻找肿大的淋巴结，然后靠近锁骨下血管，在胸大肌前寻找淋巴结。

（2）内乳淋巴结：可先沿肋间横切扫查，在肋间筋膜与胸膜之间的内乳区处探查淋巴结；在胸骨旁纵切扫查时，左右移动避开血管，探查淋巴结。

3. **腹股沟区** 腹股沟区淋巴结的检查范围约10cm。超声检查时宜嘱患者将下肢略分开，充分暴露腹股沟区和大腿内侧。

（五）正常声像图

1. **二维超声**（图4-5-4） 正常浅表淋巴结类似肾脏，呈"靶样"结构，纵切面呈扁椭圆形或

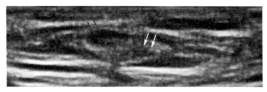

图4-5-4 正常淋巴结二维超声声像图
红色箭头所指均匀低回声为皮质区，主要为皮质和部分髓质；白色箭头所指为淋巴结门，主要为髓窦、结缔组织、脂肪及出入的动静脉

长条形，横切面呈椭圆形，表面光滑，包膜完整呈线状中高回声。中央高回声为淋巴结门，其周围均匀低回声为皮质和部分髓质，超声上习惯称为皮质区。淋巴结门为由髓窦、结缔组织、脂肪及出入淋巴结门的动静脉所形成的高回声结构，与周围软组织相连续。

2. **多普勒超声** 淋巴结动脉血供显示为门部和髓质的细线状或点状彩色血流信号，通常闪烁出现（静脉流速低，其显示率低于动脉），边缘血供不显示。频谱多普勒显示动脉血流为低速低阻型或低速高阻型频谱特征。

3. **浅表淋巴结测量方法及正常参考值** 纵横比又称圆形指数，是指淋巴结最大纵切面上纵径（L）和横径（T）之比。纵横比是超声鉴别肿大淋巴结的主要指标，横径的长短较纵径更有价值，

良性淋巴结多趋向于梭形、长椭圆形，纵横比＞2，恶性淋巴结多趋向于圆形，纵横比＜2。

三、淋巴结良性病变

（一）非特异性淋巴结炎

1. 病理与临床　淋巴结炎是指浅表组织器官免疫性受损或受细菌、病毒等感染导致的相应区域淋巴结发生免疫反应性增生。病理表现为淋巴结充血、水肿，镜下见淋巴细胞、巨噬细胞增生，白细胞尤其是中性粒细胞浸润，主要集结于扩大淋巴窦内，滤泡生发中心增生扩大。急性淋巴结炎主要病理变化是变质和渗出，伴淋巴结内血管管径增大。慢性淋巴结炎早期以渗出或坏死为主，中期以淋巴组织反应性增生为主，后期以血管增生和纤维化为主。

临床表现：急性化脓性扁桃体炎、牙龈炎可引起颈部急性淋巴结炎，口腔内炎症常引起下颌下淋巴结肿大，上肢炎症常引起下腋窝淋巴结肿大，腿部感染或外生殖器感染多引起腹股沟淋巴结炎。由一般炎症所致的肿大淋巴结，表面光滑，无粘连，质地不硬。急性淋巴结炎发病急，肿大淋巴结多有压痛及局部红肿，感染严重者常伴有全身症状，如发热、白细胞计数增高等。慢性淋巴结炎，肿大的淋巴结无或仅有轻微压痛，局部皮肤外观无明显改变。肿大的淋巴结可随相应疾病痊愈而复原。

2. 超声表现

（1）急性淋巴结炎：①淋巴结均匀性增大，呈椭圆形，纵横比＞2，常多发，成串状分布，包膜完整，淋巴结之间无融合。②皮质呈低回声，分布尚均匀，淋巴结存在，呈高回声。③彩色多普勒超声显示淋巴结内血流信号较丰富，沿门部、皮质呈放射状分布或可分布于整个淋巴结。频谱多普勒检测，动脉收缩期峰值血流速度加快，为高速低阻型。④脓肿形成，出现不规则液性暗区，淋巴结门显示不清，彩色多普勒超声显示血流信号主要存在于淋巴结门处，脓肿区无血流信号显示。

（2）慢性淋巴结炎：①淋巴结轻度增大，多呈椭圆形，纵横比＞2，包膜清楚；②内部呈低回声，皮质向心性增厚，皮髓质分界清楚，淋巴结门结构存在；③彩色多普勒超声显示淋巴结内血流信号稀少，主要分布于门部及髓质，频谱显示呈中等阻力型。

3. 鉴别诊断

（1）不同性质淋巴结炎鉴别诊断要点见表 4-5-1。

表 4-5-1　急性淋巴结炎、慢性淋巴结炎及结核性淋巴结炎鉴别要点

	急性淋巴结炎	慢性淋巴结炎	结核性淋巴结炎
病史	多继发于感染	感染源不明	多有结核病史
病程	短，起病急	长，持续数周或数月	长
触痛	明显	无或轻度压痛	无或轻度压痛
部位	多发生在引流区	局部浅表部位	以颈部、支气管、肠系膜淋巴结多见
单发/多发	多发，呈串状	单发或多发	多发，呈串状
融合现象	无	无	常有
二维超声	边界整齐，内为尚均匀低回声	表面欠光滑，内为不均匀低回声，淋巴结门回声明显增高	边界欠规整，内回声较低，可伴强回声、钙化、液化
彩色多普勒超声	血流较丰富，呈放射状，高速低阻型	血流稀少，中等阻力	淋巴结门处点状血流

（2）良性淋巴结炎与恶性淋巴瘤鉴别：见表 4-5-2。

表 4-5-2　良性淋巴结炎与恶性淋巴瘤鉴别要点

	良性淋巴结炎	恶性淋巴瘤
病因	急性或慢性炎性疾病	淋巴瘤或恶性肿瘤
形态	均匀增大，呈椭圆形	短径明显增大，呈圆形

续表

	良性淋巴结炎	恶性淋巴瘤
纵横比	多＞2	多＜2
淋巴结门	存在	早期可存在，晚期移位或消失
皮质结构	呈均匀 "C" 形低回声围绕淋巴结门	向心性或非均匀增宽，回声显著减低；转移性淋巴结皮质回声不均
边界	边界清晰，结核淋巴结炎可呈模糊边界	边界锐利
淋巴结融合	多无	常有
V_{max}	较低	较高
RI	较低	较高

【案例 4-5-1】 男性患者，14 岁，7 天前劳累后出现低热，最高体温达 37.5℃，以午后为著，晚间体温可降至正常，伴畏寒，无寒战，伴盗汗、乏力、食欲减退，无皮肤瘙痒，伴全身肌肉及关节酸痛，无皮疹，有痰不易咳出，无咽痛，无鼻塞、流涕，无腹痛、腹泻，无尿频、尿急、尿痛等伴随症状。颈部可触及数个黄豆大小肿大淋巴结，无压痛，活动度可，未予以重视。1 天前就于门诊查血常规：白细胞 35.09×10⁹/L↑、淋巴细胞 28.77×10⁹/L、中性粒细胞 3.17×10⁹/L↑、淋巴细胞百分比 82.0%↑、中性粒细胞百分比 9.0%↓、血红蛋白 148g/L、血小板 193×10⁹/L、C 反应蛋白＜1mg/L，送血液室分片显示异形淋巴细胞 14%↑。

颈部淋巴结超声见图 4-5-5。

问题：结合临床资料和超声表现，考虑该淋巴结肿大患者为何种疾病？

答案与解析：二维超声显示淋巴结呈椭圆形均匀明显增大，表面光滑，皮髓质结构尚清晰，中心回声增强（图 4-5-5A）。彩色多普勒超声显示淋巴结内血流信号丰富，沿门部、髓质、皮质呈放射状分布（图 4-5-5B）。考虑该患者为急性淋巴结炎。

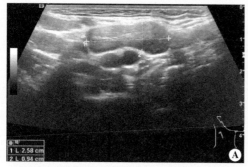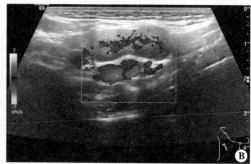

图 4-5-5　案例 4-5-1 颈部淋巴结声像图

A. 二维超声；B. 彩色多普勒超声

（二）淋巴结结核

1. 病理与临床　浅表淋巴结结核主要见于颈部淋巴结，大多数的颈部淋巴结结核是继发于扁桃体、呼吸道的结核，少数继发于肺结核。其病理改变主要以结核结节形成为特征，淋巴结发生干酪样坏死、液化，形成寒性脓肿。临床表现为颈部一侧或双侧多个淋巴无痛性肿大，大小不等，质地较硬，早期症状不典型。晚期皮肤色素沉着，淋巴结相互融合或与邻近组织、皮肤粘连。患者可出现低热、盗汗、消瘦等全身中毒症状等。

2. 超声表现

（1）由于淋巴结结核病理阶段不同，其内部回声及结构多种多样，根据病程特征将声像图分为 5 型。Ⅰ型：淋巴结炎型，声像图表现为多个肿大淋巴结散在分布，内部呈低回声，尚均匀；Ⅱ型：低回声团块型，结节内发生干酪样坏死，内部回声欠均匀，发生淋巴结周围炎时，结节相互融合，毗邻软组织水肿；Ⅲ型：液化型，结节内液化坏死，淋巴结门回声消失，结节内部呈单房或多房囊性团块，其内可见弱回声点；Ⅳ型：寒性脓肿型，结节周围软组织内可见不规则低回声，内部回声不均匀，可呈囊实性，边界欠清，病情继续进展可穿破周围软组织而形成窦道；Ⅴ型：愈合钙化型，结节内可见点状、团状强回声后伴声影。

（2）彩色多普勒：淋巴结内血流信号减少，淋巴结门血管多偏心移位，可见环状包绕血流或断续环状血流信号。干酪样坏死、脓肿区则无血流信号显示。

3. 鉴别诊断

（1）炎性淋巴结：淋巴结体积常有增大，多呈长椭圆形，纵横比＞2，淋巴结门清晰，淋巴结之间无融合，在病灶形态及血流信号方面，炎性淋巴结与结核性淋巴结较为接近，但结核性淋巴结常见无血流信号（表4-5-1）。

（2）恶性淋巴结：好发于青壮年。淋巴结显著增大，多呈类圆形，纵横比＜2。边界清楚，表面较光滑，内部结构分界不清，回声极低（淋巴结门破坏较多），彩色多普勒超声显示血流由淋巴结门部呈"爪样"伸入至结周。

（3）转移性淋巴结：结核性淋巴结的纵横比显著高于转移性淋巴结，V_{max} 及 RI 显著低于转移性淋巴结。

> 【案例4-5-2】 男性患者，51岁，半月余前无明显诱因出现发热不适，最高体温38.0℃，伴畏寒、头痛、咳嗽及咳痰不适，予以青霉素治疗4天半后体温峰值较前下降，但仍有午后低热，体温波动于37～37.5℃。查血常规提示 WBC $4.1×10^9$/L，GR 46.7%，RBC $2.3×10^{12}$/L↓，HGB 71.2g/L↓，予以阿莫西林口服治疗3天后效果欠佳，仍有发热，性质同前。复查血常规白细胞 $2.58×10^9$/L↓，中性粒细胞47.6%，红细胞 $2.48×10^{12}$/L↓，血红蛋白74g/L↓，红细胞沉降率109mm/h↑，口服利福平治疗3天，体温较前下降。
>
> 颈部淋巴结超声见图4-5-6。
>
>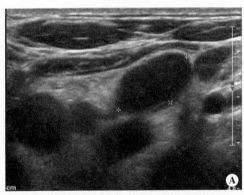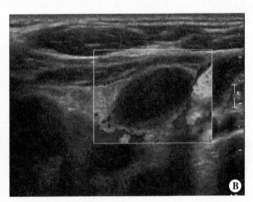
>
> 图4-5-6 案例4-5-2颈部淋巴结声像图
> A. 二维超声；B. 彩色多普勒超声
>
> 问题：结合临床资料和超声表现，考虑该淋巴结肿大患者为何种疾病？
> 答案与解析：二维超声显示淋巴结体积增大，呈类圆形，纵横比＜2。淋巴结内回声不均匀，以低回声为主（图4-5-6A）。彩色多普勒超声显示淋巴结中央无血流信号，周边可见断续环状血流信号（图4-5-6B）。结合患者低热及抗结核治疗有效等临床表现，考虑为淋巴结结核。

（三）组织细胞坏死性淋巴结炎

1. 病理与临床 组织细胞坏死性淋巴结炎（histocytic necrotizing lymphdenitis，Kikuchi病，菊池病）简称坏死性淋巴结炎，是一种良性自限性疾病，其发生和巨细胞病毒、EB病毒感染等及自身免疫系统疾病有关，预后良好。

　　病理组织学改变表现为淋巴结肿大，以组织变性、坏死为主，淋巴结副皮质区见片状融合的坏死灶，有大量的核碎片，周围组织细胞增生。坏死灶特征性表现为缺乏中性粒细胞和浆细胞，被膜完整，结周脂肪组织包含多形性浸润，但结外无核碎片。

　　临床表现：本病病因不明确，表现不典型。患者以亚洲中青年女性多见。典型患者急性或亚急性起病，表现高热，热型不规则，外周白细胞减少及一过性肝脾增大。抗生素治疗无效，大部分患者可自愈。全身淋巴结均可受累，但以头颈部及腹股沟淋巴结受累最常见。

2. 超声表现

（1）病变累及颈部淋巴结者多见，以颈后三角最为常见。病变轻时淋巴结断面多呈椭圆形，纵横比＜2，包膜完整；病变进展，可见淋巴结轮廓模糊。

（2）内部回声：典型者皮质向心性增厚，回声均匀降低，淋巴结门偏心，不少淋巴结尚保留淋巴结门回声；严重者淋巴结形态呈圆形，内部为低至无回声，内部结构被破坏且完全显示不清。

（3）彩色多普勒显示淋巴结内血流信号明显减少，部分淋巴结表现为明显的门部血供型。多普勒频谱显示周边血流为高速低阻型。

3. 鉴别诊断

（1）淋巴结结核：坏死性淋巴结炎超声表现与淋巴结结核有相似之处，但淋巴结结核多有周围软组织肿胀等征象，结合临床病史容易加以鉴别。

（2）化脓性淋巴结炎：特点是局部淋巴结肿大，常伴有疼痛和触痛，表面皮肤红肿，淋巴结内常有炎性破坏伴液化坏死。全身反应强烈，伴有发热和白细胞增多。声像图表现为局部皮肤增厚，一个或相邻的数个淋巴结肿大，淋巴结结构不清，呈低至无回声结节，彩色多普勒显示淋巴结门部及坏死病变区周围见丰富的搏动性血流信号，动脉血流频谱呈高速低阻或高速高阻型。

（3）淋巴结恶性病变：好发于青壮年。淋巴结显著增大，多呈类圆形，纵横比多小于2。边界清楚，表面较光滑，内部结构分界不清，回声极低（髓质破坏较多），彩色多普勒显示血流由门部呈"爪样"伸入结周。坏死性淋巴结炎的纵横比多大于2，由于髓质结构多被破坏，内部回声降低。坏死性淋巴结炎多有发热表现，结合临床特征有助于鉴别。

【案例 4-5-3】　女性患者，38岁，一个半月前生气后发热，体温39.1℃，伴寒战，关节游走性疼痛，耳后、颈部淋巴结肿大、疼痛，自服盐酸莫西沙星1片，出现双下肢皮疹，色红，轻度瘙痒。查血常规：白细胞13.73×10⁹/L↑，中性粒细胞百分比78.9%↑，给予维生素C、葡萄糖酸钙、糠酸莫米松乳膏对症治疗，用药3天，皮疹未见好转，体温下降至正常。2周前再次发热，体温38℃，自服盐酸莫西沙星2片，上身出现新发皮疹，色鲜红，伴轻度瘙痒，干咳。查血常规：白细胞10×10⁹/L，中性粒细胞百分比76.6%↑，血红蛋白106g/L，C反应蛋白37mg/L↑。

　　颈部淋巴结超声见图4-5-7。

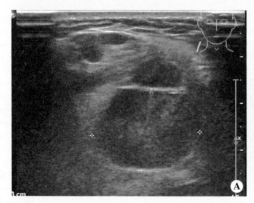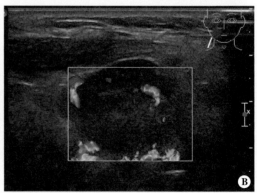

图 4-5-7　案例 4-5-3 颈部淋巴结超声

A. 二维超声；B. 彩色多普勒超声

问题：请结合超声表现及临床病史，分析本案例是什么疾病？

四、淋巴结恶性病变

淋巴结恶性病变包括恶性淋巴瘤（malignant lymphoma）和转移性淋巴瘤。恶性淋巴瘤分为霍奇金淋巴瘤（Hodgkin lymphoma，HL）和非霍奇金淋巴瘤（non-Hodgkin lymphoma，NHL）。

（一）霍奇金淋巴瘤

1. 病理和临床 霍奇金淋巴瘤主要发生于淋巴结，是恶性淋巴瘤的一个独特类型。主要病理改变为肿瘤细胞替代了淋巴结皮质、髓质内的正常细胞，霍奇金淋巴瘤的肿瘤细胞成分多样，包括特征性的瘤巨细胞，即 Reed-Sternberg 细胞（R-S 细胞），以及一些与 R-S 细胞相似的其他肿瘤细胞，如陷窝细胞、"爆米花"细胞、多形性或未分化的 R-S 细胞。瘤组织中常有多种炎症细胞浸润和纤维化。

临床表现：淋巴结常呈无痛性、进行性肿大，以颈部淋巴结肿大和纵隔淋巴结肿大多见。早期淋巴结质地较软、可活动、无触痛。晚期淋巴结扩散，质地变硬，不易推动并且相互融合，可侵犯血管，累及脾、肝、骨髓和消化道等。部分患者伴有发热、消瘦等全身症状。

2. 超声表现

（1）淋巴结肿大，大小不等，形态呈椭圆形、圆形，纵横比＜2。边界尚光滑，包膜显示欠清。

（2）皮质明显增厚，呈均匀或不均匀低回声，淋巴结门回声稍高。周边回声低而均匀。

（3）彩色多普勒：淋巴结内血供轻度或明显增多，血流由淋巴结门进入小动脉分支向结周放射，支尖未达包膜区。多普勒频谱显示血流速度明显加快，动脉阻力指数正常或偏高。

（4）放疗、化疗后的淋巴瘤的大小、形态、内部回声及血供可发生相应的改变。

3. 鉴别诊断 本病需注意与淋巴结结核、淋巴结转移癌相鉴别。多数淋巴结内大面积囊性坏死区和结节内坏死区无血管的表现有助于鉴别淋巴结反应性增生和恶性淋巴瘤。

【案例 4-5-4】 男性患者，29 岁，1 月余前无明显诱因出现右颈部肿物，进行性增大，质韧，活动差，无红肿、破溃及疼痛，无咳嗽、咳痰、咯血，无发热、乏力、盗汗等全身不适，行胸部 CT 平扫未见明显异常，结核菌素试验及结核感染 T 细胞检测为阳性。肿物穿刺活检病理：查见恶性肿瘤细胞，分化较差。

颈部淋巴结超声见图 4-5-8。

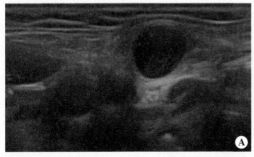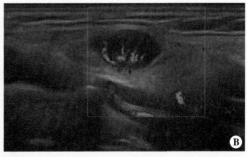

图 4-5-8 案例 4-5-4 颈部淋巴结声像图
A. 二维超声；B. 彩色多普勒超声

问题：请结合超声表现及临床病史，分析本案例是什么疾病？

答案与解析：二维超声显示淋巴结肿大，形态呈圆形，纵横比＜2，边界尚光滑。皮质明显增厚，呈不均匀低回声，淋巴结门回声稍高，内部结构不清（图4-5-8A）。彩色多普勒超声显示淋巴结内血供明显增多，血流由淋巴结门进入小动脉分支向结周放射，支尖未达包膜区（图4-5-8B）。结合患者临床表现，考虑为淋巴瘤。

（二）非霍奇金淋巴瘤

1. 病理和临床 非霍奇金淋巴瘤（NHL）占所有淋巴瘤80%～90%，其中2/3原发于淋巴结，1/3原发于淋巴结外器官或组织。发生于淋巴结或结外淋巴组织的NHL都有向其他淋巴结或全身组织器官如脾、肝和骨髓等扩散的倾向。NHL来源于T细胞或B细胞，我国病理分类法将其分为低度恶性、中度恶性和高度恶性淋巴瘤。肿瘤常单中心发生，有跳跃式转移现象。NHL不仅侵及淋巴结，也常侵及淋巴结外组织。

NHL好发于青壮年，男性多于女性。早期表现为淋巴结无痛性、进行性肿大，质地中等，坚韧，晚期可相互融合。一般不与皮肤粘连，可活动，病情发展较霍奇金淋巴瘤快。部分患者伴有发热、体重下降、盗汗、贫血等全身表现。

2. 超声表现

（1）淋巴结肿大，以横径增大明显，形态呈椭圆形、圆形，纵横比＜2。边界清晰。

（2）内部回声：皮质明显增厚，呈均匀或不均匀低回声，淋巴结门回声较高。

（3）彩色多普勒：血流自淋巴结门向四周呈"爪样"放射，延伸到包膜区。多普勒流速曲线为高速高阻型。

3. 鉴别诊断

（1）淋巴结转移癌：结内回声可呈混合回声、强回声、无回声等，其内血管走向杂乱是主要鉴别点。

（2）淋巴结反应性增生或淋巴结炎：皮质呈均匀低回声，内部结构清晰，血管走向清晰。

（3）淋巴结结核：结核性淋巴结炎有明显的占位效应和淋巴结门血管移位。毗邻软组织水肿和淋巴结融合是淋巴结结核的常见特征之一。

【案例4-5-5】 女性患者，46岁，7月余前患者无明显诱因出现上腹部疼痛，为胀痛，夜间偶疼醒，伴腹泻，4～5次/天，为不成形稀便，伴双颈部、腋下及左侧腹股沟淋巴结肿大，伴双下肢可凹性水肿，无恶心、呕吐，无黑便、血便，无便秘，无头晕、乏力，无咳嗽、咳痰，无寒战、发热，无头晕、晕厥，就诊于肿瘤医院，完善胃镜检查提示胃黏膜固有层内可见弥漫一致的淋巴细胞浸润，伴淋巴上皮病变；细胞体积中等偏大，可见核仁，免疫组化结果为BC2（3+），Bcl-6（40% 1+），C-MYC（1+），CD10（2+），CD19（3+），CD20（3+），CD21（－），CD23（－），CD3（－），CD30（－），CD5（－），Cyclin D1（－），Ki-67（90%+），MUM1（1+），P53（1%+），AE1/AE3（－），ALK（－），符合弥漫性大B细胞淋巴瘤，非特殊型，起源于生发中心B细胞亚型（Hans分型）。

腋窝淋巴结超声检查见图4-5-9。

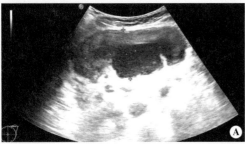 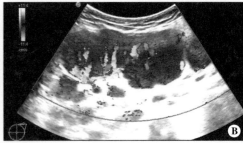

图4-5-9　腋窝淋巴结声像图

A. 二维超声；B. 彩色多普勒超声

问题：请结合声像图表现及临床病史，对本案例可能的超声诊断进行分析。

答案及解析：二维超声可见腋窝多发肿大淋巴结，横径增大明显，呈圆形或椭圆形，纵横比＜2，有融合倾向，形态不规则。皮质明显增厚，呈不均匀混合回声，与淋巴结门分界不清（图4-5-9A），彩色多普勒超声显示淋巴结内血流信号丰富，血流自淋巴结门向四周呈"爪样"放射，延伸到包膜区（图4-5-9B）。结合临床表现，考虑该患者为淋巴瘤。

（三）淋巴结转移癌

1. 病理与临床　癌细胞侵入淋巴管随淋巴液转移至相应区域的淋巴结。病理过程表现为癌细胞先聚集于淋巴结内的皮窦，而后生长繁殖逐渐浸润整个淋巴结，甚至穿透被膜，侵犯周围组织，其间有大量走行杂乱的新生血管形成。

临床表现：淋巴结呈进行性、无痛性肿大，触诊质硬，初期常为单发，肿块较小，可推动，以后很快累及周围多个淋巴结，并侵及周围组织，肿块相互融合成不规则形。口腔、颌面部、颈部恶性肿瘤多转移至同侧颈深区淋巴结群；发生在乳腺外上象限的恶性肿瘤，可转移到同侧腋窝淋巴结群；肺癌可向右侧锁骨上淋巴结或腋窝淋巴结转移；胃癌和食管癌多向左侧锁骨上淋巴结转移（Virchow淋巴结）。

2. 超声表现

（1）淋巴结肿大，多发，形态呈椭圆形、圆形或融合成不规则形，通常纵横比＜2。皮质弥漫性增厚或局限性增厚、隆起，皮质回声较正常强，但与邻近肌肉回声相比仍为低回声。甲状腺乳头状癌的颈部淋巴结转移较特殊，约72%转移淋巴结回声高于邻近肌肉组织的回声，此为确定甲状腺乳头状癌转移淋巴结的有效标志。早期淋巴结门回声尚存在，呈狭窄型，偏心，结构紊乱，形态不规则。晚期大多数转移性淋巴结的高回声淋巴结门结构消失。

（2）淋巴结内回声不均，与原发癌类型相关，甲状腺乳头状癌或髓样癌所致转移灶，常可见微小钙化所致的点状强回声；甲状腺乳头状癌或头颈部鳞状细胞癌所致颈部转移灶，有时也可见小片状不规则低至无回声区，甚至可液化成囊性肿物。多数淋巴结边界锐利，如有包膜外浸润，则边界失去锐利性，且与周围组织无明确分界。

（3）彩色多普勒：淋巴结内血供丰富，血管走行扭曲、分布杂乱。由于癌细胞浸润模式不同，血流分布形式可呈边缘型、中央型和混合型。血流速度明显加快，动脉血流频谱显示转移性淋巴结的血流阻力比良性淋巴结高。

3. 鉴别诊断

（1）恶性淋巴瘤：淋巴结皮质明显增厚，呈低回声，血管分支分布杂乱。

（2）淋巴结炎：淋巴结呈椭圆形，纵横比＞2，内部结构清晰，包膜完整，血管走向清晰。淋巴结慢性炎症和转移癌的超声图像特征有许多重叠，临床提示存在原发灶有助于鉴别。

【案例4-5-6】　女性患者，44岁，4月前无意间发现左侧乳腺外下象限可触及一蚕豆大小肿物，质硬，触之疼痛，活动度可，无乳头溢液，无皮肤表面红肿、破溃、凹陷，患者自行采取热敷、按摩等处理，患者左侧乳腺肿物持续增大，约1个月前可见肿物突出乳房表面，局部皮肤无破溃，周围皮肤凹陷。

左侧腋窝淋巴结超声检查见图4-5-10。

问题：请结合超声声像图表现及临床病史，对本案例可能的超声诊断进行分析。

答案及解析：二维超声显示淋巴结外形欠规则，回声欠均匀，以低回声为主，内可见多发点状及针尖样强回声（图4-5-10A）。由于伴坏死和钙化，彩色多普勒超声显示淋巴结内血流信号减少，血流分布呈边缘型，动脉频谱为高速高阻型（图4-5-10B）。结合临床表现，考虑该患者为淋巴结转移癌。

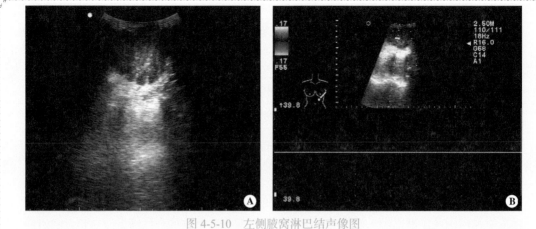

图 4-5-10　左侧腋窝淋巴结声像图
A. 二维超声；B. 彩色多普勒超声

自 我 检 测

（一）分析病例

4-5-1. 女性患者，22 岁，患者 9 天前劳累后出现发热，体温最高达 38.6℃，无畏寒、寒战，伴咽痛，因疼痛导致进食和饮水减少，右侧颈部可触及鸡蛋大小的肿大淋巴结。

超声表现，见图 4-5-11。

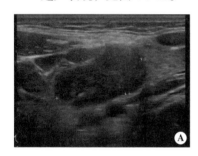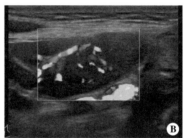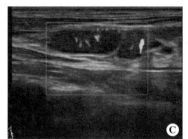

图 4-5-11　右侧颈部淋巴结声像图
A. 二维超声；B、C. 彩色多普勒超声

提问与思考

（1）结合病史与超声表现，本例应考虑哪种淋巴结疾病？

（2）应如何进一步检查？

（二）简答题

4-5-2. 请简述良恶性淋巴结的鉴别要点。

4-5-3. 请简述淋巴结的正常超声表现。

（钱林学）

第五章　胸腔与肺

学习要求

记忆　正常胸壁、胸膜、肺部解剖结构及超声表现；肺超声扫查指征；胸壁脂肪瘤超声表现；胸壁转移瘤常见超声表现及各种肺超声征象定义。

理解　肺超声成像原理；胸壁结核不同分期超声表现；胸壁良性肿瘤、恶性肿瘤超声鉴别诊断；超声区分胸腔积液性质；气胸诊断流程；肺实变形成病因区分及肺部重症超声应用指征。

运用　肺超声对胸腔积液进行超声定量；正确解读肺超声征象的临床意义；掌握肺部重症超声诊断流程。

第一节　概　述

一、解剖概要

胸壁（chest wall）由骨骼及软组织构成，不仅能保护胸腔内脏器，还具有呼吸支持作用。胸壁由浅入深依次为皮肤、皮下组织（脂肪、浅筋膜、深筋膜）、胸廓外肌层、胸廓（胸骨、肋骨及肋软骨）及胸内筋膜。

胸膜（pleura）是覆盖于胸廓内面、肺表面、膈上面及纵隔侧面的一薄层浆膜，显微镜下厚度为 250～300μm，分为壁胸膜和脏胸膜。壁胸膜贴附于胸壁内面、膈上面和纵隔表面，脏胸膜被覆于肺表面，与肺紧密贴合，并深入肺叶间裂。脏胸膜与壁胸膜之间封闭的潜在浆膜囊腔隙称为胸膜腔，内含少量浆液，其可减少呼吸时的摩擦。由于纵隔的分隔，左右胸腔互不相通。肋胸膜与膈胸膜返折处的潜在腔隙称为肋膈隐窝，是胸膜腔的最低位置，胸腔积液最先积聚于此。

肺（lung）位于胸腔内，分为左肺、右肺，右肺位置较左肺高。肺外形大致呈圆锥形，肺表面被脏胸膜被覆，透过脏胸膜可见许多多边形的小区，即肺小叶轮廓。左肺被左侧斜裂分为上、下两叶，右肺则被横裂、斜裂分为上叶、中叶和下叶。

二、超声检查方法及正常声像图

（一）患者准备

患者一般无须做特殊准备。

（二）探查体位

患者体位一般不受限制，依据临床条件不同可采取仰卧位或坐位。一般情况下，前侧胸壁扫查取仰卧位，后侧胸壁扫查取坐位，将患者的手臂举过头顶或放置于对侧肩部，扩大相对狭窄的肋间隙以便于扫查。

（三）仪器及检查方法

普通超声仪即可。依据临床条件不同，扫查侧重点也不同。肺及胸膜扫查需灵活运用探头进行纵切、横切、肋间和肋下斜切（图 5-1-1）。为了良好地观察胸部大部分解剖结构、胸膜、膈肌和肺，需要仔细调整探头角度或相应的倾斜探头。

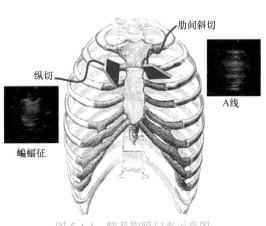

图 5-1-1　肺及胸膜扫查示意图

（四）正常声像图

1. 胸壁　高频探头沿肋间扫查，由浅入深依次可显示皮肤、皮下脂肪、胸壁肌层及内外侧筋膜。其中，胸壁皮肤呈高回声，皮下脂肪组织呈低回声，胸壁肌层表现为中等回声，筋膜为细线状高回声（图 5-1-2）。

2. 胸膜　正常胸膜较薄，超出了超声显示的极限，声像图上以光滑高回声表面和低回声胸膜下线为特征（图 5-1-2）。实时成像可显示脏胸膜随呼吸同步移动，称为肺滑动征，其是特征性生理现象。正常情况下，超声很难将脏胸膜、壁胸膜区分开来。壁胸膜较脏胸膜易于显示，表现为纤细高回声线，而脏胸膜贴附于充气肺组织，很难显示。肺实变、肺不张时脏胸膜也可表现为与壁层胸膜类似的高回声线。反射和混响伪像是脏胸膜及其周围结构的主要成像原理。

3. 肺　健康充气肺组织被脏胸膜覆盖，形成一个光滑的强反射面，影响声束向远方传播，当声束垂直投射于光滑的胸膜-肺界面时，出现混响伪像，表现为垂直于声束，与胸膜线平行呈等距排列的多条强回声，称为 A 线（图 5-1-3）。

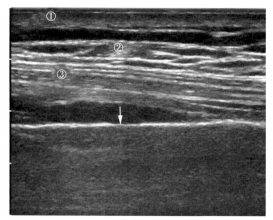

图 5-1-2　胸壁结构及胸膜超声声像图
胸壁由浅入深依次为①皮肤层、②皮下脂肪层、③胸壁肌层；
箭头所指处为胸膜线，呈纤细高回声

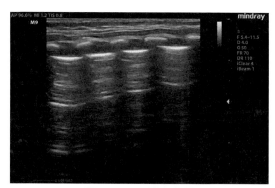

图 5-1-3　A 线声像图

第二节　胸腔、胸壁疾病

一、胸壁炎性病变

（一）病理与临床

胸壁炎性病变主要表现为组织肿胀、水肿及淋巴结肿大，其中较为常见的疾病为胸壁结核和深部软组织感染。

胸壁结核多见于 20～40 岁的中青年人，多由肺或胸膜结核经淋巴系统侵犯胸骨旁、胸椎旁和肋间的淋巴结引起。结核感染后胸壁组织发生干酪样坏死，形成结核性脓肿。胸壁结核也可破坏肋骨和胸骨。临床表现以胸壁寒性脓肿为主要特点，脓肿破溃，经久不愈形成溃疡或窦道；肋骨、胸骨受累时，可出现疼痛。

胸壁深部软组织感染是指发生于胸部疏松结缔组织的炎症，常由创伤、手术、表皮急性化脓性感染、急性化脓性乳腺炎、脓胸及脓毒血症引起。临床表现为局部红肿热痛，活动障碍。

（二）超声表现

胸壁结核以胸壁寒性脓肿形成为主要特征，其脓肿形成时相不同，超声表现不一（图 5-2-1）。

（1）早期：脓肿未形成，表现为沿肋间分布的圆形、椭圆形或不规则形实性肿块，呈低回声，边界尚清，内可见斑点状强回声，周边可见少许血流信号，肋骨无破坏。

（2）脓肿形成期：病灶表现为沿肋间长轴分布的液性无回声区，内可见斑点状强回声浮动，病灶突破肋间软组织向外侵及皮肤形成皮下脓肿，向内侵及胸壁深层或胸内，形成哑铃形，或在胸壁内面形成脓肿及不规则窦道。

（3）结核晚期：脓腔范围扩大，内可见肋骨强回声，肋骨遭受破坏表现为带状强回声连续中断或虫蚀样破坏，有死骨形成时，脓腔内可见游离不规则点片状强回声，可伴后方声影。

（4）脓肿穿破皮肤，形成窦道，向胸膜腔或上腹壁、膈下蔓延形成流注脓肿，超声在相应部位可发现液性暗区。

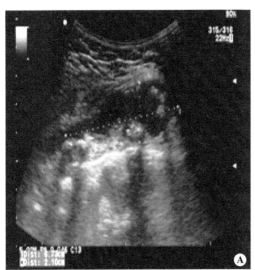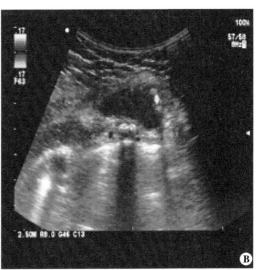

图 5-2-1　胸壁结核声像图（女性患者，42 岁，发现右侧胸壁结节 6 个月）

A. 二维超声显示右侧胸壁肌层内可见混合回声团块，边界不清，形态不规则，内部回声不均匀，可见斑片样强回声，伴声影（测量标所示）；B. 彩色多普勒超声显示团块边缘可见少许血流信号　该患者在超声引导下穿刺活检证实为坏死性肉芽肿性炎，抗酸染色阳性，提示胸壁结核

（三）鉴别诊断

胸壁结核需与胸壁其他肿瘤及局部急性、慢性炎症性脓肿相鉴别。肋骨或胸骨肿瘤首先出现骨质破坏，早期多不引起软组织改变，而胸壁结核常首先出现软组织病变。炎性肿块，根据脓液黏稠度及组织坏死程度不同，超声表现也不同，可表现为无回声或低回声区，内部回声不均匀，边界欠清。对于早期或不典型病例，仅凭二维超声和彩色多普勒超声难以做出定性诊断，行超声引导下肿块穿刺病理活检对于早期诊断胸壁结核有重要意义。

（四）临床价值

评估软组织和骨质损害是进行胸壁超声扫查的重要指征。超声扫查发现胸壁非特异性肿块，当病史、体征、实验室检查不典型时，难以区分其病因及性质，超声引导下穿刺病理活检可以帮助明确诊断。

二、胸壁肿瘤

（一）病理与临床

原发性胸壁肿瘤的病因尚不明确。原发于胸壁骨骼的肿瘤较少见，肿瘤多发生于肋骨。原发于深部软组织的肿瘤，良性肿瘤以神经纤维瘤、纤维瘤、脂肪瘤等较为常见，恶性肿瘤以纤维肉瘤、神经纤维肉瘤、血管肉瘤等较为常见。

胸壁肿瘤早期多无症状。其症状轻重取决于肿瘤的部位、大小、组织类型、生长速度及与周围组织器官的关系。最常见的症状是局部疼痛和压痛。肋间神经受累可出现明显的肋间神经痛。部分患者可发生病理性骨折。胸壁恶性肿瘤晚期可能发生远处转移、胸腔积液或血胸等，患者常有体重下降、气促、贫血等表现。

（二）超声表现

胸壁肿瘤超声表现无明显特异性。

1. 肋骨肿瘤 好发于前胸壁、侧胸壁，常出现骨质破坏，表现为实性低回声肿块。

2. 脂肪瘤 常位于皮下脂肪层内，二维超声表现为椭圆形，边缘清晰的低回声病灶，可见完整包膜，其内回声均匀。

3. 肉瘤和胸壁软组织转移瘤 二维超声表现：病灶多呈圆形、椭圆形、分叶状或不规则形，通常为低回声，有时可合并不均质高回声。彩色多普勒超声可显示病变内部及周边血流的分布和血管走行，有助于评估可疑为恶性病变的低回声病灶。

（三）鉴别诊断

胸壁肿瘤需与胸壁结核性肿块、炎性肿块相鉴别，超声引导下穿刺病理活检有助于明确诊断。

（四）临床价值

胸壁紧邻探头下方，超声能够很好显示。任何触诊怀疑胸壁异常的患者均可行超声检查。超声可观察胸壁肿瘤的部位、大小、形态、数目、血流情况等，有助于鉴别诊断，并可用于引导穿刺活检。

【案例 5-2-1】

【案例 1】 男性患者，46 岁，发现胸壁肿块就诊。行胸壁超声扫查，见图 5-2-2。

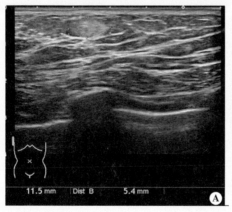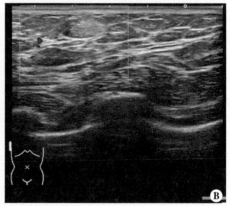

图 5-2-2　案例 1 胸壁肿块声像图

【案例 2】 女性患者，58 岁，右侧乳腺癌乳腺切除术后 2 年复查，超声于右侧胸壁切口上方扫查，见图 5-2-3。

问题：分别描述案例 1（图 5-2-2）和案例 2（图 5-2-3）中的超声声像图表现，考虑诊断何种疾病？两者有何区别？

答案与解析：【案例 1】（图 5-2-2）超声声像图特征：右侧胸壁皮下脂肪层可见大小约 1.2cm×0.5cm 稍高回声团，边界清，内部回声尚均匀（图 5-2-1A），其内未见明显血流信号（图 5-2-1B）。依据超声表现且病变位于皮下脂肪层内，考虑诊断为胸壁脂肪瘤。

【案例 2】（图 5-2-3）超声声像图特征：右侧乳腺近切口上方胸壁皮下可见一椭圆形低回声团块，边界清，内部回声欠均匀（图 5-2-2A），彩色多普勒超声显示其内部及周边未见明显血流信号（图 5-2-2B）。结合患者既往有乳腺癌病史，超声显示病变范围累及皮下脂肪层及胸壁肌层，其回声较皮下脂肪组织弱，考虑诊断为乳腺癌胸壁转移。右侧胸壁肿物切除术后病理活检证实右侧胸壁脂肪及横纹肌可见腺癌浸润，考虑为乳腺癌转移（图 5-2-4）。

　　两者鉴别要点：脂肪瘤一般位于脂肪层内，回声类似于脂肪，相较于胸壁转移瘤来说，回声更高，更为均匀，彩色多普勒超声显示一般无明显血流信号。而胸壁转移瘤，一般都有原发肿瘤的病史。

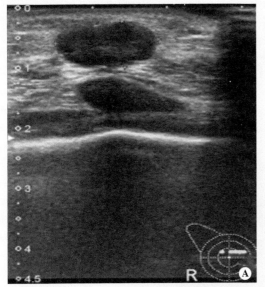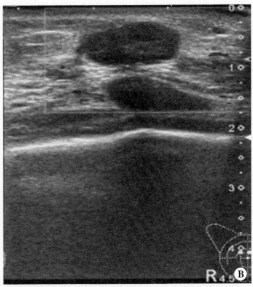

图 5-2-3　案例 2 胸壁肿块声像图

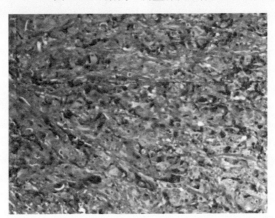

图 5-2-4　案例 2 右侧胸壁肿物病理图（10×10）

三、胸　膜　肿　瘤

（一）病理与临床

　　胸膜肿瘤（pleural tumor）分为原发性胸膜肿瘤和继发性胸膜肿瘤两种类型。原发性胸膜肿瘤起源于胸膜间皮细胞与纤维细胞，病因不明，主要为间皮瘤和纤维性肿瘤，多发生于脏胸膜。胸膜转移瘤主要病理变化为多发的转移性结节，常伴血性胸腔积液，多为肺癌、乳腺癌及胃肠道肿瘤沿血行或淋巴转移所致。

　　局限性胸膜纤维性肿瘤多为良性，常无临床症状。弥漫性胸膜间皮瘤常表现为剧烈胸痛、呼吸困难、咳嗽等。胸膜转移瘤常表现为持续性胸痛，呈进行性加重，伴大量胸腔积液时常出现胸闷和呼吸困难。

（二）超声表现

1. 良性胸膜肿瘤　相对罕见，仅占胸膜肿瘤病变的5%。二维超声常表现为圆形或卵圆形的低回声或中等回声团块，边界清晰，形态规则，可使邻近结构移位，但不表现侵袭性和向周围组织破坏性生长。

2. 恶性胸膜间皮瘤　通常与职业（如石棉接触史）有关。二维超声常表现为胸膜广泛增厚，包绕肺脏。增厚的胸膜上可见大小不等的低回声隆起，无完整包膜，与胸膜界线欠清。较大肿瘤内部可有出血、坏死，呈不规则无回声。侵及肋骨时可见弧形强回声伴声影。本病常伴有血性胸腔积液，位于肿瘤和肺表面之间。肺组织受压或受侵表现为肺实变（图5-2-5）。

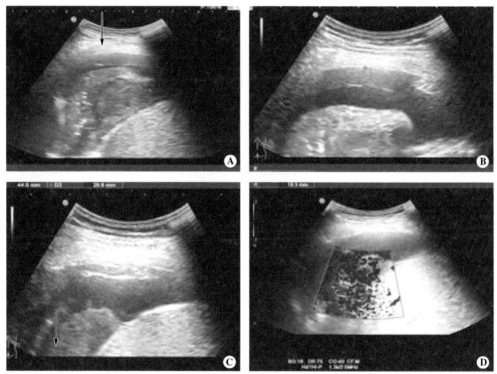

图 5-2-5　恶性胸膜间皮瘤声像图（女性患者，58 岁，间断发热、咳嗽 40 余天）

A. 二维超声显示右侧胸腔可见大量积液，内可见不张肺叶（箭头所指处）；B. 右侧胸膜明显增厚；C. 脏胸膜上可见团块状中等回声，边界欠清，形态不规则（箭头所指处）；D. 彩色多普勒超声显示团块内可见血流信号。该患者在超声引导下行右侧胸膜穿刺活检，病理证实为恶性胸膜间皮瘤

3. 胸膜转移瘤　最常见于乳腺癌和肺癌，常伴有胸腔积液，因此以胸腔积液为声窗，有助于提高胸膜转移瘤的检出率。二维超声常表现为低至中等回声团块，呈结节样、圆形、半球样或宽基底息肉样，向胸腔积液内凸出，常多发，与周围组织分界欠清。单发、边界清晰的转移性胸膜肿瘤难以与良性肿瘤鉴别。

（三）鉴别诊断

局限性胸膜良性肿瘤瘤灶大时需与肺外周病变相鉴别。弥漫性恶性胸膜间皮瘤胸膜广泛增厚时需与胸膜炎性增厚鉴别，胸膜炎性增厚多呈较均匀等回声或稍强回声，轻度增厚较平整。此外，弥漫性恶性胸膜间皮瘤还需与胸膜转移瘤相鉴别，依据胸腔积液细胞学检查和胸膜活检帮助确定诊断。

（四）临床价值

胸膜病变不易受肺内气体干扰，超声扫查可清晰显示胸膜厚度、平整度及病变大小、数目、边界、与周围组织的关系。超声引导下经皮穿刺胸膜病变组织活检有助于确诊病变性质。

【案例 5-2-2】 女性患者，26 岁，20 天前无明显诱因出现咳嗽、咳痰，16 天前行剖宫产术，术后咳嗽症状较前加重，7 天前出现喘憋加重，不能平卧，伴发热，最高达 38.4℃，1 天前就诊于本院急诊。胸部 CT 提示右肺占位性病变，考虑为恶性病变，继发性阻塞性肺炎；右侧肺叶间胸膜增厚，不除外癌性淋巴管炎可能；纵隔多发淋巴结转移；右侧胸腔积液。行胸腔超声检查，见图 5-2-6。

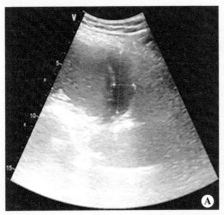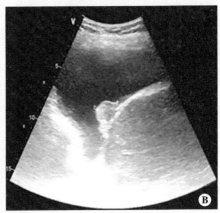

图 5-2-6 双侧胸腔声像图
A. 左侧胸腔；B. 右侧胸腔

问题：描述图 5-2-6 超声声像图特征，考虑该患者为何种疾病？诊断依据是什么？

答案与解析：超声表现：双侧胸腔可见液性无回声区，内透声可；右侧胸腔胸膜上可见一半球样稍高回声，内回声不均匀，向无回声区内凸出（图 5-2-6B）。考虑诊断为右侧胸膜转移瘤。诊断依据：①胸部 CT 提示右肺占位性病变，纵隔多发淋巴结转移；②年轻患者易于发生转移；③超声提示右侧大量胸腔积液，右侧胸膜占位；④符合胸膜转移瘤特点，最常见于肺癌，多伴有胸腔积液。

四、胸腔积液

（一）病理与临床

任何原因导致的胸膜腔内液体积聚过多，称为胸腔积液（pleural effusion）。引起胸腔积液常见机制：①胸膜毛细血管内静水压增高；②胸膜通透性增加；③胸膜毛细血管内胶体渗透压降低；④壁胸膜淋巴引流障碍；⑤创伤及医源性损伤。

呼吸困难是最常见症状，多伴有胸痛和咳嗽。胸腔积液病因不同，临床表现也有所差别。结核性胸腔积液多见于青年人，常伴有发热、干咳、胸痛。恶性胸腔积液多见于中老年患者，以原发肿瘤症状为主，一般无发热，存在胸部隐痛。心力衰竭所致胸腔积液常有心功能不全的其他表现。

（二）超声表现

胸腔积液典型声像图表现为胸腔内见无回声区，将脏胸膜、壁胸膜分离。

1. 胸腔积液定量 临床上常依据解剖学标志对胸腔积液进行粗略定量。除此之外，也可通过测量积液的纵径和横径来粗略评估。

（1）少量积液：积液因重力作用位于胸腔底部后肋膈角区，呈三角形无回声区，吸气时无回声区变小或消失，呼气时无回声区变大。

（2）中量积液：液性无回声区范围及深度增大，上界未超过第 6 后肋，受呼吸及体位变化影响；坐位时，无回声区上宽下窄。

（3）大量积液：液性无回声区上界超过第6后肋，纵隔向健侧移位，呼吸及体位改变对积液范围及深度影响不大，可见受压肺组织。

2. 胸腔积液性质　有助于临床分析胸腔积液形成原因，不同性质的胸腔积液超声表现可有所不同。漏出液内无成分，呈均匀无回声；渗出液及血性积液内含有蛋白成分及细胞成分，通常表现出有回声。

（1）血性胸腔积液：胸腔积血在钝性和穿透性创伤中较为常见，也可见于结核和肿瘤。血性

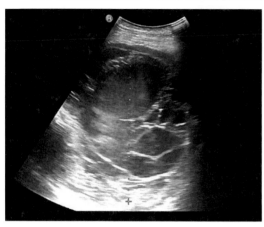

图 5-2-7　复杂性胸腔积液内伴分隔声像图

胸腔积液常表现为无回声区内大量点状回声，新鲜血液一般回声较弱，陈旧性血液回声逐渐增强。

（2）脓胸：胸腔积脓因脓液黏稠度不同，超声表现不一，通常表现为包裹性无回声区，内多有浮动高回声点，随患者体位变动而移动。脏胸膜、壁胸膜通常增厚，回声增强。脓液稠厚时呈密集的强回声斑点，改变体位时移动不明显，易误诊为实性病变。

（3）复杂性胸腔积液：感染性、分隔性及多房性胸腔积液也称为复杂性胸腔积液（图 5-2-7）。超声是发现多房性及分隔性胸腔积液的敏感方法。超声可引导多房性胸腔积液穿刺，增加穿刺成功率。

（三）鉴别诊断

超声较易对胸腔积液做出明确诊断，尤其是大量胸腔积液时。但是位于胸壁和膈肌之间的极少量积液需与胸膜肿胀增厚相鉴别。此外,胸腔积液需注意与腹水、膈下积液及膈胸膜增厚相鉴别。改变体位观察积液位置变化有助于诊断。

（四）临床价值

超声较传统胸部 X 线检查在检出胸腔积液方面更为敏感，甚至可以检出微少量胸腔积液（＜5ml）。超声除了能估算胸腔积液的量，还能很好地显示积液的部位及有无分隔，协助穿刺定位和置管引流。

五、气　　胸

（一）病理与临床

气体进入胸膜腔造成积气状态，称为气胸（pneumothorax），气胸是临床常见急症。气胸分为自发性、外伤性和医源性气胸三大类。原发性自发性气胸多见于瘦高体型男性青年，大多起病急骤，突感一侧针刺样或刀割样胸痛，继而出现呼吸困难。

（二）超声表现

气胸时，脏胸膜与壁胸膜之间充满气体，阻碍了超声波的传播，因此超声扫查仅能观察其间接征象，包括：①出现肺点；②肺滑动消失；③彗星尾征消失；④肺搏动消失。其中最具特异性的征象是出现肺点，一旦发现肺点基本可以确诊。超声诊断气胸流程见图 5-2-8。

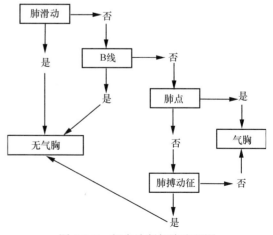

图 5-2-8　超声诊断气胸流程图

肺点是指实时超声下肺滑动存在与消失交替出现的分界点，是气胸的特异性征象。M型超声上其显示为正常肺滑动与无肺滑动区的交界（图5-2-9）。

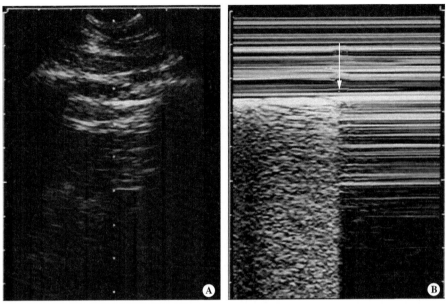

图 5-2-9　肺点声像图
A.二维超声；B.M型超声显示肺点（箭头所示）

　　彗星尾征，又称B线，是指起源自胸膜线并与之垂直的线性高回声线，似"彗星尾"向远场延伸，无衰减（图5-2-10）。

　　肺搏动征是指大量胸腔积液所致肺不张时，肺组织与心搏跳动同步的细微节律性运动。

（三）鉴别诊断

　　除气胸外，胸膜粘连、选择性主支气管插管也表现为肺滑动消失，因此，在诊断气胸方面建议结合多种肺超声征象。

（四）临床价值

　　研究发现，床旁超声检出气胸的灵敏度与传统X线检查相当甚至更高。因此，超声检查可以

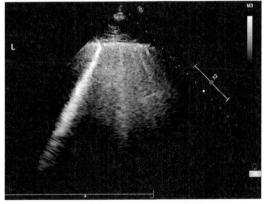

图 5-2-10　B线声像图

用于排除医疗干预后发生的气胸。尤其在重症监护治疗病房，超声对检出气胸非常有用，减少了放射暴露风险。然而肺超声诊断气胸的敏感性也受到某些因素的影响，包括肥胖、膈肌麻痹、既往行胸膜剥脱术、胸膜粘连和肺气肿等。

第三节　肺部疾病

一、肺　实　变

（一）病理与临床

　　当肺部发生病变，肺泡被液体或炎症细胞充填，导致肺含气量减少，胸壁与胸膜下含气量减少，与肺组织之间的声阻抗差减小，超声可显示紧邻胸膜的肺组织声像，通常表现为低于肝或脾的回声。

（二）超声表现

1. 肺实变 是指胸膜下的低回声区或类组织样回声区，取决于肺内气液含量比。胸膜下肺实变通常呈楔形；含气支气管被实变肺组织包绕，表现为支气管充气征，即低回声区内探及条带状气体强回声（图 5-3-1）；当支气管内充满液体时，超声表现为低回声区内可见多分支无回声管状结构，称为支气管液相。彩色多普勒超声还可显示肺实变组织内呈"树杈样"走行的肺血管结构。这些征象均有助于区分肺实变的形成原因，包括肺炎、肺血栓栓塞症、肺癌和转移、压迫和阻塞性肺不张及肺挫伤。

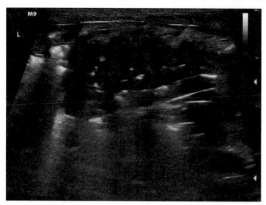

图 5-3-1　肺实变声声像图
胸膜下肺实变，内可见支气管充气征

2. 肺炎 超声诊断肺炎包含三重标准：肺实质、胸膜及血流变化，各自声像图特点见表 5-3-1。依据疾病不同时期，其超声表现不同。疾病初期，肺炎实变表现为类肝样回声，形态不规则，边缘呈锯齿状，大部分患者可见支气管充气征（图 5-3-2），少部分患者由于支气管分泌或阻塞可见支气管液相，持续存在的支气管液相通常提示阻塞性肺炎。彩色多普勒超声显示实变肺组织内血流丰富，血管走行呈分支状（图 5-3-3）。脓肿形成期表现为胸膜下圆形或卵圆形无回声区，边缘光滑，部分可见高回声包膜。肺炎消散期，肺组织含气量逐渐增加，实变范围逐渐减小，气体可产生反射和混响伪像。

表 5-3-1　超声诊断肺炎标准

肺实质	胸膜	血流
不均匀低回声，边缘模糊	受累区胸膜不光滑	彩色多普勒：血管树
静态支气管充气征	肺滑动减弱或消失	频谱分析：肺动脉分支和支气管动脉
动态支气管充气征（空气与液体混合）	局限性胸腔积液	超声造影：瞬时显著强化
浅表肺泡积液相；胸膜下低回声区，无支气管充气征	肺底积液	

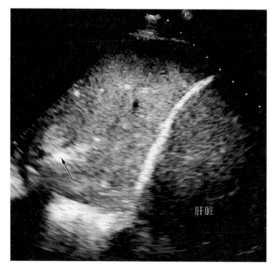

图 5-3-2　肺炎二维超声声像图
显示大片肺实变类肝样回声，内可见支气管充气征，黑色箭头示支气管充气征

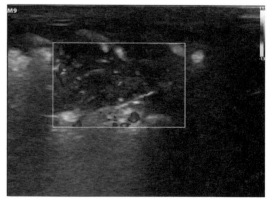

图 5-3-3　肺炎彩色多普勒超声声像图
显示实变肺组织内血流丰富

3. 肺栓塞　引起的胸膜下肺实变表现为双肺多发胸膜下小低回声区，以三角形为主，轮廓清晰，无明显血流信号，大部分位于背侧基底。外周型肺栓塞的超声表现见表 5-3-2。

表 5-3-2　外周型肺栓塞的超声声像图特征

项目	超声声像图特征	项目	超声声像图特征
位置	基于胸膜，2/3 位于背侧基底	边界	边界清晰
大小	5～30mm	血流	无明显血流
回声	低回声	数目	病变多发
形态	三角形多于圆形	其他征象	多伴少量胸腔积液，中央支气管反射（＞3cm）

4. 压迫性和阻塞性肺不张　大量胸腔积液所致压迫性肺不张以部分或完全性肺组织实变为特征，声像图上其通常呈双凹锐角形，边界光滑，类肝样回声，可见肺搏动征（图 5-3-4）。阻塞性肺不张通常发生于狭窄气道远端，表现为类肝样回声，常可见支气管液相。与压迫性肺不张相比，阻塞性肺不张通常不存在大量胸腔积液，且其形态、大小不随呼吸变化而变化。超声显示气道内容物的回声及其血管结构有助于区分肺不张的潜在病因。

5. 肺挫伤　超声有助于肺实质挫伤的诊断，尤其是胸部外伤和多发肋骨骨折的患者。研究显示，约 18% 的患者肺泡水肿和出血以低回声的形式出现，周围有不同形状的小病灶，当胸腔积液存在时更易于出现。

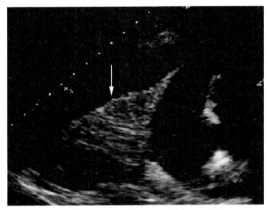

图 5-3-4　压迫性肺不张二维超声声像图
显示大量胸腔积液压迫肺组织实变（箭头所示）

（三）鉴别诊断

肺实变有多种病因，相关超声征象有助于肺实变病因的鉴别，包括：①肺实变边缘的光滑度；②彗星尾征的出现；③支气管充气征；④支气管液相；⑤实变内血管形态。通常肺炎肺实变范围大，边界模糊，内部回声不均，可见支气管充气征；肺栓塞肺实变通常多发，边界清晰，多呈三角形。结合临床病史及下肢静脉超声扫查有助于两者鉴别。肺癌及转移性肿瘤多呈类圆形，浸润性生长，有时可见中心坏死。

（四）临床价值

超声评估肺实变能有效区分其病因，包括感染、肺栓塞、肺癌和肺转移癌、压迫性或阻塞性肺不张及肺损伤等。尤其是院外及重症监护治疗病房不宜或不便进行放射学检查的患者。大量证据表明，超声相较床旁肺部 X 线检查而言，在诊断肺炎方面具有更高的灵敏度和特异度。除此之外，超声可实时监测治疗后肺实变情况，减少放射暴露，指导治疗。

【案例 5-3-1】

　　【案例 1】　男性患者，92 岁，因"活动后气短 17 年，加重伴咳嗽、咳痰 20 余天，咯血 2 天"急诊入院。查体：双肺呼吸音粗，双下肺可闻及干湿啰音。肺超声检查见图 5-3-5。

　　【案例 2】　女性患者，65 岁，因"突发呼吸困难 3 天"急诊入院。查体：双肺呼吸音清，可闻及散在呼气相哮鸣音。实验室检查显示 D- 二聚体升高，N 末端脑钠肽前体（NT-pro BNP）升高。急诊床旁心脏超声显示右心增大，右心功能降低，肺动脉高压，肺动脉增宽。肺超声检查见图 5-3-6。

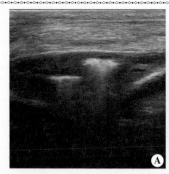
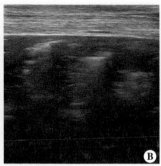
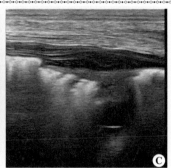

图 5-3-5   案例 1 肺超声声像图

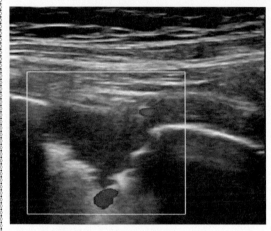

图 5-3-6   案例 2 肺超声声像图

问题：分别描述案例 1（图 5-3-5）和案例 2（图 5-3-6）中的超声声像图征象，考虑诊断何种疾病？两者有何区别？

答案与解析:〖案例 1〗超声声像图征象：图 5-3-5A 和图 5-3-5B 显示胸膜下大片肺实变，内可见大量支气管充气征；图 5-18C 显示胸腔积液并类纤维素样渗出。依据肺超声表现，结合病史（老年男性患者，既往有长期肺部疾病病史，近期有加重的情况），考虑诊断为肺部感染。患者行肺部 CT 检查，提示支气管扩张合并感染。

〖案例 2〗超声声像图征象：图 5-3-6 显示胸膜下肺实变，呈三角形，轮廓清晰，无明显血流信号。依据肺超声表现结合病史（突发呼吸困难，D- 二聚体升高，心脏超声提示肺动脉高压），考虑诊断为肺栓塞。

两者鉴别要点：肺部感染性病变通常表现为胸膜下大片肺实变，内可见支气管充气征，边界不清，呈锯齿状；肺栓塞通常呈胸膜下小低回声，以三角形为主，轮廓清晰，无明显血流信号。密切结合病史及其他实验室检查也有助于两者鉴别。

二、肺 肿 瘤

（一）病理与临床

肺肿瘤（lung tumor）包括原发肿瘤和转移瘤。原发性肺肿瘤中常见为肺癌。肺癌早期多无症状，发展至一定阶段可出现咯血、刺激性咳嗽和胸痛等症状。发生于肺段及肺段以上支气管的肺癌称为中央型肺癌，病灶压迫及侵犯邻近支气管可出现阻塞性肺炎和阻塞性肺不张。发生于肺段以下支气管的肺癌称为周围型肺癌，其常位于肺周边部，易侵及胸膜。肺癌常见的转移部位是肺门和纵隔淋巴结。肿瘤转移至胸膜引起胸腔积液和胸膜结节，转移至胸壁引起胸壁肿瘤及肋骨破坏。肺是转移瘤的好发部位，多数肺转移瘤都有原发肿瘤的症状和体征，在肺内沿血管及淋巴管播散。

（二）超声表现

1. 累及胸膜的肺癌和转移瘤多呈圆形、椭圆形或环状，低回声，边缘不光滑，呈锯齿状。

2. 肿瘤较大合并坏死表现为强回声，中心有液化性坏死或出血性病变表现为明显的无回声区。

3. 肿瘤侵犯胸膜表现为大量胸腔积液、多发胸膜低回声结节，转移至胸壁引起胸壁肿块和肋骨破坏。

4. 彩色多普勒超声显示病灶边缘呈蜷曲样，粗细不等，低阻低搏动性血流信号，部分延伸至肿瘤内部。

5. 肺癌转移至锁骨上淋巴结，超声可显示锁骨上淋巴结肿大，髓质变形或消失，淋巴结内血流信号分布异常。超声对肺癌锁骨上淋巴结转移的诊断价值优于触诊和CT。

（三）鉴别诊断

单独依靠超声诊断难以区分肺原发肿瘤、转移瘤、阻塞性肺炎和脓肿。彩色多普勒超声和超声造影检查有助于区分肺恶性肿块和良性肿块。肺恶性肿块彩色多普勒超声常显示肿块周边及内部丰富的杂乱血流分布。对外周肺部病变行超声引导下穿刺组织活检有助于确定胸膜下病灶性质。

（四）临床价值

在肺肿瘤的影像学诊断中，超声是放射学检查方法的有效补充，可起到以下几种作用：①有助于累及胸膜肺部肿瘤良恶性的鉴别；②可引导胸膜下肺部肿块穿刺活检；③扫查有无胸壁转移及锁骨上淋巴结转移；④可引导胸腔积液穿刺引流。

【案例 5-3-2】 女性患者，45 岁，"发现左乳肿块 10 个月"就诊于乳腺外科，乳腺超声提示左侧乳腺囊实性占位，乳腺癌可能（BI-RADS：4C 类）。进行右侧乳腺扫查时，超声图像见图 5-3-7。

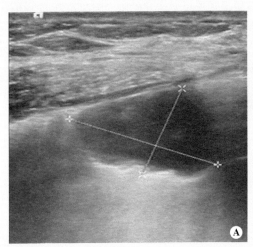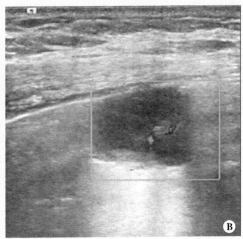

图 5-3-7 右侧乳腺区超声声像图

问题：描述图 5-3-7 超声声像图表现，考虑诊断何种疾病？诊断依据是什么？

答案与解析：超声声像图特征：右侧胸膜下探及一极低回声肿块，边界欠清，形态欠规则，后方回声稍增强，未见支气管充气征（图 5-3-7），内可见血流信号（图 5-3-7B）。考虑占位病变可能性大。结合患者的乳腺癌病史，且乳腺癌远处转移最常见于肺，因此考虑诊断为乳腺癌肺转移。患者行胸部 CT 检查提示肺多发转移瘤。

三、肺部重症

【案例 5-3-3】

【案例 1】 老年男性患者，拟行急诊硬脑膜下血肿减压术。术前突发呼吸困难，血氧饱和度下降。既往无呼吸系统疾病病史。术前查胸部 X 线检查显示左侧第 6～8 肋骨折，无气胸证据。心脏及血液学检查无明显异常。

【案例 2】 重症监护治疗病房 1 例严重收缩性心力衰竭的患者，在无创机械通气情况下，呼吸做功量及需氧量逐步增加。查体显示右侧肺通气量减少。

【**案例 3**】 麻醉病房既往存在哮喘病史的 60 岁老年男性，行腹腔镜胆囊切除术后出现持续喘息和呼吸窘迫，对雾化吸入 β 受体激动剂和静脉注射类固醇无效。

问题：在诊治这部分患者的过程中，肺超声有什么作用呢？针对急重症患者，哪些情况需要进行肺超声检查？又当如何进行肺超声检查？肺超声给我们的启示有哪些？

X 线检查是目前胸部疾病最常用的筛查、诊断和随访方法。胸部 CT 检查由于能够分辨人体组织的细微结构，在发现病变、定位和定性诊断疾病方面占据着重要地位。然而就院外急救、重症监护治疗病房进行各种插管治疗及手术进行中的患者而言，胸部 CT 的应用明显受到限制，此时床旁 X 线检查及床旁超声发挥着非常重要的作用。床旁 X 线检查不仅具有放射性，而且容易受到体位及摄片条件的影响，获取到的信息量非常有限。在过去十年间，随着超声显像技术的迅速发展，肺超声已成为重症监护的可靠诊断工具，应用于床旁，解决具体的临床问题并实时指导治疗。当靠近胸膜的肺组织发生病理变化，肺含气量明显减少时，肺超声可清晰显示病变形态、边界、回声特征等。大量胸腔积液时，超声可通过积液作为良好声窗显示肺部病变。由于肺超声具有操作便捷、无辐射、可进行床旁检查等优点，因此其还可作为引导胸腔积液、脓胸穿刺引流及观察疾病过程和疗效的良好工具。

（一）肺部重症超声应用指征

相较于传统胸部影像学检查而言，肺超声在诊断和监测疾病方面具有显著优势，但是在尚未累及胸膜的病变及无大量胸腔积液作为透声窗时，肺超声常无法发挥其作用。因此在急重症条件下并不是所有的患者均需进行肺超声扫查，肺超声扫查阴性也不能完全排除肺部疾病的存在。了解重症肺超声的应用指征有助于合理分配急救时间，以免贻误病情。表 5-3-3 总结了重症肺超声的应用指征。

表 5-3-3   重症肺超声应用指征

诊断工具

　　无法解释的呼吸系统症状（呼吸困难、胸膜炎性胸痛）或体征（呼吸急促、血氧饱和度下降、呼吸系统体格检查存在异常）

　　胸部 X 线检查发现病变性质不明确

　　怀疑发生了以下任一病变

　　　　气胸

　　　　胸腔积液

　　　　影响肺含气量变化的疾病（肺密度增加）

　　　　　　肺重量增加

　　　　　　　　血管外肺水（心源性肺水肿或急性呼吸窘迫综合征、间质性肺疾病、肺实变、肺炎、肺梗死）

　　　　　　　　脓液（感染、肺炎、肺实变）

　　　　　　　　血液（肺泡出血）

　　　　　　　　蛋白 / 胶原纤维（间质性肺疾病、肺泡蛋白沉积症、肺实变、肺梗死）

　　　　　　　　细胞（原发性或转移性肺癌）

　　　　　　　　脂类物质（类脂性肺炎）

　　　　　　肺通气量减小，肺重量不增加（肺不张）

监测及预后工具

　　指导机械通气

　　　　制订方案

　　　　分析脱机失败原因

　　监测疾病进展

　　　　胸腔积液：进展，好转，特征变化

　　　　间质综合征 / 实变：肺通气减少 / 密度增加的进展或好转情况

　　　　气胸：肺复张或气胸范围扩大

　　液体管理

　　判断患者预后（心力衰竭和终末期肾病）

（二）肺部重症超声采集方法

急重症条件下由于时间及体位等外在因素的限制,完整的肺部评估包括双肺前侧、外侧和后侧,即8区或12区扫查法（图5-3-8）。部分患者无法变动体位,因此排除后侧4区而采用8区扫查法。依据临床条件不同,患者分别采取不同的体位。怀疑气胸时,建议采用仰卧位;怀疑胸腔积液时,可采用仰卧位或半卧位。观察胸膜线建议采用高频线阵探头;观察肺实质采用凸阵、微小凸阵或相控阵探头均可以。

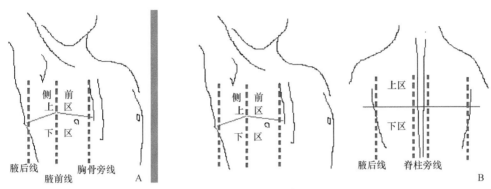

图5-3-8 8区及12区扫查法

A.8区扫查法:以腋前线为界将左右侧胸壁分为4区,前区（胸骨旁线至腋前线）、侧区（腋前线至腋后线）,平乳头水平与腋后线的连线将胸壁分为上、下扫查区,即每侧胸壁4个扫查区,共8区;B.12区扫查法:在8区扫查法的基础上增加双侧后胸壁,将平乳头水平与腋后线的连线延续至与脊柱旁线相交,将每侧后胸壁分为上、下扫查区,共12区

（三）肺超声发现及临床应用

1.肺超声基本征象 肺超声基本征象（图5-3-9）及临床意义见表5-3-4。

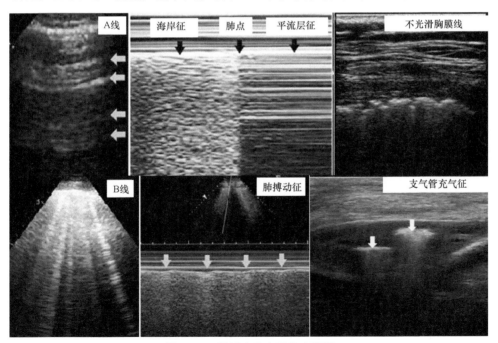

图5-3-9 肺超声基本征象声像图

表 5-3-4　肺超声基本征象定义及临床意义

超声发现	定义	临床意义
A 线	平行于脏胸膜、壁胸膜呈等距排列的多条带状强回声	①正常通气 ②气胸 ③对肺通气影响较小的病理状态（急性肺栓塞、哮喘 / 慢性阻塞性肺部疾病急性加重期、气道阻塞早期阶段 / 肺不张） ④消失或减少：肺密度增加；操作不当（超声束未垂直于胸膜线）
肺滑动	脏胸膜、壁胸膜随呼吸往复运动	①存在于正常肺组织或不影响通气的病理状态 ②消失或减少：呼吸暂停；炎症粘连；肺气肿 / 肺大疱；肺顺应性下降；气道阻塞 / 肺不张；支气管内插管 ③消失：气胸
肺搏动征	肺细微的节律性运动，与心脏搏动同步	①存在于正常肺组织或不影响通气的病理状态 ②消失或减少：肺通气量明显增加时；肺大疱；肺气肿 ③消失：气胸 ④增加：与肺密度增加有关（B 线、间质综合征） ⑤在无肺滑动的情况下发现肺搏动是缺乏肺通气的征象，多见于呼吸暂停、选择性插管、气道阻塞（异物、黏液堵塞）
B 线和间质综合征	自胸膜发出与胸膜垂直的动态高回声线，似"彗星尾"向远场延伸，与肺滑动同步移动 矢状面扫查每个肋间隙 3 条或更多条 B 线称为间质综合征	①出现与肺密度增加及邻近脏胸膜的肺泡单元受累有关：肺通气减少（肺不张） ②肺重量增加：血管外肺水（心源性肺水肿或急性呼吸窘迫综合征、间质性肺疾病、肺实变、肺炎、肺梗死）；脓液（感染、肺炎、肺实变）；血液（肺泡出血）；蛋白 / 胶原纤维（特发性间质性肺炎、肺泡蛋白沉积症、肺实变、肺梗死）；细胞（原发性或转移性肺癌）；脂类物质（类脂性肺炎） ③消失：气胸
肺点	图像的一侧存在肺滑动、肺搏动和垂直伪像，另一侧不存在这些征象	判断是否存在气胸具有特异性，代表呼吸过程中部分塌陷的肺与壁胸膜的接触点
胸膜线异常	任何不同于正常胸膜线表现（薄、光滑、连续高回声线）的现象，包括增厚、粗糙不光滑和胸膜下小实变	存在于炎症当中：急性呼吸窘迫综合征、感染、肺炎、特发性间质性肺炎和其他间质性肺疾病
含液 / 气支气管征	实变肺组织内观察到含气或含液支气管，纵切面呈树杈状，横切面呈短线状	存在于肺实变或肺不张
胸腔积液	脏胸膜、壁胸膜之间液体积聚	①最常出现在膈上区域 ②复杂的或局部积液可能在其他地方 ③超声不能区分积液的性质；观察到可浮动的高回声点或分隔高度提示复杂胸腔积液（脓胸）

2. 肺部重症疾病典型肺超声表现

（1）心源性肺水肿：表现为双侧胸部两肋间或更多肋间 3 条或更多条 B 线（图 5-3-10）。肺间质液增多和肺泡液增多均会导致肺水肿，分别为间质肺水肿和肺泡肺水肿。依据邻近两条 B 线的间距可将两者区分开来。肺间质液增多时，胸膜下小叶间隔增厚，产生约 7mm 间距的分散状 B 线。当液体进一步增多进入肺泡时，B 线数目增多并相互融合，间距≤ 3mm。B 线对急性肺水肿治疗反应迅速，利尿剂治疗后 3h 迅速发生改变。因此，对于肺超声扫查阴性的患者也不能排除心源性肺水肿的诊断，此时需结合其他血清学指标和超声心动图检查结果加以判断。

（2）间质性肺疾病（interstitial lung disease，ILD）：特征性肺超声表现如下。双肺多发分布不均的 B 线，多分布于双侧肺底及背侧；胸膜线不光滑；胸膜增厚（厚度＞ 2.8mm），胸膜滑动减弱；胸膜下见小片状无回声区（图 5-3-11）。间质性肺疾病需注意与肺水肿、肺炎相鉴别，这三种均可表现为双侧多发的 B 线，但胸膜线形态异常是间质性肺疾病最具特异性的肺超声表现。间质肺水肿与间质肺纤维化肺超声鉴别要点见表 5-3-5。

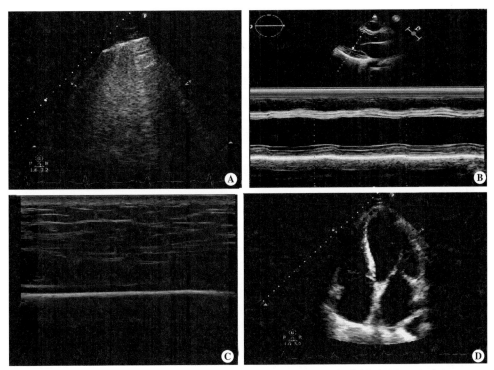

图 5-3-10 心源性肺水肿声像图（男性患者，59 岁，反复劳累后憋气 9 年余）

A. 超声显示双肺弥漫间距均等的 B 线；B. 超声显示胸膜线光滑并少量胸腔积液；C、D. 超声心动图提示左心功能降低

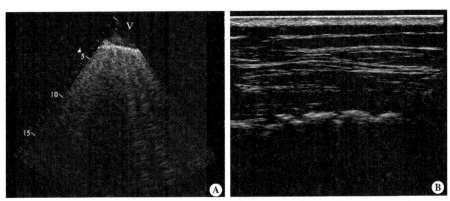

图 5-3-11 间质性肺纤维化肺超声声像图表现

A. 超声显示多发 B 线；B. 超声显示不光滑胸膜线

表 5-3-5 间质性肺水肿与间质性肺纤维化肺超声鉴别要点

特点	间质水肿	间质纤维化	特点	间质水肿	间质纤维化
B 线数目	多	不等	胸膜线	光滑	增厚，不光滑
B 线分布	弥散	疏密不均	利尿治疗	水肿减轻	无效
热点	右侧腋前线第 3 肋间	无	潜在疾病	心力衰竭	间质性肺疾病

（3）急性呼吸窘迫综合征（acute respiratory distress syndrome，ARDS）：是以肺炎性水肿、严重低氧血症、肺硬化和弥漫性内皮及上皮损伤为特征的临床综合征，死亡率较高。ARDS 特征性肺超声表现：①胸膜下小或大片状肺实变，存在"肺岛"；②胸膜线异常；③"白肺"；④肺滑动减弱或消失；⑤ 50% 的患者可见肺搏动征；⑥多数存在胸腔积液。

（四）临床价值

由于肺超声具有扫查方便、价格低、无辐射的特点，能够实时监测患者病情变化，有效指导治疗，因此其可以成为胸部 X 线检查的良好补充，为临床诊断和管理疾病提供更多信息。在肺部重症疾病诊断中，肺超声扫查较床旁 X 线检查能提供更多影像学信息。但由于肺超声图像较为特殊，"异病同影"的现象较为常见，因此密切结合病史及实验室检查有助于其结果解释。

【案例 5-3-4】　回顾正文前的 3 个病例，3 例患者均出现了不明原因的呼吸困难，1 例在手术进行中，1 例在重症监护治疗病房，1 例在手术完成后麻醉病房，3 例患者均具有进行肺超声扫查的指征，所处条件及患者因素并不能或并不适于进行胸部 CT 检查，因此我们对三者进行了肺超声扫查。

　　【案例 1】　肺超声显示左后侧上区肺滑动、肺搏动消失，B 线消失，并扫查到如下声像图（图 5-3-12）。

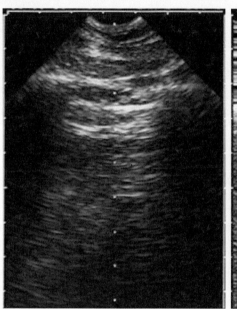
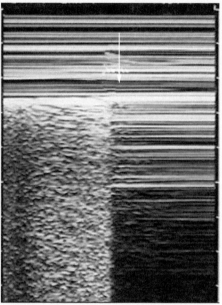

图 5-3-12　案例 1 肺超声声像图

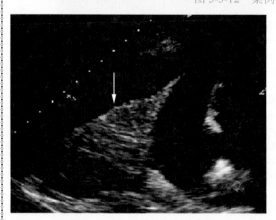

图 5-3-13　案例 2 肺超声声像图

问题：导致患者出现呼吸困难及血氧饱和度下降的原因是什么？

答案与解析：临床病史提示患者外伤导致肋骨骨折，有发生气胸的风险，且患者术前突发呼吸困难，血氧饱和度下降，应怀疑是否发生了气胸；肺超声扫查发现肺滑动、肺搏动及 B 线均消失，图 5-3-12 显示肺点（白色箭头处），符合气胸肺超声声像图改变。故考虑该患者出现呼吸困难及血氧饱和度下降的原因是气胸。

　　【案例 2】　肺超声声像图见图 5-3-13。

问题：导致患者右侧肺通气量减少的原因是什么？

答案与解析：临床病史提示患者存在严重收缩功能障碍性心力衰竭，左心室充盈压升高，存在发生肺水肿和胸腔积液的基础疾病。超声图像显示右侧大量胸腔积液并肺不张（图 5-3-13 箭头）。而肺通气减少常见肺部疾病为肺实变、肺不张、肺炎及肺梗死等。故该患者右侧肺通气减少的原因是右侧大量胸腔积液并肺不张。

【**案例3**】 超声心动图提示肥厚型心肌病，左心室射血分数正常，左心室舒张功能降低。血清学检查提示血清钠尿肽水平明显升高。肺超声声像图显示胸膜线光滑，双侧多发弥漫分布的B线（图5-3-14）。

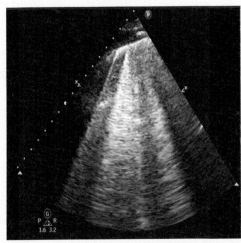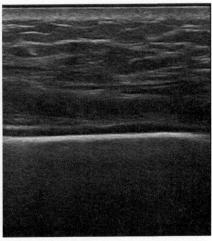

图 5-3-14 案例 3 肺超声声像图

问题：导致患者出现持续喘息和呼吸窘迫的原因是什么？

答案与解析：临床病史提示患者雾化吸入β受体激动剂和静脉注射类固醇后，仍持续出现喘息和呼吸窘迫，因此排除支气管哮喘的可能。肺超声显示胸膜线光滑、双侧多发弥漫分布B线，符合心源性肺水肿的典型肺超声表现。超声心动图检查虽然提示左心室射血分数正常，但是舒张功能降低。血清学指标显示血清钠尿肽水平升高。综合上述，对该患者的诊断考虑为射血分数保留型心力衰竭、继发心源性肺水肿，由此导致患者出现持续喘息和呼吸窘迫。

自我检测

5-3-1. 高度怀疑气胸时拟进行肺超声扫查，患者应取何体位？气胸的典型声像图表现有哪些？

5-3-2. 肺超声上如何区分间质性肺水肿与间质性肺纤维化？

（吕秀章）

第六章 心脏及大血管

学习要求

记忆 心脏及大血管的解剖和生理；超声心动图检查技术、标准切面及测量；左心室功能超声评估方法；房间隔缺损、室间隔缺损、动脉导管未闭、法洛四联症、心脏瓣膜病、冠心病、常见心肌疾病、心包积液及主动脉夹层的典型超声心动图特征。

理解 右心室功能超声评估方法；心脏瓣膜病的超声心动图定量评估方法；川崎病、心腔内血栓、心内膜垫缺损、肺静脉畸形引流、主动脉狭窄、主动脉窦瘤破裂的超声心动图表现及鉴别诊断；

运用 超声心动图在外科手术中的应用价值；超声心动图在先天性心脏病介入手术中的应用价值；大动脉转位、先天性冠状动脉畸形、单心室、缩窄性心包炎、心包及心脏肿瘤、Marfan 综合征的超声心动图表现及临床价值。

第一节 概 述

一、心脏解剖概要

（一）心脏位置、形态及胸前壁投影

心脏主要位于中纵隔，其中 1/3 位于正中线右侧，2/3 位于左侧。心脏的两侧为肺，前方有胸骨、第 3～6 肋软骨和肋骨前端。心脏类似倒置梨形或圆锥形。心底朝向右后上方，心脏长轴与人体正中线之间呈 45° 左右的夹角。心脏外观上可分为三个表面（胸肋面、膈面及侧面）和三条边缘（钝缘、锐缘和右缘）。

心脏投影在胸骨角和肋下角之间，投影区类似于梯形。心脏上缘和下缘的投影线基本上都呈水平，相互平行。右侧投影线几乎呈垂直，左侧则形成由内上方斜向左下方的斜线，心尖部投影成三角形，指向左下方，三角形的角应该在左锁骨中线以内。心脏在胸壁上投影的范围虽大，但因胸骨、肋骨及肺组织的遮挡，超声透射窗较窄，主要透声部位可分为胸前区（胸骨左缘第 3、4、5 肋间）、心尖区（锁骨中线第 5 肋间附近）、胸骨上窝和剑突下。

（二）心脏的方位

心脏长轴（也称纵轴）为心尖到心底部中心的连线，与人体纵轴呈 45° 左右夹角，沿长轴将心脏剖切为左、右两部分，即矢状切面。心脏短轴（也称横轴）为与心脏长轴相垂直的径线，沿短轴将心脏分为上、下两部分，即短轴切面。心脏水平轴为心脏左右方向的轴线，沿此轴将心脏分为前、后两部分，即冠状切面。对心脏的方位而言，上方指心脏长轴的心底侧，下方指心脏长轴的心尖方向，左侧、右侧指与心脏长轴相垂直的冠状切面上的左侧、右侧，前方、后方指与心脏长轴相垂直的横断面上的前、后方向。

（三）心脏腔室

右心房（right atrium，RA）：位于心脏右前方，壁较薄，呈直立的不规则卵圆形，上端与上腔静脉相连，下端紧贴横膈，下腔静脉通过横膈后几乎立即进入右心房，右心房后内侧壁为房间隔（interatrial septum）。房间隔介于左心房、右心房之间，较薄，中部偏下后方为卵圆窝。

右心室（right ventricular，RV）：位于心脏的右前下方和中部，整体看大致呈锥体形，横断面呈月牙形。其可分为流入道、流出道和小梁部。流入道与流出道之间以室上嵴分界，室上嵴为漏斗部后壁下界隆起的肌束，室上嵴上方为流出道，下方为流入道，流入道和流出道之间的右心室部为小梁部，其内有粗大肌束，连接较粗大的三尖瓣前乳头肌基底部，称为调节束（moderator band）。

室间隔（interventricular septum）：位于左心室、右心室之间，分为膜部和肌部两部分。膜部室间隔位于主动脉右瓣与后瓣的瓣环交界下方、肌部室间隔的上方，是一片膜样组织，也是室间隔缺损的好发部位。肌部室间隔占室间隔的大部分，又可分为窦部（或称流入部）、小梁部、漏斗部（或称流出部）三部分。

左心房（left atrium，LA）：位于心脏的左上偏后侧，底部为二尖瓣口，与左心室相通，分为耳部和体部两部分。心房壁较厚，内壁光滑，4条肺静脉开口于左心房后壁两侧。

左心室（left ventricular，LV）：位于心脏左侧，呈圆锥形，心壁最厚，约为右心室心壁厚度的3倍。可分为流入道、流出道和小梁部，前叶之后的左心室为流入道，流入道从房室连接处延伸到乳头肌附着处，主动脉前庭即流出道，流入道与流出道之间的左心室体部为小梁部。

主动脉（aorta）和肺动脉（pulmonary artery）：主动脉起自左心室主动脉瓣环，止于腹主动脉分叉处（大致在脐和第4腰椎水平），分为升主动脉、主动脉弓和降主动脉。主动脉根部稍膨大，有3个主动脉窦，前面2个主动脉窦分别发出左、右冠状动脉主干。肺动脉起自右心室肺动脉瓣环，位于升主动脉左前方，主干在主动脉弓下方分成左肺动脉、右肺动脉。

上腔静脉（superior vena cava，SVC）和下腔静脉（inferior vena cava，IVC）：上腔静脉位于心脏右上方，近段在心包之内，远段在心包之外，开口于右心房上部，入口处无瓣膜。下腔静脉开口于右心房后壁下方，与右心房的交接处有下腔静脉瓣，在胚胎期下腔静脉瓣可将下腔静脉回心的高氧血引向卵圆窝。

（四）心脏瓣膜

二尖瓣（mitral valve）：位于左心房与左心室之间，瓣叶包括前叶和后叶。二尖瓣环的前内侧1/3为左纤维三角、右纤维三角，有二尖瓣前叶基底部附着，其余二尖瓣环呈马鞍形，由纤维组织构成，有二尖瓣后叶基底部附着。前瓣叶较窄长，后瓣叶相对宽短。前后叶面积基本相等瓣叶的心房侧表面光滑，心室侧有许多腱索附着。附属的乳头肌分为前外侧组乳头肌和后内侧组乳头肌，其中前外侧组乳头肌位于左心室前外侧，多为单个乳头肌，后内侧组乳头肌位于室间隔与左心室下壁交界之间，多数为多头乳头肌。

三尖瓣（tricuspid valve）：位于右心房与右心室之间，瓣叶包括前瓣、后瓣和隔瓣。三尖瓣环略呈三角形，为心脏纤维支架的组成部分，与二尖瓣环不在同一平面上，更靠近心尖。前瓣最宽大，附着于三尖瓣环的前壁及侧壁部分，后瓣最小，附着于瓣环的后下方或背侧部分，隔瓣位于三尖瓣环内侧，附着于室间隔。右心室内有3组乳头肌：前组乳头肌位于右心室前壁中下段，最粗大，与调节束相延续，主要连接前叶；后组乳头肌较细小，主要连接后叶；圆锥乳头肌（又称内侧乳头肌）的腱索连接三尖瓣隔叶及前叶。

主动脉瓣（aortic valve）：由3个半月瓣组成。基底部附着于瓣环上，3个瓣叶大小通常相等。瓣叶与其相应的主动脉窦壁构成开口向上的袋状主动脉窦。主动脉窦又称Valsalva窦，根据主动脉窦内冠状动脉的开口，分为左冠状动脉窦（简称左冠窦）、右冠状动脉窦（简称右冠窦）及无冠状动脉窦（简称无冠窦）。主动脉瓣左冠窦及无冠窦基底部与二尖瓣前叶基底部直接由纤维延续。

肺动脉瓣（pulmonary valve）：由3个半月瓣组成，分别为左瓣、右瓣与前瓣。瓣叶与瓣环均较薄弱，瓣环与右心室漏斗部隔束相连。肺动脉瓣环与主动脉瓣环间有约70°的夹角。

（五）心包

心包（pericardium）为纤维浆膜囊，包裹心脏及大血管起始部。心包分为纤维性心包和浆膜性心包两部分。前者在外层，致密坚韧，伸缩性小。后者薄而光滑，分为脏层和壁层。脏层心包紧贴心脏及大血管表面，又称心外膜，壁层心包被覆于纤维心包的内膜。脏层心包、壁层心包之间形成一封闭的囊腔，即心包腔，正常时腔内有20～30ml浆液，其在心脏搏动时起到润滑作用。

（六）冠状循环系统

冠状循环的血管包括冠状动脉（coronary artery）系统、毛细血管和冠状静脉系统。冠状动脉是心脏的营养血管，是升主动脉的第一对分支，冠状动脉多走行于心外膜。左冠状动脉起自左冠窦，在肺动脉主干与左心耳之间沿左冠状沟向左前走行，走行不远即分为前降支与旋支。前降支是左冠状动脉主干的直接延续，其分支有左心室前支、右心室前支与前室间隔支等，主要供应左心室前壁、右心室前壁、室间隔前上部及心尖部的血流。旋支与前降支几乎呈垂直方向走行，主要供应左心房、左心室侧壁的血流。右冠状动脉起自右冠窦，沿右冠状沟向右侧走行，主要供应右心室前壁、心脏膈面部分及右心房的血流。我国大部分为右优势型冠状动脉，即右冠状动脉绕至心脏后方，沿右后冠状沟走行至房室交界区附近移行为后降支，后降支主要供应左心室前壁、右心室后壁、室间隔后下部的血流。冠状静脉窦是心脏最大的静脉回流通路，位于左后冠状沟、二尖瓣环的后方，起于左心房斜静脉开口，止于右心房内开口，汇集来自心脏的大部分静脉血流，主要分支包括心大静脉、心中静脉、心小静脉及左心房斜静脉。

二、二维超声心动图检查方法及标准测量

（一）原理

二维超声用辉度调制法显示回波信号，即将介质中由不同声阻抗所形成的界面反射，以光点形式排列在时基扫描线上，接收到的回波信号带有幅度与深度的信息。代表不同回波幅度的灰阶点按其回波的空间位置，显示在与超声扫描线位置相对应的显示器扫描线上。当图像达到或超过每秒 16 帧图像时，则形成一幅实时的二维超声图像。

（二）检查方法

1. 患者准备 患者无须特殊准备，安静配合即可。

2. 探查体位 经胸壁探查心脏，患者一般取平卧位或左侧卧位。如遇心功能不全者，患者可取半卧位，以减轻气急、心悸等症状。如行胸骨上窝探查，嘱患者取坐位或仰卧位，并将颈肩部垫高，充分裸露颈部。对于肋间隙较窄，声束进入有困难者，嘱左臂上举可能会改善图像质量。

3. 仪器 采用相控阵型扇阵探头，超声发射频率为成人 2.5 ～ 3.5MHz，儿童 4.5 ～ 7.0MHz。经胸探测声窗包括心前区、心尖区、剑突下区（肋下区）和胸骨上窝探查，其中心前区和心尖区是常规检查部位，剑突下和胸骨上窝在需要时使用。

（三）标准切面与测量

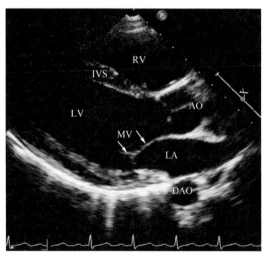

图 6-1-1　胸骨旁左心室长轴切面
AO. 主动脉；DAO. 降主动脉；IVS. 室间隔；LA. 左心房；
LV. 左心室；MV. 二尖瓣；RV. 右心室

1. 心前区切面

（1）胸骨旁左心室长轴切面（parasternal long-axis view of left ventricle）：探头放于胸骨左缘第 3、4 肋间，探测方位与右胸锁关节至左乳头连线相平行。此切面可清晰显示右心室、左心室、左心房、室间隔、主动脉、主动脉瓣及二尖瓣等结构，能清楚观察到心壁结构异常如室间隔连续中断、主动脉骑跨及主动脉瓣、二尖瓣有无增厚、狭窄，活动是否正常等（图 6-1-1）。

（2）胸骨旁左心室短轴切面（parasternal short-axis view of left ventricle）：在左心室长轴切面基础上旋转探头，扫描平面与左心室长轴相垂直后，沿心轴线上下偏转扫描声束，从上至下依次可显示肺动脉长轴切面和一系列左心室短轴切面（图 6-1-2A）。

1）肺动脉主干长轴切面（long-axis view of pulmonary trunk）：可显示主动脉根部短轴、肺动脉主干及其分叉部，用于观察肺动脉主干及分叉部的病变、有无动脉导管未闭等（图 6-1-2B）。

2）主动脉根部短轴切面（short-axis view of aortic root）：探头置于胸骨左缘第2、3肋间心底大血管的正前方，与左肩与右肋弓的连线基本平行。此切面可显示主动脉根部及其瓣叶，左心房、房间隔、右心房、三尖瓣、右心室及其流出道，肺动脉瓣、肺动脉近端、肺房沟及左冠状动脉主干等。可观察主动脉内径，主动脉瓣与肺动脉瓣的形态与活动，右室流出道与肺动脉干有无增宽或狭窄及降主动脉与肺动脉间有无交通等（图6-1-2C）。

3）二尖瓣水平左心室短轴切面（LV short-axis view of mitral valve）：可观察左心室、右心室大小，室间隔走向、左心室基底段心肌活动及二尖瓣形态、瓣口开放关闭情况（图6-1-2D）。

4）乳头肌水平左心室短轴切面（LV short-axis view of papillary muscle）：可观察左心室中间段心肌活动及乳头肌的病变（图6-1-2E）。

5）心尖水平左心室短轴切面（LV short-axis view of cardiac apex）：可观察左心室心尖段心肌的活动及有无心尖段室壁肥厚、心尖部位室间隔缺损等（图6-1-2F）。

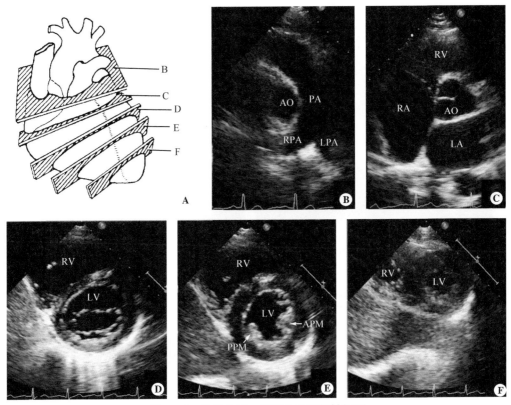

图6-1-2　胸骨左缘一系列左心室短轴切面

A. 各切面对应解剖部位示意图；B. 肺动脉主干长轴切面；C. 主动脉根部短轴切面；D. 二尖瓣水平左心室短轴切面；E. 乳头肌水平左心室短轴切面；F. 心尖水平左心室短轴切面。AO. 主动脉；PA. 肺动脉；RPA. 右肺动脉；LPA. 左肺动脉；LA. 左心房；RA. 右心房；RV. 右心室；LV. 左心室；APM. 前外侧乳头肌；PPM. 后内侧乳头肌

2. 心尖区切面　探头置于心尖搏动处，在心尖四腔心切面基础上调整和旋转探头，可依次显示心尖四腔心、心尖五腔心、心尖两腔心和心尖三腔心等切面（图6-1-3）。

（1）心尖四腔心切面（apical four-chamber view）：探头置于心尖搏动处，指向右侧胸锁关节。此图像上十字交叉位于中心处，可同时显示四个心腔、二尖瓣口、三尖瓣口、房间隔、和室间隔（图6-1-3A）。

（2）心尖五腔心切面（apical five-chamber view）：在四腔心切面基础上探头声束前倾，即可显示位于图像中央的左心室流出道和主动脉根部，可用于观察流出道和主动脉瓣口血流及瓣口开放关闭情况（图6-1-3B）。

（3）心尖两腔心切面（apical two-chamber view）：在四腔心切面基础上逆时针旋转探头至人

体矢状位方向，即可显示。其可观察左心室、左心房、二尖瓣口及左心耳（图 6-1-3C）。

（4）心尖三腔心切面（apical three-chamber view）：在两腔心切面基础上继续逆时针旋转探头至心轴线方向，即可显示。其图像结构类似左心室长轴切面，但观察左心室心尖更为清晰（图 6-1-3D）。

3. 剑突下切面　由于剑突下扫查避开肺组织的遮挡和肋间隙狭窄限制，此切面从理论上可以评价所有心内结构并直接确定肝脏及下腔静脉位置，可以明确心脏和右心房位置及心尖朝向。常用探查切面如下。

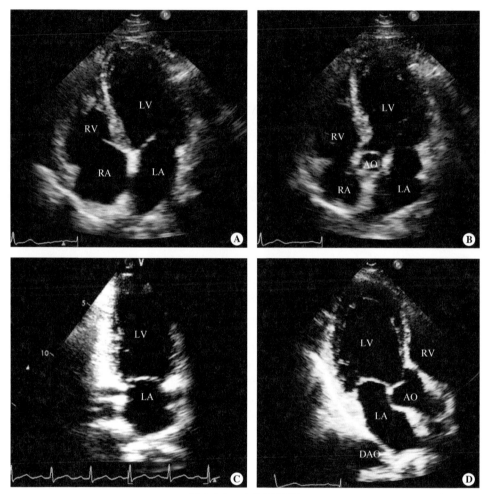

图 6-1-3　心尖区切面

A. 四腔心切面；B. 五腔心切面；C. 两腔心切面；D. 三腔心切面

AO. 主动脉；DAO. 降主动脉；LA. 左心房；LV. 左心室；RA. 右心房；RV. 右心室

（1）剑突下四腔心切面（subcostal four-chamber view）：探头横置，放于剑突下，声束向上倾斜即可显示。图像结构类似心尖四腔心，但此切面显示房间隔缺损的敏感性与特异性高（图 6-1-4A）。

（2）剑突下上下腔静脉长轴切面（subcostal long-axis view of superior and inferior vena cava）：在剑突下四腔心切面基础上逆时针旋转探头至人体矢状位方向，声束向右倾斜，即可显示。图像上可见上腔静脉和下腔静脉进入右心房，是观察房间隔有无连续中断及中断部位与腔静脉关系的重要切面（图 6-1-4B）。

4. 胸骨上窝切面

（1）胸骨上窝主动脉弓长轴切面（suprasternal long-axis view of aortic arch）：探头置于胸骨上窝，沿主动脉弓走行方向指向左侧即可显示。此切面可观察主动脉弓、主动脉弓分支起始段及在弓段下方走行的右肺动脉短轴（图 6-1-5A）。·

（2）胸骨上窝主动脉弓短轴切面（suprasternal short-axis view of aortic arch）：此切面与主动脉弓长轴切面垂直，可显示主动脉弓短轴及头臂干起始段、上腔静脉及右肺动脉长轴（图 6-1-5B）。

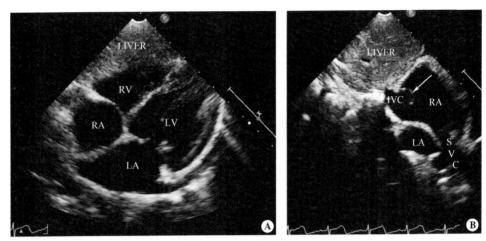

图 6-1-4　剑突下切面

A. 四腔心切面；B. 上下腔静脉长轴切面（箭头所示为下腔静脉瓣）。LIVER：肝脏；LA. 左心房；LV. 左心室；
RA. 右心房；RV. 右心室；IVC. 下腔静脉；SVC. 上腔静脉

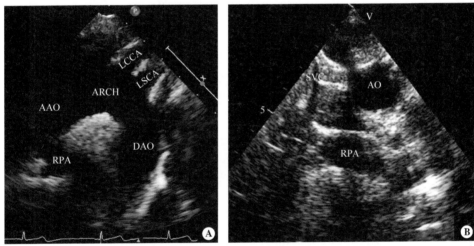

图 6-1-5　胸骨上窝切面

A. 主动脉弓长轴切面；B. 主动脉弓短轴切面

AO. 主动脉；AAO. 升主动脉；ARCH. 主动脉弓；DAO. 降主动脉；LCCA. 左颈总动脉；
LSCA. 左锁骨下动脉；RPA. 右肺动脉；SVC. 上腔静脉

三、M 型超声心动图检查方法及标准测量

（一）原理

M 型超声心动图由换能器发出声束，并记录在此声束方向上的组织回声，心脏各层组织反射在心动周期内形成运动-时间曲线。M 型曲线时间分辨率高，可显示心脏结构在一维空间上的界面厚度、距离、活动方向、运动速度及其在心动周期不同时相的变化。

（二）检查方法

由二维切面导航，将 M 型取样线放置在目标界面上，观察心脏在该径线上各界面活动的规律。

（三）常见波群及标准测量

1. 主动脉根部波群（wave group of aortic root）　又称为心底波群，在左心室长轴切面上将取

样线置于主动脉根部获得，其解剖结构自前至后依次为胸壁、右心室流出道、主动脉前壁、主动脉瓣、主动脉后壁及左心房。主动脉根部为两条平行曲线，收缩期向上，舒张期向下。主动脉瓣收缩期开放，呈六边形盒样结构，舒张期瓣口闭合，呈一单线，位于管腔中心（图 6-1-6）。

2. 二尖瓣波群（wave group of mitral valve） 在左心室长轴切面上经由二尖瓣取样获得，其解剖结构从前向后依次为胸壁、右心室前壁、右心室、室间隔、二尖瓣叶、左心室后侧壁。正常人二尖瓣前叶曲线呈舒张早期 E 波和舒张晚期 A 波的特征性双峰曲线，后叶曲线活动方向与前叶相反，呈镜像曲线，向后的两个尖峰分别称 E′、A′（图 6-1-7）。

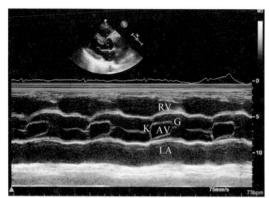
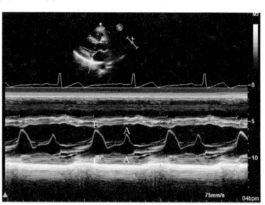

图 6-1-6　主动脉根部波群 M 型曲线
AV. 主动脉瓣；G. 主动脉瓣关闭；K. 主动脉瓣开放；LA. 左心房；RV. 右心室

图 6-1-7　二尖瓣波群 M 型曲线

3. 左心室波群（wave group of left ventricle） 左心室长轴切面上经由左心室二尖瓣腱索水平取样获得，其解剖结构从前向后依次为胸壁、右心室前壁、右心室、室间隔、左心室和左心室后侧壁。正常人室间隔收缩期向后运动，舒张期向前运动，左心室后侧壁与室间隔呈反向运动（图 6-1-8）。

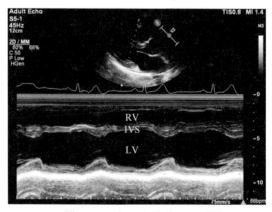

图 6-1-8　左心室波群 M 型曲线
IVS. 室间隔；LV. 左心室；RV. 右心室

四、多普勒超声心动图检查方法及标准测量

（一）原理

心脏内心壁、瓣膜及血液均可产生多普勒效应。心壁和瓣膜的反射回波虽然振幅很大，但频移较小。由于血液中运动红细胞的后散射作用（沿声束发射途径返回探头的散射被称为后散射），探头可接收到频移较大但振幅较小的回波信号。经过高通滤波器，将心壁和瓣膜产生的低频移多普勒信号滤去，而保留血流高频移的多普勒信号，即产生多普勒血流信号。相反，如果使用低通滤波器，保留由心壁产生的低频移、高振幅的多普勒信号，阻止血流产生的多普勒信号通过，此

即组织多普勒显像。

（二）显像方式

1. 彩色多普勒血流成像　将血流多普勒信号进行彩色编码并叠加在二维超声图像上，可以直观了解心内血流动力学的详细分布情况。

2. 频谱多普勒　主要包括脉冲多普勒和连续多普勒，用于显示一维方向上的血流信息。脉冲多普勒具有距离选通功能，但测定高速血流时容易出现混叠现象，主要用于检测心内正常血流及流速较低的异常血流，可以确定血流的部位、方向及性质。连续多普勒无距离选通功能，但能测定高速血流的速度，主要用于检测心内异常分流、瓣膜反流、瓣膜狭窄时高速射流等。

3. 组织多普勒　将心肌组织多普勒信号进行彩色编码并叠加到二维超声图像上，可直观反映心肌运动的方向与速度，通过频谱多普勒可定量检测心肌组织的运动速度、加速度等参数。

（三）多普勒超声心动图的临床应用

1. 判断反流与分流　应用二维超声心动图结合彩色多普勒技术可以明确地判定反流与分流的解剖部位、血流方向、血流时相及反流与分流的程度范围。

2. 探测血流状态　彩色多普勒图像上，层流显示为色彩单纯、中心明亮、边缘暗淡的血流束，湍流显示为色彩明亮的高速血流束，呈五彩镶嵌；频谱多普勒图像上，层流频谱曲线较窄，光点密集，与零位基线间有一空窗，湍流频谱光点疏散，与基线之间的空窗消失，呈单向充填的图像。

3. 探测血流速度和压力差　由频移值可推算血流速度，利用仪器上已设置的测量程序可直接测定峰值速度、加速度、平均速度等，利用流体力学中的伯努利方程可估测血流压力阶差。

4. 测量血流容量　利用多普勒技术可定量分析每搏量、心排血量、分流量和反流量等多种血流动力学指标。

5. 狭窄瓣口面积的测量　频谱多普勒技术测量狭窄瓣口面积的方法主要基于流体力学的连续方程。除此方法外，单纯狭窄的二尖瓣口面积尚可通过压力减半时间法测量。

（四）正常多普勒超声频谱

1. 二尖瓣口频谱　于心尖四腔心或二腔心切面，取样容积置于二尖瓣口左心室面获得，呈双峰正向频谱，与二尖瓣 M 型曲线一样，也称为 E 峰、A 峰（图 6-1-9）。

2. 三尖瓣口频谱　于心尖四腔心切面，取样容积置于三尖瓣口右心室面获得，也呈双峰正向频谱，与二尖瓣口血流频谱相比，各波峰值受呼吸影响有一定波动。

3. 主动脉瓣口频谱　于心尖五腔心切面或三腔心切面，取样容积置于主动脉瓣口获得，频谱呈收缩期负向窄带单峰形（图 6-1-10）。

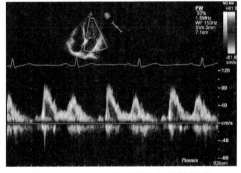

图 6-1-9　二尖瓣口脉冲多普勒频谱

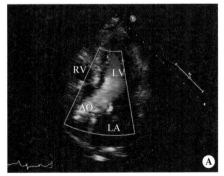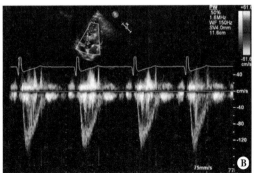

图 6-1-10　正常主动脉瓣口频谱图

心尖五腔心切面，显示主动脉内收缩期血流（A）及其频谱（B）

RV. 右心室；AO. 主动脉；LV. 左心室；LA. 左心房

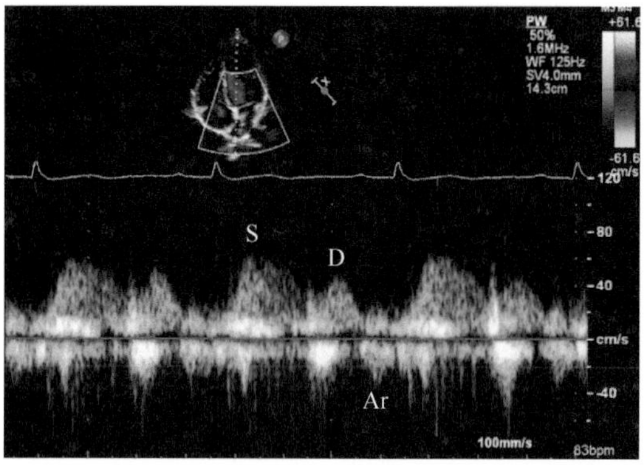

图 6-1-11 右肺静脉脉冲多普勒频谱
S. 收缩期 S 波；D. 舒张早期 D 波；Ar. 舒张末期左心房
收缩时产生的反向 Ar 波

4. 肺动脉瓣口频谱 于胸骨旁主动脉根部短轴切面，取样容积置于肺动脉瓣口获得，频谱呈收缩期负向窄带单峰形。

5. 肺静脉频谱 于心尖四腔心切面，取样容积置于肺静脉近心段内获得，频谱呈全心动周期的三相波，即正向的收缩期 S 波、舒张早期 D 波和舒张末期左心房收缩时产生的反向 Ar 波（图 6-1-11）。

自 我 检 测

6-1-1. 请简述心包的解剖。

6-1-2. 请简述彩色血流多普勒和组织多普勒超声心动图的原理。

6-1-3. 彩色多普勒及频谱多普勒在心脏主要有哪些临床应用？

（谢明星）

第二节 心脏功能的测定

心脏功能的评价，对心脏病患者的早期诊断、治疗决策、疗效评价及预后评估等方面有重要意义。超声心动图因其安全无创、操作简便、能实时观察、重复性高等优点，广泛应用于临床心功能的评价。

随着超声心动图技术的不断发展，超声心动图对心功能的评价内容已由单纯评价左心室功能拓展到右心室、心房等其他腔室的功能，由收缩功能到舒张功能，由整体功能到局部功能，由静息状态的功能评价发展到对负荷状态下心肌灌注、心功能储备、冠脉储备、心肌存活性等功能评价，逐渐进入精细化心功能评价的时代。新技术的应用不仅可以精准测量心腔整体及各个节段的实时容积变化，还可以对心肌在各个方向上的运动、位移、形变及运动的时相和顺序进行定量分析，从而更充分地了解心肌运动特点及其生物力学特性。

一、左心功能测定

（一）左心室收缩功能测定

1. 整体左心室收缩功能（global left ventricular systolic function） 是反映心脏血流动力学变化的主要指标，以心脏机械工作的最终效果——心输出量（CO）、左室射血分数（LVEF）、每搏输出量（SV）等来评价左心室整体收缩功能。SV、LVEF 是通过计算心室舒张末期容积（EDV）与收缩末期容积（ESV）的变化差值由公式换算而来。因此，准确测量左心室容积对于评价左心室功能非常重要。

（1）左心室容积（V）测定

1）M 型超声心动图

a. 椭圆形体积法

$$V = \frac{4}{3}\pi \cdot \frac{L}{2} \cdot \left(\frac{D}{2}\right)^2$$

式中，L 为左心室长轴内径；D 为左心室短轴内径。L 通常可用 $2D$ 替换，故上式可替换成：

$$V=\frac{4}{3}\pi \cdot \frac{2D}{2} \cdot \left(\frac{D}{2}\right)^2=\pi/3 \times D^3=1.047D^3$$

b. 立方体法：由上可知，$V=1.047D^3$，故可简化成 $V=D^3$，即立方体计算法。

式中，D 为左心室前后径或横径

该方法不能用于有室壁节段运动异常者，但是方法简单，仅需测量一条径线。

c. Teichholtz 矫正公式法

$$V=7\times D^3/（2.4+D）$$

为克服立方体法和椭圆形体积法在长短轴之比降低时，对左心室容积估计过高、长短轴之比增加时对左心室容积估计过低，Teichholtz 根据左心室造影数据的回归关系提出容积测量的矫正公式。该公式是较为准确、常用的容量计算法之一（图 6-2-1）。

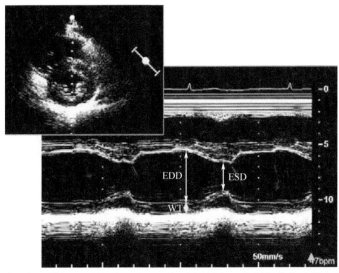

图 6-2-1　在胸骨旁短轴切面引导下，用 M 型超声测量左心室舒张末期内径和收缩末期内径
EDD. 舒张末期内径；ESD. 收缩末期内径；WT. wall thickness（室壁厚度）

2）二维超声心动图

a. 单平面法

i. 面积长轴法：在心尖二腔心切面或心尖四腔心切面测量左心室面积（A）和左心室长轴内径（L），按下列公式求出左心室容积：

$$V=8A^2/（3\pi L）$$

ii. 椭圆公式法：同样取心尖二腔心切面或心尖四腔心切面测出左心室面积（A）和左心室长轴内径（L），公式同 M 型椭圆形体积法。

$$V=\frac{\pi}{6} \cdot LD^3$$

b. 双平面法：取二尖瓣水平短轴切面及心尖二腔心切面或心尖四腔心切面，测量二尖瓣水平短轴左心室面积（A_m）和左心室长径（L）。

i. 圆柱 - 圆锥体法：

$$V=A_m \cdot \frac{L}{2}+\frac{A_m}{3} \cdot \frac{L}{2}=\frac{2}{3}A_m \cdot L$$

ii. 圆柱体法：

$$V=A_m \cdot L$$

iii. 圆柱 - 半椭圆体法：

$$V=A_m \cdot \frac{L}{2} + \frac{2}{3} A_m \cdot \frac{L}{2} = \frac{5}{6} A_m \cdot L$$

c. Simpson 法：M 型超声心动图测量左心室容积，在左心室节段运动异常的患者中误差较大；三维超声心动图虽在理论上是测量左心室容积最准确方法，但由于仪器及技术等原因，临床应用较少，一般仅用于科学研究中数据的测量；目前，Simpson 法被认为是二维超声心动图计算左心室容积最为准确的方法，也是临床上常用于测定左室容积的方法。

左心室的容积在这种算法中被认为是沿左心室纵轴方向，一系列厚度相等（H）、容积不等的薄圆柱体容积的总和。每个薄圆柱体的容积是其截面积（A）和厚度（H）的乘积：左心室容积 $V = (A_1 + A_2 + A_3 \cdots) \times H$。在有室壁运动障碍或形态不规则时，薄圆柱体的数量越多，计算左心室容积的准确性也越高。采用 Simpson 法公式测量左心室容积时，由于受透声窗的影响，能获取的短轴切面数量有限，因此常采用改良的心尖单平面或双平面法计算左心室容积。例如，Simpson 双平面法计算左心室容积公式为 $V = \pi/4 \cdot H\Sigma D$，$D$ 为心尖四腔心切面中与左心室长径相垂直的左心室短轴内径，H 为厚度。Simpson 法测量左心室容积准确性较高，可用于左心室发生形变患者的心功能估计，其局限性在于有时心内膜显示不清，且四腔心及两腔心切面不在同一心动周期。

（2）每搏输出量（stroke volume, SV）：根据定义，每搏输出量（SV）= 舒张末期容积（EDV）- 收缩末期容积（ESV）。

采用 Teichholtz 矫正公式法，可计算出舒张末期容积（EDV）及收缩末期容积（ESV）。SV 正常参考值：60 ～ 120ml。

（3）心输出量（cardiac output, CO）：心输出量（CO）= 每搏输出量（SV）× 心率（HR）。CO 正常参考值：3.5 ～ 8.0L/min。

（4）射血分数（ejection fraction, EF）：射血分数（EF）= 每搏输出量（SV）/ 舒张末期容积（EDV）×100%。

EF 正常参考值为 50% ～ 70%，EF 在 40% ～ 50% 时为左心室收缩功能轻度减低，EF 在 30% ～ 40% 时为左心室收缩功能中度减低，EF ＜ 30% 为左心室收缩功能重度减低。

（5）心脏指数（cardiac index, CI）：心脏指数（CI）= 心输出量（CO）/ 体表面积（BSA）。CI 正常参考值：3.0 ～ 3.5（L/min）/m²。

2. 局部左心室收缩功能（regional left ventricular systolic function）　临床研究表明，超声心动图确定的心肌节段运动异常（RWMA）的部位和范围与心电图、心肌梗死的病理结果、患者的临床和血流动力学状态、并发症的发生和存活率有明显关系。常用的方法及指标：目测法、短轴缩短率、局部室壁运动幅度及增厚率、室壁运动计分指数（wall motion score index，WMSI）、应变（strain）、应变率（strain rate）、彩色室壁运动分析技术（color kinesis，CK）、组织多普勒成像（tissue Doppler imaging，TDI）、组织追踪成像（tissue tracking imaging，TTI）、速度向量成像（velocity vector imaging，VVI）等。

（1）左心室短轴缩短率（FS）

$$FS = (D_d - D_s) / D_d \times 100\%$$

式中，D_d 为左心室舒张末期内径；D_s 为左心室收缩末期内径。FS 正常参考值：25% ～ 50%。

（2）室壁增厚率（ventricular thickness fraction）：为室间隔或左室后壁收缩末期厚度（T_s）与舒张末期厚度（T_d）之差与舒张末期厚度（T_d）的比值，即

$$\Delta T\% = (T_s - T_d) / T_d \times 100\%$$

室壁增厚率正常值 ≥ 50%。

（3）室间隔、左心室下侧壁运动幅度：

1）室间隔运动幅度（IVSE）：即室间隔（IVS）左心室面舒张末期位置至收缩期位置之间的垂直距离。

2）左心室下侧壁运动幅度（ILWE）：系左心室下侧壁（ILW）心内膜舒张末期位置至收缩末

期最大幅度的垂直距离。

正常值≥5mm，＜2mm为运动消失，2～4mm为运动减弱。

（4）目测法：评定室壁运动状况。

a.运动正常：室壁运动的方向及幅度在正常范围。

b.运动减弱：室壁运动方向正常，幅度减小，室壁增厚率＜50%。

c.运动消失：室壁收缩运动消失，局部节段无增厚改变。

d.矛盾运动：室壁收缩期运动方向与正常相反，收缩期室壁变薄，向心腔外膨出，常合并室壁瘤。

e.运动增强：室壁运动幅度和增厚率较正常的心肌增强，可见于非缺血区运动代偿性增强。

本法简单易行，不受心脏本身移动干扰，其局限性在于对观察者的经验有一定的要求，初学者需要较长的学习过程和专业训练，主观性较大，存在观察者之间的变异。当存在束支传导阻滞或起搏导管时，心肌激动顺序发生改变，心肌运动不同步，会干扰室壁运动的分析。

（5）室壁运动计分指数（wall motion score index，WMSI）：美国超声心动图学会推荐用于节段性室壁运动分析的17节段分段法，将心室划分为基底部、中部/乳头肌和心尖部3个水平，基底部和中部均被划分为6个节段，心尖部被划分为4个节段及心尖帽节段。图6-2-2为左心室壁分段的牛眼图（Bull's eye）。

美国超声心动图学会关于室壁运动定量计分的建议如下，室壁运动正常或增强计1分；运动减弱计2分；运动消失（无收缩期室壁增厚）计3分；矛盾运动（收缩期矛盾运动）及室壁瘤（舒张期变形）计4分，把各节段的计分加起来，再除以节段总数即为室壁运动计分指数（WMSI）。如左心室所有17个节段的运动均正常，则得分17，除以节段数17，WMSI等于1。WMSI正常时等于1，＞1均表示不正常。

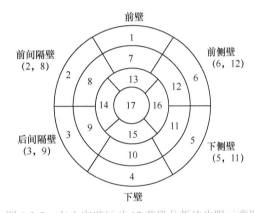

图6-2-2 左心室壁运动17节段分析法牛眼示意图

此指数反映了左心室异常心肌占整个左室心肌的比例，因此在临床上具有重要价值。

（6）应变（strain）及应变率（strain rate）：应变指心肌发生形变的能力，即心肌长度的变化值占心肌原长度的百分数。

$$S=(l-l_o)/l_o=\Delta l/l_o$$

式中，l为心肌纤维长度变化（收缩或者舒张）后两点之间的瞬时距离；l_o为心肌纤维长度变化（收缩或者舒张）前两点之间的原始距离；Δl为两点之间距离的变化值；S为该心肌纤维的应变（S为负值代表心肌纤维缩短或者变薄，为正值代表心肌纤维延长或者增厚）。

应变率指心肌发生形变的速度，即局部两点心肌之间的速度差与两点间距离的比值：

$$SR=(V_a-V_b)/d(1/S)$$

式中，SR为距离为d的两点间心肌的应变率；V_a和V_b指距离为d的两点心肌的缩短速度。

（7）其他技术

1）彩色室壁运动分析技术（CK）：是心内膜自动边缘检测技术的拓展，它通过比较连续的每帧声像图的组织背向散射值，作为实时自动跟踪和显示心内膜运动的方法，可以实时显示心内膜室壁运动的时间和幅度。应用声学造影、心肌灌注成像和CK技术进行同步实时成像，可对心肌灌注和局部左心室功能进行定量分析。

2）组织多普勒成像（TDI）：是基于红细胞与心室壁（心肌）运动的不同特性而建立的，红细胞运动速度快而运动能量低，心肌运动速度慢而能量比红细胞高。传统多普勒以高速运动的血流红细胞为观察目标，组织多普勒以低速运动的心肌组织为观察目标，采取适当的滤波条件及适

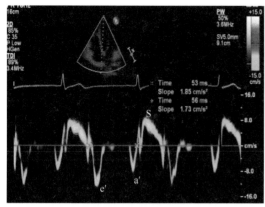

图 6-2-3　组织多普勒频谱图
S.收缩波；e'.舒张早期波；a'.心房收缩波

当的增益选择，可以显示心肌运动而不显示血流，再以二维彩色超声图像或频谱曲线形式将心脏运动的信息实时显示（图 6-2-3）。

（二）左心室舒张功能测定

舒张功能由心肌松弛性和顺应性决定，松弛期为主动耗能过程，受心室舒张末容积、收缩时程、左心室收缩压开始下降的时间、心肌运动的同步性影响；顺应期为心室在血流惯性和心房收缩下的被动充盈，决定左心室舒张压的上升幅度。舒张功能异常主要有三种表现形式，分别是左心室充盈降低、左心室充盈假性正常及晚期的限制型充盈异常。

1.评价左心室舒张功能的主要指标

（1）二尖瓣血流频谱测量指标

1）舒张早期最大血流速度（E峰）：发生于左心室快速充盈期，反映舒张早期左心房-左心室压力阶差，正常参考值平均约73cm/s。

2）舒张晚期最大血流速度（A峰）：发生于舒张晚期，反映舒张晚期左心房-左心室压力阶差，正常参考值平均约40cm/s。

3）舒张早期与舒张晚期最大血流速度之比（E/A 值）：正常参考值为 0.8 ～ 1.5，Valsalva 动作可帮助鉴别左心室充盈压正常和假性正常化（以及限制型充盈是否可逆），因为非 E、A 峰融合引起的 E/A 值下降≥ 50% 对提示左心室充盈压升高及舒张功能不全具有高度的特异性（图 6-2-4）。

4）E 峰减速时间（deceleration time，DT）：受左心室松弛性、二尖瓣开放后的左心室舒张压及左心室顺应性影响。

5）等容舒张时间（isovolumic relaxation time，IVRT）：是指左心室射血完成，主动脉瓣关闭至

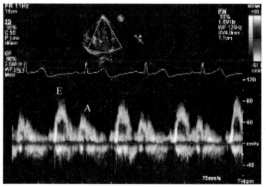

图 6-2-4　心尖四腔心切面左心室舒张功能测量
E 峰：舒张早期最大血流速度；A 峰：舒张晚期最大血流速度

二尖瓣开放，左心室充盈开始之间的时间间隔。正常个体的 IVRT ≤ 70ms，左心室松弛功能受损而左心室充盈压正常时 IVRT 会延长；当左心房压力升高时，IVRT 会缩短，且在心脏病患者中，与左心室充盈压呈负相关。

6）二尖瓣前叶 E 峰与室间隔距离（EPSS）：正常参考值为 0 ～ 5mm，＞ 10mm 提示左心室舒张功能减退。

（2）肺静脉血流频谱测量指标

1）收缩期 S 波：S 波流速主要受左心房压力变化、左心房收缩力及左心室和右心室收缩力的影响。

2）舒张期 D 波：D 波流速主要受舒张早期左心室充盈压及顺应性的影响，且与二尖瓣 E 峰流速同步变化。

3）舒张晚期反向波 Ar：Ar 波主要受左心室舒张晚期压力、心房前负荷及左心房收缩力影响，正常时 Ar 波＜ 35cm/s。

（3）组织多普勒测量指标

1）舒张早期峰值速度（e'）：e' 可以校正左心室松弛受损对二尖瓣 E 峰流速的影响，并且 E/e' 值可用来估测左心室充盈压。

2）舒张晚期峰值速度（a'）：正常人 $e'/a' > 1$，$e' > 8cm/s$。

3）二尖瓣口 E 波流速与组织多普勒 e' 之比（E/e'）：E/e' 值 < 8 通常提示左心室充盈压正常，比值 > 14 与左心室充盈压升高具有高度特异性。需要注意的是，E/E' 值在正常个体、重度二尖瓣环钙化患者、伴有二尖瓣和心包疾病的患者中评估左心室充盈压并不准确。

4）二尖瓣血流频谱测得的 E/A 值与 TDI 测得的 e'/a' 比值的关系：由于 DTI 受左心室机械运动影响较大，而受左心室充盈状况和左心房压的影响较小，因此可以筛选出二尖瓣血流频谱图正常的舒张功能异常，两者结合起来则更加客观准确。不论二尖瓣血流图为正常、异常抑或假性正常，e' 峰值的降低即提示弛张功能受损。若多普勒测定的二尖瓣血流频谱中 $E > A$，DTI 测得的二尖瓣环运动频谱中 $e' > a'$，则表明左心室舒张功能正常；若 $E < A$ 且 $e' < a'$，则提示左心室舒张功能明显受损；若 $E > A$ 而 $e' < a'$，则为左心室舒张功能减退受血流充盈和左心房压的影响而出现的假性正常化。

2. 左心舒张功能不全的分级 左心舒张功能异常分为轻度或Ⅰ度（松弛受损型）、中度或者Ⅱ度（假性正常化）、重度（限制型充盈）或Ⅲ度。舒张功能异常的分级是预测全因死亡率的重要指标。

（1）轻度（Ⅰ度）舒张功能异常：其二尖瓣 E/A 值 < 0.8，$DT > 200ms$，$IVRT \geqslant 100ms$，肺静脉血流频谱表现为收缩峰为主（$S > D$）、舒张早期 e' 波 $< 8cm/s$、E/e' 值 < 8（室间隔和侧壁），左心房容积通常在正常范围。对无心脏病病史的老年人，诊断Ⅰ度舒张功能异常时尤应谨慎。因为多数 60 岁以上无心脏病病史的人群也可出现 E/A 值 < 1 和 $DT > 200ms$，因此在没有其他心血管病变征象（如左心室肥厚）的情况下，这类测值在这一年龄组中可视为正常。

（2）中度（Ⅱ度）舒张功能异常：二尖瓣 E/A 值介于 $0.8 \sim 1.5$ 之间（假性正常化），Valsalva 动作时 E/A 值降低 $\geqslant 50\%$，E/e' 值介于 $9 \sim 12$ 之间，并且 e' 速度 $< 8cm/s$，左心房容积指数增大 $\geqslant 34ml/m^2$。其他参数包括 $Ar > 30cm/s$ 以及 S/D 值 < 1。中度（Ⅱ度）舒张功能异常表明心肌松弛性受损合并左心室充盈压轻-中度升高。

（3）重度（Ⅲ度）舒张功能异常：二尖瓣 E/A 值 > 2、DT 时间 $< 160ms$，$IVRT \leqslant 60ms$、二尖瓣血流 A 小峰时间短于肺静脉 Ar 间期、平均 E/e' 值 > 13（或者室间隔 E/e' 值 > 15 及侧壁 E/e' 值 > 12），左心房容积指数增大 $\geqslant 34ml/m^2$。治疗有效的患者其左心室限制型充盈可以恢复到松弛异常的状态（Ⅲa 度），治疗无效的患者则仍然维持在限制性充盈的状态（Ⅲb 度）。后者为一种不良征兆，常预示死亡率增高。

3. 特殊疾病的患者 特殊疾病患者的左心室充盈压力评估的超声心动图测量指标和临界值不同（表 6-2-1）。

表 6-2-1 特殊群体中超声心动图对左心室充盈压的评估

疾病	超声心动图测量指标及临界值
心房颤动	二尖瓣 E 峰加速度峰值（$\geqslant 1900cm/s^2$）
	IVRT（$\leqslant 65ms$）
	肺静脉 D 波 DT（$\leqslant 220ms$）
	E/V_p 比值（$\geqslant 1.4$）
	室间隔 E/e' 比值（$\geqslant 11$）
窦性心动过速	EF 值 $< 50\%$，二尖瓣血流模式以早期左心室充盈为主的患者
	$IVRT \leqslant 70ms$ 特异度较高（79%）
	肺静脉收缩期充盈分数 $\leqslant 40\%$ 特异度较高（88%）
	平均 $E/e' > 14$（此界值特异度最高而灵敏度较低）
	当 E 峰和 A 峰部分或完全融合时，期前收缩之后出现的代偿间歇往往可导致 E 峰、A 峰的分离，此时可用于评估舒张功能
肥厚型心肌病	平均 E/e'（> 14）
	Ar-A（$\geqslant 30ms$）
	TR 峰值流速（$> 2.8m/s$）
	左心房容积指数（$> 34ml/m^2$）

续表

疾病	超声心动图测量指标及临界值
限制型心肌病	DT（小于 140ms）
	二尖瓣 E/A 值（＞ 2.5）
	IVRT（＜ 50ms 具有高特异度）
	平均 E/e'（＞ 14）
非心源性肺动脉高压	侧壁 E/e' 可应用于判断心源性病因是否为肺动脉高压的潜在因素
	当存在心源性病因时，侧壁 E/e' ＞ 13，而在非心源
	性肺动脉高压的患者中，侧壁 E/e' ＜ 8
二尖瓣狭窄	IVRT（＜ 60ms 具有高特异度）
	IVRT/T（$E-e'$）（＜ 4.2）
	二尖瓣 A 峰流速（＞ 1.5m/s）
二尖瓣反流	Ar-A（≥ 30ms）
	IVRT（＜ 60ms 具有高特异度）
	IVRT/T ＜ 5.6 可能适用于伴有二尖瓣反流、EF 值正常患者，对左心室充盈压进行预测
	平均 E/e'（＞ 14）仅针对 EF 值减低患者才考虑使用

V_p. 血流传播速度（flow propagation velocity）

对于以上情况，建议综合运用多种方法评估左心室舒张功能，包括采用三尖瓣最大反流速度（＞ 2.8m/s）估测肺动脉收缩压（PASP）和左心房最大容积指数（＞ 34ml/m²）。结论不应该基于单一测量指标。特异度指的是估测左心室充盈压＞ 15mmHg。需注意采用左心房容积指数估测左心房压在以下情况中具有局限性：运动员、心房颤动患者和（或）伴有二尖瓣疾病患者。

（三）左心房功能测定

左心房通过储存、通道及泵功能来调节心室充盈，在左心室舒张早、中期，作为管道输送血液由肺静脉进入左心室，即管道功能；在左心室舒张晚期，左心房肌主动收缩（增加左心室的充盈，即泵功能）；在左心室收缩期，作为存贮器积存血液，即储存功能。左心房功能测定指标有：

1. 左心房容积（LAV）　大多数超声心动图研究认为左心房容积的测量比较可行、可信，测量最准确的切面是心尖四腔心切面及二腔心切面，下面介绍几种 LAV 的测量方法。

（1）椭圆形体积法

$$LAV=\frac{4}{3}\pi \cdot \frac{L}{2} \cdot \frac{D}{2} \cdot \frac{D'}{2}$$

式中，D 为胸骨旁长轴切面观测量的左心房前后径；D' 为胸骨旁短轴切面观测量的左心房上下径；L 为心尖四腔心切面观测量的左心房长轴内径。

（2）面积长轴法：在心尖二腔心切面观或心尖四腔心切面观中，收缩期最大容积分别为 A_1 和 A_2，二腔心观或四腔心观测量心房顶部至二尖瓣环的最小距离（L），按下列公式求出左心房容积：

$$LAV=8A_1 \cdot A_2/（3\pi L）$$

（3）Simpson 法：同左心室容积测量方法类似，应用计算机软件将多个圆盘的容积相加获得 LAV。

$$LAV=\pi/4 \cdot H\Sigma D$$

式中，H 为厚度，ΣD 表示数个 D 之和。

2. 左心房射血分数（LAEF）　左心房每搏量（LASV），又称左心房主动排空容积，为左心房主动收缩前容积（心电图 P 波起始）与左心房最小容积（心电图 R 波顶点）之差；LAEF 是 LASV 与左心房主动收缩前容积的比值，两者均反映了左心房的主动收缩功能。

3. 左心房射血力（LAF）　根据牛顿第二定律，力（F）等于质量（M）与加速度（A）的乘积，即：

$$F=M \cdot A$$

M 等于血液密度和通过二尖瓣口血流容积的乘积。左心房收缩时通过二尖瓣口的容积可根据二尖瓣口或二尖瓣环的面积（MVA）乘以二尖瓣口血流频谱 A 波的峰值（PAV）速度获得，故左心房射血力可用以下公式计算：

$$LAF=0.5\times1.06\times MVA\times PAV^2$$

式中，0.5 是常数，1.06 是血流密度常数。由于计算较烦琐，故临床较少应用。

二、右心功能测定

右心功能评估存在心肺疾病症状和体征患者的发病率和死亡率具有重要意义。然而，目前仍然缺乏系统的评估右心功能的方法，随着对右心疾病认识的不断深入，如何正确评价右心功能已成为国内外学者关注的焦点。

（一）右心室收缩功能测定

虽然评价右心室收缩功能的方法与左心室相似，但仍然存在很多困难。右心室结构复杂，其心腔呈一个不规则的几何体，流入道和流出道不在同一个平面，肌小梁粗大，心内膜边缘不规则；且右心室运动方式复杂，表面环状肌纤维负责向内拉伸,内部纵向肌纤维负责由基底到心尖的收缩，因此尚无准确的评价右心功能的方法，以下仅介绍许多研究都表明具有临床意义的指标。

1. 整体右心室收缩功能（global right ventricular systolic function）

（1）右心室心肌做功指数（right ventricular index of myocardial performance，RVMPI）：又称右心室 Tei 指数，是一个同时评估右心室收缩和舒张功能的全局指标，表示心脏射血和非射血的时间关系，可由频谱多普勒或组织多普勒测得，是右心室等容收缩期时间（IVCT）与等容舒张期时间（IVRT）之和与肺动脉射血时间（ET）之比，即：

$$PVMPI=（IVCT+IVRT）/ET$$

RVMPI 是不依赖几何学的右心室功能指标，可重复性好，避免几何假设和复杂的右心室形态的限制。

（2）右心室面积变化分数（right ventricular fractional area change，FAC/RVFAC）：是肺栓塞及心肌梗死后患者出现心力衰竭、猝死、脑卒中事件和死亡率的独立预测因子，于心尖四腔心切面测量获得，应注意右心室显示充分，收缩期和舒张期均能够显示右心室心尖和侧壁为宜。根据定义，其计算公式如下：

$$FAC=（右心室舒张末期面积-收缩末期面积）/ 舒张末期面积 \times100\%$$

正常 FAC 值＞35%，心尖小梁影响心内膜描记的准确性（图 6-2-5）。

（3）右心室射血分数（RVEF）：利用 Simpson 法描记心内膜，测得右心室容积，RVEF 是右心室舒张末及收缩末容积的差值与舒张末容积之比；正常情况下，RVEF 低于 LVEF 值。

RVEF 是定量分析右心室收缩功能的较好指标，但由于右心室结构复杂，因此测量值往往不够准确，临床上并不常用，往往建议行三维超声心动图测量。

2. 局部右心室收缩功能（regional right ventricular systolic function）

（1）三尖瓣环收缩期位移（tricuspid annular plane systolic excursion，TAPSE）：即三尖瓣环从

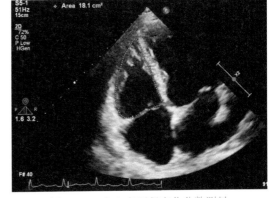

图 6-2-5 右心室面积变化分数测量

舒张末期至收缩末期的位移，可以定量评价右心室功能，美国超声心动图学会及欧洲超声心动图学会推荐的 TAPSE 正常值为≥ 17mm。

TAPSE 方法简单，图像质量要求不高，重复性好，但值得注意的是，虽然 TAPSE 使用方便，但仅限于评价右心室游离壁在长轴方向上的收缩功能，而不能反映室间隔及右心室流出道功能，但其与右心室整体收缩功能具有良好的相关性。

（2）三尖瓣环收缩期速度（S′）：由组织多普勒测量三尖瓣侧壁瓣环运动获得，测量时三尖瓣环与右心室侧壁取样线应尽可能在一条直线上，是一项简单且重复性较好的测量放大。S′＜ 10cm/s

时提示右室收缩功能异常。

（3）等容收缩期加速度（isovolumic acceleration，IVA）：为等容收缩期心肌速度峰值与达到峰值速度所用的时间之比，通常使用 TDI 在右心室侧壁三尖瓣环位点测量。

右心室 IVA 是评估右心室功能最稳定的组织多普勒参数。对部分慢性阻塞性肺疾病（COPD）的患者来说，IVA 是可区分单纯性 COPD 和 COPD 伴右心衰的指标。但由于其参考低限值周围的置信区间宽，暂无参考值可推荐，故右心室 IVA 不建议作为筛查右心室收缩功能的参数。

（二）右心室舒张功能测定

从心尖四腔切面观测量经三尖瓣的血流速度指标来反映舒张功能，这些评估右心室舒张功能的参数实质上与评估左心室相同。目前认可的是经三尖瓣血流的多普勒速度（E、A 和 E/A）、三尖瓣环组织多普勒速度（e、a、e/a）、舒张早期 E 峰减速时间（DT）、等容舒张时间（IVRT）等。

右心室舒张功能异常分级：$E/A < 0.8$ 为松弛受损；E/A 在 $0.8 \sim 2.1$，伴 $E/e > 6$ 或肝静脉舒张期优势血流为假性正常；$E/A > 2.1$ 且 $DT < 120ms$，或存在肺动脉舒张晚期前向血流为限制型充盈。舒张功能评价常用指标参考值见表 6-2-2。

表 6-2-2　右心室舒张功能评价常用超声指标参考值

舒张功能指标	功能异常
E/A	< 0.8 或 > 2.1
E/e'	> 6
DT（ms）	< 120

（王　静）

第三节　心脏瓣膜病

一、二尖瓣狭窄

二尖瓣狭窄（mitral stenosis，MS）是最常见的风湿性瓣膜病变。单纯二尖瓣狭窄约占风湿性心脏病的 40%，二尖瓣狭窄常合并二尖瓣关闭不全，占 30% ～ 40%。其他病因所致二尖瓣狭窄少见，如先天性二尖瓣狭窄或伞状二尖瓣畸形、结缔组织疾病、浸润性病变等。随着人口老龄化增加，二尖瓣退行性变所致狭窄也增加。此外，生物瓣叶退行性变、血管翳增生或血栓形成，均可导致二尖瓣修复术及置换术后的二尖瓣口狭窄。

（一）病理与临床

二尖瓣狭窄主要病理改变是二尖瓣前后叶交界区的粘连，其次为瓣下腱索融合、增粗、挛缩及瓣叶增厚。病程晚期，瓣膜钙化，瓣膜开放进一步受限。根据二尖瓣病变形态，二尖瓣狭窄可分为两型。①隔膜型：前瓣叶、后瓣叶联合处粘连，呈隔膜状，二尖瓣其他部位病变较轻；②漏斗型：不仅瓣叶联合处粘连，瓣体、腱索、乳头肌均发生明显粘连、增厚、纤维化。腱索与乳头肌增厚、融合、挛缩，导致二尖瓣活动严重受限，整个瓣膜形态呈漏斗状，常伴二尖瓣关闭不全。

二尖瓣狭窄血流动力学改变主要表现：舒张期左心房前向血流受阻，部分血液淤积于左心房，左心房压力增高，左心房扩大；左心房内血流淤滞，易形成左心房内血栓；肺静脉回流障碍致肺淤血，可发展为肺动脉高压及右心衰竭；左心室血液充盈不足，大小可正常或缩小，若合并二尖瓣关闭不全，左心室容量负荷增加，左心室扩大。

正常二尖瓣口面积为 $4 \sim 6cm^2$，当瓣口面积减小至 $\leq 2cm^2$ 时，患者可出现临床症状。早期临床表现为劳力性呼吸困难，随病程进展，可逐渐出现静息时呼吸困难甚至端坐呼吸、咯血及肺水肿等临床表现。

重度二尖瓣狭窄患者双颧绀红，呈二尖瓣面容。右心衰竭时患者可出现右心血流受阻表现，如颈静脉怒张、肝大及双下肢水肿等。二尖瓣狭窄的特征性杂音为心尖区舒张中晚期隆隆样杂音，可伴有震颤。

X 线检查：左心房扩大，右心缘可见双房影。左心房、肺动脉及右心室扩大时，心影呈梨形。肺淤血及肺水肿时可见肺外下野水平走行的线状影，延伸至胸膜。

心电图：P 波增宽，可伴有切迹；可出现电轴右偏及右心室肥厚表现。病程晚期常合并心房颤动。

（二）超声表现

1. M 型超声心动图　二尖瓣狭窄 M 型超声心动图典型表现为二尖瓣前后叶回声增强增厚，开放幅度降低，前后叶同向运动，二尖瓣前叶运动曲线呈"城墙样"改变（图 6-3-1）。二尖瓣狭窄程度较轻时，前叶、后叶也可呈反向运动。

2. 二维超声心动图　二尖瓣瓣叶增厚，回声增强，开口幅度变小。狭窄程度较轻者，病变主要位于前后叶联合区，瓣体病变较轻，前叶出现特征性的舒张期"圆顶样"改变（图 6-3-2），这是前后叶联合处粘连及二尖瓣前向血流受阻所致。病变严重者，常累及瓣下腱索及乳头肌，导致二尖瓣开口幅度明显降低。二尖瓣短轴切面显示舒张期瓣口面积减小，呈"鱼口状"改变（图 6-3-3）。

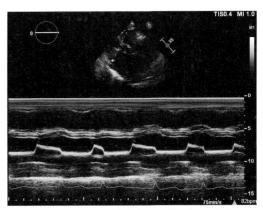

图 6-3-1　二尖瓣狭窄 M 型超声心动图

二尖瓣前叶呈"城墙样"改变

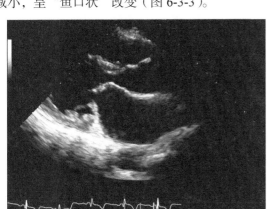

图 6-3-2　二尖瓣狭窄二维超声心动图

胸骨旁左心室长轴切面显示二尖瓣增厚，回声增强，开口幅度小，

前叶出现特征性的舒张期"圆顶样"改变

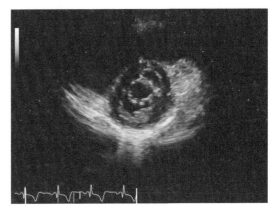

图 6-3-3　二尖瓣狭窄短轴切面二维超声心动图

二尖瓣水平短轴切面显示舒张期瓣口面积减小，呈"鱼口状"

改变

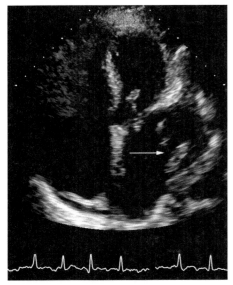

图 6-3-4　二尖瓣狭窄左心耳血栓形成

箭头显示左心耳血栓

　　二尖瓣狭窄时，左心房血流淤滞，左心房扩大，其内可见"云雾状"回声，易出现附壁血栓（图 6-3-4）。血栓多位于左心耳及左心房后壁，表现为低回声或稍强回声团，可出现肺动脉增宽，右心房及右心室扩大等继发表现。

3. 多普勒超声心动图　二尖瓣狭窄时彩色多普勒超声显示舒张期二尖瓣口前向血流束变窄，血流速度增快，呈色泽明亮、五彩镶嵌的射流束（图 6-3-5）。频谱多普勒显示典型的舒张期正向双峰充填频谱，峰值速度增快，舒张早期 E 峰上升速率增加，下降速率降低。当患者伴有心房颤动时，舒张晚期 A 峰消失（图 6-3-6）。

4. 三维超声心动图　实时动态显示二尖瓣装置的立体结构，包括二尖瓣活动度、瓣叶联合处粘连及瓣下结构融合挛缩等。二尖瓣狭窄时，瓣膜增厚、钙化，前后叶联合处粘连，瓣叶开放受限，瓣口面积变小，瓣口的几何形态不规则。三维超声心动图较二维超声心动图可以更真实地显示二尖瓣口面积（图 6-3-7）。三维彩色多普勒超声显像可以显示二尖瓣狭窄时前向血流的立体轮廓、分布与动态变化（图6-3-8）。

　　5. 经食管超声心动图　二维及三维经食管超声心动图可以更清楚地显示二尖瓣狭窄时瓣叶联合处融合的位置和范围、瓣叶活动度和钙化程度、瓣下装置病变范围、瓣口面积及左心房情况等（图6-3-9及图6-3-10）。

　　左心房血栓（图6-3-11及图6-3-12）是二尖瓣经皮球囊扩张术的禁忌证，与二尖瓣狭窄的严重程度、左心房大小及心房颤动相关。经食管超声心动图检测左心房血栓的敏感性与特异性明显高于经胸超声心动图，对于左心房血栓的检测具有重要的临床应用价值。

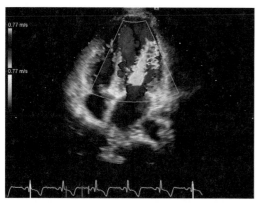

图 6-3-5　二尖瓣狭窄彩色多普勒显像

显示舒张期二尖瓣口前向血流束变窄，血流速度增快，呈色泽明亮的射流束

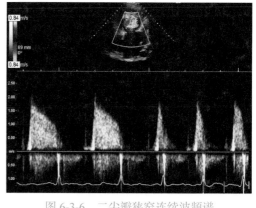

图 6-3-6　二尖瓣狭窄连续波频谱

呈舒张期正向充填频谱，峰值流速增快，舒张早期 E 峰上升速率增加，下降速率降低，心房颤动时，节律不齐，舒张晚期 A 峰消失

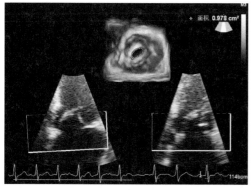

图 6-3-7　三维超声心动图显示二尖瓣狭窄瓣口

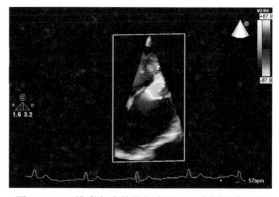

图 6-3-8　三维彩色多普勒超声显示二尖瓣狭窄血流

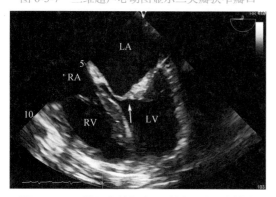

图 6-3-9　二维经食管超声心动图显示二尖瓣狭窄（箭头所示）

LA. 左心房；LV. 左心室；RA. 右心房；RV. 右心室

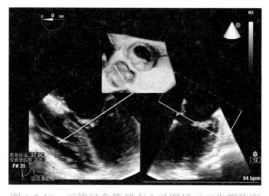

图 6-3-10　三维经食管超声心动图显示二尖瓣狭窄

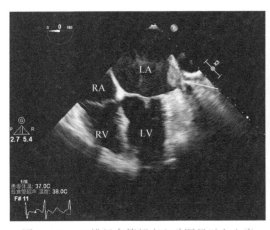

图 6-3-11　二维经食管超声心动图显示左心房
血栓（箭头所示）
LA. 左心房；LV. 左心室；RA. 右心房；RV. 右心室

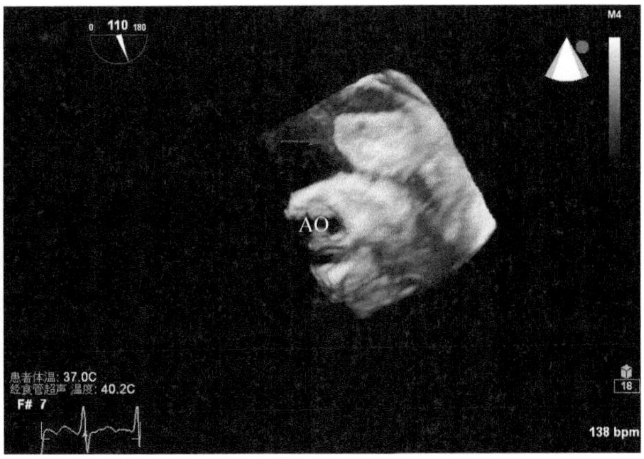

图 6-3-12　三维经食管超声心动图显示左心房血栓（箭头
所示）
AO. 主动脉

（三）二尖瓣狭窄程度定量评估

超声评估二尖瓣狭窄程度的方法有多种。近期的指南（Robinson S, Ring L, Augustine DX, et al. The assessment of mitral valve disease: a guideline from the British Society of Echocardiography. Echo Res Pract. 2021;8(1):G87-G136.）推荐使用二尖瓣口面积测量法、压差减半时间法和二尖瓣跨瓣平均压差法和肺动脉收缩压，对狭窄程度行半定量分级，其中二尖瓣平均跨瓣压差和肺动脉收缩压具有预后价值。

1. 二尖瓣口面积（mitral valve area，MVA）　取胸骨旁二尖瓣水平短轴切面，调整探头声束扫描方向，显示瓣叶开放最大时瓣尖切面，记录动态图像，定位于舒张期二尖瓣开放程度最大的图像。在单一图像上显示完整的二尖瓣口，描绘二尖瓣口内缘，测量瓣口面积（图 6-3-13）。

二尖瓣口面积测量法相对不受血流动力学因素的影响。测量准确性有赖于良好的几何定位，有可能低估狭窄的严重程度，尤其是在中度至重度二尖瓣狭窄时。三维超声心动图因其对二尖瓣装置进行立体显示，可准确定位二尖瓣尖，测量二尖瓣口面积更为准确（图 6-3-14）。

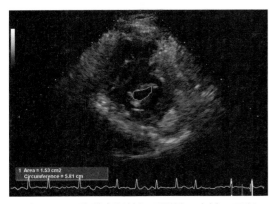

图 6-3-13　胸骨旁短轴切面测量二尖瓣口面积

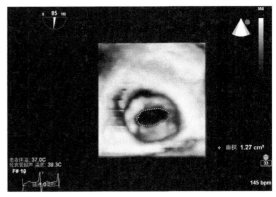

图 6-3-14　三维超声心动图测量二尖瓣口面积

2. 压差减半时间（pressure half-time，PHT）　是指二尖瓣跨瓣压由峰值降至一半所需的时间（单位为 ms）。于心尖四腔心切面，尽量减少连续多普勒取样线与流入道彩色射流间的夹角，记录二尖瓣口血流频谱（图 6-3-15）。通过 E 波斜率计算 PHT。如果斜率有不同梯度，追踪较为平缓的斜率。心房颤动患者，取几个较长舒张期测值的平均值。

通过 PHT 计算二尖瓣口面积（MVA）的经验公式如下：

$$MVA（cm^2）=220/PHT$$

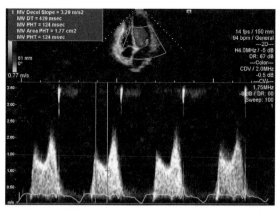

图 6-3-15　心尖四腔心切面二尖瓣跨瓣多普勒频谱测量压差减半时间

但需注意的是，PHT法测量结果受血流动力学状态及左心房与左心室顺应性的影响较大。静息状态下左心室压力增高时，如左心室肥厚或合并主动脉瓣反流，PHT缩短，测值结果为高估瓣口面积。房间隔缺损患者，左心室充盈时部分血液自左心房分流至右心房，PHT也缩短，导致高估瓣口面积。

3. 二尖瓣跨瓣平均压差（mean gradient，ΔP）　使用同一图像，描绘舒张期二尖瓣血流频谱曲线的轮廓（图6-3-16），可获得平均压差与峰值压差。

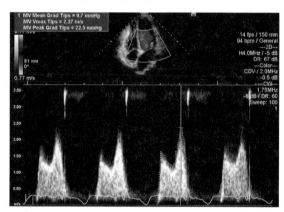

图 6-3-16　心尖四腔心切面二尖瓣跨瓣多普勒频谱测量平均压差与峰值压差

4. 肺动脉收缩压（pulmonary artery systolic pressure，SPAP）　应用连续多普勒和简化的 Bernoulli 方程，根据三尖瓣反流峰值速度（V_{max}）计算肺动脉收缩压，公式如下：

$$SPAP=4 \times V_{max}^2 + RAP$$

公式中RAP为右心房压力，当下腔静脉内径＜2.1cm，吸气末内径塌陷＞50%时，右心房压正常为3mmHg（0～5mmHg）；当下腔静脉内径＜2.1cm，或下腔静脉内径＞2.1cm，吸气末内径塌陷＞50%或＜50%时，右心房压可疑增高为8mmHg（5～10mmHg）；当下腔静脉内径＞2.1cm，吸气末内径塌陷＜50%时，右心房压增高约为15mmHg（10～20mmHg）。

二尖瓣狭窄程度评估方法参考表6-3-1。

表 6-3-1　超声心动图评估二尖瓣狭窄严重程度

评估指标	轻度	中度	重度
特征性指标			
二尖瓣瓣口面积（cm²）	1.6～2.0	1.0～1.5	＜1.0
辅助性指标			
平均压差（mmHg）[a]	＜5	5～10	＞10
肺动脉收缩压（mmHg）	＜30	30～50	＞50

a. 适用于窦性心律且心率60～80次/分患者

（四）诊断要点与鉴别诊断

1. 诊断要点　二尖瓣狭窄时，二尖瓣叶增厚，开口幅度减小，前叶出现特征性舒张期"圆顶样"改变。彩色多普勒超声显示舒张期二尖瓣口前向五彩镶嵌的射流束，频谱多普勒显示典型的全舒张期正向充填频谱，频谱峰值流速增快。同时，需要仔细评估二尖瓣结构与形态以确定病因，并根据二尖瓣口面积及二尖瓣狭窄的血流动力学改变，对狭窄程度进行准确评估。

2. 鉴别诊断

（1）左心室容量负荷增大：左心室容量负荷增大时，二尖瓣口血流量增多，彩色多普勒超声成像表现为瓣口血流色彩明亮，流速增快，但血流束较二尖瓣狭窄明显增宽，且为层流。

（2）左心室收缩功能不全：左心室收缩功能降低时，二尖瓣开口幅度减小，血流速度离散度小，呈层流，血流速度明显减慢。

（3）主动脉瓣反流：主动脉瓣反流束指向二尖瓣前叶时，可造成二尖瓣舒张期开放受限，但二尖瓣前向血流速度仅轻度增快，二维超声心动图显示二尖瓣结构正常。

（五）临床价值

超声心动图是二尖瓣狭窄病变的首选影像学检查方法。M 型、二维、三维经胸超声心动图和经食管超声心动图及频谱多普勒等超声心动图技术的综合运用，能够准确反映二尖瓣及瓣下结构的形态改变与血流动力学变化。超声心动图指导临床选择二尖瓣球囊扩张术或瓣膜置换术患者，为二尖瓣狭窄患者介入及手术治疗提供术中监测，同时评估术后二尖瓣口面积、跨瓣压差及二尖瓣反流程度。

经胸超声心动图能完成二尖瓣狭窄的常规评估。经食管超声心动图检查常用于二尖瓣球囊扩张术前或栓塞事件后，明确是否存在左心房血栓及监测二尖瓣介入与外科手术。

【案例 6-3-1】女性患者，55 岁。因心悸、胸闷 3 月余，加重 20 多天入院。

查体：体温 36.3℃，脉搏 109 次 / 分，呼吸 20 次 / 分，血压 119/71mmHg。口唇发绀，双颧绀红，颈静脉充盈，肝颈静脉回流征阳性，双下肺呼吸音减弱，未闻及明显干湿啰音。心界扩大，心率为 109 次 / 分，心律不齐，第一心音强弱不等，心尖区可闻及舒张期隆隆样杂音，无震颤。双足背轻度水肿。

胸部 CT：心脏体积增大，以左心房为著；双肺散在条片状高密度影，考虑慢性感染灶可能。

心电图：心房颤动。

超声心动图检查见图 6-3-17 ～图 6-3-19。

问题：如图 6-3-17 ～图 6-3-19 所示，超声心动图检查提示患者二尖瓣口面积为 1.2cm², 二尖瓣跨瓣平均压差为 7.9mmHg，三尖瓣反流峰值速度为 3m/s，请对该患者二尖瓣狭窄程度进行评估。

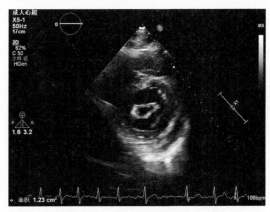

图 6-3-17　二尖瓣短轴切面测量瓣口面积

答案与解析：根据目前指南推荐，用于二尖瓣狭窄程度评估的推荐指标包括：二尖瓣口面积（MVA）、二尖瓣平均跨瓣压差（ΔP）和肺动脉收缩压（SPAP），具体评估标准如下：

二尖瓣轻度狭窄：MVA：1.6 ～ 2.0cm², ΔP < 5mmHg，SPAP < 30mmHg；

二尖瓣中度狭窄：MVA：1.0 ～ 1.5cm², ΔP：5 ～ 10mmHg，SPAP：30 ～ 50mmHg；

二尖瓣重度狭窄：MVA：<1.0cm², ΔP > 10mmHg，SPAP > 50mmHg。

该患者二尖瓣口面积为 1.2cm²（图 6-3-17），二尖瓣跨瓣平均压差为 7.9mmHg（图 6-3-18），根据三尖瓣反流峰值速度（图 6-3-19）估测肺动脉收缩压为 44mmHg，综合分析考虑该患者为二尖瓣中度狭窄。

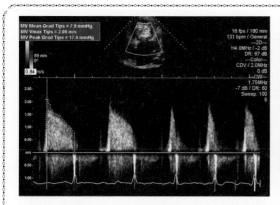

图 6-3-18 二尖瓣跨瓣平均压差测量

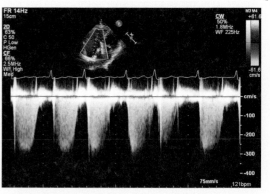

图 6-3-19 三尖瓣反流峰值速度

（邓　燕）

二、二尖瓣关闭不全

二尖瓣关闭不全（mitral regurgitation，MR）是常见成人获得性瓣膜疾病。二尖瓣的瓣叶或腱索的解剖病变所致二尖瓣关闭不全者，为原发性或器质性二尖瓣关闭不全。左心室整体或局部收缩功能障碍及左心室扩大所致二尖瓣关闭不全者，为继发性或功能性二尖瓣关闭不全。原发性二尖瓣关闭不全常见病因包括风湿性瓣膜病变、二尖瓣脱垂、二尖瓣退行性病变、感染性心内膜炎、非感染性炎症、外伤、先天性发育异常等。继发性二尖瓣关闭不全常见病因包括缺血性心脏病、非缺血性心肌病、二尖瓣环扩张等。

（一）病理与临床

二尖瓣装置包括瓣叶、瓣环、腱索、乳头肌、左心室壁及左心房，不同病因损害二尖瓣装置者均可导致二尖瓣关闭不全。

慢性二尖瓣关闭不全早期代偿期，每搏量和射血分数增加，左心室舒张末期容量和压力可不增加。失代偿期，部分心排血量反流至左心房，致心排血量减少。长期的二尖瓣关闭不全致左心室与左心房扩大，室壁张力增加，导致房室腔及二尖瓣环进一步扩张，二尖瓣关闭不全进行性恶化，可引起左心室收缩功能障碍，导致左心功能不全。左心房压力增高致肺静脉压增高、肺淤血，最终导致肺动脉高压、右心衰竭等。

轻度二尖瓣关闭不全患者可无症状，中度、重度二尖瓣关闭不全患者，心排血量减少，表现为疲乏、活动耐量下降及不同程度的呼吸困难等症状。失代偿期可出现左心衰竭与右心衰竭表现。二尖瓣关闭不全的主要体征包括心界向左下扩大，心尖区收缩期粗糙的吹风样杂音。

X线检查：轻度二尖瓣关闭不全患者，可无明显异常。中重度二尖瓣关闭不全患者可见左心房、左心室增大，左心衰竭者可见肺淤血及肺水肿征象，右心衰竭者可见右心室增大。二尖瓣环钙化者可见钙化影。

心电图：轻度二尖瓣关闭不全者心电图可正常，中重度二尖瓣关闭不全者可出现左心室肥厚和劳损。左心房扩大者可见二尖瓣 P 波，P 波增宽且呈双峰，可见窦性心动过速或心房颤动。

（二）超声表现

1. 二维超声心动图　评估二尖瓣关闭不全的重点为确定反流机制、可能的病因及是否为急性二尖瓣反流。不同病因及机制引起的二尖瓣关闭不全，瓣膜及瓣下装置结构均有其特征性的改变，主要包括：

（1）瓣膜形态改变：瓣膜黏液样变性时瓣膜增厚及腱索冗长，风湿性瓣膜疾病见瓣膜增厚及粘连、瓣膜钙化等征象，其他改变包括瓣膜脱垂或连枷样运动、瓣膜运动受限、瓣膜穿孔、瓣膜对合不良、瓣膜赘生物形成等（图6-3-20）。

（2）腱索形态改变：腱索发生退变/钙化，腱索断裂等。

（3）乳头肌：发生移位或断裂等。

（4）瓣环增大。

（5）左心房扩大，多为慢性病变标志。

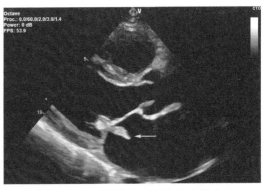

图 6-3-20　二尖瓣前叶赘生物（箭头）

（6）左心室增大、收缩期功能障碍、室壁节段性运动异常等。

2. 多普勒超声心动图　彩色多普勒血流图像显示收缩期起自二尖瓣口至左心房的五彩镶嵌血流，包括3个成分，即近端血流会聚区、反流颈及远端反流束（图6-3-21）。近端血流会聚区出现在反流口上游。反流颈代表瓣膜反流最狭窄处，即由血流定义的有效反流口面积。远端反流束代表最终进入左心房的反流血流。二尖瓣反流束方向可呈中心性或偏心性。

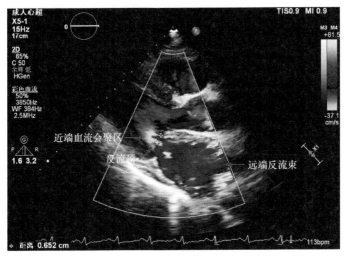

图 6-3-21　彩色多普勒血流图像显示二尖瓣关闭不全

彩色多普勒血流图像显示二尖瓣关闭不全的3个成分：近端血流会聚区、反流颈及远端反流束

频谱多普勒显示收缩期二尖瓣高速反流频谱，呈抛物线形或三角形（图6-3-22），信号辉度及完整性与二尖瓣反流程度相关。重度二尖瓣反流时，在无二尖瓣狭窄存在时，二尖瓣正向血流速度增快。随二尖瓣反流程度增加，肺静脉血流频谱收缩期S波逐渐减小，低于舒张期D波，最终可致S波反向。

3. 三维超声心动图　提供多个视角图像，能够直观立体显示二尖瓣病变的形态，评估瓣膜及瓣下装置，鉴别原发性与继发性二尖瓣关闭不全，准确定位病变及范围（图6-3-23），能更好地指导外科瓣膜修复或置换并进行术后评估。三维超声心动图通过测量彩色多普勒血流系列参数，能更准确定量评估偏心性反流量，同时，可准确评估人工瓣瓣周漏的位置、范围及严重程度等。

4. 经食管超声心动图　为经胸超声心动图检查的重要补充检查方法，其图像分辨率高，结合三维成像，能更准确评估受累瓣膜病变程度（图6-3-24），同时是指导临床进行手术决策、术中实时监测及评估术后效果的有效检查方法。

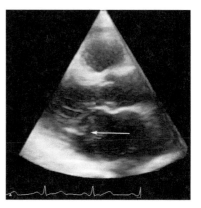

图 6-3-22　二尖瓣关闭不全的连续波频谱

心尖四腔心切面显示收缩期二尖瓣口高速反流频谱，血流方向
背离探头，位于基线之下，呈抛物线形或三角形

图 6-3-23　三维超声心动图显示二尖瓣后叶连枷样
改变（箭头）

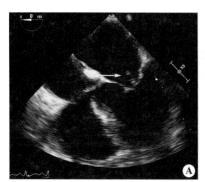
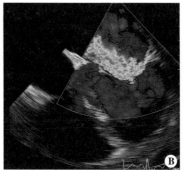
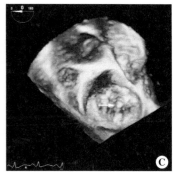

图 6-3-24　经食管超声心动图显示二尖瓣后叶连枷样改变伴二尖瓣关闭不全

A. 二维超声显示二尖瓣后叶连枷样改变（箭头）；B. 彩色多普勒超声显示二尖瓣关闭不全的反流束；C. 三维超声显示二尖瓣后叶腱
索断裂（箭头）

（三）二尖瓣关闭不全程度评估

表 6-3-2 为超声心动图评估慢性二尖瓣关闭不全严重程度的分级标准。所有超声评估参数均有其局限性，需要综合分析。近期国内专家共识提出了二尖瓣关闭不全程度的简化评估方法，该方法是以反流颈宽度为主要指标，反流分数为第二指标，可进行简化评估。

表 6-3-2　超声心动图评估慢性二尖瓣关闭不全严重程度

	轻度	中度	重度
结构			
二尖瓣形态	**无或轻度瓣叶异常**，如轻度增厚，钙化或脱垂，轻度隆起	中度瓣叶异常或隆起	**严重瓣膜损害** 原发性：连枷瓣，乳头肌断裂，严重回缩，大的穿孔 继发性：重度隆起，瓣叶闭合不良
左心室和左心房大小 [a]	一般正常	正常或轻度扩大	扩大 [b]
多普勒定性评估			
彩色血流反流束面积 [c]	**少量、中心性、较窄、持续时间常较短**	可变	大的中心性反流束（大于左心房 50%）或大小可变的偏心性贴壁反流束
血流会聚 [d]	**无、短暂或少量**	中度大小及持续时间	**全收缩期大量**

续表

	轻度	中度		重度
连续多普勒评估反流束	轻微 / 部分 / 抛物线形	辉度强呈部分或抛物线形		全收缩期 / 辉度强 / 三角形
半定量				
反流颈宽度（cm）	< 0.3	中度		≥ 0.7（> 0.8 双平面法）e
肺静脉血流 f	**收缩期为主**（左心室功能障碍或心房颤动时圆钝）	正常或收缩期圆钝 f		少量至无收缩期血流 / **收缩期血流反向**
二尖瓣前向血流 g	**A 峰为主**	可变		**E 峰为主**（> 1.2m/s）
定量 h				
有效反流口面积，二维近端等速表面积法(cm²)	< 0.20	0.20 ～ 0.29	0.30 ～ 0.39	≥ 0.40（继发性二尖瓣关闭不全反流口呈椭圆时低于该值）
反流容积（ml）	< 30	30 ～ 44	45 ～ 59i	≥ 60（低血流量时低于该值）
反流分数	30%	30% ～ 39%	40% ～ 49%	≥ 50%

注：粗体标识二尖瓣关闭不全分级的明确指标

a. 主要适用于原发性二尖瓣关闭不全；b. 急性重度二尖瓣关闭不全患者 / 身材小的慢性重度二尖瓣关闭不全患者（尤其是女性）/ 二尖瓣关闭不全前左心室较小者，左心室和左心房大小可以在"正常"范围内；c. Nyquist 频率极限为 50 ～ 70cm/s；d. Nyquist 频率极限为 30 ～ 40cm/s 时，轻度血流会聚< 0.3cm，重度血流会聚≥ 1.0cm；e. 取心尖两腔心切面与四腔心切面的平均值；f. 受其他因素影响（如左心室舒张功能、心房颤动、左心房压力等）；g > 50 岁患者最有效，受其他升高左心房压力因素的影响；h. 低血流量或高血流量时，有效反流口面积、反流容积及反流分数之间差异增大

1. 反流颈宽度与面积　反流颈宽度是彩色多普勒成像时二尖瓣反流束最窄部位的直径，可反映反流口面积的大小。测量方法是在胸骨旁长轴切面或心尖四腔心切面显示二尖瓣反流束，再局部放大后进行测量，直径测量时游标连线应与瓣膜对合线或反流束方向垂直（图 6-3-25）。沿血流方向将 Nyquist 频率极限基线调至速度 20 ～ 40cm/s 进行显示，此时测量结果较为准确。由于反流颈宽度小，彩色增益设置不当和分辨率低时，容易出现测量误差，可导致严重的错误结果。当存在多束反流、偏心性反流及非规则形状瓣口反流时，该方法测量值会低估二尖瓣反流程度。三维超声心动图在二尖瓣口水平观上，通过手动测量彩色多普勒血流信号的面积，可得到反流颈面积。

2. 反流分数　反流束大小与左心房大小相关，通过反流束面积与左心房面积比值计算反流分数，可简化二尖瓣反流程度评估。常在心尖四腔心切面测量，反流束最大面积与左心房面积须在同一帧图像上显示，见图 6-3-26。

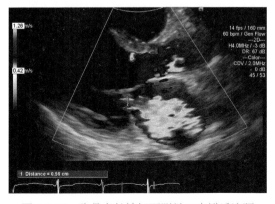 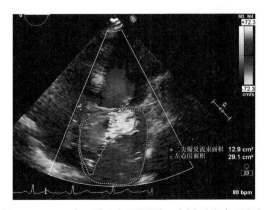

图 6-3-25　胸骨旁长轴切面测量二尖瓣反流颈　　图 6-3-26　心尖四腔心切面测量二尖瓣反流束面积与左心房面积比值

局限性主要包括：①量程设置偏低，可导致高估严重程度；②偏心性反流时，反流束沿心房

壁分散导致低估反流程度；③不在同一图像平面的反流致低估反流程度；④反流束对左心房血流的干扰可致高估反流程度。

（四）诊断要点与鉴别诊断

1. 诊断要点 二尖瓣叶对合不良、二尖瓣脱垂或腱索断裂时可见相应征象。彩色多普勒超声和频谱多普勒显像，在收缩期探及起自二尖瓣口由左心室反流入左心房的异常血流。

2. 鉴别诊断 二尖瓣关闭不全需要与主动脉窦瘤破入左心房及冠状动脉左心房瘘相鉴别，这两种病变的特点是异常血流持续时相为双期或以舒张期为主，加之相应的主动脉窦和冠状动脉结构形态异常，不难与二尖瓣关闭不全鉴别。

（五）临床价值

超声心动图评估二尖瓣关闭不全的重点为确定机制、可能的病因及是否为急性二尖瓣关闭不全，这些因素与二尖瓣关闭不全的严重程度、心脏重构及治疗密切相关。经胸超声心动图是评估二尖瓣关闭不全病因及严重程度的首选影像学方法。若经胸超声图像质量不佳，可采用经食管超声心动图进行评估。三维超声心动图可实时显示瓣膜的三维空间结构，有助于更准确理解二尖瓣关闭不全的机制，为评估二尖瓣关闭不全提供更多的信息。

【案例 6-3-2】男性患者，43 岁。因"反复心悸、气短 1 年"就诊。

查体：体温 36.5℃，脉搏 110 次 / 分，呼吸 25 次 / 分，血压 101/68mmHg。双肺未闻及明显干湿啰音。心界扩大，心率 110 次 / 分，律齐，心尖区可闻及收缩期Ⅲ级吹风样杂音，向腋下传导，无震颤。双下肢不肿。

X 线检查：左心房、左心室增大。

心电图：窦性心律，P 波增宽呈双峰。

超声心动图检查提示：二尖瓣关闭不全，见图 6-3-27 及图 6-3-28。

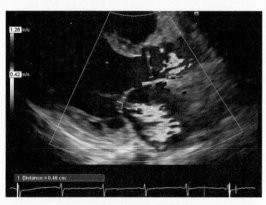 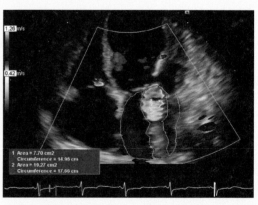

图 6-3-27 二尖瓣反流颈宽度测量　　图 6-3-28 二尖瓣反流分数测量

问题 1：如图 6-3-27、图 6-3-28 所示，二尖瓣反流颈宽度为 0.46cm（图 6-3-27），二尖瓣反流分数为 40%（图 6-3-28），请对该患者二尖瓣关闭不全程度进行定量分析。

答案与解析：根据目前指南推荐的二尖瓣关闭不全的半定量与定量分析指标，轻度关闭不全：反流颈宽度＜ 0.3cm，反流分数＜ 30%；中度关闭不全：反流颈宽度 0.3 ～ 0.7cm，反流分数 30% ～ 50%；重度关闭不全：反流颈宽度≥ 0.7cm，反流分数≥ 50%，患者为中度二尖瓣关闭不全。

问题 2：患者二尖瓣关闭不全为偏心性反流，试分析该患者以何种方法评价二尖瓣关闭不全较为适宜？

答案与解析：评估二尖瓣关闭不全严重程度的半定量与定量指标中，反流颈宽度是反流口大小的替代指标，独立于血流速度与压力，可用于偏心性反流束，有利于分辨轻度与重度二尖瓣关闭不全，但在非全收缩期反流时会高估二尖瓣关闭不全严重程度。有效反流口面积（EROA）可快速定量评估二尖瓣关闭不全严重程度及反流量，用于预后判断，但在偏心性反流时应用受限，较小的半径测量误差可导致 EROA 出现较大计算错误。反流容积可定量评估偏心性二尖瓣关闭不全的严重程度，同时可测量二尖瓣关闭不全 EROA、反流量及反流分数，但需要进行重复测量，较小的直径测量误差可以导致结果出现较大误差。经食管三维超声心动图彩色多普勒可以测量多个方向的反流束，但受时间及空间分辨率的影响。综上所述，该患者二尖瓣关闭不全为偏心性反流时，反流容积与经食管三维超声心动图彩色多普勒为较为适宜的评估方法。

（邓　燕）

三、二尖瓣脱垂

二尖瓣脱垂（mitral valve prolapse，MVP）是指各种原因引起的二尖瓣装置异常，从而二尖瓣叶于收缩期脱向左心房侧，超过二尖瓣环连线水平，伴有或不伴有二尖瓣反流，发生率为2%～3%。西方国家二尖瓣脱垂是二尖瓣关闭不全手术治疗的最常见原因。多种病因均可导致二尖瓣脱垂，包括黏液样变性、弹力纤维缺乏、急性风湿性心脏瓣膜病、马方综合征、细菌感染性心内膜炎、乳头肌断裂、急性缺血等。黏液样变性也称特发性或原发性瓣膜脱垂，多见于老年人。根据脱垂的部位不同，二尖瓣脱垂可分为前叶脱垂、后叶脱垂及前后叶脱垂。

（一）病理与临床

不同病因所致二尖瓣脱垂均有其特征性病理改变。黏液样变二尖瓣脱垂，瓣叶组织冗长肥大，瓣叶增厚、腱索冗长或断裂，瓣环扩大。风湿性二尖瓣脱垂，瓣叶常明显纤维化。缺血性二尖瓣脱垂，通常表现为腱索和乳头肌增厚，瓣膜结构正常。弹力纤维缺乏二尖瓣脱垂，瓣叶往往变薄，腱索细长，可并发细小腱索断裂。二尖瓣脱垂引起二尖瓣关闭不全时，其血流动力学改变及临床症状体征与二尖瓣关闭不全类似，心前区听诊闻及收缩中晚期喀喇音是其特点。

（二）超声心动图表现

1. M 型超声心动图　显示收缩中期到晚期或全收缩期二尖瓣曲线 CD 段呈吊床样改变（图 6-3-29）。腱索断裂所致二尖瓣脱垂，其瓣叶活动度增加，CD 段向下运动，伴有明显的瓣叶或腱索扑动。二尖瓣脱垂的 M 型超声心动图特征与探头扫查方向有很大关系，易出现假阳性或假阴性，因此不能单纯根据 M 型超声心动图诊断二尖瓣脱垂。

2. 二维超声心动图　二尖瓣脱垂的超声心动图诊断标准是，胸骨旁左心室长轴切面上收缩中晚期或全收缩期二尖瓣瓣叶超过瓣环连线水平，向左心房侧移位≥2mm（图 6-3-30）。因二尖瓣环的非平面结构，较之胸骨旁左心室长轴切面及心尖两腔心切面，心尖四腔心切面诊断二尖瓣脱垂的特异性低。不同病因引起的二尖瓣脱垂，其二维超声心动图均有其特征性表现。如合并二尖瓣关闭不全，心脏腔室大小改变与二尖瓣关闭不全类似。

3. 多普勒超声心动图　二尖瓣脱垂伴二尖瓣关闭不全的患者，反流主要发生在收缩中晚期，多为偏心性反流束。彩色多普勒超声显示反流束的形态与走向有助于判别脱垂的部位（图 6-3-31）。前叶脱垂时反流束起自瓣口，沿后叶瓣体及左心房后壁走行，反流程度重时，可见反流束沿左心房顶部折返；后叶脱垂时反流束沿前叶瓣体及左心房前壁走行，反流程度重时，也可见反流束折返现象。二尖瓣脱垂时反流束多为偏心性反流，其反流程度易被低估。

频谱多普勒显示二尖瓣反流出现在收缩中晚期或全收缩期，频谱形态同二尖瓣关闭不全。

4. 三维超声心动图　不仅能显示脱垂的程度和位置，还可从多个观察参考面上观察心脏的三维结构（图 6-3-32）；二尖瓣三维定量分析软件可分析并计算瓣环及瓣膜大小、面积、主动脉与二尖瓣的角度等瓣叶的具体参数，并以不同颜色显示脱垂部位，对外科手术更具指导意义。

　　5. 经食管超声心动图　能够获得高分辨率的图像，对瓣下结构的显示更加清晰。三维经食管超声心动图优于二维经食管超声心动图，允许在同一图像中动态综合评估所有瓣区、内外侧瓣缘联合、瓣缘关闭线，精确判断脱垂的部位、范围和程度等（图 6-3-33），并对脱垂病因进行准确判断。结合二尖瓣定量分析软件，可帮助引导内科介入治疗及外科手术修复，并对术后疗效进行实时评估（图 6-3-34，图 6-3-35），充分满足临床医师对二尖瓣精细化评估的要求。

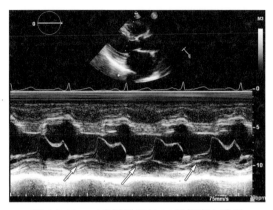

图 6-3-29　二尖瓣脱垂的 M 型超声心动图
箭头示二尖瓣曲线 CD 段呈吊床样改变

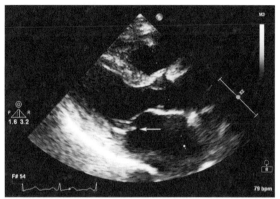

图 6-3-30　二尖瓣脱垂的二维超声心动图
箭头示二尖瓣后叶脱垂

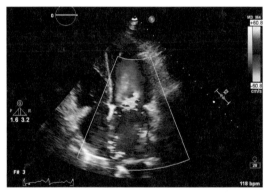

图 6-3-31　二尖瓣脱垂伴关闭不全的彩色多普勒显像
显示反流束为偏心性，沿前叶瓣体及左心房前壁走行

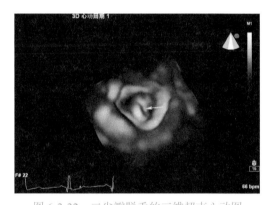

图 6-3-32　二尖瓣脱垂的三维超声心动图
箭头示二尖瓣后叶脱垂

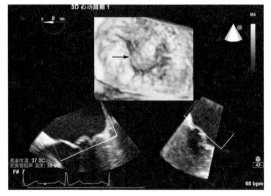

图 6-3-33　二尖瓣脱垂的三维经食管超声心动图
箭头示二尖瓣脱垂

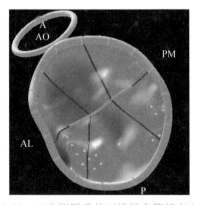

图 6-3-34　二尖瓣脱垂的三维经食管超声心动图
定量分析
绿点为二尖瓣后叶 P1 区及 P3 区脱垂具体位置。AO. 主动脉；
A. 前；P. 后；AL. 前外侧联合；PM. 后内侧联合

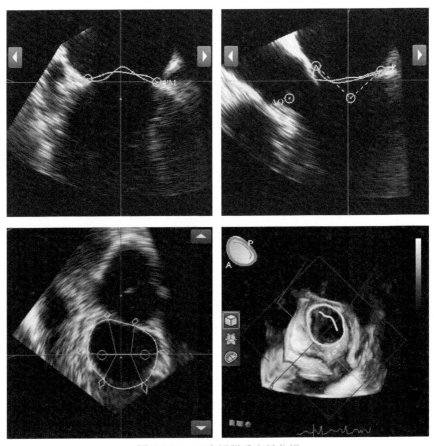

图 6-3-35　二尖瓣脱垂定量分析
AO. 主动脉；A. 前；P. 后；PM. 后内侧联合

6. 二尖瓣脱垂瓣叶定位诊断　根据 Capentier 分类法，二尖瓣前叶、后叶从外向内依次分为 A1、A2、A3 区与 P1、P2、P3 区。在经胸超声心动图、经食管超声心动图及左心房外科视野上，二尖瓣分区示意图见图 6-3-36。心尖四腔心切面显示 A2 与 P2（图 6-3-37），心尖两腔心切面显示 P3 与 A1（图 6-3-38），心尖长轴切面显示 P2 与 A2（图 6-3-39）。短轴切面可同时显示二尖瓣前后叶及交界区，可对脱垂瓣叶进行定位。左心房侧外科视野是显示对合线的最佳切面。三维超声心动图尤其是经食管三维超声心动图，可以显示二尖瓣装置形态结构的细节，便于对二尖瓣结构与功能进行综合分析，结合二尖瓣定量分析软件，能够对脱垂瓣叶进行准确定位。

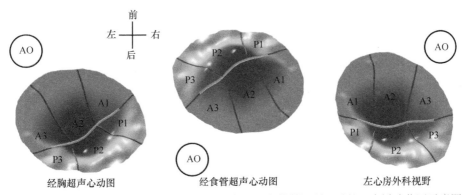

经胸超声心动图　　　　　　经食管超声心动图　　　　　　左心房外科视野

图 6-3-36　超声心动图及左心房外科视野及由左心房外科视野显示的二尖瓣叶分区示意图
AO. 主动脉

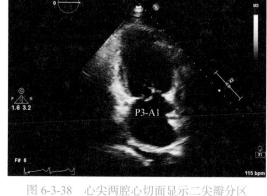

图 6-3-37　心尖四腔心切面显示二尖瓣分区

图 6-3-38　心尖两腔心切面显示二尖瓣分区

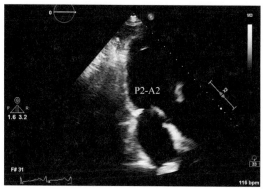

图 6-3-39　心尖长轴切面显示二尖瓣分区

与原发性二尖瓣脱垂的鉴别并不困难。

（三）诊断要点与鉴别诊断

1. 诊断要点　胸骨旁左心室长轴切面显示收缩中晚期或全收缩期二尖瓣叶超过瓣环连线水平向左心房移位≥2mm，可伴有或不伴有二尖瓣反流。偏心性二尖瓣反流常提示对侧瓣叶脱垂。

2. 鉴别诊断　各种原因所致的大量心包积液、心脏压塞者，左心室腔受压，腱索相对过长，可导致假性二尖瓣脱垂，此类患者在心包积液消除后，脱垂的二尖瓣叶可恢复至正常位置。

其他如风湿性心脏病、二尖瓣先天性发育不全所致的二尖瓣关闭不全，有其特征性超声改变，

（四）临床价值

目前二尖瓣脱垂有不同的外科治疗术式与介入微创治疗。适宜治疗方式的选择主要依赖于对二尖瓣解剖条件的判断，术前全面评价二尖瓣的结构与功能，对指导临床治疗具有重要意义。

【案例 6-3-3】　男性患者，45 岁。因"反复胸闷、气短 1 年"就诊。查体：体温 36.5℃，脉搏 68 次 / 分，呼吸 20 次 / 分，血压 121/75mmHg。双肺未闻及明显干湿啰音。心界扩大，心率 68 次 / 分，律齐，心尖区可闻及收缩中晚期喀喇音，向腋下传导，无震颤。双下肢不肿。X 线检查：左心房、左心室增大。心电图：窦性心律，P 波增宽呈双峰。超声心动图检查提示二尖瓣脱垂，声像图见图 6-3-40。

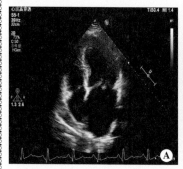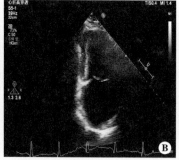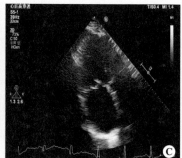

图 6-3-40　患者经胸超声心动图声像图

问题1：结合患者经胸超声心动图检查图像，请对二尖瓣脱垂进行定位诊断。

答案及解析：根据经胸超声心动图可以判断二尖瓣叶分区，心尖四腔心切面显示A2与P2，心尖两腔心切面显示P3与A1，心尖长轴切面显示A2与P2。根据图6-3-40综合分析，二尖瓣脱垂位置在P2区。

问题2：患者下一步可通过何种超声心动图技术进行准确定位诊断？

答案及解析：三维经食管超声心动图像可以通过二尖瓣定量分析软件，定量计算瓣环、瓣膜大小、面积、主动脉与二尖瓣的角度等瓣叶的具体参数，并以不同颜色显示脱垂部位，对二尖瓣脱垂的定位更加直观立体。

（邓 燕）

四、主动脉瓣狭窄

主动脉瓣狭窄（aortic stenosis，AS）病因主要包括退行性钙化、先天性畸形和风湿性心脏病，偶可见于感染性心内膜炎、系统性红斑狼疮和类风湿关节炎等，其中退行性钙化是最常见病因。

（一）病理与临床

1.病理 不同病因所致的主动脉瓣狭窄病理改变不同，退行性钙化主要由固体钙盐沉积引起，常由瓣膜根部逐渐向瓣尖扩展，导致瓣叶活动受限；先天性畸形引起的狭窄多为瓣叶发育异常所致，以二叶式畸形最为常见；风湿性主动脉瓣狭窄主要由链球菌感染所致，免疫炎症细胞浸润瓣膜，导致瓣尖及瓣体增厚、瓣叶联合部粘连等，风湿性主动脉瓣狭窄常合并二尖瓣病变（图6-3-41）。

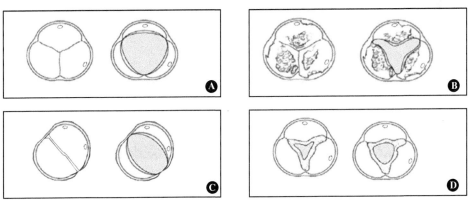

图6-3-41 主动脉瓣狭窄的病理改变
A.正常主动脉瓣；B.退行性钙化主动脉瓣；C.二叶式主动脉瓣；D.风湿性主动脉瓣

主动脉瓣狭窄可导致左心室后负荷增加、左心室心肌代偿性增厚、左心室舒张功能降低及左心房增大。随着疾病进展，可出现心排血量减少、心功能不全等。

2.临床表现 轻度、中度主动脉瓣狭窄可无明显症状，或表现为心绞痛、晕厥和呼吸困难等，重度主动脉瓣狭窄还可出现脉搏细小、血压偏低和脉压差减小等体征。心脏听诊时，胸骨左缘可闻及收缩期粗糙而响亮的喷射性杂音，可伴收缩期震颤。

（二）超声表现

1.M型及二维超声心动图

（1）M型超声心动图：可见主动脉瓣回声增强，开放幅度减小。严重狭窄时，主动脉瓣运动几乎消失，图像呈现分布不均匀的带状强回声。左心室心肌早期可向心性增厚（图6-3-42）。

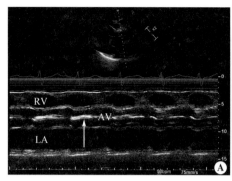
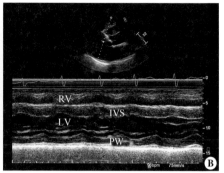

图 6-3-42　主动脉瓣狭窄 M 型超声图像

A. 主动脉瓣增厚、开放幅度减小、呈带状强回声（箭头）；B. 左心室心肌增厚。AV. 主动脉瓣；IVS. 室间隔；PW. 后壁；LA. 左心房；
LV. 左心室；RV. 右心室

（2）二维超声心动图：主要探查切面包括胸骨旁左心室长轴切面、胸骨旁大动脉短轴切面、心尖五腔心切面和心尖长轴切面等。

退行性钙化或风湿性心脏病引起的主动脉瓣狭窄，均可见瓣叶不同程度增厚、钙化，回声增强，瓣叶开放受限，活动度降低，瓣口开放面积减小（图 6-3-43）。退行性钙化常先累及瓣根，而风湿性心脏病常先累及瓣尖。先天性主动脉瓣二叶式畸形超声显示主动脉瓣为二叶，关闭时正常的"Y"形对合结构消失，瓣口开放面积减小。

左心室心肌早期可向心性均匀增厚，左心室内径减小；随病程进展，左心室内径增大，心肌运动幅度降低。升主动脉可出现狭窄后扩张。

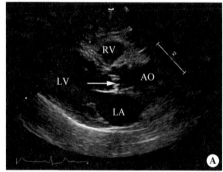
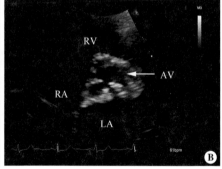

图 6-3-43　退行性钙化主动脉瓣狭窄二维超声图像

A. 胸骨旁左心室长轴切面显示主动脉瓣弥漫增厚、开放受限（箭头）；B. 胸骨旁大动脉短轴切面显示主动脉瓣增厚、钙化（箭头）
LV. 左心室；RV. 右心室；LA. 左心房；RA. 右心房；AO. 主动脉；AV. 主动脉瓣

2. 多普勒超声心动图

（1）彩色多普勒超声：可见彩色血流在主动脉瓣口处汇聚，形成五彩镶嵌的高速射流，狭窄程度越重，射流束越窄（图 6-3-44）。

（2）频谱多普勒超声：常采用连续多普勒超声测量狭窄处的射流速度，频谱呈单峰，波峰圆钝，频窗充填，射血加速时间延长，瓣口射流速度常与狭窄程度呈正相关（图 6-3-45）。

3. 三维超声心动图　可从不同角度直观显示主动脉瓣叶数目和形态的立体空间结构，更准确地评价主动脉瓣口面积，有助于病因的诊断及狭窄程度的判定（图 6-3-46）。

4. 经食管超声心动图　对于经胸超声心动图图像显示欠佳者，可进一步采用经食管超声心动图（trans-esophageal echocardiography，TEE）检查。经食管超声心动图能够清晰显示瓣叶数目、结构及形态，判断病变性质和程度（图 6-3-47），经食管三维超声心动图较经胸三维超声心动图能更清晰直观地观察主动脉瓣结构、瓣周情况及其与周围结构的毗邻关系，为指导临床治疗提供准确信息（图 6-3-48）。

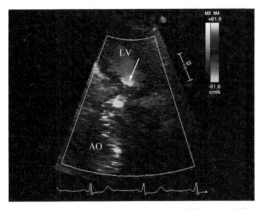

图 6-3-44　主动脉瓣狭窄彩色多普勒超声图像

心尖五腔心切面显示彩色血流在主动脉瓣口处汇聚（箭头）

LV. 左心室；AO. 主动脉

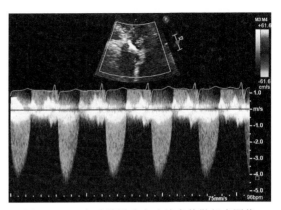

图 6-3-45　主动脉瓣狭窄连续多普勒超声图像

连续多普勒超声显示主动脉瓣口收缩期高速湍流频谱

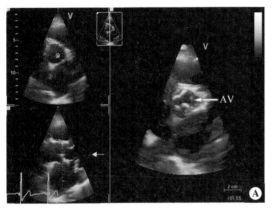
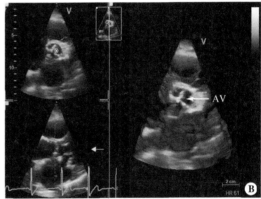

图 6-3-46　主动脉瓣狭窄三维超声图像

A. 收缩期主动脉瓣增厚，开放不充分（箭头）；B. 舒张期主动脉瓣增厚（箭头）。AV. 主动脉瓣

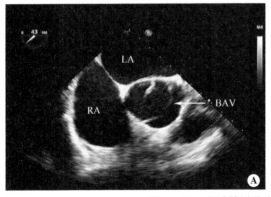
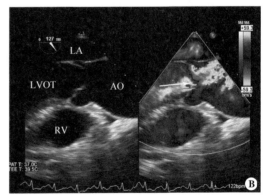

图 6-3-47　主动脉瓣狭窄经食管超声心动图图像

A. 大动脉短轴切面显示主动脉瓣呈二叶式畸形（箭头）；B. 左心室长轴切面显示主动脉瓣开放受限，彩色多普勒探及主动脉瓣口

高速射流（箭头）。BAV. 二叶式主动脉瓣；LA. 左心房；RA. 右心房；RV. 右心室；AO. 主动脉；LVOT. 左心室流出道

（三）主动脉瓣狭窄程度评估

评价主动脉瓣狭窄程度的主要参数包括主动脉瓣射流速度、平均压差及主动脉瓣口面积，其他参数包括速度比值等。

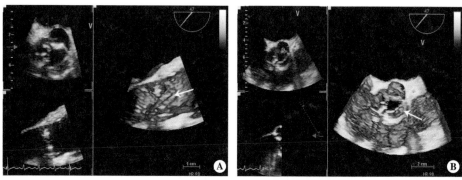

图 6-3-48 主动脉瓣狭窄经食管三维超声图像

A. 左心室长轴观显示主动脉瓣显著增厚、钙化（箭头）；B. 主动脉瓣短轴观显示主动脉瓣呈三叶，瓣口开放面积减小（箭头）

1. 主动脉瓣射流速度（aortic valve velocity，V_{AV}） 采用连续多普勒超声测量主动脉瓣口的峰值射流速度。

2. 平均压差（mean pressure gradient，PG_{mean}） 为收缩期左心室和主动脉之间的所有瞬时压差的平均值，可通过描记主动脉瓣连续多普勒频谱获得（图 6-3-49）。

3. 主动脉瓣口面积（aortic valve area，AVA） 可通过伯努利连续方程计算，在无其他瓣膜反流和心内分流的情况下，通过左心室流出道（LVOT）的血流量等于通过主动脉瓣的血流量，计算公式为 $AVA=CSA_{LVOT} \times VTI_{LVOT}/VTI_{AV}$；$CSA_{LVOT}=(1/4)\pi r^2$（$CSA_{LVOT}$ 为左心室流出道横截面积，VTI_{LVOT} 为左心室流出道速度时间积分，VTI_{AV} 为主动脉瓣口速度时间积分，r 为左心室流出道内径）（图 6-3-50）。

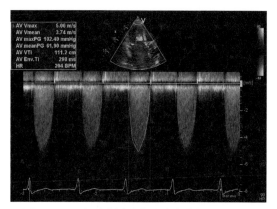

图 6-3-49 主动脉瓣狭窄连续多普勒超声图像

连续多普勒超声测量主动脉瓣射流速度及平均压差

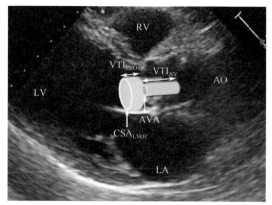

图 6-3-50 连续方程计算主动脉瓣口面积示意图

LV. 左心室；RV. 右心室；LA. 左心房；AO. 主动脉；AVA. 主动脉瓣口面积；CSA_{LVOT}. 左心室流出道横截面积；VTI_{LVOT}. 左心室流出道速度时间积分；VTI_{AV}. 主动脉瓣口速度时间积分

主动脉瓣狭窄程度的评估方法见表 6-3-3。

表 6-3-3 主动脉瓣狭窄程度的评估方法

参数	主动脉瓣硬化	轻度狭窄	中度狭窄	重度狭窄
主动脉瓣射流速度（m/s）	≤ 2.5	2.6 ~ 2.9	3.0 ~ 3.9	≥ 4.0
平均压差（mmHg）	—	< 20	20 ~ 39	≥ 40
主动脉瓣口面积（cm²）	—	> 1.5	1.0 ~ 1.5	< 1.0
速度比值（V_{LVOT}/V_{AV}）	—	> 0.5	0.25 ~ 0.5	< 0.25

注：V_{LVOT}. 左心室流出道血流速度；V_{AV}. 主动脉瓣射流速度

（四）诊断要点与鉴别诊断

1. 诊断要点

（1）主动脉瓣叶形态或数目异常，瓣叶可出现不同程度增厚、钙化、粘连和融合，回声增强，开放幅度减小。

（2）主动脉瓣口形成五彩镶嵌的射流，峰值射流速度加快。

（3）应用主动脉瓣射流速度、平均压差及主动脉瓣口面积等参数定量评估主动脉瓣狭窄程度。

（4）早期左心室心肌增厚；晚期左心室扩张，心肌运动幅度降低。升主动脉可出现狭窄后扩张。

2. 鉴别诊断

（1）主动脉瓣下狭窄（subvalvular aortic stenosis）：主动脉瓣下狭窄时，狭窄处的高速血流长期冲击主动脉瓣，可导致主动脉瓣增厚、钙化，常伴主动脉瓣反流，难以与主动脉瓣狭窄相鉴别，可根据二维超声心动图显示的瓣下结构是否异常及多普勒超声显示的高速射流位置来加以鉴别。

（2）主动脉瓣上狭窄（supravalvular aortic stenosis）：重度主动脉瓣上狭窄时，左心室心肌向心性增厚，其血流动力学改变与主动脉瓣狭窄相似，可根据二维超声心动图显示的瓣上结构是否异常及多普勒超声显示的高速射流位置来加以鉴别。

（3）梗阻性肥厚型心肌病（obstructive hypertrophic cardiomyopathy）：肥厚型心肌病伴左心室流出道梗阻时，二维超声显示左心室心肌非对称性增厚，室间隔显著增厚，心肌回声增强。彩色多普勒超声显示异常高速血流起源于左心室流出道，而非主动脉瓣口处。连续多普勒超声测得左心室流出道血流频谱峰值后移，呈"匕首"样。主动脉瓣形态及功能无明显异常。

（五）临床价值

超声心动图是临床评价主动脉瓣狭窄的首选检查方法，经胸二维超声心动图可观察主动脉瓣的形态及功能，多普勒超声心动图可准确评估狭窄程度。近年来，经食管超声心动图和三维超声心动图的广泛应用更有助于明确主动脉瓣狭窄的病因及主动脉瓣的病变部位。此外，超声心动图还可准确评价左心室功能，为指导临床治疗和评价患者预后提供可靠信息。

【案例 6-3-4】患者，女，68 岁，主诉"胸痛 2 个月，加重 7 天"。

既往史：高血压病史 20 余年，最高达 220/160mmHg，糖尿病病史 10 年。

查体：体温 36.5℃，脉搏 60 次 / 分，呼吸 18 次 / 分。听诊心率 60 次 / 分，心律齐，胸骨左缘第 3 肋间可闻及收缩期粗糙而响亮的喷射性杂音。

心电图：窦性心律，电轴左偏。

超声心动图检查见图 6-3-51。

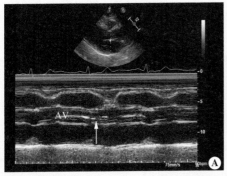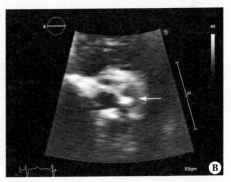

图 6-3-51 经胸超声心动图

A. 主动脉瓣回声增强，呈现分布不均匀的带状强回声（箭头）；B. 主动脉瓣数目分辨不清，瓣叶弥漫性增厚、钙化，回声增强，活动僵硬，开放受限（箭头）；AV. 主动脉瓣

问题 1：结合病史及图 6-3-51 超声图像改变，考虑患者可能的诊断是什么？

答案与解析：超声心动图检查：M 型超声心动图显示主动脉瓣回声增强，呈现分布不均匀的带状强回声（图 6-3-51A 箭头）；经胸二维超声心动图显示主动脉瓣数目分辨不清，瓣叶弥漫性增厚、钙化，回声增强，活动僵硬，开放受限（图 6-3-51B 箭头）；结合该患者病史：老年女性患者，胸痛，高血压及糖尿病数年等。考虑主动脉瓣退行性钙化导致主动脉瓣狭窄，建议进一步行经食管超声心动图检查以明确诊断。

经食管超声心动图检查见图 6-3-52。

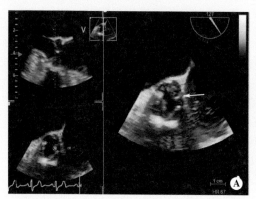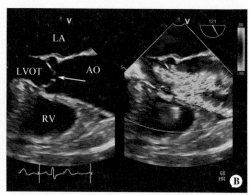

图 6-3-52　经食管超声心动图图像

A. 三维超声心动图，主动脉瓣呈三叶，瓣叶增厚、钙化，活动僵硬，开放受限（箭头）；B. 二维超声心动图，主动脉瓣口开放幅度减小（箭头）。LA. 左心房；RV. 右心室；AO. 主动脉；LVOT. 左心室流出道

问题 2：结合病史及图 6-3-52 经食管超声图像改变，患者的诊断是什么？

答案与解析：经食管三维超声心动图清晰显示主动脉瓣呈三叶，瓣叶增厚、钙化，活动僵硬，开放受限（图 6-3-52A，箭头）；二维超声心动图显示主动脉瓣口开放幅度减小（图 6-3-52B，左图箭头），彩色多普勒超声显示血流在主动脉瓣口处汇聚，形成五彩镶嵌的高速射流（图 6-3-52B 右图）。结合上述病史，诊断为主动脉瓣退行性钙化，主动脉瓣狭窄。

问题 3：结合图 6-3-53，评估该患者主动脉瓣狭窄程度，并详述超声心动图评价主动脉瓣狭窄程度的诊断标准。

答案与解析：该患者主动脉瓣跨瓣血流速度加快，达 4.2m/s，平均压差为 41mmHg（图 6-3-53A）；根据连续方程（$AVA=CSA_{LVOT} \times VTI_{LVOT}/VTI_{AV}=（1/4）\pi r^2 \times VTI_{LVOT}/VTI_{AV}$）估测主动脉瓣口面积，该患者左心室流出道内径为 27mm（图 6-3-53B），左心室流出道血流速度为 0.8m/s，得出左心室流出道 VTI_{LVOT} 为 18cm（图 6-3-53C），通过计算得到主动脉瓣口面积为 0.9cm²，速度比值（V_{LVOT}/V_{AV}）为 0.19。诊断为主动脉瓣退行性钙化，主动脉瓣重度狭窄。

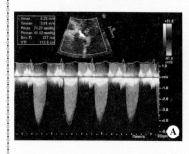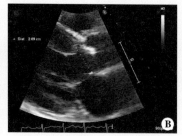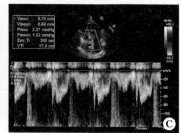

图 6-3-53　超声心动图图像

超声心动图评价主动脉瓣狭窄程度的常用参数包括主动脉瓣射流速度、平均压差及主动脉瓣口面积，其他参数包括速度比值等。具体评估方法见表 6-3-3。

五、主动脉瓣关闭不全

主动脉瓣关闭不全（aortic regurgitation，AR）病因主要包括主动脉瓣或主动脉根部病变。主动脉瓣病变引起的主动脉瓣关闭不全较多见，常见于主动脉瓣退行性钙化、风湿性心脏病、感染性心内膜炎、先天性主动脉瓣畸形和室间隔缺损等；主动脉根部病变引起的主动脉瓣关闭不全常见于特发性主动脉根部扩张、马方综合征、主动脉夹层和外伤等。

（一）病理与临床

1. 病理 退行性钙化及风湿性心脏病常引起瓣叶增厚、纤维化、挛缩及蜷曲，导致瓣叶缩短而不能完全闭合。主动脉根部病变可导致主动脉瓣环扩张，从而使主动脉瓣对合不良，引起主动脉瓣反流，而主动脉瓣叶结构多无明显异常。主动脉瓣关闭不全时，左心室容量负荷增加，致左心室扩大，心肌收缩功能代偿性增强；随病程进展，心肌收缩功能降低，心排血量减少，最终导致左心功能不全。

根据主动脉瓣叶活动度将主动脉瓣关闭不全分为 3 类：Ⅰ类，主动脉瓣叶运动正常；Ⅱ类，主动脉瓣叶运动过度；Ⅲ类，主动脉瓣叶运动受限。其中，Ⅰ类分为以下 4 个亚类：Ⅰa 类，主动脉窦管结合部及升主动脉扩张；Ⅰb 类，主动脉窦部和窦管结合部扩张；Ⅰc 类，主动脉瓣环扩张；Ⅰd 类，主动脉瓣叶穿孔（图 6-3-54）。

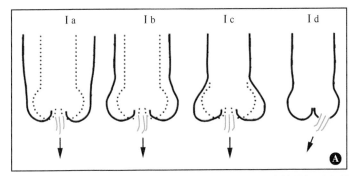
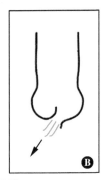
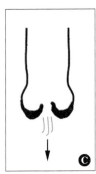

图 6-3-54 主动脉瓣关闭不全的分类
A. Ⅰ类；B. Ⅱ类；C. Ⅲ类

2. 临床表现 主动脉瓣关闭不全者早期常表现为活动后气短、心动过速、心绞痛和晕厥等症状，晚期可出现心力衰竭的症状。查体可见心尖部搏动增强，心界增大，胸骨左缘第 3 肋间可闻及舒张期叹气样杂音，并向心尖部传导。当主动脉瓣重度关闭不全时，主动脉瓣第二心音减弱或消失，并可出现水冲脉、枪击音及毛细血管搏动征等。

（二）超声表现

1. M 型及二维超声心动图

（1）M 型超声心动图：主动脉瓣增厚、回声增强，关闭时可呈双线样（图 6-3-55A）。当主动脉瓣反流束冲击二尖瓣前叶时，二尖瓣波群可见舒张期高频震颤波（图 6-3-55B）。急性主动脉瓣关闭不全时，左心室容量与左心室舒张末压迅速升高，M 型超声心动图可观察到二尖瓣提前关闭。

（2）二维超声心动图：主要探查切面包括胸骨旁左心室长轴切面、胸骨旁大动脉短轴切面、心尖五腔心切面和心尖长轴切面等。

主动脉瓣病变导致的主动脉瓣关闭不全超声可见瓣叶增厚、钙化，回声增强，瓣缘挛缩，关闭时可见对合间隙（图 6-3-56）。而主动脉根部病变导致的主动脉瓣关闭不全可见主动脉窦部、窦管结合部、主动脉瓣环或升主动脉不同程度扩张，瓣叶可见对合间隙，但瓣叶形态多无明显异常。

左心室由于容量负荷过重而扩大，代偿期室壁运动幅度增大；失代偿期室壁运动幅度普遍降低，左心室收缩功能降低。

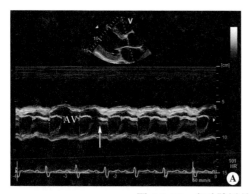
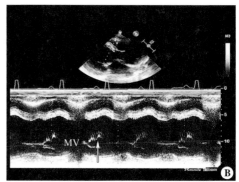

图 6-3-55   主动脉瓣关闭不全 M 型超声图像
A. 主动脉瓣关闭时呈双线样（箭头）；B. 舒张期二尖瓣前叶高频震颤波（箭头）。AV. 主动脉瓣；MV. 二尖瓣

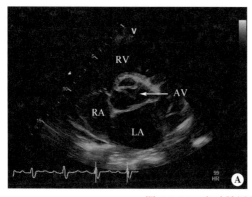
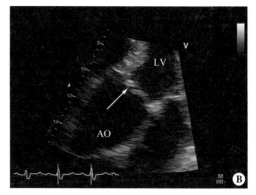

图 6-3-56   主动脉瓣关闭不全二维超声图像
A. 胸骨旁大动脉短轴切面显示主动脉瓣叶增厚及对合间隙（箭头）；B. 心尖五腔心切面显示主动脉瓣叶增厚及对合间隙（箭头）
LA. 左心房；RA. 右心房；LV. 左心室；RV. 右心室；AO. 主动脉；AV. 主动脉瓣

2. 多普勒超声心动图

（1）彩色多普勒超声：可见源于主动脉瓣口的中心性或偏心性反流，偏心性反流束可冲击二尖瓣前叶或室间隔左心室面（图 6-3-57）。当主动脉瓣中度、重度反流时，升主动脉可见五彩镶嵌的湍流，舒张期升主动脉及主动脉弓降部可见部分或全舒张期反向血流信号。

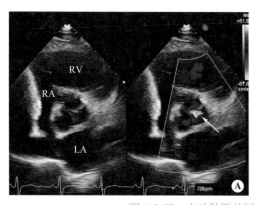
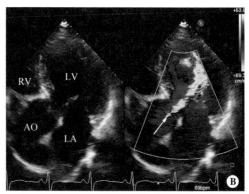

图 6-3-57   主动脉瓣关闭不全彩色多普勒超声图像
A. 胸骨旁大动脉短轴切面显示主动脉瓣反流束起源于主动脉瓣中心对合处（箭头）；B. 心尖五腔心切面显示左心室流出道内舒张期反流束（箭头）。LV. 左心室；AO. 主动脉；RV. 右心室；LA. 左心房；RA. 右心房

（2）频谱多普勒超声：常采用连续多普勒超声测量主动脉瓣反流频谱，反流频谱呈单峰，频

带较宽，持续整个舒张期。重度反流时，主动脉与左心室之间的压差迅速下降，频谱可近似三角形（图 6-3-58）。

3. 三维超声心动图 运用三维超声心动图的旋转及切割功能，可从不同角度和方向清晰观察主动脉瓣及主动脉根部的空间结构，清晰显示关闭不全时瓣叶的对合间隙（图 6-3-59）。

4. 经食管超声心动图 可清晰显示主动脉瓣的形态，判断主动脉瓣反流束的起源、宽度和分布范围，并同时显示主动脉根部结构。经食管三维超声心动图可清晰显示主动脉瓣和主动脉根部的立体结构及空间毗邻关系（图 6-3-60，图 6-3-61）。

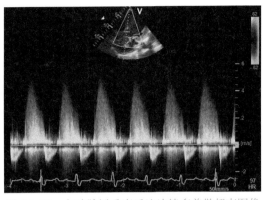

图 6-3-58 主动脉瓣重度反流连续多普勒超声图像

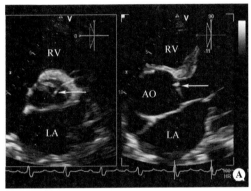
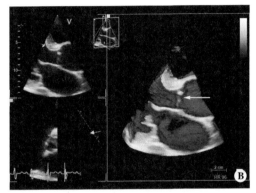

图 6-3-59 主动脉瓣关闭不全三维超声图像

A. 双平面法实时显示两幅正交图像：主动脉瓣叶增厚及对合间隙（箭头）；B. 三维超声显示主动脉瓣对合间隙（箭头）LA. 左心房；
RV. 右心室；AO. 主动脉

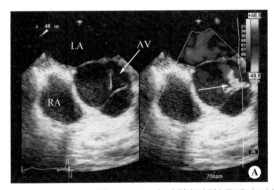
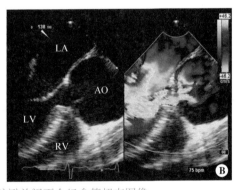

图 6-3-60 主动脉根部扩张致主动脉瓣关闭不全经食管超声图像

A. 经食管二维超声显示主动脉瓣呈三叶，舒张期可见对合间隙（箭头）；B. 主动脉窦部增宽，舒张期可见血流从主动脉瓣口反流
回左心室流出道。LV. 左心室；RV. 右心室；LA. 左心房；RA. 右心房；AV. 主动脉瓣；AO. 主动脉

（三）主动脉瓣反流程度评估

评估主动脉瓣反流程度的参数包括结构参数、多普勒定性参数、半定量参数和定量参数。结构参数包括主动脉瓣叶形态和左心室大小；多普勒定性参数包括彩色反流束宽度、彩色血流汇聚、连续多普勒超声测量的反流频谱灰度和压差减半时间（$PHT_{1/2}$）、降主动脉舒张期反向血流；半定量参数包括缩流颈宽度（VCW）、反流束宽度 / 左心室流出道内径（jet width/LVOT diameter）和反流束面积 / 左心室流出道面积（jet area/LVOT area）；定量参数包括近端等速表面积法（PISA 法）

计算的反流容积（RVol）、反流分数（RF）和有效反流口面积（EROA）。其中，半定量参数在临床中最常用，见表6-3-4。

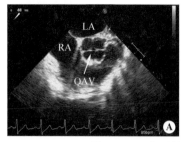
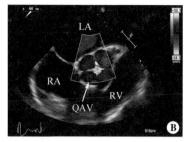
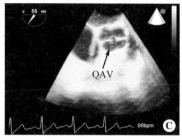

图 6-3-61　先天性主动脉瓣四叶式畸形致主动脉瓣关闭不全经食管超声图像

A. 经食管二维超声显示主动脉瓣呈四叶，主动脉瓣关闭呈"十"字状，可见对合间隙（箭头）；B. 经食管彩色多普勒超声显示主动脉瓣反流（箭头）；C. 经食管三维超声显示主动脉瓣关闭时对合间隙（箭头）。LA. 左心房；RA. 右心房；RV. 右心室；QAV. 四叶主动脉瓣

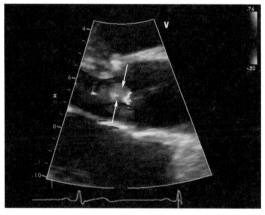

图 6-3-62　主动脉瓣关闭不全彩色反流束宽度的测量方法图像（箭头）

1. 反流束宽度 / 左心室流出道内径　胸骨旁左心室长轴切面 Zoom 模式下，距离主动脉瓣 1cm 以内测量反流束宽度（图 6-3-62）；左心室流出道宽度应在同一切面模式下，主动脉瓣下 1cm 处测量。该参数测量简便、快速，但不适用于主动脉瓣偏心性反流和多束反流。

2. 反流束面积 / 左心室流出道面积　胸骨旁大动脉短轴切面 Zoom 模式下，距离缩流颈 1cm 内测量反流束面积（图 6-3-63）；左心室流出道面积 =（左心室流出道内径 /2）$^2 \times \pi$。该参数可间接反映反流口面积，但易受反流束方向的影响。

3. 缩流颈宽度（vena contracta width，VCW）　胸骨旁左心室长轴切面 Zoom 模式下，清晰显示主动脉瓣反流的缩流颈，在反流束的最窄处测量（图 6-3-64）。该参数同样适用于偏心性反流，但不适用于多束反流和主动脉瓣二叶式畸形的患者。

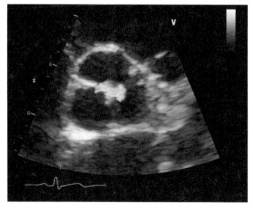
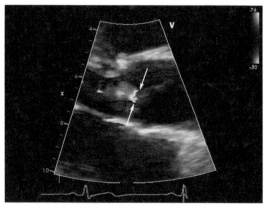

图 6-3-63　主动脉瓣关闭不全彩色反流束面积的测量方法图像

图 6-3-64　主动脉瓣关闭不全缩流颈宽度的测量方法图像（箭头）

表 6-3-4　主动脉瓣反流程度的评估方法

参数	轻度	中度	重度
结构参数			
主动脉瓣叶形态	正常或异常	正常或异常	异常/连枷/对合缺失
左心室大小	正常 *	正常或轻度增大	多扩大（急性除外）
多普勒定性参数			
彩色反流束宽度	小/中心性	介于中间	大（中心性）/不定（偏心性）
彩色血流汇聚	无或小/短暂	介于中间	宽
连续多普勒超声测量的反流频谱灰度	不完整或模糊	浓密	浓密
连续多普勒超声测量的反流频谱 $PHT_{1/2}$（ms）‡	缓慢，＞500，不完整	200～500	＜200，陡直
降主动脉舒张期反向血流	短暂/舒张早期	介于中间	全舒张期
半定量参数			
VCW（cm）	＜0.3	0.3～0.6	＞0.6
jet width/LVOT diameter（%）	＜25	25～64	≥65
jet area/LVOT area（%）	＜5	5～59	≥60

注：$PHT_{1/2}$. 压差减半时间；VCW. 缩流颈宽度；jet width/LVOT diameter. 反流束宽度/左心室流出道内径；jet area/LVOT area. 反流束面积/左心室流出道面积

*除外其他原因导致的左心室扩张；‡压差减半时间可随左心室舒张压的增高而缩短，或随重度主动脉瓣反流的慢性适应而延长

（四）诊断要点与鉴别诊断

1. 诊断要点

（1）主动脉瓣病变导致的关闭不全可见瓣叶增厚、回声增强，瓣叶对合不良，可见间隙。主动脉根部病变导致的关闭不全可见主动脉根部及瓣环扩张，瓣叶形态多无明显异常。

（2）左心室流出道内可见舒张期源于主动脉瓣口的反流束，频谱多普勒可探及反流频谱。

（3）通过结构参数、多普勒定性参数、半定量参数和定量参数评价主动脉瓣反流程度。

（4）左心室增大，左心室流出道增宽，病变早期左心室心肌运动幅度增加。

2. 鉴别诊断　主动脉瓣关闭不全需与主动脉瓣生理性反流鉴别，部分正常人主动脉瓣可存在微量反流，但反流范围局限、速度低、时间短，且主动脉瓣形态结构正常。

（五）临床价值

超声心动图是评价主动脉瓣关闭不全的首选方法，经胸超声心动图可以观察主动脉根部及瓣膜形态，评估反流程度，同时评价左心室功能。经食管超声心动图可更准确评价瓣叶形态、结构及主动脉瓣根部情况。而三维超声心动图可动态显示主动脉瓣及主动脉根部的三维立体结构，更准确地反映病变性质及程度。

【案例 6-3-5】　男性患者，40 岁，主诉"轻度活动后胸闷气短 1 年，加重 3 天"。

既往史：身体虚弱，不能从事一般体力劳动。高度近视 20 余年，裸眼视力 0.1。

查体：身高 189cm，体重 71kg，四肢细长，双手指距 208cm，蜘蛛指（趾），拇指征及腕征阳性。体温 36.3℃，心率 110 次/分，呼吸 22 次/分，血压 118/50mmHg。听诊心律齐，胸骨左缘第 3 肋间可闻及舒张期 4/6 级叹气样杂音。双下肢轻度水肿，水冲脉。

心电图：窦性心动过速。

超声心动图检查：见图 6-3-65。

问题 1：结合病史及图 6-3-65 超声图像，考虑患者的临床诊断是什么？

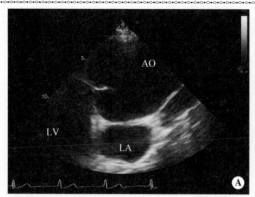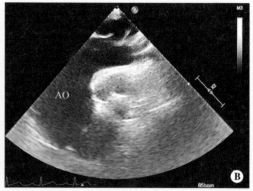

图 6-3-65　超声心动图图像

答案与解析： 经胸超声心动图检查显示主动脉根部呈瘤样显著扩张，主动脉壁变薄（图 6-3-65A）；胸骨上窝切面显示升主动脉内径增宽，至主动脉弓部内径恢复正常范围（图 6-3-65B）。结合该患者病史：身材瘦高，四肢细长，高度近视，指（趾）呈蜘蛛状，拇指征及腕征阳性，考虑为马方综合征。马方综合征是一种先天性、遗传性结缔组织病，为常染色体显性遗传，病变主要累及骨骼、心血管、眼和结缔组织，累及心血管时，常出现主动脉根部增宽、升主动脉扩张。患者临床诊断为马方综合征，主动脉根部瘤。

问题 2： 根据图 6-3-66 超声图像，患者还合并哪些心脏病变？其病因是什么？

答案与解析： 超声心动图显示主动脉瓣叶关闭时可见对合间隙，探及反流信号，缩流颈宽约 9mm（图 6-3-66A）；连续多普勒频谱完整，灰度浓密，$PHT_{1/2}$ 为 166ms（图 6-3-66B）；诊断为主动脉瓣重度反流。其病因为马方综合征主动脉根部瘤导致主动脉瓣环扩张，主动脉瓣关闭不全，出现对合间隙。

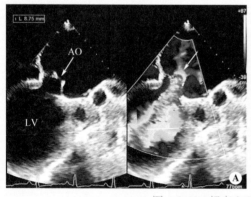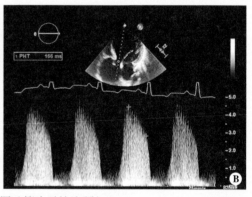

图 6-3-66　超声心动图（箭头示缩流颈）

问题 3： 主动脉瓣关闭不全的常见病因包括什么？超声图像如何鉴别？

答案与解析： 主动脉瓣关闭不全的常见病因包括主动脉瓣病变和主动脉根部病变。主动脉瓣病变包括主动脉瓣退行性钙化、风湿性心脏病、感染性心内膜炎及先天性主动脉瓣畸形等；主动脉根部疾病包括主动脉根部扩张、马方综合征及主动脉夹层等。主动脉瓣病变导致的主动脉瓣关闭不全超声可见瓣叶形态异常，可出现瓣叶增厚、钙化，回声增强，瓣缘挛缩，关闭时可见对合间隙。而主动脉根部病变导致的主动脉瓣关闭不全可见主动脉窦部、窦管结合部、主动脉瓣环或升主动脉不同程度扩张，瓣叶可见对合间隙，但瓣叶形态多无明显异常。

（马春燕）

六、主动脉瓣脱垂

主动脉瓣装置包括主动脉瓣叶及其支撑结构，如主动脉瓣二尖瓣纤维连接、室间隔和左纤维三角、右纤维三角等。主动脉瓣脱垂（aortic valve prolapse，AVP）是指不同病因引起的主动脉瓣叶或其支撑结构病变，导致主动脉瓣叶舒张期脱入左心室流出道，超过主动脉瓣叶附着点连线。病因包括先天性因素和后天性因素。先天性病变主要包括主动脉窦瘤和高位室间隔缺损等；后天性病变主要包括感染性心内膜炎、马方综合征、自身免疫性疾病和外伤等。其中，感染性心内膜炎累及主动脉瓣和主动脉根部病变导致瓣环扩张是主动脉瓣脱垂的常见病因。

（一）病理与临床

1. 病理 任何原因引起的主动脉瓣叶结构改变或支撑结构不完整均可导致主动脉瓣脱垂。Carter 等按照病理改变将主动脉瓣脱垂分为以下四类：①主动脉瓣结构完整，但瓣叶过长；②主动脉瓣叶破坏，破损瓣叶舒张期脱入左心室流出道，如感染性心内膜炎等；③主动脉瓣形态正常，但支撑结构发生改变，导致主动脉瓣脱垂，如马方综合征、高位室间隔缺损等；④主动脉瓣叶增厚、冗长或松软等，舒张期脱入左心室流出道，如黏液样变性等。

2. 临床表现 大多数主动脉瓣脱垂合并不同程度的主动脉瓣反流，其症状和体征与主动脉瓣关闭不全相似。只有小部分患者虽然有主动脉瓣脱垂，但并无明显的主动脉瓣反流，也无明显的症状或体征。

（二）超声表现

1. M 型及二维超声心动图

（1）M 型超声心动图：舒张期左心室流出道主动脉瓣环下方可见脱垂的瓣叶呈亮线样（图 6-3-67A）。当主动脉瓣反流束偏心，冲击二尖瓣前叶时，二尖瓣前叶可出现舒张期高频震颤波（图 6-3-67B）。

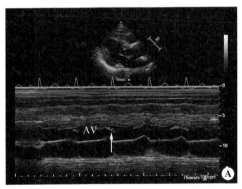
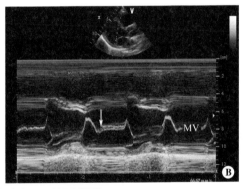

图 6-3-67 主动脉瓣脱垂 M 型超声图像

A. 舒张期左心室流出道内显示脱垂瓣叶呈亮线样（箭头）；B. 二尖瓣前叶舒张期高频震颤波（箭头）。AV. 主动脉瓣；MV. 二尖瓣

（2）二维超声心动图：主要探查切面包括胸骨旁左心室长轴切面、胸骨旁大动脉短轴切面、心尖五腔心切面和心尖长轴切面等。

二维超声可见主动脉瓣叶舒张期脱入左心室流出道，超过主动脉瓣叶附着点连线，瓣叶对合错位或对合间隙（图 6-3-68A）。当主动脉瓣严重脱垂时，脱垂瓣叶可呈连枷样运动（图 6-3-68B，图 6-3-68C），即舒张期主动脉瓣叶脱入左心室流出道内，收缩期主动脉瓣叶又返回主动脉腔内。当感染性心内膜炎引起主动脉瓣脱垂时，主动脉瓣叶可见赘生物形成，常出现瓣叶穿孔，表现为瓣叶局部回声中断，还可伴主动脉瓣周脓肿，表现为主动脉瓣周围无回声或低回声区（图 6-3-69）。

左心室扩大，左心室心肌早期运动幅度增加，随病程进展可出现心肌运动幅度降低。

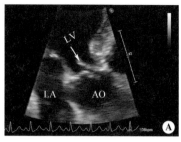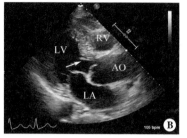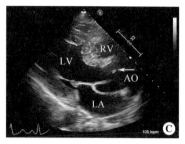

图 6-3-68 主动脉瓣脱垂二维超声图像

A. 心尖长轴切面 Zoom 模式显示主动脉右冠瓣脱垂（箭头），瓣叶对合间隙；B. 胸骨旁左心室长轴切面显示主动脉右冠瓣舒张期脱入左心室流出道（箭头）；C. 胸骨旁左心室长轴切面显示主动脉右冠瓣收缩期返回主动脉腔内（箭头）。LA. 左心房；LV. 左心室；RV. 右心室；AO. 主动脉

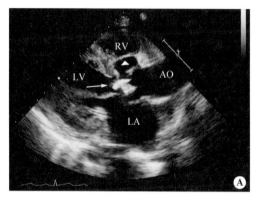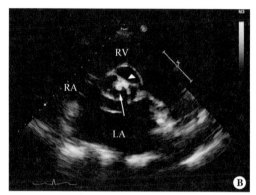

图 6-3-69 感染性心内膜炎引起的主动脉瓣脱垂二维超声图像

A. 胸骨旁左心室长轴切面显示主动脉瓣多发赘生物附着，右冠瓣脱垂（箭头），瓣周脓肿（三角）；B. 胸骨旁大动脉短轴切面显示主动脉右冠瓣赘生物附着（箭头），右冠窦旁瓣周脓肿（三角）。LA. 左心房；RA. 右心房；LV. 左心室；RV. 右心室；AO. 主动脉

2. 多普勒超声心动图 主动脉瓣脱垂常伴有不同程度的主动脉瓣反流，多为偏心性反流，左冠瓣或无冠瓣脱垂时，反流束冲击室间隔；右冠瓣脱垂时，反流束冲击二尖瓣前叶。主动脉瓣脱垂的频谱多普勒超声表现与主动脉瓣关闭不全相似（图 6-3-70）。

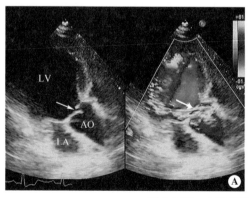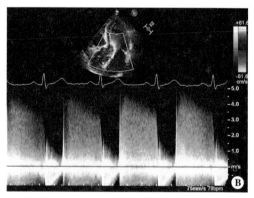

图 6-3-70 主动脉瓣脱垂多普勒超声图像

A. 心尖长轴切面显示主动脉右冠瓣脱垂，对合间隙，中度偏心性反流，反流束冲击二尖瓣前叶（箭头）；B. 主动脉瓣反流连续多普勒频谱。LA. 左心房；LV. 左心室；AO. 主动脉

3. 三维超声心动图 实时三维超声心动图可获取主动脉瓣的实时三维立体图像，全面观察主动脉瓣的整体复杂结构，实时显示脱垂瓣叶的位置、数目、程度及与主动脉根部的关系（图 6-3-71），同时准确评价主动脉瓣脱垂的距离等信息，可弥补二维超声心动图的不足。

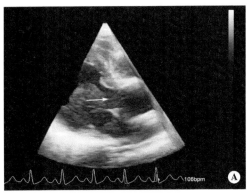
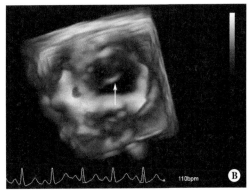

图 6-3-71 主动脉瓣脱垂三维超声图像

A. 左心室长轴切面显示主动脉右冠瓣舒张期脱入左心室流出道（箭头）；B. 左心室短轴切面显示脱垂的主动脉瓣叶舒张期进入左心室流出道（箭头）

4. 经食管超声心动图 对于肥胖、肋间隙较窄和肺气肿等经胸超声图像显示欠佳的患者，经食管二维超声心动图可清晰显示主动脉瓣叶及主动脉根部的解剖结构，舒张期可见瓣叶脱入左心室流出道，超过主动脉瓣叶附着点连线（图 6-3-72A），而经食管三维超声心动图则可更加清晰、直观地显示主动脉瓣叶和根部的几何形态及与周围结构的立体空间关系（图 6-3-72B）。

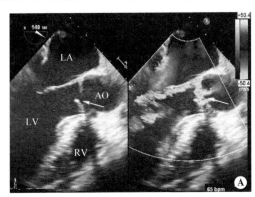
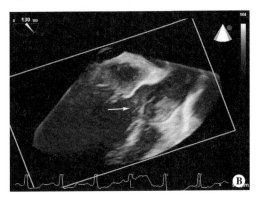

图 6-3-72 主动脉瓣脱垂经食管超声图像

A. 经食管二维超声左心室长轴切面显示主动脉瓣叶舒张期脱入左心室流出道，瓣叶对合间隙，多普勒探及中度偏心性反流，反流束冲击二尖瓣前叶（箭头）；B. 经食管三维超声左心室长轴切面显示主动脉瓣舒张期脱入左心室流出道（箭头）。LA. 左心房；LV. 左心室；RV. 右心室；AO. 主动脉

（三）诊断要点与鉴别诊断

1. 诊断要点

（1）主动脉瓣叶舒张期脱入左心室流出道，超过主动脉瓣叶附着点连线。

（2）多普勒超声可检测到舒张期源于主动脉瓣口的偏心性反流束。

（3）左心室扩大。

2. 鉴别诊断 主动脉瓣脱垂需与风湿性主动脉瓣关闭不全鉴别，风湿性主动脉瓣关闭不全多合并二尖瓣病变，主动脉瓣表现为瓣叶增厚、挛缩和对合间隙，多为中心性反流，舒张期瓣叶不超过瓣叶附着点连线。

（四）临床价值

超声心动图是评价主动脉瓣脱垂的首选检查方法，经胸超声心动图可观察主动脉瓣叶形态及主动脉根部结构，观察心腔大小及评价左心室功能；经食管超声心动图和三维超声心动图可从不同角度实时观察主动脉瓣脱垂的部位、范围和程度，对临床选择治疗策略及外科术中监测具有重要价值。

【案例 6-3-6】 男性患者，63 岁，因"间断发热 2 个月，加重 20 余天"入院。患者 2 个月前出现间断发热，未系统治疗，20 余天前加重，体温最高达 41.8℃，诊断"上呼吸道感染"，予以头孢呋辛钠静脉滴注治疗未见明显好转。

查体：体温 39.5℃，血压 111/60mmHg。神清语明，四肢活动正常。双肺听诊呼吸音清。心率 72 次 / 分，心律齐，胸骨右缘第 2 肋间可闻及舒张期 3/6 级叹气样杂音。双侧足背动脉搏动正常。无周围血管征。

既往无甲状腺功能亢进症、结核、高血压及糖尿病病史。

血培养：解没食子酸链球菌阳性。

心电图：窦性心律，电轴轻度左偏。

经胸超声心动图检查：见图 6-3-73。

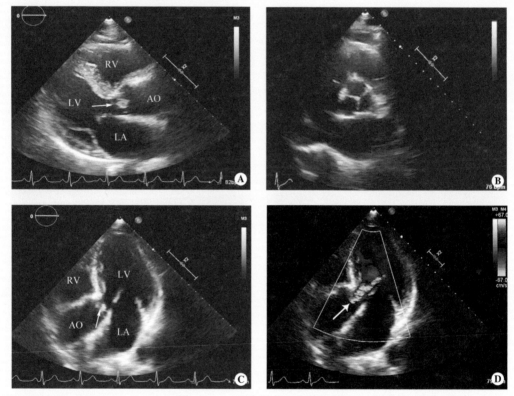

图 6-3-73　经胸超声心动图图像
LA. 左心房；LV. 左心室；RV. 右心室；AO. 主动脉

问题 1：结合病史考虑图 6-3-73 声像图改变的诊断是什么？

答案与解析：经胸超声心动图胸骨旁左心室长轴切面显示主动脉瓣可见一附加等回声小团块，该附加团块舒张期脱入左心室流出道（图 6-3-73A，箭头）；大动脉短轴切面显示主动脉瓣为三叶，附加团块显示不清（图 6-3-73B）；心尖五腔心切面显示无冠瓣增厚，表面粗糙，脱入左心室流出道，与右冠瓣有对合间隙（图 6-3-73C，箭头）；彩色多普勒探及轻度反流（图 6-3-73D，箭头）。结合发热病史及血培养结果阳性，诊断为感染性心内膜炎，主动脉瓣赘生物形成可能性大，主动脉瓣无冠瓣脱垂，轻度反流。

为明确瓣膜病变情况，进一步行经食管超声心动图检查，见图 6-3-74（A ~ C）。

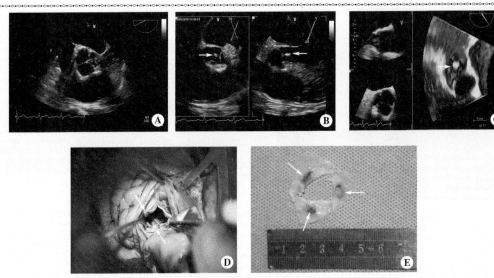

图 6-3-74 经食管超声心动图及术中所见

问题 2：根据图 6-3-74 图像改变，该患者诊断是什么？

答案与解析： 经食管超声心动图主动脉瓣短轴切面显示主动脉瓣不均匀增厚，三冠瓣均可见附着不同大小等回声赘生物（图 6-3-74A）；三维超声显示较大赘生物位于无冠瓣，并脱入左心室流出道（图 6-3-74B，图 6-3-74C，箭头）。超声诊断为感染性心内膜炎，主动脉瓣赘生物形成，主动脉瓣无冠瓣脱垂，主动脉瓣反流。患者行人工主动脉瓣生物瓣置换术。外科术中可见主动脉瓣三冠瓣赘生物附着，无冠瓣脱垂（图 6-3-74D，图 6-3-74E，箭头），证实超声诊断。

（马春燕）

七、三尖瓣狭窄与关闭不全

（一）三尖瓣狭窄

三尖瓣狭窄（tricuspid stenosis，TS）非常少见，病因包括风湿性心脏病、先天性狭窄、类癌综合征、起搏器导线引起的瓣膜粘连、系统性红斑狼疮引起的瓣膜炎、心内膜弹力纤维增生症、右心房内肿物引起的三尖瓣机械性梗阻等。其中，风湿性心脏病是其主要病因。单纯风湿性三尖瓣狭窄少见，常合并其他心脏瓣膜病，如二尖瓣狭窄等。

1. 病理与临床

（1）病理：风湿性三尖瓣狭窄的病理改变主要包括瓣尖增厚、融合，交界处粘连，腱索粘连、挛缩，瓣口面积减小，可同时合并三尖瓣关闭不全。右心房增大，可出现肝大、脾大和腔静脉增宽等。

（2）临床表现：三尖瓣狭窄最常出现体循环淤血的症状，表现为腹胀、下肢水肿等。心脏听诊时，可在胸骨左下缘闻及舒张期低沉隆隆样杂音。直立位吸气时杂音增强，呼气时杂音减弱。其常伴有颈静脉充盈、肝大、脾大、腹水和下肢水肿等右心功能不全的体征。

2. 超声表现

（1）二维超声心动图：主要探查切面包括心尖四腔心切面、胸骨旁四腔心切面、胸骨旁右心室流入道切面、胸骨旁大动脉短轴切面和剑突下四腔心切面。

风湿性三尖瓣狭窄的二维超声心动图表现为瓣叶增厚、回声增强，交界处粘连，瓣叶开放受限，舒张期瓣尖呈圆顶状，腱索增粗、缩短（图 6-3-75）。

右心房不同程度增大，下腔静脉也不同程度增宽。

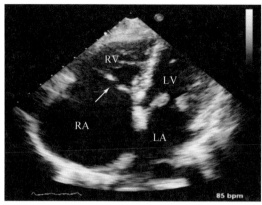

图 6-3-75 三尖瓣狭窄二维超声图像
胸骨旁四腔心切面显示三尖瓣叶增厚，开放受限（箭头）
LV. 左心室；RV. 右心室；LA. 左心房；RA. 右心房

（2）多普勒超声心动图

1）彩色多普勒超声：显示舒张期三尖瓣口彩色血流汇聚，形成明亮的五彩镶嵌的射流（图 6-3-76A）。狭窄程度越重，射流束越窄，瓣口射流中心越明亮。

2）频谱多普勒超声：三尖瓣狭窄时，三尖瓣口射流速度通常超过脉冲多普勒超声的测量范围，而发生频谱混叠现象，此时需要采用连续多普勒超声记录三尖瓣口的血流频谱。连续多普勒超声可在三尖瓣口探及舒张期高速湍流频谱（图 6-3-76B）。

三尖瓣狭窄时，三尖瓣跨瓣压差增大。可根据三尖瓣口的连续多普勒超声频谱计算出舒张期右心房与右心室之间的平均压差。

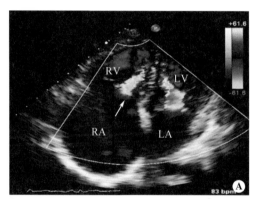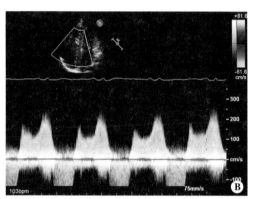

图 6-3-76 三尖瓣狭窄多普勒超声图像
A. 胸骨旁四腔心切面显示三尖瓣口舒张期血流束（箭头）；B. 频谱多普勒超声显示三尖瓣口舒张期高速湍流频谱
LV. 左心室；RV. 右心室；LA. 左心房；RA. 右心房

此外，还可根据多普勒超声心动图计算三尖瓣口面积（tricuspid valve area，TVA），主要包括压差减半时间法和连续方程法。①压差减半时间法：右心房-右心室舒张早期峰值压差降低一半时所需要的时间为压差减半时间（pressure half-time，$PHT_{1/2}$）。TVA（cm^2）$=220/PHT_{1/2}$。$PHT_{1/2}$ 与三尖瓣的狭窄程度呈正相关，即 $PHT_{1/2}$ 越长提示三尖瓣狭窄越严重。但是，当肺动脉瓣或三尖瓣存在轻度以上反流时，$PHT_{1/2}$ 可缩短或延长，进而高估或低估三尖瓣口面积，增大三尖瓣口面积的测量误差。②连续方程法：在无瓣膜反流和心内分流的情况下，通过三尖瓣的血流量等于通过右心室流出道的血流量，可采用连续方程法计算三尖瓣口面积，计算公式为 $TVA=CSA_{RVOT} \times VTI_{RVOT}/VTI_{TV}=(1/4)\pi r^2 \times VTI_{RVOT}/VTI_{TV}$（$CSA_{RVOT}$ 为右心室流出道横截面积，VTI_{RVOT} 为右心室流出道速度时间积分，VTI_{TV} 为三尖瓣口速度时间积分，r 为右心室流出道内径）。

（3）三维超声心动图：二维超声心动图通常难以显示三尖瓣的短轴切面，而三维超声心动图可分别从右心室侧和右心房侧直观显示三尖瓣的横断面立体图像，为三尖瓣狭窄的评估提供更多的信息。

（4）经食管超声心动图：当经胸超声心动图图像显示欠佳时，三尖瓣形态无法清晰显示，三尖瓣的狭窄程度无法进行定量评估，此时可通过经食管超声心动图检查准确评价三尖瓣的结构和功能，尤其经食管三维超声心动图，可提供更加准确全面的信息。

3. 三尖瓣狭窄程度评估　三尖瓣的狭窄程度主要通过连续多普勒超声测量的血流动力学参数进行评估。

（1）操作方法：在心尖四腔心切面，将连续多普勒超声取样线上的聚焦点放置于三尖瓣口血流束缩流颈部，探测三尖瓣口血流频谱。因三尖瓣口血流速度受呼吸影响，因而需要测量整个呼吸周期内血流速度的平均值或呼气末屏气时的血流速度。此外，对于心房颤动的患者，需要测量5个连续心动周期的血流速度，并取其平均值。

（2）评价参数及评估方法：三尖瓣狭窄程度的评价参数主要包括平均压差、速度时间积分、压差减半时间和三尖瓣口面积等。三尖瓣严重狭窄的评价方法见表6-3-5。

表 6-3-5 三尖瓣严重狭窄的评估方法

超声参数	三尖瓣严重狭窄	超声参数	三尖瓣严重狭窄
主要依据		瓣口面积（连续方程法）	$\leq 1cm^2$
平均压差	$\geq 5mmHg$	**次要依据**	
速度时间积分	$> 60cm$	右心房中度以上扩大	
压差减半时间	$\geq 190ms$	下腔静脉增宽	

注：若三尖瓣存在轻度以上的反流，连续方程法将低估三尖瓣口面积

4. 诊断要点与鉴别诊断

（1）诊断要点

1）三尖瓣叶增厚、回声增强，开放受限。

2）三尖瓣口彩色血流汇聚，形成明亮的五彩镶嵌的射流。

3）通过连续多普勒超声测量的血流动力学参数定量评价三尖瓣狭窄程度。

4）右心房增大，下腔静脉增宽。

（2）鉴别诊断：三尖瓣狭窄需与较大房间隔缺损进行鉴别，较大房间隔缺损的患者三尖瓣口血流量增加，舒张期三尖瓣口峰值流速加快，但不呈狭窄样射流，三尖瓣形态及启闭正常。

5. 临床价值 超声心动图不仅可以诊断三尖瓣狭窄并判断其病因，还可与其他疾病进行鉴别。此外，多普勒超声心动图通过血流速度、跨瓣压差和瓣口面积等参数可对三尖瓣狭窄程度做出定量评价，对三尖瓣狭窄的术前评估、术后疗效评价及长期随访具有重要的临床价值。

（二）三尖瓣关闭不全

三尖瓣关闭不全（tricuspid regurgitation，TR）可由功能性或器质性病变引起。功能性病变引起的三尖瓣关闭不全常见，多由各种病因导致的右心增大及三尖瓣环扩张所致，主要见于右心功能不全、右心室心肌梗死、右心室心肌病、肺动脉高压、肺源性心脏病、肺栓塞和艾森门格综合征等。器质性病变引起的三尖瓣关闭不全少见，主要见于风湿性心脏病、瓣膜脱垂、感染性心内膜炎、乳头肌断裂、类癌综合征、系统性红斑狼疮和先天性三尖瓣下移畸形等。其中，感染性心内膜炎引起的三尖瓣关闭不全最常见于室间隔缺损室水平高速分流长期冲击三尖瓣，或长期静脉注射毒品的患者。

1. 病理与临床

（1）病理：三尖瓣关闭不全的病理改变主要取决于其基础病因。对于功能性病变引起的三尖瓣关闭不全，三尖瓣叶本身无明显形态学异常，常因右心增大、瓣环扩张等导致三尖瓣相对性关闭不全。对于器质性病变引起的三尖瓣关闭不全，三尖瓣可以出现与其病因相应的不同形式、不同程度的形态学变化，如瓣叶增厚、挛缩、脱垂、赘生物形成、穿孔或发育不良等。

（2）临床表现：轻度的三尖瓣关闭不全可无明显症状。当合并肺动脉高压或右心功能不全时，患者可出现心排血量减少和体循环淤血的症状。心脏听诊时，可在胸骨左下缘或剑突下闻及收缩期高调、吹风样杂音，当三尖瓣脱垂时，可闻及收缩期喀喇音。中度或重度三尖瓣关闭不全时，患者常伴有颈静脉充盈、肝大、脾大、腹水和下肢水肿等右心功能不全的体征。

2. 超声表现

（1）二维超声心动图：主要探查切面包括心尖四腔心切面、胸骨旁四腔心切面、胸骨旁右心

室流入道切面、胸骨旁大动脉短轴切面和剑突下四腔心切面。

风湿性病变导致的三尖瓣关闭不全常合并三尖瓣狭窄，表现为瓣尖增厚、挛缩，收缩期瓣叶对合间隙（图 6-3-77A）。三尖瓣脱垂时，可见瓣叶脱入右心房侧，超过三尖瓣环连线水平，瓣叶对合错位。合并三尖瓣腱索断裂时，可见断裂的腱索连同脱垂的瓣叶于收缩期脱入右心房侧。感染性心内膜炎引起三尖瓣关闭不全时，可见瓣叶增厚、粗糙，赘生物呈团块状或蓬草状附着于三尖瓣上，随心动周期于右心房与右心室之间甩动，收缩期瓣叶对合不良（图 6-3-77B）。

功能性三尖瓣关闭不全时，三尖瓣叶无器质性改变，表现为右心房、右心室扩大，三尖瓣环扩张，瓣叶开放幅度降低，关闭时有对合间隙（图 6-3-77C）。下腔静脉也可不同程度增宽。

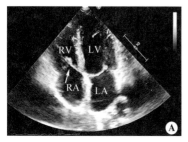
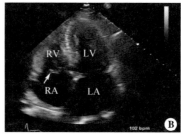
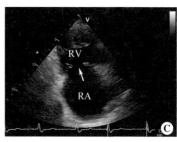

图 6-3-77　三尖瓣关闭不全二维超声图像

A. 心尖四腔心切面显示三尖瓣前叶和隔叶瓣尖增厚，关闭时瓣叶对合间隙（箭头）；B. 心尖四腔心切面显示三尖瓣叶粗糙，可见团块状赘生物附着（箭头）；C. 右心室流入道切面显示右心房及右心室增大，三尖瓣环扩张，三尖瓣关闭时瓣叶对合间隙（箭头）

LV. 左心室；RV. 右心室；LA. 左心房；RA. 右心房

（2）多普勒超声心动图

1）彩色多普勒超声：右心房内可见源于三尖瓣口的收缩期反流束（图 6-3-78）。当三尖瓣重度反流时，下腔静脉和肝静脉内可见收缩期反向血流。

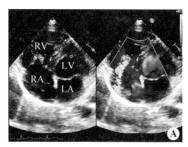
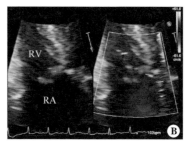
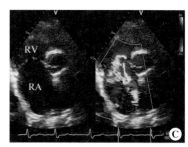

图 6-3-78　三尖瓣关闭不全收缩期反流图像

A. 风湿性三尖瓣关闭不全；B. 感染性心内膜炎三尖瓣关闭不全；C. 功能性三尖瓣关闭不全

LV. 左心室；RV. 右心室；LA. 左心房；RA. 右心房

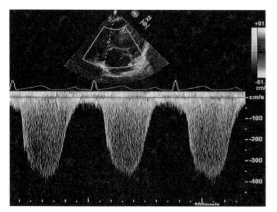

图 6-3-79　三尖瓣反流连续多普勒超声图像

2）频谱多普勒超声：当三尖瓣关闭不全时，三尖瓣反流速度通常超过脉冲多普勒超声的测量范围，而发生频谱混叠现象，此时需采用连续多普勒超声获得三尖瓣反流频谱。连续多普勒超声可检测到三尖瓣全收缩期、单峰、负向、湍流的反流频谱，频谱上升支和下降支基本对称（图 6-3-79）。

无右心室流出道梗阻及心内、心外分流的三尖瓣关闭不全，可根据连续多普勒超声测量的三尖瓣反流峰值速度（tricuspid regurgitation peak velocity，TRV）计算三尖瓣反流峰值压差（TR peak pressure，P_{TR}），进一步根据 P_{TR} 和右心房压力（right atrial pressure，P_{RA}）间接估测右心室收缩压（right ventricular systolic pressure，RVSP）和肺动脉收缩压（pulmonary artery systolic pressure，PASP），即 PASP=RVSP=P_{TR}+P_{RA}，P_{TR}=4（TRV）^{2}。P_{RA} 通过下腔静脉内径及其随呼吸塌陷率进行评估，具体方法见表 6-3-6。

表 6-3-6 右心房压力评估方法

下腔静脉（IVC）	右心房压力（P_{RA}）	下腔静脉（IVC）	右心房压力（P_{RA}）
IVC 内径≤21mm 且随呼吸塌陷率＞50%	0～5mmHg	IVC 内径＞21mm 且随呼吸塌陷率＞50%	5～10mmHg
IVC 内径≤21mm 且随呼吸塌陷率＜50%	5～10mmHg	IVC 内径＞21mm 且随呼吸塌陷率＜50%	10～20mmHg

当三尖瓣重度反流时，受右心房内三尖瓣反流血液的影响，肝静脉血流频谱中的收缩期 S 峰由负向变为正向，D 峰仍为负向，但峰值增大。

（3）三维超声心动图：可分别从右心室侧和右心房侧直观地显示三尖瓣的横断面立体结构，观察三尖瓣的整体复杂结构及运动情况，为三尖瓣的评估提供更全面的信息（图 6-3-80）。

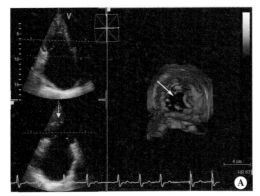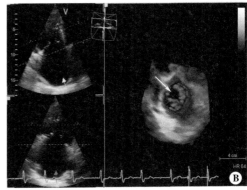

图 6-3-80 三尖瓣关闭不全三维超声图像
A. 右心室切面显示三尖瓣收缩期对合间隙（箭头）；B. 右心房切面显示三尖瓣收缩期对合间隙（箭头）

（4）经食管超声心动图：当经胸超声心动图图像显示欠佳，三尖瓣形态无法清晰显示，三尖瓣反流程度无法定量评估时，可采用经食管超声心动图检查。经食管二维超声可清晰显示三尖瓣形态及运动情况，经食管多普勒超声可对三尖瓣反流程度进行定量分析，经食管三维超声可以更加清晰地显示三尖瓣的复杂立体结构（图 6-3-81）。

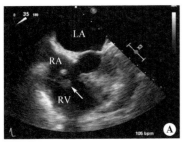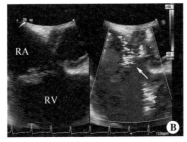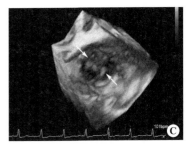

图 6-3-81 三尖瓣关闭不全经食管超声图像
A. 经食管二维超声显示三尖瓣叶赘生物附着（箭头）；B. 经食管彩色多普勒超声显示三尖瓣收缩期反流（箭头）；C. 经食管三维超声显示三尖瓣叶增厚，赘生物附着（箭头）. RV. 右心室；LA. 左心房；RA. 右心房

3. 三尖瓣反流程度评估 评价三尖瓣反流的参数包括结构参数、多普勒定性参数、半定量参数和定量参数。结构参数包括三尖瓣形态、右心腔大小和下腔静脉内径；多普勒定性参数包括彩色反流束面积、彩色血流汇聚、连续多普勒反流频谱灰度和形态；半定量参数包括缩流颈宽度、

近端等速球面半径、肝静脉和三尖瓣血流频谱；定量参数包括有效反流口面积和反流容积。其中，半定量参数在临床中最常用。

（1）缩流颈宽度（vena contracta width，VCW）：于心尖四腔心切面或胸骨旁右心室流入道切面的 Zoom 模式下，清晰显示三尖瓣反流的缩流颈，应在反流束最窄处测量其宽度（图 6-3-82）。该参数可反映反流口的大小，不受血流速度和压差的影响，且受技术因素影响小，但不适用于多束反流的患者。

（2）近端等速球面半径（PISA 半径）：于心尖四腔心切面或胸骨旁右心室流入道切面的 Zoom 模式下，微调切面尽量使超声束方向与三尖瓣反流方向平行，向反流束的方向调低多普勒 Nyquist 基线，使三尖瓣反流口彩色汇聚区呈半球状，自彩色混叠边界线至缩流颈中心之间的距离为 PISA 半径（图 6-3-83）。该参数不适用于多束反流和偏心性反流的患者，其准确测量依赖于检查者的经验。

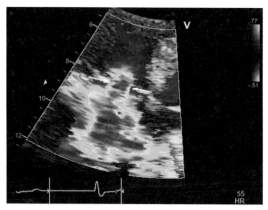

图 6-3-82　三尖瓣反流缩流颈宽度的测量方法

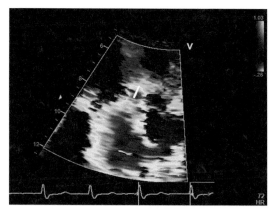

图 6-3-83　三尖瓣反流口近端等速球面半径的测量方法

三尖瓣反流程度的评估方法见表 6-3-7。

表 6-3-7　三尖瓣反流程度的评估方法

参数	轻度	中度	重度
结构参数			
三尖瓣形态	正常或轻微异常	异常	连枷 / 挛缩 / 穿孔
右心室 / 右心房	正常	正常或轻度增大	通常都扩大（急性除外）
下腔静脉内径（cm）	＜ 2.0	正常或 2.1 ～ 2.5	＞ 2.5
多普勒定性参数			
彩色反流束面积	小、窄、中心性	介于中间	大量中心性 / 偏心多变
彩色血流汇聚	无或小 / 短暂	介于中间	宽 / 全收缩期
连续多普勒超声测量的反流频谱灰度	不完整或模糊	浓密	浓密
连续多普勒超声测量的反流频谱形态	抛物线形	抛物线形或三角形	三角形
半定量参数			
缩流颈宽度（cm）†	＜ 0.3	0.3 ～ 0.69	≥ 0.7
PISA 半径（cm）	≤ 0.5	0.6 ～ 0.9	＞ 0.9
肝静脉血流频谱 §	收缩波占优势	收缩波变弱	收缩波反向
三尖瓣血流频谱 §	A 峰占优势	形态可变	E 峰＞ 1.0m/s

注：PISA：近端等速球面面积。

†. Nyquist 频率极限 50 ～ 70cm/s；§. 受右心室舒张功能、右心房压力和心房颤动等因素的影响

4. 诊断要点与鉴别诊断

（1）诊断要点

1）三尖瓣叶增厚、回声增强，瓣叶对合不良，可见间隙。

2）右心房内可见收缩期源于三尖瓣口的反流束，频谱多普勒可探及收缩期反流频谱。

3）通过结构参数、多普勒定性参数、半定量参数和定量参数评估三尖瓣反流程度。

4）右心增大，下腔静脉增宽。

（2）鉴别诊断：功能性三尖瓣关闭不全需与器质性三尖瓣关闭不全进行鉴别，功能性三尖瓣关闭不全时，三尖瓣叶形态正常，但右心房、右心室扩大，三尖瓣环扩张；而器质性三尖瓣关闭不全常有三尖瓣叶增厚、脱垂、穿孔等形态学改变。

5. 临床价值　超声心动图是诊断三尖瓣关闭不全的首选检查方法，不仅可以诊断三尖瓣关闭不全，区分功能性三尖瓣关闭不全与器质性三尖瓣关闭不全，还可以进一步评估三尖瓣的反流程度，对治疗方案的制订及预后的评估具有重要的临床价值。

【案例 6-3-7】 男性患者，35 岁，主诉"间断发热 1 个月，加重 10 余天"。

既往史：静脉注射毒品 1 年。

查体：体温 39.0℃，心率 90 次 / 分，呼吸 18 次 / 分，血压 120/75mmHg。听诊：心律齐，三尖瓣听诊区闻及 2/6 级收缩期杂音。

心电图：窦性心律。

胸部 DR：正常。

血培养：金黄色葡萄球菌阳性。

超声心动图检查及外科术中所见：见图 6-3-84。

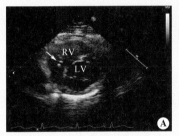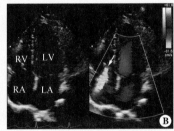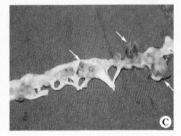

图 6-3-84　经胸超声心动图及术中所见

问题 1：结合病史及图 6-3-84 图像改变，诊断该患者是什么疾病？

答案与解析：经胸超声心动图显示三尖瓣叶粗糙，瓣尖增厚，瓣尖上可见多个以强回声为主的团块（图 6-3-84A，箭头），三尖瓣关闭时可探及中度反流（图 6-3-84B，箭头）。结合该患者病史：长期静脉注射毒品，间断发热的症状和血培养阳性等，考虑该患者诊断为感染性心内膜炎、三尖瓣赘生物、三尖瓣中度反流。患者行人工三尖瓣置换术，术中可见三尖瓣多个大小不等的赘生物（图 6-3-84C，箭头），证实超声诊断。

问题 2：本病例中三尖瓣关闭不全如何与功能性三尖瓣关闭不全鉴别？

答案与解析：本病例为感染性心内膜炎三尖瓣关闭不全。感染性心内膜炎三尖瓣关闭不全的患者通常有明确的发热史，既往有原发器质性心脏病、心脏起搏器植入术或长期静脉注射毒品等病史；而功能性三尖瓣关闭不全多无发热史，常伴有右心功能不全、右心室心肌梗死、右心室心肌病等疾病。感染性心内膜炎三尖瓣关闭不全常有三尖瓣叶的形态学变化，如三尖瓣赘生物形成、瓣叶破坏或穿孔等；而功能性三尖瓣关闭不全的三尖瓣叶形态正常。感染性心内膜炎三尖瓣关闭不全的三尖瓣环无扩张或轻度扩张，而功能性三尖瓣关闭不全的三尖瓣环明显扩张。

（马春燕）

八、感染性心内膜炎

（一）病理与临床

感染性心内膜炎（infective endocarditis，IE）是致病菌经血行途径侵袭机体后，致心内膜感染的炎症性疾病，常伴赘生物形成。感染性心内膜炎属危重症，自体瓣和人工瓣感染性心内膜炎总死亡率为20% ~ 25%，非法静脉用药所致感染性心内膜炎死亡率约为10%。感染性心内膜炎所致全身反应与其他感染相似。心内感染轻者仅有赘生物形成，无明显心脏结构破坏；重者可发生瓣膜穿孔、瓣周脓肿、假性动脉瘤等严重心脏结构病变。

临床上，感染性心内膜炎多继发于器质性心脏病，其特征性病理改变为赘生物形成。赘生物由纤维蛋白、血小板、大量微生物及炎性细胞组成，形态不一、大小不等，最常累及心脏瓣膜，也可累及房室间隔缺损处、腱索或心内膜。近年来心内人工装置的广泛应用增加了心内膜炎发生的风险，特别是年老体弱的患者。任何置入的人工装置均可发生感染性心内膜炎，如人工瓣膜、导线、起搏器电极或心导管等。此外，菌血症及真菌血症患者常发生感染性心内膜炎。链球菌、葡萄球菌和肠球菌为常见致病微生物。感染性心内膜炎病理生理改变主要取决于感染病变部位、性质、程度等。存在瓣口狭窄、反流或心腔内分流的患者，高速血流可对局部心内膜造成损伤，并在局部形成 Venturi 效应，可进一步损伤瓣口或分流口周围的心内膜。几乎所有赘生物均发生于高速血流的低压侧，如房室瓣反流时赘生物通常附着于瓣膜心房面，半月瓣反流时常附着于瓣膜心室面，室间隔缺损附着于右心室心内膜，动脉导管未闭则附着于肺动脉外侧壁。

（二）超声心动图表现

1. M型超声心动图 表现为瓣膜运动曲线异常，常伴有收缩期及舒张期微小颤动，相应腔室内径增大。

2. 二维超声心动图 清晰直观显示感染性心内膜炎赘生物及并发症的特征性图像，如腱索断裂、瓣膜穿孔、瓣膜脓肿及瓣膜瘤等。

（1）赘生物：二维超声上赘生物表现为形态不规则、大小不一、数目不等的中等强度块状回声（图6-3-85），常黏附于瓣叶、腱索或房室心内膜表面，瓣叶赘生物随瓣叶运动。赘生物常通过蒂与瓣叶或心内膜面相连，活动幅度大。二尖瓣最常受累，可分别累及前叶或后叶，或前叶、后叶同时受累。赘生物多附着于瓣叶的左心房面。较大的带蒂赘生物收缩期位于左心房，舒张期经二尖瓣口摆入左心室。主动脉瓣赘生物多附着于瓣叶体部或瓣缘的左心室面，常累及一个或两个相邻瓣叶，偶见于左心室流出道内室间隔基底部内膜上。较大的带蒂赘生物舒张期位于左心室流出道内，收缩期摆入主动脉腔内。三尖瓣赘生物较少见，其发生通常与静脉毒品滥用或左向右分流先天性心脏病有关。三尖瓣赘生物通常较大，收缩期位于右心房内，舒张期入右心室，可脱落造成肺内种植性感染及肺栓塞。肺动脉瓣上的赘生物多附着于肺动脉瓣的右心室面，收缩期进入肺动脉腔，舒张期位于右心室，可阻塞肺动脉瓣口。人工瓣金属支架回声强，后方伴有声影，掩盖赘生物回声，超声探查较困难。人工瓣赘生物质地松脆、易碎，较易脱落形成栓子。

二维超声心动图显示赘生物清晰图像，可动态测量赘生物大小，评估赘生物的活动度、累及范围及回声强度等，见表6-3-8。通过随访，其能评估感染性心内膜炎治疗效果。

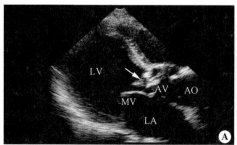
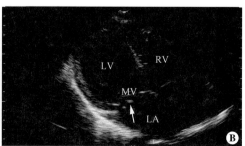

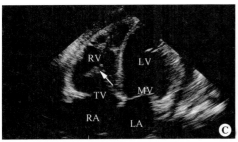
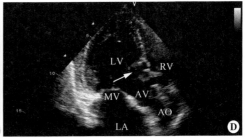

图 6-3-85 赘生物二维超声表现

A. 主动脉瓣赘生物；B. 二尖瓣赘生物；C. 三尖瓣腱索赘生物；D. 室间隔基底部赘生物。箭头所示为赘生物。AO. 主动脉；AV. 主动脉瓣；
LA. 左心房；LV. 左心室；MV. 二尖瓣；RA. 右心房；RV. 右心室；TV. 三尖瓣

表 6-3-8 感染性心内膜炎赘生物评估表

	活动度	累及范围	回声强度
Ⅰ度	固定，无活动	单个赘生物	完全钙化
Ⅱ度	基底部固定，边缘活动	单个瓣叶的多个赘生物	部分钙化
Ⅲ度	带蒂，整个心动周期均位于同一心腔内	赘生物累及多个瓣叶	回声强度高于心肌，弱于钙化
Ⅳ度	瓣叶脱垂，在心动周期的一段时间内越过瓣叶闭合平面	赘生物累及瓣外结构	回声强度等于心肌

（2）瓣膜继发改变及并发症：赘生物可引起瓣叶损害甚至穿孔，造成瓣膜反流（图 6-3-86）。二维超声显示瓣体连续中断及瓣叶闭合不全；同时，炎症也可侵袭房室瓣下腱索和乳头肌，使之断裂，引起瓣膜脱垂或连枷样运动。人工瓣膜发生感染性心内膜炎时，可导致瓣周漏。当瓣口赘生物较大时，可阻塞瓣口导致瓣口梗阻狭窄。

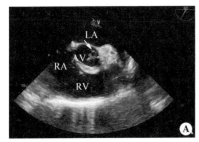
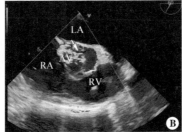
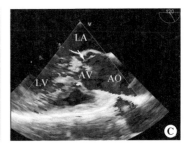

图 6-3-86 感染性心内膜炎致主动脉瓣穿孔

A. 大动脉根部短轴二维超声显示主动脉瓣穿孔（箭头）；B. 大动脉根部短轴彩色多普勒超声显示主动脉瓣水平大量五彩高速反流信号；C. 胸骨旁长轴彩色多普勒超声显示大量五彩高速血流信号自主动脉根部反流入左心室。AO. 主动脉；AV. 主动脉瓣；LA. 左心房；LV. 左心室；RA. 右心房；RV. 右心室

感染性心内膜炎也可导致较严重的并发症，其中较常见的为心脏各部位的脓肿，包括瓣叶脓肿、瓣环脓肿及心肌脓肿等。二维超声显示心脏脓肿大小不等、形态各异，呈无回声区或回声异常的腔隙（图 6-3-87），位于瓣叶体部、瓣环或心肌内，周围常可见赘生物附着。脓肿破溃会导致瓣膜穿孔、心腔瘘、瘘管形成及化脓性心包炎。

主动脉瓣感染性心内膜炎可导致二尖瓣前叶瘤形成，其机制为主动脉瓣反流冲击二尖瓣前叶，导致瓣叶损伤，继发感染，二尖瓣前叶薄弱部位逐渐在左心室高压下向低压的左心房侧突出，形成瘤样结构。瘤体可破裂造成重度二尖瓣反流。二维图像上，于二尖瓣前叶左心房侧见与瓣叶平行的回声带，或呈"风袋样"结构改变，收缩期及舒张期始终存在，以收缩期更明显，瘤体破裂时可见瘤体回声连续中断。

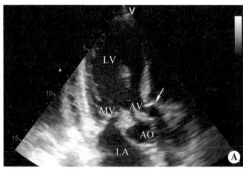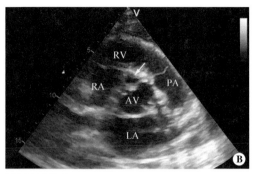

图 6-3-87 主动脉根部脓肿

A. 心尖长轴二维超声；B. 大动脉根部短轴二维超声。箭头显示主动脉根部脓肿。AO. 主动脉；AV. 主动脉瓣；LA. 左心房；LV. 左心室；
MV. 二尖瓣；PA. 肺动脉；RA. 右心房；RV. 右心室

此外，主动脉瓣感染性心内膜炎还可继发二尖瓣前叶和主动脉瓣环之间的纤维组织瘤样改变，称为二尖瓣-主动脉瓣间纤维瘤（mitral-aortic intervalvular fibroma），其发生机制为感染侵犯主动脉瓣环，形成薄弱部位，在主动脉血流的高压冲击下，该薄弱部位突向低压的左心房或心包，形成瘤样改变，可继续发展破裂形成主动脉左心房或左心室瘘。

3. 多普勒超声心动图　感染性心内膜炎可导致主动脉瓣或二尖瓣反流（图 6-3-88）和（或）大血管与心腔之间、心腔与心腔之间的分流。彩色多普勒超声及频谱多普勒超声均有助于探及上述血流动力学改变，评估病变范围及病变程度，为临床治疗决策提供重要信息。

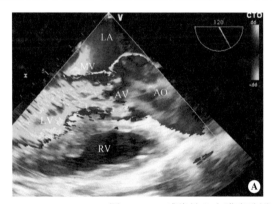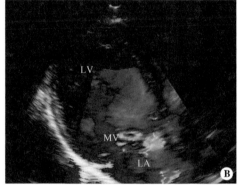

图 6-3-88 感染性心内膜炎致瓣膜反流彩色多普勒超声表现

A. 主动脉瓣重度反流；B. 二尖瓣重度反流。AO. 主动脉；AV. 主动脉瓣；LA. 左心房；LV. 左心室；MV. 二尖瓣；RV. 右心室

4. 经食管超声心动图（trans-esophageal echocardiography，TEE）　能够更清晰地显示二尖瓣及主动脉瓣的结构，发现瓣膜的器质性改变、赘生物形成及各种并发症。与经胸超声心动图相比，TEE 分辨率较高，能够清晰显示左心房侧的结构与血流，对二尖瓣人工瓣赘生物、瓣周漏的诊断具有独特价值。

5. 三维超声心动图　尤其是实时三维经食管超声心动图（real time three-dimensional transesophageal echocardiography，RT-3DTEE），可作为常规超声心动图的补充来明确诊断（图 6-3-89）。相对于二维 TEE，三维 TEE 能直接观察穿孔形状并测量穿孔面积，观察赘生物与瓣膜的关系，为外科医师展示类似于手术视野的空间结构影像。

（三）诊断要点与鉴别诊断

超声心动图诊断感染性心内膜炎的主要依据为发现赘生物。根据赘生物的典型超声表现，并结合临床表现及实验室检查，可进行诊断。但应与以下情况鉴别。

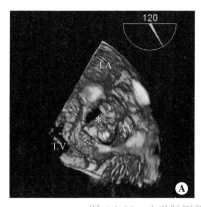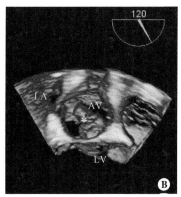

图 6-3-89　主动脉瓣赘生物三维超声观察

A、B 图为不同方向显示主动脉瓣赘生物。＊主动脉瓣赘生物；AV. 主动脉瓣；LA. 左心房；LV. 左心室

1. 瓣膜钙化、纤维化　瓣膜钙化和纤维化多见于老年人或风湿性心脏病。老年人瓣膜钙化、纤维化常位于主动脉瓣及二尖瓣环，通常为无活动的强回声；感染性心内膜炎患者通常有发热病史，赘生物随瓣叶启闭活动性较大，后期钙化可表现为强回声，一般回声相对较弱。赘生物有时难以与瓣膜风湿样病变及人工瓣膜的血栓鉴别，需要结合临床症状及其他指标综合判断。

2. 原发瓣膜肿瘤　较大的赘生物常有蒂，尤其是位于房室瓣上的赘生物，可随瓣膜在瓣口往返运动，易与原发性瓣膜肿瘤相混淆。生长在瓣膜上的肿瘤多为黏液瘤、弹力纤维瘤等，通常为单发，形态较规则，常为圆形或类圆形，而赘生物常为多发，且形态不规则。

3. 二尖瓣脱垂　感染性心内膜炎所致二尖瓣瓣膜瘤，二维超声表现为二尖瓣前叶左心房侧"风袋样"回声，有时可与严重的二尖瓣脱垂类似。二尖瓣脱垂只在收缩期出现，而二尖瓣瓣膜瘤在收缩期和舒张期始终存在。

（四）临床价值

1. 基础心脏病判断　感染性心内膜炎通常存在易感的基础心脏病，如先天性心脏病、二尖瓣脱垂及风湿性心脏病等，超声心动图可明确诊断基础心脏病。值得注意的是，超声心动图也可能将基础心脏病的异常表现如二尖瓣脱垂、细小腱索断裂等，误诊为感染性心内膜炎的赘生物。

2. 感染性心内膜炎诊断　超声心动图可依据赘生物及其他特征性表现，从形态学上诊断感染性心内膜炎（表 6-3-9）。临床怀疑感染性心内膜炎时，即使血培养为阴性，也应进行超声检查。超声心动图是诊断感染性心内膜炎的一线影像学方法，TEE 的敏感性高于经胸超声心动图（TTE）。对于临床高度怀疑而 TTE 不能确诊的患者，应进一步行 TEE 检查。当 TTE 图像质量较好，且诊断为阴性，同时临床考虑感染性心内膜炎可能性也较低时，则不必行 TEE。当 TTE 及 TEE 诊断均为阴性，而临床考虑感染性心内膜炎可能性较高时，应在 5 ～ 7 天后复查超声心动图（图 6-3-90）。同时，在治疗过程中，一旦临床怀疑有新的并发症出现，应立即复查 TTE 或 TEE。对于无症状的患者，也应复查 TTE 或 TEE，以排除无临床症状的并发症，同时再次测量赘生物的大小。在术中，所有感染性心内膜炎患者均应进行 TEE 监测。在治疗随访过程中，推荐使用经胸超声作为基本评估方法，必要时需行 TEE 检查。

表 6-3-9　感染性心内膜炎超声特征与手术／尸检对比

项目	手术／尸检	超声心动图
赘生物	感染性病灶附着于心内膜结构或心内置入材料	活动性或非活动性团块附着于瓣膜、其他心内膜结构或心内置入材料
脓肿	瓣周具有坏死及脓性物质的腔隙，与心血管腔不相通	瓣周增厚、非均质性的透声性较高的或回声异常的区域

项目	手术 / 尸检	超声心动图
假性动脉瘤	瓣周腔隙，与心血管腔相通	瓣周搏动性无回声区，可探及彩色多普勒血流信号
穿孔	心内膜组织连续中断	心内膜组织连续中断，并可见彩色多普勒血流信号穿过
瘘管	两个邻近腔室之间的交通	通过彩色多普勒血流信号探及两个邻近腔室之间的交通
瓣膜瘤	瓣膜组织囊袋状突出	瓣膜组织囊袋状膨出
人工瓣开裂 / 脱位	人工瓣缝合处开裂	人工瓣瓣周反流，可伴人工瓣明显晃动

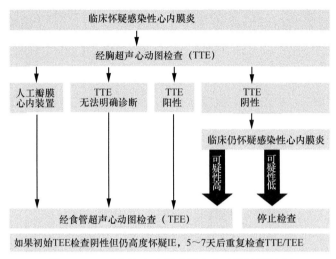

图 6-3-90　感染性心内膜炎超声心动图诊断流程

感染性心内膜炎主要诊断标准：①两次血培养均找到典型的符合感染性心内膜炎的微生物证据；②超声心动图阳性发现，包括赘生物、脓肿、人工瓣开裂、新出现的瓣膜反流等。次要诊断标准：①易患因素，如基础心脏病或静脉毒品滥用等；②发热；③血管证据；④免疫学证据；⑤非典型性微生物感染证据。符合上述 2 个主要标准，或 1 个主要标准 +3 个次要标准，或 5 个次要标准，即可明确诊断感染性心内膜炎。

3. 并发症诊断　感染性心内膜炎并发症分为结构改变和血流动力学改变两个方面。结构改变包括瓣膜破坏、连枷样瓣膜、瓣膜穿孔、脓肿、瘤样膨出、瘘管形成、人工瓣膜撕裂、栓塞及心包积液等；血流动力学改变包括急性瓣膜反流、瓣膜阻塞、心力衰竭、心腔内分流、心脏压塞及瓣周漏等。

4. 预后及预测风险判断　大多数感染性心内膜炎患者，其预后很大程度上取决于是否出现并发症。感染性心内膜炎并发症的发生率高达 40%。各种并发症都可能导致较差的预后，因此在并发症发生之前，预测风险至关重要。

【案例 6-3-8】　男性患者，52 岁，因 "胸前区不适半月余" 入院治疗。患者半个月前出现高热症状，体温最高达 39℃，可自行缓解，之后出现胸闷、心前区不适等症状，夜间无法平卧，侧卧位症状稍缓解，偶有头晕，无恶心、呕吐、胸痛等症状。

超声心动图检查见图 6-3-91。

问题：结合患者临床表现及超声心动图特征（图 6-3-91）做出诊断。导致患者出现超声心动图阳性表现的病因可能是什么？对于这类疾病，超声心动图能够提供哪些特异性的诊断依据？

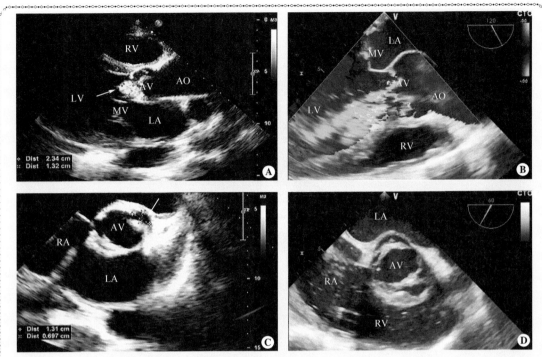

图 6-3-91 大动脉根部短轴及长轴图像

AO. 主动脉；AV. 主动脉瓣；LA. 左心房；LV. 左心室；MV. 二尖瓣；RA. 右心房；RV. 右心室

答案与解析：结合患者临床表现并通过超声图像，本例患者诊断为：①先天性主动脉瓣二叶瓣畸形；②重度感染性心内膜炎伴主动脉根部脓肿。图 6-3-91A 中箭头显示主动脉瓣赘生物；图 6-3-91B 显示主动脉瓣重度反流；图 6-3-91C 中箭头显示主动脉右冠窦根部脓肿；图 6-3-91D 显示主动脉瓣二叶瓣畸形。

　　超声心动图显示先天性主动脉瓣二叶瓣畸形，并有血流动力学紊乱，瓣叶损伤。同时，高速主动脉瓣反流冲击、损伤相应部位心内膜，致其易受致病菌侵袭；感染灶形成后，大量微生物吸附纤维蛋白、血小板等黏附于心内膜表面，形成赘生物。反复感染可继发主动脉根部脓肿。

【案例 6-3-9】 男性患者，25 岁，因"乏力、喘气 1 个月"就诊。患者 1 个月前出现乏力、气促，伴胸闷，5 天前症状加重，出现咳嗽、气促、夜间难以平卧，门诊以心功能不全收入院。既往史：自幼有心脏杂音。听诊：二尖瓣听诊区、主动脉听诊区、心尖听诊区可闻及 3/4 级收缩期杂音。

　　超声心动图检查见图 6-3-92。

问题：依据图 6-3-92，结合临床做出诊断。疾病特点是什么？为什么左心与右心会同时受累？

答案与解析：结合临床病史及超声图像分析，患者被诊断为先天性心脏病合并感染性心内膜炎。患者存在室间隔缺损及右心室流出道狭窄，同时超声图像可见主动脉瓣、二尖瓣及室间隔缺损右心室面均有赘生物附着。图 6-3-92A 中箭头显示主动脉瓣及二尖瓣赘生物；图 6-3-92B 中箭头显示室间隔缺损右心室面赘生物；图 6-3-92C 中箭头显示二尖瓣赘生物；图 6-3-92D 显示室间隔过隔血流信号。

　　室间隔缺损及右心室流出道狭窄造成了心内血流动力学的长期紊乱，心内膜损伤。湍流形成了 Venturi 效应，不仅在分流口周围，而且在高速反流冲击的相应部位，其心内膜受损后易受感染侵袭，并发感染性心内膜炎。因此，先天性心脏病存在心内左向右分流时，如合并感染性心内膜炎，其可能导致左心及右心同时受累。主动脉瓣、二尖瓣及室间隔缺损右心室面是赘生物好发的部位。

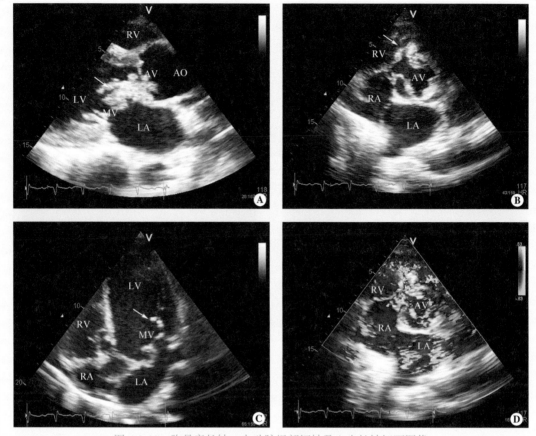

图 6-3-92　胸骨旁长轴、大动脉根部短轴及心尖长轴切面图像

AO. 主动脉；AV. 主动脉瓣；LA. 左心房；LV. 左心室；MV. 二尖瓣；RA. 右心房；RV. 右心室

【案例 6-3-10】女性患者，28 岁，因"心悸、气喘 6 月余"就诊。患者有慢性肾衰竭病史，每周透析 3 次。既往有行颈动脉、股动脉临时置管透析史，导管现已拔除；现右侧颈内静脉导管长期置入。自觉胸闷、心悸、气促。查体见双下肢凹陷性水肿。入院后血培养发现真菌孢子、凝固酶阴性葡萄球菌及近平滑念珠菌。

超声心动图检查见图 6-3-93。

问题：依据超声心动图图像（图 6-3-93）并结合临床，分析患者病情特点是什么？为什么患者会右心受累，而左心没有累及呢？

答案与解析：结合临床及超声心动图图像，患者诊断为感染性心内膜炎，右心房及上腔静脉右心房入口赘生物形成。

患者有慢性肾衰竭及长期静脉置管透析病史，每周需要透析 3 次，在超声心动图上可见上腔静脉右心房入口的置管回声。因此，感染性心内膜炎的发生与静脉置管感染具有直接关系。

由于静脉置管十分深入，从上腔静脉右心房入口至右心房内均可见到置管回声，感染灶在静脉系统内直接侵袭，累及右心房。患者不存在心内水平分流，因而感染对左心影响较小，左心内未见赘生物。

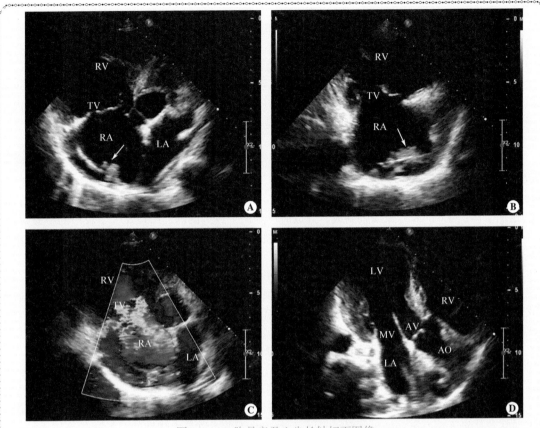

图 6-3-93　胸骨旁及心尖长轴切面图像

A、B.箭头显示上腔静脉导管及赘生物；C.三尖瓣重度反流；D.左心内未见明显赘生物。AO.主动脉；AV.主动脉瓣；LA.左心房；LV.左心室；MV.二尖瓣；RA.右心房；RV.右心室；TV.三尖瓣

（周　青）

九、心脏人工瓣

（一）概述、人工瓣类型与血流动力学特点

1. 概述　心脏人工瓣膜临床应用已有 50 余年。随着技术进步，目前人工瓣膜的研发及临床应用取得了重大进展。临床上人工瓣置换患者数量不断增长，术后生存时间显著延长，人工瓣结构与功能评价具有重要的临床意义。超声心动图可无创性评价瓣膜结构、功能，以及瓣膜反流、赘生物及血栓形成等并发症，是目前临床上评价人工瓣的首选方法。

2. 人工瓣类型（图 6-3-94）与血流动力学特点

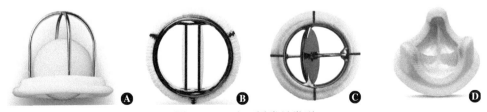

图 6-3-94　人工瓣常见类型

机械瓣示例（A～C）.A.球笼瓣；B.双叶碟瓣；C.侧倾碟瓣；D.（生物瓣示例）带有支架的人工生物瓣，瓣叶直接取自猪心

（1）生物瓣

1）生物瓣结构：生物瓣是指瓣体与瓣叶全部或部分用生物组织制成（图6-3-94D）。传统生物瓣为有支架的人工瓣膜，瓣叶通常采用猪、牛或马的心包膜制作而成。瓣叶通过塑形，模拟正常瓣叶结构，固定在人工瓣环上。生物瓣环支架通常为医用高分子材料经包裹制成。

2）生物瓣血流动力学特点：生物瓣叶均朝向一个环形的瓣口开放，其血流动力学模式接近或类似于自体瓣膜，血流频谱为层流频谱。受解剖方位的影响，生物瓣常导致血流方向朝前偏向室间隔，与自体瓣膜舒张期流入道血流朝向心尖不同。

（2）机械瓣

1）机械瓣结构：人工机械瓣膜种类较多，从结构上分为球笼瓣、侧倾碟瓣、双叶碟瓣（图6-3-94A～C）。其中，球笼瓣当瓣膜开放时球形挡板进入金属"笼"中，在关闭时填塞瓣口；侧倾碟瓣靠单一的圆形碟片滑杆推动，开放时与瓣环平行成一定角度，活动幅度受滑杆限制；双叶碟瓣由两个半圆形的碟片及瓣轴制成，开放时产生两个较大的侧面瓣口及一个较小的中央瓣口。

2）机械瓣血流动力学特点：不同种类机械瓣血流动力学有较大的差别，且没有一种机械瓣的过瓣血流与自体瓣膜类似。球笼瓣的瓣叶开放时，血流通过缝合环，经球形挡板的周边绕行。关闭时球体位于缝合环上，彩色多普勒超声常可见沿着球体周边的微量反流信号。侧倾碟瓣开放时，呈现一大一小两个瓣口。过瓣血流沿开放碟片的倾斜面，在两个瓣口加速形成一种不对称的血流模式。双叶碟瓣的瓣叶开放时，呈两侧面的大瓣口与一个中间的小瓣口，血流速度模式显示对应3个瓣口的3个峰值速度。

正常机械瓣常有少量反流。侧倾碟瓣反流位于瓣环内关闭线的缝隙处。在机械瓣植入时，由于瓣环的定位不同，术者的操作习惯不同，碟片开放位置及反流方向也相应不同。双叶瓣关闭时瓣环内可以见到两束交叉的反流。

（3）带瓣人工血管：适用于大血管及主动脉瓣均病变严重而需要同时置换的情况，主要用于升主动脉瘤及先天性心脏病的外科矫治。人工血管的管道可以是生物性的，如同种异体血管，也可以用人工材料替代如Gore-Tex人工血管或Dacron人工血管。人工血管匹配一个生物瓣或机械瓣，其血流动力学表现与瓣膜类型有关。目前人工血管匹配的机械瓣多为双叶碟瓣，在瓣叶开放时，同样有两个大瓣口及一个窄小的中央瓣口，血流对应3个瓣口呈现为3个峰，流速最高的为瓣口中心血流。

（二）正常人工瓣超声心动图表现

1. M型超声心动图

（1）机械瓣

1）球笼瓣：以Starr-Edwards型最为常见。其支架可分为笼罩和瓣座两部分，这两部分均呈强回声，可见两条平行活动的曲线，上线代表笼罩的前缘，下线代表瓣环，两线间距离固定不变。随着心脏收缩与舒张，支架呈有规律的活动，收缩期向上，舒张期向下。瓣球的活动：瓣球罩于支架内，其活动曲线位于笼罩前缘与瓣座之间。收缩期开始，左心室压力升高，瓣膜迅速后移；舒张期开始，左心室压力下降，球瓣开放。

2）碟瓣：国内较多采用Bjork-Shiley型碟瓣，如二尖瓣碟瓣，将M型超声取样线放置于二尖瓣人工碟瓣的瓣口，瓣叶运动曲线呈"城墙样"改变，舒张期开放时曲线向上，收缩期关闭时曲线向下。评价主动脉瓣碟瓣时，将M型超声取样线放置于主动脉瓣人工碟瓣的瓣口，可显示主动脉前后壁与碟片运动，收缩期瓣膜开放，碟片迅速前移，曲线向上。舒张期瓣膜关闭，碟片迅速后移，曲线向下。

（2）生物瓣：生物瓣的M型超声表现分为支架和瓣叶的曲线。评价支架时，取样线置于支架的前后缘时支架运动呈两条平行曲线，因受主动脉根部的牵拉，二尖瓣支架的活动方向与主动脉根部一致。二尖瓣位生物瓣的瓣叶曲线与正常二尖瓣相似，收缩期关闭，M型超声呈一条较粗光带。舒张期开放，瓣叶分别朝前后分离，呈"盒子形"改变。

2. 二维超声心动图（图 6-3-95）

（1）机械瓣：超声表现因为瓣膜类型不同而不同。金属支架及金属瓣叶呈强反射掩盖瓣膜后方组织结构的声信号，因此在应用二维超声心动图检查机械瓣时，不仅需要扫查各种标准切面，还需要连续扫查多个非标准切面，以利于充分显示瓣膜内部结构。

1）球笼瓣：以 Starr-Edwards 型球笼瓣为例。在心脏长轴切面及心尖四腔心切面上，二尖瓣位球笼瓣呈反射较强的瓣座带状回声，并可在心室侧见到球笼瓣强反射回声。因为外缘的球笼回声较强，笼柱受声束的影响显示为点样或线样回声。球笼的运动幅度相对较小，在收缩期时笼内球体移向瓣座，舒张期时则离开瓣座向左心室腔移动。

2）碟瓣：在左心长轴及心尖四腔心切面，由于声束方向不同，Bjork-Shiley 型侧倾碟瓣回声不均匀，在左心房与左心室之间呈一组特异性的反射，代表二尖瓣位的支架和碟片。支架反射的回声较强，位于二尖瓣口水平的房室交界处，随着心脏的收缩舒张同步移动。碟片反射的回声也较强，但辉度可有一定改变。收缩期瓣口关闭，瓣膜呈"一"字形，碟片的反射与支架的反射平行。舒张期碟片一端向前移向左心室侧，一端向后移向左心房侧。

St. Jude Medical 双叶碟瓣的瓣环回声与侧倾碟瓣相同，呈"一"字形强回声。舒张期瓣叶开放时不同于侧倾碟瓣，心尖四腔心切面可见两个同时突向流出口的点状回声，瓣环与两个突起之间形成三个孔，两侧的孔较大且对称，中间的孔相对较小；收缩期两个瓣叶关闭，与瓣环重叠并成角，呈倒"八"字形。

（2）生物瓣：在左心长轴及心尖四腔心切面上，二尖瓣位生物瓣支架清晰可见，呈两条反射较强的回声带，边缘整齐对称，位于左心房与左心室之间，分别附着于左心室后壁及主动脉根部后壁上。两个支架回声之间可见纤细的生物瓣的瓣叶回声，随心动周期的变化而开放及关闭。在二尖瓣水平的左心室短轴切面上，支架回声呈圆环状，向下平移扫查可见支架三个顶端反射，呈"品"字形排列，支架中央均可见纤细的瓣叶活动。

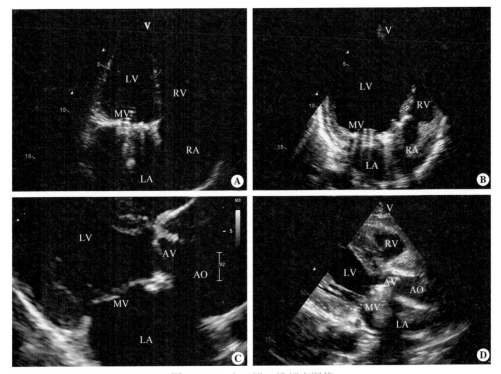

图 6-3-95　人工瓣二维超声图像

A. 二尖瓣位机械瓣（侧倾碟瓣）；B. 二尖瓣位机械瓣（双叶碟瓣）；C. 主动脉瓣位生物瓣；D. 带瓣人工血管（机械瓣）。AO. 主动脉；
AV. 主动脉瓣；LA. 左心房；LV. 左心室；MV. 二尖瓣；RA. 右心房；RV. 右心室

正常生物瓣支架和缝线环轮廓清晰光滑，没有不规则的块状物附着于表面上。支架与周围心肌运动协调一致。正常瓣叶厚度不超过 3mm。

3. 多普勒超声心动图（图 6-3-96）

（1）彩色多普勒：球笼瓣的瓣球向球笼顶部活动时，瓣膜开放，可见瓣球两侧五彩花色血流，血流从瓣球周围经过，血流束分散。正常球笼瓣可见少量反流。球笼瓣因血流动力学性能较差，易形成血栓，目前已基本弃用。

侧倾碟瓣分别可见碟片两侧有一大一小的两股花色血流束，在经过碟瓣后很快融合，也可朝两个方向一直呈两束。

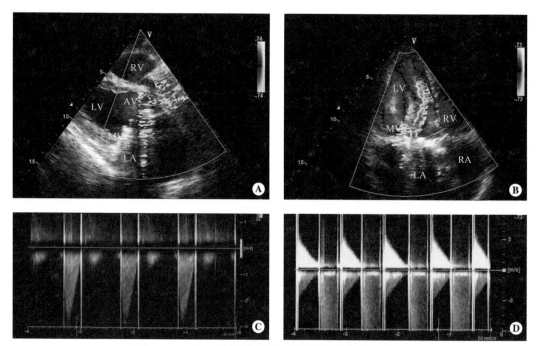

图 6-3-96　人工机械瓣彩色多普勒及频谱多普勒图像

A. 主动脉瓣位机械瓣彩色多普勒；B. 二尖瓣位机械瓣彩色多普勒（双叶碟瓣）；C. 主动脉瓣位机械瓣频谱多普勒；D. 二尖瓣位机械瓣频谱多普勒。AO. 主动脉；AV. 主动脉瓣；LA. 左心房；LV. 左心室；MV. 二尖瓣；RA. 右心房；RV. 右心室

双叶碟瓣可见血流经过瓣叶的三个孔道，花色血流流经瓣叶后很快融合，并朝向心尖部呈湍流。

（2）频谱多普勒

1）瓣口跨瓣压：频谱多普勒可测量人工瓣瓣口的血流速度，判断跨瓣压是否正常。

2）机械瓣瓣口面积：频谱多普勒是评价机械瓣瓣口有效面积的主要检查方法。主要评价指标：①压力半降时间：有效瓣口面积 =220/ 压力半降时间。此方法的临床价值已得到证实，但据此计算的有效瓣口面积不完全准确，存在高估的可能。②跨瓣压：通过简化伯努利方程，$\Delta P=4$（$V_{\max}$）^{2}，式中 $V_{\max}$ 指人工瓣口峰值流速，峰值流速越高，跨瓣压越大，有效瓣口面积越小。

3）生物瓣的瓣口面积：由于生物瓣的瓣口血流状态与自然瓣膜非常接近，流经瓣口的最大速度一般小于 2.0m/s，因此可根据压力半降时间计算有效瓣口面积，准确性相对较高。

4. 经食管超声心动图　克服了经胸超声心动图显示人工瓣膜的不足，显著提高了超声对人工瓣膜的诊断价值（图 6-3-97）。需注意的是，经食管超声心动图从左心房后方发射声束，与经胸超声心动图探查方向相反，虽然避免了人工瓣膜对二尖瓣反流束的遮挡，可准确评估二尖瓣反流，但对于探查主动脉瓣位的人工瓣膜反流并不比经胸超声心动图优越，因此实际临床应用时，两者可互为补充。通过血流成像，可有效评估反流程度（图 6-3-97）。

5. 三维超声心动图 通过采集动态三维超声图像并后处理，可显示人工瓣的立体结构及其与周围组织的关系，用以观察人工瓣的开放关闭活动，以及是否有异常团块附着。还可通过血流的三维成像，评估反流程度（图 6-3-98）。

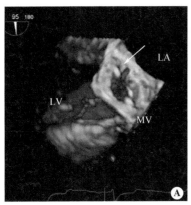
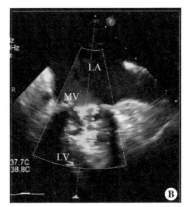
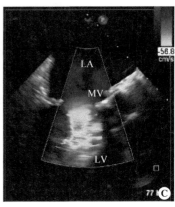

图 6-3-97 经食管超声心动图观察人工瓣血流
A. 二尖瓣狭窄行生物瓣置换术后，三维经食管超声心动图显示瓣膜闭合时中心见少许反流（箭头所示，为正常反流）；B、C.同一患者的舒张期过瓣血流。LA. 左心房；LV. 左心室；MV. 二尖瓣生物置换瓣

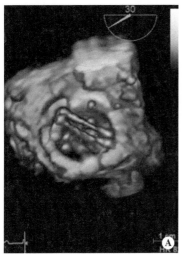
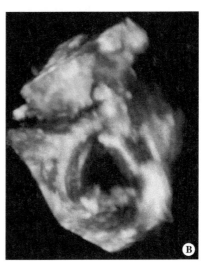

图 6-3-98 三维超声观察人工瓣
A. 置换的二尖瓣机械瓣（双叶碟瓣）；B. 置换的三尖瓣生物瓣

（三）人工瓣功能障碍

1. 人工瓣狭窄

（1）形态学观察：多平面经食管超声可以直接观察侧倾碟瓣及双叶碟瓣的开口情况和闭合角度，以评价人工瓣膜狭窄的情况。机械瓣狭窄通常是由血栓、赘生物或内膜增生等引起的。异常团块通过直接阻塞瓣口，或干扰人工瓣叶的正常活动，导致人工瓣膜狭窄阻塞（图 6-3-99）。超声心动图是判断机械瓣瓣口阻塞（卡瓣）的重要影像学检查方法。生物瓣狭窄时，瓣膜增厚，瓣口开放幅度减小。瓣膜厚度 ≥ 3mm，瓣膜最大开放幅度 < 7mm，则可诊断生物瓣狭窄。

（2）跨瓣压评价：应用连续多普勒测量人工瓣膜的跨瓣压，对诊断人工瓣膜狭窄具有较好的临床价值（图 6-3-100）。与自体瓣膜不同，大多数正常的人工瓣均存在一定程度的血流受阻，造成瓣口流速增高及跨瓣压增大，从而使人工瓣膜狭窄的评估难度增大。由于瓣膜面积、瓣膜型号及瓣口有效面积的不同，不同类型的人工瓣，其超声心动图表现也不完全相同。在分析多普勒频谱时，必须考虑换瓣部位、瓣膜类型及瓣膜型号。

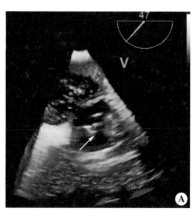
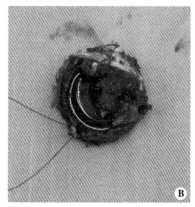

图 6-3-99　主动脉瓣机械瓣血栓

A. 三维超声心动图显示主动脉瓣机械瓣上血栓（箭头）；B. 术中所见的机械瓣上血栓

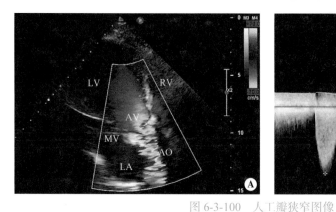
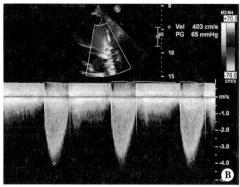

图 6-3-100　人工瓣狭窄图像

A. 主动脉瓣位生物瓣狭窄彩色多普勒；B. 主动脉瓣位生物瓣狭窄频谱多普勒。AO. 主动脉；AV. 主动脉瓣；LA. 左心房；LV. 左心室；MV. 二尖瓣；RV. 右心室

（3）人工瓣瓣口面积：准确测量人工瓣的有效瓣口面积是评价人工瓣狭窄最好的方法。可以通过多普勒连续方程方法和压力半降时间法评估人工瓣有效瓣口面积。二尖瓣位人工瓣狭窄时，瓣膜活动受限，舒张期前向血流峰值流速增高，平均跨瓣压增大，压力半降时间延长，有效瓣口面积减小。更重要的是，通过患者自身的对比随访，观察置换瓣功能随时间的变化，对诊断人工瓣膜狭窄具有较好的价值。

临床工作中人工主动脉瓣（带支架生物瓣及机械瓣）及人工二尖瓣狭窄的超声定量评价主要依据瓣口峰值流速（V_{max}，m/s）和平均压差（ΔP_m，mmHg）。人工瓣狭窄程度分级：①正常；②可疑狭窄；③显著狭窄。人工主动脉瓣狭窄程度超声评价：$V_{max} < 3$m/s、$\Delta P_m < 20$mmHg 提示正常，$V_{max}=3 \sim 4$m/s、$\Delta P_m=20 \sim 35$mmHg 提示可疑狭窄，$V_{max} > 4$m/s、$\Delta P_m > 35$mmHg 提示显著狭窄。人工二尖瓣狭窄程度超声评价：$V_{max} < 1.9$m/s、$\Delta P_m < 5$mmHg 提示正常，$V_{max}=1.9 \sim 2.5$m/s、$\Delta P_m=5 \sim 10$mmHg 提示可疑狭窄，$V_{max} > 2.5$m/s、$\Delta P_m > 10$mmHg 提示显著狭窄。

2. 人工瓣反流

（1）人工瓣正常反流：各种机械瓣均存在少量的正常反流，这是人工瓣设计中无法避免的，其中部分为闭合性回流，此回流可提供机械瓣关闭所需的动力。人工瓣的正常反流表现为持续时间较短，血流色彩较暗淡，与异常反流容易鉴别。

（2）人工瓣异常反流

1）瓣周反流：又称瓣周漏，指发生在缝合环以外组织间的反流。导致瓣周漏的常见原因有瓣周组织剔除过多；瓣周组织钙化、薄弱；缝线腐化、断裂，或缝合欠佳、缝线不均；人工瓣膜与瓣环不匹配；继发于感染性心内膜炎的瓣周组织破溃等。超声探查的瓣周漏，可以是较小的孔隙，也可以是范围较大的瓣膜或瓣环撕脱。彩色多普勒超声能确定瓣周漏的起源和部位、范围及程度。瓣周漏的反流束通常表现为偏心性，如二尖瓣的瓣周漏常沿左心房壁走行（图 6-3-101）。瓣周反流与跨瓣反流的鉴别要点为瓣周反流起源于缝合环之外，而不是穿过瓣膜或瓣口。在难以判断的情况下，可通过观察反流束的近端加速区是否位于人工瓣环之外来鉴别（近端加速区呈彩色半圆形，较反流束起源更容易判断）。

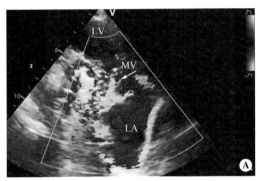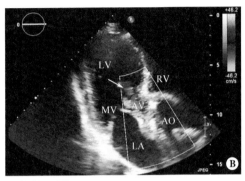

图 6-3-101 人工瓣瓣周漏图像

A. 二尖瓣位机械瓣瓣周漏；B. 主动脉瓣位机械瓣瓣周漏（箭头示瓣周漏）。AO. 主动脉；LA. 左心房；LV. 左心室；MV. 二尖瓣；RV. 右心室

2）跨瓣反流：病理性的跨瓣反流常见于生物瓣。由于生物瓣的衰败或病变，引起瓣叶增厚皱缩、瓣叶撕裂、连枷瓣或瓣膜机械运动异常，导致瓣膜关闭不全。跨瓣反流多为偏心性，但也可以为中心性。超声心动图可依据跨瓣反流束的形态、速度、起源与位置及反流程度来鉴别正常和异常跨瓣反流。对于病理性反流，超声能明确生物瓣的撕裂或连枷改变，同时评估反流程度，供临床治疗决策。

3）反流定量评价：超声心动图能够半定量评价人工瓣反流的严重程度。当人工主动脉瓣反流束宽度 / 左心室流出道内径 ≤ 25% 提示轻度反流；26% ~ 64% 提示中度反流；≥ 65% 提示重度反流。当人工二尖瓣反流束面积 < 4cm² 或反流束面积 / 左心房面积 < 20% 提示轻度反流；反流束面积 > 8cm² 或反流束面积 / 左心房面积 > 40% 或左心房内大小不定的触壁涡流时提示重度反流；介于两者之间为中度反流。

3. 人工瓣赘生物形成与脓肿　人工瓣感染性心内膜炎的特征同样为赘生物形成，其超声特征同于自体瓣膜。但由于人工瓣尤其是机械瓣带有较强的反射回声，且声束穿过人工瓣时衰减明显，无法准确获取瓣膜内部结构，因此经胸超声心动图检测人工瓣赘生物敏感性较自然瓣膜低。经食管超声心动图可显著提高赘生物的检出率，尤其对于较小的赘生物。但值得注意的是，经食管超声仍可能存在假阴性。因此，在经食管超声没有发现赘生物时，如果人工瓣尤其是机械瓣患者发生栓塞事件，仍强烈提示与人工瓣相关。

人工瓣感染性心内膜炎可导致瓣周脓肿，在超声上表现为缝线环附近或与其相邻心肌内存在不与血管及心腔相通的低回声区或无回声区。同时，提示脓肿形成的间接征象有人工瓣摆荡（prosthetic valve rocking）、主动脉窦瘤形成、主动脉根部前壁增厚 ≥ 10mm 或相邻瓣周结构增厚 ≥ 14mm 等。在发生人工瓣感染性心内膜炎时，瓣环脓肿常导致人工瓣撕脱及瓣周漏。

4. 人工瓣血栓　血栓是人工瓣较为严重的并发症，主要见于机械瓣，生物瓣少见。换瓣术后1 年为血栓发生的高峰时间。血栓可能导致人工瓣阻塞（卡瓣），影响血流通畅性，同时也可导致栓塞事件的发生。同检测赘生物相似，经胸超声对人工瓣血栓的检测效率相对较低，经食管超声诊断人工瓣血栓的准确性相对较高，可检测到二尖瓣位人工瓣左心房侧细小的附着物，但经食管超声也会漏诊较小的血栓,尤其是位于人工瓣左心室侧时。

5. 人工瓣机械性衰竭　人工瓣的持续开放及关闭导致了瓣膜成分的进行性磨损,最终导致瓣膜机械性衰竭(mechanical failure)。生物瓣相对更易衰竭,随着使用时间延长,瓣叶发生炎性浸润、纤维化等改变而出现瓣叶显著增厚,终致瓣膜功能失常。通常生物瓣退化导致的关闭不全多于瓣膜狭窄,瓣叶反复的开放和关闭可导致胶原纤维的裂解,最终导致瓣膜撕裂。严重者瓣叶可完全撕脱,收缩期和舒张期运动幅度更大,多普勒超声可见明显反流,这种反流程度十分严重,反流束较宽,面积较大。

6. 人工瓣型号不匹配(patient-prosthesis mismatch)　可导致人工瓣功能不全。人工瓣按照标准设计,但不具备个性化,因此不一定适合每一个接受瓣膜置换手术的患者。人工瓣膜型号不匹配,通常不导致瓣膜狭窄和关闭不全,而是导致瓣膜植入部位持续存在较高的压差,在心排血量增加时尤为明显。因手术方式、置换瓣膜类型各异,单次检查较难鉴别人工瓣型号不匹配与瓣膜本身的功能不全,需要进行随访观察来仔细比较人工瓣的功能和形态以鉴别。

【案例 6-3-11】　女性患者,60 岁,因反复喘气 3 年,加重 1 个月入院治疗。患者 3 年前无明显诱因出现间断气喘,活动后明显,严重时夜间不能平卧入睡,伴腹胀、双下肢水肿。患者既往于 6 年前患甲状腺功能亢进,继发甲状腺功能亢进性心脏病:多瓣膜关闭不全,行二尖瓣及主动脉瓣机械瓣置换术。

超声心动图检查见图 6-3-102。

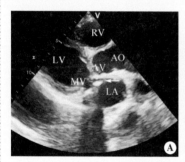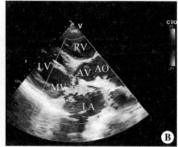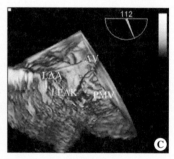

图 6-3-102　胸骨旁长轴切面及经食管超声图像

A. 箭头显示脱位的二尖瓣位机械瓣;B. 箭头显示二尖瓣位机械瓣严重瓣周漏;C. 经食管三维超声显示瓣周漏的部位及空间结构,位于缝合环和周围瓣环组织之间。AO. 主动脉;AV. 主动脉瓣;LA. 左心房;LAA. 左心耳;LEAK. 瓣周漏;LV. 左心室;MV. 二尖瓣;PMV. 二尖瓣位机械瓣后方瓣叶;RV. 右心室

问题:依据以上图像(图 6-3-102),超声诊断是什么?导致这些问题的原因可能有哪些?三维经食管超声在诊断中具有什么价值?

答案与解析:患者诊断为:二尖瓣及主动脉瓣机械瓣置换术后复查,二尖瓣脱位伴重度瓣周漏。

导致瓣周漏的原因有很多。患者在瓣膜置换 3 年后出现症状,6 年后加重,出现了人工瓣撕脱脱位的严重情况,其可能是继发于感染性心内膜炎的瓣周组织破溃,或是瓣周血管翳、血栓形成。对于严重瓣周漏的诊断,二维超声清晰可见人工瓣脱位征象;彩色多普勒超声可探查瓣周漏的部位、范围及程度,定位瓣周漏的起源。瓣周漏常为偏心性,如这例患者二尖瓣位的瓣周漏沿着房壁走行。

三维经食管超声能够明确人工瓣脱位的立体空间结构,直接显示瓣周漏大小,直观展示撕脱范围对瓣环的占比,了解人工瓣异常表现与周围组织结构之间的关系,为制订详细的临床治疗方案,特别是手术决策的决定提供依据。

【案例 6-3-12】 女性患者，28 岁，因"胸闷、心悸 1 年，加重 1 个月"就诊。既往患有先天性心脏病：室间隔缺损（干下型）合并主动脉瓣中重度关闭不全、主动脉窦部瘤样扩张，于 6 年前行"室间隔缺损修补＋主动脉瓣生物瓣置换＋主动脉根部加宽术"。1 年前妊娠，剖宫产，孕 1 产 1。

超声心动图检查见图 6-3-103。

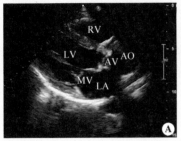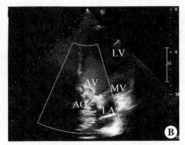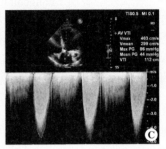

图 6-3-103 胸骨旁长轴切面及心尖切面图像

A. 主动脉瓣生物瓣瓣叶增厚；B. 主动脉瓣生物瓣瓣口前向高速血流信号；C. 频谱多普勒显示主动脉瓣口流速及压差显著增高。

AO. 主动脉；AV. 主动脉瓣；LA. 左心房；LV. 左心室；MV. 二尖瓣；RV. 右心室

问题：依据超声心动图图像（图 6-3-103），判断患者的主动脉瓣位人工瓣出现了功能障碍，具有什么特点？哪些超声参数能够明确此类功能障碍？这例患者人工瓣出现功能障碍可能的原因是什么？

答案与解析：这例患者在主动脉瓣生物瓣置换 6 年后，出现了人工瓣功能障碍，表现为人工瓣重度狭窄及轻度反流。在评价人工瓣膜狭窄时，可通过观察瓣膜形态、启闭，测量瓣口的前向流速及跨瓣压，描绘瓣口面积等综合评价明确诊断；在诊断人工瓣关闭不全时，可应用彩色多普勒超声明确诊断，同时可依据反流束形状、速度分布、起源与位置，以及反流的严重程度，鉴别人工瓣正常的或病理性的反流。

生物瓣出现功能障碍，首先是由于生物瓣的设计使用寿命不及机械瓣，生物瓣的设计寿命平均为 10 年，从而磨损相对较快，容易在到达或靠近设计使用时间时出现瓣膜功能障碍；其次，可能会发生赘生物或血栓卡瓣等情况，需仔细观察瓣膜的形态及运动进行鉴别。对于这例患者，由于 1 年前妊娠分娩，在妊娠期间循环血量增加，心脏负荷增大，呈高血流动力学状态，可能是导致该患者人工瓣功能障碍的原因。

自我检测

6-3-1. 超声心动图定量评估二尖瓣狭窄严重程度的分级标准是什么？

6-3-2. 超声心动图定量评估二尖瓣关闭不全严重程度的分级标准有哪些？

6-3-3. 如何对二尖瓣脱垂进行定位诊断？

6-3-4. 简述主动脉瓣狭窄的超声诊断要点。

6-3-5. 简述主动脉瓣关闭不全的分类。

6-3-6. 简述主动脉瓣脱垂的超声诊断要点。

6-3-7. 简述三尖瓣关闭不全超声诊断要点。

6-3-8. 超声心动图如何评估感染性心内膜炎赘生物特征？其临床意义是什么？

6-3-9. 超声心动图对感染性心内膜炎的临床诊断价值是什么？

6-3-10. 人工瓣功能障碍包括哪些？超声心动图如何评价人工瓣功能障碍？

6-3-11. 经食管超声心动图对人工瓣的评价具有哪些优势？

6-3-12. 请简述超声心动图评价人工瓣的临床价值。

（周　青）

第四节　先天性心脏病

先天性心脏病（congenital heart disease，CHD）是指出生前所形成的多种类型心脏畸形病变，可由单个或多个心脏结构异常组成，并导致相应的血流动力学显著改变。先天性心脏病（简称先心病）近年来高居新生儿出生缺陷疾病首位，也是新生儿最常见的致死性畸形。随着先心病的介入治疗与外科治疗技术的迅速发展，绝大多数先心病已能经手术治疗而获得痊愈或改善，因而术前的正确诊断显得更为重要。

超声心动图是诊断先心病的首选影像学方法。二维超声可从不同角度显示心脏的二维平面图，从而推断先心病的异常解剖，彩色多普勒血流成像技术能直观观察其血流动力学的改变，频谱多普勒可定量评估心内血流的动力学参数，如速度、压差等。而多平面经食管超声、声学造影、实时三维成像等新技术的应用和逐渐普及，进一步提高了超声对先心病的诊断准确性，并能为临床决策提供更丰富、精细的心脏解剖和功能信息。在多项多中心研究中，90% 以上的先心病患者术前仅由超声心动图进行独立诊断。

一、先天性心脏病超声检查方法

（一）先天性心脏病分类

1. 根据患者的外貌体征　将先天性心脏病分为发绀型与非发绀型。发绀型先天性心脏病（cyanotic congenital heart disease）是指由于先天心血管畸形造成体循环血氧饱和度降低、表浅微血管内还原血红蛋白含量增高、口唇与四肢末端外观发绀的一类心脏病。其特点为发病早、年龄小，常常多种畸形复合存在，包括右心流出道梗阻和（或）右向左分流，甚至合并少见复杂畸形。由于病变复杂，血流动力学紊乱严重，如不及时手术干预，则预后不良，危害极大。

2. 根据心脏左、右血流交通分类　根据左心、右心之间有无血流交通及交通方向，又将其分为无分流型、左向右分流型与右向左分流型。

（1）无分流型：左心与右心之间、主动脉与肺动脉主干间完全分隔，没有左向右或右向左分流，但心脏和（或）大血管结构发生解剖异常，使血流前向流动受阻或瓣膜功能障碍产生反流，导致血流动力学异常。由于无分流，左心和主动脉腔内血流的血氧饱和度正常，患者无发绀。常见有单纯性瓣膜狭窄和（或）瓣膜反流、左室流出道或右室流出道狭窄、先天性主动脉缩窄或肺动脉狭窄等。

（2）左向右分流型：左心腔与右心腔或主动脉与肺动脉间有异常通道相通，且左侧心腔的压力高于相应的右侧心腔，左心血液经异常通道进入右心，使右心系统负荷加重。由于分流为左向右，左心系统血氧饱和度正常，患者无发绀。常见有房间隔缺损、室间隔缺损、动脉导管未闭、主动脉窦瘤破入右侧心腔等。

（3）右向左分流型：患者左心腔与右心腔间存在异常通道，同时伴有多种病因所致的右心流出道上阻力增大，右心腔室压力升高，超过左心相应腔室，产生由右向左的血液分流，使左侧心腔或大动脉内的血氧饱和度降低，临床上患者口唇及四肢末端出现发绀。常见有法洛四联症、法洛三联症、三尖瓣闭锁、单心室、右心室双出口等。

（二）先天性心脏病节段分析诊断法

面对畸形组成复杂、血流动力学紊乱的先天性心脏病，特别是复杂先天性心脏病，超声心动图需要有一套系统的方法与正确的诊断思路来确定心脏的各个解剖结构与血流动力学改变，此即节段分析诊断法（segmental diagnosis）。其基本概念是将心脏划分成"3 个节段、2 个连接"，即心房、心室、大动脉三个主要节段，以及心房 - 心室连接（即房室瓣）和心室-大动脉连接（即动脉圆锥）

两个连接。诊断顺序是先确定心房方位及其与附属静脉的连接，再判断心室方位，明确房室瓣与心室的连接，最后再判断大动脉空间位置，明确大动脉与心室的连接。应用超声心动图节段分析法诊断复杂先天性心脏病是一个十分耗时的过程、并需丰富经验和缜密思考才可能做出完整而正确的诊断。

1. 心脏位置 分为胸外心脏与胸腔内心脏。

（1）胸外心脏：整个或部分心脏裸露于胸腔之外，十分罕见。根据心脏的位置又分为颈型、胸型、胸腹联合型和腹腔型四种类型。

（2）胸腔内心脏：心脏位于胸腔内。正常心脏 2/3 位于胸腔正中线左侧，1/3 位于正中线右侧，心轴线指向左前下方。根据心脏在胸腔内的位置与其轴线指向不同，其又分为三种类型：①左位心，心脏主要位于左侧胸腔，心脏轴线和心尖指向左下，正常心脏为左位心；②右位心，心脏主要位于右侧胸腔，心脏轴线和心尖指向右下；③中位心，心脏主要位于胸腔中间、胸骨的后方，心脏轴线与心尖居中，指向前下剑突方向。

2. 心脏大血管节段划分 心脏各结构被划分为心房、心室、大动脉三个主要节段和心房 - 心室连接、心室-大动脉连接（图 6-4-1）。应用超声心动图节段分析法诊断先天性心脏病的过程，实际上就是显示与判断每一心脏节段的空间位置及解剖形态，并确定各节段之间的序接方式的过程。

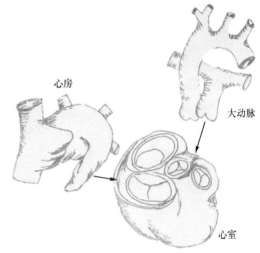

图 6-4-1 心脏大血管的节段划分

其可分为心房、心室、大动脉三个节段和心房 - 心室连接（房室瓣）及心室-大动脉连接（动脉圆锥）

（1）内脏-心房方位的类型与超声判定

1）内脏-心房方位的类型：①正位（situs solitus），腹腔与胸腔脏器位置正常，形态学右心房位于右侧，形态学左心房位于左侧；②反位（situs inversus），腹腔与胸腔脏器位置为内脏-心房正位的镜像位，形态学右心房位于左侧，形态学左心房位于右侧；③不定位（situs ambiguous），肝脏位于中间，在形态上无明显的左肝、右肝之分，称为水平肝，胃多位于剑突下的中间位置，或稍偏左或右，可合并多脾或无脾。根据两侧心耳形态结构，其又分为双侧右房异构（right atrium isomerism）和双侧左房异构（left atrium isomerism）。双侧右房异构患者两侧心房均为形态学右心房，表现为心耳均呈右心耳形态特征，即宽大基底的三角形结构，通常合并严重的复杂心脏畸形，是各种心房方位中合并心脏畸形程度最高的一种，患者可无脾。双侧左房异构患者的双侧心房均为形态学左心房，表现为心耳均呈左心耳形态特征，即细长的指状结构，常伴有肝内段下腔静脉离断，躯干下部的下腔静脉汇入奇静脉或半奇静脉，后者穿过膈肌上行回流入上腔静脉，患者可存在多脾。

2）心房的超声判定：区分形态学左心房、右心房最重要的解剖标志是心耳的形态特征。遗憾的是，经胸超声心动图通常难以显示左心耳、右心耳的结构。超声心动图主要通过显示腹腔内脏位置、下腔静脉与心房的连接、下腔静脉与腹主动脉之间的空间关系来确定心房的类型，其中肝内段下腔静脉与心房的连接是确定右心房位置最可靠的诊断标志。心房正位时，超声显示肝脏位于右侧腹腔，胃与脾位于左侧腹腔，腹主动脉与下腔静脉分别位于脊柱的左、右两侧，下腔静脉引流入右侧心房。心房反位时，超声显示肝脏位于左侧腹腔，胃与脾位于右侧腹腔，腹主动脉位于脊柱右侧，下腔静脉位于脊柱的左侧，下腔静脉引流入左侧心房。心房不定位时，超声可显示水平肝、无脾或多脾。双侧右房异构患者剑突下大血管横轴切面显示腹主动脉和下腔静脉位于脊柱同侧，且下腔静脉在前。双侧左房异构患者剑突下大血管横轴切面显示腹主动脉位于脊柱前方，扩张的奇静脉或半奇静脉位于腹主动脉后方（位于脊柱右侧为奇静脉，位于脊柱左侧为半奇静脉），两者平行走行（图 6-4-2）。

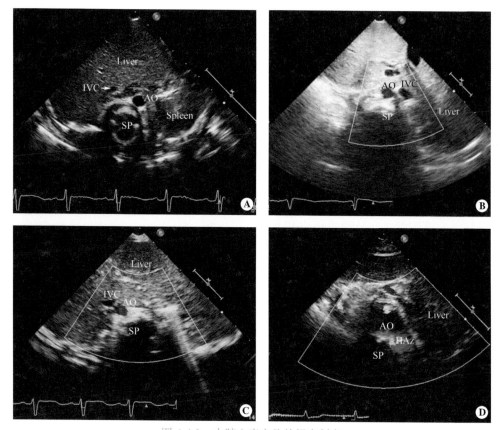

图 6-4-2 内脏心房方位的超声判定

A. 内脏心房正位；B. 内脏心房反位；C. 水平肝，双侧右房异构；D. 双侧左房异构。AO. 主动脉；HAz. 半奇静脉；Liver. 肝脏；IVC. 下腔静脉；SP. 脊柱；Spleen. 脾脏

（2）心室袢的类型与超声判定

1）心室袢的类型：正常情况下，胚胎期心管向右扭曲，结果右心室转至右侧，左心室位于左侧，称为右袢（D-loop）。异常情况下，心管向左扭曲，使得右心室位于左侧，左心室位于右侧，称为左袢（L-loop）。

2）心室的超声判定：超声对右心室与左心室的鉴别，主要依赖于房室瓣和调节束，其余如心室形状、腱索连接、乳头肌、肌小梁等方面的鉴别价值相对较低，不是可靠的指标（表 6-4-1）。

表 6-4-1　左心室与右心室的超声鉴别要点

重要程度	鉴别点	左心室	右心室
主要	房室瓣	与二尖瓣相连	与三尖瓣相连
	调节束	无	有
次要	心室短轴上形态	椭圆形	新月形
	心尖四腔心切面房室瓣腱索	正常二尖瓣腱索不与室间隔相连	三尖瓣隔叶腱索连于室间隔隔束上
	乳头肌	前、后两个乳头肌	心尖四腔心切面一较大乳头肌发自心尖部调节束附近
	肌小梁	细小，内膜面较光滑	粗大，内膜面粗糙不平
	流出道构成	二尖瓣与半月瓣间纤维连续，无肌性组织相隔	三尖瓣与半月瓣间有肌性漏斗组织相隔

上述各项鉴别指标中，房室瓣的判定最为重要。一般情况下，二尖瓣总是与解剖左心室相

伴随，三尖瓣总是与解剖右心室相伴随。因此，确定了房室瓣的位置，也就确定了心室的位置。超声可从以下几个方面综合判定房室瓣结构：①房室瓣在室间隔上的附着点，心尖四腔心切面上，三尖瓣隔叶附着点距心尖部较近，二尖瓣前叶附着点距心尖部稍远，通过附着点可快速而准确地鉴别二尖瓣、三尖瓣；②房室瓣数目和形状，在心室短轴切面上，二尖瓣为两枚瓣叶，开放呈椭圆形或鱼口形，关闭时呈线形，三尖瓣为三枚瓣叶，开口时比二尖瓣更圆，关闭呈"Y"形或"人"字形。

调节束是右心室的重要标志，在四腔心切面上，表现为右心室内近心尖 1/3 处可见的横行肌束，为右心室所独有，也是心室判定的重要指标（图 6-4-3）。

（3）房室序列：房室瓣的瓣环将心房和心室连接起来，共有 5 种连接类型：①房室序列一致：右心房通向右心室，左心房通向左心室；②房室序列不一致：右心房 - 二尖瓣 - 左心室相连，左心房 - 三尖瓣 - 右心室相连；③房室序列不定或迷走：见于心房不定位，双侧均为右心房或左心房，心室有两个，可以是左襻或右襻；④心室双入口（double-inlet）：两个房室瓣大部分或全部开口于一个心室，即该患者仅有一个室腔，伴或不伴有另一残余心室，多见于单心室病例；⑤房室连接缺如：一侧心房底完全闭锁，无房室口，也无房室瓣，缺如侧心室流入部不发育，甚至整个心室不发育。

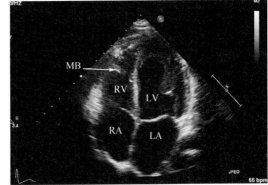

图 6-4-3 心尖四腔心切面

右心室心腔内可见调节束（箭头），△为两个房室瓣附着点，可见三尖瓣位于右侧，隔叶附着点靠近心尖部。LA. 左心房；LV. 左心室；MB. 调节束；RA. 右心房；RV. 右心室

当心脏具有两个心房和两个心室时，不论房室序列为一致、不一致、不定或双入口型，两个房室瓣又可分为两侧房室瓣均开通、一侧房室瓣不开通（即房室瓣闭锁）或共同房室瓣 3 种类型。

（4）动脉圆锥位置及其超声判定

1）动脉圆锥：又称漏斗部，表现为位于房室瓣与半月瓣之间的肌性管状组织，可造成半月瓣的位置升高、前移。根据主动脉和肺动脉根部下方有无圆锥组织，动脉圆锥分为 4 种类型。①肺动脉瓣下圆锥：见于动脉连接关系正常的心脏，肺动脉瓣经肌性圆锥与房室瓣相连，主动脉瓣与对应房室瓣之间纤维连接；②主动脉瓣下圆锥：圆锥位于主动脉瓣下，肺动脉瓣与房室瓣纤维连接；③双侧圆锥：主动脉瓣及肺动脉瓣下均有圆锥组织存在；④圆锥缺如：主动脉瓣及肺动脉瓣下均无圆锥组织存在。

2）动脉圆锥超声判定：在超声上，圆锥组织表现为房室瓣与半月瓣之间有较强、较厚的肌性组织回声。

3）大动脉的超声判定：对于主动脉根部与肺动脉干的识别，主要的鉴别方法是跟踪血管的走行。跟踪的血管如向后走行并出现分叉为肺动脉，而向上走行延续为主动脉弓部并发出三个分支的血管为主动脉，此外，主动脉根部可见冠状动脉开口。动脉干的空间方位和粗细不是鉴别的根据。

（5）心室-大动脉的连接类型与超声判定：心室与大动脉的连接方式有以下几种类型。①连接一致：主动脉发自解剖左心室，肺动脉发自解剖右心室；②连接不一致：主动脉发自解剖右心室，肺动脉发自解剖左心室，又称为大动脉转位；③心室双出口：主动脉与肺动脉均起自一个心室，包括两支大动脉完全起自一个室腔和一支大动脉及另一大动脉的大部分起自一个室腔；④心室单出口：仅有一支动脉干与心室腔相连，多骑跨于室间隔上，可见于共同动脉干或肺动脉闭锁。

按照节段分析法顺序分析各节段方位和连接类型的同时，还应同步观察涉及的每一节段解剖结构和血流动力学有无异常，最后对心脏整体畸形和心功能进行判定和评价。一般认为，超声心动图能较准确地评估心房方位、房室序接及心室形态，对心内畸形的显示与 MRI 和心血管造影价值相当，在房室瓣的解剖和瓣膜相关畸形显示方面甚至优于两者，能基本满足临床诊断要求。但超声对某些心外畸形如大动脉起源和形态异常、体静脉异位引流、肺静脉异位引流、体肺侧支循环等有时显示受限，需要其他影像学检查联合诊断。

（三）先天性心脏病患者肺动脉压的定量评估

肺动脉压增高时，超声表现为右心增大，右心室前壁增厚，右心室流出道及肺动脉增宽。肺动脉高压常伴有三尖瓣、肺动脉瓣反流。在没有肺动脉狭窄或右心室流出道梗阻的情况下，可通过测量三尖瓣和肺动脉瓣反流压差来估测肺动脉压。

1. 根据三尖瓣反流估测肺动脉收缩压　依据简化的伯努利公式计算跨瓣压（ΔP）：

$$\Delta P = 4V_{max}^2$$

ΔP 代表右心房和右心室间的压差，V_{max} 代表三尖瓣口反流峰值速度。已知右心室收缩压与肺动脉收缩压近似相等，以此来估测肺动脉收缩压（pulmonary artery systolic pressure，PASP），公式：

$$PASP = 4V_{max}^2 + RAP$$

RAP 代表右心房压力，可通过观察吸气末下腔静脉塌陷程度来评估右心房压力。在剑突下下腔静脉长轴切面上距右心房入口 0.5 ～ 3.0cm 处测量下腔静脉内径（吸气末）和管径塌陷率，对右心房压力的评估结果见表 6-4-2。

表 6-4-2　右心房压力的评估

评估项目	正常	中间状态		增高
下腔静脉内径	≤ 2.1cm	≤ 2.1cm	> 2.1cm	> 2.1cm
塌陷率	> 50%	< 50%	> 50%	< 50%
估测右心房压力	0 ～ 5mmHg（平均 3mmHg）	5 ～ 10mmHg（平均 8mmHg）		10 ～ 20mmHg（平均 15mmHg）

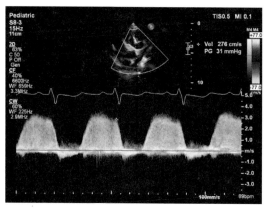

图 6-4-4　肺动脉高压患者的肺动脉瓣反流频谱
估测肺动脉舒张压时，应测量舒张末期峰值压差（游标）

2. 根据肺动脉瓣反流估测肺动脉舒张压　类似于肺动脉收缩压的测量，肺动脉舒张压（pulmonary artery diastolic pressure，PADP）的测量公式：

$$PADP = 4V_{max}^2 + RAP$$

V_{max} 为肺动脉瓣反流舒张末期峰速（图 6-4-4），而非更高的舒张早期峰速。RAP 为右心房压力，其估测与表 6-4-2 相同。

一般认为，PASP > 35mmHg 或 PADP > 20mmHg 提示肺动脉高压。根据估测的肺动脉压进行肺动脉高压的半定量分级，其界定值目前学术界尚有一定争议。

（杨亚利）

二、房间隔缺损

（一）病理和临床

房间隔缺损（atrial septal defect，ASD）是指房间隔任何部位缺损引起左心房、右心房的直接交通和血液分流，是最常见的先天性心脏病之一，其发病率占全部先天性心脏病的 10% ～ 15%，女性多见。房间隔缺损可单独存在，或合并其他心血管畸形。部分患儿房间隔缺损可在 1 岁以内自然闭合。单纯房间隔缺损患者儿童期无明显临床症状，未经治疗的患者一般可生存到中年甚至老年，其体力活动能力呈进行性下降，同时伴有因长期肺循环血流量增加而产生的一系列并发症。

1. 房间隔缺损分型　房间隔缺损可能与胚胎期原始心房间隔的发生、吸收及融合异常有关。房间隔缺损分为继发孔型、原发孔型、静脉窦型和冠状静脉窦型。

（1）继发孔型房间隔缺损（ostium secundum ASD）：最常见，又称Ⅱ型房间隔缺损，由于胚胎期原发隔发育不良、继发孔吸收过多或继发隔发育不良等，原发隔不能覆盖卵圆孔或继发隔不能覆盖继发孔，形成继发孔型房间隔缺损。缺损多位于房间隔中部卵圆窝部位及其周围，形态多为椭圆形或月牙形。

（2）原发孔型房间隔缺损（ostium primum ASD）：又称Ⅰ型房间隔缺损，是由胚胎期原发隔下缘与房室管心内膜垫未能融合引起的，即胚胎期原发隔下缘发育不良或心内膜垫上移不够。缺损位于房间隔下部近房室瓣环处，常伴二尖瓣裂和（或）三尖瓣裂。

（3）静脉窦型房间隔缺损（sinus venosus ASD）：上腔静脉、下腔静脉及冠状静脉窦在右心房入口之间的区域为壁光滑的右心房窦部，若此处发育异常可导致静脉窦型房间隔缺损，包括上腔型和下腔型房间隔缺损，常合并部分型肺静脉畸形引流。上腔型房间隔缺损，缺损位于上腔静脉的入口处，多数缺损只有前下缘，后方为右心房游离壁，上方没有缘，上腔静脉骑跨于缺损之上。下腔型房间隔缺损，缺损位于卵圆窝后下方下腔静脉入口处，缺损下方多数直接与下腔静脉入口相延续，与下腔静脉入口之间没有明显分界。

（4）冠状静脉窦型房间隔缺损（coronary sinus septal defect）：此型极其少见，又称无顶冠状静脉窦综合征或冠状静脉窦顶盖缺如。由于胚胎期左侧心房皱襞发育不良，冠状静脉窦顶部与相对应的左心房后壁之间间隔缺损。

（5）混合型房间隔缺损：同时出现上述4种类型中的两种或两种以上房间隔缺损。

2. 血流动力学改变　房间隔缺损主要的血流动力学改变为心房水平分流，分流量多少取决于缺损大小及两侧心房间压力差。单纯房间隔缺损时心房水平左向右分流导致右心容量负荷增加，肺循环血量增加，对患者的影响有很大个体差异。一般情况下，单纯房间隔缺损的肺动脉高压出现在分流量较大、病程较长的患者，严重者后期出现重度肺动脉高压，导致右向左为主的分流，即艾森门格综合征。

3. 临床表现　患者临床表现依房间隔缺损大小、部位、持续时间、年龄和并发症等情况而定。儿童期多无明显症状，青年期以后患者可出现劳力性气促、心悸、乏力、反复肺部感染。晚期合并重度肺动脉高压时患者出现发绀、杵状指（趾）。胸骨左缘第2、3肋间可闻及Ⅱ～Ⅲ级吹风样收缩期杂音，局限，无传导，无震颤，肺动脉瓣区第二心音分裂。

（二）超声心动图表现

1. M型超声心动图　房间隔缺损右心容量负荷明显增加时，右心房、右心室扩大，右心室流出道及肺动脉瓣环增宽，室间隔平坦伴运动异常，病情严重者室间隔与左心室后壁呈同向运动。伴肺动脉高压时，肺动脉瓣活动曲线a波消失，伴收缩期瓣叶提前关闭呈"V"形或"W"形（图6-4-5）。

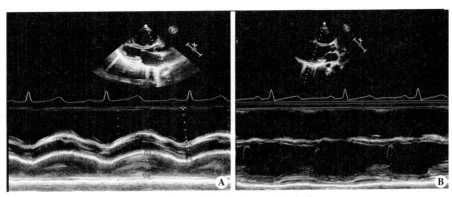

图6-4-5　主动脉波群和心室波群

A.主动脉波群如图显示右心室流出道增宽；B.心室波群显示右心室增大，室间隔运动异常，表现为运动平坦，幅度小

2. 二维超声心动图

（1）直接征象：房间隔局部回声失落，回声失落的部位与缺损的类型相关，确定回声失落的

部位基本可判断房间隔缺损类型（图 6-4-6）。

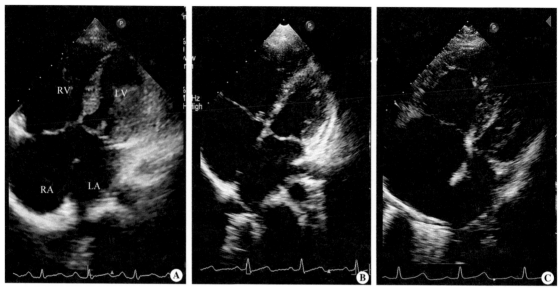

图 6-4-6　房间隔缺损二维超声心动图

A. 原发孔型房间隔缺损回声失落位于房间隔下部；B. 继发孔型房间隔缺损回声失落位于房间隔中部；C. 静脉窦型房间隔缺损回声失落位于房间隔顶部。LA. 左心房；LV. 左心室；RA. 右心房；RV. 右心室

（2）间接征象：右心容量负荷过重是房间隔缺损的主要间接征象，包括右房室增大；三尖瓣环扩大，三尖瓣叶开放幅度大；右心室流出道、肺动脉及其左右分支增宽；室间隔运动平坦，严重者室间隔与左心室后壁呈同向运动。

二维超声心动图是诊断房间隔缺损的主要检查方法，许多因素可以影响回声失落的显示，应注重多切面扫查，避免出现假阳性或假阴性。

3. 多普勒超声心动图

（1）彩色多普勒：房间隔缺损处可探及过隔血流束，可以直接观察血流束的起源、方向、走行、亮度和会聚等特征（图 6-4-7）。彩色多普勒的亮度代表过隔血流束速度，较小的缺损流速通常较快，血流束较明亮；较大的缺损流速较慢，血流束亮度也较低。筛孔样房间隔缺损主要通过彩色多普勒超声诊断，过隔血流束通过房间隔缺损口产生会聚现象，可显示房间隔缺损口数目。彩色多普勒提高了超声诊断房间隔缺损的敏感性和准确率。

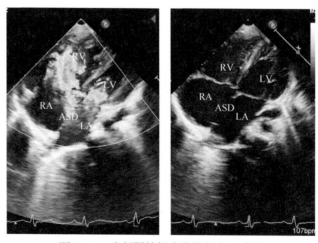

图 6-4-7　房间隔缺损多普勒超声心动图

心尖四腔心切面彩色多普勒显示房间隔缺损处过隔血流束。ASD. 房间隔缺损；LA. 左心房；LV. 左心室；RA. 右心房；RV. 右心室

（2）脉冲多普勒：取样容积置于房间隔缺损处，获得心房水平分流频谱。频谱图像显示心房水平分流方向、时相及速度等（图6-4-8）。

（3）连续多普勒：右心容量负荷增加易引起肺动脉瓣口三尖瓣口反流，连续多普勒可测量反流速度并估测肺动脉压。

4. 三维超声心动图（three-dimensional echo-cardiography）　包括经胸三维超声心动图和经食管三维超声心动图，通过对心脏结构的立体取样，并在不同的方位及角度进行切割、观察，能够清楚显示房间隔缺损空间位置、大小、形态及周围毗邻关系，为患者选择合适的治疗方式提供更多的解剖信息。

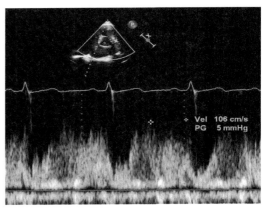

图6-4-8　房间隔缺损处的脉冲多普勒频谱
取样容积置于房间隔缺损处或缺损口右心房侧，显示正向湍流频谱，自收缩早期持续至舒张末期

5. 经食管超声心动图（trans-esophageal echo-cardiography，TEE）　大部分房间隔缺损可通过经胸超声心动图检查得到确诊，而部分患者因肥胖、肺气、胸廓畸形等因素影响，经胸超声图像显示不清，心房水平分流不明确，可疑存在房间隔缺损，经食管超声心动图检查是明确诊断的主要检查手段，对静脉窦型、冠状静脉窦型、筛孔样房间隔缺损有重要帮助（图6-4-9）。

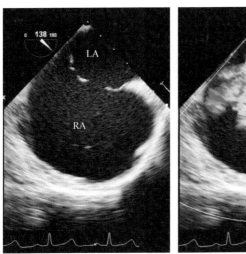
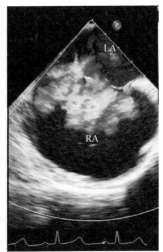

图6-4-9　经食管超声心动图显示筛孔样房间隔缺损
经食管超声心动图双心房切面显示房间隔上有多个大小不等的连续中断，彩色多普勒超声显示多束左向右分流信号
LA. 左心房；RA. 右心房

6. 右心超声造影（right-sided contrast echocardiography）　房间隔缺损在心房水平左向右分流时，于缺损口右侧出现充盈对比剂缺损区称负性造影。伴有严重肺动脉高压时，可见充盈对比剂进入左心房，此方法用于显示心房水平右向左分流最为敏感。

（三）诊断要点与鉴别诊断

1. 诊断要点　二维超声心动图多个切面显示房间隔回声失落。多普勒超声显示心房水平过隔血流束和分流频谱，伴有或不伴有右心容量负荷过重表现。

2. 鉴别诊断

（1）与伴有右心容量负荷增加的疾病相鉴别：①部分或完全型肺静脉畸形引流。右心容量负荷过重的表现较单纯房间隔缺损严重，通常与缺损大小不相符。完全型肺静脉畸形引流无肺静脉开口于左心房，肺静脉于左心房后方形成共同肺静脉腔，再经不同途径引流至右心房，必然存在房间隔缺损，常有发绀。部分型肺静脉畸形引流则表现为一部分肺静脉未与左心房相连，而与右心房或腔静脉相连接，伴或不伴有房间隔缺损，最常见者为静脉窦型房间隔缺损合并右肺静脉畸形引流。②左心室-右心房通道：缺损位于二尖瓣下与三尖瓣上的室间隔膜部，彩色多普勒超声显示右房内高速左向右分流信号。③主动脉窦瘤破入右心房：除导致右心室、右心房扩大以外，在右心房内可形成高速和全心动周期的湍流，速度一般超过 4～5m/s，呈明显的血流混叠并指向右心房顶部。二维超声显示主动脉窦局限扩张呈瘤样结构突入右心房，顶端可见破口。④冠状动脉-右心房瘘：二维超声可显示冠状动脉扩张，追踪扫查见其瘘口位于右心房壁，彩色血流显像可见瘘口处血流混叠信号。频谱表现分流速度较快，呈舒张期为主的双期连续性分流信号。

（2）肺动脉高压：其他原因引起肺动脉高压患者，也通常存在右心扩大，房间隔卵圆窝处较薄，易出现假性回声失落，但彩色多普勒超声显示无过隔分流，可结合调节仪器灵敏度、改变探头声束入射角度、右心超声造影、经食管超声检查以资鉴别。

（3）卵圆孔未闭（patent foramen ovale，PFO）：是在胚胎发育的过程中，卵圆孔未出现解剖学的完全闭合，形成瓣膜样结构从左心房侧覆盖卵圆孔，由于左心房、右心房之间压力变化引起卵圆孔功能性未闭合或再开放出现少量分流。二维超声可探及卵圆瓣回声，无类似继发孔型房间隔缺损缘断端回声增强表现。经食管超声心动图结合右心超声造影，同时配合 Valsalva 试验，可以大大提高卵圆孔未闭的检出率。

（四）临床价值

超声心动图是房间隔缺损的首选诊断方法。如房间隔缺损口较大，并伴有不同程度右心容量负荷过重，则经胸超声心动图检查基本能明确诊断。对于部分疑似房间隔缺损患者，可应用超声心动图结合经食管超声心动图及右心超声造影检查确诊，以防止漏诊。超声心动图除了定性诊断房间隔缺损，还可以明确其部位、大小、形态、数目及与周围毗邻关系，评估肺动脉压，排除合并畸形，可为房间隔缺损诊断和治疗提供重要依据。

【案例 6-4-1】 女性患者，15 岁，2 天前体检胸部 X 线显示心影增大。体格检查：体温 36.5℃，脉搏 80 次/分，呼吸 20 次/分，血压 128/70mmHg。患者无活动后气促、心悸、乏力等症状，口唇无发绀，无杵状指（趾）。胸廓无畸形，双肺呼吸音清，未闻及干湿啰音。心前区无隆起，心界不大，心尖搏动正常，心率 80 次/分，律齐，胸骨左缘第 2～3 肋间可闻及 2/6 级收缩期杂音，不伴震颤。肺动脉瓣第二心音亢进、固定分裂。腹软，无压痛，肝、脾未触及。双下肢不水肿，动脉搏动存在。心电图提示心电轴右偏，右心室肥大。为明确诊断，建议行超声心动图检查。

问题 1：患者心前区左心室长轴切面和心室波群见图 6-4-10。试问常见的疾病有哪些？

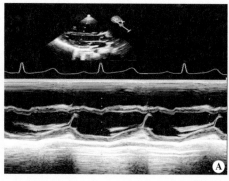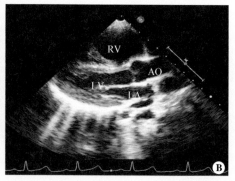

图 6-4-10　患者心室波群和左心室长轴切面

AO. 主动脉；LA. 左心房；LV. 左心室；RV. 右心室

答案与解析：心室波群（图 6-4-10A）显示右心室增大，室间隔运动平坦，幅度小，室间隔与左心室后壁呈部分同向运动，左心室长轴切面（图 6-4-10B）显示右心室增大。导致右心扩大的疾病有先天性心脏病如房间隔缺损、主动脉窦瘤破入右心、冠状动脉-右心瘘、肺静脉畸形引流等，还有瓣膜病及原发性或继发性肺动脉高压等。

问题 2：胸骨旁大动脉短轴切面见图 6-4-11，房间隔连续中断约 1.10cm。试问患者有何心脏结构异常？

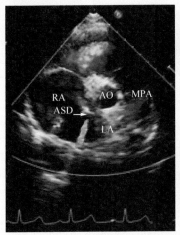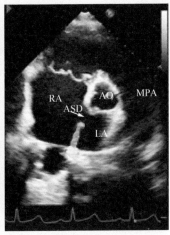

图 6-4-11 胸骨旁大动脉短轴切面

LA. 左心房；RA. 右心房；AO. 主动脉；MPA. 主肺动脉；ASD. 房间隔缺损

答案与解析：胸骨旁大动脉短轴切面显示房间隔回声中断，彩色多普勒超声显示房间隔水平左向右过隔血流束，诊断房间隔缺损。患者右心房室增大的表现也符合房间隔缺损改变。

问题 3：心尖四腔心切面见图 6-4-12，房间隔顶部连续中断约 1.30cm，而患者右心房室明显增大，似乎与房间隔缺损大小不相符，患者有可能合并何种畸形？为进一步明确诊断而同时进行经食管超声心动图检查。

答案与解析：于胸骨旁四腔心顶部可见房间隔连续中断，可能为静脉窦型房间隔缺损（图 6-4-12A）；剑突下双心房切面是显示房间隔缺损的较好切面，尤其是诊断静脉窦型房间隔缺损，可显示房间隔回声失落的边缘与上腔静脉入口之间无残端组织（图 6-4-12B、C）；通过经食管超声心动图检查也得以证实（图 6-4-12E、F），因此患者为静脉窦型房间隔缺损（上腔型）。静脉窦型房间隔缺损常合并部分型肺静脉畸形引流，多切面扫查 4 支肺静脉开口，可见右上肺静脉引流至右心房（图 6-4-12D），左向右分流血增加，右心前负荷增加更甚。因此本病例诊断为上腔型房间隔缺损，同时合并右上肺静脉畸形引流。单纯继发孔型房间隔缺损诊断不难，但须警惕漏诊合并的其他心血管畸形，尤其是肺静脉畸形引流等对患者治疗方式有重要影响的病变。

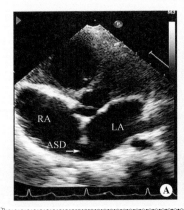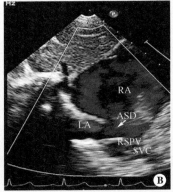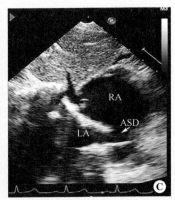

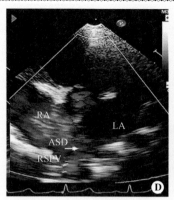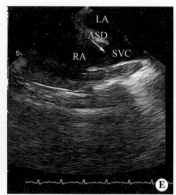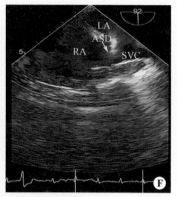

图 6-4-12　心尖四腔心切面、剑突下切面、经食管超声心动图双心房切面
LA. 左心房；RA. 右心房；SVC. 上腔静脉；RSPV. 右上肺静脉；ASD. 房间隔缺损

（吴　棘）

三、室间隔缺损

（一）病理与临床

室间隔缺损（ventricular septal defect，VSD）是指胚胎时期心室间隔发育异常导致缺损，形成心腔内异常血流通道，是最常见的先天性心脏病之一，其发病率占先天性心脏病的 20%～30%。室间隔缺损可单独存在，或与其他先天性心内畸形并存，如房间隔缺损、动脉导管未闭、肺动脉狭窄等，也可作为其他先天性心脏病复杂畸形的一部分，如法洛四联症、大动脉转位、心内膜垫缺损、永存动脉干等。随着超声技术的快速发展，尤其是彩色多普勒血流成像技术的广泛应用，绝大多数室间隔缺损患者在婴幼儿期甚至胎儿时期便得到诊断。除了某些较小的特殊部位室间隔缺损具有一定的自愈倾向外，在成年前，大多数室间隔缺损可通过外科手术修补或微创介入封堵而得以治愈，因此，成人先天性室间隔缺损较少见。此外，急性心肌梗死、感染性心内膜炎、外伤等造成的后天性室间隔穿孔，也可形成类似的室间隔缺损病变。以下重点介绍先天性单纯性室间隔缺损。

正常室间隔自心底向心尖延伸，呈三角形凸向右心室的曲面结构。胚胎时期肌部室间隔向上生长，圆锥间隔向下延伸，并与发育中的心内膜垫组织相互融合，封闭室间孔，形成完整的室间隔，将原始心室分隔为左心室、右心室。任何一部分发育异常，都会导致室间隔缺损。

1. 室间隔缺损分型　室间隔缺损的分型方法较多，不尽统一，根据胚胎发育的解剖特点其可分为膜周部室间隔缺损、肌部室间隔缺损两大类，又根据其发生部位此分型又可分为数个亚型。

（1）膜周部室间隔缺损：位于膜部室间隔及其邻近延伸部位，是室间隔缺损最常见的类型，约占所有室间隔缺损的 80%。局限于膜部的室间隔缺损较少见，常向肌部室间隔延伸，根据累及肌部室间隔的部位，可将膜周部室间隔缺损细分如下：①流入道膜周部室间隔缺损；②肌小梁膜周部室间隔缺损；③流出道膜周部室间隔缺损。临床上有时见膜周部室间隔呈囊袋状向右心室流出道凸出，称为室间隔膜部瘤，若囊壁上有 1 个或多个孔洞，构成两心室间的交通，称为室间隔膜部瘤样缺损，其自然闭合率较高。膜周部室间隔缺损若累及左心室-右心房间隔，可形成罕见的左心室-右心房通道。

（2）肌部室间隔缺损：组织学特点为缺损边缘均为心肌组织，不累及膜部。根据其发生部位，本型又细分如下：①流入道肌部室间隔缺损，缺损位于三尖瓣隔瓣下方，为右心室流入道的肌部组织与心内膜垫未完全融合所致，又称隔瓣下室间隔缺损。②肌小梁肌部室间隔缺损，此型在肌部室间隔最为常见，其缺损大小、部位及数目常不固定，多为单个缺损，也可为多个缺损。当心尖部室间隔严重发育异常，呈"蜂窝状"多孔缺损时，其被形象地称为瑞士奶酪样室间隔缺损（multiple Swiss cheese septal defect）。③流出道肌部室间隔缺损，缺损位于右心室流出道肌部室间隔，以室上嵴为界，分为嵴上型流出道肌部室间隔缺损和嵴下型流出道肌部室间隔缺损。也有人将嵴上型流出道肌部室间隔缺损进一步分为嵴内型和干下型室间隔缺损，前者上缘为肌性组织，后者上缘为瓣环纤维组织，主动脉右冠窦及主动脉瓣膜易失去支撑，加上长期高速血流冲击，主动脉窦及主动脉瓣发生脱垂，严重者可合并主动脉窦瘤及窦瘤破裂。

2. 血流动力学改变 室间隔缺损最主要的血流动力学改变为心室水平分流，分流量多少主要与缺损大小、部位、左右室压力差及肺血管阻力等因素密切相关。根据缺损大小，室间隔缺损可分为以下几类：①小室间隔缺损，缺损面积指数 $< 0.5cm^2/m^2$（或缺损直径 $< 1/3$ 主动脉瓣环直径），缺损对左向右分流起限制作用，又称限制性室间隔缺损。由于缺损较小，左向右分流较少，肺循环血量轻度增加（Qp ： Qs < 1.5），右心室与肺动脉压基本正常，左心室常无容量负荷过重表现。②中等大小室间隔缺损，缺损面积指数为 $0.5 \sim 1.0cm^2/m^2$（或缺损直径为 $1/3 \sim 1/2$ 主动脉瓣环直径），室间隔缺损对分流仍起到一定限制作用，但分流量较多，肺循环血量增加（$1.5 \leq$ Qp ： Qs < 2），左心容量负荷加重，导致左心房、左心室增大。③大室间隔缺损，缺损面积 $> 1.0cm^2/m^2$（或缺损直径 $> 1/2$ 主动脉瓣环直径），室间隔的限制作用消失，形成大量心室水平左向右分流，两侧心室压力相等，肺循环血流量明显增加（Qp ： Qs > 2），肺血管阻力逐渐增加。当肺循环阻力等于体循环阻力时，左向右分流量减少或呈双向分流；当肺循环阻力大于体循环阻力时，出现右向左分流，临床上出现发绀，形成艾森门格综合征。分流量与缺损部位也密切相关，干下型室间隔缺损常引起主动脉窦及主动脉瓣脱垂，遮挡部分室间隔缺损口，导致分流量减少。同样，隔瓣下室间隔缺损易受隔瓣遮挡，导致分流量较少。分流量与年龄也有一定关系，新生儿肺血管阻力较高，左心室、右心室压力差较小，左向右分流量较少，症状不明显；随着肺血管阻力下降，左心室、右心室压力差增大，心室水平左向右分流量增加，患儿因肺血流量增大而症状逐渐加重。

3. 临床表现 临床症状与室间隔缺损大小、肺血流量、肺动脉压及是否合并其他心脏畸形有关。小室间隔缺损患者多无临床症状；缺损较大、分流量多者发育较差，导致反复的肺部感染，活动后易疲劳、气促，严重者出现发绀、咯血等。体格检查可于胸骨旁左缘第 $3 \sim 4$ 肋间闻及Ⅲ级以上粗糙的全收缩期杂音，向心前区传导，伴收缩期震颤。合并严重肺动脉高压时，杂音变得柔和、短促，但可闻及肺动脉瓣区第二心音亢进，可有相对性肺动脉瓣关闭不全的舒张期杂音，并可见发绀和杵状指。

（二）超声心动图表现

1. M 型超声心动图 由于空间分辨率较低，难以显示一些小的室间隔缺损，主要为继发性改变的表现，如左心房、左心室增大等。

2. 二维超声心动图

（1）直接征象：多切面观显示室间隔回声连续中断（图 6-4-13）。①胸骨旁左心室长轴切面可显示膜周部、肌小梁肌部和流出道肌部室间隔缺损；②大动脉短轴切面可显示膜周部、流出道肌部室间隔缺损；③心尖四腔心切面可显示流入道肌部及肌小梁肌部室间隔缺损；④心尖五腔心切面可显示膜周部及肌小梁肌部室间隔缺损（图 6-4-14）。

（2）间接征象：室间隔缺损较大，分流量多时，肺循环血量增加，肺动脉增宽，左心容量超负荷，左心房、左心室增大。合并重度肺动脉高压时，右心室增大。

3. 多普勒超声心动图

（1）彩色多普勒：当室间隔缺损较小或部位较为特殊时，二维超声常难以准确显示室间隔缺损口，而彩色多普勒超声能够非常敏感地显示心室水平的异常分流，大大提高了室间隔缺损诊断的准确性。其典型表现为心室水平左向右五彩镶嵌分流束，彩色多普勒超声是诊断室间隔缺损最敏感、最准确的方法。当发展成艾森门格综合征时，可出现双向分流或右向左分流（图 6-4-15）。

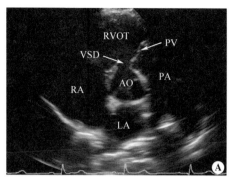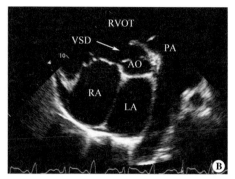

图 6-4-13　二维超声显示室间隔回声连续中断

A. 流出道室间隔缺损（干下型）；B. 膜周部室间隔缺损。AO. 主动脉；LA. 左心房；PA. 肺动脉；PV. 肺动脉瓣；RA. 右心房；VSD. 室间隔缺损；RVOT. 右心室流出道

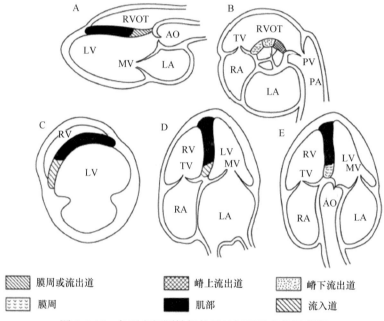

| 膜周或流出道 | 嵴上流出道 | 嵴下流出道 |
| 膜周 | 肌部 | 流入道 |

图 6-4-14　各型室间隔缺损的显示切面及定位示意图

AO. 主动脉；LA. 左心房；LV. 左心室；MV. 二尖瓣；PA. 肺动脉；PV. 肺动脉瓣；RA. 右心房；RV. 右心室；RVOT. 右心室流出道；TV. 三尖瓣

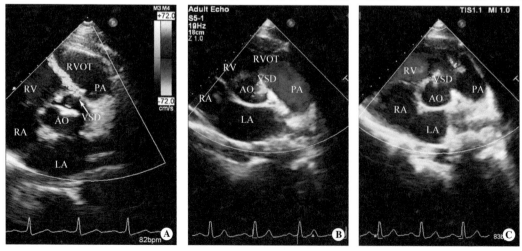

图 6-4-15　彩色多普勒超声显示心室水平分流

A. 室间隔缺损典型的收缩期心室水平五彩镶嵌分流；B、C. 艾森门格综合征时心室水平双向分流。AO. 主动脉；LA. 左心房；PA. 肺动脉；RA. 右心房；RV. 右心室；RVOT. 右心室流出道；VSD. 室间隔缺损

（2）频谱多普勒：当彩色多普勒超声清晰显示心室水平分流时，可采用频谱多普勒获取分流频谱。将多普勒取样容积置于缺损口处或其右心室面侧，可探及全收缩期高速正向或双向湍流频谱曲线，据此可评价左心室、右心室的压力梯度。①脉冲多普勒：可显示收缩期心室水平左向右分流频谱；②连续多普勒：可测量高速分流信号，当分流速度较高时，脉冲多普勒易出现倒错现象，应采用连续多普勒进行测量（图6-4-16）。

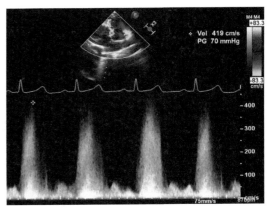

图6-4-16 连续多普勒显示收缩期心室水平左向右高速分流

4. 三维超声心动图 不仅可显示室间隔缺损的立体空间结构，还可对室间隔缺损分流束进行动态重建，清晰显示其起点、空间走向、横断面形态及其随心动周期的动态变化，对临床诊断及治疗具有重要价值。

（三）诊断要点与鉴别诊断

1. 诊断要点 二维超声显示室间隔回声连续中断，彩色多普勒超声显示心室水平分流信号，连续多普勒显示收缩期心室水平高速分流频谱。分流量较多时，左心房、左心室扩大，当合并肺动脉高压时，肺动脉增宽，右心室扩大，三尖瓣和（或）肺动脉瓣可出现关闭不全。

2. 鉴别诊断

（1）右心室流出道狭窄：彩色多普勒超声可显示右心室流出道五彩镶嵌的血流信号。鉴别要点：①二维超声显示右心室流出道变窄，②彩色多普勒超声显示右心室流出道无心室水平分流信号。

（2）主动脉窦瘤破入右心室流出道：彩色多普勒超声可显示左向右分流信号，室间隔缺损与主动脉窦瘤破入右心室可同时存在。鉴别要点：①二维超声可见扩张的主动脉窦瘤凸向右心室流出道，且破口位于主动脉窦；②主动脉窦瘤破入右心室流出道的分流束位于主动脉瓣上，而室间隔缺损分流束位于主动脉瓣下；③主动脉窦瘤破入右心室流出道表现为持续性全心动周期左向右分流，而室间隔缺损多表现为全收缩期左向右分流。

（3）右心室双腔心：彩色多普勒超声可显示右心室流出道五彩镶嵌的血流信号。鉴别要点：①二维超声显示右心室肥厚肌束将右心室腔分隔为近端的高压腔和远端的低压腔。高压腔增厚变小，低压腔扩大变薄；②彩色多普勒超声显示右心室腔异常高速的血流束，但无心室水平过隔分流。

（四）临床价值

超声心动图不仅可以定性诊断室间隔缺损，而且能准确判定室间隔缺损部位、大小及分流量，判定有无右向左分流及是否合并肺动脉高压，并估测肺动脉压。超声心动图是室间隔缺损术前评估、术中监测及术后随访的重要评估手段。

【案例6-4-2】男性患者，20岁，活动后出现胸闷、气促。查体：体温36.5℃，脉搏109次/分，呼吸46次/分，血压114/72mmHg。口唇发绀，杵状指，心界向左下扩大，心律齐，胸骨左缘第3～4肋间可闻及2/6级收缩期杂音，不伴震颤。胸骨左缘第4～5肋间可闻及3/6级收缩期杂音，第二心音亢进、分裂。腹软，无压痛，肝、脾未触及。双下肢中度凹陷性水肿。血气分析结果：PO_2 39.6mmHg，PCO_2 30.2mmHg。心电图：电轴右偏，右心室肥厚。X线检查显示心影扩大，肺动脉段突出，肺野外周纹理稀疏，为明确诊断，而进一步行超声心动图检查。

问题1：患者胸骨旁左心室长轴切面及大动脉短轴切面见图6-4-17，该患者有何心内异常？

答案与解析：胸骨旁左心室长轴切面（图6-4-17A）显示室间隔回声连续中断，大动脉短轴切面（图6-4-17B）显示室间隔缺损位于流出道肌部室间隔，紧邻肺动脉瓣，该患者心内异常为干下型室间隔缺损。

问题2：多普勒超声显示该患者心室水平分流（图6-4-18），结合超声图像，请分析该患者血流动力学改变。

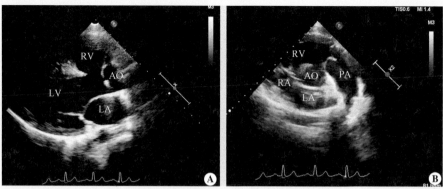

图 6-4-17　胸骨旁左心室长轴及大动脉短轴切面
AO. 主动脉；LA. 左心房；LV. 左心室；PA. 肺动脉；RA. 右心房；RV. 右心室

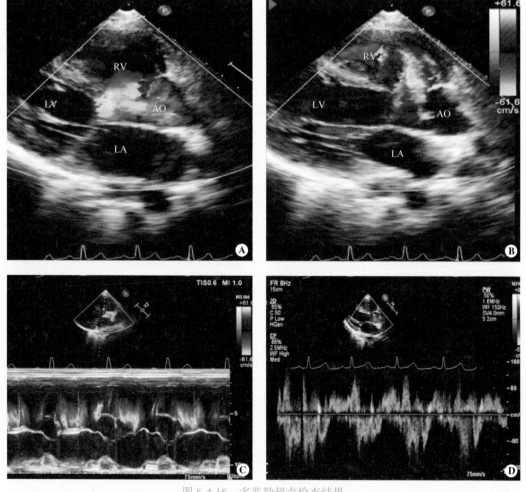

图 6-4-18　多普勒超声检查结果
AO. 主动脉；LA. 左心房；LV. 左心室；RV. 右心室

答案与解析:室间隔缺损最主要的血流动力学改变为心室水平分流,分流量多少与缺损大小、部位、左右心室压力差及肺血管阻力等因素密切相关。彩色多普勒超声显示心室水平右向左分流(图6-4-18A),彩色多普勒超声显示心室水平左向右分流(图6-4-18B)。M型彩色多普勒曲线(图6-4-18C)显示心室水平右向左为主双向分流。频谱多普勒(图6-4-18D)显示心室水平双向低速分流。分析超声图像表明该患者由于室间隔缺损较大,心室水平分流量大,长期大量血流冲击肺血管,引起肺血管重构,肺循环阻力增加,肺动脉压及右心室压力增大,舒张期肺循环压力超过体循环压力,出现心室水平右向左分流,发展为艾森门格综合征。

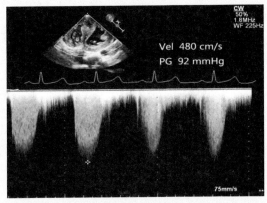

图6-4-19 三尖瓣反流频谱

问题3:该患者胸骨左缘第4～5肋间可闻及3/6级收缩期杂音,彩色多普勒超声显示三尖瓣中度反流,三尖瓣反流频谱见图6-4-19。频谱多普勒(图6-4-18D)显示心室水平左向右分流速度为150cm/s,压差为9mmHg,右向左分流速度为100cm/s,压差为4mmHg。该患者无心内其他畸形,请问如何估测肺动脉压?

答案与解析:该患者有三尖瓣反流及心室水平分流,不合并心内其他畸形,有两种估测肺动脉收缩压(PASP)方法。

方法一:根据三尖瓣反流压差估测肺动脉收缩压。

肺动脉收缩压(PASP)=三尖瓣反流速度压差+右心房压力,该患者中度三尖瓣反流,估测右心房压力约10mmHg,三尖瓣反流速度压差为92mmHg,因此PASP=92mmHg+10mmHg=102mmHg。

方法二:根据心室水平分流压差估测肺动脉收缩压。

左向右分流:肺动脉收缩压(PASP)=右心室收缩压=左心室收缩压-左向右分流压差,该患者左心室收缩压=肱动脉收缩压=114mmHg,左向右分流压差为9mmHg,因此PASP=114mmHg-9mmHg=105mmHg。

两种方法估测的肺动脉收缩压较接近,都可用于估测肺动脉压。

(吴 棘)

四、动脉导管未闭

(一)病理与临床

动脉导管未闭(patent ductus arteriosus,PDA)为胎儿时期肺动脉与主动脉之间正常连接的动脉导管在出生后没有自然闭合,主动脉和肺动脉之间仍存在异常血流通道即动脉导管未闭。动脉导管未闭常见于早产儿,女性发病率高于男性,其比例为(2～3):1。动脉导管未闭可单发,也常合并其他心脏畸形,如室间隔缺损、房间隔缺损、肺动脉瓣狭窄等。在一些心脏复合畸形中,如肺动脉瓣闭锁、室间隔完整的大动脉转位、主动脉弓离断等,动脉导管常是患者生存的必要条件,临床处理不能简单地将其单独关闭。

胎儿期的肺部无呼吸功能,肺血管阻力大,右心系统的血液大部分经肺动脉-动脉导管流入降主动脉,供应胎儿盆腔、腹腔及下肢,因此动脉导管是胎儿主动脉、肺动脉循环的生理通道。婴儿出生后开始呼吸,空气进入使得肺泡膨胀,肺血管扩张、阻力下降,右心系统的血液通过肺动脉进入肺血管,建立肺循环,此时经动脉导管分流至主动脉的血流量显著减少甚至消失,动脉导管呈功能性闭合。大多数新生儿出生后10～15h动脉导管即发生功能性闭合,但在1周内有再开放的可能。88%的婴儿8周内会由功能性闭合发展为解剖性闭合。若出生1年动脉导管仍持续未闭合，此病理改变称为动脉导管未闭。

动脉导管通常位于主动脉峡部（左锁骨下动脉起始部远端对侧约1mm处）与主肺动脉分叉处或左肺动脉起始部之间，但可有变异。未闭合的动脉导管大小及形态不一，其长度多数为4～10mm，最短仅2mm，最长可达30mm；宽度多数为5～10mm，最细仅2mm，最宽可达20mm。

1. 动脉导管未闭分型　动脉导管未闭，按形态分为以下5种类型。

（1）管型：也称圆柱型，最常见，约占病例数的80%。此型的特点是导管的主动脉端与肺动脉端粗细较均等，导管长度常大于直径。

（2）漏斗型：导管的主动脉端大于肺动脉端，呈漏斗状，极少数肺动脉端大于主动脉端。

（3）窗型：此型最少见。导管极短，口径大，主动脉与肺动脉之间为窗样结构。

（4）哑铃型：导管的两端粗，中间细，呈哑铃状。

（5）动脉瘤型：导管的中间呈瘤样扩张，两端较细。

2. 血流动力学改变　动脉导管未闭的基本血流动力学改变为主动脉与肺动脉于心脏外存在着异常分流。分流量的大小取决于动脉导管管径的粗细、主动脉与肺动脉之间的压力阶差及肺循环阻力。由于主动脉的压力高于肺动脉，主动脉的血液经未闭的动脉导管进入肺动脉，血液再通过肺毛细血管、肺静脉到达左心房、左心室，致左心的容量负荷增加，因此左心房室增大。动脉导管未闭患者因肺血流量增大，肺小动脉痉挛，从而引起动力性肺动脉高压，如果能及时关闭动脉导管，阻断分流，肺动脉压可逐渐降低。若异常分流长期存在，引起肺小动脉内膜增生，管腔变窄，血栓形成，逐渐发展为梗阻性肺动脉高压。当梗阻性肺动脉高压接近或超过主动脉压时，动脉水平呈双向分流或右向左分流，即艾森门格综合征。

3. 临床表现　分流量小的动脉导管未闭患者一般没有明显症状，分流量较大的患者常表现为活动后胸闷、乏力、胸痛等，易发生肺部感染。有些分流量大的动脉导管未闭患者在婴儿期就可出现呼吸困难甚至心力衰竭。

体格检查时，细小的动脉导管未闭患者多数没有明显体征。分流量较大的患者生长发育可受限，查体表现为左心增大，心尖搏动增强，胸骨左缘第2～3肋间可闻及连续性机器样杂音，并向颈部及心前区广泛传导，周围血管征阳性等。随着肺动脉压的升高，右心室进行性增大，听诊仅闻及收缩期杂音甚至杂音完全消失，肺动脉瓣第二心音增强，还可出现差异性发绀（下半身发绀较上半身明显）等。

（二）超声心动图表现

1. M型超声心动图　无法直接显示未闭的动脉导管，但可显示左心容量负荷增加的间接征象，见图6-4-20。

2. 二维超声心动图　是直接显示动脉导管未闭，观察房室大小改变的重要检查方法。

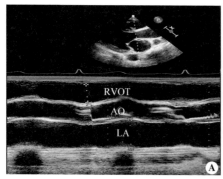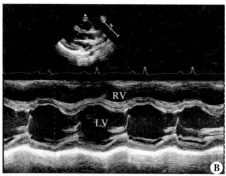

图6-4-20　动脉导管未闭患者主动脉波群与心室波群

A. 主动脉波群显示左心房稍大，主动脉前后径增大；B. 心室波群显示左心室增大，室间隔与左心室后壁运动幅度增大

RVOT. 右心室流出道；AO. 主动脉；LA. 左心房；RV. 右心室；LV. 左心室

（1）主要征象：心底短轴切面显示肺动脉分叉处异常通道与后方的降主动脉相通（图6-4-21），肺动脉主干及分支增宽，搏动增强。胸骨上窝主动脉弓长轴切面显示肺动脉分叉处与主动脉峡部有一异常通道相连，此时声束近似垂直于动脉导管长轴，基本能全程显示未闭的动脉导管。

（2）间接征象：左心室增大（图6-4-22），左心房稍增大，左心室流出道内径及主动脉内径增宽，肺动脉主干及其分支增宽，搏动增强。晚期出现肺动脉高压时，右心房室增大。

心底短轴切面和胸骨上窝主动脉弓长轴切面是显示动脉导管未闭的主要切面，不仅可以明确动脉导管未闭的诊断，还可以观察其形状及大小，对其进行分型及测量。此外，非标准心底短轴切面和非标准主动脉弓长轴切面（高位肺动脉 - 降主动脉长轴切面）有时能更好地显示动脉导管未闭，见图6-4-23。

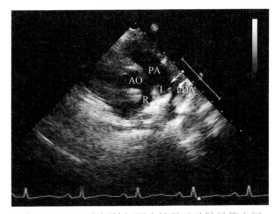

图 6-4-21 心底短轴切面直接显示动脉导管未闭（箭头）

AO. 主动脉；PA. 肺动脉；L. 左肺动脉；R. 右肺动脉；
PDA. 动脉导管未闭

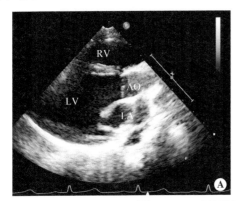 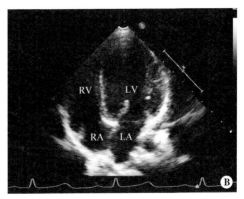

图 6-4-22 动脉导管未闭二维超声心动图

左心室长轴（A）及心尖四腔心切面（B）显示左心室增大。LV. 左心室；RV. 右心室；AO. 主动脉；LA. 左心房；RA. 右心房

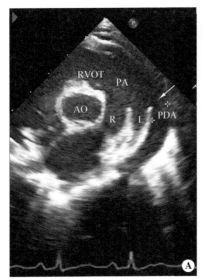 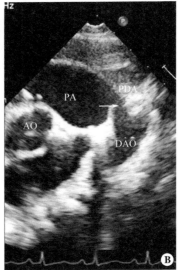

图 6-4-23 非标准切面显示动脉导管未闭

A. 非标准心底短轴切面；B. 非标准主动脉弓长轴切面。AO. 主动脉；PA. 肺动脉；L. 左肺动脉；R. 右肺动脉；PDA. 动脉导管未闭；
DAO. 降主动脉；RVOT. 右心室流出道

3. 多普勒超声心动图

（1）彩色多普勒超声：可检出降主动脉与肺动脉间的异常分流束，分流束的大小及色彩与动脉导管管径的粗细、肺动脉压的高低有关。对于大多数患者，主动脉压均显著高于肺动脉压，整个心动周期连续左向右分流。彩色多普勒超声显示分流束自降主动脉进入肺动脉分叉处，并沿主-肺动脉外侧壁逆行，颜色为红色（朝向探头），流速高时呈五彩镶嵌的花色血流，并持续整个心动周期（图 6-4-24）。

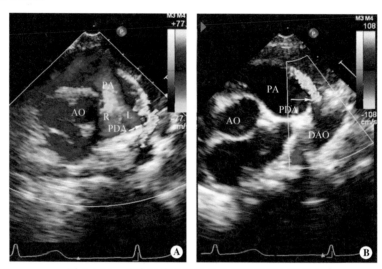

图 6-4-24　动脉导管未闭彩色多普勒超声心动图 1

A. 心底短轴切面显示动脉导管未闭收缩期左向右分流；B. 非标准心底短轴显示动脉导管未闭舒张期左向右分流

AO. 主动脉；PA. 肺动脉；L. 左肺动脉；R. 右肺动脉；PDA. 动脉导管未闭；DAO. 降主动脉

当动脉导管未闭患者的肺动脉压显著升高，超过主动脉压力时，可出现双向分流或右向左为主分流，常表现为收缩期肺动脉分流至主动脉，舒张期主动脉分流至肺动脉，产生红蓝交替的低速分流信号，见图 6-4-25。

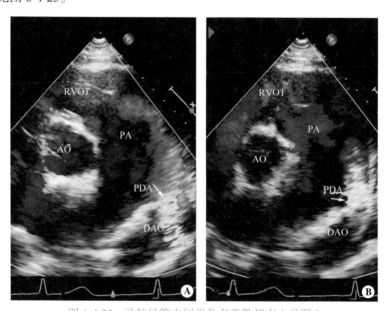

图 6-4-25　动脉导管未闭彩色多普勒超声心动图 2

A. 大动脉短轴切面显示动脉导管未闭收缩期右向左分流；B. 大动脉短轴切面显示动脉导管未闭舒张期左向右分流

AO. 主动脉；PA. 肺动脉；PDA. 动脉导管未闭；DAO. 降主动脉；RVOT. 右心室流出道

（2）脉冲多普勒：动脉导管未闭高速分流时脉冲多普勒会出现倒错，应采用连续多普勒测量。当肺动脉压升高到接近主动脉压力时，脉冲多普勒可测及低速分流频谱，根据分流方向的改变而出现在基线的上方或下方。

（3）连续多普勒：取样容积置于动脉导管的肺动脉端，连续多普勒可探及全心动周期的连续性左向右分流信号，流速一般大于 4m/s，频谱呈阶梯状改变，最高峰速度位于收缩中期（图 6-4-26）。频谱的形态受肺动脉压等因素的影响。

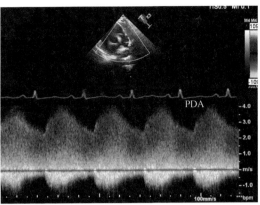

图 6-4-26 动脉导管未闭连续多普勒超声心动图
连续多普勒超声显示动脉导管未闭处全心动周期连续性的左向右分流频谱。PDA. 动脉导管未闭

（三）诊断要点与鉴别诊断

1. 诊断要点 动脉导管未闭的主要征象为心底短轴切面及胸骨上窝主动脉弓长轴切面显示降主动脉与肺动脉分叉处之间的异常通道，彩色多普勒超声显示经异常通道的分流束，频谱多普勒证实为全心动周期的高速血流。间接征象表现为左心房室增大，肺动脉增宽。当动脉导管细小，二维超声难以辨别时，彩色多普勒超声更具有敏感性。当继发肺动脉高压时，主动脉-肺动脉分流的彩色血流及频谱失去典型特征，应结合二维超声判断，避免漏诊。

2. 鉴别诊断

（1）主-肺动脉间隔缺损：也称主-肺动脉窗，主要为升主动脉左侧壁与肺动脉主干右侧壁或右肺动脉开口近端存在交通，缺损一般较大。本病主要与窗型动脉导管未闭相鉴别，两者鉴别要点是主动脉与肺动脉间异常通道位置不同。

（2）冠状动脉-肺动脉瘘：冠状动脉异位起源于肺动脉，瘘口均位于肺动脉主干内。两者鉴别要点为分流的部位不同。

（3）冠状动脉窦瘤破裂：超声表现为主动脉窦部呈囊袋样扩张，囊壁上可见破口与邻近腔室相通。本病的临床表现易与动脉导管未闭混淆，但超声上因分流位置不同，较易鉴别。

（四）临床价值

动脉导管未闭因左向右分流而产生左心扩大、心力衰竭、肺动脉高压、感染性心内膜炎等一系列并发症，应及时治疗。目前应用经胸超声心动图已经能够对大多数单纯动脉导管未闭患者在术前进行正确的诊断，不必经历有创的心导管检查，此方法是首选的诊断方法。

【案例 6-4-3】 女性患儿，6 岁，出生后 6 个月因"发热、咳嗽"于当地医院就诊，体格检查发现心脏杂音，当地医院诊断"先天性心脏病"，未予以特殊处理。患儿平素易咳嗽，生长发育落后于同龄儿。现为进一步诊治，遂于笔者所在医院就诊。体格检查：体温 36.7℃，脉搏 100 次 / 分，呼吸 20 次 / 分，血压 95/50mmHg。患儿口唇及肢端未见发绀。胸骨无畸形，双肺呼吸音清，未闻及干湿啰音。心前区无隆起，心尖搏动位于第 6 肋间锁骨中线外 0.5cm，心界稍向左扩大，心率 100 次 / 分，律齐，胸骨左缘第 2 肋间可闻及连续性机械样杂音，伴震颤。腹软，无压痛，肝、脾未触及。双下肢无水肿，周围血管征阳性，无杵状指。心电图提示左心室肥厚。胸部 X 线检查提示左心室增大，心尖向下扩张，肺动脉段突出，肺门血管影增粗。超声心动图检查见图 6-4-27。

问题 1：如图 6-4-27 所示，由此判断患儿的房室腔有什么改变？此房室腔的改变应考虑哪些心脏疾病？

答案与解析：M 型超声及二维超声图像显示左心房室增大。左心房室增大的患儿应考虑可能存在室间隔缺损、动脉导管未闭等左心容量负荷增多的疾病，以及主动脉缩窄、主动脉瓣狭窄等左心梗阻性疾病，还有慢性贫血、慢性肾功能不全等可继发左心增大的疾病。

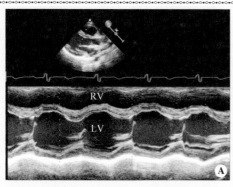
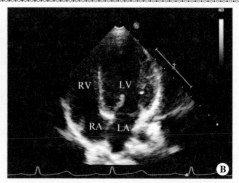

图 6-4-27　患儿 M 型超声和心尖四腔心切面图像

问题 2：心底短轴切面及胸骨上窝切面见图 6-4-28，试述患儿存在什么先天性心脏畸形，并进行鉴别诊断。

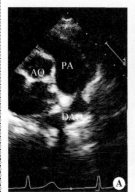
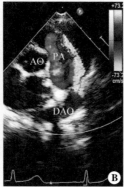
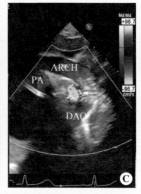
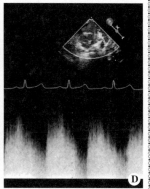

图 6-4-28　心底短轴及胸骨上窝切面图像

AO. 主动脉；PA. 肺动脉；DAO. 降主动脉；ARCH. 主动脉弓

答案与解析：心底短轴切面（图 6-4-28A，图 6-4-28B）：肺动脉主干明显增宽，肺动脉与降主动脉间可见一异常通道相连；胸骨上窝主动脉弓长轴切面（图 6-4-28C）显示肺动脉分叉处与主动脉峡部有一异常通道相连；频谱多普勒超声（图 6-4-28D）显示动脉水平存在连续性左向右分流，因此诊断为动脉导管未闭。动脉导管未闭应与主-肺动脉间隔缺损、冠状动脉-肺动脉瘘、冠状动脉窦瘤破裂等疾病相鉴别。

（吴　棘）

五、法洛四联症

（一）病理与临床

　　法洛四联症（tetralogy of fallot，TOF）是合并表现室间隔缺损、主动脉骑跨、肺动脉狭窄、右心室肥厚四种病理改变的一类先天性心脏病，其发生与胚胎期主-肺动脉隔异常向肺动脉侧偏移有关。法洛四联症在发绀型先天性心脏病存活婴儿中最常见，约占发绀型先天性心脏病的 50%，在新生儿中发病率约 0.5‰，在所有先天性心脏病中约占 10%。本病在不同患者表现的严重程度不一，自然预后差，如不经治疗，10 岁内的生存率为 30%，在 40 岁内则仅为 5%。

　　肺动脉的狭窄程度是决定疾病严重程度的关键。肺动脉狭窄导致右心室进入肺动脉的血流受阻，肺循环血少，氧合差；梗阻同时会导致右心室压力增高，通过室间隔缺损的右向左分流增多，主动脉接受右心血比例上升，发绀呈加重趋势。法洛四联症患儿通过特有的"蹲踞"动作使发绀减轻，其也与增加体循环阻力、对抗右向左分流有关。

右心室肥厚在诊断法洛四联症时不能作为主要依据。因其在胎儿期不会出现，只有当出生后肺动脉狭窄导致右心室压力增高时，才会逐渐显现。而且当肺动脉狭窄的程度很轻时，其病理生理变化则相当于一个大室间隔缺损的表现，右心室肥厚也不会很明显。

法洛四联症一般在妊娠期通过胎儿超声心动图即可确诊，也有出生后因出现发绀而被确诊的。法洛四联症一旦确诊，即需手术治疗，根据肺动脉的发育情况考虑行根治术或先行姑息性手术。

（二）超声心动图表现

1. M 型超声 从主动脉波群向二尖瓣波群连续扫查，可见主动脉前壁前移，前壁与室间隔出现解剖连续中断，主动脉增宽，骑跨于室间隔残端之上，右心室前壁增厚。

2. 二维超声

（1）室间隔缺损：多为膜周部，少数为干下型，缺损多较大。胸骨旁左心长轴切面上，可见室间隔基底段连续中断，缺损位于主动脉瓣下。胸骨旁主动脉根部短轴切面上，膜周部缺损的连续中断位于主动脉根部 9：00 ～ 12：00 方向，干下型缺损的连续中断位于 10：00 ～ 13：00 方向。

（2）主动脉骑跨：胸骨旁左心长轴切面上，主动脉根部明显增宽，前壁前移，骑跨于室间隔缺损之上，骑跨率 = 主动脉前壁至室间隔残端延长线的垂直距离 / 主动脉根部内径 ×100%。

（3）肺动脉狭窄：自右心室至左右肺之间的各个水平均可出现狭窄，包括右心室腔内、漏斗部、肺动脉瓣、主肺动脉及其分支。胸骨旁短轴切面是观察右心室流出道及肺动脉的最佳切面，在右心室腔内及漏斗部表现为异常肥厚的肌束，如壁束、隔束及室上嵴肥厚形成漏斗部狭窄；肺动脉瓣水平可表现为瓣环狭窄、二叶瓣，有瓣叶增厚、回声增强、开放受限；肺动脉主干及分支发育差，表现为内径狭小。肺动脉发育情况可用 McGoon 比值判断，McGoon 比值 = 左右肺动脉内径之和 / 膈肌水平主动脉内径。McGoon 比值 < 1.2 提示肺动脉严重发育不良，不宜行根治术。

（4）右心室肥厚：为继发性改变，胸骨旁左心室短轴切面显示右心室壁增厚，肌小梁增多，左心室腔可受压呈 "D" 形。

3. 多普勒超声 室间隔缺损处可观察到双向低速分流，可见收缩期左心室、右心室的血流同时进入主动脉，右心室流出道及肺动脉腔内可观察到五彩镶嵌的高速花色血流，肺动脉狭窄程度越重，流速和压差越高。右心室流出道狭窄时，其频谱形态呈 "匕首" 状。狭窄异常严重者，肺动脉内血流信号稀疏，显示困难。胸骨上窝主动脉弓切面，部分患者可见侧支血管的连续性血流信号。

（三）诊断要点与鉴别诊断

1. 诊断要点 诊断主要依赖胸骨旁左心长轴切面及胸骨旁主动脉根部短轴切面。诊断要点如下。

（1）主动脉瓣下大室间隔缺损：多为嵴周型，少数为干下型。彩色多普勒超声显示室间隔缺损水平双向低速分流。

（2）主动脉骑跨：判断骑跨率。彩色多普勒超声显示左心室、右心室血流收缩期同时进入主动脉。

（3）右心室流出道狭窄：狭窄部位可位于漏斗部、肺动脉瓣及瓣环、肺动脉主干及左右肺动脉各水平。彩色多普勒超声显示右心室流出道、肺动脉主干及其分支狭窄处五彩镶嵌的花色血流，频谱为高速血流。

（4）右心室肥厚：评估右心室肥厚程度，是否合并左心室发育较小。

（5）合并心血管畸形：注意主动脉弓的位置、冠状动脉起源和走行，有无卵圆孔未闭、房间隔缺损、动脉导管未闭、左上腔静脉、肺静脉异位引流等合并畸形。

2. 鉴别诊断 本病需要与以下畸形相鉴别：合并室间隔缺损的肺动脉闭锁、永存动脉干和右心室双出口，这些疾病均可在长轴切面观察到对位不良型室间隔缺损合并有 1 条大动脉骑跨。

（1）合并室间隔缺损的肺动脉闭锁：特点为右心室流出道和（或）肺动脉根部闭锁，彩色多普勒超声可见无过瓣血流。由于通常由动脉导管或侧支循环供应肺血，肺动脉内血流信号为反向灌注血流。

（2）永存动脉干：特点为心底部仅能探及一根大动脉干、一组半月瓣，无法探查到右心室流出道的结构，主肺动脉和（或）左右肺动脉直接从共同动脉干发出。

（3）右心室双出口合并主动脉瓣下型室间隔缺损：特点为 2 条大动脉均起源于右心室，主动脉骑跨率＞75%。主动脉瓣与二尖瓣前叶的纤维连续不存在，表现为肌性圆锥组织相隔。此外，右心室双出口可有大动脉空间关系异常，表现为心底大动脉短轴切面上同时显示 2 个圆形的半月瓣环，主动脉、肺动脉起始段呈平行走行。

（四）临床价值

超声心动图可明确法洛四联症诊断，发现合并的心血管畸形，为外科手术及预后提供重要信息。但肺动脉重度发育不良或肺动脉闭锁时，超声心动图显示肺动脉管腔有一定困难，此时需行 CTA 或心血管造影检查了解肺动脉发育情况。

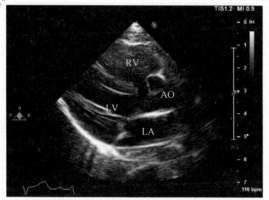

图 6-4-29　胸骨旁长轴切面（二维超声）
AO. 主动脉；LA. 左心房；LV. 左心室；RV. 右心室

【案例 6-4-4】男性患儿，出生 6 个月，因"哭闹时发现口唇发紫"就诊。临床怀疑"先天性心脏病"。遂行超声心动图检查。

问题 1：患儿胸骨旁长轴切面见图 6-4-29，图中可明确哪些心内畸形？

答案与解析：胸骨旁长轴切面可显示主动脉瓣下的室间隔连续中断，提示室间隔缺损，以及主动脉根部向前移位，主动脉骑跨于室间隔残端之上。

问题 2：患儿胸骨旁长轴切面观察到室间隔连续中断，在该处应用彩色多普勒探查，见图 6-4-30，可见哪种分流征象？

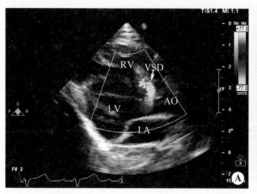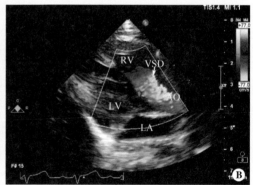

图 6-4-30　胸骨旁长轴切面（多普勒）
AO. 主动脉；LA. 左心房；LV. 左心室；RV. 右心室；VSD. 室间隔缺损

答案与解析：收缩早期（等容收缩期）可见过室间隔缺损处的朝向探头的左向右分流（图 6-4-30A）及主动脉瓣开放后（射血期）自右心室进入主动脉的右向左分流（图 6-4-30B），综合所见此患者为双向分流。

问题 3：扫查胸骨旁主动脉短轴切面，见图 6-4-31，患儿还合并哪些畸形，患儿的最终超声诊断结果是什么？

答案与解析：胸骨旁主动脉短轴切面显示室间隔缺损的同时，还可显示发育不良的肺动脉，管径极其细小；彩色多普勒超声可见肺动脉狭窄处收缩期五彩镶嵌高速湍流（图 6-4-31A）。连续多普勒测得肺动脉内高速血流，峰值速度为 393cm/s，提示肺动脉狭窄（图 6-4-31B）。

　　综合上述超声图像，患儿同时有主动脉骑跨、室间隔缺损、肺动脉狭窄，最终诊断为"先天性心脏病：法洛四联症"。患儿是否合并右心室肥厚不作为诊断法洛四联症的必要条件，因其为继发性改变，早期表现可不明显。

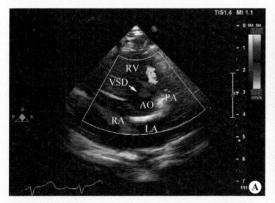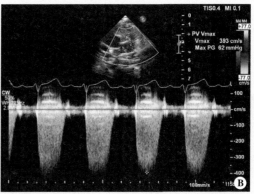

图 6-4-31　胸骨旁主动脉短轴切面

AO. 主动脉；LA. 左心房；RA. 右心房；RV. 右心室；VSD. 室间隔缺损；PA. 肺动脉

（逄坤静）

六、房室间隔缺损

（一）病理与临床

　　房室间隔缺损（atrioventricular septal defect，AVSD）也称心内膜垫缺损（endocardial cushion defects，ECD），是由于胚胎时期心内膜垫房室组织发育不全或失败，导致房室瓣上方的原发房间隔缺损、房室瓣下方的流入部室间隔缺损及房室瓣环不同程度分裂的一组复杂畸形，占先天性心脏病的 4% ～ 5%。房室间隔缺损常与其他先天畸形合并出现，如唐氏综合征等。根据房室瓣周围房室间隔组织的发育情况和房室瓣畸形的不同，房室间隔缺损分为部分型、过渡型和完全型。

　　1. 部分型房室间隔缺损（partial AVSD）　此型左右房室瓣环分隔尚完整，但二尖瓣环、三尖瓣环处于同一水平，房室瓣畸形表现为二尖瓣前叶裂和（或）三尖瓣隔叶裂。根据合并的是房间隔缺损还是室间隔缺损，此型分为两类。一类常见，主要病变为原发孔型（Ⅰ孔型）房间隔缺损和二 / 三尖瓣裂；另一类少见，主要病变为流入道型室间隔缺损和二 / 三尖瓣裂。心房或心室水平分流量的大小及房室瓣叶反流程度是影响血流动力学改变和临床症状的主要因素。

　　2. 完全型房室间隔缺损（complete AVSD）　此型左右房室瓣环融合成共同房室瓣环，其上附有 5 个瓣叶，围成共同房室瓣口。其病理解剖特点为原发孔型房间隔缺损、非限制性流入道室间隔缺损和共同房室瓣。由于大量左向右分流，右心容量负荷增加，患者很快出现肺动脉高压，较早出现艾森门格综合征、右心衰竭，一般预后不良，需早期手术。症状常在 1 岁内出现，表现为喂养困难、上呼吸道感染反复发作、生长缓慢等，严重时出现呼吸困难、肝脾大、周围水肿、发绀等症状。

　　3. 过渡型房室间隔缺损（intermediate AVSD）　介于上述两种类型之间。此型房室瓣畸形类似部分型，左、右房室瓣环分隔尚完整（通过纤维性瓣环组织或膜性舌带组织相隔），房室瓣畸形表现为二尖瓣前叶裂和（或）三尖瓣隔叶裂。同时出现原发孔型房间隔缺损和流入道型室间隔缺损，心房、心室水平均有分流则类似于完全型。通常室间隔缺损为限制性，分流量不大。

（二）超声心动图表现

　　1. 部分型房室间隔缺损　以常见类型为例。

（1）二维超声：原发孔型房间隔缺损表现为心尖四腔心切面上，房间隔于十字交叉部位连续中断，且缺损边缘与房室瓣间无残端（图6-4-32）。二尖瓣前叶裂表现为于胸骨旁左心室长轴、左心室短轴及心尖四腔心切面上，二尖瓣前叶中部瓣体出现裂隙，且裂隙的方向指向室间隔（图6-4-33、图6-4-34）。三尖瓣隔叶裂超声诊断困难，主要是观察其发育情况及评估瓣膜功能，部分患者可探及三尖瓣隔叶发育短小或缺如。因心房水平左向右分流，还可观察到右心房、右心室增大，以及肺动脉增宽等间接征象。

（2）多普勒超声：房间隔连续中断处探及左向右过隔分流信号；可探及源自二尖瓣前叶裂隙及三尖瓣隔叶的反流信号（图6-4-35）。并可根据三尖瓣反流和肺动脉瓣反流压差估测肺动脉压。

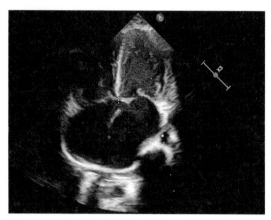

图6-4-32　部分型房室间隔缺损二维超声心动图1
心尖四腔心切面显示原发孔型房间隔缺损（游标）

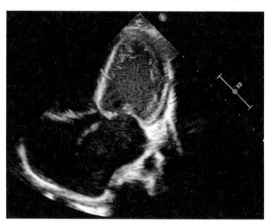

图6-4-33　部分型房室间隔缺损二维超声心动图2
心尖四腔心切面显示二尖瓣前叶裂（游标）

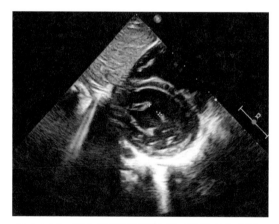

图6-4-34　部分型房室间隔缺损二维超声心动图3
剑突下二尖瓣水平左心室短轴切面显示二尖瓣前叶裂，裂隙方向正对室间隔

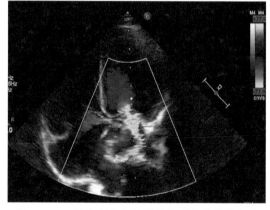

图6-4-35　部分型房室间隔缺损彩色多普勒超声心动图
彩色多普勒超声显示源自二尖瓣前叶裂隙的反流信号及房间隔缺损处的左向右分流信号

2. 完全型房室间隔缺损

（1）二维超声：原发孔型房间隔缺损的表现同前。流入道型室间隔缺损表现为心尖四腔心切面上，室间隔于十字交叉处连续中断，且缺损边缘与房室瓣之间无残端。房室瓣水平见共同房室瓣启闭，中间瓣叶通过腱索附着于室间隔顶端或右心室面异常乳头肌，或呈漂浮状；共同房室瓣开放时，四个心腔相互交通（图6-4-36）。于左心室短轴切面基础上调整探头角度，可探及共同房室瓣呈单一瓣口，开放时呈椭圆形（图6-4-37）。间接征象表现为全心增大，以右心增大为著。

（2）多普勒超声：房间隔、室间隔连续中断处均可见双向低速分流信号，共同房室瓣口心房侧收缩期可见反流信号（图6-4-38,图6-4-39）。由于四个心腔相通,左心室压力、右心室压力相近,患儿通常合并重度肺动脉高压。

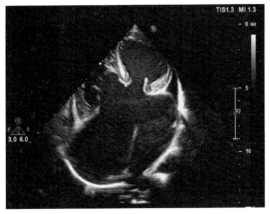

图6-4-36 完全型房室间隔缺损二维超声心动图1

心尖四腔心切面显示原发孔型房间隔缺损、流入道室间隔缺损和共同房室瓣结构

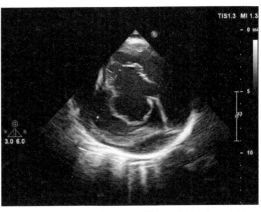

图6-4-37 完全型房室间隔缺损二维超声心动图2

左心室短轴切面显示共同房室瓣

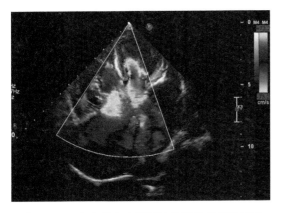

图6-4-38 完全型房室间隔缺损彩色多普勒超声心动图1

彩色多普勒超声显示心尖四腔心切面房室间隔缺损处的分流呈"H"形

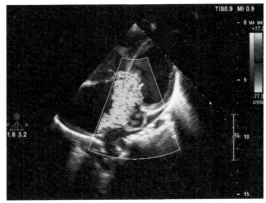

图6-4-39 完全型房室间隔缺损彩色多普勒超声心动图2

彩色多普勒超声显示共同房室瓣口收缩期大量反流

3. 过渡型房室间隔缺损

（1）二维超声：同时有原发孔型房间隔缺损和流入道型室间隔缺损的声像图改变,类似于完全型房室间隔缺损,但室间隔缺损一般较小。房室瓣畸形表现为二尖瓣前叶裂,类似于部分型。

（2）多普勒超声：房间隔、室间隔连续中断处可见左向右分流信号；可探及源自二尖瓣前叶裂隙及三尖瓣隔叶的反流信号。并可根据三尖瓣反流和肺动脉瓣反流压差估测肺动脉压。

（三）诊断要点与鉴别诊断

1. 诊断要点

（1）部分型房室间隔缺损：存在原发孔型房间隔缺损和二尖瓣前叶裂；或者存在流入道型室间隔缺损和二尖瓣前叶裂。

（2）完全型房室间隔缺损：存在原发孔型房间隔缺损、共同房室瓣和非限制性流入道型室间隔缺损。

（3）过渡型房室间隔缺损：存在原发孔型房间隔缺损、二尖瓣前叶裂和限制性流入道型室间隔缺损。

2. 鉴别诊断

（1）完全型与过渡型房室间隔缺损相鉴别：完全型房室间隔缺损房室瓣畸形表现为房室共口，左心室短轴切面可显示横跨左右心室的共同房室瓣，彩色多普勒超声显示舒张期通过左右侧瓣口的血流混合在一起，不能分开，且室间隔缺损通常较大（非限制性）。而过渡型房室瓣畸形表现为二尖瓣前叶裂，左右侧瓣口舒张期可见各自独立的过瓣血流，室间隔缺损通常较小（限制性）。

（2）原发孔型房间隔缺损与冠状静脉窦口扩张鉴别：无顶冠状静脉窦综合征、心内型肺静脉异位引流、冠状动脉-冠状静脉窦瘘等疾病可导致冠状静脉窦口扩张，易误以为是原发孔型房间隔缺损。鉴别要点在于房室间隔缺损患者二尖瓣、三尖瓣附着于同一水平，且心尖四腔心切面从后向前连续扫查均可见十字交叉部位房间隔缺失，而窦口扩张时，除可以观察到原发病变特征外，还可见二尖瓣、三尖瓣附着于不同水平，声束从后向前连续扫查心尖四腔心切面时，先可见十字交叉部位房间隔缺损（为窦口），逐渐前扫，显示十字交叉部位房间隔连续完整。

（四）临床价值

超声心动图能准确诊断房室间隔缺损并进行分型，是首选诊断方法。术前超声检查可为患者手术方案决策提供详细的信息，包括心内膜垫受累范围、缺损大小、房室瓣反流、心室功能、肺动脉压等；术中经食管超声检查能够即刻对有无残余分流、瓣膜反流等情况进行评价；术后则常规应用超声进行随访评价，观察远期预后。

（逄坤静）

七、肺静脉畸形引流

（一）病理与临床

肺静脉畸形引流（anomalous pulmonary venous connection，APVC），是胚胎发育异常致使一支、几支或全部肺静脉未与左心房直接交通，而与体静脉或右心房连接的先天性心脏病，占先天性心脏病的 1%～3%。根据肺静脉回流入右心系统的数目，肺静脉畸形引流可分为完全型肺静脉畸形引流（total anomalous pulmonary venous connection，TAPVC）和部分型肺静脉畸形引流（partial anomalous pulmonary venous connection，PAPVC）。肺静脉畸形引流可与其他复杂心内畸形并存，如完全型肺静脉畸形引流患者通常合并房间隔缺损或卵圆孔未闭。

1. 完全型肺静脉畸形引流 属罕见发绀型先天性心脏病，4 支肺静脉均异常引流入右心系统。根据肺静脉引流位置，完全型肺静脉畸形引流分为以下 4 型（图 6-4-40）。

Ⅰ型：心上型，最常见，约占 50%。ⅠA型：最常见，左肺静脉、右肺静脉回流入左心房后侧的共同肺静脉干，然后经垂直上静脉-左无名静脉连接回流入上腔静脉；ⅠB型：共同肺静脉干直接回流入上腔静脉，其开口一般位于距离右心房 2cm 以内的上腔静脉后壁；ⅠC型：少见，共同肺静脉干与奇静脉连接。

Ⅱ型：心内型，约占 20%。ⅡA型：4 支肺静脉分别或形成共同肺静脉干开口于冠状静脉窦，占本型 2/3。ⅡB型：4 支肺静脉分别或形成共同肺静脉干开口于右心房，占 1/3。

Ⅲ型：心下型，约占 20%，常见于多数危重新生儿；左右肺静脉汇合成共同静脉干，再经垂直下静脉于食管前下行，穿膈肌后汇流入静脉导管、门静脉、肝静脉或直接进入下腔静脉，最终回流入右心房。部分患者畸形引流的肺静脉可经其他静脉回流入下腔静脉至右心房。

Ⅳ型：混合型，最为少见，约占 10%，同时出现两种或以上引流路径，回流入右心。其中最常见的方式为左肺静脉（通常是左上肺静脉）经垂直上静脉流入左无名静脉，其他肺静脉汇合后连接冠状静脉窦。

完全型肺静脉畸形引流使氧合肺静脉血全部回流入右心房，为了生存，心房水平必然存在交通作为维持生命的通道，即合并房间隔缺损或卵圆孔未闭。心房水平分流量、肺血管阻力、回流路径的长短及有无梗阻影响患儿的症状及体征，主要表现为右心容量负荷过重。体检可发现右心房、右心室的扩大，右心室搏动增强，抬举感；第一心音增强；固定第二心音分裂；胸骨左缘高位肋间闻及收缩期喷射音。心电图显示电轴右偏。心房水平分流量较小者，患儿通常病情较重，存在重度发绀，严重肺动脉高压，首诊应作为危急值报告。心下型通常多伴回流路径梗阻，症状出现早，发绀重。重症患儿多有喂养困难、呼吸困难、心力衰竭等，常合并肺部感染，若不积极处理死亡率高。

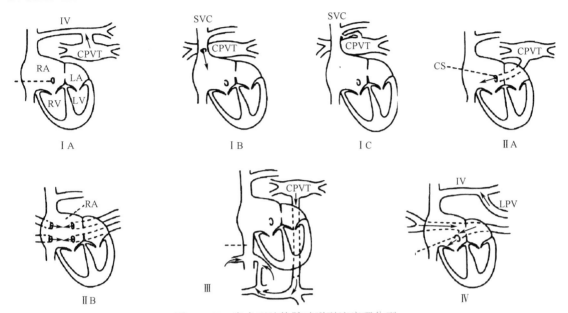

图 6-4-40 完全型肺静脉畸形引流病理分型

CS. 冠状静脉窦；CPVT. 共同肺静脉干；IV. 无名静脉；SVC. 上腔静脉；LPV. 左肺静脉；RA. 右心房；RV. 右心室；LA. 左心房；LV. 左心室

2. 部分型肺静脉畸形引流 根据肺静脉引流位置，部分型肺静脉畸形引流分为以下 4 型。

Ⅰ型：心上型。ⅠA 型：最常见，1 支或 2 支右肺静脉与上腔静脉连接，引流入右心房，多伴静脉窦型房间隔缺损，左肺静脉与左心房正常连接；ⅠB 型：左肺静脉经垂直静脉-左无名静脉，与上腔静脉连接，而右肺静脉与左心房正常连接，多数患者房间隔完整，少数可合并房间隔缺损或卵圆孔未闭。

Ⅱ型，心内型。ⅡA 型：左肺静脉汇入冠状静脉窦，继而回流入右心房，而右肺静脉与左心房正常连接，可合并或不合并房间隔缺损；ⅡB 型：右肺静脉直接开口于右心房，而左肺静脉连接正常，可合并或不合并房间隔缺损。

Ⅲ型，心下型。右肺静脉经垂直下静脉穿膈后连接下腔静脉，进而回流入右心房，少见。在胸部 X 线片上显示右下肺处有异常引流的肺静脉产生的镰刀状阴影，因此此型又称为镰刀综合征（scimitar syndrome）。

Ⅳ型，混合型，以上三型的任意两种或以上混合存在。

与完全型相比，部分型肺静脉畸形引流患儿的血流动力学变化一般较轻，症状相对也轻，临床表现与异常引流肺静脉的数量、连接部位、路径长短及梗阻情况、房间隔缺损大小及肺血管床阻力等有关。

（二）超声心动图表现

1. 完全型肺静脉畸形引流

（1）二维超声心动图：完全型肺静脉畸形引流的直接征象如下。①4 支肺静脉未与左心房连接，多数情况下 4 支肺静脉在左心房后方汇集为共同静脉干；②心上型，共同静脉干与左垂直静脉连接，经无名静脉回流入上腔静脉，上述回流静脉可明显扩张（图 6-4-41），或者共同静脉干向右与上腔静脉下段连接，上腔静脉增宽，或者共同静脉干在升主动脉右后侧汇入奇静脉，上腔静脉增宽；③心内型，共同静脉干与冠状静脉窦连接，冠状静脉窦明显扩张，或者 4 支肺静脉分别与明显扩张的冠状静脉窦连接，或者共同静脉干直接开口于右心房；④心下型，共同静脉干经下行的垂直静脉穿过膈肌后进入下腔静脉或汇入门静脉，回流经过的门静脉、肝静脉或下腔静脉增宽；⑤混合型，表现为上述不同类型的组合，常见的类型为左上肺静脉经左垂直静脉-无名静脉回流入上腔静脉（心上型），其余静脉汇集为共同静脉干，连接明显扩张的冠状静脉窦（心内型）。

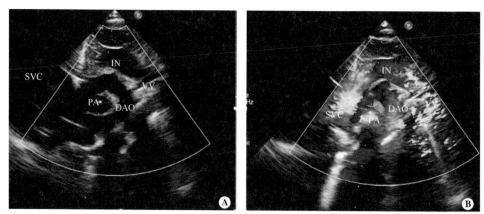

图 6-4-41 心上型肺静脉畸形引流

A. 胸骨上窝切面显示垂直静脉连接扩张的无名静脉和上腔静脉；B. 彩色多普勒超声显示其内的血流信号及走向

DAO. 降主动脉；IN. 无名静脉；PA. 肺动脉；VV. 垂直静脉；SVC. 上腔静脉

间接征象：①右心负荷过重，右心扩大，右心室壁增厚，肺动脉增宽，室间隔左移，左心房室内径减小（图 6-4-42）；②房间隔缺损或卵圆孔未闭，房间隔回声分离或回声中断（图 6-4-43）。

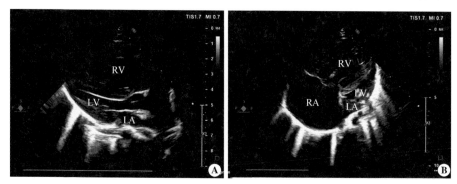

图 6-4-42 肺静脉畸形引流 1

胸骨旁左心室长轴切面（A）和心尖四腔心切面（B）显示右心扩张，左心受压变小

RV. 右心室；RA. 右心房；LA. 左心房；LV. 左心室

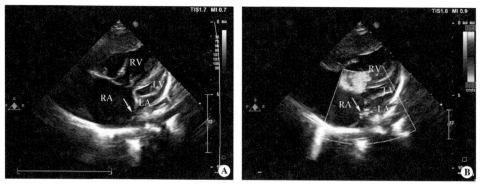

图 6-4-43 肺静脉畸形引流 2

A. 胸骨旁心尖四腔心切面显示卵圆孔未闭（箭头）；B. 彩色多普勒超声显示心房水平右向左分流

RV. 右心室；RA. 右心房；LA. 左心房；LV. 左心室

（2）多普勒超声心动图：彩色多普勒超声可显示包括共同静脉干、垂直静脉、无名静脉、上腔静脉、冠状静脉窦、下腔静脉等在内的各种引流血管内的丰富血流信号（图6-4-44）及肺静脉右心房异常开口部位的血流信号（图6-4-45）。需注意引流血管有狭窄时，狭窄部位可见五彩镶嵌状的高速血流。其可显示房间隔缺损或卵圆孔未闭时心房水平右向左为主的双向分流或右向左分流。此外，还可见三尖瓣与肺动脉血流量增加、三尖瓣反流等。频谱多普勒超声可根据肺动脉瓣反流和三尖瓣反流估测肺动脉舒张压和收缩压，常提示合并严重的肺动脉高压（图6-4-46）。

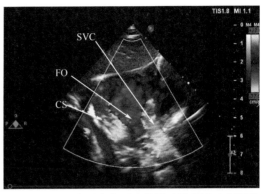

图6-4-44　心内型完全型肺静脉畸形引流（共同静脉干引流入冠状静脉窦）

剑突下双心房切面显示冠状静脉窦血流增多，心房水平右向左分流。CS.冠状静脉窦；FO.卵圆孔未闭；SVC.上腔静脉

2. 部分型肺静脉畸形引流（图6-4-47～图6-4-51）

（1）二维超声心动图：直接征象为一支、两支或一侧肺静脉未与左心房连接，单独或形成共干回流入右心房，引流途径类似完全型，同样表现为心上型、心内型、心下型和混合型，引流静脉均增宽，但至少有一支肺静脉与左心房连接。间接征象同样表现为右心负荷过重，包括右心扩大、肺动脉增宽等，但与完全型相比程度较轻。房间隔完整或回声中断，多为静脉窦型房间隔缺损。

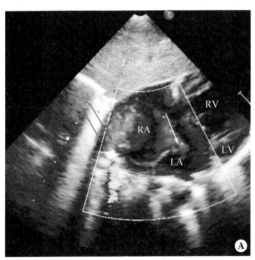
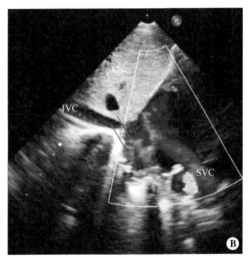

图6-4-45　心内型完全型肺静脉畸形引流（肺静脉直接连接右心房）

剑突下四腔心（A）和双心房切面（B）显示肺静脉开口于右心房的异常血流（红色箭头）和心房水平右向左分流（白色箭头）

Liver.肝；IVC.下腔静脉；SVC.上腔静脉；RA.右心房；RV.右心室；LA.左心房；LV.左心室

（2）多普勒超声心动图：彩色多普勒超声可显示引流静脉内的明亮血流，肺静脉右心房异常开口部位的血流及合并房间隔缺损时的心房水平分流、三尖瓣反流等。合并梗阻时其可显示梗阻处的高速血流。频谱多普勒可测量血流峰速和压差，估测肺动脉压。

（三）诊断要点与鉴别诊断

1. 诊断要点

（1）完全型肺静脉畸形引流：未探及任何肺静脉与左心房连接；通常左心房后方可见共同静脉干；在体静脉、冠状静脉窦及右心房等部位寻找肺静脉汇入点，并确定分型诊断；心房水平可见右向左分流；左右心比例明显失调，左心小。注意肺静脉回流路径有无狭窄及三尖瓣反流，评估肺动脉压。

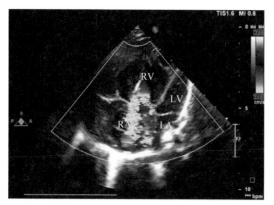

图 6-4-46　胸骨旁四腔心切面显示三尖瓣大量反流

RV. 右心室；RA. 右心房；LA. 左心房；LV. 左心室

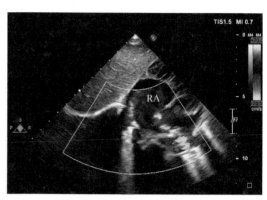

图 6-4-47　部分型肺静脉畸形引流（心内型）

剑突下双房切面显示右上、右中、右下肺静脉异位引流入右心房。RA. 右心房

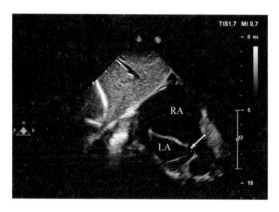

图 6-4-48　部分型肺静脉畸形引流

剑突下双房切面显示右心房扩大，上腔静脉型房间隔缺损（箭头）

RA. 右心房；LA. 左心房

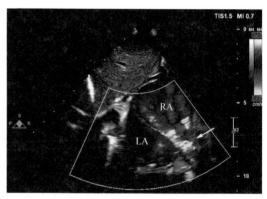

图 6-4-49　部分型肺静脉畸形引流（心上型）

剑突下双房切面显示上腔静脉血流增加，为右上肺静脉异位引流入上腔静脉所致。LA. 左心房；RA. 右心房；箭头所指为上腔静脉口

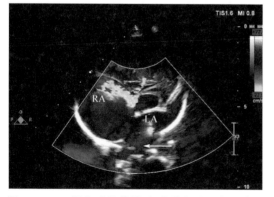

图 6-4-50　部分型肺静脉畸形引流（心尖四腔心切面）

心尖四腔心切面彩色多普勒超声显示右心扩大，三尖瓣口血流增多。LA. 左心房；RA. 右心房；箭头所示为右下肺静脉

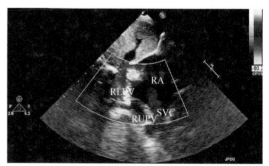

图 6-4-51　部分型肺静脉畸形引流（剑突下双房切面）

剑突下双房切面彩色多普勒超声显示右下肺静脉血流入右心房，右上肺静脉回流入左心房。RLPV. 右下肺静脉；RUPV. 右上肺静脉；SVC. 上腔静脉；RA. 右心房

（2）部分型肺静脉畸形引流：左心房内不能探及全部肺静脉连接，仅可探及 1 支或 3 支以下

肺静脉与左心房连接；上腔静脉、下腔静脉、冠状静脉窦或右心房内探及异常回流信号源于 1 支肺静脉或共同静脉干，并确定分型诊断；右心扩大，三尖瓣口血流量增加。

2. 鉴别诊断

（1）房间隔缺损：与肺静脉畸形引流都有右心扩大。单纯房间隔缺损可见 4 支肺静脉回流入左心房，右心扩大程度与缺损大小成比例，心房水平分流方向多为左向右，往往肺动脉压不高或轻度增高；与肺静脉畸形引流同时出现时，右心扩张和肺动脉高压要更为严重，与缺损大小不成比例，可见异常引流途径等直接征象，心房水平可见右向左分流。

（2）右心室心肌病：与肺静脉畸形引流都有右心扩大，但右心室心肌病患者左心一般不小，三尖瓣反流压差一般正常，4 支肺静脉回流入左心房，可资鉴别。

（3）无顶冠状静脉窦综合征：与心内型引流入冠状静脉窦者鉴别。无顶冠状静脉窦综合征可见窦顶壁缺失，左心房血流经缺损处进入冠状静脉窦内等直接征象，4 支肺静脉回流入左心房。

（四）临床价值

超声心动图是肺静脉畸形引流的首选诊断方法，不仅可快速确定肺静脉畸形引流的诊断，而且可进一步对其进行病理分型，评估血流动力学变化，为手术决策提供至关重要的信息。对重症婴幼儿，超声能及时确诊，早期手术，对年龄较大、可疑或复杂病例如引流途径显示不清，可以建议进一步行 CTA 检查。

【案例 6-4-5】 患儿 10 个月，呼吸困难。查体：中央性发绀，经皮血氧饱和度 85%，胸骨左缘第 2、3 肋间闻及 2 级收缩期杂音，亢进。心电图：右心扩大。胸部 X 线片：肺淤血，心界扩大。超声心动图见图 6-4-52。

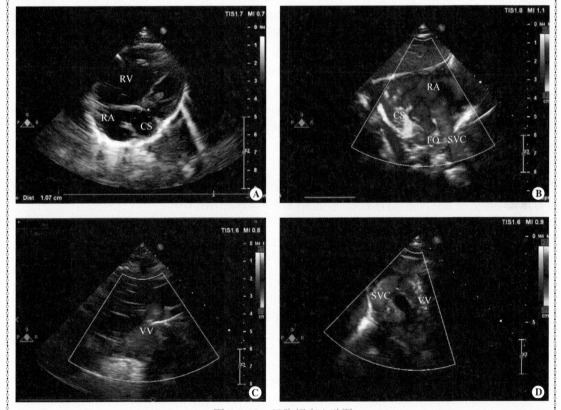

图 6-4-52 经胸超声心动图

A. 心尖四腔心切面；B. 剑突下双房切面；C. 胸骨左缘高位肋间切面；D. 胸骨上窝切面。RA. 右心房；RV. 右心室；FO. 卵圆孔；SVC. 上腔静脉；VV. 垂直静脉；CS. 冠状静脉窦

> **问题：** 请分别描述图 6-4-52 各图像切面特征，给出可能的诊断及诊断依据。
> **答案与解析：** 本案例诊断为混合型肺静脉异位引流（完全型可能性大）。
> 　　心尖四腔心切面显示右心房室明显扩大，左心房室内径明显缩小，冠状静脉窦增宽（图 6-4-52A）；剑突下切面显示上腔静脉和冠状静脉窦血流增加，卵圆孔右向左分流（图 6-4-52B）；胸骨左缘高位肋间切面显示肺静脉汇聚进入垂直静脉（图 6-4-52C）；胸骨上窝切面显示垂直静脉血流向上进入无名静脉，进而进入上腔静脉（图 6-4-52D）。综上所述，冠状静脉窦血流的增加来自肺静脉，同时垂直静脉的血流来自肺静脉并进入上腔静脉，肺静脉引流途径来自两个不同的路径，可以诊断为混合型肺静脉异位引流（心上型加心内型），一般左上引流入垂直静脉，余三支汇成一干进入冠状静脉窦。

（逄坤静）

八、主动脉狭窄

■（一）病理与临床

　　主动脉狭窄类型很多，主要有主动脉瓣狭窄、主动脉瓣下狭窄和主动脉瓣上狭窄，其中以主动脉瓣狭窄最多见，占 70%～91%，常见病因为主动脉瓣二瓣化畸形。超声心动图是无创诊断本病的首选方法，能清晰显示各种类型主动脉瓣、瓣上和瓣下病变的病理解剖和血流动力学变化，从而对狭窄的部位、病因及程度进行诊断。

　　先天性主动脉瓣狭窄多为胚胎期瓣膜发育障碍所致，可出现瓣叶数量异常、瓣叶增厚、交界粘连、瓣环发育不良等病理改变。根据主动脉瓣瓣叶数量，畸形可分为单瓣化、二瓣化、三瓣或三瓣以上畸形等不同类型，其中以二瓣化畸形最多见。瓣口狭窄可于出生后就出现，也可随年龄增长，瓣膜增厚、硬化、钙化而逐渐出现并加重。瓣叶的数量越少，狭窄通常越严重，如单瓣化畸形者瓣口通常狭小，出生后早期即可出现阻塞。主动脉瓣狭窄导致长期左心室后负荷增加和心肌缺血，最终可出现左心室扩张，甚至左心衰竭。若不及时干预，本畸形最终可引起右心衰竭。此外，收缩期从左心室经狭窄瓣口射入主动脉的血流速度增快，在主动脉根部和升主动脉内形成涡流。长期作用下，主动脉根部和升主动脉管壁的弹力纤维和胶原纤维等受到损害破坏，管壁逐渐扩张、变薄，形成狭窄后扩张。

　　主动脉瓣下狭窄分为隔膜型主动脉瓣下狭窄及心肌肥厚型主动脉瓣下狭窄，其病理和血流动力学改变与主动脉瓣狭窄相似，同时由于瓣下狭窄病变所造成的高速血流长期冲击主动脉瓣，瓣叶可出现增厚、纤维化，活动性减少，引起进行性主动脉瓣关闭不全。

　　主动脉瓣上狭窄分为沙漏型、隔膜型和发育不全型（图 6-4-53）。①沙漏型：即瓣上环形狭窄，最常见，表现为窦管交界附近局限性主动脉壁环状增厚，远端主动脉呈狭窄后扩张，升主动脉根部外观缩窄呈沙漏状；②隔膜型：又称主动脉瓣上隔膜样狭窄，表现为主动脉瓣上方的纤维或纤维肌性的半圆形或环形隔膜样病变，中央部位有开口；③发育不全型：即主动脉瓣上弥漫性缩窄，较少见。狭窄部位的长度不等，一般可累及整个升主动脉，有时可同时累及主动脉弓起始部，甚至降主动脉。主动脉瓣上狭窄使左心室压力负荷增加，左心室收缩压明显升高，左心室肥厚，出现类似于主动脉瓣狭窄的血流动力学改变，但一般不引起主动脉狭窄后扩张，仅少数较靠近主动脉瓣的局限性狭窄病变者出现主动脉根部狭窄后扩张。由于冠状动脉多数在狭窄病变的近端，受左心室高压的长期影响，冠状动脉可出现扩张和迂曲，管壁增厚，容易较早发生粥样硬化病变，造成早期冠心病。

■（二）超声心动图表现

1. 二维超声心动图

（1）主动脉瓣狭窄：狭窄瓣叶不同程度增厚，回声增强，活动僵硬，开口幅度明显减小，不能贴壁，瓣叶对合点偏离瓣环中心位。大动脉短轴切面可观察瓣叶形态、数目和启闭情况，二瓣化畸形时瓣叶开放呈鱼口状，闭合呈"一"字形；三瓣时瓣叶闭合呈"Y"形；四瓣化畸形时瓣叶开放呈"口"形，闭合呈"十"字形（图6-4-54）。主动脉根部内径增宽，甚至棱形扩张。狭窄较重或病程较长时，左室向心性肥厚。

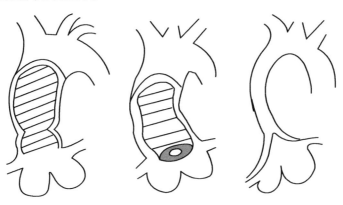

图 6-4-53　主动脉瓣上狭窄分型示意图
从左到右依次为沙漏型、隔膜型、发育不全型

（任卫东，张玉奇，舒先红，2015.心血管畸形胚胎学基础与超声诊断.北京：人民卫生出版社.）

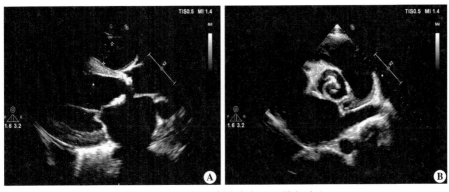

图 6-4-54　主动脉瓣狭窄（二维超声）
A. 胸骨旁左心室长轴切面显示主动脉瓣增厚，左心室壁增厚；B. 大动脉短轴切面显示主动脉瓣增厚，开放为二叶，左右排列

（2）主动脉瓣下狭窄：隔膜型于主动脉瓣下左心室流出道内见中央有孔的隔膜样结构，分别附着于室间隔和二尖瓣前叶根部，或仅一端附着；心肌肥厚型者于主动脉瓣下可见肥厚的肌束凸向左心室流出道内，导致流出道狭窄。主动脉瓣下狭窄可合并左心室壁肥厚。

（3）主动脉瓣上狭窄：沙漏型瓣上狭窄于窦管交界附近可见主动脉壁呈局限性环状增厚，远端主动脉呈狭窄后扩张；隔膜型瓣上狭窄于主动脉瓣上方可见中央有孔的隔膜样结构；发育不全型瓣上狭窄可见升主动脉管腔弥漫性细窄，可累及主动脉弓甚至降主动脉。因梗阻较重，多数合并左心室壁肥厚。

2. 多普勒超声　彩色多普勒超声可显示通过左心室流出道、主动脉瓣口或瓣上主动脉梗阻处的高速射流及增宽或扩张的主动脉根部管腔内的漩流信号，部分患者可同时合并主动脉瓣反流。频谱多普勒可检测梗阻部位的射流速度及压差（图6-4-55）。

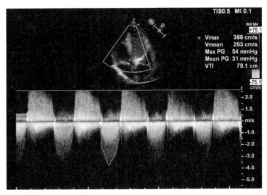

图 6-4-55　主动脉瓣狭窄（多普勒）
连续多普勒显示主动脉瓣前向血流速度明显增快

（三）诊断要点与鉴别诊断

1. 诊断要点

（1）主动脉瓣下狭窄时可见左心室流出道内隔膜样结构或局部室壁肌性肥厚；主动脉瓣狭窄时可见瓣叶数目和（或）发育异常，瓣叶增厚，回声增强，开放间距变小，不能贴壁；主动脉瓣上狭窄时可见窦管交界附近局限性缩窄，或升主动脉根部管腔内隔膜样结构，或升主动脉弥漫性变窄。

（2）彩色多普勒超声显示梗阻部位射流加速，频谱多普勒可测量射流速度与压差。

（3）左心室壁可继发性肥厚。

（4）升主动脉可出现狭窄后扩张。

2. 鉴别诊断

（1）主动脉瓣下肌性狭窄与肥厚型心肌病鉴别：前者的肌性肥厚主要位于主动脉瓣下，导致左心室流出道梗阻，其他部位的左心室心肌不厚或继发性肥厚（厚度通常不超过 1.5cm），可同时合并主动脉瓣狭窄；肥厚型心肌病为弥漫性心肌肥厚，其他部位的左心室心肌厚度可超过 1.5cm，梗阻也可出现在左心室腔心尖段或中间段，不合并主动脉瓣狭窄，可有家族史。

（2）主动脉瓣下狭窄与主动脉瓣狭窄鉴别：主动脉瓣下狭窄常合并主动脉瓣增厚，应用彩色多普勒仔细观察血流汇聚部位可鉴别狭窄位于瓣下或瓣口部位。有时两者可同时出现，因此对于主动脉瓣下狭窄的患者应仔细观察主动脉瓣形态和数目，彩色多普勒超声观察主动脉瓣口有无血流再次汇聚加速的现象。

（3）先天性主动脉瓣狭窄与风湿性、退行性、老年钙化等原因导致的主动脉瓣狭窄鉴别：先天性狭窄通常合并瓣叶数目和发育异常，如二瓣化畸形等，可较早出现梗阻，而其他原因导致的主动脉瓣狭窄瓣叶数目和发育无异常，结合年龄、病史等可做出诊断。

（四）临床价值

超声心动图能够清楚显示主动脉狭窄的梗阻部位及病理解剖，并对狭窄程度进行半定量评估，是无创诊断本病的首选方法，对患者管理、预后判断及手术时机的选择有重要意义。部分患者受严重钙化、肺气肿、肥胖、胸壁畸形和肋骨等因素影响，经胸超声心动图不能获得满意的图像，可考虑经食管超声心动图检查，能显著提高诊断敏感性与特异性。

（逄坤静）

九、大动脉转位

大动脉转位（transposition of the great arteries，TGA）是指主动脉和肺动脉与左心室、右心室的连接关系异常的一类畸形，包括完全型大动脉转位、矫正型大动脉转位、右心室双出口和左心室双出口。本病是胚胎发育时，动脉干未能发生正常的螺旋形扭转，造成其位置及与左右心室连接关系出现变异所致。其发病率约占发绀型先天性心脏病的 20%，约占先天性心脏病的 5%。易发生心力衰竭，死亡率甚高。大动脉转位属复杂畸形，可伴有多种解剖畸形或节段连接异常，因此应严格按照超声心动图的节段分析法来进行诊断。

（一）完全型大动脉转位

1. 病理与临床 完全型大动脉转位（complete transposition of the great arteries）患儿两根大动脉与心室的连接互换，即主动脉起自右心室，肺动脉起自左心室。主动脉转至肺动脉前方，两者起始段多为平行走行。主动脉瓣环可位于肺动脉瓣环的右前、左前或正前方。

由于体循环和肺循环形成两个独立的、无效的循环，机体不能获得氧气供应，患儿在心房、心室或大动脉水平必然存有一处或多处沟通，即必然合并房间隔缺损、室间隔缺损、动脉导管未闭或卵圆孔未闭等先天性心脏畸形，使两侧循环中的动静脉血得以互相混合,患儿才得以暂时生存。血液混合越充分，则生存的可能性越大。由于动脉血内氧饱和度甚低，患儿出现严重发绀，如不及时手术矫治，常因缺氧、心力衰竭、心肌梗死、肺梗死等而早期死亡。

2. 超声心动图表现

（1）二维超声

1）心室-大动脉连接不一致：左心长轴切面与心尖长轴切面显示主动脉起自右心室，位于前方，肺动脉起自左心室，位于后方。主动脉和肺动脉的判定要点：跟踪探查大动脉长轴切面，主动脉行程较长，延续为弯曲的主动脉弓并发出弓部分支，大动脉短轴切面可见冠状动脉开口；而肺动脉干行程较短，走行不远即分为左右肺动脉分支，大动脉短轴切面不能显示冠状动脉开口。

2）大动脉空间位置改变：大动脉短轴切面可同时显示主动脉瓣环与肺动脉瓣环两个圆环，主动脉瓣环通常位于肺动脉瓣环前方。心室长轴切面上主动脉、肺动脉起始段平行走行或近乎平行走行，肺动脉瓣与二尖瓣前叶之间为纤维连续，主动脉瓣与三尖瓣之间可见肌性组织相隔。

3）房室连接一致：心尖四腔心切面显示房室连接一致，左心房经二尖瓣与左心室相连，右心房经三尖瓣与右心室相连。

4）存在体循环、肺循环间异常交通：患儿可合并房间隔缺损、室间隔缺损、动脉导管未闭等左右心之间的异常交通，超声可见相应的声像图改变。

5）本病可合并肺动脉狭窄及其他心血管畸形。

（2）多普勒超声：彩色多普勒超声可直观显示左心室血流进入肺动脉，右心室血流进入主动脉，以及心房、心室、大动脉水平分流畸形，如房间隔缺损、室间隔缺损、动脉导管未闭等异常分流。当分流速度较低时，表现为红色或蓝色的层流信号，当分流速度较高时，表现为五彩镶嵌状的血流信号。此外，还可显示合并的肺动脉狭窄的高速射流及其他合并畸形的异常血流。频谱多普勒可检测间隔、大动脉水平异常分流的频谱，由于左右心之间的压差较小，频谱通常为双向、低速频谱，峰速小于 $1.0 \sim 1.5$ m/s，也可测量狭窄肺动脉的收缩期高速射流频谱、瓣膜反流频谱等。

3. 诊断要点与鉴别诊断

（1）诊断要点：应严格遵循节段分析法。诊断要点为房室连接一致，心室大动脉连接和大动脉空间方位异常，主动脉起自右心室，肺动脉起自左心室，两者起始段平行走行，并合并左右心之间的异常交通。

（2）鉴别诊断

1）Taussig-Bing 畸形（右心室双出口的一种类型）：肺动脉完全或 50% 以上起自右心室，左心室血流经室间隔缺损流入肺动脉，而完全型大动脉转位患者的肺动脉完全起自左心室或右心室骑跨率< 50%，左心血流直接流入肺动脉。

2）大动脉异位（malposition of the great arteries，MGA）：大动脉异位时大动脉起始关系正常，主动脉连接左心室，肺动脉连接右心室，仅有大动脉空间位置异常，主动脉与肺动脉近乎平行走行，而完全型大动脉转位时大动脉起始关系和空间位置均异常。

3）矫正型大动脉转位：矫正型大动脉转位时心房心室连接和心室-大动脉连接均不一致，而完全型大动脉转位时心房心室连接一致，仅心室-大动脉连接不一致。

（二）矫正型大动脉转位

1. 病理与临床 矫正型大动脉转位（corrected transposition of the great arteries）是一种特殊的复合畸形，患者的心室-大动脉连接与完全型大动脉转位相同，即主动脉起自解剖右心室，肺动脉起自解剖左心室，但房室连接不一致，而心房位置一般正常，即左心房经三尖瓣连接解剖右心室，右心室连接异常起源的主动脉，右心房经二尖瓣连接解剖左心室，左心室连接异常起源的肺动脉。心底部两支大动脉互相平行，主动脉位于肺动脉前方，主动脉瓣通常位于肺动脉瓣的左前方。

本病同时存在心室-大动脉连接异常和房室连接异常，这种双重扭转使肺静脉血通过左心房、右心室进入主动脉，而腔静脉血通过右心房、左心室进入肺动脉。因此，体循环、肺循环可正常进行，在血流动力学上不存在障碍，代偿期临床可无任何症状和体征。但由于解剖右心室行使了左心室功能，成年后代偿能力逐渐降低，可出现右心肥大、三尖瓣反流和右心衰竭，临床上表现为活动后心悸和呼吸困难，体征有颈静脉怒张、肝大、水肿等。矫正型大动脉转位可独立存在，也可伴发其他畸形，产生相应的临床表现和体征。

2. 超声心动图表现

（1）二维超声

1）心室-大动脉连接不一致：左心长轴切面与心尖长轴切面显示主动脉起自右心室，肺动脉起自左心室。

2）大动脉空间位置改变：大动脉短轴切面可同时显示主动脉瓣环与肺动脉瓣环两个圆环，主动脉瓣环位于肺动脉瓣环前方，通常为左前。心室长轴切面上主动脉、肺动脉起始段平行走行或近乎平行走行，肺动脉瓣与二尖瓣前叶之间为纤维连续，主动脉瓣与三尖瓣之间可见肌性组织相隔。

3）房室连接不一致：心尖四腔心切面通过房室瓣在间隔的附着点和调节束的有无判断心室方位，可见左心房经三尖瓣与解剖右心室相连，右心房经二尖瓣与解剖左心室相连，房室连接不一致。

4）解剖右心室失代偿时，表现为右心室增大、右心室壁肥厚、右心室壁运动减弱、三尖瓣关闭不全、肝淤血等征象。

5）合并室间隔缺损、动脉导管未闭、肺动脉狭窄等其他心血管畸形时，超声心动图可见相应的声像图改变。

（2）多普勒超声：单纯的矫正型大动脉转位可无明显血流异常。右心室功能减弱出现三尖瓣关闭不全时，彩色多普勒血流成像可显示反流的程度和范围。当合并其他心血管畸形时，彩色多普勒血流成像可显示左右心之间的异常分流及狭窄瓣膜和（或）血管的高速射流信号。频谱多普勒可定量评估异常分流、高速射流或瓣膜反流的流速、压差等动力学参数。

3. 诊断要点与鉴别诊断

（1）诊断要点：应严格遵循节段分析法。诊断要点为兼有房室连接异常和心室-大动脉连接异常，即左心房血液经三尖瓣进入解剖右心室，再进入主动脉，右心房血液经二尖瓣进入解剖左心室，再进入肺动脉，主动脉与肺动脉平行走行，伴或不伴其他心血管畸形。

（2）鉴别诊断：应与完全型大动脉转位和大动脉异位鉴别。关键在于正确判断内脏心房方位、房室连接和心室-大动脉连接。

（三）临床价值

大动脉转位可合并其他心脏节段的序接异常和心内外畸形，超声检查应严格遵循节段分析法顺序探查，以免漏诊。二维超声心动图能准确评估心房方位、房室连接、心室-大动脉连接和大动脉方位，结合彩色多普勒和频谱多普勒还可定量观察合并的间隔缺损、瓣膜异常、流出道狭窄等，能获得准确而完整的诊断，是首选诊断方法。

【案例 6-4-6】 男性患儿，出生 3 个月，3 周前因"上呼吸道感染、肺炎"在当地医院就诊，体检发现心前区杂音，疑诊"先天性心脏病"，建议行相关检查，遂转至笔者所在医院。体格检查：体温 36.5℃，脉搏 96 次／分，呼吸 23 次／分，血压 114/70mmHg。哭闹后，唇周可见轻度发绀，无杵状指（趾）。胸骨无畸形，双肺呼吸音清，未闻干湿啰音。心前区无隆起，心界不大，心尖搏动正常，心率 96 次／分，律齐，心前区可闻及 4/6 级收缩期杂音，不伴震颤。腹软，无压痛，肝、脾未触及。双下肢不肿，动脉搏动存在。心电图提示心室除极方向异常。超声心动图检查时，常规探查发现心脏存在复杂心脏畸形，遂遵循节段分析法进行超声诊断。

问题 1：患儿剑突下切面见图 6-4-56，最可能的内脏心房方位类型是哪种？

答案与解析：剑突下大血管横轴切面（图 6-4-56A）显示肝脏位于右侧腹腔，下腔静脉位于脊柱右前方，腹主动脉位于脊柱左前方，剑突下四腔心切面（图 6-4-56B）显示心轴线指向左下，提示内脏-心房正位。

问题 2：心尖四腔心切面见图 6-4-57，室间隔上段连续中断约 1.45cm。患儿的房室连接方式为哪种类型？有何心内合并畸形？

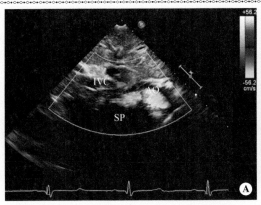 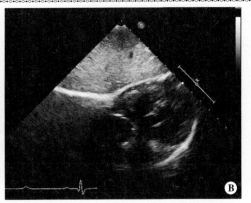

图 6-4-56　患儿剑突下切面
AO. 主动脉；IVC. 下腔静脉；SP. 脊柱

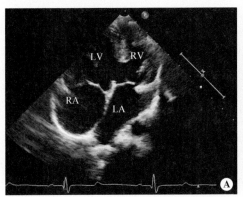 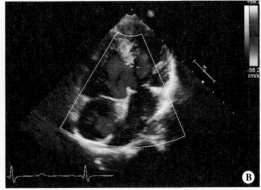

图 6-4-57　心尖四腔心切面
LA. 左心房；LV. 左心室；RA. 右心房；RV. 右心室

答案与解析：（1）四腔心切面（图 6-4-57A）显示左侧心室为解剖右心室，右侧心室为解剖左心室，心室左袢。理由如下：①左侧房室瓣在间隔的附着点靠近心尖，右侧房室瓣附着点靠近心底，因此左侧为三尖瓣，与之相连的心室为解剖右心室，右侧为二尖瓣，与之相连的心室为解剖左心室；②左侧心室靠近心尖的心腔内可见调节束，这是右心室的重要特征。因此该患儿心房正位，心室左袢，房室连接不一致。

（2）室间隔上段可见大小约 1.45cm 的连续中断，彩色多普勒血流成像显示室间隔中断水平的双期双向低速分流信号（图 6-4-57B），提示大室间隔缺损。

问题 3：大动脉根部的短轴及长轴图像见图 6-4-58。患儿的心室-大动脉连接类型为哪种？结合前述超声图像，患儿的最终超声诊断结果是什么？

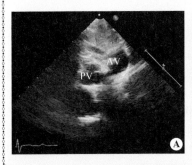 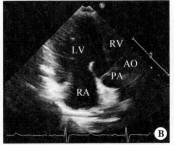 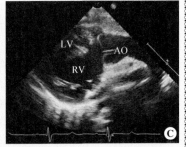

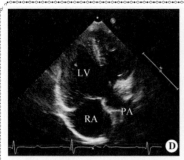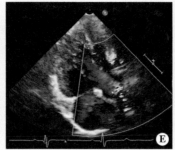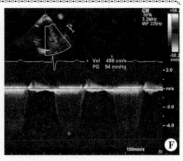

图 6-4-58　大动脉根部短轴及长轴图像

RA. 右心房；LV. 左心室；RV. 右心室。AO. 主动脉；AV. 主动脉瓣；PA. 肺动脉；PV. 肺动脉瓣；PA. 肺动脉

答案与解析：①大动脉根部短轴图像（图 6-4-58A）可同时显示主动脉瓣与肺动脉瓣，且主动脉瓣位于肺动脉瓣的左前方，心室流出道切面（图 6-4-58B）提示两根大血管根部平行走行，且主动脉在前，起自右心室，肺动脉在后，起自左心室，故而心室-大动脉连接异常；②主动脉向上延续为主动脉弓（图 6-4-58C），肺动脉主干走行不远即分成两支（图 6-4-58D）；③彩色多普勒血流成像显示肺动脉瓣口收缩期五彩镶嵌状高速射流（图 6-4-58E），频谱多普勒测量瓣口射流峰速为 4.9m/s，提示肺动脉瓣狭窄。

　　综合前述超声图像，患儿同时具有房室连接不一致和心室-大动脉连接异常，最终超声诊断为"先天性心脏病：矫正型大动脉转位、大室间隔缺损、肺动脉瓣狭窄"。

（杨亚利）

十、先天性冠状动脉畸形

　　冠状动脉畸形为少见先天性疾病，种类较多。根据是否引起心肌缺血，此畸形分为不会导致心肌灌注明显异常的良性畸形和对心肌灌注有潜在影响、可致心肌缺血甚至猝死的恶性畸形，其中良性畸形约占 80%。本节主要介绍最常见的冠状动脉畸形——冠状动脉瘘（coronary artery fistula）。冠状动脉瘘指左、右冠状动脉主干或分支与心腔或大血管之间存在先天性异常交通，约占所有先天性冠状动脉畸形的 50%。

▍（一）病理与临床

　　冠状动脉瘘可发生于右或左冠状动脉，也可为双侧，但以起源于右冠状动脉多见，占50% ~ 60%。异常交通的冠状动脉显著扩张、粗大或扭曲，壁薄如静脉，有时形成梭形扩张或囊状动脉瘤。冠状动脉瘘可进入心脏和大血管的任何部位，以引流入右心房、上腔静脉、冠状静脉、右心室、肺动脉等右心系统者最为常见，约占 90%。而引流入左心房、左心室等左心系统者仅占10%。

　　冠状动脉引流入右心房、右心室、肺动脉、大静脉及左心房时，瘘管内为连续性分流信号，仅引流入左心室时，由于收缩期左心室压力高于主动脉压力，表现为舒张期分流。冠状动脉瘘对血流动力学的影响主要受瘘口大小、引流部位及合并畸形的影响。瘘口较小时，分流量小，对血流动力学影响不大，患者可无临床症状。瘘口较大时，分流量较多，进入右心系统可致右心和肺动脉容量负荷过重，引起肺动脉高压，患者可出现运动后乏力、呼吸困难、下肢水肿等症状。进入左心系统可加重左心室负荷，出现左心室扩大和充血性心力衰竭等，患者可出现活动后心悸、气促，甚至水肿、咯血等症状。此外，如果瘘管分流量较大，可造成冠状动脉盗血现象，致使远端的冠状动脉血流量减少，心肌灌注下降，产生心肌缺血表现，表现为心绞痛甚至心肌梗死。部分患者可合并冠状动脉瘤形成、冠状动脉内血栓形成、感染性心内膜炎等。

（二）超声心动图表现

1. 二维超声

（1）病变的冠状动脉近端不同程度增宽，可发生于左冠状动脉、右冠状动脉，也可双侧同时发生。当瘘管较细，分流量较少时，病变冠状动脉可无明显增宽。

（2）沿病变冠状动脉起源处开始追踪，并不断改变探头的角度和方位，多数患者可显示迂曲增宽的冠状动脉直至瘘口，瘘管粗细不均，有时可呈瘤样扩张。

（3）瘘口多数为单个，少数为多个。瘘口较大时，二维超声可以显示其形态，瘘入右心系统时瘘管末端可呈静脉瘤样扩张，但对于较小且部位靠后的瘘口二维超声显示较困难。

（4）瘘入的心腔或血管腔增大，呈容量负荷过重表现。冠状动脉盗血时，可见节段性室壁运动异常和左心室收缩功能降低。

2. 多普勒超声　彩色多普勒超声显示扩张的冠状动脉瘘管内血流明亮，速度较高时呈多彩镶嵌状，瘘口处可见高速的多彩镶嵌状分流信号呈喷射状进入心腔或血管腔内。除引流入左心室时为舒张期分流信号外，引流入右心房、右心室、肺动脉、大静脉及左心房时均为连续性分流信号。频谱多普勒于受累冠状动脉起始部、走行的瘘管及瘘口部位可记录到双期或舒张期为主的连续性湍流频谱，仅引流入左心室者为舒张期湍流频谱。

3. 三维超声　能立体地观察冠状动脉瘘走行和瘘口结构，以及其与毗邻心脏结构间的关系。如能完整显示瘘管整体结构，则可与冠状动脉造影相比拟。

4. 经食管超声　多数情况下，经胸超声心动图可准确评估冠状动脉瘘的起源、走行和瘘口部位，但在瘘管细小、瘘管结构复杂、多个瘘口或瘘口位于上腔静脉等不易显示部位的情况下，有时对瘘管走行和瘘口形态显示欠佳，经食管超声心动图可弥补上述不足。

（三）诊断要点与鉴别诊断

1. 诊断要点　病变冠状动脉不同程度增宽，瘘管迂曲走行，最终瘘入心腔或血管腔内。彩色多普勒及频谱多普勒于瘘口处可探及高速湍流信号，除引流入左心室者为舒张期湍流外，余处均为连续性湍流。

2. 鉴别诊断

（1）冠状动脉瘤：仅有病变冠状动脉的扩张，与心腔或血管腔之间没有交通。冠状动脉瘘与心腔或血管腔之间有交通，可合并局部的冠状动脉瘤形成。

（2）动脉导管未闭：分流来自降主动脉与主肺动脉间的异常管道，表现为肺动脉腔内起自肺动脉分叉部的连续性分流，以收缩期为主。冠状动脉-肺动脉瘘的分流通常起自肺动脉根部的血管壁，表现为以舒张期为主的双期分流。

（3）川崎病：可见病变冠状动脉的增宽，但与心腔或血管腔之间没有交通。

（四）临床价值

超声心动图是诊断冠状动脉瘘的首选影像学方法。二维超声可发现扩张的冠状动脉，能清楚显示瘘管起源、走行和瘘口形态，彩色多普勒或频谱多普勒可探查冠状动脉内和瘘口注入部位的血流状况。一般认为，超声对于典型的单瘘道冠状动脉瘘诊断价值接近选择性冠状动脉造影。然而，受限于空间分辨率，超声心动图对多瘘口、多瘘道、血流改变紊乱的复杂冠状动脉瘘诊断存在困难，对于引流至肺动脉、瘘管细小及多发的冠状动脉瘘，超声检查容易漏诊。

【案例 6-4-7】　男性患儿，1 岁 2 个月，因感冒发现心脏杂音就诊。既往无特殊病史。查体：心前区无隆起，颈静脉无怒张，下肢无水肿。心界未见明显增大，心尖搏动位置正常，无震颤。心率 105 次 / 分，律齐，胸骨左缘第 2、3 肋间闻及Ⅲ级连续性杂音。遂行经胸超声心动图检查。

问题 1：患儿大动脉根部短轴切面见图 6-4-59，应考虑哪些疾病？

答案与解析：大动脉短轴切面（图6-4-59A）显示左冠状动脉主干内径约0.96cm，明显扩张，局部放大图片（图6-4-59B）显示左冠状动脉主干及左旋支起始段明显增宽，前降支未见明显受累。在儿童期引起左冠状动脉扩张的疾病应考虑左冠状动脉瘘、右冠状动脉异常起源于肺动脉、先天性冠状动脉瘤和川崎病。

问题2：沿扩张的左旋支追踪，结果见图6-4-60，患儿应考虑什么诊断？

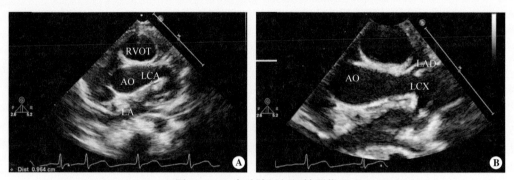

图6-4-59　大动脉根部短轴图像

AO.主动脉；LA.左心房；LCA.左冠状动脉；LAD.左前降支；LCX.左旋支；RVOT.右心室流出道

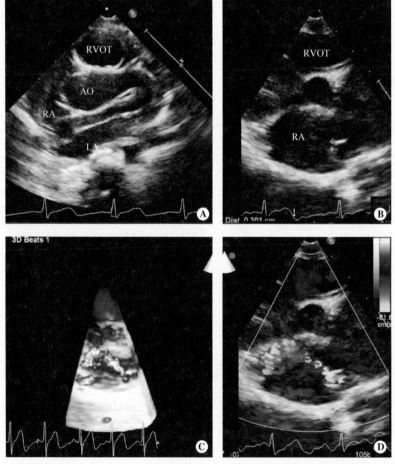

图6-4-60　沿扩张的左旋支追踪，显示非标准大动脉根部短轴切面

AO.主动脉；LA.左心房；RA.右心房；RVOT.右心室流出道

答案与解析：旋支扩张，自起始部发出粗大的瘘管沿主动脉根部后方从左向右绕行，行至房间沟附近（图 6-4-60A）。瘘管末端呈静脉瘤样，膨入右心房顶部，瘤壁顶部见宽约 3.0mm 的破口与右心房腔相通（图 6-4-60B）。三维彩色多普勒（图 6-4-60C）和常规彩色多普勒（图 6-4-60D）均显示右心房顶部瘘口部位五彩镶嵌状高速分流信号。超声完整地显示了瘘管的起源、行程和瘘口部位，该患儿的诊断为先天性左旋支-右心房瘘。

问题 3：该患儿瘘管内血流信号及瘘口部位分流频谱见图 6-4-61。请说明冠状动脉瘘患者的多普勒超声特征是什么？

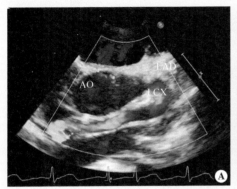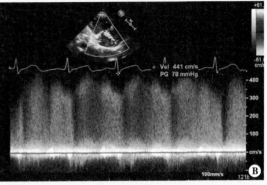

图 6-4-61　左旋支-右心房瘘管彩色多普勒图像（A）及右心房瘘口处分流频谱（B）
AO. 主动脉；LAD. 左前降支；LCX. 左旋支

答案与解析：冠状动脉瘘引流入右心房、右心室、肺动脉、大静脉及左心房时，于受累冠状动脉起始部、走行的瘘管及瘘口部位可记录到双期或舒张期为主的连续性湍流信号及其频谱，引流入左心室者，表现为舒张期湍流信号及频谱。

（杨亚利）

十一、单 心 室

（一）病理与临床

单心室（single ventricle）或称共同心室（common ventricle），是指两侧房室瓣或一个共同房室瓣均开口于同一个心室（称为主腔），通常还有一个残余心腔通过球室孔（bulboventricular foramen）与主腔相通，仅有一个室腔不伴残腔者罕见。残余心腔不与房室瓣连接，因此窦部或流入道缺如，如无血管发出，则呈一盲端，称小梁囊（trabecular pouch），如发出一支或两支大血管，则称为流出腔（outflow chamber）。单心室是少见的复杂先天性心脏病，畸形构成复杂，在所有先天性心脏病中占 1% ～ 2%。

经典的 van Praagh 分型按照心室解剖形态，将单心室分为 4 型（图 6-4-62）。A 型：左心室型，主腔由左心室构成，通常位于心室区的后下部，右心室呈一残腔；B 型：右心室型，主腔由右心室构成，通常位于心室区的前上部，左心室呈一残腔；C 型：原始室间隔缺如，单心室由左右心室共同构成（左右心室肌各半），无附属心室；D 型：左右室窦部及室间隔均未发育，单心室由原始心球壁构成，又称为原始心室，此型罕见。两条大血管可为正位、反位或转位。

大多数的单心室患儿早期即可出现发绀、心动过速或发育迟缓等，部分肺血较多的患者出现症状较晚。如不治疗，单心室患儿预后不良。

（二）超声心动图表现

1. 二维超声

（1）双侧心房经房室瓣均与较大的主腔相连。房室连接方式有以下几种：①相互独立的两组房室瓣；②单组房室瓣伴另一组房室瓣闭锁；③共同房室瓣；④房室瓣骑跨或跨立。

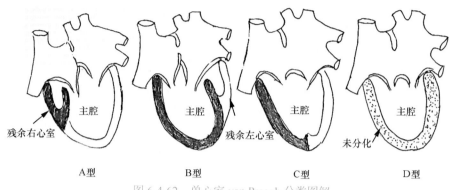

图 6-4-62 单心室 van Praagh 分类图解

（2）大多数情况下存在残余心腔，可在主腔前方或后方。若主腔在前，残腔在后，为右心室型；若主腔在后，残腔在前，为左心室型。残余心腔与主腔之间可见原始室间隔反射，此与正常室间隔的区别为前者的延伸线不在两侧房室瓣之间。绝大多数原始室间隔上可见连续中断，即球室孔。

（3）大血管起源和方位异常。有残余心室者，大血管起源可分为以下 4 类：①正常心室-大动脉连接：主动脉起自左心室型主腔，肺动脉起自残余右心室型；②大动脉转位：主动脉起自残余右心室，肺动脉起自左心室型主腔，或主动脉起自右心室型主腔，肺动脉起自残余左心室腔，后者罕见；③双出口：两支大动脉均起源于主腔或流出腔；④单出口：心底仅有一支大血管发出，可起源于主腔、残余心室或骑跨，另一支血管闭锁或两支大动脉共干。单心室的主动脉和肺动脉方位可正常、镜像或转位。

（4）单心室可合并心脏位置异常如右位心、中位心，甚至出现于胸外心。内脏心房位置大部分正常，少数为心房反位或心房异构。

（5）常见心血管合并畸形包括肺动脉狭窄、房间隔缺损、单心房、动脉导管未闭、左位上腔静脉及肺静脉畸形引流等。

2. 多普勒超声 彩色多普勒在四腔心切面上可见两侧心房的血流于舒张期通过房室瓣进入主腔，混合后于收缩期进入大动脉；如果有残余心腔，可见球室孔水平有血流信号交通。此外，彩色多普勒超声可显示其他心血管畸形的异常血流信号，如合并房室瓣关闭不全时瓣口的收缩期反流，合并房间隔缺损或动脉导管未闭等的异常分流，合并流出道和肺动脉狭窄时腔内的收缩期高速血流等。频谱多普勒可精确评价异常分流、反流和腔内湍流信号的血流速度及压差。

3. 三维超声 三维超声可直观显示单心室的心室双入口解剖，即从房室瓣鸟瞰心室侧观察，可见两个房室瓣均被隔入主要心室侧，另一残腔内无房室瓣活动，从而准确诊断单心室。此外，二维超声上主腔内的粗大肌小梁或乳头肌和原始室间隔容易混淆，而三维超声上肌小梁呈束状，乳头肌呈乳头状，而间隔呈隔状，易于鉴别。房室瓣发育异常时，三维超声对房室瓣形态的显示更为直观。

4. 经食管超声 单心室患者部分可存活至成年，如经胸超声心动图对大动脉显示不满意，可采用经食管超声心动图，有助于探查心房、心室和大动脉的连接关系。

（三）诊断要点与鉴别诊断

1. 诊断要点 两侧心房经房室瓣均与肥大的主腔相连，通常在主腔前方或后方可见残余心室，两者经球室孔相通。大血管可正位、反位或转位。单心室为复杂心脏畸形，应严格遵循三节段分析法进行诊断。

2. 鉴别诊断

（1）功能性单心室：即巨大室间隔缺损，此时室间隔大部分缺如，左右心室血液基本混合，伴有大动脉转位时，血流动力学类似单心室。功能性单心室仍有室间隔残端，沿残余室间隔作延长线，可将左、右房室瓣分别隔入左心室、右心室侧，不同于单心室的心室双入口特征。

（2）三尖瓣闭锁：合并右心室腔发育不良时，易与仅有一组房室瓣的左心室型单心室混淆。鉴别点是，三尖瓣闭锁时三尖瓣部位仍可见瓣环和隔膜样组织，二尖瓣与闭锁的三尖瓣分别连接不同心室。

（3）粗大肌小梁或乳头肌与室间隔残端鉴别：沿心室短轴切面从心底向心尖侧连续追踪，残端室间隔呈隔状，两端分别与心脏前缘和后缘相延续，而肌小梁或乳头肌位于心腔内，呈圆形横断面，不与心脏前缘、后缘相延续，可资鉴别。

（四）临床价值

超声心动图能准确评价心室和房室瓣形态、心室与房室瓣连接方式及心室-大动脉连接方式，是单心室诊断和鉴别诊断的首选方法。超声心动图在术前对各种畸形的判断及对心脏血流动力学的评价可为手术决策提供重要参考信息，术后又可对不同手术方式的疗效进行评价，帮助外科医师明确手术效果和确定下一步治疗或手术的方法和时机。少数情况下患者图像欠清，或大血管复杂畸形时超声诊断困难，这时需要其他影像学检查如心血管造影、MRI 或 CTA 的帮助。

【案例 6-4-8】　男性患者，25 岁，10 岁时体检发现心脏杂音，近 2 个月活动后心悸气促加重就诊。既往外院诊断为"复杂先天性心脏病"，具体畸形不明。查体：发育可，口唇轻度发绀，杵状指。心前区轻度隆起，颈静脉无怒张，下肢无水肿。心界稍大，无明显震颤。心率 106 次/分，律齐，胸骨左缘第 2～4 肋间闻及Ⅲ级粗糙收缩期喷射样杂音。遂行超声心动图检查。

问题 1：该患者剑突下切面见图 6-4-63，最可能的内脏心房方位是什么？

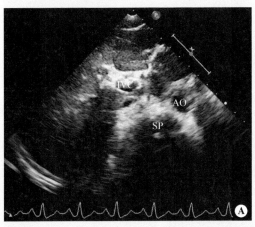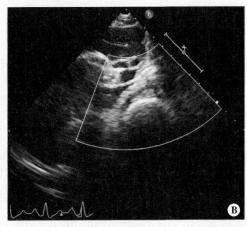

图 6-4-63　剑突下大血管短轴切面
AO. 主动脉；IVC. 下腔静脉；SP. 脊柱

答案与解析：剑突下大血管短轴切面上，肝脏位于右侧腹腔，下腔静脉位于脊柱右侧，腹主动脉位于脊柱左侧，符合内脏心房正位的超声特征。

问题 2：四腔心切面见图 6-4-64，应考虑哪种畸形？

答案与解析：图 6-4-64A 显示左心房、右心房分别经左、右侧房室瓣与一肥大的心腔相连接，该心腔左侧似见一残余心室，应考虑单心室畸形。彩色多普勒血流成像（图 6-4-64B）提示左侧房室瓣轻至中度关闭不全。

问题 3：根据图 6-4-65 提供的信息，该患儿应考虑单心室的哪种亚型？

答案与解析：两腔心切面（图 6-4-65A）显示患者存在残腔（游标），位于主腔前方。房室瓣水平心室短轴切面（图 6-4-65B）显示主腔位于右下方，心内膜较完整，二尖瓣、三尖瓣在主腔内启闭，残腔位于左上方，主腔与残腔之间经较大的球室孔（游标）相通。探头向心尖方向略微平移，可见原始室间隔两侧分别连接心脏前缘、后缘，将主腔和残腔分隔开（图 6-4-65C）。主腔在后，残腔在前，该患儿应为左心室型单心室。

问题 4： 根据图 6-4-66 提供的信息，该患儿的心室-大动脉连接关系是什么？综合前述资料，患儿的最终诊断是什么？

答案与解析： 大动脉根部切面见主动脉瓣环位于肺动脉瓣环的正前方（图 6-4-66A），两根大血管近乎平行走行（图 6-4-66B），主动脉发育良好，肺动脉明显扩张。扩张的肺动脉起自左心室型主腔（图 6-4-66C），肺动脉瓣开放好，舒张期有大量反流，提示肺动脉瓣重度关闭不全，重度肺高压（因为直接起自主泵心室）；主动脉起自残余右心室（图 6-4-66D），彩色多普勒超声显示主腔血流先经球室孔进入残余右心室，再供应主动脉血液。总之，主动脉起自残余右心室，肺动脉起自左心室型主腔，应考虑为完全型大动脉转位。结合前述资料，该患儿最可能的畸形诊断为"复杂先天性心脏病：单心室（左心室型），完全型大动脉转位，肺动脉瓣重度关闭不全，左侧房室瓣（三尖瓣）轻至中度关闭不全，肺动脉扩张并重度肺高压"。

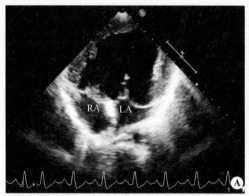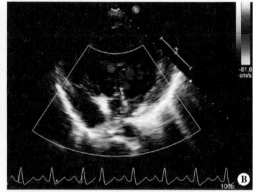

图 6-4-64 心尖四腔心切面

LA. 左心房；RA. 右心房

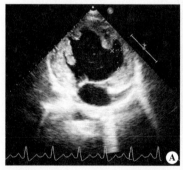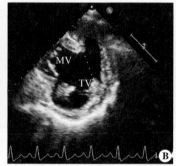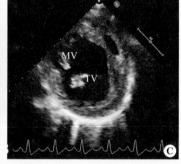

图 6-4-65 非标准心尖两腔心切面（A）及心室短轴切面（B、C）

MV. 二尖瓣；TV. 三尖瓣

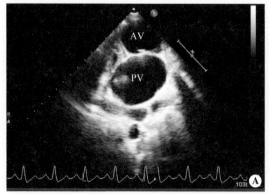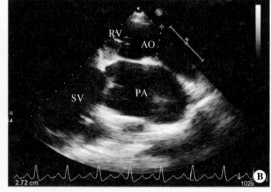

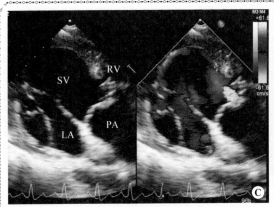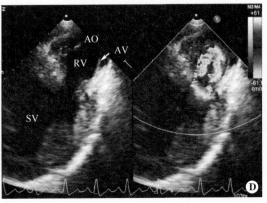

图 6-4-66 大血管根部短轴（A）和长轴切面（B），心室流出道长轴（C）和短轴（D）切面
AO. 主动脉；AV. 主动脉瓣；LA. 左心房；PA. 肺动脉；PV. 肺动脉瓣；RV. 残余右心室；SV. 左心室型主腔

自 我 检 测

6-4-1. 先天性心脏病节段分析法的指导思想是什么？

6-4-2. 左心室与右心室的主要超声鉴别要点是什么？

6-4-3. 房间隔缺损的主要超声表现有哪些？

6-4-4. 试述房间隔缺损的血流动力学改变，收缩期杂音产生的原理是什么？

6-4-5. 请简述室间隔缺损的血流动力学改变。

6-4-6. 试述室间隔瘤样缺损与主动脉窦瘤破裂的主要鉴别要点。

6-4-7. 试述动脉导管未闭的超声表现及主要鉴别诊断。

6-4-8. 如何理解动脉导管依赖的新生儿急危重症先天性心脏病？它包括哪些疾病？

6-4-9. 法洛四联症患儿出现发绀的病理生理基础是什么？

6-4-10. 房室间隔缺损可以分为哪几种类型？各型包括哪些畸形？

6-4-11. 不同类型房室间隔缺损的超声表现有哪些？

6-4-12. 完全型房室间隔缺损可分为几种亚型？鉴别要点有哪些？

6-4-13. 房室间隔缺损主要应与哪些疾病鉴别？

6-4-14. 完全型肺静脉畸形引流的病理分型是什么？

6-4-15. 部分型肺静脉畸形引流的病理分型是什么？

6-4-16. 肺静脉畸形引流的鉴别诊断是什么？

6-4-17. 先天性心脏病节段分析法的指导思想是什么？

6-4-18. 左心室与右心室的主要超声鉴别要点是什么？

6-4-19. 什么是大动脉转位和大动脉异位？

6-4-20. 试述完全型大动脉转位的超声表现及超声主要鉴别诊断。

6-4-21. 矫正型大动脉转位的主要超声表现有哪些？

（杨亚利）

第五节　冠状动脉疾病

　　冠状动脉疾病分为获得性和先天性两大类，获得性冠状动脉疾病成年人最常见的是冠状动脉粥样硬化性心脏病，婴幼儿最常见的是川崎病。先天性冠状动脉疾病最常见的是冠状动脉瘘。本章主要介绍冠状动脉粥样硬化性心脏病和川崎病。

一、冠状动脉解剖

冠状动脉是升主动脉的分支，分为左冠状动脉、右冠状动脉。左冠状动脉（left coronary artery）起自左冠窦，主干甚短，在肺动脉左侧和左心耳之间向左走行大约 1cm 后分为左前降支（left anterior descending branch）和左旋支（left circumflex）。前降支沿前室间沟向下走行，多数绕过心尖，止于心脏膈面心尖侧 1/3 区域。其沿途发出许多分支供应心室前壁中下部及室间隔前 2/3。左旋支沿左侧房室沟走行，绕过心左缘到达膈面。其沿途发出许多分支分布于左心室前壁上部、侧壁、下壁及其乳头肌。部分患者前降支和旋支之间另发出斜角支。右冠状动脉（right coronary artery）起自右冠窦，沿右房室沟向右下方走行，绕过心右缘达到膈面，终于左心室膈面。其沿途发出许多分支分布于右心室壁、左心室下壁及室间隔后 1/3（图 6-5-1）。

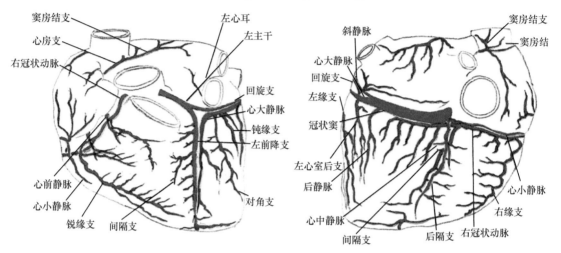

图 6-5-1　心脏血管分布示意图

A. 胸肋面观冠状动脉走行；B. 膈面观冠状动脉走行

二、冠状动脉超声检查方法及正常声像图

经胸超声心动图及经食管超声心动图能显示多数成年人和几乎所有儿童的左冠状动脉、右冠状动脉起始部及左主干分支近端，远端显示受限。胸骨旁主动脉根部短轴切面调整探头方位，可清晰显示左冠状动脉、右冠状动脉起始部。由于左冠状动脉主干向左走行，主动脉根部短轴切面顺时针旋转探头 30° 时于 4:00～5:00 点钟方向可见左冠状动脉主干开口，显示分叉处时指向肺动脉瓣者为左前降支，其下方为左旋支。胸骨旁主动脉根部短轴切面将探头稍向上翘于 10:00～11:00 点钟方向显示右冠状动脉开口及起始部。非标准左心室长轴切面显示主动脉前壁时，向内旋转探头也可显示右冠状动脉起始部（图 6-5-2）。

二维超声显示冠状动脉呈梭状、圆形或管状，左主干开口呈漏斗状。95% 正常成人冠状动脉左主干长度 < 2cm，直径 4～10mm（平均 7mm）；左前降支近端直径 3～5mm；右冠状动脉主干直径 3～6mm。由于冠状动脉主干及其分支不在同一水平，通常一个切面只能显示一段冠状动脉，因此超声检查时须变换探头方向才能更好地显示冠状动脉。

运用彩色多普勒冠状动脉血流显像技术可显示冠状动脉主干及其分支内血流信号，频谱多普勒成像可探测血流频谱，对疾病的诊断与鉴别诊断提供帮助（图 6-5-3）。

三、冠状动脉粥样硬化性心脏病

（一）病理与临床

冠状动脉粥样硬化性心脏病（简称冠心病，coronary heart disease，CHD）是我国成人心脏病住院和死亡的首位病因，占心脏病患者 50% 以上。冠心病发生发展过程十分复杂，可能与环境因素、生活方式、个体和生物学特性等有关，其中年龄、性别、血脂、高血压、吸烟、遗传、糖尿病、体重过重和缺乏体力活动等是主要因素。

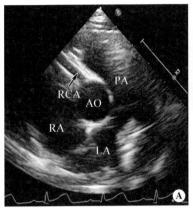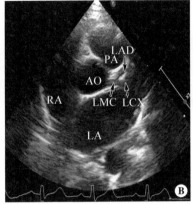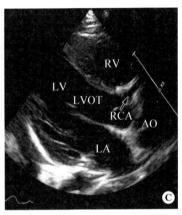

图 6-5-2 超声心动图显示冠状动脉主干及分支

A. 心底短轴切面显示右冠状动脉近端；B. 心底短轴切面显示左冠状动脉主干及其分支近端；C. 左心室长轴切面显示右冠状动脉起始部。LA. 左心房；LV. 左心室；RA. 右心房；RV. 右心室；PA. 肺动脉；AO. 主动脉根部；LVOT. 左心室流出道；RCA. 右冠状动脉；LMC. 左冠状动脉主干；LAD. 左前降支；LCX. 左旋支

1. 病理 冠状动脉粥样硬化斑块形成导致管腔狭窄，并在此基础上血管痉挛、局部斑块破裂、出血或血栓形成造成管腔狭窄甚至闭塞，引起病变血管供血区域心肌缺血或梗死。

2. 临床表现 心脏正常状态下代偿应激能力强，运动负荷后心率可升高 2～3 倍，心肌收缩力上升 3～4 倍，动脉收缩压可提高 50%，以满足心肌对氧需求量的增加，表现为冠状动脉扩张及血流速度增快，从而使冠状动脉血流量明显增加，达静息状态时的 4～5 倍，该代偿能力称为冠状动脉血流储备（coronary flow reserve，CFR）。

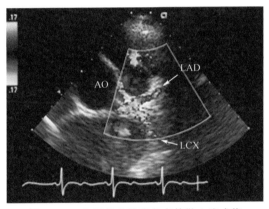

图 6-5-3 左冠状动脉彩色多普勒血流成像

AO. 主动脉；LAD. 左前降支；LCX. 左旋支

心肌缺血与冠状动脉狭窄程度有关，但不呈线性关系，冠状动脉狭窄的血流动力学意义取决于心外膜血管狭窄程度和远端阻力血管的代偿性扩张程度。如狭窄性病变使管径减少 < 60%，通过该血管的最大血流储备不会受到明显影响，在体力活动时，阻力血管扩张可以提供足够血流。当狭窄性病变使管径减少超过 70% 时，静息状态下冠状动脉内血流能维持机体需求，当氧耗量增加（如体力活动时心率加快、心肌收缩增强）时，由于冠状动脉血流储备不足，耗氧量超过供氧量，从而导致心肌缺血。如狭窄性病变造成管径减少超过 90%，即使阻力血管完全扩张，其血流量也不能满足静息状态下机体需求，静息状态下即发生心肌缺血。

冠心病患者首先发生局部心肌灌注缺损，出现节段性心肌功能降低，表现为舒张期松弛与顺应性异常，节段性收缩期室壁增厚率与心肌运动降低。之后出现心电图缺血性 ST 段降低和心绞痛，主要症状为阵发性胸骨后或心前区压榨样疼痛、胸闷，疼痛可放射至左肩、左上臂及颈部、咽喉和上腹部，持续 3～5min，休息或含服硝酸甘油后可缓解。如果冠状动脉血流被持续性阻断而又无有效侧支循环建立，心肌发生严重缺血，导致心肌细胞不可逆坏死。坏死早期心肌组织质地柔软，显微镜下显示心肌细胞肿胀坏死，存在不同程度白细胞浸润。后期坏死的心肌细胞消失，出现淋巴细胞、单核细胞浸润，纤维细胞增生，最后梗死部位形成纤维瘢痕组织，可能发展为室壁瘤。

临床上表现为剧烈而持久的胸骨后疼痛,休息及应用硝酸酯类药物不能完全缓解,同时伴有血清心肌酶增高及心电图变化,可并发心律失常、休克或心力衰竭等症状。急性透壁性心肌梗死可导致室间隔穿孔、心脏破裂、乳头肌功能不全或断裂等严重并发症。

冠心病按 WHO 分类标准分为原发性心搏骤停、心绞痛、心肌梗死、心力衰竭、心律失常 5 种临床类型。

(二)室壁运动异常检查方法

1. 室壁节段划分方法 美国超声心动图学会(American Society of Echocardiography,ASE)曾推出的 16 节段心肌分段法(图 6-5-4),较为实用,后因考虑到 16 节段不包括心尖部,即没有心腔的真正心肌区域,美国心脏病学会建议几种心脏影像学检查方法统一采用 17 节段心肌分段法,示意图见图 6-5-5。

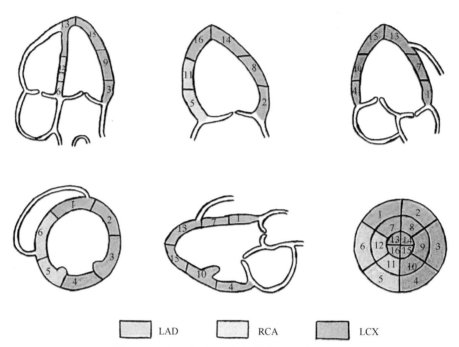

图 6-5-4 左心室壁 16 节段划分法及其牛眼图

左心室分为基底段(即二尖瓣水平,1、2、3、4、5、6 六个节段)、中间段(即乳头肌水平,7、8、9、10、11、12 六个节段)和心尖段(分为 13、14、15、16 四个节段)。LAD. 左冠状动脉前降支,RCA. 右冠状动脉,LCX. 左旋支

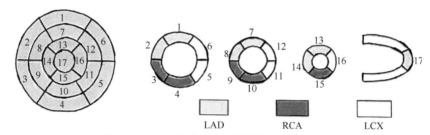

图 6-5-5 左心室壁 17 节段划分法及其牛眼图

1. 基部前壁;2. 基部前间壁;3. 基部下间壁;4. 基部下壁;5. 基部下侧壁;6. 基部前侧壁;7. 中段前壁;8. 中段前间壁;9. 中段下间壁;10. 中段下壁(下壁);11. 中段下侧壁;12. 中段前侧壁;13. 心尖前壁;14. 心尖间壁;15. 心尖下壁;16. 心尖侧壁;17. 心尖。LAD. 左冠状动脉前降支,RCA. 右冠状动脉,LCX. 左旋支

2. 室壁运动检测与分析

(1)正常室壁运动:心室各部位室壁运动不尽相同,通常基底段低于中间段及心尖段,室间

隔低于游离壁，而左心室后壁运动幅度最大。正常室间隔收缩期增厚幅度为 4 ～ 8mm，左心室后壁收缩增厚幅度为 8 ～ 14mm，增厚率均≥ 30%。

（2）室壁运动计分法

1）运动增强：收缩期心内膜运动幅度高于正常，记 1 分。

2）运动正常：收缩期心内膜向内运动幅度＞ 5mm 且室壁增厚率＞ 25%，正常，记 1 分。

3）运动减弱：收缩期心内膜运动幅度＜ 5mm，室壁增厚率＜ 25%，记 2 分。

4）运动消失：收缩期心内膜运动幅度＜ 2mm，室壁增厚率消失，记 3 分。

5）矛盾运动：收缩期室壁节段性向外运动，记 4 分。

6）室壁瘤：室壁变薄，在收缩期与舒张期均向外膨出，与其他节段室壁呈反向运动，记 4 分。

将所有节段记分相加的总和除以所观察的室壁节段总数即得室壁运动评分指数（wall motion score index，WMSI），室壁运动评分指数 = 1 为正常，室壁运动评分指数＞ 1 为异常，室壁运动评分指数≥ 2 为显著异常。

3. 超声心动图检测室壁运动异常的方法

（1）二维超声心动图：实时、动态、全方位观察室壁运动情况。由心底向心尖进行一系列左心室短轴扫查，结合心尖左心室长轴切面全面观察室壁各节段运动状态，向心性运动是否协调、一致；有无室壁变薄、矛盾运动，是否有室壁瘤、附壁血栓形成。

（2）M 型超声心动图：其特点为任意角度取样，提供心肌不同节段运动信息，分析心肌短轴方向室壁运动，包括测量不同时相室壁厚度和计算室壁增厚率、室壁运动速率等参数。应注意校正 M 型扫描线角度，使取样线尽可能垂直于被测量心肌节段，提高测量精度（图 6-5-6）。

（3）组织多普勒成像（tissue Doppler imaging，TDI）：是以多普勒原理为基础，通过直接提取心肌运动的多普勒信号，获得心肌长轴运动速度、位移、时相等信息，定量分析节段室壁运动。TDI 有速度、加速度、能量 3 种显示方式，主要优势是检测心肌纵向运动（图 6-5-7），缺点是有角度依赖性。评价参数包括位移、速度、应变、应变率。

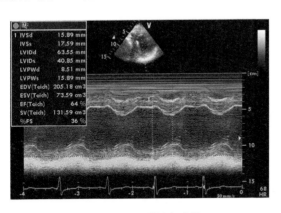
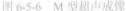

图 6-5-6　M 型超声成像

IVSd. 左心室舒张末期室间隔厚度；IVSs. 左心室收缩末期室间隔厚度；LVIDd. 左心室舒张末期内径；LVIDs. 左心室收缩末期内径；LVPWd. 左心室舒张末期下侧壁内径；LVPWs. 左心室收缩末期下侧壁内径；EDV. 左心室舒张末期容积；ESV. 左心室收缩末期容积；EF. 射血分数；SV. 左心室每搏量；%FS. 左心室短轴缩短率

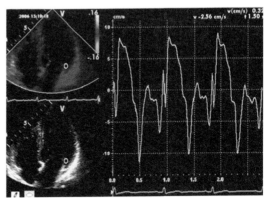

图 6-5-7　组织多普勒速度曲线

（4）实时三维超声心动图（real-time three dimensional echocardiography，RT-3DE）：克服二维平面局限性及组织多普勒成像的角度依赖性，通过各个节段时间 - 容积曲线、位移曲线获取心脏容积、收缩延迟时间、不同步指数等综合参数更准确地评估心室容积及功能，心室节段功能和同步性，尤其对于心室形态失常患者优势更加明显（图 6-5-8）。

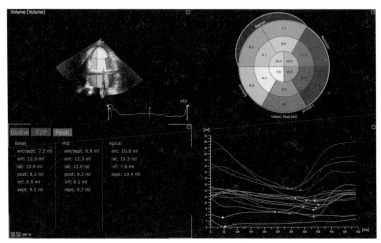

图 6-5-8 实时三维超声心动图成像

（5）特殊超声检查

1）负荷超声心动图（stress echocardiography）：静息状态下，无症状心肌缺血和心绞痛患者可不出现节段性室壁运动异常，为了提高超声心动图对心肌缺血检出率，采用增加心脏负荷方式使心肌耗氧量增大到冠状动脉血流储备不足以满足其需要的状态，诱发心肌缺血发作，使心肌收缩力出现异常，再应用超声心动图评估节段性室壁运动异常及血流动力学状态。负荷超声心动图是诊断心绞痛、心肌梗死，检测心肌缺血后心肌存活、心肌顿抑、心肌冬眠的重要手段，也用于冠心病手术治疗及介入性治疗的疗效和预后判断。

2）左心声学造影：左心腔声学造影明显改善心室心内膜边界显示和室壁运动分析效果，提高心室收缩功能评估准确性，尤其是在体胖患者、肺气遮挡严重使图像显示不清时；同时清晰显示心尖结构，降低附壁血栓漏诊率；增强多普勒信号强度，准确测量峰值血流速度，为临床提供重要诊断信息（图 6-5-9）。

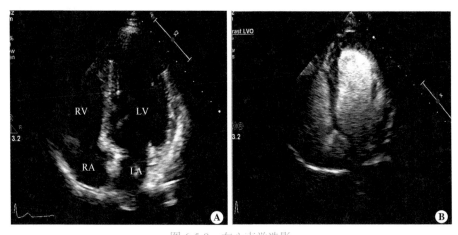

图 6-5-9 左心声学造影

A. 组织谐波成像条件下室间隔及侧壁心尖段心内膜节段显示不清；B. 左心声学造影条件下清晰显示左心室各节段心内膜

LA. 左心房；LV. 左心室；RA. 右心房；RV. 右心室

3）超声斑点追踪成像技术（speckle tracking echocardiography，STE）：超声图像中包含众多均匀分布于心肌内的声学斑点，这些声学斑点是组织中的超声反射体，通过逐帧追踪声学斑点即可反映组织的舒缩形变，获得组织速度、位移、应变和应变率等参数，该技术无角度依赖性，理论上可更准确、客观地定量心肌功能。

（三）超声心动图表现

1. 心肌缺血

（1）受累心肌表现

1）室壁运动：静息状态下部分患者可表现为室壁运动正常，此患者负荷超声心动图心肌缺血节段可显示运动减弱或消失；静息状态下部分心肌缺血患者即表现为室壁运动减弱，严重者表现为室壁运动消失。

2）心内膜、心肌回声增强：缺血区局部心肌不均匀回声增强，或心内膜呈线状回声增强。

（2）房室腔大小及形态改变：部分患者各房室腔大小及形态未发生显著改变；严重者表现左心房增大（左心室舒张末期压力增高所致）、左心室扩大、心尖圆钝，心肌收缩、舒张功能下降。

（3）心功能改变

1）心室收缩功能降低：缺血严重或范围较大时，患者整体心室收缩功能下降。若范围局限，其表现为节段性收缩功能降低，心室整体收缩功能在正常范围。临床上推荐采用双平面 Simpson 法测量左心室容积及射血分数，以评估左心室整体收缩功能（图 6-5-10）。

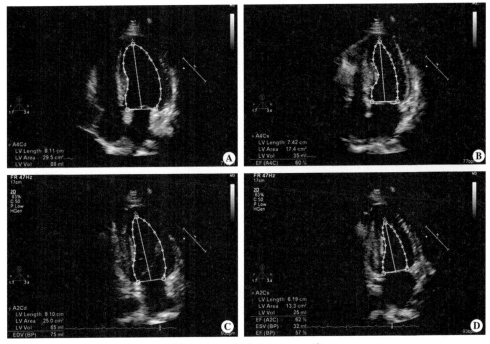

图 6-5-10 双平面 Simpson 法

A、B. 心尖四腔心切面测量左心室舒张末、收缩末容积；C、D. 心尖两腔心切面测量左心室舒张末、收缩末容积

2）心室舒张功能降低：表现为二尖瓣口 E 峰降低，A 峰增高，$E/A < 1$，E 峰减速时间延长（> 240ms）。E 峰降低表示舒张早期心肌松弛受损，A 峰增高表示左心房代偿性收缩增强。正常个体等容舒张时间（IVRT）$\leqslant$ 70ms，左心室松弛功能受损而左心室充盈压正常时，IVRT 延长；运用 TDI 获取二尖瓣瓣环 e' 速度，E/e' 参数可用于评估左心室充盈压。

2015 年 ASE 和欧洲心血管影像学会（European Association of Cardiovascular Imaging, EACVI）最新左心室舒张功能评估建议、评估指标及分级标准见表 6-5-1。

表 6-5-1 2015 年 ASE/EACVI 评价左心室舒张功能的分级标准

评估点	正常	Ⅰ 级	Ⅱ 级	Ⅲ 级
左心室松弛	正常	受损	受损	受损
左心房压力	正常	降低或正常	升高	升高

评估点	正常	Ⅰ级	Ⅱ级	Ⅲ级
二尖瓣口 E/A 值	≥ 0.8	≤ 0.8	$0.8 \sim 2$	> 2
平均 E/e' 值	< 10	< 10	$10 \sim 14$	> 14
TR 最大流速（m/s）	< 2.8	< 2.8	> 2.8	> 2.8
左心房容积指数（ml/m²）	正常	正常或升高	升高	升高

注：TR. 三尖瓣反流

2010 年 ASE 右心功能评价指南推荐右心室舒张功能评价参数包括三尖瓣口 E/A、E 峰减速时间、E/e'、右心房大小。右心室舒张功能Ⅰ级（即松弛性受损）：$E/A < 0.8$。右心室舒张功能Ⅱ级（即假性正常化）：$E/A\ 0.8 \sim 2.1$ 且 $E/e' > 6$ 或肝静脉舒张期血流显著。右心室舒张功能Ⅲ级（即限制性充盈）：$E/A > 2.1$ 且减速时间 $< 120ms$。

2. 心肌梗死及其并发症

（1）心肌梗死：急性心肌梗死早期表现为心肌回声减弱，后期转变为回声增强。陈旧性心肌梗死室壁内出现点状、条带状高回声。节段性室壁运动异常表现为室壁变薄，运动减弱或消失，收缩期增厚率降低，甚至出现矛盾运动（图 6-5-11）。心肌梗死范围较大时，心肌供血正常的区域室壁运动出现运动增强。房室腔大小和形态改变与梗死范围、部位、程度及有无并发症有关。梗死范围广、程度重者致相应心室扩大、形态异常，出现整体心室收缩功能降低。心肌梗死范围局限时，梗死区域节段性缩短分数和射血分数降低。部分急性心肌梗死患者可出现少量心包积液。

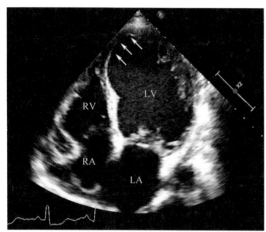

图 6-5-11 心肌梗死

心尖四腔心切面显示左心室后间隔心尖段室壁明显变薄（箭头）。LA. 左心房；LV. 左心室；RA. 右心房；RV. 右心室

（2）心肌梗死并发症

1）室壁瘤：多发生于急性大面积心肌梗死后，坏死心肌组织由纤维瘢痕组织代替，局部室壁变薄、扩张，在心腔内压力作用下逐渐向外膨出形成室壁瘤，是急性心肌梗死最常见的并发症。室壁瘤多见于前壁心肌梗死，常发生于左心室心尖部，与冠状动脉前降支侧支循环较少有关。超声声像图特点：①室壁瘤局部室壁于心室舒张期及收缩期均向外膨出，收缩期更为明显；②室壁瘤膨出部位室壁变薄，瘤壁呈矛盾运动；③瘤壁与正常心肌组织间有由正常心肌向坏死心肌逐渐转化的交界区，瘤壁心肌组织坏死、纤维化，少数出现钙化；④室壁瘤通过宽大瘤颈与心腔相通，瘤颈与瘤体直径之比 > 0.5（图 6-5-12）。

2）乳头肌功能不全：乳头肌由冠状动脉末端供血，相应血管闭塞时引起乳头肌缺血，致乳头肌收缩功能障碍。超声声像图特点：①乳头肌收缩减弱，收缩期无缩短、增粗，乳头肌回声增强；②二尖瓣脱垂，前叶、后叶对合不良致二尖瓣关闭不全，下壁、下间壁心肌梗死时二尖瓣关闭不全程度往往较前壁、前间壁、侧壁心肌梗死更严重；③左心房、左心室扩大；④彩色多普勒超声显示二尖瓣口见不同程度的反流信号。

3）乳头肌断裂：为乳头肌缺血坏死所致，发生率极低，导致患者发生急性心力衰竭、急性肺水肿，数日内死亡。超声声像图特点：①断裂的乳头肌连于腱索，随心动周期在心房、心室之间来回摆动，呈"连枷样"运动；②瓣叶收缩期脱向心房侧，致瓣叶对合不佳、关闭不全；③心房、心室腔扩大；④彩色多普勒超声显示二尖瓣、三尖瓣口可见不同程度的反流信号。

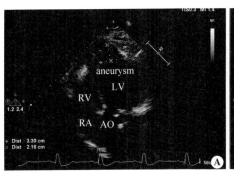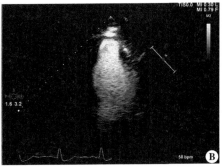

图 6-5-12　左心室心尖室壁瘤形成

A. 二维超声心动图显示左心室心尖室壁瘤形成，瘤基底宽 3.3cm，瘤深 2.2cm；B. 左心室心腔声学造影清晰显示左心室心尖室壁瘤

LV. 左心室；RA. 左心室；RV. 左心室；AO. 主动脉根部；aneurysm. 室壁瘤

4）室间隔穿孔：急性心肌梗死致室间隔缺血坏死、破裂所致，可引起严重血流动力学障碍，迅速发展至心力衰竭甚至心源性休克，预后极差，病死率高。临床体征表现为胸骨左缘第 4 ～ 5 肋间闻及新出现的、响亮的全收缩期杂音，多伴有震颤。超声声像图特点：①肌部室间隔出现连续中断，缺损边缘不整齐；②穿孔周围室壁变薄，运动异常；③心房、心室腔扩大；④彩色多普勒超声显示室间隔回声连续中断处出现收缩期左向右分流信号。连续多普勒显示收缩期高速湍流频谱。

5）血栓形成：超声声像图特点如下。①凸向左心室腔内的团块回声，常位于心尖部，回声强度不均匀表示血栓出现不同程度机化、纤维化；回声较弱的血栓常提示为新鲜血栓。②附壁血栓通常位于心尖部，无明显活动度。③血栓附着处常伴有局部室壁运动异常（图 6-5-13）。

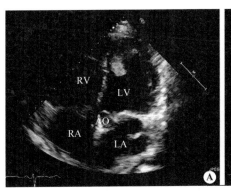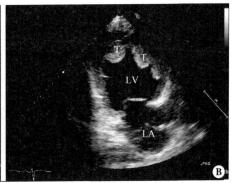

图 6-5-13　左心室腔内多发血栓

A. 心尖五腔心切面显示血栓；B. 心尖两腔心切面显示血栓。LA. 左心房；LV. 左心室；RA. 右心房；RV. 右心室；AO. 主动脉根部

6）心脏破裂：是急性心肌梗死致命性并发症，由心室游离壁破裂所致。超声声像图表现为变薄的室壁局部连续中断，并伴有不同程度心包积液。

7）假性室壁瘤：是心脏破裂的一种特殊类型，可发生在急性心肌梗死后几天至数年。由于急性心肌梗死后心室壁部分破裂，由血栓、局部心包膜等物质包裹血液形成一个与左心室腔相通的囊腔，瘤内常伴有血栓形成，多发生于左心室下侧壁和下壁。超声表现特点：①局部室壁与心包之间出现囊状无回声腔，腔内常见血栓形成；②瘤壁结构没有心肌成分，由心包组织和（或）凝血块构成；③假性室壁瘤通过窄而小的瘤颈与心腔相通，瘤颈与瘤体直径比＜ 0.5；④彩色多普勒超声显示血流信号从左心室腔通过心肌破口处流入瘤腔内；⑤左心超声造影显示充盈对比剂进入假性室壁瘤腔内。

3. 缺血性心肌病　心肌长期供血不足，导致心肌萎缩、纤维化，继而心脏明显扩大，伴收缩和（或）舒张功能障碍。超声声像图特点：①心脏扩大，早期以左心室扩大为主，可伴有室壁瘤形成，随病程进展右心室也可扩大。②室壁运动异常。大部分节段室壁运动减弱，收缩期增厚率降低，无明显受累节段室壁运动可正常或代偿性增强。③左心室收缩及舒张功能降低。④二尖瓣开放幅度减小，彩色多普勒血流显像显示多个瓣膜反流信号，以二尖瓣反流多见。

（四）诊断要点与鉴别诊断

1.诊断要点

（1）患者有冠心病相关病史。

（2）胸闷、胸痛症状。

（3）心电图提示心肌梗死改变。

（4）心肌酶谱升高。

（5）超声心动图显示节段性室壁运动异常，并可明确心肌缺血部位、范围，初步判断受累的冠状动脉或其分支。

2.鉴别诊断

（1）主动脉夹层动脉瘤破裂：主动脉夹层患者胸痛持续不能自行缓解，心电图和心肌标志物均正常，超声未见节段性室壁运动异常，可见主动脉增宽，腔内可见游离的内膜层在血管腔内漂动，并可见假腔形成，真假腔之间可有血流交通，假腔内血栓形成。

（2）急性肺栓塞：患者表现为胸痛、呼吸困难，严重者可有休克，超声心动图可见右心扩大、肺动脉扩张，有时右心内见活动性栓子，或主肺动脉及分支起始段见血栓形成。但患者无节段性室壁运动异常，左心室不扩大，左心室收缩功能正常。对此类患者，应结合胸部X线、肺部CT等检查以明确诊断。

（3）急性心包炎：急性心肌梗死可出现少量反应性心包积液，与急性心包炎相似。但急性心包炎无节段性室壁运动异常表现。对胸痛伴发热患者，如超声心动图未发现室壁运动异常，应注意心包壁结构和心包腔内是否有积液。

（4）扩张型心肌病：缺血性心肌病后期常表现为全心扩大、心力衰竭，临床症状、体征与扩张型心肌病表现极为相似，需根据临床病史、有无节段性室壁运动异常、室壁有无局部变薄等加以鉴别。鉴别要点见表6-5-2。

表 6-5-2 缺血性心肌病与扩张型心肌病鉴别要点

鉴别要点	缺血性心肌病	扩张型心肌病
发病年龄	以中老年人为主，近年来有年轻化趋势	以青年、中年人为主
病史	常有胸闷、心绞痛病史	原因不明，部分患者可有心肌炎病史或扩张型心肌病家族史
心室腔大小、形态	左心扩大为主，心室可有局部膨出	早期左心扩大，左心室呈球形扩张，后期全心扩大
瓣口反流	以二尖瓣反流为主	多个瓣膜明显反流
室壁厚度及运动	运动减弱，常呈节段性分布，局部室壁变薄	弥漫性运动减弱为主，也可存在节段性运动异常，室壁厚度均匀变薄或接近正常

（5）其他：消化系统疾病如食管反流、食管痉挛及消化道溃疡，胆道和胰腺疾病等均可出现胸部疼痛，但此类患者疼痛部位定位比较明确，同时心电图提示无明显异常，超声心动图提示无节段性室壁运动异常。

（五）临床价值

超声心动图可显示节段性室壁运动异常、定位心肌缺血或梗死部位及范围、评价心功能、诊断心肌梗死并发症、结合负荷试验明显降低对静息状态下无明显节段性室壁运动异常的心肌缺血患者漏诊率。左心室心肌超声造影实时评价心肌血流灌注情况，对评估存活心肌、缺血或梗死区的侧支循环、血管再通后治疗效果具有重要意义。

【案例6-5-1】 女性患者，64岁，因"间断胸闷、气短10月余，再发加重1天"入院。半年前在当地医院行冠状动脉造影显示"前降支近段至近中段狭窄30%～40%；右冠状动脉近段狭窄约35%，远段狭窄约45%"，诊断"冠状动脉粥样硬化"。

查体：双肺叩诊呈清音，呼吸音清；心前区无隆起，心尖搏动正常，心相对浊音界向左侧扩大，心率88次/分，心音低、心律失常，胸骨左缘第3～4肋间、心尖部可闻及收缩期3/6级吹风样杂音。腹软，无压痛，肝、脾未触及。双下肢无水肿，动脉搏动存在。

实验室检查：超敏肌钙蛋白7121.4pg/ml↑，NT-proBNP 8001pg/ml↑。

心电图：窦性心律，前壁R波递增不良，Ⅰ、aVL、V_5、V_6导联ST段水平压低。

既往史：高血压病史26年，最高血压达160/100mmHg，自诉服用苯磺酸氨氯地平，血压控制在140/90mmHg；糖尿病病史6年；发现血小板增多4年余，诊断原发血小板增多症半年，患者未予以重视及坚持服药干预。

超声心动图检查图像见图6-5-14。

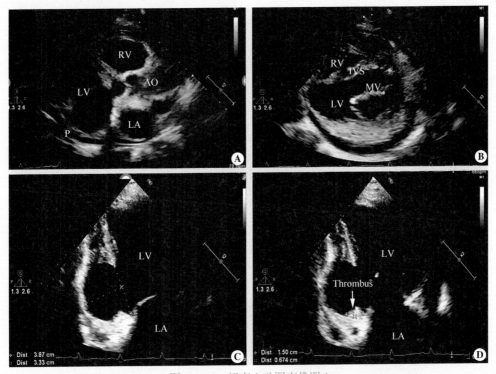

图6-5-14 超声心动图声像图1

LA. 左心房；LV. 左心室；RV. 右心室；AO. 主动脉根部；IVS. 室间隔；MV. 二尖瓣；Thrombus. 血栓

问题1：结合病史考虑图6-5-14声像图改变的病因是什么？左心室哪些室壁节段受累？合并哪些该疾病的并发症？

答案与解析：①该患者为老年女性；②有高血压、糖尿病、血小板增多病史，这些均为冠心病危险因素；③有胸闷、气短临床症状；④冠状动脉造影提示冠状动脉粥样硬化。因此考虑患者引起声像图改变的病因是冠心病；胸骨旁左心室长轴切面显示左心室下侧壁基底段室壁变薄，向外膨出（图6-5-14A）；胸骨旁左心室短轴基底段切面显示左心室下壁室壁变薄，向外膨出（图6-5-14B）；心尖两腔心切面显示左心室下壁基底段室壁变薄，向外膨出（图6-5-14C、D）。因此图6-5-14中心肌梗死主要累及的节段有左心室下侧壁、下壁、下间壁基底段，且伴有左心室壁局部明显变薄，呈瘤样膨出，瘤基底宽约3.9cm，瘤深约3.3cm，瘤腔邻近二尖瓣后瓣侧可见范围约1.5cm×0.7cm稍强回声附壁，考虑为附壁血栓，因此心肌梗死的并发症有室壁瘤、血栓形成。

问题2：本病例中室壁瘤（图6-5-15）是真性室壁瘤还是假性室壁瘤？两者主要鉴别要点是什么？

答案与解析：本例为真性室壁瘤形成；真、假性室壁瘤主要的鉴别点如下：①瘤壁结构是否完整。真性室壁瘤瘤壁心肌组织坏死、纤维化，少数出现钙化。而假性室壁瘤瘤壁结构没有心肌成分，由心包组织和（或）凝血块构成。②距心肌梗死发作时间。真性室壁瘤一般发生在急性期，而假性室壁瘤可发生在急性心肌梗死后数天甚至数年，临床上难以鉴别。③瘤颈与瘤体的直径之比。真性室壁瘤通过宽大瘤颈与心腔相通，瘤颈与瘤体直径之比＞0.5。而假性室壁瘤通过窄而小的瘤颈与心腔相通，瘤颈与瘤体直径比＜0.5。④CDFI，假性室壁瘤腔与心腔内可见双向血流信号，而真性室壁瘤因为瘤颈宽大，所以很少见到双向血流信号。

问题3：如图6-5-16所示，该病例合并的并发症除前述的室壁瘤及血栓形成外，还合并什么并发症？简述该并发症带来的病理生理改变。

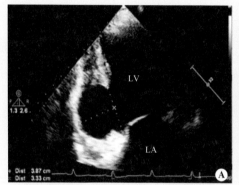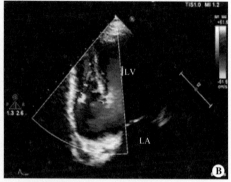

图6-5-15　超声心动图声像图2

LA. 左心房；LV. 左心室

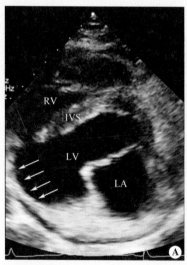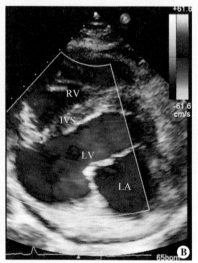

图6-5-16　超声心动图声像图3

LA. 左心房；LV. 左心室；RV. 右心室；IVS. 室间隔

红色箭头示连续中断；白色箭头示室壁瘤

答案与解析：左心室短轴切面显示下间壁基底段可见连续中断，彩色多普勒成像显示左心室血流经连续中断处进入右心室，因此该病例还合并室间隔穿孔。由于室间隔穿孔导致左向右分流，右心容量负荷突然增加，从而导致右心衰竭，右心血量增多引起左心房、左心室容量负荷增加，进一步增加左向右分流，致使体循环血流减少，导致心源性休克及不可逆转的重要脏器灌注不足。

四、川 崎 病

（一）病理与临床

川崎病（Kawasaki disease，KD）是一种婴幼儿急性发热性疾病，伴有皮肤黏膜病变和颈部非化脓性淋巴结肿大，故又称皮肤黏膜淋巴结综合征（mucocutaneous lymph node syndrome，MCLS）。本病 1961 年由日本人川崎富作（Tornisaku Kawasaki）首先报道，婴儿与儿童均可发病，好发于 6 ～ 18 个月婴幼儿。无论发病率或死亡率，男性较女性均高 [（1.35 ～ 1.5）∶1]。复发率为 1% ～ 3%，亚裔人发病率高于其他人种。川崎病病因及发病机制迄今未明，目前认为可能与多种病毒感染所致的免疫异常、环境污染及遗传易感性有关。

1. 病理　主要病理基础是以冠状动脉损害为主的全身多发性血管炎。病理改变为动脉全层粒细胞和单核细胞浸润，内膜增厚，弹力层断裂，管腔非均匀性增宽。急性期以全身微血管炎为主，可并发心内膜炎及心肌炎。急性期后微血管炎减轻、消失，病变以中小血管炎为主，冠状动脉最易受累，弹力层遭到破坏而局限性扩张易形成冠状动脉瘤，可伴冠状动脉血栓形成，造成管腔狭窄甚至闭塞。

2. 临床表现　川崎病临床表现主要为发热、皮肤黏膜损害、淋巴结肿大等。急性期表现为持续高热 1 ～ 2 周，非化脓性淋巴结肿大，全身出现多形性红斑或丘疹，出现眼结膜充血、口腔黏膜充血、杨梅舌等症状。亚急性期与恢复期可因冠状动脉瘤或血栓而发生心肌梗死，其他体动脉瘤或末梢小动脉闭塞可致肢端坏疽。

（二）超声心动图表现

1. 二维超声

（1）冠状动脉病变

1）冠状动脉主干及其分支不均匀性增宽（图 6-5-17）。冠状动脉扩张在川崎病中发生率为 32% ～ 50%，80% 以上发生于病程 10 天内，大部分可于 4 ～ 8 周完全恢复。5 岁以下婴幼儿冠状动脉内径绝对值＜ 3mm 或冠状动脉内径／主动脉根部内径值＜ 0.16。依年龄评估冠状动脉正常值：3 岁以内＜ 2.5mm，3 ～ 9 岁＜ 3.0mm，9 ～ 14 岁＜ 3.5mm。轻度：或称冠状动脉扩张，比值＞ 0.20；中度：又称冠状动脉瘤，比值＞ 0.30；重度：又称巨大冠状动脉瘤，比值＞ 0.60 或内径＞ 8mm。冠状动脉瘤可发生于冠状动脉任何部位，多发于左冠状动脉主干、前降支及右冠状动脉主干。

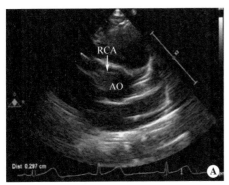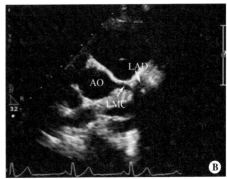

图 6-5-17　川崎病患者的冠状动脉损害

A. 右冠状动脉起始部轻度增宽；B. 左主干轻度扩张，左前降支近端呈"串珠"样改变。AO. 主动脉；LMC. 左主干；LAD. 左前降支；RCA. 右冠状动脉

2）冠状动脉管径不均，走行迂曲，呈"串珠"样改变。

3）增宽的冠状动脉内血栓形成，表现为冠状动脉内出现异常回声，可致管腔狭窄或闭塞。

4）恢复期冠状动脉管壁回声增强伴局限性狭窄或闭塞。

2017 年美国心脏协会（AHA）关于川崎病最新声明提出经体表面积校正的冠状动脉管腔内径 Z 值，而不是只考虑冠状动脉内径绝对值，冠状动脉内径≥相邻段冠状动脉管腔内径的 1.5 倍定义为异常。依据 Z 值将冠状动脉异常分类：①无受累，Z 值< 2.0；②仅扩张，Z 值 2.0 ~ 2.5，或初始 Z 值< 2.0，随访中 Z 值下降幅度≥ 1；③小型冠状动脉瘤，Z 值< 5.0；④中型冠状动脉瘤，5 ≤ Z 值< 10.0，且内径绝对值< 8mm；⑤巨大冠状动脉瘤，Z 值≥ 10.0，或内径绝对值≥ 8mm。

（2）受累冠状动脉供血区域心肌可出现节段性室壁运动减弱，甚至呈心肌梗死声像图改变。

（3）心肌炎、心包炎，不同程度心包积液。

（4）左心室扩大，左心室收缩、舒张功能降低。

2. 多普勒超声　彩色多普勒显像可显示冠状动脉内血栓形成处血流信号变细，冠状动脉瘤处见血流信号缓慢，可呈漩涡样流动。部分患者出现二尖瓣、三尖瓣反流，为全心扩大或收缩功能降低继发表现。

（三）诊断要点与鉴别诊断

1. 诊断要点　川崎病主要根据临床症状和体征进行诊断，而无特异性实验室诊断方法。日本川崎病学会和美国疾病控制与预防中心诊断要点：不明原因发热 5 天以上，抗生素治疗无效且同时具有以下 4 条主要临床症状。①双侧球结膜弥漫性充血。②口唇潮红、皲裂，口咽黏膜充血，杨梅舌。③急性期（1 ~ 11 天）指（趾）肿胀，掌跖潮红；亚急性期（11 ~ 21 天）出现指（趾）端膜状脱屑。④躯干、四肢多形性红斑，无疱疹，无结痂。⑤颈部淋巴结非化脓性肿大，直径达 1.5cm 或更大。⑥除外其他疾病。如发热只伴有其他 3 条，但见冠状动脉瘤者也可诊断。2017 年 AHA 关于川崎病的声明指出对于具有 4 条主要临床特征，尤其是出现手足潮红、硬肿时，热程 4 天即可以诊断。

2. 鉴别诊断

（1）先天性冠状动脉瘤：与川崎病超声表现相似，两者鉴别点在于病史及有无川崎病症状及体征。

（2）冠状动脉瘘：冠状动脉瘘患者冠状动脉表现为全程扩张，冠状动脉瘘口处也可见冠状动脉瘤形成。彩色多普勒显示冠状动脉瘘与心腔及大血管间异常血流信号交通，这是两者鉴别要点。但极少数川崎病患者可合并冠状动脉瘘，因此诊断应结合患者超声和临床表现综合判断。

（四）临床价值

川崎病最重要的心血管并发症是冠状动脉病变。二维超声心动图清晰显示冠状动脉主干及分支近端，是评估冠状动脉病变最方便可靠的方法。部分患者冠状动脉内径虽在正常范围，但病程中自身对比较前回缩，提示病程初期存在冠状动脉扩张；超声心动图不仅能显示冠状动脉主干和分支近端走行、冠状动脉瘤及瘤内血栓形成，同时也可动态观察心肌及瓣膜损害、心功能状态。

【案例 6-5-2】　男性患儿，5 岁，因"不明原因发热 6 天"就诊，无齿龈、消化道出血。

查体：神志清，双侧球结膜弥漫性充血，口咽黏膜充血，杨梅舌，颈部淋巴结肿大，指（趾）肿胀，掌跖潮红，心音正常，心律齐，各瓣膜区未闻及杂音，腹软，无明显压痛及反跳痛，肝脾肋下未触及。

既往史：无特殊。

超声心动图检查时声像见图 6-5-18。

问题 1：患儿升主动脉内径宽 1.7cm，左主干起始处内径 0.38cm，右冠状动脉起始处主干内径 0.30cm，左心室心底短轴切面见图 6-5-18，结合病史，患者最可能的初步诊断是什么？

答案与解析：根据患者不明原因发热 6 天病史。临床体征：双侧球结膜弥漫性充血，口咽黏膜充血，杨梅舌，颈部淋巴结肿大，指（趾）肿胀，掌跖潮红。超声心动图切面（图 6-5-18A）显示左冠状动脉主干扩张，内径 0.38cm；切面（图 6-5-18B）显示前降支呈瘤样扩张，较宽处内径 1.15cm，切面（图 6-5-18C）显示右冠状动脉起始处内径 0.30cm，切面（图 6-4-18D）显示右冠主干局部呈瘤样扩张，较宽处内径约 0.7cm。因此考虑川崎病合并前降支及右冠状动脉瘤形成。

问题 2：观察图 6-5-19 中的彩色多普勒显像及左心超声造影图像，左、右冠状动脉瘤腔内是否有血栓形成？

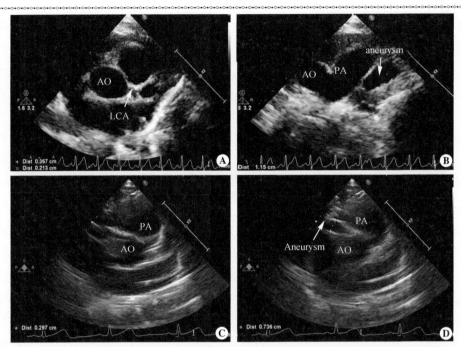

图 6-5-18 冠状动脉超声心动图显像

PA. 肺动脉；AO. 主动脉根部；LCA. 左冠状动脉主干；aneurysm. 冠状动脉瘤

图 A、B、C、D 均为大动脉短轴非标注切面

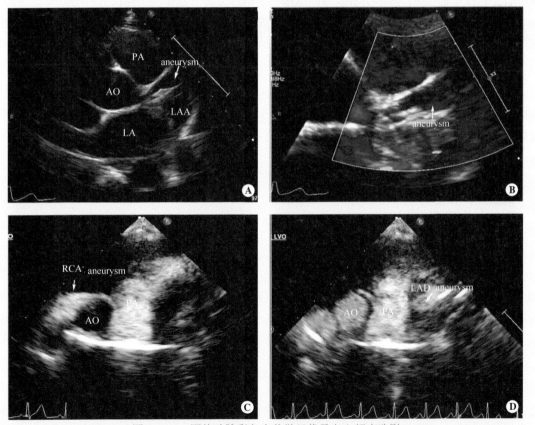

图 6-5-19 冠状动脉彩色多普勒显像及左心超声造影

LA. 左心房；LAA. 左心耳；PA. 肺动脉；AO. 主动脉根部；aneurysm. 冠状动脉瘤

答案与解析：图 6-5-19B 切面为彩色多普勒成像，左前降支冠状动脉瘤内未见明显血流信号，难以判断是因为瘤内血栓形成或是血流在瘤腔内呈涡流，或因与声束角度较大未见明显血流信号；图 6-5-19C 切面显示右冠状动脉瘤样扩张处充盈对比剂充填良好，此时左前降支未见明显充盈对比剂充填；图 6-5-19D 切面显示右冠状动脉显影后，左前降支瘤样扩张处充盈对比剂逐渐缓慢充填，未见明显充盈缺损。因此结合左心超声造影结果，考虑左、右冠状动脉瘤腔内均未见明显血栓形成。

自 我 检 测

6-5-1. 简述冠状动脉左前降支、旋支及右冠状动脉的主要供血心肌区域。

6-5-2. 简述缺血性心肌病与扩张型心肌病的鉴别点。

6-5-3. 简述川崎病的诊断要点。

6-5-4. 川崎病最严重的并发症是什么？并简述其超声诊断标准。

6-5-5. 以急性胸痛就诊，需要鉴别哪些疾病？

（李玉曼）

第六节　心肌疾病

心肌病（cardiomyopathy）指以心肌结构和功能障碍为主要表现的一组心脏病，需除外冠状动脉疾病、高血压性心脏病、瓣膜性心脏病、肺源性心脏病、先天性心脏病及心包疾病等。心肌病可引起心律失常、进行性心力衰竭及脑卒中等，最终导致过早死亡。2015 年，全球疾病负担研究表明，全球心肌病患病人次数约为 250 万，是全球重大的健康负担之一。近年来，随着超声心动图、磁共振、CT、心血管造影及心内膜活检等技术的进步，分子生物学、分子遗传学理论知识的应用，以及多中心、大规模临床循证医学证据的获得，临床学家对心肌病的分类、病因、诊断、治疗及预后方面的认识有了重大进展。而超声心动图因其简便易行、价格低、可重复检测、无创等优点，一直以来都广泛应用于心肌病的临床诊断、评估和随访。本章将详细介绍扩张型心肌病、肥厚型心肌病、限制型心肌病、致心律失常性右心室心肌病、心肌致密化不全及心内膜弹力纤维增生症的超声心动图特点，以便于临床学者对心肌病有更好的认识。

一、扩张型心肌病

（一）病理与临床

扩张型心肌病（dilated cardiomyopathy，DCM）是一种存在结构性和功能性心肌异常的非缺血性心肌病，以左心室、右心室或双侧心室扩大和收缩功能障碍为主要特征，需除外高血压、心脏瓣膜病、先天性心脏病或缺血性心脏病等。DCM 的病因包括基因突变、感染、炎症、自身免疫性疾病、接触毒素及内分泌或神经肌肉因素。DCM 全球发病率超过 1/250，儿童发病率为（0.18 ~ 0.73）/100 000，男性多于女性（2.5 ∶ 1）。DCM 常发生心力衰竭和心律失常，猝死率高，5 年病死率为 15% ~ 50%。

DCM 组织病理学主要表现为非特异性心肌细胞肥大、变性，心肌纤维发生不同程度的病变和脂肪沉积。心肌间质纤维化程度可反映病情严重程度，是反映 DCM 病理变化的重要指标。

DCM 的临床表现通常与潜在的病因无关，患者可于任何年龄发病，以 20 ~ 50 岁多见，少数可突然发病，多数起病缓慢，可出现呼吸困难、腿部肿胀、疲劳、胸痛、心律失常及心源性休克等症状。DCM 的体征和症状主要与左心室或双侧心室收缩功能障碍导致泵衰竭的程度有关，心力衰竭的体征和症状可呈暴发性、急性、亚急性或慢性。此外，DCM 患者也可能出现非典型胸痛和心悸。体格检查可见心界扩大，可闻及舒张中期奔马律，晚期可触及肝脏增大、腹水等。

（二）超声心动图表现

1. M 型超声心动图

（1）室壁运动弥漫性降低，以左心室后壁显著，其幅度≤7mm，室间隔活动幅度≤3mm，室壁收缩期增厚率＜30%。

（2）左心室腔明显增大，左心室收缩功能降低：左心室射血分数（left ventricular ejection fraction，LVEF）＜50%，左心室短轴缩短率＜30%（图 6-6-1）。

（3）二尖瓣前叶、后叶开放幅度变小，前叶、后叶 E-E′间距＜10mm，D-E 幅度降低，形成"大心腔，小开口"，但前叶、后叶仍呈镜像运动，呈"钻石"样改变，E 峰峰值至室间隔距离（E-point septal separation，EPSS）明显增大，一般＞10mm（图 6-6-2）。

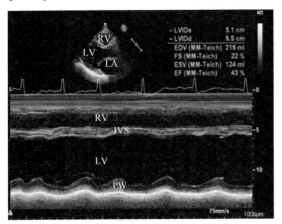

图 6-6-1　扩张型心肌病 M 型超声心动图 1
显示左心室壁运动幅度降低，左心室腔明显扩大；左心室收缩功能降低：左心室射血分数（LVEF）＜50%，左心室短轴缩短率＜30%。LVIDd. 左心室舒张末期内径；LVIDs. 左心室收缩末期内径；EDV. 左心室舒张末期容积；ESV. 左心室收缩末期容积；FS. 缩短率；EF. 射血分数；LA. 左心房；LV. 左心室；RV. 右心室；IVS. 室间隔；PW. 左心室后壁

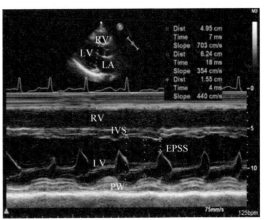

图 6-6-2　扩张型心肌病 M 型超声心动图 2
显示左心室壁运动幅度降低，左心室腔明显扩大；二尖瓣前叶、后叶开放幅度减小，EPSS 增大（EPSS=15.5mm）。EPSS. E 峰峰值至室间隔距离；LA. 左心房；LV. 左心室；RV. 右心室；IVS. 室间隔；PW. 左心室后壁

（4）主动脉振幅降低，主动脉瓣开放幅度小，关闭速度减慢。

2. 二维超声心动图

（1）4 个房室腔均明显增大，以左心室、左心房增大显著（图 6-6-3）。左心室呈球形扩大，室间隔向右心室侧膨出，左心室后壁向后凸。右心为主型以右心扩大为主。左心室舒张末期内径≥6.0cm，舒张末期容积≥80ml/m²，心脏总容量增加≥200ml/m² 者可诊断为本病。

（2）左心室壁相对变薄，室壁回声可增强，部分病例室壁也可稍增厚。

（3）左心室心尖部附壁血栓形成。左心室心尖或肌小梁之间可见大小不等、单发或多发、形态各异的异常回声团附着。血栓回声因形成时间不同而呈稍低或稍高回声。

3. 彩色多普勒　各瓣口血流色彩暗淡，常合并多瓣膜反流，最常见于二尖瓣、三尖瓣（图 6-6-4），反流程度会随心室收缩功能、心室大小和瓣环扩张程度改变而改变。

4. 频谱多普勒　主动脉瓣口血流峰值流速降低，射血时间缩短，射血前期延长，PEP/ET 值增大，左心室压力最大上升速度 / 最大下降速度降低。一般认为主动脉瓣口收缩期最大血流速度与时间速度积分降低是评价左心室收缩功能较为敏感的指标。二尖瓣口血流频谱形态因疾病病程及严重程度不同，表现形式各异：病变早期常表现为 E 峰降低、A 峰增高，E/A＜1；伴有较严重二尖瓣反流时，二尖瓣 E 峰正常或稍增高，A 峰降低，E/A 增大，呈现"假性正常化"的频谱形态；组织多普勒可以帮助鉴别；疾病发展到终末期发生严重心力衰竭时，常呈现"限制性充盈"的频谱形态，E/A＞1.5（图 6-6-5）。

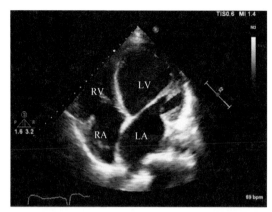

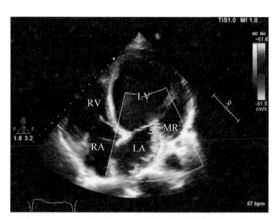

图 6-6-3　扩张型心肌病二维超声心动图
显示左心房、左心室明显扩大。LA. 左心房；LV. 左心室；RA. 右心房；RV. 右心室

图 6-6-4　扩张型心肌病彩色多普勒超声心动图
显示二尖瓣口收缩期左心房侧见中量偏心性反流信号。LA. 左心房；LV. 左心室；RA. 右心房；RV. 右心室；MR. 二尖瓣反流

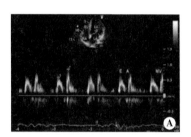

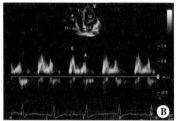

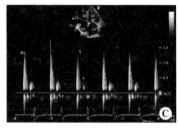

图 6-6-5　扩张型心肌病二尖瓣口频谱多普勒超声心动图
显示二尖瓣口舒张期血流频谱。A. 病变早期，$E/A < 1$；B. 伴有较严重的二尖瓣反流时，$E/A > 1$，呈现"假性正常化"；C. 疾病发展到终末期发生严重心力衰竭时，$E/A > 1.5$，此时多为不可逆性舒张期功能不全，E 峰多呈高耸的尖峰波，A 峰极低或消失

（三）诊断要点与鉴别诊断

1. 诊断要点

（1）心腔明显增大，以左心增大为主。

（2）室壁运动幅度明显降低，室间隔低于 3mm，左心室后壁低于 7mm。

（3）M 型房室瓣开放幅度小，EPSS 增大，呈现"大心腔，小开口"。

（4）二尖瓣血流频谱早期 E 峰低，A 峰高，中期呈现"假性正常化"，晚期出现"限制性充盈"，$E/A > 1.5$。

（5）彩色多普勒见多瓣膜反流。

（6）左心室收缩功能明显降低，但左心室容积增加。

（7）无特异性心肌病的病因。

2. 鉴别诊断　　DCM 主要与急性重症心肌炎、缺血性心肌病、甲状腺功能亢进性心肌病、围生期心肌病及酒精性心肌病等相鉴别，应注意询问病史、结合其他相关检查结果进行诊断。

（四）临床意义

目前超声尚不能明确诊断扩张型心肌病，需除外冠心病、高血压性心脏病、瓣膜性心脏病、肺源性心脏病、先天性心脏病和心包疾病等可引起心脏扩大的疾病。但超声心动图通过对心脏大小、室壁运动、房室瓣膜情况的常年多次随访可协助临床进行诊断，通过超声测定的心功能可为临床治疗和评估预后提供重要依据。此外，超声心动图可通过形态及功能等多项指标观察疗效并长期随访。

【案例 6-6-1】　男性患者，54 岁。10 年前无明显诱因出现胸闷、心悸伴乏力不适，遇天气变化时易患呼吸道感染，于当地医院就诊，诊断为"扩张型心肌病"，给予强心、利尿、扩血管治疗，效果不明显，10 年间多次入院抗心力衰竭治疗。近 1 个月来逐渐出现夜间阵发性呼吸困难、端坐呼吸，不能平卧，为求进一步诊治来我院就诊。体格检查：体温 36.2℃，脉搏 78 次 / 分，呼吸 21 次 / 分，血压 85/60mmHg。双肺呼吸音尚清，未及明显啰音。心前区无隆起，心率 76 次 / 分，心前区可闻及 2/6 级收缩期杂音。腹软，肝稍大，无压痛、反跳痛，双侧足背动脉搏动可触及。

问题 1：患者超声心动图图像见图 6-6-6，请描述超声心动图特点，并给出可能的超声诊断及诊断依据。

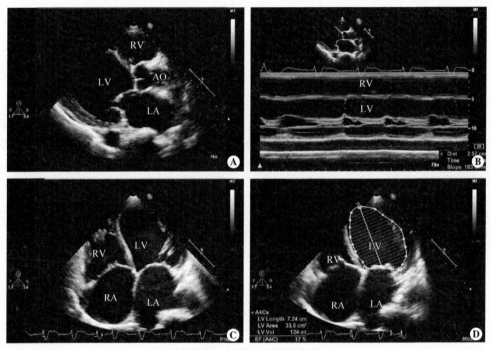

图 6-6-6　超声心动图声像图

A. 左心室长轴切面；B. 二尖瓣 M 型超声；C. 心尖四腔心切面；D. 单平面 Simpson 法。AO. 主动脉；LA. 左心房；LV. 左心室；RA. 右心房；RV. 右心室

答案与解析：左心长轴切面显示左心房、左心室增大，以左心室增大明显；二尖瓣 M 型超声声像图显示室壁运动幅度降低，二尖瓣前叶、后叶开放幅度降低，EPSS 增大；四腔心切面显示全心增大，单平面 Simpson 法测得 LVEF 仅为 17%。根据超声心动图特征，首先考虑扩张型心肌病。

问题 2：患者彩色多普勒超声心动图图像见图 6-6-7，请描述其血流动力学特点，临床已排除特异性心肌病病因，请给出最终超声诊断及诊断依据。

答案与解析：心尖四腔心切面彩色多普勒成像显示二尖瓣口、三尖瓣口均见反流信号；二尖瓣口舒张期血流频谱呈"限制性充盈"模式，$E/A > 1.5$。

临床排除特异性心肌病病因，结合二维、M 型及彩色多普勒超声心动图，考虑该患者声像图符合扩张型心肌病声像图改变。

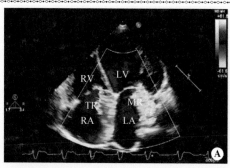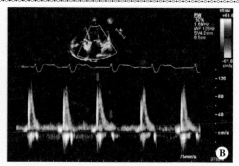

图 6-6-7 彩色多普勒声像图

A. 心尖四腔心切面彩色多普勒成像；B. 二尖瓣口舒张期血流频谱。LA. 左心房；LV. 左心室；RA. 右心房；RV. 右心室；MR. 二尖瓣反流；TR. 三尖瓣反流

二、肥厚型心肌病

（一）病理与临床

肥厚型心肌病（hypertrophic cardiomyopathy，HCM）指不能仅由异常负荷状态所解释的左心室壁增厚，是较为常见的遗传性心肌病，分布于多个地域及种族，不同人种发病率相似，为 0.02%～0.23%。HCM 呈常染色体显性遗传。多数患者预后良好，预期寿命与正常人相仿。但部分患者可出现不良结局，包括心源性猝死、由左心室流出道梗阻和（或）舒张功能异常导致的活动受限、心房颤动及左心室收缩功能不全。

HCM 主要病理表现为左心室壁非对称性肥厚，以室间隔肥厚为主，导致心腔狭小、左心室流出道狭窄。心脏体积增大，质量增加。显微镜下见心肌肥厚，肌束排列明显紊乱，形成特征性螺旋样构型，细胞内肌原纤维结构排列紊乱。纤维化明显者，形成肉眼即可观察到的瘢痕。

患者临床表现多样，包括无症状、轻度胸闷、心悸、呼吸困难，恶性室性心律失常，心力衰竭，心房颤动伴栓塞，青少年时期猝死等。查体时可见心脏轻度增大，存在左心室流出道梗阻的患者可在胸骨左缘第 3、4 肋间听到较粗糙的喷射样杂音。

（二）超声心动图表现

1. M 型超声心动图

（1）二尖瓣前叶舒张期开放时多可触及室间隔，梗阻者二尖瓣瓣体和腱索收缩期膨向室间隔，前向移动，M 型超声心动图显示二尖瓣 C～D 段呈弓背样隆起，即收缩期前移现象（systolic anterior motion，SAM）（图 6-6-8）。

（2）二尖瓣 EF 下降速率减慢。

（3）左心室流出道狭窄，正常左心室流出道内径为 20～40mm，梗阻时内径＜20mm。

（4）主动脉瓣收缩中期提前关闭，右冠瓣呈"M"形，无冠瓣呈"W"形，出现收缩期半关闭切迹。

（5）肥厚的室间隔收缩运动降低，左心室后壁收缩运动增强，总体心肌收缩力增强；疾病晚期，心肌收缩力可下降，射血分数可降低。

2. 二维超声心动图

（1）左心室壁非对称性肥厚：室间隔明显增厚，左心室后壁正常或稍厚；室间隔与左心室后壁厚度之比大于 1.3。

（2）乳头肌肥厚，位置前移：左心室乳头肌短轴切面可见前外乳头肌及后内乳头肌增厚，位置前移。

（3）肥厚的心肌回声增强、不均匀，呈斑点状、毛玻璃样改变。

3. 彩色多普勒 梗阻者收缩早期左心室流出道内呈五彩细窄血流束，狭窄越重，色彩混叠越严重（图 6-6-9）。彩色血流最窄的部位即为左心室流出道梗阻的部位，可合并二尖瓣关闭不全。

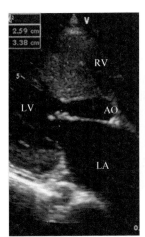
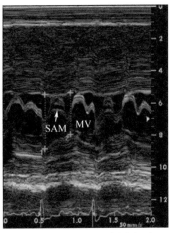

图 6-6-8 肥厚型心肌病 M 型超声心动图（二尖瓣水平）

显示室间隔明显增厚，二尖瓣 C～D 段呈多层弓背样隆起，即收缩期前移现象。AO. 主动脉；LA. 左心房；LV. 左心室；RV. 右心室；MV. 二尖瓣；SAM. 收缩期前移现象

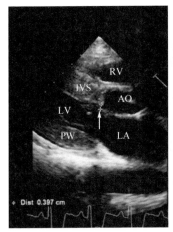
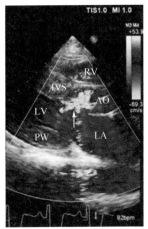

图 6-6-9 肥厚型心肌病二维与彩色多普勒超声心动图

左心室流出道狭窄，收缩期内径约 0.4cm，收缩期左心室流出道内呈五彩细窄血流束（箭头示左心室流出道最窄处）

AO. 主动脉；LA. 左心房；LV. 左心室；RV. 右心室；IVS. 室间隔；PW. 左心室后壁

4. 频谱多普勒 梗阻者左心室流出道流速加快，频谱呈负向高速充填状射流，形态为曲线逐渐下降，收缩晚期达高峰，呈"匕首"样（图 6-6-10）；左心室流出道压力阶差＞30mmHg 时提示存在梗阻。二尖瓣频谱 E 峰流速减慢，A 峰流速加快，E 峰＜A 峰。

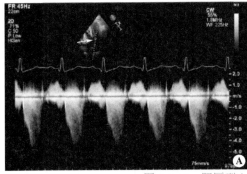
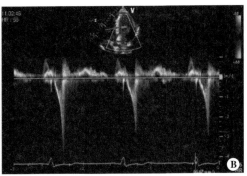

图 6-6-10 肥厚型心肌病频谱多普勒声像图

A. 左心室流出道血流频谱显示左心室流出道血流明显加速，呈"匕首"样（箭头示梗阻处）；B. 左心室腔中部血流频谱显示左心室腔中部血流明显加速，呈"匕首"样（箭头示梗阻处）

5. 特殊类型的肥厚型心肌病

（1）心尖肥厚型心肌病：左心室心尖段心肌明显增厚，心腔明显狭小，呈"黑桃 A 样"改变，严重者心尖部心腔闭塞。

（2）均匀肥厚型心肌病：各室壁均匀一致增厚，回声增强，心腔变小，极为少见。

（3）以侧壁、后壁或下壁肥厚为主的肥厚型心肌病，较为少见。

（三）诊断要点与鉴别诊断

1. 诊断要点

（1）梗阻性肥厚型心肌病：室间隔非对称性肥厚，左心室后壁厚度正常或稍厚，室间隔与左心室后壁厚度之比 ＞ 1.3，肥厚的室间隔运动幅度及收缩期增厚率下降；左心室流出道内径变窄，＜ 20mm；二尖瓣收缩期前移现象；左心室流出道出现五彩细窄血流束，频谱呈高速射流，压差 ＞ 30mmHg。

（2）非梗阻性肥厚型心肌病：室间隔肥厚，可伴有其他各节段心肌肥厚；肥厚心肌运动幅度降低；左心室流出道内径正常；二尖瓣无收缩期前移现象；左心室流出道内为蓝色血流，流速及压差正常。

2. 鉴别诊断

（1）高血压性心脏病：高血压病史；室壁一般为向心性对称性增厚，室壁厚度一般 ＜ 15mm，室间隔厚度 / 左心室后壁厚度 ＜ 1.3；增厚的心肌回声均匀。

（2）主动脉瓣及主动脉狭窄性病变：室间隔及左心室后壁向心性对称性增厚，有明确的主动脉瓣或主动脉狭窄性病变。

（3）甲状腺功能减退性心肌病及尿毒症性心肌病等。

（四）临床意义

超声心动图可直观评估心脏结构与功能、室壁肥厚程度与累及范围、左心室流出道有无梗阻与梗阻程度，多可对肥厚型心肌病做出明确诊断，对临床诊断、治疗及随访有重要意义。随着超声造影技术的出现与发展，其在指导梗阻性肥厚型心肌病心肌消融中发挥着重要作用，有助于减少酒精用量及消融的冠状动脉间隔支数量，减少并发症。

【案例 6-6-2】　女性患者，46 岁，10 年前无明显诱因出现咳嗽，咳白痰，无发热、心悸、胸闷、胸痛、头晕等不适，未予以诊治，症状逐渐加重。10 天前无明显诱因发生晕厥，后逐渐出现间断心悸，持续几分钟后自行好转。偶有头晕，无头痛、胸痛、活动后气喘、发热、呕吐等不适，为求诊治来院就诊。体格检查：体温 36.6℃，脉搏 71 次 / 分，呼吸 20 次 / 分，血压 98/64mmHg。双肺呼吸音清，未及明显啰音。心前区无隆起，心律齐，心尖部可闻及收缩期杂音。腹软，肝脏稍大，无压痛、反跳痛，双下肢不肿。特殊病史：儿子猝死。

问题 1：患者超声心动图图像见图 6-6-11，请描述超声心动图特点，并给出可能的超声诊断。

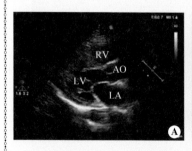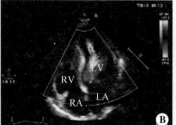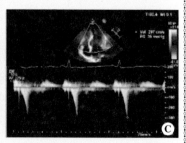

图 6-6-11　超声心动图声像图

A. 左心长轴切面；B. 心尖四腔心切面彩色多普勒血流图；C. 左心室腔中部血流频谱图。AO. 主动脉；LA. 左心房；LV. 左心室；RA. 右心房；RV. 右心室

答案与解析：患者儿子猝死，其超声心动图左心长轴切面显示室间隔明显增厚，首先考虑肥厚型心肌病的诊断；心尖四腔心切面彩色多普勒血流图显示左心室腔中部出现五彩细窄血流束，频谱多普勒测得左心室腔中部血流明显加速，考虑为梗阻性肥厚型心肌病。

问题2：患者左心超声造影声像图见图6-6-12，请给出超声诊断及诊断依据。

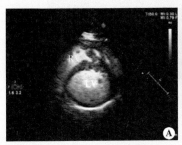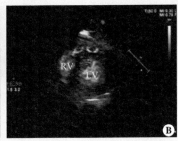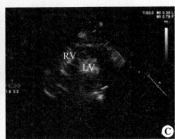

图 6-6-12 左心超声造影声像图
A. 左心室腱索水平短轴切面；B. 左心室乳头肌水平短轴切面；C. 左心室心尖水平短轴切面
LV. 左心室；RV. 右心室

答案与解析：左心超声造影图像显示左心室壁非对称性肥厚，以中间段及心尖段室壁肥厚更为显著。结合病史及超声心动图图像特点，最终考虑诊断为非对称性梗阻性肥厚型心肌病。

三、限制型心肌病

（一）病理与临床

限制型心肌病（restrictive cardiomyopathy，RCM）指因细胞内或间质浸润和（或）纤维化引起心室舒张功能障碍，并不伴有心室扩张的一类心肌病。RCM 以双侧心室或单侧心室充盈、舒张受限，而室壁厚度和收缩功能正常或轻度受损为主要特征。虽然 RCM 发病率较低，约占心肌疾病 4.5%，但其预后较差。

RCM 病理改变主要表现为心室内膜和内膜下纤维组织增生，心室壁硬化，心室腔缩小或闭塞，心室舒张功能受损。镜下可见心内膜下心肌排列紊乱、间质纤维化。

RCM 临床表现差异大，以舒张功能障碍为主，收缩功能正常或接近正常，病程晚期收缩功能可降低。患者终末期常出现与右心衰竭相关的表现，主要表现为体循环淤血，如颈静脉怒张、肝大、腹水、下肢水肿、静脉压升高等；部分可出现左心衰竭的表现，如呼吸困难、咯血及肺底细湿啰音等；此外，可出现心排血量降低的症状，如晕厥，甚至出现血栓栓塞或猝死等。其他非特异性表现包括乏力、气促、活动耐量减退、体格发育缓慢等。

（二）超声心动图表现

1. M 型超声心动图 心室波群可见室壁心内膜增厚，室壁运动幅度降低，心室腔变小。

2. 二维超声心动图

（1）心内膜增厚，回声增强，以心尖部显著，心尖部由僵硬的异常回声占据，导致心尖部闭塞（图 6-6-13）。正常心内膜厚度＜1mm，RCM 的心内膜厚度可达数毫米，致左心室心腔收缩期及舒张期变化不明显。

（2）双房明显增大，心室通常不大或减小，心室腔变形，长径缩短（图 6-6-14），增大的双房内可伴附壁血栓（图 6-6-15）。

（3）室壁可见增厚，室壁心肌内可见浓密点状回声。

（4）二尖瓣和三尖瓣增厚、变形，固定于开放位置，失去关闭功能。

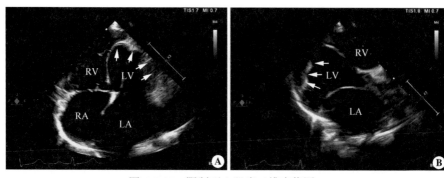

图 6-6-13　限制型心肌病二维声像图 1

显示双房明显增大，左心室侧壁及心尖心内膜增厚，回声增强（箭头）。LA. 左心房；LV. 左心室；RA. 右心房；RV. 右心室

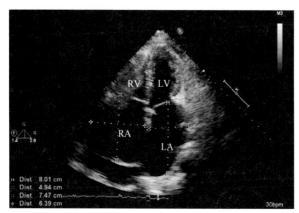

图 6-6-14　限制型心肌病二维声像图 2

显示双房明显增大，心室相对较小，心室腔变形，长径缩短。LA. 左心房；LV. 左心室；RA. 右心房；RV. 右心室

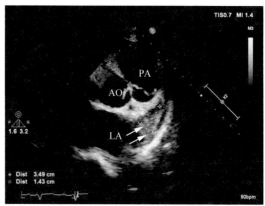

图 6-6-15　限制型心肌病二维声像图 3

显示左心耳内可见稍高回声团附着（左心耳内血栓形成，箭头所示）。LA. 左心房；AO. 主动脉；PA. 肺动脉

3. 彩色多普勒

（1）二尖瓣、三尖瓣反流：由于二尖瓣、三尖瓣受累，可出现收缩期二尖瓣、三尖瓣反流，心室舒张压明显增高时可见舒张期二尖瓣、三尖瓣反流。

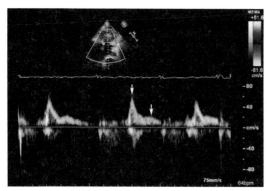

图 6-6-16　限制型心肌病二尖瓣口频谱多普勒

显示二尖瓣口血流频谱 E 峰（左侧箭头）高尖，A 峰（右侧箭头）降低，$E/A > 2$，随呼吸变化不明显

（2）二尖瓣、三尖瓣的瓣口血流充盈时间缩短，早期为一明亮的红色血流。

（3）心房收缩期，肺静脉和上腔静脉内也可显示蓝色的反向血流信号。

4. 频谱多普勒

（1）二尖瓣、三尖瓣血流频谱改变：E 峰高尖，E 峰减速时间缩短（$\leq 150ms$），A 峰降低，$E/A > 2$；等容舒张期缩短；二尖瓣、三尖瓣血流频谱随呼吸变化不明显（图 6-6-16）。

（2）肺静脉血流频谱改变：D 波增高，S 波降低甚至缺如，上腔静脉反流速度（AR）增高，时限延长，连续出现于整个心房收缩期。

（3）限制型心肌病患者的肺动脉压常增高，但一般不超过 50mmHg。

（三）诊断要点与鉴别诊断

1. 诊断要点　心内膜增厚，心室腔变形，心尖闭塞，双房增大，室壁运动降低，二尖瓣、三尖瓣血流频谱呈限制性充盈障碍表现，且随呼吸变化不明显。

    2. 鉴别诊断   临床上主要与缩窄性心包炎相鉴别，两者主要鉴别点见表 6-6-1：

表 6-6-1   限制型心肌病与缩窄性心包炎

诊断方法	缩窄性心包炎	限制型心肌病
体格检查	Kussmaul 征，心包叩击音	瓣膜反流性杂音，可能出现 Kussmaul 征，病理性 S_3
心电图	低电压，非特异性 ST-T 段改变，心房颤动	低电压，假性心肌梗死表现，可见增宽的 QRS 波群，电轴左偏，心房颤动
胸部片 X 线	心包钙化（约 1/3 的患者可见）	无心包钙化
超声心动图	室间隔弹跳征 心包增厚、钙化 二尖瓣口血流 E 峰峰值流速随呼吸变化 > 25%，肺静脉 D 波峰值流速随呼吸变化 > 20% M 型彩色多普勒下测得血流传播速度 > 45cm/s 组织多普勒：E′ 峰值速度 > 8cm/s	心室腔缩小而心房扩大，可伴室壁增厚 E/A 比值 > 2，减速时间（DT）缩短 二尖瓣口血流不随呼吸变化 M 型彩色多普勒下测得血流传播速度 < 45cm/s 组织多普勒：E′ 峰 < 8cm/s
心导管检查	"下降平台征"或"平方根征"，左心室和右心室舒张压通常相等，心室间压力互相影响	显著的右心室收缩期高压（> 50mmHg），静息或运动状态下左心室舒张期压力比右心室舒张期压力高至少 5mmHg
CT/CMR	心包厚度 > 3mm 心包钙化 心室运动相互影响（实时 CMR 摄像）	心包厚度正常（< 3mm） 形态和功能学检查（CMR）发现心肌损伤

    注：CMR. 心脏磁共振；CT. 计算机断层成像；Kussmaul 征 . 吸气时颈静脉压力反常性增高；S_3. 第三心音

（四）临床意义

    超声心动图可观察 RCM 心腔形态、结构变化，测量二尖瓣口、三尖瓣口血流频谱，对诊断本病有重要价值，但超声心动图检查仍缺乏明确诊断 RCM 的特征性病变，所以还需结合其他检查共同诊断。

【案例 6-6-3】男性患者，20 岁，7 年前无明显诱因出现活动后心悸、气促，休息后可缓解，无发热、咳嗽及夜间阵发性呼吸困难，于当地医院就诊，诊断为缩窄性心包炎，未予以特殊治疗，后因不适加重于上级医院就诊，诊断为心肌致密化不全，给予对症处理后症状缓解不明显，为求进一步诊治转入我院就诊。体格检查：体温 36.6℃，脉搏 100 次 / 分，呼吸 20 次 / 分，血压 90/60mmHg。神志清楚，精神不佳，颈静脉怒张，心律失常，心房颤动，三尖瓣听诊区可闻及收缩期杂音，双肺呼吸音粗，未及明显啰音。腹部膨隆，腹壁静脉清晰可见（图 6-6-17），移动浊音阳性，双下肢凹陷性水肿。

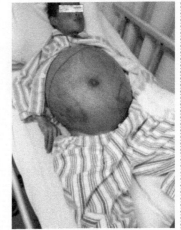

图 6-6-17 腹部膨隆

问题：患者超声心动图图像见图 6-6-18、图 6-6-19，请描述超声心动图特点，并给出超声诊断。

答案与解析：左心室长轴切面显示左心房增大，左心室未见明显增大；心尖与胸骨旁四腔心切面可见双房增大，右心房显著，心腔内可见云雾影，右心室腔中下部可见丰富的肌束，呈窦隙样狭窄，左心室心内膜、乳头肌回声稍增强；彩色多普勒图像显示三尖瓣口见大量反流信号。

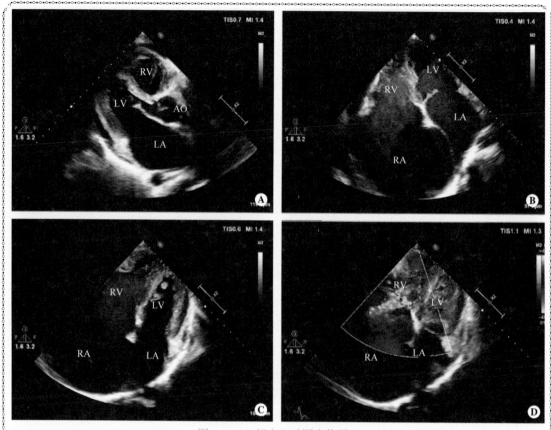

图 6-6-18　超声心动图声像图 1

A. 左心长轴切面；B. 心尖四腔心切面；C. 胸骨旁四腔心切面；D. 胸骨旁四腔心切面彩色多普勒血流图

AO. 主动脉；LA. 左心房；LV. 左心室；RA. 右心房；RV. 右心室

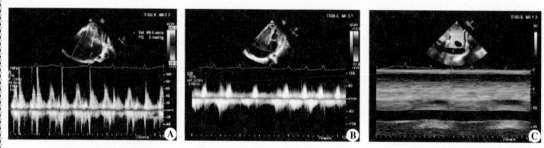

图 6-6-19　超声心动图声像图 2

A. 二尖瓣口血流频谱；B. 三尖瓣口血流频谱；C. 下腔静脉 M 型

二尖瓣、三尖瓣血流频谱均表现为 E 峰高尖，E 峰减速时间缩短（≤ 150ms），A 峰降低，$E/A > 2$；二尖瓣、三尖瓣血流频谱随呼吸变化不明显；下腔静脉明显增宽，且随呼吸运动塌陷率＜ 50%。

结合病史及超声心动图表现，考虑诊断为限制型心肌病。

四、致心律失常性右心室心肌病

（一）病理与临床

致心律失常性右心室心肌病（arrhythmogenic right ventricular cardiomyopathy，ARVC）又

称右心室心肌病、致心律失常性右心室发育不良，是一种因右心室发育不良而导致的心肌疾病。ARVC 是一种以心律失常、心力衰竭及心源性猝死为主要临床表现的非炎性非冠状动脉心肌疾病，多见于青少年时期。ARVC 发病率超过 1/2000，遗传和家族背景明显，此病是 35 岁以下患者发生心源性猝死的主要原因之一。

ARVC 典型病理变化呈现透壁的脂肪或纤维脂肪组织替代右心室心肌细胞。脂肪或纤维脂肪组织主要位于流出道、心尖或前下壁即所谓"发育不良三角区"，也可出现瘤样扩张，瘢痕及室壁变薄等病理改变。病理表现主要分为两种：单纯脂肪组织和纤维脂肪组织浸润，孤立的脂肪浸润较为罕见。

ARVC 临床表现复杂多变，半数以上的患者可出现不同程度的心悸，1/3 的患者可发生晕厥，近 1/10 的患者以恶性心脏事件为首发症状，家系患者中半数可出现心源性猝死，心力衰竭较少见，发生率不足占 1/10。

（二）超声心动图表现

1. M 型超声心动图 右心室显著扩大，右心室壁菲薄，右心室壁运动幅度降低、无运动或反常运动，右心室收缩功能显著下降。

2. 二维超声心动图

（1）右心室明显扩大，右心室与左心室收缩末期直径比＞ 0.5，但若为局限性病变可无此表现；左心室可正常或轻度异常。

（2）右心室壁局限或广泛菲薄，受累右心室壁表现为运动幅度降低、无运动或反常运动。

（3）局限性右心室室壁瘤形成或局限性右心室明显扩张。

（4）孤立性右心室流出道扩张。

（5）右心室舒张期结构变形，肌小梁排列紊乱及右心室调节束异常。

3. 彩色多普勒超声 三尖瓣口及右心室流出道血流速度明显降低，可伴有三尖瓣反流。

（三）诊断要点与鉴别诊断

1. 诊断要点 ARVC 的主要诊断标准：①节段性右心室壁运动消失、运动障碍或局部室壁瘤形成；②左心长轴切面舒张末期右心室流出道内径≥ 32mmHg 或大动脉短轴切面舒张末期右心室流出道内径≥ 36mm 或右心室面积变化率≤ 33%。次要诊断标准：①节段性右心室壁运动消失或运动障碍；②左心长轴切面 29mm ≤右心室流出道舒张末期内径＜ 33mm，或大动脉短轴切面 32mm ≤舒张末期右心室流出道内径＜ 36mm，或 33%＜右心室面积变化率≤ 40%。诊断 ARVC 需满足 2 个主要诊断标准或 1 个主要和 2 个次要诊断标准。

2. 鉴别诊断 ARVC 应与先天性疾病所致的右心扩大，如房间隔缺损、三尖瓣下移畸形、原发性肺动脉高压、部分或完全型肺静脉畸形引流等，以及获得性右心室扩大的疾病，如风湿性心脏病三尖瓣病变、冠心病右心室梗死等相鉴别。超声心动图检查如未发现其他可导致右心扩大的先天性疾病、瓣膜病，而心电图、冠状动脉 CTA 与冠状动脉造影未发现冠状动脉病变可帮助鉴别诊断。

（四）临床意义

ARVC 的超声心动图表现特异性不高，应注意与先天性及获得性心脏疾病所致的右心扩大相鉴别。

【案例 6-6-4】 男性患者，19 岁，3 年前出现活动耐力下降，伴胸闷、活动后气促、腹胀、恶心，偶有口唇发绀，无胸痛、下肢水肿及喘憋等不适。于当地医院就诊，予以内科对症支持治疗，症状无明显好转，遂转入笔者所在医院。体格检查：体温 36.7℃，脉搏 76 次 / 分，呼吸 20 次 / 分，血压 98/70mmHg。双肺呼吸音清，未闻及明显啰音。心前区无隆起，偶可闻及房性期前收缩，心率 76 次 / 分，律不齐，心前区可闻及收缩期杂音。腹软，肝肋下 2cm，无压痛、反跳痛，双侧足背动脉搏动可。

问题1：患者超声心动图图像见图6-6-20、图6-6-21，试述患者超声心动图特征及诊断。

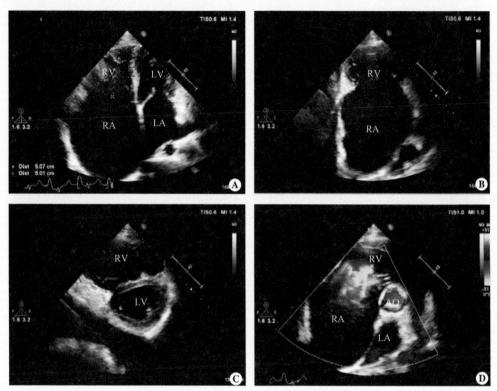

图 6-6-20　超声心动图声像图 1

A. 心尖四腔心切面；B. 胸骨旁右心室流入道切面；C. 左心室短轴切面（腱索水平）；D. 大动脉短轴切面

LA. 左心房；LV. 左心室；RA. 右心房；RV. 右心室；AO. 主动脉

答案与解析：心尖四腔心切面（图 6-6-20A）及胸骨旁右心室流入道切面显示右心房、右心室扩大；左心室短轴切面（腱索水平（图 6-6-20C））显示右心室扩大，室间隔平直，左心室呈"D"形；大动脉短轴切面（图 6-6-20D）显示三尖瓣口收缩期右心房侧见大量反流信号，血流颜色暗淡。可致右心显著扩大的疾病主要有房间隔缺损、三尖瓣下移畸形、原发性肺动脉高压、部分或完全型肺静脉畸形引流、冠心病右心室梗死、风湿性心脏病瓣膜病变、致心律失常性右心室心肌病等。患者为男性青年，超声心动图显示房间隔连续完整，肺静脉开口位置正常，三尖瓣附着点未见明显下移，三尖瓣口反流束颜色暗淡，三尖瓣叶形态正常，可基本排除房间隔缺损（房间隔连续完整）、三尖瓣下移畸形（三尖瓣附着点未见明显下移）、原发性肺动脉高压（三尖瓣口反流束颜色暗淡）、部分或完全型肺静脉畸形引流（肺静脉开口位置正常）、冠心病右心室梗死（患者仅 19 岁，既往无冠状动脉疾病病史）、风湿性心脏病瓣膜病变（二尖瓣、三尖瓣瓣叶形态正常），故而考虑致心律失常性右心室心肌病的诊断。

超声心动图测得三尖瓣环收缩期位移为 1.1cm；肺动脉瓣口血流频谱低平，血流峰速为 48cm/s；下腔静脉增宽，内径随呼吸塌陷率＜50%；左心室收缩功能在正常范围。三尖瓣环收缩期位移减少、肺动脉瓣口血流频谱低均反映右心室收缩功能降低。

结合病史及超声心动图结果考虑诊断为致心律失常性右心室心肌病。

问题2：患者于外院行超声心动图检查时被误诊为三尖瓣下移畸形，试述两者的主要鉴别点。

答案与解析：患者右心房、右心室均显著扩大，易将扩大的右心室误认为房化右心室，但三尖瓣下移畸形患者三尖瓣叶附着点明显下移，瓣叶可有发育不良，而致心律失常性右心室心肌病三尖瓣叶形态正常，瓣膜无明显器质性病变。

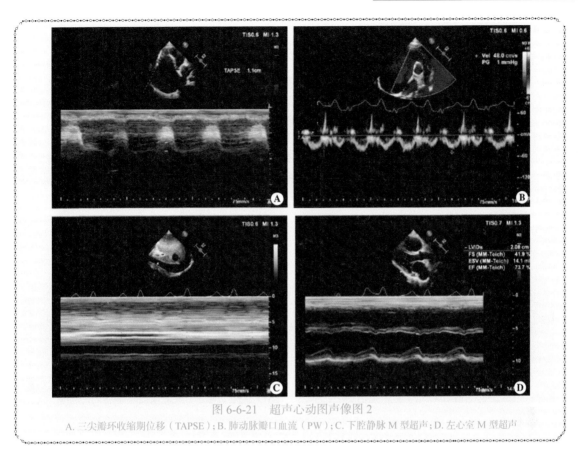

图 6-6-21 超声心动图声像图 2

A. 三尖瓣环收缩期位移（TAPSE）；B. 肺动脉瓣口血流（PW）；C. 下腔静脉 M 型超声；D. 左心室 M 型超声

五、左心室心肌致密化不全

（一）病理与临床

左心室心肌致密化不全（noncompaction of left ventricular myocardium，NLVM）又称海绵状心肌、持续性心肌窦状隙，为临床上少见的先天性心肌病变。该病有家族发病倾向，也可单独发病，称为孤立性心肌致密化不全，或同时并发其他先天性心脏畸形。

NLVM 主要病理改变为心脏扩大，心肌质量增加，乳头肌形态异常。肉眼可见多发、过度隆突的肌小梁和深陷的隐窝，形成网状结构，以近心尖部 1/3 室壁节段最为明显（图 6-6-22）。镜下见大量隆突的肌小梁和深陷的隐窝、心肌纤维化、心肌纤维排列紊乱等。

NLVM 患者临床表现多样，从无症状到进行性心功能恶化、充血性心力衰竭、心律失常、栓塞甚至猝死。症状首发年龄差别大，多数患者早期无症状，中老年时才发病。

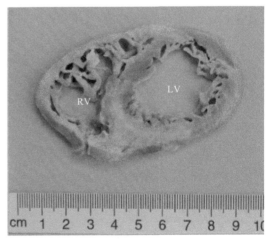

图 6-6-22 NLVM 心脏大体标本

左心室壁、右心室壁均见多发、过度隆突的肌小梁和深陷的隐窝，形成网状结构。LV. 左心室；RV. 右心室

（二）超声心动图表现

1. M 型超声心动图 左心室腔不同程度扩大，室壁运动幅度降低。

2.二维超声心动图

（1）心腔内多发、过度隆突的肌小梁和深陷其间的隐窝，形成网状结构，即致密化不全心肌（图6-6-23）；病变以心室中段至心尖段最为明显，心室中部以侧壁、下壁、前壁、后壁等游离壁最为常见。同一室壁部位收缩末期致密化不全心肌与致密心肌厚度之比：儿童＞1.4，成人＞2。

（2）病变区域心腔内可发生附壁血栓，受累部位常伴有局限性室壁运动异常，晚期有心腔扩大。

3.彩色多普勒 可探及隐窝、肌小梁间隙之间低速血流与心腔相通。

4.左心超声造影 能更清楚地显示心内膜边界，改善肌小梁及小梁间隙的可视化程度，增加评估心肌致密化不全程度和范围的准确性和敏感性。经静脉注射充盈对比剂后，充盈对比剂进入致密化不全心肌层，填充肌小梁间隙，勾勒出致密化不全心肌的边界，致密化不全心肌边缘呈"羽毛状"（图6-6-24）。

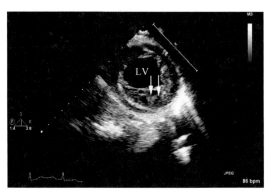

图6-6-23 左心室心肌致密化不全二维声像图
左心室心尖段短轴切面显示左心室侧壁、下壁见丰富肌小梁及隐窝回声（箭头）。LV.左心室

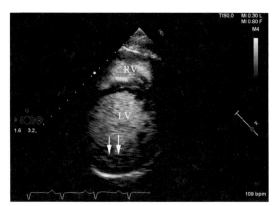

图6-6-24 左心室心肌致密化不全左心造影图像
左心室侧壁、下壁见丰富肌小梁及隐窝回声，隐窝内可见充盈对比剂进入（箭头）。LV.左心室；RV.右心室

（三）诊断要点与鉴别诊断

1.诊断要点

（1）左心室腔内见多发、过度隆突的肌小梁和深陷其间的隐窝，形成网状结构，称非致密化不全心肌。

（2）彩色多普勒可探及隐窝间隙之间与心腔相通的低速血流，病变以心室中段至心尖段最为明显，心室中部以侧壁、下壁、前壁、后壁等游离壁最为常见。

（3）同一室壁部位收缩末期致密化不全心肌与致密心肌厚度之比：儿童＞1.4，成人＞2。

2.鉴别诊断 NLVM主要与扩张型心肌病、肥厚型心肌病、左心室心尖部血栓形成、心内膜弹力纤维增生症相鉴别，根据典型的超声心动图特征，结合病史，必要时应用左心造影超声心动图，可以帮助鉴别。

（四）临床意义

NLVM如及早诊断，积极采取内科对症治疗，对改善患者预后具有重要意义。如出现症状后再治疗则预后较差，因此早期诊断尤为重要。超声心动图是目前诊断无症状孤立性NLVM准确、可靠的方法，对临床诊断、治疗、随访及预后评估有重要作用。

【案例6-6-5】 女性患者，57岁，12年前因难治性咳嗽于当地医院就诊，诊断为扩张型心肌病，之后出现心房颤动，一直口服地高辛、盐酸曲美他嗪及利尿剂等，患者偶有胸闷不适。近1周来，轻度活动即出现胸前区不适，持续几分钟，休息后可缓解，偶伴口唇发绀，吸氧后好转。体格检查：体温36.8℃，脉搏84次/分，呼吸20次/分，血压121/73mmHg。双肺呼吸音清，未闻及明显啰音。心律不齐，心房颤动，未闻及心前区杂音。腹软，肝脾肋下未触及，双下肢不肿。

问题 1：患者二维及 M 型超声心动图结果见图 6-6-25，试述患者的超声心动图特征及超声诊断。

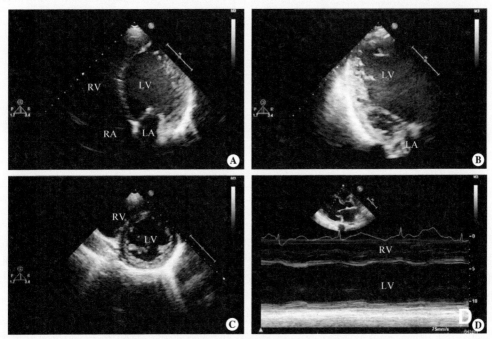

图 6-6-25　超声心动图声像图

A. 心尖四腔心切面；B. 心尖三腔心切面；C. 左心室乳头肌水平短轴切面；D. 左心室 M 型超声。LA. 左心房；LV. 左心室；RA. 右心房；RV. 右心室

答案与解析：心尖三腔心切面、心尖四腔心切面、左心室乳头肌水平短轴切面显示左心室侧壁、下壁及心尖见丰富肌小梁和深陷其间的隐窝回声；左心室 M 型超声显示左心室壁运动幅度降低。根据二维超声心动图特征考虑诊断左心室心肌致密化不全。

问题 2：患者彩色多普勒及左心超声造影图像分别见图 6-6-26、图 6-6-27，比较图 6-6-25、图 6-6-26、图 6-6-27，试述左心超声造影在该病诊断中的优势。

答案与解析：心肌致密化不全常累及心尖及侧壁，容易受近场伪像影响，且致密化不全心肌肌小梁间血流速度相对较慢、不易探查，此外部分患者声窗不佳，导致心肌致密化不全检出率低。左心超声造影能清晰显示心肌小梁间隐窝，区分致密心肌与致密化不全心肌，提高心肌致密化不全的检出率，增加评估心肌致密化不全程度和范围的准确性和敏感性。

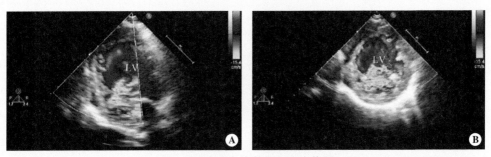

图 6-6-26　彩色多普勒超声声像图

A. 心尖两腔心切面彩色多普勒血流图；B. 左心室（LV）乳头肌水平短轴切面彩色多普勒血流图

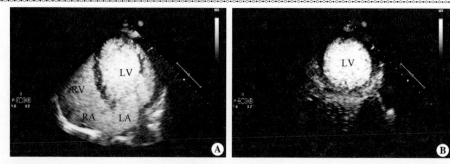

图 6-6-27　左心超声造影声像图

A. 心尖四腔心切面左心造影图；B. 左心室心尖水平短轴切面。LA. 左心房；LV. 左心室；RA. 右心房；RV. 右心室

六、心内膜弹力纤维增生症

（一）病理与临床

心内膜弹力纤维增生症（endocardial fibroelastosis，EFE），曾称胎儿心内膜炎、硬化性心内膜炎、原发性心内膜弹力纤维增生症等，是一种常见的婴儿心肌病，主要发生于 1 岁以下的婴幼儿，发病率低，占先天性心脏病的 1%～2%，10% 为家族性发病。病因不明，临床上以充血性心力衰竭为突出表现，心内膜增厚为本病的特异性改变。

EFE 基本病理改变为心内膜弹力纤维及胶原纤维增生。心脏大体形态改变：心脏体积增大、质量增加，心尖圆钝，心室呈球形扩张，以左心室为主，左心房、右心房及右心室也可扩张。心内膜弥漫性增厚，厚度可达数毫米，以心室内膜受累严重（图 6-6-28）。镜下见病变主要限于心内膜，心内膜明显增厚，心肌及心外膜多无改变。

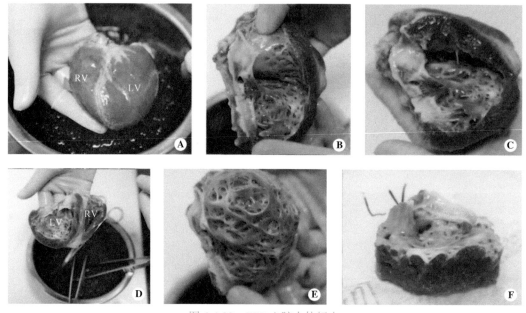

图 6-6-28　EFE 心脏大体标本

A. 心脏整体观显示左心增大；B、C、D、E、F. 左心室切开展示心室壁内膜显示心内膜增厚，呈乳白色或灰白色，平滑而光亮，以左心室为主；乳头肌、腱索、二尖瓣及主动脉瓣边缘也受累；LV. 左心室；RV. 右心室

EFE 起病年龄早，70%～80% 发生于 1 岁以下婴儿，以 6 个月以内的婴儿最为多见，少数病例发展迟缓，延至成人。临床主要表现为急性心力衰竭、慢性心力衰竭。常见症状为发热、气促、

呕吐、腹泻、吃奶减少、吮吸停顿、多汗、口周发绀、体重增加缓慢、生长发育迟缓、面色苍白、活动耐力差、精神萎靡等。

（二）超声心动图表现

1. **M型超声心动图** 左心室明显扩大，左心房增大，左心室壁运动幅度降低，室壁增厚率降低，早期即可出现左心室射血分数降低，收缩功能降低。

2. **二维超声心动图** 左心室呈球形扩大，左心房增大，左心室心内膜增厚，以后壁明显，扩大的心腔内可见血栓回声（图6-6-29）。

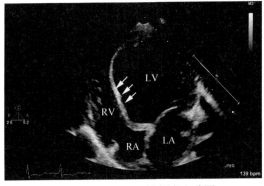

图 6-6-29　EFE 二维超声心动图
左心室呈球形扩大，左心房增大，左心室心内膜增厚（箭头）
LA. 左心房；LV. 左心室；RA. 右心房；RV. 右心室

3. **彩色多普勒** 二尖瓣口、三尖瓣口可见反流血流信号，多为轻度，严重者可达中度。

4. **频谱多普勒** 二尖瓣口、三尖瓣口血流频谱呈"限制性充盈"模式。

（三）诊断要点与鉴别诊断

1. **诊断要点** 心内膜增厚，回声增强；左心室呈球形扩大；左心室壁运动弥漫性降低；心室呈限制性充盈障碍。

2. **鉴别诊断** EFE 主要与扩张型心肌病、左心室心肌致密化不全相鉴别（表6-6-2）。

表 6-6-2　扩张型心肌病、左心室心肌致密化不全与 EFE 鉴别诊断表

鉴别点	左心室心肌致密化不全	扩张型心肌病	EFE
心腔	左心室大	全心大	左心室球形扩大
心室壁	厚薄不均	相对均匀变薄	均匀变薄
心内膜面	多数突出的肌小梁，之间有深隐窝	平直的线状	明显增厚、回声明显增强
彩色多普勒	小梁间见血流充盈，并与心腔相通	心腔内见暗淡血流	心腔内见暗淡血流
年龄	成人多见	成人多见	婴幼儿多见
病因	心内膜形成过程提前终止，致肌小梁不能吸收，心肌正常致密化停止	病因不清	心内膜弹力纤维增生，心内膜增厚，可累及所有心腔、瓣膜及心肌

（四）临床意义

EFE 的早期诊断、系统治疗、及时控制心力衰竭对患者预后有重大影响，可显著降低死亡率。超声心动图对本病的诊断具有重要价值。

【案例 6-6-6】女性患儿，16 个月，因"出生后喂养困难、吃奶易吐、多汗、易感冒、轻微活动后气促"于当地医院就诊，行超声心动图提示"二尖瓣关闭不全，左心大"，给予内科对症支持治疗后无明显好转，遂转至笔者所在医院。体格检查：体温 36.4℃，脉搏 110 次 / 分，呼吸 27 次 / 分，血压 100/70mmHg，体重：8.3kg。双唇无发绀，无杵状指，双肺呼吸音清，未及明显啰音。心前区无隆起，心界向左下扩大，心音低钝，心率 110 次 / 分，律齐，心前区杂音不明显。腹软，肝肋下 2cm，无压痛、反跳痛，双侧足背动脉搏动可。

问题1：患儿超声心动图见图 6-6-30、图 6-6-31，请列出诊断及诊断依据。

答案与解析：超声心动图左心长轴切面、心尖四腔心切面、左心室短轴切面均见左心室明显扩大，室间隔左心室侧心内膜增厚，回声增强；左心短轴切面另见左心室下壁、后侧壁中间段及心尖段肌小梁增多，心内膜增厚、回声增强；双平面 Simpson 法测得左心室射血分数为 30%；彩色多普勒显示二尖瓣口收缩期左心房侧见大量反流信号。考虑患儿主要诊断为心内膜弹力纤维增生症，合并左心室局部心肌致密化不全。理由如下：左心室心肌致密化不全多为成人发病，进

展相对较慢，早期内科治疗对患者预后影响较大，但此患儿出生后即出现心力衰竭症状，超声心动图见左心室明显扩大，心功能明显降低，局部心内膜增厚，且内科治疗无效，故考虑心内膜弹力纤维增生症为其主要诊断。

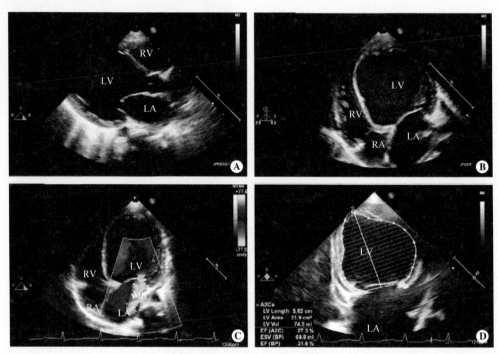

图 6-6-30　超声心动图声像图 1

A. 胸骨旁左心长轴切面；B、C. 心尖四腔心切面；D. 双平面 Simpson 法。LA. 左心房；LV. 左心室；RA. 右心房；RV. 右心室；MR. 二尖瓣反流；EF. 射血分数；ESV. 收缩期末期容积

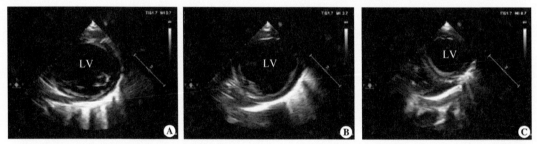

图 6-6-31　超声心动图声像图 2

A. 左心室（LV）腱索水平短轴切面；B. 左心室乳头肌水平短轴切面；C. 左心室心尖段短轴切面

问题 2： 请列出该病的鉴别诊断及鉴别诊断要点。

答案与解析： 心内膜弹力纤维增生症需与扩张型心肌病、左心室心肌致密化不全等相鉴别，三者临床上均以心力衰竭为主要表现，超声心动图均表现为心脏增大，但各具有其特异性表现，主要鉴别点见表 6-6-2。

自我检测

6-6-1. 试述心肌病的分类及各类型心肌病的超声心动图特征。

6-6-2. 试述左心超声造影在心肌病诊断中的应用价值。

（张　丽）

第七节　心包疾病

心包（pericardium）包裹了心脏和出入心脏的大血管根部,分为纤维性心包和浆膜性心包两层。其中纤维性心包是由致密的结缔组织组成的囊性结构,完全包绕着心脏,但并不附着于心脏。浆膜性心包包含有内、外两层浆膜,内层（脏层）贴附于心脏的外表面,形成心外膜,外层（壁层）附着于纤维性心包的内表面。内、外（脏、壁）两层浆膜心包相邻,中间有一层浆膜液起润滑作用,即心包液。在左心室、右心室和心尖部分,心包腔呈现单一、椭圆形结构,与心室形状一致。在体循环和肺循环静脉回流系统及大血管周围,脏层和壁层心包相互汇合使囊腔密闭,这些部位常称为心包反折,形成心包斜窦和心包横窦。心包对心脏起固定作用,能防止由于心脏收缩对周围血管产生冲击,也能防止由于运动和血容量增加而导致心腔迅速扩张。心包还有助于防止肺部和胸腔感染的扩散。

心包疾病是由感染、肿瘤、代谢性疾病、尿毒症、自身免疫性疾病及外伤等引起的心包病理性改变。本节就心包积液与心脏压塞、缩窄性心包炎和心包肿瘤的超声影像特点进行叙述。

一、心包积液与心脏压塞

正常情况下,心包腔内有少量液体（15～30ml）,不易被超声心动图检测到。心包疾病或其他病因累及心包造成心包液体量增加至超过50ml,即称为心包积液（pericardial effusion, PE）。积液进一步增加,引起明显的血流动力学改变,心排血量和回心血量明显下降,产生临床症状时,即为心脏压塞。

（一）心包积液

1. 病理与临床　根据美国超声心动图学会指南中采用的标准,心包积液分为少量、中量和大量。其中积液50～100ml为少量,100～500ml为中量,大于500ml为大量。心包积液造成心包腔容积减少,心脏扩张受限。其血流动力学改变的严重程度不仅与积液量有关,还受积液发生的速度、

心包的压力-容积关系、心室和心房的顺应性等因素影响。心包的压力-容积关系呈非线性,早期存在平台期,在这个范围内,心包积液的增加不会引起显著的心包压力增加。然而,一旦超过心包的储备容量,继续增加很少的心包积液也会引起心包压力的陡然增加。另外,如果积液增长缓慢,心包可以拉伸和生长,那么压力-容积曲线右移,即使大量、慢性心包积液一般也不产生显著的血流动力学变化（图6-7-1）。

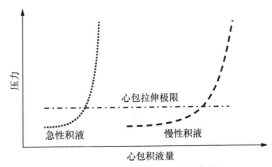

图 6-7-1　心包的压力-容积曲线

2. 超声心动图表现

（1）二维超声心动图

1）弥漫性心包积液:心包积液通常显示为无回声区。如果无心包疾病病史或心包手术史,心包积液通常是弥漫性的和对称的,脏层与壁层心包之间有明显分界（图6-7-2）。剑下切面可显示介于膈肌和右心室之间的液体,该切面对超声引导下行心包穿刺尤其有帮助。

二维和M型超声可用于心包积液的半定量评估。根据美国超声心动图学会的指南,当脏、壁两层心包分离小于0.5cm时为少量积液,大于0.5cm但小于2cm为中量积液,大于2cm为大量积液,2.5cm以上为极大量积液。少量和极大量的积液可能在心包腔和心包窦内不均匀分布,需要在多个切面观察进行综合判断。当积液量很大时,心脏可以在心包腔内摇摆,该运动与心脏的舒张和收缩活动完全不同。心脏的摇摆可以引起二尖瓣和三尖瓣的假性脱垂,在心率低于120次/分时,可表现为收缩早期或晚期的"脱垂";而心率更快时,则表现为全收缩期的"脱垂"。应注意鉴别。抽除心包积液后该假性"脱垂"现象消失。在没有发生心脏压塞的情况下,心包积液血流动力学

改变不显著。

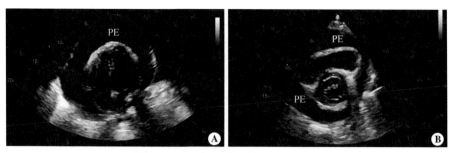

图 6-7-2　心包积液二维超声声像图
心尖四腔心切面（A）和短轴切面（B）显示环绕心包积液（PE）

心包积液的回声表现随积液的性质不同而不同，一般的浆液性积液表现为无回声区，脓性或血性积液则较浑浊，内可见细密光点、絮状回声甚至团状回声。陈旧性心包积液或复发性心包积液，液体内可见到纤维样结构，有时也可见其附着于心脏表面或形成多个小的网状分隔。

2）局限性心包积液：心脏术后患者或复发性心包疾病患者可以出现局限性心包积液。二维超声显示多处积聚液体回声，由间隔分开，其内较常见条带状的纤维样回声。识别局限性心包积液尤为重要，因为局限性液体积聚即使量很少，也会发生显著的血流动力学变化。为了更好地确定有无局限性心包积液存在，需要从多声窗仔细探查，避免遗漏。胸骨旁心脏基底部短轴及长轴切面均可显示积聚的液体。

（2）多普勒超声心动图：心包积液对血流动力学无明显影响时，多普勒超声心动图无特异性表现。

3. 诊断要点及鉴别诊断

（1）诊断要点：应注意在多切面对心包积液的范围和深度进行观察和测量，进行综合判断。弥漫性心包积液诊断要点为心包腔内游离的液性暗区，其深度随心动周期发生一定范围的变化；局限性心包积液多为局限性液性暗区，由强回声或稍强回声条带分隔而成。还应注意观察积液的性质，结合病史进行报告。

（2）鉴别诊断

1）胸腔积液：初学者应注意与左侧胸腔积液鉴别，可根据胸骨旁长轴切面积液与降主动脉的关系进行鉴别。无回声区位于降主动脉与心脏之间，为心包积液；无回声区位于降主动脉后方，则为胸腔积液。两者也可以并存。心尖四腔心切面显示的右心房顶部孤立的无回声区很有可能是胸腔积液，需注意鉴别。

2）脂肪垫：心包脂肪垫的回声特点是稀疏条纹样的低回声或稍低回声，填充均匀，可随心动周期略有增厚和变薄，且与心肌运动一致，实体感强。在无左心室后壁后心包积液时，如右心室前壁前出现无回声区，则此无回声区很可能是心包脂肪垫。当然，当右心室前壁前和左心室后壁后方心包腔处均出现无回声区时，其也不一定就是心包积液，也可能是脂肪垫，尤其在老年糖尿病女性，此时应结合临床综合判断。

4. 临床应用价值　超声心动图可快速、准确诊断心包积液，是确诊心包积液及其血流动力学状态的首选方法。但在某些特定部位，如在心房处的局限性心包积液很难评估，因为积液本身可能会被误认为正常心腔结构。当经胸图像质量欠佳或因手术而无法探及心脏时，经食管超声心动图、MRI 或 CT 会有所帮助。对于需要抽液减压、检测积液性质或进行活检的情况，超声心动图是指导心包穿刺的最有力工具。

（二）心脏压塞

1. 病理与临床　心脏压塞（cardiac tamponade，CT）是指心包腔液体积聚引起心腔受压和充盈受损。当心腔在有限且顺应性差的空间与心包积液竞争时，机体调动调节机制增加充盈压力，对抗心脏受到的挤压，当这一调节机制衰竭时，心脏所有腔室的压力在整个心动周期都升高，心排血量开始明显减少，临床上出现典型的心脏压塞血流动力学表现。在完全性心脏压塞时，四个心腔的舒张期压力都在高压力水平上与心包腔压力相等。心脏压塞可能从急性或亚急性发展为慢性，发生轻微到严重甚至威胁生命的血流动力学改变。轻度的心脏压塞（一般心包腔压力＜10mmHg）通常没有症状，而中度的压塞，尤其是重度压塞（一般心包腔压力＞15mmHg），通常导致心动过速和明显的呼吸困难。

短期内出现大量心包积液可引起急性心脏压塞，表现为窦性心动过速、血压下降、脉压变小和静脉压明显升高，严重时可引起急性循环衰竭和休克。如果液体积聚较慢，则出现亚急性或慢性心脏压塞，产生体循环淤血征象，表现为颈静脉怒张、Kussmaul 征（吸气时颈静脉充盈更明显），还可出现奇脉，即吸气时动脉收缩压较吸气前下降 10mmHg 或更多。除了急性和亚急性心包积液可发展为慢性心脏压塞，包裹性积液或外压性心包血凝块也可引起压塞，表现为低压性（隐性）或局部性压塞。

大量的胸腔积液也可引起心脏压塞。由外伤出血、血液透析、低摄入量和呕吐（肿瘤患者）或利尿剂过量所致的低血容量患者，可能会有低压性压塞，存在心脏充盈严重受损，但平衡后的心包压力和舒张晚期心腔内压力却是正常的，＜10mmHg。包裹性偏心积液或局部血肿会产生局部压塞，这时只有选择性的（通常是左边）心腔被压塞。局部压塞最常见于心脏手术、心包切开术或心肌梗死后，所以在这些情况应引起临床高度重视。

2. 超声心动图表现

（1）二维超声心动图

1）心室内径的交替变化：心脏压塞伴有中到大量弥漫性积液时，二维超声可显示出心脏受压和心室充盈量减少。左心室在收缩和舒张时心腔变小，使心肌层显得相对肥厚。心尖四腔心切面表现为吸气时右心室舒张内径增大（室间隔向左心室侧移动）而左心室舒张内径减小，呼气时则相反（室间隔运动正常化）。这种运动方式与奇脉的物理检查结果一致。

2）右心塌陷：二维超声心动图上右心房和右心室在舒张期的心腔塌陷对于心脏压塞的诊断非常重要。当心腔内压力达到最小值并瞬间低于心包压力时，两个心腔在舒张期都会塌陷。右心房塌陷会持续到心室收缩期，心房充盈后压力超过心包压力时才会结束（图 6-7-3）。右心房塌陷持

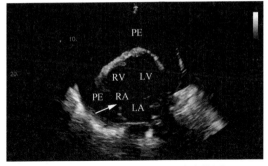

图 6-7-3 心脏压塞二维超声声像图
显示心包积液，右心房顶部塌陷（箭头）。LA. 左心房；LV. 左心室；RA. 右心房；RV. 右心室；PE. 心包积液

续时间超过 1/3 心动周期时，对临床诊断心脏压塞的敏感性和特异性接近 100%。右心室舒张早期塌陷表明心包压力瞬间超过右心室压力。观察右心室舒张期塌陷最佳切面为左心室长轴切面或剑突下切面。

M 型超声心动图也能很好地评估有无心脏塌陷、出现时相和持续时间。如果在二维图像上右心室壁随时间运动的图像不清晰，则右心室游离壁 M 型超声检查将有所帮助。

3）下腔静脉扩张：90% 以上心脏压塞患者可以在二维图像上观察到下腔静脉淤血征象。下腔静脉内径增宽（＞2.1cm）伴吸气时内径塌陷率＜50% 时，说明外周静脉压力升高（图 6-7-4）。虽然下腔静脉增宽对心脏压塞诊断高度敏感，但在不伴有心包积液的许多其他心脏疾病中也可以有下腔静脉增宽。

（2）多普勒超声心动图：可记录心脏压塞患者心室舒张期充盈随呼吸变化情况。吸气时，右心室舒张早期充盈速度增加，而左心室舒张期充盈下降，多普勒超声心动图中表现为吸气时三尖瓣和肺动脉瓣流速增加，二尖瓣和主动脉瓣流速降低。

有学者提出，呼吸性瓣口血流速度波动程度可作为反映心脏压塞时心脏血流动力学障碍的严

重程度指标，认为二尖瓣 E 峰血流速度随呼吸变化率＞ 25% 即有诊断意义（图 6-7-5）。

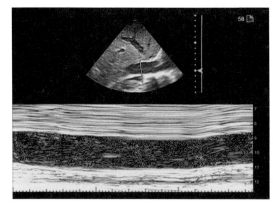

图 6-7-4　下腔静脉扩张 M 型超声声像图
显示心脏压塞患者下腔静脉明显增宽，内可见云雾状回声，内径塌陷率＜ 50%

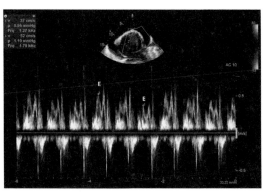

图 6-7-5　心脏压塞多普勒超声心动图
频谱多普勒显示心脏压塞患者，二尖瓣 E 峰呼吸变化率＞ 25%

3. 诊断要点和鉴别诊断

（1）诊断要点：应综合根据临床表现和血流动力学改变诊断心脏压塞。当临床征象表现为心脏压塞时，如果超声心动图同时发现中到大量的心包积液即可确诊。在确定没有漏诊局限性心包积液的前提下，如果没有心包积液就可排除该诊断。在很少情况下，心脏压塞是由其他纵隔组织压迫所致。临床不能确定或临床征象含糊不清的患者，二维超声显示心腔塌陷和下腔静脉增宽及多普勒显示左心室、右心室充盈随呼吸交替性变化增大等表现时，有助于确诊。

（2）鉴别诊断：心脏压塞通常伴有中到大量的心包积液，需要与单纯心包积液相鉴别。鉴别要点是根据是否同时出现了心脏压塞特征性的血流动力学改变及心房塌陷等表现。此外，对于少见的由包裹性积液或压迫性心包血凝块引起的低压性或局部性心脏压塞，容易被忽视，应当常规观察多普勒超声频谱，以免漏诊。

4. 临床应用价值　心脏压塞是一种威胁生命的临床急症，正确诊断、迅速处理是防止不良预后的关键。心脏压塞的临床表现是重要的诊断线索，但无特异性。超声心动图则可迅速判定有无心包积液，对其血流动力学改变进行评价，并指导穿刺。二维及 M 型超声心动图可检测有无心包积液、心包腔内血肿及心脏有无破裂等，观察心房腔和心室腔形状改变及室间隔运动情况，明确各心腔形状变化与心动周期的对应关系，还可观察下腔静脉的内径变化；应用多普勒超声检测各瓣口及大血管血流动力学变化。

二、缩窄性心包炎

1. 病理与临床　缩窄性心包炎（constrictive pericarditis，CT）是指心脏被致密增厚的纤维化或钙化心包所包绕，使心室舒张期充盈受限而产生的一系列循环障碍的疾病，多为慢性疾病。其病因有多种，包括病毒性心包炎、心脏手术、胶原血管病、放射、结核和特发性等原因。缩窄性心包炎的病理生理与心脏压力升高有关。异常心包像“硬壳”一样包绕心脏，舒张早期左心室迅速充盈，左心室舒张压升高，导致心室充盈突然停止。由于吸气时周围静脉回流增多，而已缩窄的心包使心室无法适应性扩张，致使吸气时颈静脉压进一步升高，静脉扩张明显（即 Kussmaul 征）。由于心排血量降低和体循环淤血，患者可出现如疲劳、乏力等非特异性临床表现；体格检查主要表现为心尖搏动减弱或消失、心音遥远、可见颈静脉怒张、肝大、腹水、下肢水肿。

2. 超声心动图表现

（1）二维超声心动图

1）心房增大：缩窄性心包炎一般左心室厚度、内径和收缩功能均正常，而心房由于压力升高而扩大（图 6-7-6）。

2）心包增厚：二维及 M 型超声显示左心室后方心包多层致密回声（图 6-7-7），并与心室平行运动，即使降低增益，这些回声依然可见。由于心包增厚可能在空间上不均匀，仔细、多声窗探查是必要的。

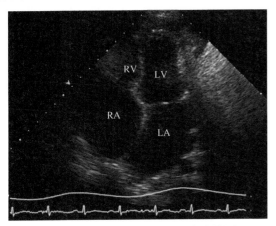

图 6-7-6　缩窄性心包炎二维超声声像图 1

心尖四腔心切面显示左心房、右心房扩大。LA. 左心房；LV. 左心室；RA. 右心房；RV. 右心室

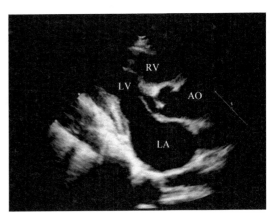

图 6-7-7　缩窄性心包炎二维超声声像图 2

左心室长轴切面显示后壁心包增厚，回声增强。LA. 左心房；LV. 左心室；RV. 右心室；AO. 主动脉

3）室壁运动：M 型超声显示室间隔运动方式异常，舒张早期室间隔突然向左心室侧运动，舒张中期室间隔运动幅度较平坦，在心房收缩时室间隔又突然向右心室侧运动，二维超声心动图显示室间隔呈"拉皮筋"样抖动。左心室后壁后心包在舒张期向后运动幅度很小（从舒张早期或舒张晚期运动 < 2mm），这是舒张充盈受损导致舒张期左心室后壁运动幅度平坦的结果。

4）下腔静脉、肝静脉扩张：剑突下切面显示下腔静脉和肝静脉扩张，吸气时无塌陷或塌陷率降低，反映右心房压力升高。

（2）多普勒超声心动图

1）限制性的左右心室舒张期充盈模式，房室瓣舒张早期血流速度 E 峰随呼吸变化率增大：特点是舒张早期 E 峰流速增高、减速时间缩短，心房收缩期 A 峰流速降低。在吸气后的第一次心搏时，二尖瓣 E 峰速度通常下降 25% ～ 40%，而三尖瓣 E 峰速度大幅增加（增加 40% ～ 60%）（图 6-7-8）。

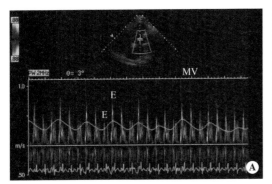
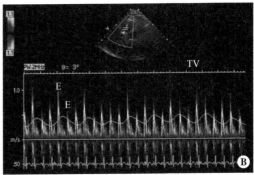

图 6-7-8　缩窄性心包炎患者二尖瓣及三尖瓣血流频谱的呼吸性变化声像图

A. 二尖瓣口频谱多普勒显示在吸气后的第一次心搏时二尖瓣 E 峰速度显著下降；B. 三尖瓣口频谱多普勒显示在吸气后的第一次心搏时三尖瓣 E 峰速度显著增加。图中最下方青色曲线为心电图；上方青色曲线为呼吸曲线，上升支代表吸气相，下降支代表呼气相。MV. 二尖瓣；TV. 三尖瓣

2）房室瓣环游离壁 E 峰速度通常低于间隔侧 E 峰速度：正常情况下，房室瓣环游离壁 E 峰速度通常高于间隔侧 E 峰速度。缩窄性心包炎时，由于游离壁二尖瓣环受到僵硬心包的束缚，运动速度明显降低，而间隔侧的瓣环运动速度增高，因此游离壁如二尖瓣环侧壁 E 峰速度通常低于

间隔侧 E 峰速度,出现"反转"。心包切除术后,房室瓣游离壁侧和间隔侧瓣环运动速度恢复正常。

（3）诊断要点及鉴别诊断

1）诊断要点:应综合根据临床病史和超声心动图表现诊断缩窄性心包炎。当超声检查发现有缩窄性心包炎特征性的血流动力学改变和心包厚度＞3mm 时,应高度怀疑缩窄性心包炎,若通过回顾病史发现典型病因,则可以确诊。当心包厚度难以通过超声观察判定时,应结合其他影像学手段,如胸部 X 线片、CT 或 MRI 对心包厚度和钙化情况进行测定。

2）鉴别诊断:缩窄性心包炎需与限制型心肌病鉴别。临床上,缩窄性心包炎和限制型心肌病都是以心脏充盈受限为主的疾病,两者收缩功能通常都正常,而心包增厚又很难评定,二维和 M型超声其他表现也很难将两者鉴别开来,而多普勒超声包括脉冲多普勒、组织多普勒及心肌应变技术可以很好地将两者进行鉴别（表 6-7-1）。

表 6-7-1　缩窄性心包炎和限制型心肌病的鉴别诊断要点

鉴别诊断要点	缩窄性心包炎	限制型心肌病
二维超声		
心包回声	增厚 / 回声增强	正常
心肌回声	一般正常	典型的为"毛玻璃"样变
室间隔运动	"拉皮筋"样抖动	减弱或正常
多普勒超声		
二尖瓣 E/A	≥ 2	≥ 2
二尖瓣 E 峰呼吸变化率	增强（≥ 25%）	正常
二尖瓣间隔侧瓣环运动速度	增大	正常或减低
二尖瓣瓣环运动速度比（侧壁 E/ 间隔 E）	反转	正常
肺动脉高压	少见,轻度为主	常见,中到重度
心肌应变	圆周应变下降为主	纵向应变下降为主

3. 临床应用价值　缩窄性心包炎在二维超声心动图及多普勒超声检查中缺乏特异的诊断性特征。综合多种检查结果,将明显提高诊断准确性。左心室、右心室收缩功能正常,却出现腔静脉扩张时通常是缩窄性心包炎的第一征象。二维超声和多普勒超声检查结果有可能是最早发现该病的方法。特征性的血流动力学改变和心包厚度＞3mm 通常可以确诊缩窄性心包炎。当超声诊断缩窄性心包炎遇到困难时,可进行胸部 X 线片、胸部 CT 或 MRI 扫描检查,对诊断心包增厚更加有效。超声心动图有助于鉴别缩窄性心包炎和限制型心肌病,MRI 和 CT 可以用来鉴别不常见的心包疾病,如心包囊肿、心包肿瘤和先天性心包缺如等。

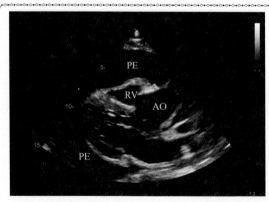

图 6-7-9　案例 6-7-1 左心室长轴切面二维超声声像图
RV. 右心室, AO. 主动脉；PE. 心包积液

【案例 6-7-1】 男性患者,55 岁,主因"胸闷、气短 10 天,加重 3h"入院。体格检查:体温 36.5℃,脉搏 106 次 / 分,律齐,呼吸 23次 / 分,血压 110/70mmHg（升压药维持下）;心音低钝,心浊音界向两侧扩大,各瓣膜听诊区未闻及病理性杂音。腹软,无压痛,肝、脾未触及。双下肢无凹陷性水肿。心电图:窦性心动过速。外院既往 CT:右肺上叶结节,内见空腔,边缘见毛刺及脐样切迹。现急诊进行超声心动图检查。

问题 1: 检查开始,患者左心室长轴切面见图6-7-9。接下来应当在哪些切面进行观察和测量?

答案与解析：患者左心室长轴切面显示大量心包积液，应当在左心室长轴切面、短轴切面和心尖切面对心包积液的范围和分级进行测量和判断。

问题2：急诊条件下，为了确定患者是否发生心脏压塞，应获取哪些关键信息进行判断？

答案与解析：主要应依据右心房塌陷持续时间和二尖瓣舒张早期E峰的呼吸变化率进行判断。右心房塌陷持续时间超过1/3心动周期对临床心脏压塞诊断敏感性和特异性接近100%，E峰血流速度随呼吸变化率大于25%即有诊断意义。

问题3：结合患者病史，急诊条件下还应注意观察哪些内容？

答案与解析：根据外院既往CT，推测心包积液病因可能是肺部疾病，应注意观察两个方面，一是多切面观察心包积液内是否有纤维样条带或可疑转移包块；二是注意有无胸腔积液，若有发现，应一并进行报告。

【案例6-7-2】　男性患者，66岁，主因"胸闷，气短20天，双下肢水肿10天"入院。体格检查：体温36.5℃，脉搏87次/分，律齐，呼吸18次/分，血压100/70mmHg；心音遥远，心尖搏动减弱，心浊音界无扩大，各瓣膜听诊区未闻及病理性杂音。腹软，无压痛，肝、脾未触及。既往结核病史。现进行超声心动图检查。

问题1：检查开始，患者左心室长轴切面见图6-7-10。请描述检查所见，并说出在此切面还需观察的内容。

答案与解析：患者左心室长轴切面左心室后壁近二尖瓣环处心包似有增厚，回声增强，左心房扩大，室间隔略平直。结合病史，初步考虑缩窄性心包炎可能。还应获取室间隔动态图像及M型超声图像，观察记录室间隔运动方式及左心室后壁心包回声和运动情况。

问题2：上述同一患者。剑突下切面下腔静脉二维超声图像见图6-7-11。请描述检查所见，并说出在此切面还需观察的内容。

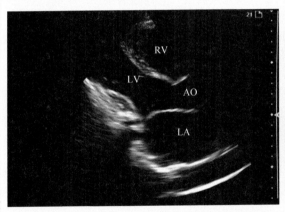 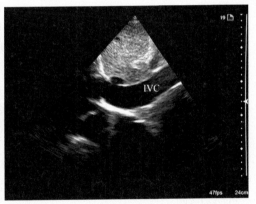

图6-7-10　案例6-7-2左心室长轴切面二维超声声像图　　图6-7-11　剑突下切面下腔静脉二维超声声像图
LA.左心房；LV.左心室；RV.右心室；AO.主动脉　　　　　　　IVC.下腔静脉

答案与解析：患者下腔静脉内径增宽。应进一步使用M型超声记录测量下腔静脉的内径塌陷率及呼吸变化率，评估右心房压力升高程度。

问题3：上述患者二维及多普勒超声心动图提示缩窄性心包炎，但心包厚度仍无法确定，为确切诊断应完善哪些检查？

答案与解析：应进行胸部X线片、胸部CT或MRI扫描检查，对心包增厚和钙化的程度和范围进行确定。

三、心包肿瘤

心包肿瘤（pericardial tumor）可分为原发性肿瘤及继发性肿瘤两大类。原发性肿瘤较少见，可能从胚胎残余组织发展而来，多为良性，包括畸胎瘤、纤维瘤、脂肪瘤、血管瘤等，其中畸胎瘤最多见。这些良性肿瘤可以发生在心包壁层，也可以发生在心包脏层，通常由于体积较大压迫心腔引起心悸、心律失常等不适时偶然被发现。

原发性恶性心包肿瘤最常见的为心包间皮瘤，其次为血管肉瘤。患者可有胸痛、呼吸困难和干咳等非特异性临床表现。通常患者有反复的心包积液，心功能也可能出现异常。继发性心包肿瘤主要来自肺及纵隔恶性病变的局部扩散或者是肺癌、黑色素瘤、乳腺癌及淋巴瘤的转移等。如果是来自实性肿瘤的转移，心包穿刺液多为血性积液，心包细胞学检测诊断价值较高。心包肿瘤通常不侵犯心肌，但黑色素瘤除外。

超声心动图检查不仅可发现心包壁异常回声，而且可提供血流动力学信息，并适宜系列动态观察。然而，心脏磁共振（CMR）和 CT 检查仍被认为是心包解剖评估的一线影像学手段，其在判断肿瘤组织形态、位置及对周围组织侵犯情况等方面更有优势，同时还有助于发现其他胸腔占位性病变，尤其是 CMR 更有助于进行组织定征，包括与血栓、脂肪的鉴别及肿瘤血管的显示。由于原发性恶性心包肿瘤心包穿刺液体中恶性肿瘤细胞成分很少，所以确诊通常需要心包组织活检。心包肿瘤的治疗应根据肿瘤的类型和侵及的范围，进行个体化治疗。原发性恶性心包肿瘤发现时很多已无法切除，化疗和放疗作用有限。整体生存率取决于原发肿瘤的类型、其他部位的转移情况及治疗情况，间皮瘤和肺癌患者的预后最差，乳腺癌预后尚可，白血病和淋巴瘤患者预后相对最佳。

（一）心包畸胎瘤

1. 病理与临床　心包畸胎瘤为先天性胚胎发育畸形，起源于三胚层的一组畸变的多能干细胞。大多数位于心脏基底部附着于大血管的心包内。婴儿或儿童高发，女性较为常见。早期患者无明显症状，随着肿瘤增长，可表现为心包内占位效应，可发生前胸部不适或心前区刺痛，诱发窦性节律异常，也可出现心包积液或心脏压塞。畸胎瘤一旦确诊，需早期手术切除，以避免良性畸胎瘤恶变，同时可预防肿瘤感染、破裂、出血及并发症。

2. 超声心动图表现

（1）二维超声心动图：典型病例肿块壁厚，周边可出现环状或半环状钙化，内可见"脂液分层"征象或强回声。肿块可环绕基底部大血管，压迫心脏，可有心包积液。

（2）多普勒超声心动图：彩色多普勒超声显示其内一般无明确血流信号。

3. 诊断要点与鉴别诊断

（1）诊断要点："脂液分层"征象是畸胎瘤的典型特征，完全实性畸胎瘤除外。超声检查需确定肿块的部位、大小、数目、内部回声、心脏受压情况及其与心脏大血管的关系。联合 CT、MRI 检查可明确诊断。

（2）鉴别诊断

1）前纵隔畸胎瘤：前纵隔畸胎瘤无或很少有心包积液和心脏受压，辅助胸部 X 线片及 CT 检查可有助于诊断。

2）胸腺瘤：位于前上纵隔，结合临床表现和胸部 CT 易于鉴别诊断。

（二）心包囊肿

1. 病理与临床　心包囊肿不常见，多为良性病变，多数是先天性的。在胚胎第 3 周末，胚胎头端及两旁中胚层的侧板产生许多腔隙，它们又逐渐融合连通而形成原始体腔，如果其中一个原始腔隙未能与其他腔隙融合成心包体腔而独立存在，以后就发展为心包囊肿，多位于右侧肋膈角。还有一些心包囊肿是继发感染形成的，如包虫囊肿。囊肿不与心包腔相通，通常为单房，囊肿壁多菲薄透明，外壁为疏松结缔组织，内壁为单层的间皮细胞，其上有血管分布，类似心包组织，囊内含有澄清或淡黄色液体，偶见血性液体。

　　大多数患者无自觉症状，多为偶然发现，约25%的患者可有一些非特异性表现，包括心悸、胸闷或胸痛，极少数可出现心电图异常，可能与肿瘤压迫有一定关系。无症状的患者，可以定期随访观察；对于有症状的患者，目前的治疗方式有经皮穿刺引流、开胸手术切除及胸腔镜切除等。

　　2. 超声心动图表现

　　（1）二维超声心动图：心包囊肿常见位置为右侧心膈角处，经常从外侧压迫心脏。其多表现为圆形或类圆形囊性包块，囊壁光滑，内部透声性好，囊壁与心包相延续，并能观察到囊肿的传导性搏动（图6-7-12），不与心包腔相通。

　　（2）多普勒超声心动图：彩色及频谱多普勒超声显示其内无明确血流信号。

　　3. 诊断要点与鉴别诊断

　　（1）诊断要点：心包圆形或类圆形囊性包块，囊壁光滑，内部透声性好，不与心包腔相通。虽然胸部X线检查和超声心动图检查均可诊断心包囊肿，然而CT或CMR可更好地显示囊肿的位置、大小和与周围结构的关系，另外还可更好地与心包憩室鉴别。

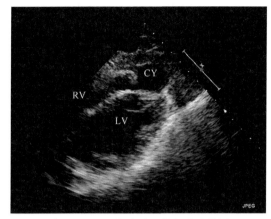

图 6-7-12　心包囊肿二维超声声像图
剑突下四腔心切面显示位于右侧心膈角处的类圆形囊性包块，囊壁光滑，内部透声性好，不与心包腔相通。LV. 左心室；RV. 右心室；CY. 囊肿

　　（2）鉴别诊断

　　1）心包憩室：常发生在肋膈角位置，是由于壁层心包有缺陷而形成的局部向外突出的囊袋样结构或疝出样结构，因此仔细扫查，有可能观察到心包壁的缺陷，另外憩室大小易发生改变。其与心包囊肿的鉴别要点：心包憩室与心包腔是相通的，而囊肿与心包腔是不相通的；心包憩室轮廓和大小会随体位和呼吸变化，而囊肿不变化。

　　2）包裹性积液：多位于左心室后壁，其内部液区多不清晰且有分隔光带。

　　3）心包脂肪垫：多见于肥胖者，多位于左心膈角区，常呈三角形，无完整轮廓。

　　4）巨大心耳瘤：与左心房相通，彩色多普勒超声显示心耳内有血流信号，可资鉴别。

（三）心包恶性间皮瘤

　　1. 病理与临床　原发性恶性心包间皮瘤源于心包间皮细胞，分为局限型和弥漫型，以后者居多。前者恶性程度低，生长缓慢，有或无包膜，边界清楚，手术效果好；后者生长快，恶性程度高，呈浸润生长，通常以心脏压塞为首发症状，预后差。本病易累及中壮年男性，临床症状和体征均无特异性，以渗出性心包炎、结核性心包炎、心脏压塞、缩窄性心包炎和充血性心力衰竭为表现，诊断较困难。透明质酸的测定对确定诊断具有重要意义。本病可以尝试手术切除，但很少能治愈。新一代化疗方案可能为间皮瘤患者延长生命提供了希望，但因心包间皮瘤较少见，在该疾病中的应用少有研究报道。

　　2. 超声心动图表现

　　（1）二维超声心动图：心包腔暗区内可见侵犯心包脏层和壁层大小不等、形态各异的团块状回声，肿块回声强弱不均，可呈空心环形，表面凹凸不平，无完整包膜，基底较宽，呈胼胝状固定在心包壁上。肿块表面可附有多条线状或带状回声，随心动周期而出现水草样或纽带样摆动。心包膜增厚，表面粗糙呈波浪状，可有心包积液，伴或不伴心脏压塞征象。

　　（2）多普勒超声心动图：无特异性表现。当呈弥漫性生长时，本病可以引起心脏限制型充盈。

　　3. 诊断要点与鉴别诊断

　　（1）诊断要点：超声对心包间皮瘤的诊断缺乏特异性。对于有不明原因而生长迅速的血性心包积液，抗炎、抗结核治疗效果不明显，又无心脏外肿瘤证据时，应考虑心包间皮瘤的可能。虽然各种影像学检查对心包间皮瘤的诊断有很大帮助，但最终确诊仍需依靠心包穿刺活检或术后病理检查。

（2）鉴别诊断：心包内异常占位性病变均应与该病鉴别，但超声心动图很难做出确切的诊断，透明质酸的测定及心包抽液检测出间皮细胞，应高度怀疑此病。心包腔内注气造影，也会大大提高该病的诊断率。

（四）临床价值

超声心动图可以显示心包肿瘤回声及相应血流动力学改变，如超声检查显示突入心包腔内的异常回声团块，应高度怀疑心包肿瘤，必要时可在超声引导下穿刺抽取心包液体或对心包组织进行活检明确诊断。或者进一步行 CT 或 CMR 检查而进行确诊，CT 尤其是 CMR 检查还可提供心包肿瘤的组织学特征，明确与周围结构的关系及胸腔有无其他占位，在心包肿瘤诊断中具有重要价值。

【案例 6-7-3】 男性患者，51 岁，以"间断胸闷半年、胸痛 10 余天"为主诉入院。既往抗结核治疗半年。体格检查：体温 36.5℃，脉搏 72 次 / 分，呼吸 16 次 / 分，血压 120/80mmHg。胸廓对称无畸形，双侧呼吸活动度一致，未闻及干湿啰音。心前区无隆起，心尖搏动于第 5 肋间左锁骨中线内侧 0.5cm 处，搏动无弥散；未触及细震颤及抬举样搏动；心浊音不扩大；心率 85 次 / 分，律齐，心音有力，各瓣膜区未闻及杂音。心电图：窦性心律，心电图大致正常。经胸超声心动图表现见图 6-7-13。胸部增强 CT 见图 6-7-14，具体表现：中纵隔见团块状软组织包块影，肺动脉主干及双肺动脉被病变半包绕，左心室、左心房、主动脉流出道轻度受压；病变包绕前降支近段，血管纤细，显影浅淡；左旋支显示不清。胸部磁共振：中纵隔大血管间隙见团状等 T_1、稍长 T_1、SRIR 稍高信号影，肺动脉主干及双肺动脉被病变半包绕，左心室、左心房、主动脉流出道呈受压改变（图 6-7-15）。

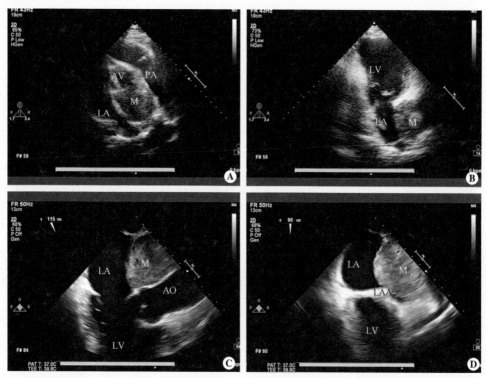

图 6-7-13　经胸超声心动图
A. 经胸骨旁大血管短轴切面；B. 经心尖左心室两腔心切面；C. 经食管中段左心室长轴切面；D. 经食管中段左心室两腔心切面。
LA. 左心房；LV. 左心室；PA. 肺动脉；AO. 主动脉；AV. 主动脉瓣；LAA. 左心耳；M. 肿块

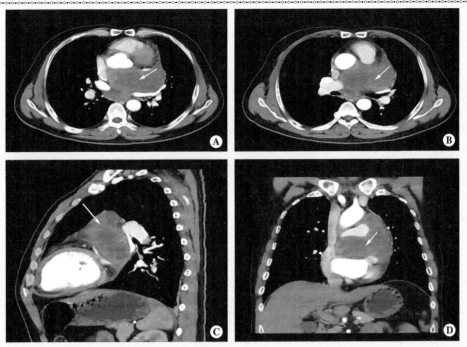

图 6-7-14　胸部增强 CT 图像
A. 轴位；B. 轴位；C. 矢状位；D. 冠状位

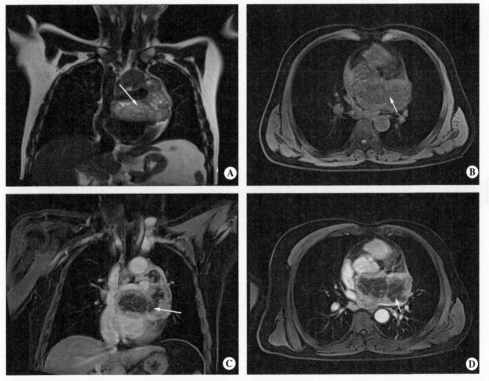

图 6-7-15　胸部 MRI
A. 冠状位 T_2WI；B. 轴位 $FS-T_1WI$；C. 冠状位 $FS-T_1WI+C$；D. 轴位 $FS-T_1WI+C$

问题：如图 6-7-13 所示，请分析肿块位置，与心脏及周围血管的毗邻关系如何？

答案与解析：①胸骨旁大血管短轴切面（图 6-7-13A）显示主动脉及肺动脉后方、左心房前方一实性低回声，致肺动脉主干及左心房受压。心尖左心室两腔心切面（图 6-7-13B）显示该稍低回声位于左心房前方，致左心房受压，与左心房前壁分界不清。经食管中段左心室长轴切面（图 6-7-13C）显示，该稍低回声位于升主动脉与左心房之间，致左心房受压，与左心房前壁分界不清。经食管中段左心室两腔心切面（图 6-7-13D）显示该稍低回声致左心房及左心耳受压。②该稍低回声范围约 5.5cm×7.3cm×8.9cm，部分边界不清晰，形态欠规则，内部回声欠均匀。

综合前述超声图像，最终超声诊断为中纵隔实性占位性病变，与左心房前壁分界不清，致左心房、左心耳、肺动脉受压。

术中所见：中纵隔占位大小约 5.2cm×7.6cm×8.1cm，纵隔粘连，肺动脉主干及左心房受侵，并侵及左肺上叶。手术方式：体外循环下行纵劈胸骨中纵隔肿瘤切除＋左心房修补、左肺上叶切除。术后病理结果：心包间皮瘤。

自 我 检 测

6-7-1. 心包的作用有哪些？

6-7-2. 检查发现患者有大量心包积液，临床表现却不显著，可能的原因是什么？

6-7-3. 心包积液的临床分级及超声分级分别是什么？

6-7-4. 心包增厚钙化不明显的缩窄性心包炎和限制型心肌病的主要超声鉴别要点是什么？

6-7-5. 心包积液与胸腔积液超声鉴别要点是什么？

6-7-6. 心脏压塞的超声诊断要点是什么？

6-7-7. 影像学检查在缩窄性心包炎诊断中的应用价值是什么？

6-7-8. 心包囊肿与心包憩室应如何鉴别？

（袁丽君）

第八节　心脏肿瘤和心腔内血栓

一、心 脏 肿 瘤

心脏肿瘤是指发生在心脏各腔室及其相通大血管、心肌或心包内的良性或恶性肿瘤，根据肿瘤起源的部位分为原发性肿瘤和继发性肿瘤。原发性心脏肿瘤包括良性与恶性肿瘤，临床上相对少见，一项包含 731309 例尸检的荟萃分析研究显示其发病率约为 0.02%。继发性心脏肿瘤几乎均为恶性，是由其他部位肿瘤转移至心脏，其发病率为原发性肿瘤的 20～30 倍，在转移性肿瘤患者中的发生率达 9.1%。

心脏肿瘤的临床表现复杂多样，缺乏特异性，易与其他心脏疾病相混淆，常在体检或因其他疾病常规影像学检查时意外发现心脏肿块而诊断。近年来，超声心动图在心脏疾病检查中的广泛应用，使得大多数病例能够得到及早的发现和治疗。本节重点介绍原发性心脏肿瘤的超声诊断。

（一）心脏肿瘤分类

1. 原发性心脏肿瘤　分为良性与恶性两类。梅奥医学中心对 1957～2006 年 323 例原发性心脏肿瘤进行了分类统计，90% 为良性肿瘤，其中黏液瘤（myxoma）是最为常见的心脏良性肿瘤，约占 50%，其他依次为乳头状瘤（26%）、纤维瘤（6%）、脂肪瘤（4%），而血管瘤、间皮瘤、畸胎瘤等较为罕见；恶性肿瘤约占心脏原发性肿瘤的 10%，多为肉瘤，包括未分化多形性肉瘤、血管肉瘤、横纹肌肉瘤、间质肉瘤、纤维肉瘤、淋巴肉瘤等。2015 年，WHO 对原发性心脏肿瘤的病理类型、好发年龄与部位及驱动基因等进行了详细的分类与描述（表 6-8-1）。

表 6-8-1 原发性心脏肿瘤病理学分类

分类	好发年龄	好发部位	关键基因
良性肿瘤			
乳头状弹力纤维瘤	成年人	瓣膜	KRAS
黏液瘤	成年人	心房	PRKARIA
横纹肌瘤	儿童	心室	TSC1，TSC2
纤维瘤	儿童	心室	PTCH1
房间隔脂肪瘤样肥厚	成年人	心房	HMGA2
脂肪瘤	成年人	心包	HMGA2，TSC1，TSC2
血管瘤	成年人	心室	—
生殖细胞瘤	儿童	心包	—
组织细胞样心肌病	儿童	心室	MT-CYB
肌纤维母细胞瘤	儿童	心室、瓣膜	—
副神经节瘤	成年人	心房	RET，VHL，SDH
颗粒细胞瘤	成年人	心室	
上皮样血管内皮瘤	成年人	心室	WWTR1-CAMTA1
成熟心肌细胞错构瘤	成年人	心室	
神经鞘瘤	成年人	心房	
恶性肿瘤			
未分化多形性肉瘤	成年人	心房	MDM2
血管肉瘤	成年人	心房	多基因
间皮瘤	成年人	心包	
淋巴瘤	成年人	心包	—
滑膜肉瘤	成年人	心包	SS18-SSX
横纹肌肉瘤	儿童	心室	—
脂肪肉瘤	成年人	心室	
平滑肌肉瘤	成年人	脉管系统	TPS3*
骨肉瘤	成年人	心房	TPS3*
黏液纤维肉瘤	成年人	心房	TPS3*
孤立性纤维瘤	成年人	心包	STAT6

* 与 Li-Fraumeni 综合征有关

2. 转移性心脏肿瘤 各个脏器的恶性肿瘤均可转移至心脏。心包为转移瘤的好发部位，胸腔、胸壁恶性肿瘤直接扩散常使心包受累，常见有肺癌、食管癌、纵隔肿瘤、乳腺癌等，转移灶呈结节状，伴血性心包积液。支气管肺癌可沿肺静脉延伸至左心房；肝癌、肾肿瘤可沿下腔静脉延伸至右心房，浸润心房壁。超声心动图对心脏转移性肿瘤患者的评估具有十分重要的作用，对于存在或可疑存在恶性肿瘤转移至心脏的患者，应进行超声心动图筛查。超声心动图对心功能的评估，能有效指导临床化疗、评估副作用。此外，恶性肿瘤发生心脏转移常导致心包积液，超声心动图能引导心包穿刺，通过对心包积液进行细胞学检查判断是否发生心包的转移有重要指导意义。

（二）黏液瘤

1. 病理与临床 黏液瘤是最为常见的心内原发性肿瘤，可发生于心脏的各个腔室，单发多见，占全部病例的 97%，少数可同时发生在两个以上心腔内。约 75% 的黏液瘤发现于左心房，20% 发现于右心房，5% 见于右心室。

黏液瘤是来源于心内膜下层有分化潜能的原始间质细胞的真性肿瘤。房间隔卵圆窝区富含此类细胞，因此是好发部位。瘤体根部大多有蒂与房间隔相连，蒂的长短可影响黏液瘤的活动度，瘤体凸向心腔内。黏液瘤外形多样，生长速度缓慢，多呈圆形或类圆形，表面光滑，也可表现为块状、分叶状或穗状结构，易脱落呈碎片。多数黏液瘤发现时体积较大，小者 1cm，大者可达 15cm，占据整个心腔。黏液瘤表面可呈灰白色纤维性或胶冻样，可有血栓附着，瘤体质脆易出血，可出现变性、坏死和钙化（图 6-8-1）。镜下黏液瘤是由丰富非晶状黏多糖堆积排列而成的典型黏液样结构，主体基质中可见黏液瘤细胞、少许纤维样结构及多个薄壁血管呈特征性规则排列（图 6-8-2）。

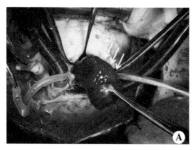
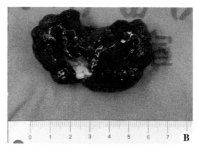

图 6-8-1　左心房黏液瘤术中所见

A. 手术中切除左心房黏液瘤瘤体（箭头）；B. 左心房黏液瘤标本：瘤体大小约 6cm×5cm，瘤体呈类圆形，外观呈胶冻样，可见白色的蒂部

黏液瘤的主要临床症状包括血流阻塞现象、栓塞症状和全身症状。较小的黏液瘤可以没有任何临床症状，较大的如左心房黏液瘤舒张期瘤体移向二尖瓣口，阻碍左心房血液的排空，出现类似二尖瓣狭窄的症状，患者常有心悸、气短、端坐呼吸、咯血、晕厥症状，如完全阻塞可发生晕厥或猝死。约 1/3 的黏液瘤容易发生肿瘤碎片脱落，导致体循环、肺循环栓塞，体循环栓塞的发生率明显高于肺循环栓塞。栓塞的危险性与黏液瘤的质地有关，分叶状及活动度较大黏液瘤更容易发生栓塞。另外，黏液瘤出血、变性、坏死而引起的全身反应具有五大特征，即发热、红细胞沉降率增快、贫血、体重减轻与血清蛋白异常，免疫细胞因子白介素（IL）-6 水平的增高可能是重要原因之一。约有 5% 的黏液瘤具有家族遗传性，如卡尼（Carney complex，CNC）综合征，因此年

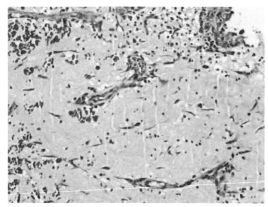

图 6-8-2　心脏黏液瘤 HE 染色

镜下可见典型黏液样基质结构，伴有散在的星芒状梭形细胞（200×）

轻的黏液瘤患者应当注意是否伴有多发性或复发病灶及家族史。总体来说，心脏黏液瘤的临床预后较为险恶，一经确诊，应尽早手术治疗。

2. 超声心动图表现　采用超声心动图检查黏液瘤时，需要从多部位、多切面连续扫查，观察肿瘤的大小、形态、内部回声特点，有无包膜、蒂及其附着位置，观察瘤体的活动度及随心动周期的形态变化，结合彩色多普勒超声判断瘤体对瓣口的阻塞、瓣膜功能及血流动力学的影响，右心房黏液瘤还应追踪扫查下腔静脉及肝肾等脏器。以下主要介绍左心房黏液瘤的超声心动图表现。

（1）M 型超声心动图：在心底波群中，可见增大的左心房中有一光团反射，收缩期出现或变大，舒张期消失或变小；二尖瓣波群中，当肿瘤于舒张期脱入二尖瓣口，在二尖瓣前叶之后或前后叶之间出现团块状反射（图 6-8-3A），但二尖瓣正常，无增厚表现。

（2）二维超声心动图：一般来说，左心长轴切面与心尖四腔心切面足以清晰地显示左心房黏液瘤，而对于小的黏液瘤则需要采用其他一些非标准切面进行观察，黏液瘤的形态大小、附着部

位及活动度是二维超声心动图观察的重点。

1）形态：左心房黏液瘤表现为左心房内致密的光团回声，一般为 5～6cm，大的可达 10cm，小的可小于 1cm（图 6-8-3B）。黏液瘤一般为均匀一致的反射光团，如中心有坏死，则中央可出现液性暗区；如有钙化则可出现强光点或光斑。黏液瘤的形态可随着心动周期变化而发生变化：收缩期位于左心房内，呈类圆形；舒张期移向二尖瓣口，呈椭圆形。某些黏液瘤呈穗状，表现为强弱不等的多个斑点状回声团。

2）部位：左心房黏液瘤常借助一蒂样结构附着于房间隔左心房侧的卵圆窝的边缘，四腔心切面可清晰地显示蒂的附着部位（图 6-8-3C）。黏液瘤的蒂可长可短，蒂茎为 2～5mm。左心房黏液瘤还可以附着于左心房的其他部位，如左心房前壁、后壁，甚至左心耳也可发生。

3）活动度：黏液瘤因有蒂连接，在心脏舒缩时可上下移动。舒张期左心房黏液瘤可下移到二尖瓣口，甚至穿过瓣口到达左心室，造成二尖瓣口阻塞，收缩期又回到左心房。黏液瘤对二尖瓣口的阻塞程度与瘤蒂的长短、附着部位距离瓣口的远近及肿瘤的大小有关。如瘤体较大、蒂较长、附着部位较低，则其对二尖瓣口的阻塞程度较重，反之则阻塞程度较轻。

4）房室大小：当黏液瘤阻塞二尖瓣口，影响舒张期二尖瓣口血流排空时，则出现左心房扩大。

（3）多普勒超声心动图

1）彩色多普勒：当舒张期左心房黏液瘤移向二尖瓣口时，由于左心室流入道被黏液瘤所占据，血流通过左心室流入道受到明显的阻碍，彩色多普勒在心尖四腔心切面、心尖两腔心切面显示瘤体与二尖瓣前后叶间狭窄的间隙处出现明亮的红色血流束，该血流束起自二尖瓣环，止于二尖瓣尖部，持续至二尖瓣关闭（图 6-8-3D）。当黏液瘤巨大时，瘤体对左心房血流的排空严重阻塞，在舒张期也可见瘤体与左心房之间的射流束。部分左心房黏液瘤在收缩期影响二尖瓣关闭时，于二尖瓣口左心房侧可见收缩期反流血流信号，同二尖瓣关闭不全的表现。

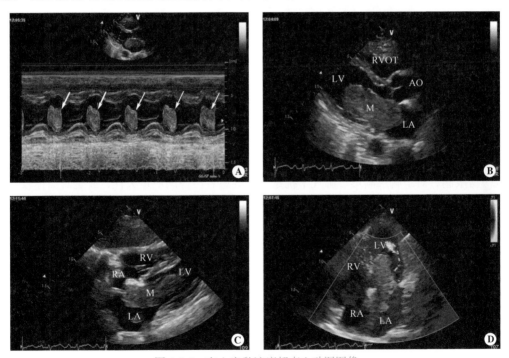

图 6-8-3　左心房黏液瘤超声心动图图像

A. M 型超声心动图二尖瓣波群：舒张期二尖瓣前后叶之间出现团块状反射（箭头）；B. 二维超声心动图：胸骨旁左心室长轴切面，左心房内一类圆形光团回声，于舒张期经二尖瓣口进入左心室；C. 剑突下四腔心切面：清晰地显示瘤体蒂的附着部位；D. 彩色多普勒：心尖四腔心切面上，可见瘤体与二尖瓣前后叶间狭窄的间隙处出现明亮的红色血流束。LA. 左心房；LV. 左心室；RA. 右心房；RV. 右心室；RVOT. 右心室流出道；AO. 主动脉；M. 黏液瘤

2）频谱多普勒：主要用于观察黏液瘤在舒张期造成二尖瓣口梗阻及收缩期造成二尖瓣关闭不全所引起的血流动力学改变。脉冲多普勒探测时，取样容积置于二尖瓣口，可记录到舒张期正向、实填的频谱信号，频谱形态与二尖瓣狭窄相似，为双峰，峰值流速加快，E 峰后下降斜率减小；当取样容积由二尖瓣口左心房侧移向左心室侧时，可见舒张期正向血流频谱逐渐变为双向血流频谱；如伴有二尖瓣关闭不全，将取样容积置于二尖瓣口左心房侧，可记录到收缩期负向实填的湍流频谱。

（4）三维超声心动图：能够显示黏液瘤的立体图像，从而更为准确地观察黏液瘤的形态、大小、附着部位和活动度（图 6-8-4）。实时三维超声还可立体地显示黏液瘤与周围组织结构的关系，通过对原始图像进行切割，如从心尖向心底或从心底向心尖方向切割，可显示传统二维超声无法观察到的左心房黏液瘤活动对二尖瓣叶具体位置启闭产生的影响，准确地判断肿瘤梗阻所导致的血流动力学改变。实时三维超声心动图可完整显示较小的黏液瘤，但对较大肿瘤，通常不能显示其全貌，此时需要启用全容积方式获取感兴趣区的全部结构三维图像，然后对运用参考平面对三维图像进行剖切，显示出完整的心脏肿瘤形态。

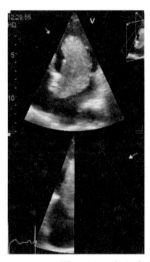
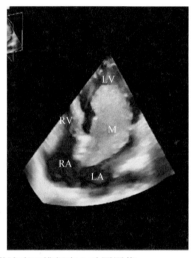

图 6-8-4　左心房黏液瘤三维超声心动图图像
LA. 左心房；LV. 左心室；RA. 右心房；RV. 右心室；M. 黏液瘤

（5）经食管超声心动图（trans-esophageal echocardiography，TEE）：传统经胸超声心动图受心前区声窗限制，对于胸廓畸形、肺气干扰重、肥胖患者声像图质量欠佳，或是对瘤体较小的黏液瘤，往往容易漏诊，而 TEE 能提高检出率和准确性，对于判定肿块的部位、大小、边界、活动度及肿块的性质具有重要的意义。然而值得注意的是，TEE 作为一种半侵入式的检查手段，不同患者对其耐受程度不同，有引起心腔内肿块破裂脱落的风险，可造成体循环或肺循环栓塞的严重并发症，故应严格掌握其适应证及禁忌证，并且操作时应缓慢轻柔，最大限度地防止肿块脱落引起栓塞事件的发生。

3. 诊断要点与鉴别诊断

（1）诊断要点：根据左心房内出现一类圆形的团块，有蒂附着于房间隔或左心房壁上，肿瘤活动度较大，随心动周期变化，形态可发生变化，舒张期时移向二尖瓣口，收缩期时返回至左心房等特点，诊断为左心房黏液瘤可能性大。

（2）鉴别诊断

1）左心房血栓：多发生于二尖瓣狭窄或心房颤动的基础上。活动性血栓与左心房黏液瘤较难鉴别，前者漂浮于左心房内，与左心房之间无任何连接，在血流的冲击下可在左心房内作往返运动，活动幅度较大，且无固定的轨迹；另外，左心房血栓呈圆形或类圆形，形态较为固定，回声较强（图 6-8-5）。而左心房黏液瘤有蒂附着，虽然活动度较大，但有相对固定的轨迹，形态常可变。

2）二尖瓣赘生物与乳头状瘤：与二尖瓣上黏液瘤的鉴别较为困难，病史与临床表现可对鉴别有一定的价值。赘生物为二尖瓣叶上大小不等、回声不均的团块，与二尖瓣附着紧密，本身活动度较小，随二尖瓣启闭上下移动；发生于二尖瓣的乳头状瘤，其与瓣叶的附着面较宽；而二尖瓣上的黏液瘤仅有一短小的蒂与瓣叶相连，结构疏松，回声较低且均匀，其瘤体本身具有一定的活动度。

3）左心房内的恶性肿瘤：心内的恶性瘤体通常基底较宽，自心壁长出，边缘不光滑，活动性较差，累及心包时常有心包积液（图6-8-6）。

4. 临床价值 超声心动图诊断心脏黏液瘤具有较高的敏感性，且准确性高、漏诊率低，是首

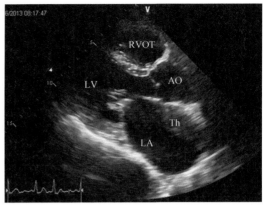

图 6-8-5 左心房前壁附壁血栓二维超声声像图
胸骨旁左心长轴切面显示左心房前壁附壁血栓。LA. 左心房；LV. 左心室；RVOT. 右心室流出道；AO. 主动脉；Th. 血栓

选的影像学检查方法。经胸超声心动图能够清晰显示黏液瘤的大小与形态、蒂的长短和附着部位、质地与活动度及对心脏血流动力学的影响等。经食管超声心动图有助于发现较小的黏液瘤，并与其他占位性病变如左心房内血栓、赘生物、乳头状瘤等相鉴别。

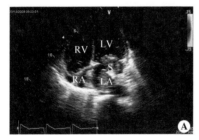
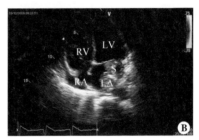

图 6-8-6 左心房肉瘤二维超声声像图
心尖四腔心切面显示左心房内可见不规则的团块回声附着于左心房外侧壁。A. 舒张期，左心房内瘤体稍向左心室侧移动，但未穿过二尖瓣口到达左心室；B. 收缩期，瘤体回到左心房内。LA. 左心房；LV. 左心室；RA. 右心房；RV. 右心室；S. 肉瘤

【案例 6-8-1】男性患者，44 岁，因"活动后胸闷、呼吸困难 10 余天"就诊。体格检查：体温 36.7℃，脉搏 92 次/分，血压 116/64mmHg，呼吸 20 次/分。神清，发育良好，查体合作。颈软，咽无充血，巩膜及全身皮肤无黄染。胸廓外形双侧对称，胸部叩诊音分布正常，呼吸动度双侧对称。听诊双侧未闻及明显干湿啰音。心界叩诊大致正常，心率 92 次/分。二尖瓣听诊区可闻及舒张期 2/6 级心脏杂音。腹平软，肠鸣音 2～3 次/分。肝、脾肋下未及，未触及肿块，无压痛。四肢活动自如，双下肢未见水肿。病理征阴性。常规心电图提示窦性心律，左心房负荷过重，不完全性右束支传导阻滞。超声心动图检查时，常规探查发现左心房内占位性病变。

问题 1：根据以下二维超声心动图图像（图 6-8-7），请描述左心房内病变的特征，并推断其可能的诊断结果是什么？

答案与解析：胸骨旁长轴切面及心尖四腔心切面上，可见左心房内一类圆形光团回声，该光团通过一蒂样结构附着于房间隔中部，并在心脏舒缩时上下移动，舒张期时下移到二尖瓣口，收缩期时返回到左心房。基于上述典型的形态与运动特征，最可能的诊断是左心房黏液瘤。

问题 2：根据该患者的多普勒超声图像（图 6-8-8），分析左心房内病变对其血流动力学影响。

答案与解析：彩色多普勒在心尖四腔心切面显示瘤体与二尖瓣叶间狭窄的间隙处出现明亮的红色血流束。三尖瓣口反流血流频谱测值：反流峰值速度为 3.5m/s，反流压差为 50mmHg。表明该患者左心房内的瘤体对舒张期左心房血流的排空造成严重的阻塞并伴有肺动脉高压。

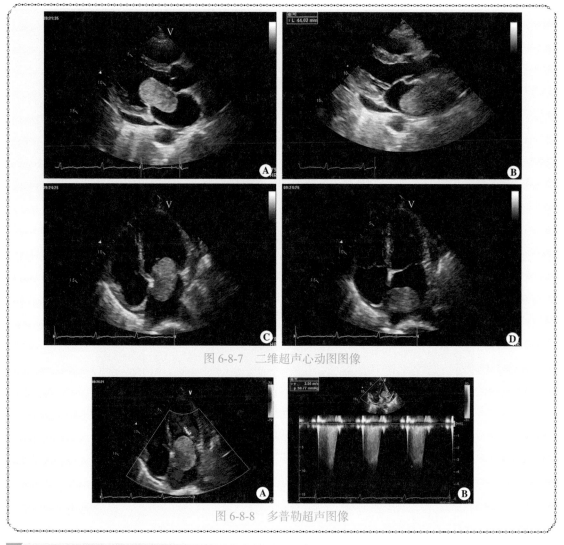

图 6-8-7   二维超声心动图图像

图 6-8-8   多普勒超声图像

（三）其他心脏良性肿瘤

1. 病理与临床

（1）乳头状弹力纤维瘤（papillary fibroelastoma，PFE）：又称乳头状瘤，是第二常见的原发性心脏良性肿瘤，可发生于任何年龄，患者平均年龄约为 60 岁，男、女之间的发病率无明显差异。PFE 可发生于心脏不同部位的心内膜上，但 88% 发生于瓣膜表面，以主动脉瓣和二尖瓣常见。PFE 是一种由内皮细胞构成的良性心脏肿瘤，常可通过一无血管蒂与心内膜表面相连，肿瘤通常较小，直径一般在 10 ～ 20mm，外观呈柔软灰黄色，不易与黏液瘤区分。多数 PFE 患者无症状而于体检时被意外发现，虽多附着于瓣膜但并不造成严重的瓣膜功能障碍，有症状的患者多表现为体循环或肺循环栓塞症状。PFE 肿瘤常有蒂，手术容易切除干净，所以肿瘤很少复发，死亡率低。

（2）纤维瘤（fibroma）：较为罕见，其发病率在心脏原发性肿瘤中少于 5%，可发生于任何年龄，但以婴儿及儿童为多见，在小儿患者中的发病率仅次于横纹肌瘤。纤维瘤多发生于心室，以室间隔和左心室前壁为多见，约 10% 发生于右心室，偶见于右心房和房间隔。纤维瘤质地坚硬，没有包膜，较大时可发生钙化。肿瘤包埋于心肌中，可向心内膜和心外膜生长，但心内膜和心外膜完整。瘤体一般较大，可达 10cm。心脏纤维瘤的临床症状取决于肿瘤的位置和大小，如位于室间隔心肌内，可引起心律失常甚至猝死，较大的瘤体则可造成严重的机械性梗阻。

（3）脂肪瘤（lipoma）：是由成熟的脂肪细胞构成的一种原发性心脏肿瘤，可发生于心脏任何部位，常见于房间隔及心包，少见于室间隔和瓣膜。多数心脏脂肪瘤患者无明显症状。心包外脂肪瘤可压迫心脏引起相应症状，位于心内膜心肌和心包脏层的浸润性脂肪瘤可影响心电传导，导致心律失常和猝死。

（4）横纹肌瘤（rhabdomyoma）：是儿童心脏良性肿瘤中最常见的一种，以婴幼儿最为多见，可发生于任何一个心腔。典型的瘤细胞为含有空泡和大量糖原的大细胞，被称为"蜘蛛细胞"。其多见于有结节性硬化症家族史的患者，以良性多见，可单发，也可多发，倾向于多发。肿瘤的临床表现与其部位、大小及组织学起源有关，小的肿瘤一般无症状，较大者常影响传导组织或阻塞流出道，出现明显心律失常、血流动力学改变、晕厥甚至猝死。

（5）心包囊肿（pericardial cyst）：是最常见的心包囊性占位性病变，多为单房，直径为2～16cm。心包囊肿最常见部位为右侧心膈角处，但也可发生于较高位置，甚至延伸至上纵隔，常附着于心包外壁，为良性病变，极少引起压迫症状。

2. 超声心动图表现

（1）乳头状弹力纤维瘤：大多数起源于心脏瓣膜，明显好发于主动脉瓣，但也可见于两侧心房、心室壁的心内膜面，偶可见多发性乳头状瘤患者。乳头状瘤常发生于瓣膜的下游侧，表现为回声均匀的圆形或椭圆形团块，并可见特征性的毛刺样边缘，瘤体通过一短小的蒂与瓣膜相连，舒张期时进入心室内，收缩期时返回至瓣叶闭合处。

（2）纤维瘤：多包埋于心肌中，没有包膜，边界较清晰，超声上多呈稍高回声，强于心肌，内部回声较均匀，可有蒂；有的纤维瘤也可向心腔内生长。超声心动图扫查时，需重点观察左心室壁、右心室壁。位于流出道或形体较大的纤维瘤可导致左心室或右心室流出道梗阻，利用彩色多普勒可了解其梗阻程度。

（3）脂肪瘤：表面光滑，有薄层纤维组织包膜，超声心动图上常表现为边缘清楚，形态规则的高回声区（图6-8-9）。肿瘤组织可发生退行性变或坏死，此时肿瘤回声不均匀，可出现低回声区或无回声区。房间隔脂肪瘤样肥厚可表现为房间隔厚度增加，其上部和下部回声增强，而卵圆窝薄弱，脂肪浸润为高回声，二维超声图像呈哑铃状。

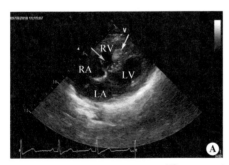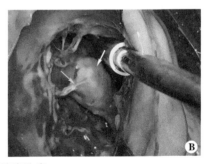

图 6-8-9　心脏脂肪瘤

A. 二维超声心动图心尖四腔心切面显示室间隔右心室面可见一边界清晰的高回声光团（白色箭头），与隔瓣腱索相连（黄色箭头）；B. 术中所见：室间隔右心室面淡黄色肿块（白色箭头），与隔瓣腱索相连（黄色箭头）。LA. 左心房；LV. 左心室；RA. 右心房；RV. 右心室

（4）横纹肌瘤：表现为单个或多个类圆形、边界清晰、均质的较强回声团，位于室间隔或心室壁内，最常累及左心室，其次为右心室和室间隔。肿块突入心腔内可造成流入道或流出道梗阻，多普勒检查有助于评估梗阻程度（图6-8-10）。

（5）心包囊肿：位于心脏轮廓外，与心包相连，囊壁光滑，钙化时可见强反射带状或斑点状回声，囊腔内为液性暗区。心包囊肿为心包的囊性突起，不随心脏活动，且心房壁完整。

3. 诊断要点与鉴别诊断　乳头状弹力纤维瘤瘤体小，形态上较难与赘生物相鉴别，但两者可以通过病史鉴别，赘生物多继发于风湿性心脏病、房间隔缺损、室间隔缺损等病变，通常有发热病史，血培养结果多呈阳性。另外，乳头状瘤也需要与附着于瓣叶上的黏液瘤鉴别，不同于黏液瘤附着面较窄，乳头状瘤与瓣叶的附着面较宽，这一点有利于两者鉴别。乳头状瘤还应与血囊肿相鉴别，血囊肿为发生于瓣膜上内含血液的囊性结构，基底宽、无蒂，较乳头状瘤活动度小。纤维瘤可向心腔内生长，位于流出道或形体较大的纤维瘤可导致左心室或右心室流出道梗阻，诊断时应注意与肥厚型心肌病、心室内肥厚和变异的乳头肌、心内膜、纤维化室壁瘤等相鉴别。横纹肌瘤常见于儿童和婴儿，多与结节性硬化症合并存在，大多为多发性，室间隔为其好发部位，通过病史可与其他原发性心脏肿瘤相鉴别。心包囊肿应与心包积液、心脏憩室鉴别，前者为心包的囊性突起，不随心脏活动，且心房壁完整，心包积液无回声区的大小可随心脏活动改变，而心脏憩室的无回声区则与心腔相通。

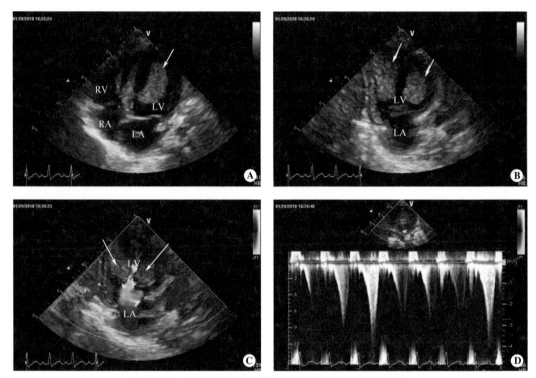

图 6-8-10　新生儿左心室多发横纹肌瘤超声心动图图像
A、B. 二维超声心动图心尖四腔心切面（A）和心尖两腔心切面（B）显示左心室内多个类圆形稍强回声光团突入心腔内；C. 彩色多普勒超声显示左心室腔中部收缩期加速血流信号；D. 频谱多普勒测值显示左心室腔中部峰值流速为 3.0m/s，压差为 36mmHg，提示存在梗阻。LA. 左心房；LV. 左心室；RA. 右心房；RV. 右心室

4. 临床价值　尽管心脏肿瘤临床发病率很低，但由于肿瘤生长于心脏，即使是良性肿瘤也可阻塞心腔、影响瓣膜功能，或因肿瘤和血栓栓子脱落发生肺循环与体循环栓塞，甚至猝死等严重并发症。超声心动图能够快速、准确地显示心脏内占位性病变的位置、形态、大小、数目、活动度及与周围组织的关系，已成为当前诊断心脏肿瘤的首选检查方法。尽管根据某些肿瘤的特征性表现并结合临床特征，超声声像图能够做出正确的推测，但明确诊断仍需结合 MRI 和病理学检查。

（四）心脏恶性肿瘤

1. 病理与临床　心脏原发性恶性肿瘤相当罕见，大多数为肉瘤，组织学类型以血管肉瘤最为常见，其次为横纹肌肉瘤、间皮肉瘤、纤维肉瘤、淋巴肉瘤。心脏恶性肿瘤可发生于心脏任何部位，但常见于右心系统，尤其是右心房。心脏恶性肿瘤的患者中仅有 10% 左右具有临床症状，其多样性及非特异性使得极易与心脏的其他疾病相混淆。肿瘤阻塞心脏瓣膜出口或大血管入口，导致瓣膜开合及心肌舒缩功能异常，可发生进行性、顽固性心力衰竭，这是心脏恶性肿瘤最常见的临床表现。肉瘤由于包绕心脏可导致胸痛、低血压、心动过速、心音减弱及心包摩擦音。恶性肿瘤具有侵蚀性，易引起心包积液甚至心脏压塞；肿瘤侵及心肌使其受激惹可造成频发的室上性或室性心律失常，药物控制效果不佳。此外，肿瘤脱落或转移还可造成栓塞，远处转移可导致全身症状。

2. 超声心动图表现　心脏恶性肿瘤常呈分叶状或为弥漫性心壁浸润性病变，肿瘤与心脏正常房室腔界线不清，瘤体通常基底较宽，自心壁长出，边缘不光滑，活动性较差，累及心包时常有心包积液（图 6-8-11）。根据肿瘤所在部位不同，肿瘤可引起三尖瓣口或上腔静脉、下腔静脉开口等部位的阻塞现象。

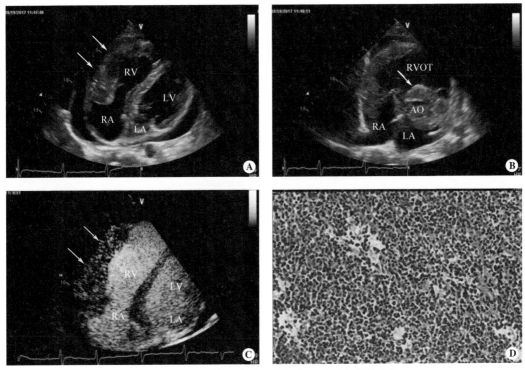

图 6-8-11　原发性心脏淋巴瘤超声心动图表现及病理

A. 胸骨旁四腔心切面显示右心室游离壁弥漫性非均匀性显著增厚（箭头），伴有心包积液；B. 主动脉根部短轴切面显示主动脉根部周围组织受累，明显增厚；C. 增强超声成像显示增厚的右心室游离壁丰富的充盈对比剂充填（黄色箭头）；D. 病理显示心脏弥漫性大 B 细胞淋巴瘤。LA. 左心房；LV. 左心室；RA. 右心房；RV. 右心室；RVOT. 右心室流出道；AO. 主动脉

3. 诊断要点与鉴别诊断　原发性心脏恶性肿瘤主要与良性肿瘤相鉴别，其超声心动图鉴别要点见表 6-8-2。

表 6-8-2　原发性恶性肿瘤与良性肿瘤的超声心动图鉴别要点

鉴别要点	良性	恶性
形态	规则	不规则
边界	边界清晰，有完整包膜	边界不清晰，无完整包膜或包膜不连续
内部回声	较均匀	不均匀
有无浸润	无	可浸润附着处心肌组织
活动	可活动	基本固定不动
心包积液	少数有	多数有

4. 临床价值　在心脏肿瘤的评估中，超声心动图能够直观地评估肿瘤位置、形态、大小、活动度及对周围组织的浸润范围与破坏程度等，有助于对肿瘤的良恶性做出初步判断，但是最终准确的病理学诊断仍然依赖于组织病理学评估。

【案例 6-8-2】 男性患者,53 岁,因"突发腹痛 1 天余"就诊。既往有乙型肝炎病史。体格检查:体温 36.5℃,脉搏 98 次 / 分,呼吸 20 次 / 分,血压 87/51mmHg。神清,贫血貌,心律齐,未闻及病理性杂音,双肺呼吸音粗,左下肺可闻及湿啰音,腹部膨隆,压痛阳性、无反跳痛,腹水征阳性,双肾区无叩痛,双下肢无水肿,神经系统未见明显异常。腹部 CT:肝右叶肿瘤性病变、大量腹水。腹腔穿刺出不凝血。超声心动图提示右心房及下腔静脉内占位性病变。

问题 1:结合病史,并根据以下二维及增强超声心动图(图 6-8-12),推断该患者可能的诊断是什么? 请详述诊断依据。

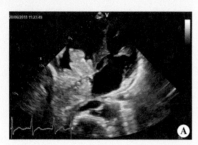 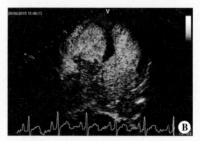

图 6-8-12 二维(A)及增强超声心动图(B)图像

答案与解析:该患者可能的诊断是肝癌并下腔静脉及右心房癌栓形成。二维超声可见右心房及下腔静脉内一巨大稍高回声团,基底部宽、形态不规则、边缘不光滑,心包腔内可见少量积液;增强超声成像显示该稍高回声团内显示丰富充盈对比剂填充,因此考虑恶性肿瘤可能性大。该患者有乙型肝炎病史,CT 提示肝脏占位及腹水,腹腔穿刺出不凝血并且血压偏低,考虑肝癌破裂出血可能性大。因此,结合病史及患者超声心动图特征,最有可能的诊断是肝癌并下腔静脉及右心房癌栓形成。

问题 2:请简述转移性心脏肿瘤主要的转移途径。

答案与解析:转移性心脏肿瘤主要的转移途径有 4 种。①原发恶性肿瘤直接蔓延侵犯心脏,如肺癌;②血行播散转移,癌细胞进入血管随血流转移至心脏,形成继发性肿瘤,如淋巴瘤、恶性黑色素瘤;③逆行播散淋巴转移,如原发癌阻碍顺行的淋巴引流则也可发生反向转移,如乳腺癌;④经静脉蔓延转移,某些原发性肿瘤的癌细胞进入静脉系统后,可经过下腔静脉转移至右心,如肾癌、肝癌。

二、心腔内血栓

心腔内血栓形成是严重威胁患者生命安全的心脏疾病,血栓脱落常可导致患者突然死亡。因此,早期诊断、及时治疗心内血栓,对于防止血栓脱落、挽救患者生命甚为重要。心腔内血栓最常见为左心房内血栓,常并发于二尖瓣疾病与心房颤动;心室内血栓多为心力衰竭、急性心肌梗死或梗死后室壁瘤的并发症。本部分主要介绍左心房与左心室血栓的超声诊断。

(一)病理与临床

1845 年 Virchow 指出,心内膜内皮细胞受损伤时,心脏整体或局部收缩功能不良造成血流缓慢,血液在该部位凝集,与受损的内皮细胞相互作用引起血小板黏附聚集,形成血栓。左心房血栓多并发于风湿性心脏病二尖瓣狭窄,如合并左心房颤动则发病率更高,此类患者由于房室舒缩不协调,出现左心房血液排空延缓、血流淤滞;左心室血栓常并发于室壁运动异常的患者,如急性心肌梗死、左心室壁瘤与扩张型心肌病等,其中多发生于心肌梗死患者,由于局部室壁运动异常,也可造成血流缓慢。血液凝集于左心房及左心室壁上形成血栓,血栓可为单个,也可为多个,血栓脱落均可引起体循环栓塞。一般来说,左心房或左心室内血栓形成本身可无临床症状,患者主要出现原发病变,如二尖瓣狭窄或急性心肌梗死、扩张型心肌病的临床表现。一旦血栓脱落,根据栓塞部位的不同而出现相应的临床表现。

（二）超声心动图表现

1. 左心房血栓

（1）二维超声心动图：多切面扫查，左心房内可见椭圆形或不规则形团块样回声，多数左心房血栓附着于二尖瓣环以上左心房后壁或左心房侧壁上，也可位于左心耳，血栓基底部较宽，游离面较大、无蒂，随心动周期无显著位移（图 6-8-13）；血栓可单发，也可多发。

较小的左心房血栓脱落后可经过二尖瓣口进入左心室，再到达周围动脉而导致体循环栓塞。而较大的血栓脱落后，如果直径较大不能通过二尖瓣口，则游离漂浮于左心房内，形成往返运动的活动性血栓，由于与左心房无任何联系，其在左心房内活动范围大，无固定的运动轨迹，收缩期位于左心房腔内，远离二尖瓣口，舒张期如移向二尖瓣口，可进一步加重二尖瓣狭窄。

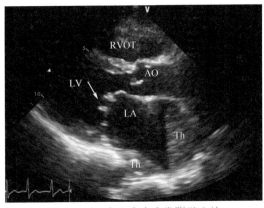

图 6-8-13　左心房内多发附壁血栓

风湿性心脏病二尖瓣狭窄患者（箭头指示狭窄的瓣口），二维超声心动图胸骨旁左心长轴切面显示左心房壁多个血栓附着，基底部较宽，随心动周期无显著位移。LA. 左心房；LV. 左心室；AO. 主动脉；RVOT. 右心室流出道；Th. 血栓

（2）彩色多普勒：左心房血栓本身不会引起显著的血流动力学改变，彩色多普勒超声主要表现为左心房内血流充盈缺损。二尖瓣狭窄、较大血栓脱落于舒张期移向二尖瓣口或二尖瓣关闭不全导致血流动力学改变时，彩色多普勒超声可探及二尖瓣口舒张期五彩镶嵌的花色血流或收缩期的反流血流信号。

（3）经食管超声心动图：当左心房明显扩大时，经胸超声心动图心底短轴切面可观察到左心耳血栓形成，表现为心耳内楔形或椭圆形的低回声或高回声团块。然而，由于肺气的干扰或声窗的限制，经胸超声心动图有时难以清晰地显示左心房及左心耳内结构，经食管超声心动图则能探测到经胸超声心动图未能显示的左心房血栓，尤其对左心耳血栓的诊断准确性远远高于经胸超声（图 6-8-14）。

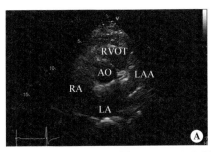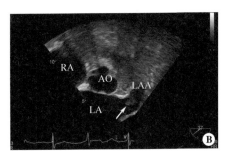

图 6-8-14　左心耳血栓超声心动图图像

A. 经胸超声心动图心底短轴切面：未能发现左心耳血栓；B. 经食管超声心动图：可见左心耳内血栓（箭头）。LA. 左心房；RA. 右心房；AO. 主动脉；RVOT. 右心室流出道；LAA. 左心耳

2. 左心室血栓

（1）二维超声心动图：左心室血栓多位于心肌梗死室壁运动异常的部位，多在心尖部（图 6-8-15），也可发生于左心室下壁，局部室壁多无运动或呈矛盾运动，室壁瘤患者血栓多位于向外膨出的室壁瘤内。

左心室血栓表现为左心室腔内不均匀的团块样回声，机化血栓回声较强，新鲜血栓回声则较弱；附壁血栓基底面较广，无蒂，附着于左心室壁，形态不规则，多成扁平形，血栓表面与室壁平行；部分血栓呈半圆形突出于左心室腔内，表面呈絮状，此种血栓容易脱落，导致体循环栓塞。

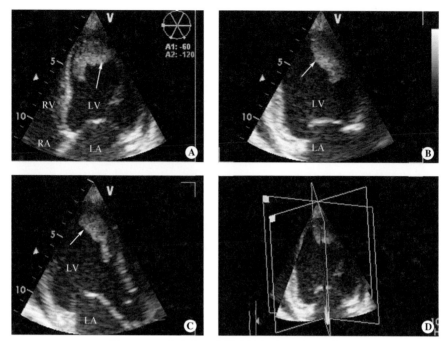

图 6-8-15　左心室心尖部血栓超声心动图图像

左心室三平面成像，可见左心室心尖部较大的附壁血栓（箭头）。A.心尖四腔心切面；B.心尖两腔心切面；C.心尖三腔心切面；D.左心室三平面图像。LA.左心房；LV.左心室；RA.右心房；RV.右心室

（2）彩色多普勒：左心室腔内血栓形成处可见血流充盈缺损。

（3）经食管超声心动图：对于胸壁肥厚、肺气肿、肋间隙过窄的患者，经胸超声心动图往往难以清晰显示左心室腔，易漏诊左心室血栓。采用经食管超声心动图可较为清晰地显示左心室及其附壁血栓。但是，急性心肌梗死患者进行经食管超声检查应该慎重，以免发生意外。经胸超声心动图能够明确诊断左心室血栓时，则不宜行经食管超声检查。

（三）诊断要点与鉴别诊断

1. 诊断要点　左心房及左心耳血栓需结合左心室长轴切面、四腔心切面、主动脉根部短轴切面等，注意观察房室大小、左心房内有无异常回声及异常回声的大小、部位及活动度等；彩色多普勒超声重点观察左心房内有无血流充盈缺损及二尖瓣狭窄及关闭不全的血流动力学改变。常规经胸超声心动图检查不能确诊时，可采用经食管超声检查，从不同的深度，多角度全面扫查左心房及左心耳，明确血栓的部位、大小、形态、数目及活动度。

左心室血栓多发生于室壁运动异常的部位，常见于心尖部，室壁瘤是血栓的好发部位。应当重点观察左心室心尖切面，对于左心室心尖部血栓，注意调节近场聚焦，以清晰地显示心尖部组织结构。对胸壁肥厚、肺气肿但又高度怀疑左心室血栓的患者，可采用经食管超声心动图或心腔造影超声心动图，以显示左心室及附壁血栓。

2. 鉴别诊断

（1）左心房血栓的鉴别诊断

1）左心房黏液瘤：左心房内血栓主要与左心房黏液瘤鉴别，鉴别要点见表 6-8-3。

表 6-8-3　左心房血栓与左心房黏液瘤的鉴别要点

鉴别要点	左心房血栓	左心房黏液瘤
部位	左心房后侧壁及左心耳	左心房内
形态	椭圆形、不规则形，形态不变	圆形或椭圆形，形态可变

鉴别要点	左心房血栓	左心房黏液瘤
活动度	心脏收缩时不活动	随心脏的舒缩往返于二尖瓣口
附着	附着面较大、游离面小，无蒂	附着面小、游离面大，有蒂
多普勒血流	合并二尖瓣狭窄时射流束起始于二尖瓣口，从左心室流入道中央进入左心室	射流束起始于二尖瓣环，从瘤体四周于二尖瓣前后叶间的狭小间隙流入左心室

2）左心房云雾影：扫查左心房血栓时还应与左心房内浓密的云雾影相鉴别，尤其与新近的血栓相鉴别。云雾影又称自发性对比回声，具有形态不固定的特点。

（2）左心室血栓的鉴别诊断

1）左心室肿瘤：左心室血栓往往继发于心肌梗死等存在室壁运动异常的病变，发生于室壁运动异常的部位，常见于心尖部；而左心室肿瘤多无心脏基础病变，发生部位不定。左腔增强超声显像有助于两者的鉴别诊断，左心室血栓表现为左心室腔内局部充盈缺损，血栓内部无充盈对比剂充填，多数左心室肿瘤也表现为左心室腔内局部充盈缺损，但多数实质性肿瘤内部可见不同程度的充盈对比剂充填。

2）左心室内乳头肌：根据乳头肌与二尖瓣腱索相连的特点可与左心室内血栓相鉴别。

3）异位肌束：又称假腱索，为横跨于左心室腔内的纤维结构，表现为左心室腔内乳头肌与室间隔之间、游离壁与游离壁之间或游离壁与室间隔之间的回声较强的带状回声，可单个，也可多个；左心室心腔造影有助于鉴别，表现为左心室腔均匀显影，而无充盈缺损。

（四）临床价值

超声心动图目前已成为诊断心腔内血栓的重要检查方法，不仅能够提供血栓的形态、大小、附着部位、活动度及并发症等诊断信息，还可以通过监测其大小、形态的变化为临床提供治疗决策。

【案例 6-8-3】　男性患者，60 岁，近 1 年间断咳嗽，外院胸部 CT 提示右肺占位性病变，为求进一步诊治来本院就诊。体格检查：体温 36.7℃，脉搏 62 次 / 分，血压 125/80mmHg，呼吸 21 次 / 分。神清，发育良好，查体合作。颈软，未触及肿大淋巴结。胸廓外形双侧对称，胸部叩诊音分布正常，呼吸动度双侧对称。听诊双肺未闻及明显干湿啰音。心界叩诊大致正常，心率 65 次 / 分，未闻及心脏杂音。常规心电图：①窦性心动过缓；②完全性右束支传导阻滞；③前侧壁导联 T 波改变。超声心动图检查可见室间隔、左心室前壁及左心室心尖段室壁回声增强，室壁无运动（图 6-8-16），符合陈旧性心肌梗死超声表现。

问题：根据患者的病史与二维超声声像图表现，图 6-8-16B 箭头所指处最可能的病变是什么？如何对该病变的性质做出明确的诊断？

答案与解析：根据心电图结果及二维超声声像图表现，该患者具有广泛前壁心肌梗死的病史，并于图 6-8-16B 中左心室心尖部（即室壁运动异常部位）隐约可见一光团附着，高度怀疑左心室心尖部血栓形成。为了明确诊断，应当进一步采用左心室心腔增强超声检查，清晰勾画左心室心内膜边界，图 6-8-16D 中可见左心室充盈显影，左心室心尖部清晰可见类圆形的充盈对比剂充填缺损区，且该区域与正常显影的心肌组织相比较，无充盈对比剂充填，由此可明确诊断为左心室心尖部血栓。

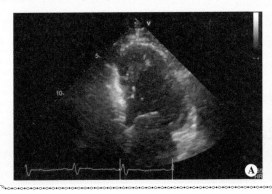
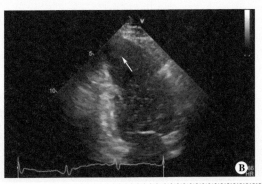

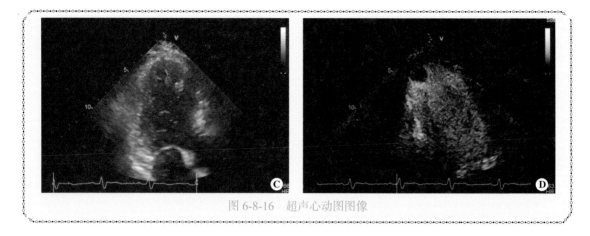

图 6-8-16 超声心动图图像

（刘娅妮 张 隽）

第九节 主动脉疾病

一、主动脉窦瘤

主动脉窦瘤（aneurysm of valsalva sinus）是指因各种生理或病理原因导致的主动脉窦部扩张，内径超过正常值的 1.5 倍以上。如瘤体破裂，则称为主动脉窦瘤破裂。主动脉窦瘤为少见畸形，发病率为 1.2% ～ 1.8%，主要见于先天性心脏病，常合并室间隔缺损、右心室流出道狭窄、主动脉瓣畸形等，也可见于后天性心脏损害，如感染性心内膜炎、梅毒、动脉硬化、创伤等引起的心脏损害。

（一）病理与临床

1. 病理改变 主动脉窦瘤病理基础主要是主动脉窦壁中层弹力纤维和平滑肌先天性发育不良，主动脉管腔内长期血流高压导致病变的窦壁进一步变薄，向外膨出，形成主动脉窦瘤，甚至破裂。窦瘤形成以右冠窦居多，约占 3/4，其次为无冠窦，起源于左冠窦者少见。

2. 临床表现 单纯主动脉窦瘤无特殊临床表现，若合并其他心脏病变可有相关的症状和体征。发生主动脉窦瘤破裂者，多数患者有明显诱发因素，如剧烈活动、负重、感染等，少部分患者可无明显诱因。患者多因心悸、气短、乏力或胸痛等症状就诊。体检发现与既往病史不相符的心脏杂音，胸骨旁主动脉听诊区闻及双期连续样粗糙杂音，常能触及震颤。合并感染性心内膜炎时患者可发生持续高热、寒战、贫血等临床表现。病变进展及严重程度主要取决于血流动力学的改变，与破裂口的大小、位置、分流量多少等密切相关。

（二）超声心动图表现

1. 二维超声心动图

（1）探查切面：胸骨旁左心室长轴切面、大动脉短轴切面、胸骨旁四腔心切面、心尖五腔心切面、剑突下大动脉短轴切面，以及能够显示主动脉窦瘤的系列非标准切面。如经胸超声心动图显示不满意，可选择经食管超声心动图。

（2）主要超声表现

1）主动脉窦瘤：正常主动脉窦壁厚度较均匀，各窦形态呈稍膨出状，主动脉窦部内径略大于升主动脉内径。窦瘤形成时，可见窦壁局部变薄，呈瘤样或囊袋样向外膨出（图 6-9-1），可膨入任何邻近心腔或血管，以右心室多见，其次为右心房，瘤壁完整（图 6-9-2）。

2）主动脉窦瘤破裂：窦瘤破裂与窦瘤大小无关，破口数目可为一个或多个。破口部位的窦壁回声连续中断，呈膜样或细长囊袋样结构随心动周期飘动。如破口较大致血流动力学改变，患者可表现为心室容量负荷过重征象，如心腔扩大，常为全心扩大，并以右心房室增大为主。如破口较小，心腔大小也可正常（图6-9-3，图6-9-4）。

3）合并畸形：主动脉瓣下室间隔缺损是最常见的合并畸形，但膨大的窦瘤壁可遮挡室间隔缺损口，致室间隔缺损分流量减少甚至消失，易造成室间隔缺损漏诊或低估缺损大小，需注意仔细甄别。其他合并畸形包括主动脉瓣畸形、主动脉瓣脱垂等，有相应的超声表现（图6-9-5）。

2. 多普勒超声　主动脉窦瘤未破时，局部膨出的瘤体内于舒张期呈现五彩镶嵌的涡流信号，但瘤壁完整，无穿壁血流信号。主动脉窦瘤破裂时，多普勒超声于破口处显示穿过瘤壁的五彩镶嵌样

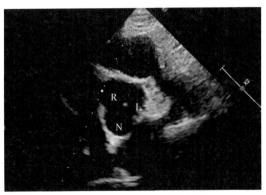

图6-9-1　主动脉窦瘤二维声像图

大动脉短轴切面显示主动脉右冠窦、左冠窦、无冠窦呈不同程度膨出。R. 右冠窦；L. 左冠窦；N. 无冠窦

分流信号。破入左心室者，多普勒超声仅于舒张期见分流信号；破入其他腔室者，多普勒超声于全心动周期见持续性分流信号（图6-9-6）。当合并室间隔缺损时，多普勒超声于窦瘤下方与室间隔之间可见收缩期穿隔血流信号（图6-9-7）。将连续多普勒取样容积置于破口处，可探及经主动脉窦瘤分流的双期血流信号，频谱特征为双期连续性高速湍流频谱（图6-9-8）。

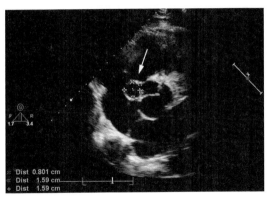

图6-9-2　主动脉右冠窦瘤二维声像图

大动脉短轴切面显示膨大的主动脉右冠窦瘤（箭头），位于三尖瓣根部，凸入右心房，测量标示窦瘤大小及窦口宽度

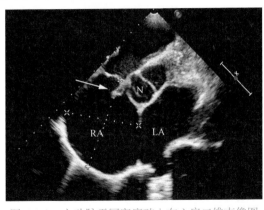

图6-9-3　主动脉无冠窦瘤破入右心房二维声像图

胸骨旁短轴切面显示主动脉无冠窦瘤破入右心房（箭头），右心房明显扩大。RA. 右心房；LA. 左心房；N. 无冠窦

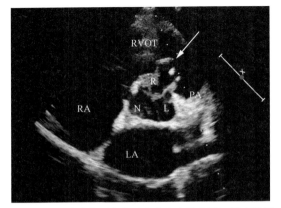

图6-9-4　主动脉右冠窦瘤破入右心室流出道二维声像图

大动脉短轴切面显示主动脉右冠窦瘤位于右心室流出道，破口靠近肺动脉瓣（箭头）。RVOT. 右心室流出道；RA. 右心房；LA. 左心房；PA. 肺动脉；N. 无冠窦；R. 右冠窦；L. 左冠窦

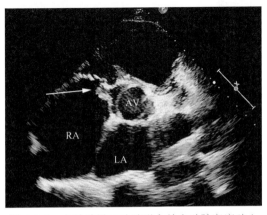

图6-9-5　主动脉瓣二叶畸形合并主动脉窦瘤破入右心房二维声像图

大动脉短轴切面显示主动脉瓣呈二叶式左右排列，箭头所指为破入右心房的窦瘤。RA. 右心房；LA. 左心房；AV. 主动脉瓣

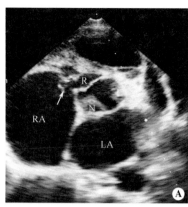
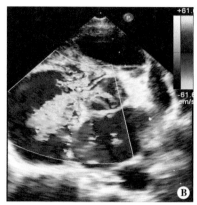

图 6-9-6 主动脉右冠窦瘤破入右心房彩色多普勒超声声像图

A. 二维超声大动脉短轴切面：显示主动脉右冠窦瘤破入右心房（箭头），右心房明显扩大；B. 彩色多普勒超声：显示穿过破口处的五彩镶嵌样分流信号进入右心房，持续于整个心动周期。RA. 右心房；LA. 左心房；N. 无冠窦；R. 右冠窦；L. 左冠窦

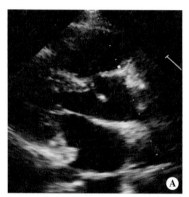
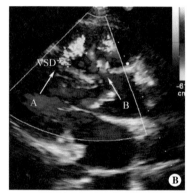

图 6-9-7 主动脉窦瘤破裂合并室间隔缺损声像图

A. 二维超声左心室长轴切面：显示于主动脉瓣环上方见右冠窦瘤形成，主动脉瓣环下方似见小室间隔缺损；B. 彩色多普勒超声：主动脉窦瘤破裂（箭头 B 所示为穿壁分流信号）合并室间隔缺损（箭头 A 所示为过隔分流信号）。VSD. 室间隔缺损

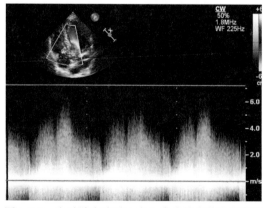

图 6-9-8 主动脉窦瘤破入右心房连续多普勒频谱图

于窦瘤破口处记录到双期连续性高速湍流频谱

3. 经食管超声心动图 因探头紧贴左心房壁，避免了胸骨及肺气的干扰，且探头频率更高，图像质量优良，能更清晰地显示主动脉窦瘤的起源、凸入部位、大小、有无破裂及分流情况（图 6-9-9，图 6-9-10）。

（三）诊断要点与鉴别诊断

1. 诊断要点 二维超声心动图直接显示主动脉瓣环上方的主动脉窦壁有局部膨出。破裂后可见瘤壁回声中断，常呈囊袋样膨向邻近腔室与管腔，且可直接显示破口大小和位置。主动脉窦瘤破裂时，多普勒探测尤其是彩色血流显像，于破口处显示穿过瘤壁的五彩镶嵌样分流信号。破入左心室者仅于舒张期见分流频谱信号，破入其他腔室者，于全心动周期见持续分流频谱信号。检查过程中，注意探查合并存在的室间隔缺损、主动脉瓣反流或其他病变。

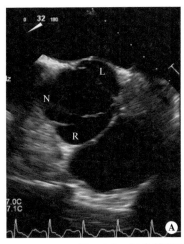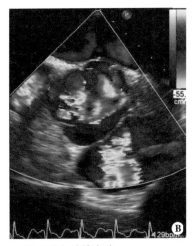

图 6-9-9 经食管超声心动图显示主动脉窦瘤

A. 二维经食管超声心动图大动脉短轴切面：显示膨大的主动脉右冠窦瘤；B. 彩色多普勒超声：显示局部膨出的瘤体内见五彩镶嵌的涡流信号，但瘤壁完整，无穿壁血流信号。N. 无冠窦；R. 右冠窦；L. 左冠窦

2. 鉴别诊断

（1）室间隔缺损伴主动脉瓣脱垂：当室间隔缺损合并主动脉瓣脱垂和主动脉瓣关闭不全时，临床上于胸前区也可闻及双期杂音。二维超声心动图显示主动脉窦部呈一瘤状结构，经室间隔缺损突向右心室。多普勒检查时，可探测到收缩期室间隔缺损分流信号和舒张期主动脉瓣反流信号，因而其可被误诊为右冠窦瘤破裂。鉴别诊断关键在于正确识别瓣环位置。瘤样结构位于瓣环上方者为右冠窦瘤破裂，位于瓣环下方者为脱垂的右冠瓣合并室间隔缺损（图 6-9-11）。彩色血流显像可清晰显示收缩期来源于室间隔缺损的分流信号，舒张期来源于主动脉瓣的反流信号，借此可与窦瘤破裂鉴别。

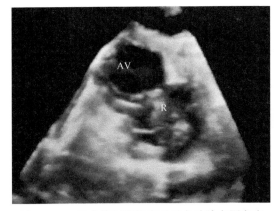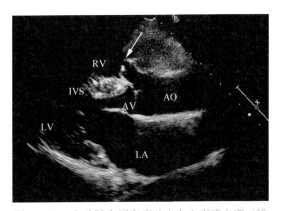

图 6-9-10 经食管三维超声显示主动脉右冠窦瘤

AV. 主动脉瓣；R. 右冠窦

图 6-9-11 主动脉右冠窦瘤破入右心室流出道二维声像图

胸骨旁左心室长轴切面显示窦瘤结构位于主动脉瓣环上方，箭头所指为破口。RV. 右心室；LV. 左心室；AV. 主动脉瓣；AO. 主动脉；IVS. 室间隔；LA. 左心房；箭头所指为破入右心室的右冠窦瘤

（2）右冠状动脉瘘：与右冠窦瘤破裂均可于主动脉瓣环水平以上探及异常扩张的结构，且均可探及双期高速分流信号。仔细扫查可见右冠状动脉瘘为呈长管状扩张的右冠状动脉，而非呈囊袋状的窦瘤（图 6-9-12）。

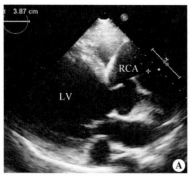
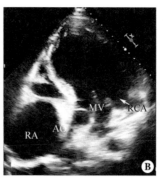
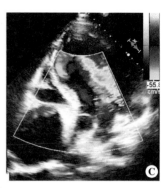

图 6-9-12　右冠状动脉左心室瘘声像图

A. 左心室长轴切面：可见明显增宽的右冠状动脉，最宽处内径达 3.9cm；B. 心尖五腔心切面：见右冠状动脉在二尖瓣环游离一侧瘘入左心室（箭头）；C. 探及右冠状动脉的血流经瘘口进入左心室。RCA. 右冠状动脉；AO. 主动脉；MV. 二尖瓣；RA. 右心房；LV. 左心室

（四）临床价值

超声心动图是临床诊断主动脉窦瘤的首选方法，在诊断和鉴别诊断方面具有明显优势，可明确窦瘤起源部位及形态大小、破口数目及大小、分流量大小及有无合并畸形等。在主动脉窦瘤破裂介入治疗的术前病例筛选、术中监测引导及术后的随访观察等方面，超声心动图检查具有重要临床意义。

【案例 6-9-1】 男性患者，27 岁，因"胸闷、气促"就诊。体检于胸骨左缘第 2～4 肋间闻及双期杂音。超声心动图检查见图 6-9-13。

问题：根据图 6-9-13 声像图特点，该患者最可能的超声诊断是什么？

答案与解析：该患者超声心动图特点如下。二维超声于多切面上均可显示主动脉右冠窦瘤形成并膨入右心室流出道内，瘤壁上可见连续中断（图 6-9-13A 和图 6-9-13B 为胸骨旁左心室长轴切面；图 6-9-13D 为主动脉根部短轴切面；图 6-9-13F 为胸骨旁五腔心切面，箭头所示为右冠窦瘤）。彩色多普勒超声于多切面显示经连续中断处的穿壁五彩镶嵌样分流信号进入右心室流

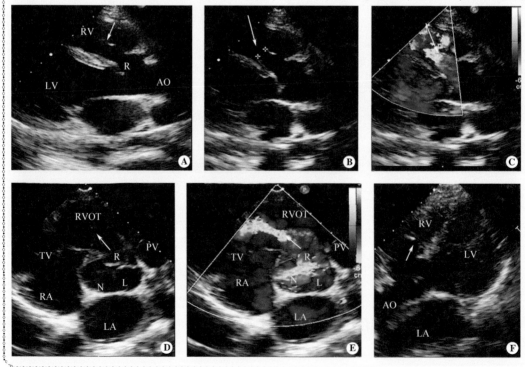

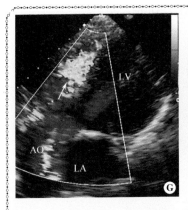
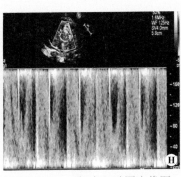
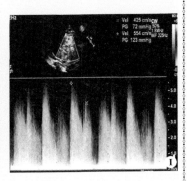

图 6-9-13　超声心动图声像图

RV. 右心室；LV. 左心室；AO. 主动脉；R. 右冠窦；RVOT. 右心室流出道；RA. 右心房；LA. 左心房；N. 无冠窦；L. 左冠窦；TV. 三尖瓣；
PV. 肺动脉瓣

出道（图 6-9-13C 为胸骨旁左心室长轴切面；图 6-9-13E 为主动脉根部短轴切面；图 6-9-13G 为
胸骨旁五腔心切面，箭头所示为穿壁五彩镶嵌样分流信号）。脉冲多普勒在破口处或破口下游
记录到双期连续性宽带湍流频谱（图 6-9-13H）。连续多普勒探测可记录到双期连续性宽带湍流
频谱，并可测量分流速度，峰值速度为 5.5m/s（图 6-9-13I）。

综合上述声像图特征，该患者最可能的超声诊断为主动脉右冠窦瘤形成并破入右心室流
出道。

二、主动脉夹层

主动脉是人体最大最坚韧的动脉，管壁结构包含 3 层，即内膜层、中层和外膜层。内膜层菲薄、
易损。中层富含平滑肌及多层弹力纤维，提供力量支撑管壁，具有可扩张性及弹性，是主动脉壁
的主要支撑结构层。

主动脉夹层（aortic dissection，AD）是指主动脉内膜层与中层发生撕裂，并可沿主动脉纵轴
剥离扩展，主动脉腔呈双腔结构改变。主动脉夹层属心血管危急重症，其起病急、变化快、死亡率高。
男性发病多见，男女发病比例约为 2：1，本病可发生于所有年龄段，但以 50 岁左右最多见。主
要病因是高血压，其次为马方综合征、动脉粥样硬化等。

（一）病理与临床

主动脉夹层主要病理改变为主动脉内膜层和中层病变，致主动脉壁胶原及弹性组织退化、断裂、
囊性变，或中层营养血管破裂形成壁内血肿，导致主动脉内膜撕裂。血液从破裂口处进入主动脉
壁中层形成夹层血肿。这种剥离性血肿可沿主动脉壁及其分支延伸一定的距离，严重者可累及锁
骨下动脉、颈动脉、肾动脉及髂动脉、股动脉等。常见升主动脉受累，其次是主动脉弓及降主动脉。
发生主动脉夹层时，原来的主动脉血管腔称为真腔，主动脉壁内撕裂形成的腔隙称为假腔，真腔
与假腔于撕裂口处相交通。

1955 年，DeBakey 根据内膜层撕裂的部位及夹层累及的范围，将主动脉夹层分为 3 型
（图 6-9-14）。

DeBakey Ⅰ型：破口位于升主动脉或主动脉弓部，内膜层撕裂累及升主动脉、主动脉弓和降
主动脉全程。

DeBakey Ⅱ型：破口位于升主动脉，夹层局限于升主动脉，可累及部分主动脉弓。

DeBakey Ⅲ型：破口位于左锁骨下动脉远端，累及胸主动脉（DeBakey Ⅲ A 型）或腹主动脉
（DeBakey Ⅲ B 型）。

Stanford 提出另一种分型方法。由于 DeBakey Ⅰ型和 DeBakey Ⅱ型均累及升主动脉，从而统

称为 Stanford A 型，DeBakey Ⅲ 型仅累及降主动脉，从而称为 Stanford B 型。

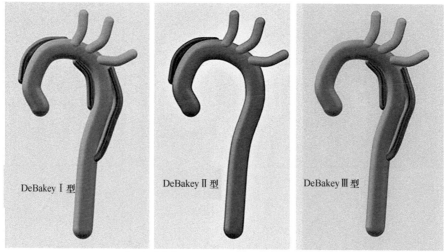

DeBakey Ⅰ 型 　　　　　 DeBakey Ⅱ 型 　　　　　 DeBakey Ⅲ 型

Stanford A型 　　　　　　　　　　　　　 Stanford B型

图 6-9-14　主动脉夹层的分型

急性主动脉夹层发生时表现为剧烈而持续的前胸和后背疼痛，伴瘤体破裂者可导致休克和猝死，是最凶险的危急重症之一。如病变侵犯主动脉大分支，则相应的脏器可发生缺血症状。慢性主动脉夹层患者，可能无明显剧烈的疼痛，多数患者伴有长期高血压病史。伴有明显主动脉瓣反流时，可闻及主动脉瓣舒张期杂音。

（二）超声心动图表现

1. M 型超声心动图　对本病诊断起提示性作用。主动脉波群显示主动脉内径增宽，腔内可见内膜样线状或条索状回声。二尖瓣波群显示左心室扩大、左心室流出道增宽、左心室壁增厚。如夹层累及冠状动脉，可见冠状动脉供血区域室壁运动减弱。夹层病变累及主动脉瓣者，可引起主动脉瓣关闭不全，舒张期反流束冲击二尖瓣前叶，可出现二尖瓣前叶震颤。

2. 二维超声心动图　多切面探查显示受累主动脉内径增宽，部分呈瘤样扩张，管腔内可见撕裂的内膜层呈带状回声，将主动脉腔分为真腔和假腔（图 6-9-15 ～图 6-9-18）。撕裂内膜随心动周期而改变位置，收缩期摆向假腔侧，舒张期摆向真腔侧。根据内膜撕裂的部位及累及范围可判断夹层类型。

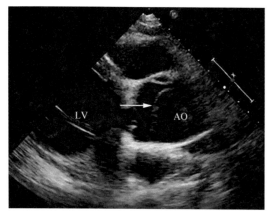

图 6-9-15　主动脉夹层二维声像图 1
主动脉根部长轴切面显示升主动脉内见撕裂的内膜回声（箭头）
LV. 左心室；AO. 主动脉；箭头示内膜撕裂

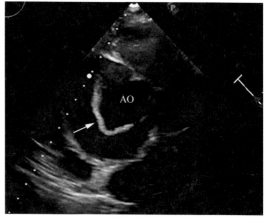

图 6-9-16　主动脉夹层二维声像图 2
主动脉（AO）根部短轴切面显示撕裂的内膜样回声随心动
周期摆动（箭头）

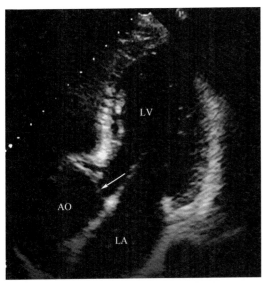

图 6-9-17 主动脉夹层二维声像图 3

心尖五腔心切面显示主动脉根部于主动脉瓣上见撕裂的内膜层
回声（箭头）。LV. 左心室；LA. 左心房；AO. 主动脉

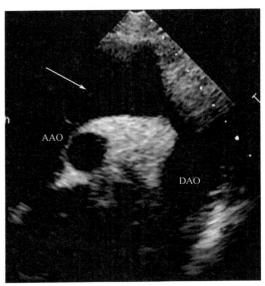

图 6-9-18 主动脉夹层二维声像图 4

胸骨上窝主动脉弓长轴切面显示主动脉弓部管腔内见撕裂的
内膜层回声（箭头）。AAO. 升主动脉；DAO. 降主动脉

3. 多普勒超声心动图 彩色多普勒血流显像可直接显示真腔、假腔和交通口处血流，一般真腔内血流速度快，故色彩较明亮（图 6-9-19A），假腔内血流缓慢，色彩暗淡（图 6-9-19B），撕裂的内膜分隔两种颜色。如假腔中有附壁血栓形成，则仅显示血栓反射，而无血流信号出现。真腔、假腔内血流于内膜破口处相交通，血流收缩期由真腔流入假腔，舒张期则很少见血流信号或由假腔向真腔的血流信号。血流方向与真腔、假腔之间的压力变化有关，也与远端是否存在另外的交通口有关。频谱多普勒显示真腔内血流速度较高，与正常人基本相同。假腔内血流速度较低。脉冲波取样容积置于破口处可记录到收缩期由真腔流向假腔的多普勒频谱。

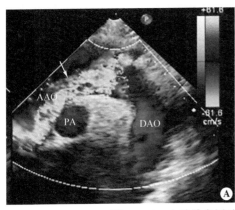

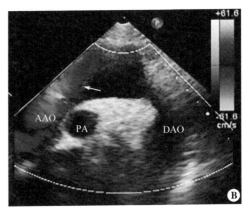

图 6-9-19 主动脉夹层动脉瘤彩色多普勒超声声像图

A. 主动脉弓长轴切面显示真腔内血流（较明亮）；B. 假腔内血流（较暗淡）。箭头示内膜层撕裂的部位。AAO. 升主动脉；DAO. 降
主动脉；PA. 肺动脉

主动脉根部夹层动脉瘤累及主动脉瓣时可见主动脉瓣舒张期反流血流信号（图 6-9-20）。

4. 经胸三维超声心动图 能立体显示夹层的空间结构和毗邻关系，为诊断主动脉夹层提供更为详细的信息（图 6-9-21）。

5. 经食管超声心动图（TEE） 能准确诊断急性期的主动脉夹层，但因为夹层动脉瘤患者病

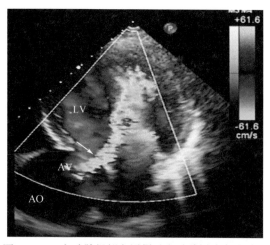

图 6-9-20　主动脉根部夹层累及主动脉瓣彩色多普勒超声声像图

心尖五腔心切面显示舒张期主动脉瓣口见大量反流血流信号（箭头）。LV. 左心室；AO. 主动脉；AV. 主动脉瓣

情危急、耐受性较差，临床应用受限。当经胸超声心动图质量不佳时，可考虑选择 TEE 检查。TEE 于主动脉长轴切面、主动脉短轴切面观察内膜层撕裂及交通口情况，主要超声改变与经胸超声心动图特征类同（图 6-9-22，图 6-9-23）。此外，TEE 能够显示几乎所有患者的冠状动脉开口及近端部分，可帮助判断主动脉夹层动脉瘤时冠状动脉受累情况。

（三）诊断要点与鉴别诊断

1. 诊断要点　多切面探查明确主动脉腔内见撕裂的内膜层回声，将主动脉分为真腔和假腔，即可诊断为主动脉夹层动脉瘤。

2. 鉴别诊断　主动脉夹层需注意与升主动脉内的伪像相鉴别。鉴别要点：①伪像活动方向及幅度与主动脉后壁完全一致，位置较为固定，撕裂的内膜层反射活动方向及幅度与主动脉后壁无一定关系；②彩色多普勒血流图可见血流信号穿过伪像所致的回声带，回声带两边的色彩一致，而夹层患者，彩色血流信号不能穿过真正的撕裂内膜，其两侧的血流信号色彩不一样。

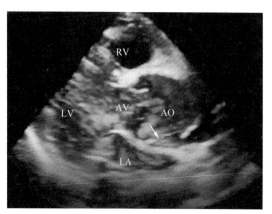

图 6-9-21　主动脉夹层经胸三维超声声像图

显示主动脉根部管腔内见撕裂的内膜层回声（箭头）。LV. 左心室；RV. 右心室；LA. 左心房；AO. 主动脉；AV. 主动脉瓣

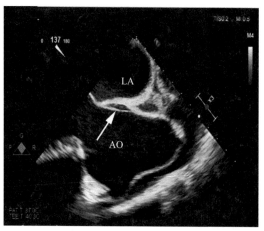

图 6-9-22　主动脉夹层经食管超声声像图 1

显示升主动脉局部内膜层撕裂（箭头）。LA. 左心房；AO. 主动脉

（四）临床价值

在怀疑主动脉夹层时，CT 常常是首选的确诊检查方法，经胸超声心动图常作为急诊室首选影像学检查技术。超声心动图能显示动脉结构和内膜层撕裂征象，特别是对主动脉根部病变显示更为清晰，对早期诊断、准确分型、评估主动脉瓣反流、心脏腔室内径变化及心功能等具有重要临床价值。部分患者经胸超声图像质量较差，对显示撕裂的内膜层有困难时，可考虑选择经食管超声心动图。

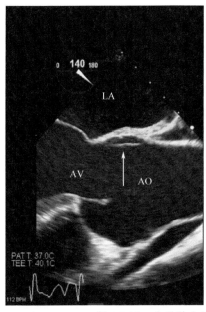
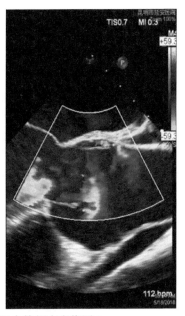

图 6-9-23 主动脉夹层经食管超声声像图 2

显示升主动脉局部内膜层撕裂（箭头），真腔与假腔间血流交通。LA.左心房；AO.主动脉；AV.主动脉瓣

【案例 6-9-2】 女性患者，49 岁，突发胸背痛 1h 到当地县医院就诊，怀疑主动脉夹层动脉瘤，6h 后转入笔者所在医院治疗。查体：体温 37.1℃，脉搏 110 次／分，呼吸 24 次／分，血压 205/70mmHg。一般情况尚可，急性面容。颈静脉充盈，肝颈静脉回流征阴性，双肺呼吸音清。心前区无隆起及凹陷，心浊音界扩大，心律齐，胸骨左缘第 2 肋间闻及舒张期杂音。超声心动图检查见图 6-9-24。

问题：根据图 6-9-24 声像图特征，考虑该患者最可能的超声诊断是什么？

答案与解析：该患者声像图特征如下。左心室长轴切面显示主动脉腔内于主动脉瓣上方见撕裂的内膜层回声，随心动周期摆动，彩色多普勒显示主动脉瓣口舒张期见大量反流信号（图 6-9-24A 箭头）；主动脉短轴切面显示主动脉根部见撕裂的内膜层回声（图 6-9-24B 箭头）；心尖五腔心切面显示主动脉瓣口舒张期见大量反流信号（图 6-9-24C）；左心室短轴切面向后扫查显示胸降主动脉长轴切面，于降主动脉腔内见撕裂的内膜层回声（图 6-9-24D 箭头）；胸骨上窝主动脉弓长轴切面显示撕裂的内膜层形态不规则、迂曲折叠，将主动脉腔分为真、假两腔（图 6-9-24E）；彩色多普勒显示真腔内血流较明亮，假腔内血流暗淡（图 6-9-24F）；剑突下腹主动脉长轴切面显示管腔内见撕裂的内膜回声，将主动脉腔分为真、假两腔，彩色多普勒探及真、假腔间交通血流信号（图 6-9-24G 箭头）；左侧颈总动脉长轴及短轴切面显示动脉管腔内见撕裂的内膜回声（图 6-9-24H、I 箭头）。根据以上超声声像图特征，考虑该患者超声诊断为主动脉夹层伴主动脉瓣反流，多切面探查显示夹层范围累及升主动脉、主动脉弓、降主动脉、腹主动脉、左侧颈总动脉，故其夹层分型为 Stanford A 型。

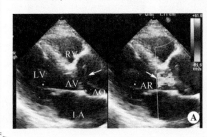
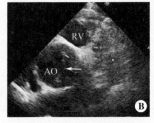
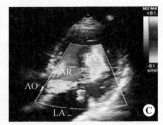

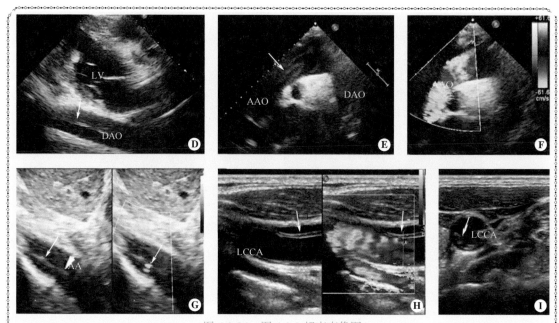

图 6-9-24　图 6-9-2 超声声像图

LV. 左心室；LA. 左心房；RV. 右心室；AO. 主动脉；AV. 主动脉瓣；AAO. 升主动脉；DAO. 降主动脉；AR. 主动脉瓣反流；AA. 腹主动脉；LCCA. 左颈总动脉

【案例 6-9-3】　男性患者，40 岁，突发剧烈心前区疼痛 1h 就诊。查体：体温 37.6℃，脉搏 105 次 / 分，呼吸 22 次 / 分，血压 180/100mmHg。一般情况尚可，神清合作，急性面容。颈静脉充盈，双肺呼吸音清。心前区无隆起及凹陷，心浊音界扩大，心律齐，未扪及震颤，胸骨左缘第 2 肋间闻及舒张期叹气样杂音，不伴传导。心电图显示心脏电轴左偏 110°。超声心动图检查见图 6-9-25。

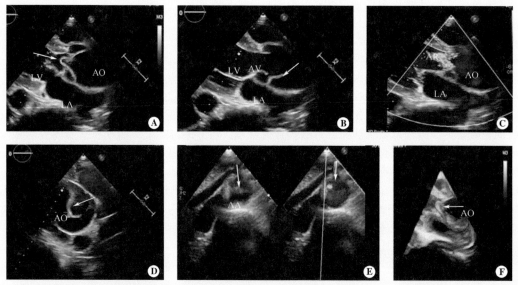

图 6-9-25　案例 6-9-3 超声声像图

LV. 左心室；LA. 左心房；AO. 主动脉；AV. 主动脉瓣；AA. 腹主动脉；AR. 主动脉瓣反流

问题：根据图 6-9-25 声像图特征，考虑该患者最可能的超声诊断是什么？

答案与解析：左心室长轴切面显示主动脉根部内径明显增宽，腔内见撕裂的内膜层回声，随心动周期发生摆动，舒张期脱入左心室流出道内，收缩期进入升主动脉腔内（图6-9-25A、B箭头）；主动脉瓣口舒张期见中量反流信号（图6-9-25C）；大动脉短轴切面显示主动脉根部见撕裂的内膜层回声，随心动周期发生摆动（图6-9-25D箭头）；剑突下腹主动脉短轴切面显示腹主动脉管腔内见撕裂的内膜层回声，将腹主动脉分为真腔与假腔（图6-9-25E箭头）；经胸实时三维超声显示主动脉根部见撕裂的内膜层回声，舒张期脱入左心室流出道内（图6-9-25F箭头）。根据上述声像图特征，考虑该患者超声诊断为主动脉夹层（Stanford A型）并主动脉瓣中度关闭不全。

【案例6-9-4】 男性患者，56岁，后背疼痛1周到医院就诊，无明显放射痛。查体：体温37.1℃，脉搏86次/分，呼吸20次/分，血压165/87mmHg。一般情况尚可，神清合作，颈静脉无充盈，肝颈静脉回流征阴性，双肺呼吸音清。心前区无隆起及凹陷，心浊音界扩大，心律齐，无明显杂音。超声心动图及CT图像见图6-9-26。

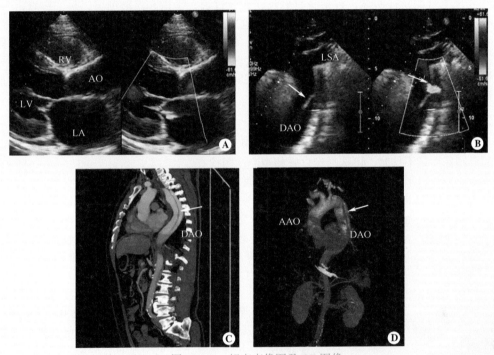

图6-9-26 超声声像图及CT图像

LV. 左心室；LA. 左心房；RV. 右心室；AO. 主动脉；AAO. 升主动脉；DAO. 降主动脉；LSA. 左锁骨下动脉

问题：根据图6-9-26超声声像图和CT图像特征，考虑该患者最可能的诊断是什么？

答案与解析：左心室长轴切面显示左心房增大，升主动脉无明显增宽，管腔内未见明显异常回声，彩色多普勒超声显示二尖瓣口少量反流信号（图6-9-26A）；胸骨上窝主动脉弓长轴切面显示左锁骨下动脉以远降主动脉管腔内见撕裂的内膜层回声（图6-9-26B左图箭头），将主动脉腔分为真、假两腔，彩色多普勒超声显示真、假腔间交通血流信号（图6-9-26B右图箭头）；主动脉CTA成像显示降主动脉管腔内见内膜层分隔（图6-9-26C）；CT三维重建显示升主动脉管腔内未见内膜层分离征象，降主动脉管腔内见内膜层分离（图6-9-26D）。综合上述图像特征，考虑该患者超声诊断为主动脉夹层（Stanford B型）。

三、马方综合征

马方综合征（Marfan syndrome）是常染色体显性遗传性疾病，为编码肌原纤维蛋白的*FBN1*

基因突变所导致的一种全身结缔组织病，发病率为 2‰ ~ 3‰。心血管系统、骨骼系统及眼部损害是其典型的临床特征。升主动脉近端和（或）主动脉根部扩张或形成夹层是特征性表现之一。马方综合征遗传学特征：①致病基因存在于常染色体上，与性别无关，男女发病率相等；②连续几代均可发病，但无隔代遗传；③患者双亲中往往有一方为发病者；④患者后代患病可能性为 1/2。

（一）病理与临床

升主动脉瘤、夹层动脉瘤和二尖瓣脱垂是马方综合征三大心血管系统表现。主动脉壁中层变薄，表现为弹力纤维和平滑肌明显减少或消失，动脉壁变薄和弹性强度降低，随年龄增长，病变越来越明显。病变多从主动脉根部开始、继而累及整个主动脉。患者首先表现为升主动脉扩张，主动脉根部明显扩张造成主动脉瓣环扩大，引起主动脉瓣的相对性关闭不全。严重并发症有主动脉夹层破裂、充血性心力衰竭。

二尖瓣病变主要是二尖瓣叶和腱索黏液变性，酸性黏多糖增多。瓣叶变薄、过长、腱索伸展致二尖瓣脱垂。主动脉瓣也可发生类似病变并致主动脉瓣脱垂。

临床表现上骨骼特征明显，包括身材修长，四肢过长，手指和足趾细长，呈"蜘蛛指"，同时可有脊柱或胸廓畸形。大多数患者有眼部病变，包括晶状体半脱位、虹膜震颤和继发性青光眼等。早期患者可无心血管表现，当伴有明显主动脉瓣反流和二尖瓣反流时，可闻及主动脉瓣听诊区舒张期杂音和二尖瓣听诊区收缩期杂音。反流量较大时可致左心室容量负荷过重，失代偿期可导致心力衰竭，出现相应临床症状。当并发主动脉夹层时，临床上患者可有剧烈胸痛、双侧上肢血压差异明显等表现，严重者可猝死。

（二）超声心动图表现

探查切面包括胸骨旁左心室长轴切面、主动脉根部短轴切面和心尖四腔心切面、五腔心切面等，当经胸超声图像质量不佳时，可选择经食管超声心动图检查。

1. 二维超声心动图　主动脉长轴和短轴切面均可显示主动脉窦壁变薄，明显膨出，其特征为呈弥漫性的整体向外扩张，瘤体一般较大，窦管交界部以远的升主动脉内径逐渐减小至正常。主动脉这种"底大口小"的球形动脉瘤形态，是马方综合征主动脉瘤的特征性超声表现（图 6-9-27）。合并主动脉夹层时出现相应征象（详见"主动脉夹层"）。

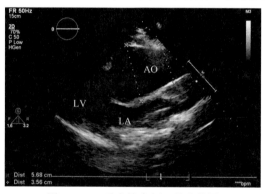

图 6-9-27　马方综合征二维声像图
显示主动脉窦部明显膨出。LV. 左心室；LA. 左心房；AO. 主动脉

主动脉瓣口短轴切面显示主动脉瓣被过度牵拉，收缩期开放明显受限，瓣叶呈三角形，与各自窦壁之间有明显的距离，舒张期三个瓣叶对合不良，可见明显对合间隙，出现关闭不全（图 6-9-28）。伴有主动脉瓣脱垂时，可见主动脉瓣舒张期脱向左心室流出道。主动脉瓣关闭不全可导致左心室容量负荷过重，左心室明显扩大，室间隔与左心室后壁呈反向活动，幅度也增大。

部分患者合并二尖瓣异常改变，表现为二尖瓣叶及腱索冗长、脱垂等。心动周期中活动幅度较大，或前后叶的对合不良。

2. 多普勒超声心动图　彩色多普勒及频谱多普勒可探及主动脉瓣和二尖瓣的反流血流信号，能快速评估反流程度（图 6-9-29，图 6-9-30）。当并发夹层动脉瘤时，可显示相应图像特征。

3. 经食管超声心动图　患者如经胸超声检查不能获取清晰的图像，此时可行经食管超声检查。经食管超声心动图可清晰显示主动脉全程，明确主动脉病变，并能清楚显示主动脉瓣、二尖瓣有无脱垂及关闭不全等。

值得注意的是，以往认为经食管超声是一项十分安全的检查，但近年来有学者报道，马方综合征患者在行经食管超声检查的插管过程中，可因夹层动脉瘤破裂并发急性心脏压塞而死亡。探头插入时的机械刺激或检查时患者血压升高等，也可能是诱发突然死亡的因素之一。

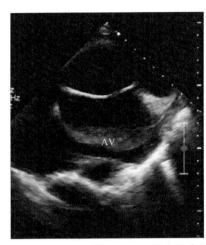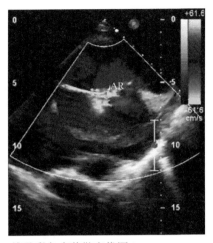

图 6-9-28 马方综合征二维及彩色多普勒声像图 1

主动脉瓣口短轴切面显示主动脉瓣叶舒张期对合不良，彩色多普勒探及主动脉瓣口舒张期反流信号。AV. 主动脉瓣；AR. 主动脉瓣反流

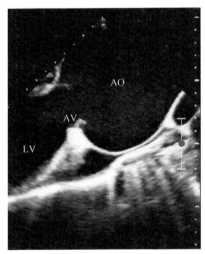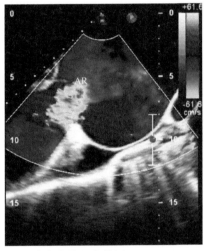

图 6-9-29 马方综合征二维及彩色多普勒声像图 2

二维超声主动脉长轴切面显示主动脉窦明显扩张、向外膨出，彩色多普勒探及主动脉瓣口舒张期反流信号。LV. 左心室；AO. 主动脉；AV. 主动脉瓣；AR. 主动脉瓣反流

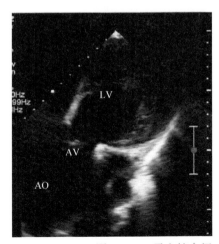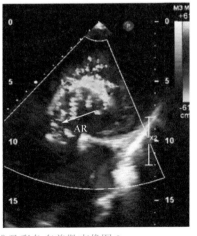

图 6-9-30 马方综合征二维及彩色多普勒声像图 3

心尖五腔心切面显示主动脉瓣叶舒张期对合不良，彩色多普勒超声显示主动脉瓣口舒张期反流信号（箭头）。LV. 左心室；AO. 主动脉；AV. 主动脉瓣；AR. 主动脉瓣反流

（三）诊断要点与鉴别诊断

主动脉窦部、主动脉根部扩张或夹层是马方综合征特征性超声图像表现之一。超声心动图检查所发现的心血管病变，常常是提示存在马方综合征的一个重要线索。结合家族遗传病史和患者其他系统如骨骼、眼部等特征性临床表现，往往可以明确诊断。

马方综合征主要与各种常见的高血压、冠心病、风湿性心脏病等所致主动脉增宽，或动脉硬化所致的主动脉弥漫性扩张相鉴别。马方综合征主动脉瘤有特征性超声表现，有特征性的骨骼、眼异常表现和家族史，因此鉴别诊断并不困难。

（四）临床价值

经胸超声心动图是马方综合征患者心血管病变的首选影像学检查方法。儿童和年轻人的主动脉病变可能较轻，且无临床症状，可利用经胸超声心动图进行动态随访观察。

【案例 6-9-5】 男性患者，24 岁，1 年前无明显诱因出现心悸、胸闷、气短，常于劳累后发作，未予以特殊治疗，症状可自行缓解，1 周前症状加重到医院就诊。自述有心脏病家族史。查体：体温 36.5℃，脉搏 87 次 / 分，血压 125/63mmHg。瘦高体型，身高 182cm，四肢细，"蜘蛛指"，听诊二尖瓣听诊区可闻及收缩期杂音，主动脉瓣听诊区可闻及以舒张期为主的双期杂音，周围血管征阳性。胸部 X 线片显示心影增大，心胸比率 0.65。心电图显示左心室肥大伴劳损，不完全性右束支传导阻滞。超声心动图检查见图 6-9-31。

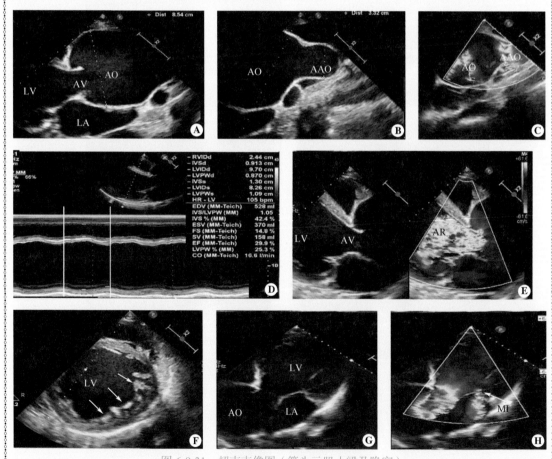

图 6-9-31　超声声像图（箭头示肌小梁及隐窝）

LV. 左心室；LA. 左心房；AO. 主动脉；AV. 主动脉瓣；AAO. 升主动脉；MI. 二尖瓣反流

问题：根据超声图像图 6-9-31 所示，请问该患者超声诊断是什么？进一步应做什么检查以明确诊断？

答案与解析：该患者表现为主动脉窦瘤形成，主动脉瓣重度反流，二尖瓣轻中度反流，左心室壁运动普遍减弱，左心室射血分数30%。左心室长轴切面显示主动脉窦部呈瘤样扩张（图 6-9-31A）；左心室长轴切面显示升主动脉内径正常（图 6-9-31B）；左心室长轴切面显示主动脉窦内血流紊乱（图 6-9-31C）；左心室长轴切面行心功能测量显示左心室射血分数减低（图 6-9-31D）；左心室长轴切面彩色多普勒显示主动脉瓣舒张期大量反流血流信号（图 6-9-31E）；左心室心尖部短轴切面显示左心室侧壁、下壁心尖部较多肌小梁回声，形成较多隐窝（图 6-9-31F）；心尖五腔心切面显示二尖瓣收缩期反流血流信号（图 6-9-31H）。结合超声及临床表现考虑马方综合征，建议检查骨骼、眼等其他系统是否存在病变或进一步检查染色体，同时建议进行心脏超声造影或心脏磁共振检查明确心尖部心肌是否存在心肌致密化不全。

自 我 检 测

6-9-1. 主动脉窦瘤破裂是先天性还是后天性疾病？主要病理改变是什么？

6-9-2. 主动脉窦瘤破裂与室间隔缺损在超声诊断时的鉴别要点是什么？

6-9-3. 主动脉窦瘤破裂的二维超声及彩色多普勒超声图像特征是什么？

6-9-4. 主动脉窦瘤破裂为什么常合并感染性心内膜炎？

6-9-5. 主动脉夹层导致主动脉瓣反流形成的机制是什么？

6-9-6. 怀疑主动脉夹层动脉瘤时如何选择影像学检查？

6-9-7. 马方综合征心血管系统的病理特征与主要表现是什么？

6-9-8. 马方综合征诊断要点是什么？

（丁云川）

第十节　超声心动图在心脏外科手术中的应用

一、历 史 回 顾

20世纪70年代，超声心动图技术走入心外科手术室，最初应用心外膜 M 型超声评估二尖瓣交界切开术的手术效果及左心室功能，中后期第一代经食管 M 型超声开始用于术中的心功能监测。此后，二维经胸和经食管超声心动图广泛应用于各种心外科手术，为手术顺利进行保驾护航。近年来发展的实时三维经胸超声和实时三维经食管超声，可实时显示心脏的三维结构及其相应轴向的任意断面图像，更便于临床交流，在术中应用具有独特优势。

二、设 备 与 技 术

（一）经食管超声心动图

经食管超声心动图（trans-esophageal echocardiography，TEE）为目前最主要的术中超声监测技术。探头由口腔插入患者食管内，于食管的不同深度由后向前近距离地扫查心脏，不受肺气、胸廓畸形等情况的影响，可获得比经胸超声更为清晰精细的图像。此外，TEE 监测不干扰手术视野，不增加感染机会，不干扰心外膜起搏导线，可持续监测，很好地满足术中监测的需求。术前应了解患者是否存在食管疾病、吞咽困难等情况，排除禁忌证。术中 TEE 检查的并发症发生率为1%～3%，包括咽部黏膜擦伤、吞咽困难、牙齿损伤、气管插管异位等。

（二）心血管外膜超声心动图

心血管外膜超声心动图（epicardial echocardiography）是将经胸超声探头消毒或使用无菌隔离套后，直接放置于心脏或大血管的表面等手术无菌区获取图像。由于直接贴近心血管外壁，图像的保真度更高，尤其对心脏前部结构探查效果好，对主动脉病变和动脉血管桥的探查优于 TEE。新生儿和低体重婴儿难以放置 TEE 探头，可采用心血管外膜超声监测。与 TEE 相比，心血管外膜超声心动图的操作会打断手术进程，对手术野有潜在的污染性，日常工作中仅作为 TEE 的补充或后备手段。

三、检查程序与方法

经食管超声探头在患者麻醉诱导、气管插管后插入。插入前应清除受检者口腔和食管内所有的活动异物，包括活动义齿、鼻胃管等，以免异物意外脱落或影响探头插入。插入前松开摆动旋钮，将探头换能器调整至初始状态。在探头表面涂以耦合剂润滑，将开口器套上管体，晶片面向上，并使探头保持于患者中线方向，然后沿咽后壁中线插入。通过咽喉部时往往会有阻力，需顺着咽喉部弯曲轻轻用力，之后送置探头应无明显阻力。通过咽喉部困难时，可适当调整患者头或颈部及身体的位置或姿势。遇到阻力时，应拿出探头，调整方向再重新放置，避免暴力操作，必要时可考虑在气管镜引导下放置。术中根据手术需要随时观察心脏各结构与功能，术后顺着食管长轴方向轻轻拔出探头。

心血管外膜超声检查只能在开胸后、心脏停搏前及复搏后、关胸前进行。具体操作方法是将经胸超声探头表面涂以耦合剂，然后用无菌套囊包裹，或将探头直接消毒，放置于手术无菌区使用，也可自剑突下取图。必要时在患者心包腔内注满温生理盐水，排出空气以增强透气，将探头放置于心包外探查。图像扫描大多在超声／内科医师指导下，由外科医师完成。

四、临床应用

术中超声的应用可分为心功能监测、补充及纠正术前诊断、侵入性操作的引导监测、即刻手术效果评价等方面。

（一）心功能监测

左心室收缩功能的改变可预测心血管疾病的临床转归。术中超声可以实时监测整体和局部心室功能，测量心室容量和射血分数，让外科医师迅速发现各种循环异常情况，如不能脱离心肺机、低血压、低心排血量的原因，指导用药、观察药效及协助选择机械辅助治疗。另外，在心脏病患者的非心脏麻醉和手术中，术中超声对心功能的监测也同样具有重要意义。

部分患者术中需要监测右心室功能。超声评价右心室功能的内容包括测量右心腔的大小和三尖瓣环收缩期平面位移，描记肺动脉血流频谱、右心室运动及测量肺动脉压。右心功能不全的发生多与严重的右冠状动脉病变有关，其他原因有停搏液灌注不足、复搏后心肌顿抑、冠状动脉气栓或血栓、低温心肌保护不足等。

（二）心肌灌注监测

心肌灌注（myocardial perfusion）监测主要是评估停搏液灌注（cold cardioplegia perfusion）和血液灌注（blood perfusion）。

停搏液可以在体外循环手术中保护心肌组织，严重的冠状动脉狭窄或主动脉瓣反流等会影响停搏液在心肌内的分布，不利于心肌保护。心肌超声造影可显示停搏液在心肌中的分布情况，对于多支严重病变的冠状动脉旁路移植术，术中如果发现心肌低／无灌注区，提示停搏液灌注不足，外科医师应首先对该区域的供血冠状动脉行血管吻合。

冠状动脉旁路移植术中，心肌超声造影可通过心肌回声是否增强来了解相应供血区的血流灌注改善情况。急性缺血或顿抑心肌均可能表现为心脏复搏后新出现的局部心肌收缩功能异常，区别两者是治疗方案选择的关键。心肌超声造影可以帮助鉴别，急性心肌缺血表现为局部心肌血流量与收缩功能成比例降低（灌注 - 收缩匹配），应考虑进一步血管再通的可能性；顿抑心肌表现为收缩不良，但血流正常或相对正常（灌注 - 收缩不匹配），通过适当延长体外循环时间、加强循环辅助有利于功能恢复。

此外，心血管外膜超声术中可应用高频探头直接观察狭窄的冠状动脉，评价移植血管的功能状态以确定是否适合移植。

（三）主动脉疾病

主动脉手术通常将 TEE 作为常规监测手段。术前即刻 TEE 可以提供与手术决策相关的内容，如主动脉夹层的位置和程度、入口和出口位置，主动脉瓣或主动脉分支是否受累，左心室的功能状态，心包或胸腔积液的存在等。在主动脉根部及升弓部病变手术中，TEE 可依据主动脉瓣结构与功能的改变程度，判定有无保留或修复的可能，并评估瓣膜修复效果。主动脉斑块脱落引起的血栓栓塞是开放性手术中发生脑卒中最常见的原因，对于具备脑卒中高危因素（高龄、颈动脉严重狭窄、高血压、糖尿病、高胆固醇血症史，卒中或一过性脑缺血史等）的患者，在体外循环套管置入前，应使用心外膜超声或 TEE 对主动脉斑块进行探查，评估斑块的位置和分级。体外循环下进行主动脉操作（如主动脉插管、主动脉阻断钳夹、再植冠状动脉术、主动脉弓血管再植术等）时，应尽可能避免在斑块部位操作，以免斑块脱落。另外，术中超声可监测心肌运动、心肌灌注、动脉瓣功能及容量状态，术后可即刻评估手术效果，如移植血管的通畅性、有无吻合口漏等并发症。

（四）先天性心脏病

需要体外循环下进行矫治的先天性心脏病，大多数都属于术中 TEE 监测的 I 类指征，包括流出道狭窄、瓣膜狭窄、瓣膜关闭不全、心内分流等情况。术中超声并不能代替术前经胸超声心动图的全面诊断，但可对其进行补充或修正。据统计，5% ～ 7% 的病例存在手术计划的更改。复搏后，当 TEE 发现如下情形时，应提示外科医师考虑重新转机进行再次修复，包括残余流出道狭窄、中度以上房室瓣反流和（或）狭窄、Glenn 或 Fontan 手术失败、心力衰竭、残余明显左向右分流、远端肺动脉狭窄、Ebstein 畸形修复失败等。

（五）瓣膜病

体外循环前，术中 TEE 即刻评估与术前检查的侧重点不同，更强调评估瓣膜结构的异常，以帮助外科医生选择瓣膜修复或瓣膜置换的方案，决定植入瓣膜的尺寸，提高手术成功率。例如，术中 TEE 可对主动脉瓣功能障碍的病因进行精确诊断，评价主动脉瓣修复的可行性。对于需要进行瓣膜置换术的患者，TEE 可提供主动脉根部内径及主动脉瓣环大小，一定程度上决定了手术方案的选择。新型的人工瓣包括低温保存的同种移植物和无支架猪生物瓣膜，同种移植物包括供体瓣环、主动脉瓣及升主动脉，其大小必须与受体心脏相符合，且一旦解冻，不能再次冷冻，因此需要术中 TEE 予以确定。

心脏复搏后，术中 TEE 可以评估修复效果或人工瓣膜的功能，以及有无术中并发症。例如，对于二尖瓣修复术，放置二尖瓣成形环后，部分患者残余的二尖瓣组织可能会出现轻度的收缩期前移运动，引起左心室流出道梗阻，同时可诱发二尖瓣反流。如果左心室流出道梗阻明显，补足血容量和减少血管收缩药物后，如超声提示仍不能恢复，则需要进行重新修补术或人工瓣膜置换术。超声还可以评价术后成形的效果，寻找修复失败的原因，残余重度反流者需再次修复或行瓣膜置换术。对于二尖瓣置换术，术后 TEE 检查的重点包括瓣叶启闭情况、血流动力学评估（瓣口血流及跨瓣压）、缝合环位置是否固定、瓣架位置对左室流出道血流有无影响、反流束（正常或病理）、左心室储备功能评估等。受人工瓣环或机械瓣伪影的干扰，术中超声定量和定位人工瓣膜反流存在一定困难，必要时可使用心外膜超声探查。

（六）梗阻性肥厚型心肌病

术前即刻 TEE 的检查内容包括室间隔肥厚的部位及程度、二尖瓣收缩期前移运动及瓣膜反流情况等，可指导手术者判断心肌切除的范围和深度。心脏复搏后，术中 TEE 重点评估左心室流出道梗阻缓解程度、二尖瓣功能、是否存在医源性室间隔缺损或冠状动脉左心室瘘等并发症。

（七）复合手术

复合手术（hybrid operation）融合了介入手段和传统外科技术的优势，是心脏外科学的一个崭新的分支。这类手术采用侧胸壁、胸骨旁等小切口，在闭式体外循环或非体外循环下进行各种心脏手术，具有降低手术创伤、加速患者恢复等优势。手术者需要依靠实时的影像学技术（包括心血管造影、超声心动图技术等）来引导介入治疗器械的置入位置，并随时对手术疗效进行评价，以调整治疗策略。目前可以开展的复合手术包括：微创冠状动脉旁路移植术；胸部小切口心脏手术，如部分瓣膜手术和先天性心脏病手术；经皮主动脉瓣置换术等。

（八）排气过程监测

在体外循环和开放心腔的直视手术中，心腔及大血管内会存有气体。心脏开始复搏后，尽管可以用多种方式将其排出，但很难完全排放干净。如果较多气体在心腔、大血管内残存，会随血流进入器官或冠状动脉内，导致栓塞和器官功能障碍。术中 TEE 可以监测术中排气过程，观察术后心内是否存在残留气体及存在位置。

（九）实时三维超声心动图

实时三维超声心动图（real time three dimensional ehcocardiograohy，RT-3DE）可在手术中实时直观地显示心脏结构的 360° 全景成像，提供更加全面的空间定位，因此能更好地显示心血管复杂的解剖结构及毗邻关系，观察瓣叶的病变性质、程度，以及心内缺损部位的大小、范围，及时了解术后病变矫正的效果。经食管三维超声心动图能够全面观察瓣环形态，更加准确地定量瓣口面积，测量瓣环直径。对于存在瓣周漏的患者，通过瓣环结构三维重建，可以使外科医师更加清楚地了解瓣周漏的位置和大小。另外，三维超声心动图在定量心室容积和评价心功能方面较二维超声更有优势，尤其是对形态不规则的右心室腔容积与发生形变的左心室腔容积，测量更加准确。

【案例 6-10-1】男性患者，46 岁，2 年前无明显诱因出现间断性心悸，与活动无明显相关，近半年症状加重。曾于外院行心脏彩超，显示"左心增大；二尖瓣后叶脱垂并中度关闭不全；心律失常"，予以抗凝、控制心率、改善心肌重构、利尿治疗后，症状无明显好转。今患者为求进一步诊治来院就诊。

查体：体温 36.3℃，脉搏 110 次 / 分，呼吸 20 次 / 分，血压 137/75mmHg。口唇无发绀，颈静脉无怒张，胸廓无畸形，双肺呼吸音清，未及干湿啰音。心律不齐，心房颤动，心尖部可闻及 3/6 级粗糙收缩期杂音。腹软，肝、脾肋下未触及，双下肢不肿。门诊复查超声心动图。

问题 1：患者术前超声心动图表现见图 6-10-1，下一步诊疗方案是继续保守治疗还是手术治疗？

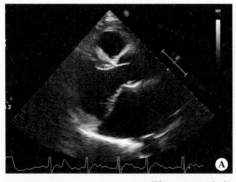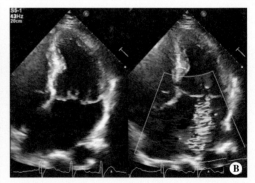

图 6-10-1　患者术前超声心动图图像

答案与解析：图 6-10-1A 提示左心扩张，二尖瓣前叶、后叶收缩期瓣体广泛脱垂，均超过瓣环连线水平，图 6-10-1B 提示二尖瓣收缩期左心房侧见大量反流信号，超声诊断为"二尖瓣前后叶脱垂并重度关闭不全"。对于慢性二尖瓣关闭不全的患者，目前推荐手术指征：①存在重度二尖瓣反流；②伴左心房扩大和（或）近期出现心房颤动；③左心室进行性扩大；④静息或活动后收缩功能下降（EF 值在 50% 左右）；⑤出现临床症状。此例患者存在重度二尖瓣反流、心房颤动等手术指征，应考虑手术治疗。

问题 2：患者行二尖瓣双叶瓣置换术，术中应用 TEE 监测，复搏后 TEE 图像见图 6-10-2，应考虑有何并发症？应如何处理？

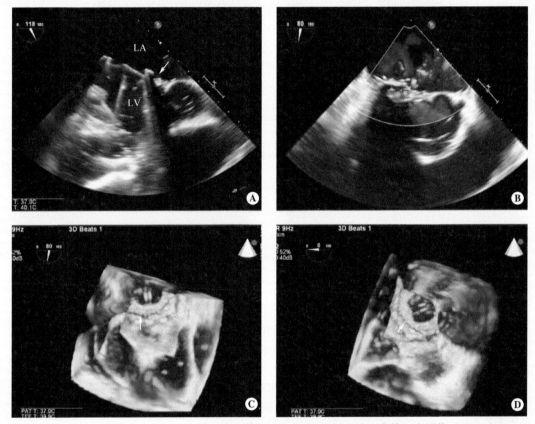

图 6-10-2　患者术中常规经食管超声图像（A、B）和实时三维经食管超声图像（C、D）
LA. 左心房；LV. 左心室

答案与解析：当术中发现人工瓣反流时，应注意鉴别瓣周漏与机械瓣中心性反流，前者为病理性，反流束位于瓣环外侧，后者为瓣膜出厂设定的功能性反流，反流束为少量，且位于瓣环内侧。图 6-10-2A 中，箭头所示为机械瓣环与瓣周组织间的缝隙，图 6-10-2B 为彩色多普勒血流图，提示瓣周缝隙处大量反流信号，应考虑为瓣周漏。图 6-10-2C、D 为双叶机械瓣的鸟瞰图，可以更为清晰直观显示瓣周缝隙（箭头）超过 1/2 瓣环。该患者应再次手术。

问题 3：患者再次手术，重新调整瓣环位置后复查，术中 TEE 见图 6-10-3。应如何评价瓣口附近的反流？

答案与解析：图 6-10-3 中可见人工瓣口收缩期左心房侧少量反流，反流来自瓣口（箭头示人工瓣环），应考虑为瓣口中心性反流，为功能设定，无须处理。患者再次手术置换效果良好。

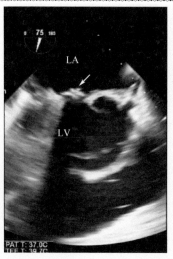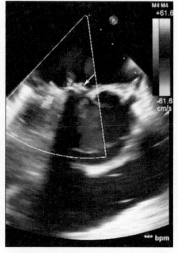

图 6-10-3　再次手术后术中 TEE 图像

自 我 检 测

6-10-1.人工瓣置换术中，术后超声即刻评价内容主要包括哪些？

6-10-2.主动脉夹层术中，TEE 术前即刻评估的重点有哪些？

（谢明星）

第十一节　超声心动图在先天性心脏病介入性治疗中的应用

一、概　　述

　　介入心脏病学是通过经皮导管技术进行心脏病诊断和治疗的学科。1967 年 Porstmann 等采用导管法经股动脉置入塞子，成功堵塞了 1 例动脉导管未闭，开辟了根治这种先天性心脏病的非手术途径。近十多年来，随着介入技术的日趋成熟和介入材料的迅速发展，特别是 Amplatzer 封堵器的应用，导管封堵术的治疗领域拓宽到房间隔缺损、室间隔缺损、动脉导管未闭及心耳封堵等，已经成为与药物治疗、外科手术并驾齐驱的治疗手段。

　　在介入技术发展的早期，心导管检查和介入治疗常在 X 线检测引导下进行，虽然其优点突出，但也存在明显局限性。1990 年 Hellenbrand 等首次应用经食管超声心动图在术中引导房间隔缺损封堵术，同时术前检查及术后随访，明显提高了封堵术的成功率及安全性。此后超声心动图逐渐成为心血管介入治疗特别是先天性心脏病介入治疗的常规监测手段，包括术前病例选择、术中监测、术后随访等。同时超声心动图与 X 线、心血管造影协同检查对提高经心导管介入治疗先天性心脏病的成功率、减少并发症起到重要作用，具有较大临床价值。本节就超声心动图在房间隔缺损、室间隔缺损、动脉导管未闭三种常见的先天性心脏病介入治疗中的应用简介如下。

二、房间隔缺损封堵术

（一）概述

　　房间隔缺损（atrial septal defect,ASD）是最常见的先天性心脏病之一。房间隔缺损传统外科修补手术创伤大，并发症多。1997 年 Amplatzer 封堵器开始应用于临床，使得房间隔缺损介入治疗在临床广泛开展成为可能。目前大量临床结果证明此技术操作简单、安全、并发症少，已经成为治疗继发孔型房间隔缺损的首选方法。不同于传统的开胸修补术，并非所有的房间隔缺损均适合封堵术，介入治疗房间隔缺损需要术前对患者进行筛选，明确房间隔缺损分型、缺损大小、缺损残缘长度及硬度等，这与封堵器型号的选择及封堵术能否成功密切相关。

（二）适应证与禁忌证

1. **房间隔缺损封堵的适应证** ①年龄通常≥3岁，体重>5kg。②直径5～36mm的继发孔型左向右分流房间隔缺损，伴右心容量负荷增加。③缺损边缘至冠状静脉窦，上、下腔静脉及肺静脉的距离≥5mm，至房室瓣≥7mm。④房间隔的直径大于所选用封堵伞左心房侧的直径。⑤不合并必须外科手术的其他心脏畸形。⑥外科术后残余分流。

2. **房间隔缺损封堵的禁忌证** ①原发孔型房间隔缺损及静脉窦型房间隔缺损。②心内膜炎及出血疾病。③严重肺动脉高压导致右向左分流。④伴有与房间隔缺损无关的严重心肌疾病或瓣膜病。⑤合并部分或完全型肺静脉异位引流。⑥房间隔缺损合并需要行外科手术治疗的其他心脏畸形。⑦不宜行心导管检查的其他情况，如发热、封堵器安置处存在血栓等。

（三）超声心动图在房间隔缺损封堵中的应用

房间隔缺损边缘的情况，是房间隔缺损封堵术是否成功的关键条件，超声心动图可以直观地显示房间隔缺损残缘长度及硬度，是目前房间隔缺损最为理想的检查方法。

1. **术前评价** 超声心动图对术前病例的选择具有重要价值。正确理解二维超声心动图各切面与房间隔缺损及其边缘的位置关系、选择不同的切面显示房间隔缺损不同部位是做好房间隔缺损封堵术前选择病例的关键所在。通常情况下采用TTE（图6-11-1），在患者心内结构显示不佳时可选择TEE或三维超声心动图（图6-11-2）。

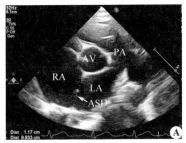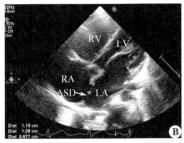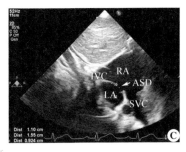

图 6-11-1　经胸超声心动图观察房间隔

A. 房间隔缺损的前后径；B. 房间隔缺损的上下径；C. 房间隔缺损上缘至上腔、下腔静脉入口处径。LA. 左心房；RA. 右心房；AV. 主动脉瓣；PA. 肺动脉主干；LV. 左心室；RV. 右心室；IVC. 下腔静脉；SVC. 上腔静脉；ASD. 房间隔缺损

（1）经胸超声心动图

1）大血管短轴切面：测量房间隔缺损前后径、缺损前缘至主动脉根部后壁的距离、房间隔缺损后缘距左心房后壁的距离及房间隔总长度。

2）胸骨旁四腔切面：测量房间隔缺损后上前下径、缺损前下缘至二尖瓣前瓣附着点的距离、房间隔缺损后上缘至左心房后上壁的距离及缺损总长度。

3）剑突下的上下腔静脉长轴切面：主要测量房间隔缺损上缘至上腔、下腔静脉入口处的距离，并测量房间隔缺损的大小及房间隔总长度。

（2）经食管超声心动图：术前经胸超声心动图声像图无法清晰显示心内结构时，可选用经食管超声心动图。

（3）三维超声心动图：利用三维超声心动图可以更全面地观察房间隔缺损形态、大小及与周围组织的关系，但三维超声成像质量依赖于二维超声图像质量，因此二维超声心动图的伪像及回声失落等在三维成像过程中也会受到影响。

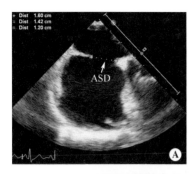
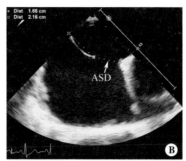
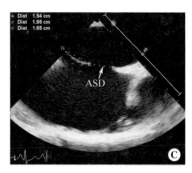
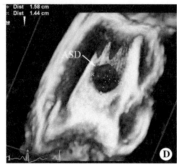
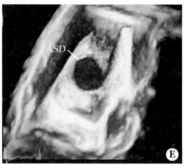

图 6-11-2 经食管、三维超声心动图观察房间隔

A. TEE 0° 四腔心切面观察 ASD 前后径；B. TEE 45° 大动脉短轴切面观察 ASD 上下径；C. TEE 90° 双房切面观察 ASD 上下腔径；D、E. 三维超声心动图观察房间隔形态、大小及周围组织。ASD：房间隔缺损

2. 术中监测

（1）协助确认导管或鞘管是否通过房间隔缺损：房间隔缺损封堵术的第一步是判断导丝、导管是否穿越房间隔缺损，术中超声心动图可明确导丝、导管的位置及是否穿越房间隔。

（2）测量球囊腰部大小及判断分流：房间隔封堵术的第二步是准确判断缺损大小，正确选择封堵器型号。Amplatzer 房间隔缺损封堵器为双盘连腰封堵器，封堵时其腰部卡住房间隔缺损，腰部大小为封堵器型号的大小。一般用球囊导管法确定房间隔缺损的大小。将球囊通过房间隔缺损，向其内推注生理盐水和 X 线充盈对比剂的混合液充盈球囊以彩色多普勒不再有分流及球囊有确定的腰切迹为准。充盈球囊腰部大小的测量包括 X 线、超声心动图、球囊撤出后体外充盈等量生理盐水实测的三种方法。术中经食管超声心动图对于缺损的大小、残缘长短及软硬情况与球囊导管法测量具有高度的一致性，并且在确定球囊充盈合适程度方面优于其他两种方法。

（3）观察封堵器后的位置及牢固性：在封堵器释放过程中，超声心动图可协助判断左、右侧伞盘是否位于房间隔缺损的两侧，以及两盘贴合是否紧密。在大血管短轴切面显示封堵器左、右侧伞盘释放后其前缘需分别位于主动脉短轴的左、右房侧，封堵器呈"Y"形，前部"抱住"主动脉，否则若呈"I"形则表示封堵器固定不牢固。

（4）检测残余分流：封堵器释放双侧伞盘后，在无牵拉及牵拉状态下超声多普勒分别可检测有无残余分流。若见起自封堵器腰部沿右房侧伞盘走行的细小分流束，此为双侧伞盘贴合不紧密所致，随着时间的推移，心内膜覆盖伞盘后分流可自行消失；如出现封堵器伞盘边缘与房间隔残缘之间的分流束，多为封堵器型号过小导致，该分流不能自动消失。残余分流的定量以分流的实际宽度计算：微量 < 1mm，少量 1 ~ 2mm，中量 2 ~ 3mm，大量 > 3mm。

（5）检测有无二尖瓣反流：在封堵器尚未释放时、封堵器释放前必须经超声心动图仔细观察封堵器的边缘是否接触二尖瓣，如发生二尖瓣关闭不全，需要考虑撤出封堵器。

（6）心脏急症：心脏压塞发生率极低，一般为推送导管过程中引起心壁穿孔导致。超声心动图可及时、有效地发现异常，明确积液量的多少，有利于介入治疗医生选择治疗措施，如是行心包引流还是急诊外科手术。

3. 术后随访 超声心动图具有简便、无辐射、可重复检查的优点，可对术后封堵器位置、术后并发症作出明确诊断，对房间隔缺损封堵术后的疗效观察具有重要作用。

（1）评价封堵器位置：术后发生封堵器的移位或脱落比较少见，可能与封堵器偏小和房间隔缺损的边缘较短有关。一般术中应用超声心动图监测，同时球囊测量很大程度上可以避免封堵器脱落。

（2）检测残余分流：常发生于术中，少数发生于术后数天内。术后超声早期发现的星点状残余分流，不需要特殊处理，一般在术后随访中逐渐消失。若出现明显的分流，则可能为双孔型房间隔缺损，或缺损不规则有一部分未能完全覆盖。

（3）二尖瓣关闭不全：相对罕见，这种情况一般发生在房间隔缺损距离二尖瓣根部过近（＜7mm），封堵器左侧伞盘顶部压住二尖瓣前瓣时。术后依然要严格随访，特别是术后出现二尖瓣关闭不全者，要仔细观察其关闭不全的程度是否有变化，近期逐渐加重者应行外科处理。在房间隔缺损合并膨胀瘤封堵术后，如房间隔膨胀瘤壁过薄、封堵器边缘对瘤壁长期摩擦，也可产生瘤壁磨破穿孔现象。

（4）评价心功能及心脏负荷：由于左向右分流阻断，右心负荷降低，心腔大小及右心功能逐渐恢复正常水平，超声心动图评价右心功能及心腔大小也有利于判断封堵的疗效。

三、室间隔缺损封堵术

（一）概述

室间隔缺损（ventricular septal defect,VSD）指室间隔上单发或多发的缺损，为最常见的先天性心脏病之一，占先天性心脏病的 20% ～ 30%。室间隔缺损患者的预后与缺损的大小和并发症有关，严重的并发症有肺动脉高压、心力衰竭和感染性心内膜炎等，一旦发生并发症患者预后较差，因此早期积极治疗极为重要。既往传统的外科手术是治疗室间隔缺损的唯一方法，但手术创伤大，有一定的发症和死亡率。2002 年美国胃肠病协会（AGA）研制出一种新型自膨胀非对称性双盘状 Amplatzer 室间隔缺损封堵器，此后介入治疗逐渐成为室间隔缺损的主要治疗手段。超声心动图方法简单、可实时显示心内结构，对室间隔缺损封堵术的病例筛选，术中监测及术后随访起着重要作用。

（二）适应证与禁忌证

1. 适应证 ①年龄≥ 3 岁，体重 5kg 以上。②有外科手术适应证的膜部和肌部室间隔缺损。③室间隔缺损合并可以介入治疗的心血管畸形。④外科手术后残余漏。⑤室间隔缺损直径 3 ～ 10mm。⑥缺损边缘距主动脉右冠瓣和三尖瓣 2mm 以上。⑦轻至中度肺动脉高压。⑧肌部室间隔缺损直径≥ 5mm。⑨心肌梗死或外伤后室间隔缺损。

2. 禁忌证 ①室间隔缺损合并艾森门格综合征。②室间隔缺损合并其他畸形需要外科手术治疗者。③室间隔缺损合并感染性疾病，如呼吸道感染、细菌性心内膜炎等。④有凝血功能异常和其他脏器疾病，不能接受抗凝和抗血小板药物治疗者。

（三）超声心动图在室间隔缺损封堵中的应用

1. 术前评价 术前心脏超声检查应该多方位、多切面、多角度的连续观测，不同类型的室间隔缺损，其周围的毗邻关系亦有差异，超声心动图观察的切面和内容也不同。但超声心动图检查内容必须包括三个重要切面（图 6-11-3）：①心尖五腔心切面，测量室间隔缺损残端距主动脉右冠瓣的距离。②左心室长轴切面，观察缺损与主动脉瓣膜的关系，测量缺损上缘至主动脉瓣的距离，可尽量避免由于脱垂的主动脉窦或主动脉瓣遮挡了部分缺损导致的对缺损大小的低估。③大动脉短轴切面，观察室间隔缺损的位置和大小，三尖瓣叶及其腱索的附着位置、运动状态，缺损周缘与三尖瓣叶和（或）腱索粘连情况等。膜部室间隔缺损行封堵术，缺损残端距三尖瓣距离需＞ 2mm。此外，需要同时排除合并的其他心脏畸形，如房间隔缺损、肺动脉瓣狭窄及右心室流出道狭窄等。

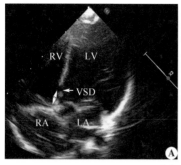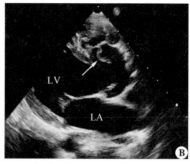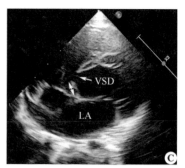

图 6-11-3　超声测量显示 VSD 缺损边缘的要求

A. 心尖五腔心切面，显示 VSD 与主动脉右冠瓣的距离（箭头）；B. 左心室长轴切面，显示 VSD 与主动脉瓣膜的关系，箭头显示主动脉右冠瓣脱垂；C. 大动脉短轴切面，显示三尖瓣叶及腱索与室间隔缺损的关系,箭头显示 VSD 周缘与三尖瓣隔叶间距离。LA. 左心房；RA. 右心房；LV. 左心室；RV. 右心室；VSD. 室间隔缺损

2. 术中监测

（1）协助判断鞘管是否通过房间隔缺损：室间隔缺损封堵术常在 X 线左心室造影及超声心动图共同完成，VSD 封堵的第一步是建立封堵通道，当鞘管的位置在 X 线下显示有怀疑，不能确定其是否进入左心室时，超声心动图可协助显示鞘管的位置，判断是否由右心室进入左心室。

（2）观察封堵器伞盘的位置：在室间隔缺损封堵器的左心室侧伞盘在左心室内释放后逐渐拉近室间隔缺损的过程中，超声心动图实时监测封堵器左心室侧伞盘是否逐渐靠近室间隔缺损口。在左心室侧伞盘平行于室间隔缺损并紧贴缺损口后，逐渐释放封堵器腰部，待其越过缺损口后释放右心室侧伞盘。超声心动图可动态监测这一过程，观察封堵器左、右心室侧伞盘释放后是否位于室间隔缺损的两侧。

（3）检测主动脉瓣及三尖瓣反流：在封堵器左、右侧伞盘释出，封堵器尚未释放之前，必须应用超声心动图确定左侧伞盘与主动脉瓣、右侧伞盘与三尖瓣及其腱索的关系，判断是否影响瓣膜功能，若新出现明显瓣膜反流，且反流较明显，则应该撤出封堵器。

（4）判断有无残余分流：在封堵器释放后，彩色多普勒常探及封堵器腰部的微量细束、低速分流，此分流多为封堵器伞盘与室间隔缺损暂时贴合不紧密所致，一般在术后 1 个月复查超声心动图时分流消失。若伞盘边缘与缺损残端之间有残余分流且分流速度 ≥ 3m/s 时，可能为封堵器型号过小，提示应更换较大型号的封堵器。

（5）心脏急症：超声心动图监测下，心脏压塞、封堵器脱落、三尖瓣腱索断裂等急症均可第一时间探及并报告介入医生，协助医生治疗方案的选择。

3. 术后随访

（1）与心脏有关的并发症：室间隔缺损封堵术后通常在术后 3 ~ 4 天行超声心动图复查，观察室间隔缺损封堵器位置固定情况、有无封堵器的移位、残余分流等。

1）封堵器位置与残余分流：封堵器放置后发生移位原因为封堵器型号选择过小或释放时旋转或过于用力牵拉封堵器。当封堵器发生轻微移位时，二维超声心动图较难探及，彩色多普勒敏感性较高，可发现残余分流（图 6-11-4）。一般情况下轻微的移位不会影响封堵器的牢固性，若无伴发溶血，一般不做处理；若封堵器移位明显，残余分流增加并出现溶血则需外科手术取出封堵器并行室间隔缺损修补术。

2）三尖瓣关闭不全：三尖瓣关闭不全是单纯膜部或膜周型室间隔缺损的较常见的并发症之一，引起三尖瓣关闭不全的原因有两方面：一是操作损伤；二是封堵器置入影响三尖瓣启闭。超声心动图可协助诊断三尖瓣关闭不全的原因，如发现三尖瓣连枷样运动或瓣叶明显脱垂、断裂的三尖瓣腱索等。三尖瓣腱索断裂可能是封堵器距离腱索附着点过近，封堵器释放后随心跳长期摩擦而导致部分腱索断裂。因此应行术中超声监测，发现异常立即停止封堵器释放，且患者术后定期复查和随访极其重要。

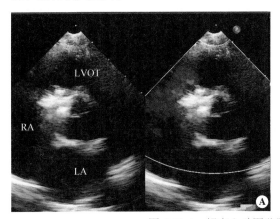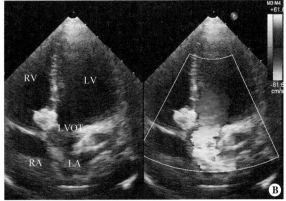

图 6-11-4 超声心动图监测室间隔封堵器的位置及分流

A. VSD 封堵器强回声及位置；B. 观察 VSD 封堵器未见残余左向右分流。LA. 左心房；RA. 右心房；LV. 左心室；RV. 右心室；LVOT. 左心室流出道

3）主动脉瓣关闭不全：术中超声彩色多普勒出现主动脉瓣反流时，不应释放封堵器。主动脉瓣关闭不全的原因常为封堵器型号选择过大，或封堵器边缘较长，影响到主动脉瓣。术后出现主动脉反流，应严密随访监测反流的变化及进展。

4）心脏穿孔：是罕见的并发症，与术者操作不规范有关，心脏穿孔常导致急性心脏压塞，一经超声心动图确定，即刻行超声引导下心包穿刺引流，出血量少时可继续观察，出血量多时则需外科手术急诊处理。

（2）与操作有关的并发症：主要与室间隔缺损封堵治疗过程中，反复多次的动脉穿刺有关。

1）假性动脉瘤、动静脉瘘及动脉夹层：室间隔缺损介入治疗中反复穿刺股动脉局部血肿形成，导致假性动脉瘤。超声不仅可以明确血管损伤部位，超声引导下注射凝血酶可辅助假性动脉瘤的治疗。

2）急性心肌梗死：可能因术中抗凝治疗不充分，在导管内或封堵器表面形成血管脱落至冠状动脉内引起急性心肌梗死。术后密切观察，常规检查心电图，若患者出现急性胸痛或腹痛，及时复查心电图的同时，也应行超声心动图检查；若发现局部心室壁运动异常，则明确提示心肌梗死，应及时行介入和溶栓治疗，以防止猝死。

四、动脉导管未闭封堵术

（一）概述

动脉导管未闭（patent ductus arteriosus,PDA）是最常见的先天性心脏病之一，占先心病的20% 左右。1938 年第一例外科开胸结扎治疗动脉导管未闭获得成功，此后外科手术成为动脉导管未闭的常规根治方法。但其具有创伤大、风险大、术后恢复较慢等缺点，临床开始探索微创的治疗方法。1967 年 Porstmann 首先应用经导管栓塞动脉导管未闭取得成功，随后介入治疗动脉导管未闭在临床广泛开展。在正常的左位主动脉弓，动脉导管未闭主动脉峡部与左肺动脉根部之间的管道结构，根据其大小、长短和形态有不同的分型。因此介入治疗方法有多种，包括 Amplatzer蘑菇伞法、Rashkind 双面伞法、Sideris 纽扣式补片法、弹簧圈法等。

（二）适应证与禁忌证

1. 适应证 ①年龄通常 ≥6 个月，体重 ≥5kg。②单纯动脉导管未闭的最窄内径一般≤12mm,部分直径 ≥13mm 的导管也可以行封堵术,但需要根据肺动脉压力、年龄等因素综合判断。

③外科手术后存在较大残余分流。④动脉导管未闭或合并房间隔或室间隔缺损，经术前评估可以同时行封堵术且经济条件允许者。⑤肺动脉高压患者，以左向右分流为主，且肺血管阻力＜ 8Wood。

2. 禁忌证　①体重＜ 4kg。②存在右向左分流为主的肺动脉高压。③合并必须外科手术治疗的其他心脏畸形。④动脉导管未闭是某些复杂先天性心脏病的绿色生命通道时，如主动脉缩窄合并的动脉导管未闭则是关闭动脉导管未闭的绝对禁忌证。⑤骨盆血管或下腔静脉血栓。⑥败血症未治愈。⑦反复的肺部感染病史，而近期的肺部感染未得到控制。⑧合并生存希望少于 3 年的恶性疾病。⑨超声心动图确诊心脏内部有血栓，特别是右房内的血栓形成。⑩患者及其家属拒绝介入治疗。

（三）超声心动图在动脉导管未闭封堵中的应用

1. 术前评价　能否准确测量 PDA 的大小是封堵术成功的关键。超声心动图对 PDA 的术前诊断方面应着重了解以下方面：①多切面扫查判断动脉导管未闭的形态、位置及与周围结构的关系，当二维超声图像显示欠佳时，彩色多普勒成像检测动脉导管未闭的形态和周围结构的关系影响封堵器型号及类型的选择。漏斗型动脉导管未闭选择的封堵器比管型动脉导管未闭型号略大，长径较大的或窗型的动脉导管未闭应选择相对较大的封堵器。此外，动脉导管未闭与主动脉和肺动脉之间的夹角可能会影响到封堵器释放后的形态。②测量动脉导管未闭的长度、导管的主动脉侧和肺动脉侧内径及导管的最窄处内径，可以帮助封堵器型号的选择，Amplatzer 封堵器直径一般大于动脉导管最窄处直径的 2 ～ 6mm。③测量彩色多普勒血流分流束的宽度，观察分流的方向及时相。④动脉导管未闭的分流速度及压力阶差，估算肺动脉压力。

2. 术中监测

（1）观察封堵器的位置：在封堵输送过程中封堵器两端应位于未闭的动脉导管两侧，超声心动图成像可显示封堵器是否到达最佳位置，可指导术者将封堵器送至动脉导管内的最窄处，并释放封堵器至动脉导管内。

（2）评估残余分流：一般情况下，封堵即刻超声心动图多切面扫查可见降主动脉向肺动脉的分流消失（图 6-11-5）。发现残余分流时，若分流束细小且分流速度不高，可观察 10 ～ 20min，待分流明显减少或消失时即可释放封堵器；若残余分流量增加且流速增快呈射流，提示封堵器型号过小，应更换更大号的封堵器。当分流速度超过＞ 3m/s，封堵器释放后溶血风险明显增加。

（3）观察是否影响周围结构：封堵器释放后，超声心动图应多切面观察封堵器对周围结构有无影响，尤其是儿童选用较大的封堵器时，主动脉侧伞盘可能影响到降主动脉或左肺动脉血流。

3. 术后随访　动脉导管未闭封堵术后应用超声心动图进行定期随访，了解患者术后恢复情况及进展，评估封堵术后闭合率和残余分流，判断是否出现并发症，帮助指导临床医生掌握病情进展等。

（1）评价左心功能及心脏大小的变化：封堵术后由于降主动脉向肺动脉内持续的左向右分流阻断，左心系统的容量负荷过重和心室腔增大可以明显改善，这说明介入治疗可以改善心功能。

（2）评估封堵器术后闭合率、并发症等：①封堵器的移位与脱落，一般为封堵器型号选择过小导致，术中超声心动图常探及残余分流；②溶血，机械性溶血，与残余分流速度过快有关；③影响周围结构，常见的为封堵器型号选择过大或释放位置不当导致降主动脉或左肺动脉狭窄，二维超声心动图表现为降主动脉或左肺动脉内径变小，彩色及多普勒超声表现为湍流血流信号，血流速度增快；④血管损伤，此为手术穿刺操作过程及术后导致的并发症。二维超声心动图可探及损伤部位，判断损伤程度及大小，以及动态监测治疗效果等；⑤封堵术后动脉导管未闭再通，原因复杂，术后动脉导管未闭再通只能通过外科手术治疗。

五、视　窗

目前国内外应用最多的为 Amplatzer 封堵器（图 6-11-6）。Amplatzer 封堵器由美国 AGA 公司生产，它由具有自膨胀性的双盘及连接双盘的腰部三部分组成。双盘及腰部均系镍钛记忆合金编织成的密集网状结构，双盘内填充高分子聚合材料。封堵器型号有 6 ～ 40mm，直径大小为封堵器的腰部圆柱的直径。每一型号相差 1 ～ 2mm。

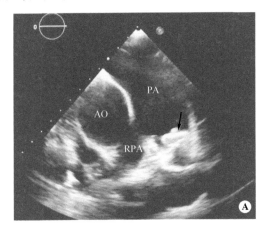
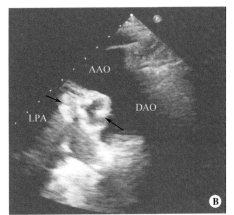

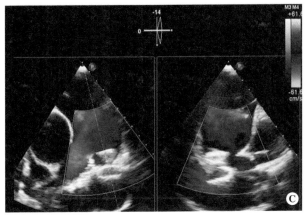

图 6-11-5　超声心动图监测 PDA 封堵器位置及有无残余分流

A. 肺动脉长轴切面，显示动脉导管未闭封堵器位置正常；B. 胸骨上窝切面，显示动脉导管未闭封堵器位置正常；C. 彩色多普勒超声，显示左肺动脉与降主动脉间未见残余分流。PA. 肺动脉主干；RPA. 右肺动脉；AO. 主动脉；LPA. 左肺动脉；AAO. 升主动脉；DAO. 降主动脉

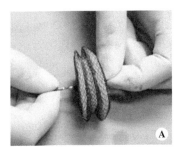
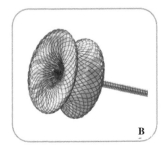
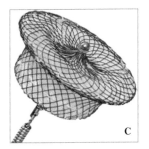

图 6-11-6　Amplatzer 封堵器

A. 房间隔缺损封堵器；B. 室间隔缺损封堵器；C. 动脉导管未闭封堵器

（王　静）

第七章 消化系统

学习要求

记忆 正常肝脏、胆道、脾脏、胰腺、胃肠的解剖结构及超声表现，肝脏的 Couinaud 分段法，胃肠超声的检查方法，先天性肥厚性幽门狭窄的超声表现，肠套叠的超声表现。

理解 肝硬化的病理改变及超声表现，肝血管瘤及肝细胞癌的超声造影表现，急慢性胆囊炎的超声鉴别诊断，壶腹周围癌和胰头癌的超声鉴别诊断，脾脏破裂的分型及超声表现，阑尾炎的超声表现。

运用 正确解读肝脏局灶性病变超声造影的临床意义，梗阻性黄疸的超声诊断思路，脾脏肿大程度的超声评估。

第一节 肝 脏

一、解 剖 概 要

肝脏是人体最大的实性器官，呈楔形，肝上界一般位于右锁骨中线第 5 肋上缘，下界与右肋缘平齐，在腹中线位于剑突与脐之间。肝脏上面紧邻膈肌，为膈面，下面为脏面。膈面的镰状韧带将肝脏分为左、右两叶，右叶大，位于右季肋部和上腹部，左叶小，位于左季肋部。肝的脏面凹凸不平，可见由两条纵沟和一条横沟组成的"H"形凹陷结构。横沟为第一肝门，肝动脉、门静脉、胆管经此入肝；右纵沟的前半部为胆囊窝，后半部为下腔静脉窝，肝静脉经此汇入下腔静脉，称第二肝门；左纵沟的前半部为肝圆韧带，后半部为静脉韧带。

肝脏的管道系统包括肝静脉、肝动脉、门静脉、胆管系统。肝静脉包括肝左静脉、肝中静脉及肝右静脉三支，在肝内走行的位置分别对应肝左间裂、肝正中裂和肝右叶间裂，经第二肝门汇入下腔静脉。门静脉由脾静脉与肠系膜上静脉汇合而成，于第一肝门附近分为左右两支入肝。门静脉右支行程短，分为肝右前支、右后支。门静脉左支向左横向走行，称左支横部，随后于左肝内外叶交界处向前下方走行，称左支矢状部，在此形成左肝各段的门静脉段分支。门静脉左支矢状部及其分支在二维超声图像上呈特征性的"工"字形结构，是肝脏超声检查的重要解剖标志。

肝动脉（肝固有动脉）起源于腹腔干的肝总动脉，经第一肝门入肝。肝动脉、门静脉、肝内胆管的分支包裹于 Glisson 鞘中，在肝内伴行。

肝脏最常用的分段方法是 Couinaud 分段法。该分段法使每个肝段具有独立的血流、淋巴、胆道系统，解剖和病理上有功能性分割意义，在外科的肝段切除手术中有重要的临床价值。根据 Couinaud 分段法，第一肝门与下腔静脉间的肝脏为肝尾状叶；肝中静脉将肝脏分为左右半肝，肝左静脉将左肝分为左外叶和左内叶，肝右静脉将右肝分为右前叶及右后叶；左、右门静脉干的虚拟水平面进一步将肝左外叶、右前叶及右后叶分上下段，共分为 8 个肝段（图 7-1-1）。

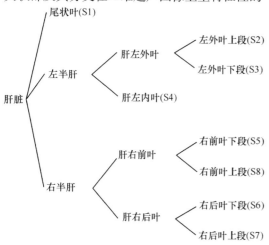

图 7-1-1 肝脏的 Couinaud 分段法

二、超声检查方法及正常声像图

（一）患者准备

为减少胃肠道内容物及气体对肝脏检查的影响，建议患者检查前空腹 8 ～ 12h。

（二）探查体位

肝脏探查常规使用仰卧位及左侧卧位，患者双手上举置于头侧。对于特殊患者，可根据情况使用右侧卧位、半坐卧位检查。

（三）仪器

常规使用彩色多普勒超声诊断仪，一般选用凸阵探头，频率为 3.0 ～ 4.0MHz；肥胖患者或观察较深部位时可选用 2.5MHz；婴幼儿或观察较浅部位时可选用 5.0MHz，甚至 7.5MHz 的线阵探头。此外，若需要进行超声造影、弹性成像或图像融合及导航等检查，应选择相应功能的高端超声仪。

（四）检查方法

超声检查肝脏时应按一定顺序进行全面扫查。扫查部位包括剑突下、右肋间、右肋缘下等。因肝 S4、S8 近膈顶，肝 S6 近肝下缘及左肝外叶外侧缘等部位易受肺气、胃肠道气体、肋骨等阻挡，从而容易因扫查不全面而形成观察的盲区。因此，在检查时应在检查部位以多切面、多角度的手法对肝脏进行细致的扫查，减少遗漏。

1. 剑突下扫查 剑突下至左右肋弓内缘的上腹部区域，是观察左肝、尾状叶及其比邻的胰腺、胃、十二指肠、上腹部大血管的理想声窗。患者取平卧位，通过连续的横切（图 7-1-2A）、纵切（图 7-1-2B）、斜切手法进行扫查。肝位置较高时，嘱患者深吸气使肝脏下移，可清楚显示左肝上缘及左肝的全貌。

2. 右肋间扫查 能显示右肝实质及其内部的管道结构。患者取平卧位，探头置于右肋间，自第 4 ～ 5 前肋开始，缓慢移动探头进行逐个肋间滑行扫查，直至右侧肋缘（图 7-1-2C）。观察膈顶、肋骨下、肝包膜下病灶时，可通过患者呼吸配合及改变体位进行观察。

3. 右肋缘下扫查 能显示右肝大部分区域及胆囊、胆管。患者取平卧位、右前斜位或左侧卧位，探头平行置于右肋缘下，声束指向右肩，通过嘱患者呼吸配合，自左向右进行多角度、多切面扫查（图 7-1-2D）。

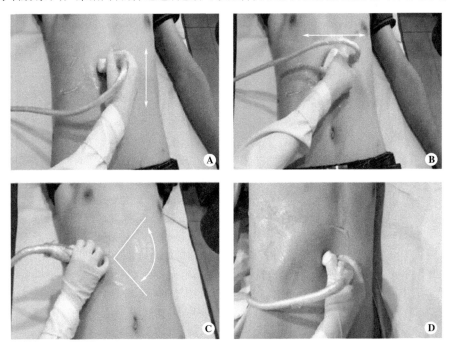

图 7-1-2　肝脏超声扫查的基本手法
A. 剑突下横切扫查；B. 剑突下纵切扫查；C. 肋间斜切扫查；D. 肋下全面扫查

（五）正常肝脏声像图及正常测值

1. 二维超声　正常肝脏表面光滑，包膜清晰，肝下缘及外缘呈锐利的锐角。肝脏实质回声呈均匀、细腻的点状中等回声（图 7-1-3A，图 7-1-3B）。肝内各管道结构清晰，呈树枝状分布，管道内呈均匀无回声。门静脉管壁较厚，呈连续的高回声，可观察到肝内的三级分支（段分支）；肝静脉管壁较薄，呈连续的稍高回声。肝内胆管、肝动脉与门静脉伴行，肝内可观察到二级的正常胆管，其管径约为门静脉管径的 1/3。正常情况下肝动脉显示较困难。

2. 彩色多普勒超声　肝固有动脉及左右分支有时可显示，于第一肝门部可探及短条状血流信号（图 7-1-3C）；脉冲多普勒呈搏动性的动脉血流频谱（图 7-1-3D）；肝内动脉的血流显示较困难，少数能于伴行的门静脉旁探及。门静脉显示为饱满的入肝血流信号（图 7-1-3C）；脉冲多普勒呈平坦的血流频谱，随呼吸有轻微波动，随心动周期波动较小（图 7-1-3E）。肝静脉可显示为饱满的出肝血流，随心动周期变化可见短暂的反向血流；脉冲多普勒显示肝静脉血流频谱与下腔静脉相似，呈三相波（图 7-1-3F）。

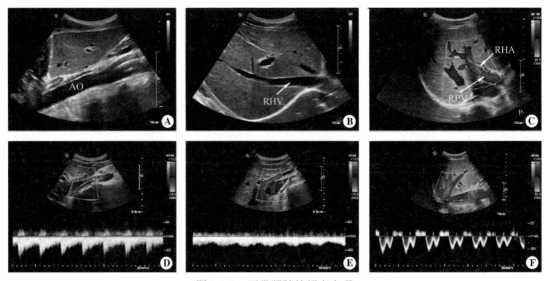

图 7-1-3　正常肝脏的超声表现

A. 肝左叶；B. 肝右叶；C. 门静脉右支及肝右动脉的彩色多普勒；D. 肝固有动脉的脉冲多普勒频谱；E. 门静脉的脉冲多普勒频谱；F. 肝右静脉的脉冲多普勒频谱。AO. 腹主动脉；RHV. 肝右静脉；RPV. 门静脉右支；RHA. 肝右动脉

3. 超声造影　通过静脉团注超声对比剂后，肝动脉自第一肝门起呈树枝状增强；随后门静脉及肝实质开始增强并达到平衡，肝实质增强呈弥漫均匀的点状强回声；随后肝实质回声逐渐减弱，最后消失；整个过程为 4 ～ 10min。临床上将肝脏超声造影的过程人为地分为动脉期（10 ～ 30s）、门静脉期（30 ～ 120s）、延迟期（120 ～ 180s）三个时期，以便于描述及对疾病进行诊断。

4. 肝脏的正常测值　要求在几个典型的标准切面上测量。①肝右叶最大斜径：右肋缘下斜切显示肝右静脉汇入下腔静脉的切面，垂直于肝右静脉测量肝右叶最大前后缘的距离（图 7-1-4A）。②肝右叶最大前后径测量：右侧第 5 或第 6 肋间显示右肝最大切面，测量肝右叶前后缘之间的最大垂直距离（图 7-1-4B）。③肝左叶前后径及上下径测量：通过腹主动脉肝左叶矢状切面，分别测量肝左叶前后缘及上下缘的最大径线（图 7-1-4C）。④门静脉宽度测量：右肋缘下第一肝门纵切面，在距离第一肝门 1 ～ 2cm 处测量门静脉的内径（图 7-1-4D）。

正常肝脏解剖的个体差异较大，再加上超声扫查视野有限，难以精确测量肝脏大小，单次径线测量的意义有限，临床上更注重动态观察。目前常用肝脏径线参考值见表 7-1-1。

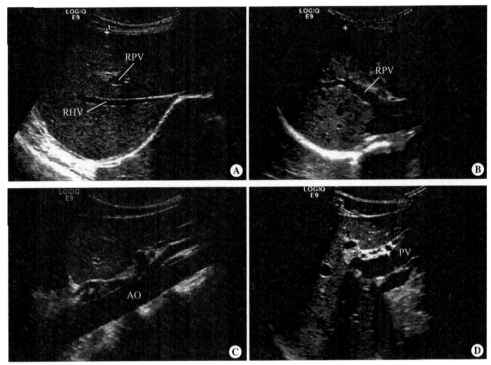

图 7-1-4 肝脏正常径线测量的标准切面

A. 测量肝右叶斜径的右肋缘下切面；B. 测量肝右叶前后径的肋间切面；C. 测量肝左叶大小的剑突下矢状切面；D. 测量门静脉内径的肋缘下第一肝门切面。RPV. 门静脉右支；RHV. 肝右静脉；AO. 腹主动脉；PV. 门静脉

表 7-1-1 正常肝脏测值

部位		参考值
肝右叶	斜径	$10 \sim 14cm$
	前后径	$10 \sim 12cm$
肝左叶	前后径	$< 6cm$
	上下径	$< 9cm$
肝血管	门静脉	内径：$1.0 \sim 1.3cm$；V_{max}：$15 \sim 20cm/s$
	肝静脉	内径：$0.5 \sim 0.9cm$
	肝动脉	内径：$0.4 \sim 0.5cm$；阻力指数（RI）：$0.5 \sim 0.7$

三、肝脏弥漫性病变

（一）脂肪肝

1. 病理与临床 当肝内脂肪含量超过肝重量的 5% 时称为脂肪肝（fatty liver，FL）。肝脏内脂肪含量增高时，肝细胞出现脂肪变性，偶可见点状、灶状坏死，可伴纤维组织增生。脂肪肝一般无特征性临床症状。

2. 超声表现

（1）弥漫性脂肪肝

1）二维超声

A. 肝脏大小及形态：肝脏增大，形态饱满，边缘变钝。

B. 肝实质回声：前段回声增强，密集、明亮，呈云雾状，后段回声衰减。膈肌因回声衰减可显示不清（图 7-1-5）。

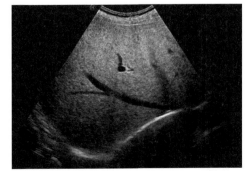

图 7-1-5 脂肪肝二维声像图 - 肝实质回声前段增强，后段衰减

C.肝内管道：门静脉、肝静脉结构可显示不清（图 7-1-6）。

D.肝肾对比征阳性：肝脏实质回声明显高于肾实质回声（图 7-1-7）。

弥漫性脂肪肝分为轻度、中度和重度 3 型，但受检查者主观判断及不同超声仪器声波穿透力差异的影响，检查者对脂肪肝程度分型存在较大差异。

2）多普勒超声：肝内门静脉及肝静脉血流充盈不佳（图 7-1-8）。

（2）非均匀性脂肪肝：是由于肝脏内局限性脂肪浸润（focal fatty infiltration），或脂肪肝内出现局灶性脂肪沉积缺失（focal fatty sparing）区，该区域为正常肝组织。

1）二维超声

A.弥漫非均匀浸润型：肝脏局灶性脂肪缺失。脂肪肝背景下肝内见局灶性低回声区，好发于肝脏左内叶及右前叶近胆囊区域或门静脉左右支前方（图 7-1-9）。

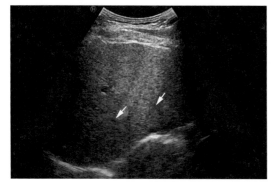
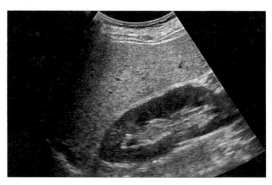

图 7-1-6　脂肪肝二维声像图，肝静脉结构显示不清（箭头）

图 7-1-7　脂肪肝二维声像图，肝肾对比征阳性

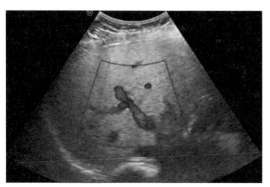
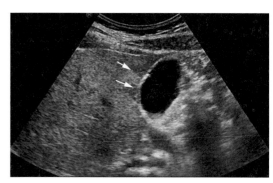

图 7-1-8　脂肪肝彩色多普勒声像图
肝内门静脉及肝静脉血流充盈不佳

图 7-1-9　弥漫非均匀浸润型脂肪肝
箭头所示肝脏局灶性脂肪缺失

B.叶段浸润型：脂肪浸润沿叶段分布。

C.局限浸润型及多灶浸润型：肝脏局限性脂肪浸润。正常肝脏背景下见局灶性高回声区。

2）多普勒超声：病变区域内部及周边见正常走行血管，无异常血流信号。

3）超声造影：动脉期、静脉期及延迟期与周围正常肝组织同步增强和消退。

3.鉴别诊断　超声诊断脂肪肝比较容易。脂肪肝须与下列疾病相鉴别。

（1）弥漫性脂肪肝应与表现为回声增强的其他弥漫性肝病鉴别。

（2）非均匀性脂肪肝须与肝脏肿瘤鉴别。

4.临床价值　超声对弥漫性脂肪肝的诊断具有很高的特异性。二维超声结合彩色多普勒超声可对大部分非均匀性脂肪肝进行诊断及鉴别诊断，少部分鉴别困难病例可行超声造影帮助诊断。

【案例 7-1-1】 男性患者，32 岁，体检行腹部超声检查。肝脏声像图见图 7-1-10。

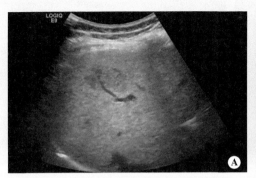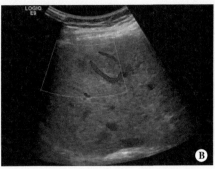

图 7-1-10 肝脏声像图
A. 二维超声；B. 彩色多普勒超声

问题 1：根据图 7-1-10，该患者最可能的诊断是什么？诊断依据是什么？

答案与解析：最可能的诊断是肝脏局灶性脂肪缺失。诊断依据：①肝脏为脂肪肝背景；②肝内低回声区呈片状，边界清楚，内部回声均匀；③低回声区内部见正常走行血管，无异常血流信号。

问题 2：本病主要需要与哪些局灶性病变鉴别？

答案与解析：本病主要需要与低回声的肝癌、肝血管瘤、肝脏局灶性结节增生和早期肝脓肿鉴别。

问题 3：患者可以做哪些进一步的检查？

答案与解析：患者可以进一步做超声造影或增强 CT/MRI 检查，肝脏局灶性脂肪缺失区域与周围肝实质呈同步增强与消退。

（二）肝硬化

1. 病理与临床 肝硬化（liver cirrhosis）是由不同原因引起的肝脏慢性、进行性、弥漫性病变。主要病理改变为肝细胞变性、坏死，炎性细胞浸润，继而出现肝细胞结节状再生及纤维组织增生，正常肝小叶结构和血液循环途径被破坏、改建，形成假小叶。

代偿期肝硬化患者多数无明显不适或仅有食欲减退、乏力等非特异性症状。失代偿期肝硬化患者可出现腹水、脾大、食管胃底静脉曲张等门静脉高压特征性表现，以及黄疸、出血倾向等肝功能减退表现。

2. 超声表现

（1）二维超声

1）肝脏大小及形态：早期肝脏大小、形态可正常，晚期肝脏形态失常，肝脏各叶比例失调，肝脏缩小，以右叶显著。

2）肝表面：不光滑，凹凸不平，呈锯齿状（图 7-1-11）、波浪状（图 7-1-12）。

3）肝实质回声：弥漫性增粗，分布不均匀，呈短线状回声，可见散在分布的低回声或高回声的肝硬化结节（图 7-1-13）。

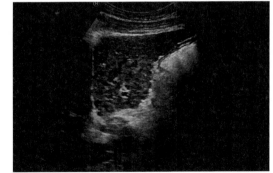

图 7-1-11 肝硬化二维超声声像图，肝表面呈锯齿状

4）肝静脉：晚期肝静脉形态失常，管径变细或粗细不均。

5）门静脉改变及门静脉高压征象：①门静脉管径增宽（图 7-1-14）。②侧支循环形成，附脐静脉开放，表现为肝圆韧带内或其旁出现无回声的管状结构，自门静脉左支矢状部向前、向下延至脐（图 7-1-15）；胃冠状静脉（胃左静脉）扩张、迂曲；脾肾、脾胃侧支循环形成。③脾大，脾静脉迂曲、扩张。④腹水。

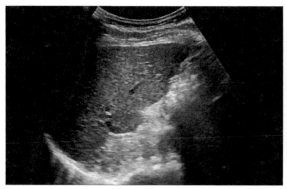

图 7-1-12 肝硬化二维超声声像图，肝表面呈波浪状

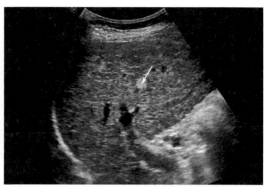

图 7-1-13 肝硬化二维超声声像图，肝实质回声增粗，呈短线状回声，可见高回声肝硬化结节（箭头）

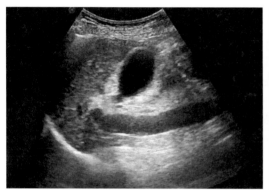

图 7-1-14 肝硬化二维超声声像图，肝脏门静脉管径显著增宽

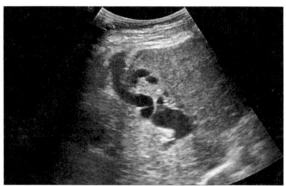

图 7-1-15 肝硬化二维超声声像图，显示附脐静脉开放

6）胆囊：胆囊壁增厚、不光滑，可明显增厚呈"双边"征（图 7-1-16）。

（2）多普勒超声：门静脉血流速度减慢，严重时门静脉可呈双向血流或反向血流。附脐静脉显示为出肝血流（图 7-1-17），脉冲多普勒为门静脉样连续带状频谱曲线。

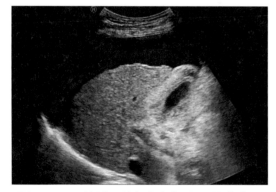

图 7-1-16 肝硬化二维超声声像图，肝硬化伴腹水，胆囊壁增厚，呈"双边"征

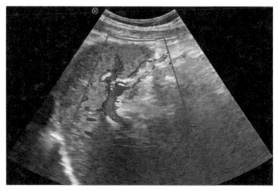

图 7-1-17 肝硬化彩色多普勒超声声像图显示附脐静脉重开，为出肝血流

【知识拓展】 超声弹性成像可通过检测反映肝脏硬度的弹性模量无创性评估肝纤维化程度（图 7-1-18），是近年发展的评估肝纤维化程度的新方法，优于肝纤维化血清生化指标，被国内外临床指南一致推荐为诊断肝纤维化分期的一线方法。

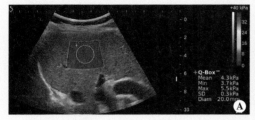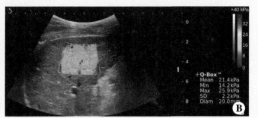

图 7-1-18　肝脏二维剪切波弹性成像图

A. 正常人肝脏弹性测值为 4.3kPa；B. 肝硬化患者肝脏弹性测值为 21.4kPa

3. **鉴别诊断**　典型肝硬化，特别是失代偿期肝硬化，出现门静脉高压特征性表现，容易诊断。但代偿期肝硬化超声表现可与慢性肝炎类似，超声诊断较困难，其需与下列疾病鉴别。

（1）慢性肝炎及其他弥漫性肝实质病变：早期肝硬化与慢性肝炎及其他弥漫性肝病声像图表现可相似，鉴别诊断主要通过肝穿刺活检。

（2）弥漫性肝癌：因肿瘤弥漫分布，肝脏多增大，易合并门静脉癌栓，表现为门静脉管径增宽，管壁模糊，管腔内充满实性回声，其内可探及动脉血流信号；而肝硬化肝脏多缩小，有时可合并门静脉血栓，表现为门静脉管壁清楚，管腔内可见栓子实性回声，其内无血流信号显示。超声造影能够鉴别癌栓与血栓，癌栓可呈"快进快出"血流灌注特性，血栓无血流灌注。

（3）小肝癌：部分肝硬化结节需与小肝癌鉴别。小肝癌球体感明显，部分周边可见"声晕"，可探及动脉血流信号。肝硬化结节球体感不明显，周边无"声晕"，内部多无明显血流信号。超声造影有助于鉴别诊断，典型小肝癌表现为"快进快出"血流灌注特性，肝硬化结节表现为三期等增强。动态观察小肝癌呈明显增大趋势，肝硬化结节多无明显变化。

4. **临床价值**　超声对肝硬化的诊断具有很高的特异性。二维超声结合彩色多普勒超声可准确诊断典型肝硬化，诊断门静脉高压，显示侧支循环形成，监测病情进展及转归，早期发现小肝癌，对患者预后有重大意义。

【案例 7-1-2】 男性患者，56 岁。患者 7 天前进食饼干后出现呕血，量较大，色暗红，含胃内容物，伴上腹部闷胀隐痛，黑色稀便。

既往史：乙型肝炎表面抗原（HBsAg）阳性病史 10 余年，具体治疗不详。

腹部超声检查见图 7-1-19。

问题 1：根据图 7-1-19，并结合病史，请问该患者最可能的诊断是什么？诊断依据是什么？

答案与解析：最可能的诊断是乙型肝炎肝硬化。诊断依据：①临床病史，患者为中年男性，出现呕血，HBsAg 阳性病史 10 余年；②肝脏形态失常，肝表面呈锯齿状，肝实质回声弥漫性增粗，分布不均匀，呈短线状回声，门静脉内可见低回声团（图 7-1-19A）；③彩色多普勒超声显示门静脉内血流信号充盈缺损（图 7-1-19B）；④门静脉高压征象，附脐静脉重开（图 7-1-19C），脾大，脾门静脉迂曲扩张（图 7-1-19D）。

问题 2：门静脉内低回声团性质如何？诊断依据是什么？

答案与解析：门静脉内稍强回声团考虑为血栓形成。诊断依据：门静脉管径正常，管壁清晰完整，门静脉内血流充盈缺损，栓子内未见明显血流信号。

问题 3：患者可以做哪些进一步的检查？

答案与解析：患者可以进一步做超声造影或增强 CT/MRI 检查，明确门静脉栓子性质，以及行胃镜检查，明确患者呕血原因及采取进一步治疗。

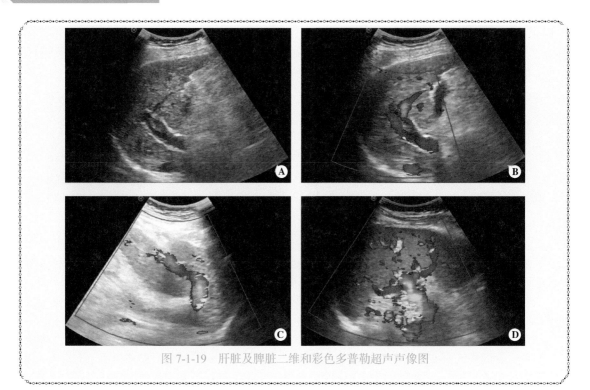

图 7-1-19　肝脏及脾脏二维和彩色多普勒超声声像图

（三）肝血吸虫病

1. 病理与临床　急性肝血吸虫病（acute hepatic schistosomiasis）以炎性渗出和虫卵沉着所引起的急性虫卵结节为主。慢性肝血吸虫病常由血吸虫病在急性期未积极治疗或反复多次感染，肝内虫卵不断沉着而演变成慢性增殖性病变。慢性肝血吸虫病晚期门静脉分支管腔内形成血栓及门静脉周围大量纤维组织增生，致门静脉管壁增厚，增生的纤维组织沿门静脉分支呈树枝状分布，形成特征性的血吸虫病性干线型肝纤维化。晚期肝血吸虫病临床表现主要为门静脉高压（如腹水、巨脾）、食管静脉曲张等。

2. 超声表现

（1）二维超声：急性肝血吸虫病，肝脏无明显特异性超声表现，脾增大。慢性期肝血吸虫病及血吸虫性肝硬化二维超声表现如下。

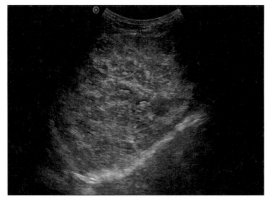

图 7-1-20　慢性期肝血吸虫病二维超声声像图
肝实质内见网格状回声

1）肝脏大小、形态：形态失常，肝右叶萎缩，左叶增大。

2）肝表面：不光滑，呈锯齿状或凸凹不平。

3）肝实质回声：根据门静脉主干及其分支周围纤维组织增生程度不同而异，特征性表现为网格状回声，即肝实质内见高回声带，形成大小不一的网格状回声，网格内部肝实质呈低至中等回声，范围为 2 ～ 5cm（图 7-1-20）。

4）肝静脉：末梢变细、回声模糊。

5）门静脉：管壁增厚、毛糙，回声增强，末梢门静脉管腔显示不清。

6）门静脉高压征象。

（2）多普勒超声：彩色多普勒超声显示门静脉血流速度减慢，可见侧支循环形成。

3. 鉴别诊断

（1）肝炎后肝硬化：多为病毒性肝炎等引起，肝脏弥漫性纤维组织增生，肝内回声增粗、增强，分布不均匀，肝细胞再生结节直径多在 1cm 以内。

（2）肝癌：球体感明显，部分周边可见"声晕"，可探及动脉血流信号。超声造影可明确诊断。

4. 临床价值 血吸虫疫区生活史，晚期血吸虫肝病或血吸虫性肝硬化具有特征性"网格状回声"，诊断较为容易。

【案例 7-1-3】 女性患者，45 岁，既往有血吸虫疫区生活史，肝硬化腹水查因入院，行腹部超声检查，肝脏声像图见图 7-1-21。

问题 1：该患者最可能的诊断是什么？诊断依据是什么？

答案与解析：该患者最可能的诊断是血吸虫性肝硬化。诊断依据：血吸虫疫区生活史，二维超声显示肝表面不光滑，肝实质回声增粗不均匀，内见高回声带形成大小不一的网格状回声，网格内部呈较大低回声区（图 7-1-21）。

问题 2：该患者需要做哪些进一步的检查？

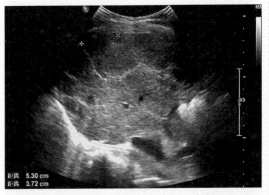

图 7-1-21 肝脏二维超声声像图（案例 7-1-3）

答案与解析：患者需要进一步做寄生虫系列检查和肝炎系列检查，或者肝穿刺活检以明确病因。

（四）淤血性肝病

1. 病理与临床 淤血性肝病（congested liver disease）是肝静脉血液回流障碍导致肝静脉内压力升高，肝小叶内中央静脉和肝血窦被动性充血等改变的肝脏疾病。各种引起肝静脉血液回流障碍的疾病均可造成肝淤血。患者多死于心血管疾病等基础疾病，肝脏本身发展为大面积广泛再生结节者少见。

2. 超声表现

（1）二维超声

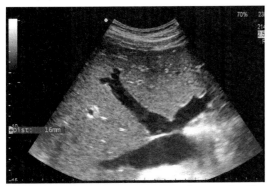

图 7-1-22 淤血性肝病二维超声声像图 -3 支肝静脉明显扩张

1）肝脏大小及形态：早期肝脏增大，形态饱满，晚期肝脏缩小。

2）肝表面：光滑。

3）肝实质回声：增多、增强，分布均匀。

4）肝静脉：3 支肝静脉明显扩张，内径可超过 1cm（图 7-1-22）。

5）下腔静脉：明显扩张（图 7-1-23）。

（2）多普勒超声：增宽的肝静脉血流信号饱满，频谱多普勒显示流速变慢，波形平坦（图 7-1-24）。

3. 鉴别诊断 淤血性肝病最典型的表现是下腔静脉和肝静脉明显扩张，超声较易诊断，其需与其他原因引起的肝脏弥漫性病变鉴别，需注意结合病史综合诊断。

4. 临床价值 超声对典型淤血性肝病的诊断具有较高的特异性。

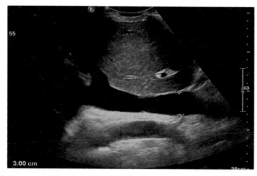

图 7-1-23　淤血性肝病二维超声声像图 - 下腔静脉明显扩张

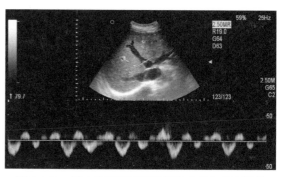

图 7-1-24　淤血性肝病肝静脉频谱多普勒超声图像

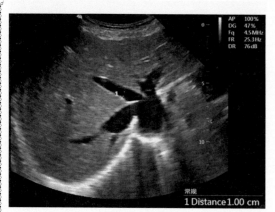

图 7-1-25　肝脏二维超声声像图（案例 7-1-4）

【案例 7-1-4】 女性患者，62 岁，风湿性心脏病病史，常规入院行腹部超声检查，肝脏超声见图 7-1-25。

问题 1：该患者最可能的诊断是什么？诊断依据是什么？

答案与解析：该患者最可能的诊断是淤血性肝病。诊断依据：既往风湿性心脏病病史，肝脏形态大小正常，肝表面光滑，肝实质回声均匀，3 支肝静脉及下腔静脉明显扩张。

问题 2：该患者需要做哪些进一步的检查？

答案与解析：患者需要进一步做心脏彩超检查，以明确病因。

四、肝脏局灶性病变

（一）肝脏囊性病变

1. 肝囊肿（liver cyst）

（1）病理与临床：肝囊肿是一种较为常见的肝脏局灶性良性病变。肝囊肿属于真性囊肿，囊壁由胆管上皮细胞组成，囊内为透明浆液，其主要成分为胆汁、浆液、淋巴液等。患者通常无明显症状，多在体检中偶然被发现。当囊肿合并出血或感染时，患者会出现疼痛、发热、白细胞升高等表现。

（2）超声表现

1）二维超声：肝囊肿可单发或多发，呈圆形、类圆形或不规则形的无回声区，边界清晰，囊壁薄且光滑，伴后方回声增强（图 7-1-26A）。当囊肿合并出血或感染时，囊内可见细弱回声、絮状回声或条索状回声，囊壁可增厚、不光滑。

2）多普勒超声：彩色多普勒超声显示囊壁和囊内通常无血流信号（图 7-1-26B）。

3）超声造影：肝囊肿超声造影表现为病灶三期均无增强，边界清楚（图 7-1-27）。典型肝囊肿常规超声容易诊断，无需超声造影。

（3）鉴别诊断

1）肝脓肿：肝脓肿广泛液化时，其内壁粗糙不平整，呈"虫蚀状"，边界欠清，周围可见低回声带环绕，内部可见无回声区，同时伴有全身感染临床症状。

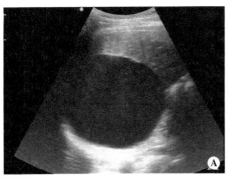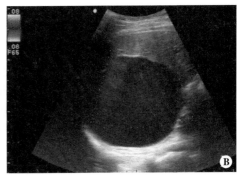

图 7-1-26　肝囊肿

A. 二维超声显示囊肿呈圆形，囊壁薄而光滑，边界清楚，后方回声增强；B. 彩色多普勒超声显示囊壁和囊内无血流信号

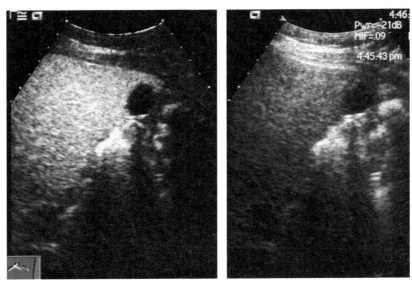

图 7-1-27　肝囊肿超声造影

显示病灶三期均无增强

2）肝包虫病：患者多有牧区生活史，可表现为"双壁征""囊中囊"等，包虫皮内试验阳性。

3）胆管囊腺瘤与囊性转移瘤：多形态，不规则，囊壁不规则增厚，内可见较厚分隔和乳头状结节，彩色多普勒超声可在囊壁及结节上探及动脉血流信号。

（4）临床价值：超声诊断肝囊肿具有无创、敏感性高、准确性高等优点。但囊肿如合并出血或感染，有时与肿瘤难以鉴别，超声造影有利于鉴别诊断。

【案例 7-1-5】男性患者，26 岁，常规超声体检。超声声像图见图 7-1-28。

问题 1：图像中白色箭头及黑色箭头所指最可能是什么结构？

答案与解析：白色箭头所指可能为肝内血管（肝静脉），黑色箭头所指可能为肝囊肿。肝囊肿可见囊壁，且后方回声增强。

问题 2：如何对肝内血管和肝囊肿进行快速鉴别？

答案与解析：使用彩色多普勒超声即可鉴别。肝内血管可见血流显示，肝囊肿内部无血流信号。

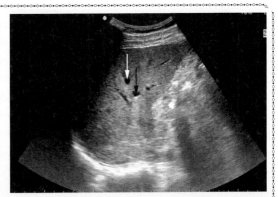

图 7-1-28　右肝肋间扫查切面

2. 肝脓肿（liver abscess）

（1）病理与临床：肝脓肿可分为细菌性肝脓肿、阿米巴肝脓肿和真菌性肝脓肿 3 类，以细菌性肝脓肿多见。细菌性肝脓肿常见的致病菌为大肠杆菌、金黄色葡萄球菌及链球菌等。急性期局部肝组织损伤，大量炎性细胞浸润，进一步细胞崩解，组织液化坏死，随着时间推移，液化坏死区逐渐融合，形成脓腔。细菌进入肝脏的主要途径：①经胆道系统，由化脓性胆管炎和胆囊炎引起；②经门脉系统，由肠炎或阑尾炎引起；③经肝动脉，由骨髓炎或亚急性感染性心内膜炎引起；④经淋巴系统，由胆囊炎、膈下脓肿等引起。细菌性肝脓肿患者常见的临床表现有寒战、高热、肝区不适及疼痛等。

阿米巴肝脓肿常继发于阿米巴肠病，由溶组织阿米巴滋养体从肠道病变处经血液循环途径进入肝脏所致，以肝右叶单发多见，病情较细菌性肝脓肿轻，病程缓慢，以发热、肝大、肝区疼痛为主要表现。

（2）超声表现

1）二维超声：肝脓肿的超声表现多种多样。

细菌性肝脓肿：常多发，脓肿形成早期表现为边界不清，内部呈中低回声的团块。脓肿形成期，脓肿壁逐渐清晰呈高回声，内部无回声区逐渐扩大与融合，可出现"虫蚀状""蜂窝状"等表现（图 7-1-29A）。脓肿液化完全时，内部可表现为无回声、密集点状碎屑回声等，脓肿壁厚而不规整，呈高回声，周围水肿带呈低回声（图 7-1-30A）。脓肿吸收期，无回声区缩小，病灶可出现高回声或强回声斑。

阿米巴肝脓肿：常为单发，多见于肝右叶近膈面。脓肿壁较细菌性肝脓肿壁薄，内壁不光整，内部为无回声伴有细小光点，后方回声增强，可有肝脏局部增大表现。

近膈顶的肝脓肿可引起膈肌运动受限，部分可并发膈下脓肿或右侧胸腔积液。

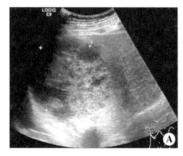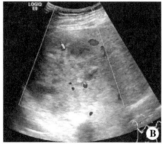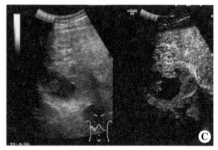

图 7-1-29　肝脓肿（脓肿形成期）

A. 二维超声显示肝右叶见边界欠清晰的中低回声病灶，内部呈"虫蚀状""蜂窝状"改变；B. 彩色多普勒超声显示脓肿壁及内部可见少量血流信号；C. 超声造影门静脉期呈环状低增强，内部液化坏死区呈无增强

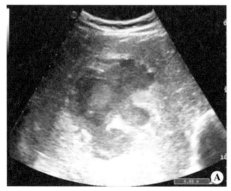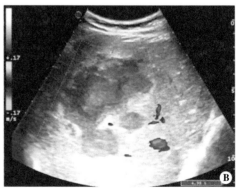

图 7-1-30　肝脓肿（脓肿液化形成期）

A. 二维超声显示脓肿内部呈无回声及密集点状碎屑样回声，脓肿壁厚而不规整，呈高回声；B. 彩色多普勒超声显示脓肿壁可见少许血流信号

2）多普勒超声：彩色多普勒超声显示脓肿早期内部及周边可见少许血流信号。脓肿形成期：脓肿壁可见少许或无明显血流信号，周边可见较丰富血流信号（图 7-1-29B，图 7-1-30B）。脓肿吸收期：内部及周边血流信号较前减少。

3）超声造影：动脉期呈周边环状高增强，门静脉期以环状低增强为主，延迟期进一步消退，内部液化坏死区呈三期无增强（图 7-1-29C）。

（3）鉴别诊断

1）细菌性肝脓肿与阿米巴肝脓肿：与细菌性肝脓肿相比，阿米巴肝脓肿起病较为缓和，多继发于阿米巴肠病。两者声像图表现类似，需结合病史及病原学检查进行鉴别。

2）合并感染的肝囊肿：详见肝囊肿部分。

3）肝脏恶性肿瘤：脓肿形成早期与肝脏恶性肿瘤声像图表现相似，均可表现为边界欠清的低回声团，需结合病史、临床表现、实验室检查、超声造影/增强 CT 及治疗过程进行鉴别。个别病例诊断困难，可行超声引导下穿刺活检确诊。

（4）临床价值：超声作为肝脓肿的首选检查方法，有助于肝脓肿的诊断及治疗。对于难以确诊的病例，短期超声动态复查可提高诊断准确性。另外，超声造影及超声引导下穿刺病理活检可帮助确诊。治疗肝脓肿可行超声引导下穿刺抽脓，可有效缩短住院时间。

【案例 7-1-6】 男性患者，58 岁，发热伴寒战 1 周，上腹部隐痛，白细胞计数 $16.7 \times 10^9/L \uparrow$，无肝炎病史。超声声像图见图 7-1-31。

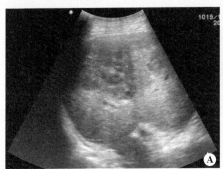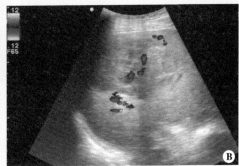

图 7-1-31 右肝肋间扫查

问题 1：该患者最可能的诊断是什么？请简述诊断依据。

答案与解析：该患者最可能的诊断为肝脓肿。诊断依据：患者有寒战、高热、白细胞计数升高等感染征象，超声图像显示右肝内囊实性病灶，内部见散在小片状无回声区，呈"蜂窝状"改变（图 7-1-31A），彩色多普勒超声显示病灶内血流信号不丰富（图 7-1-31B）。

问题 2：该患者应该做哪些进一步检查及治疗？

答案与解析：该病例应该完善超声造影、增强 CT/MRI，行超声引导下脓肿穿刺置管引流术。超声造影可明确肝脓肿的诊断，并准确判断病灶内部液化区域，从而指导穿刺引流。

3. 肝棘球蚴病（hydatid disease of liver） 又称肝包虫病。

（1）病理与临床：肝包虫病是一种人畜共患性寄生虫病，多见于我国牧区，如新疆、西藏、内蒙古和甘肃等。肝包虫病主要包括两种类型，即细粒棘球蚴病（肝包虫囊肿）及泡状棘球蚴病，以前者多见。

细粒棘球绦虫成虫（长 3～6mm）寄生于狗等终末宿主的小肠，虫卵随宿主（狗）排泄物排出，后被中间宿主，如牛、羊或人等吞食，在宿主十二指肠孵化，并钻入肠壁黏膜末梢血管，囊胚经由门静脉血流到达肝、肺、肾、脾及中枢神经系统等，绝大部分滞留在肝脏，发育成棘球蚴，形成棘球蚴囊肿。棘球蚴囊肿外囊厚约 1mm，囊周包绕致密结缔组织，内囊产生囊蚴，囊蚴可生长为原头蚴或从囊壁脱落形成囊沙。

肝棘球蚴病病程进展缓慢，早期多无明显临床症状，囊肿较大时可引起肝区不适、胀痛及食欲缺乏等症状。包虫皮内试验（Casoni 试验）及血清学检查有助于此病诊断。

（2）超声表现

1）二维超声

A. 肝细粒棘球蚴病（肝棘球蚴囊肿）：常单发，多位于右肝。WHO 将肝囊型棘球蚴病分为以下 6 型：①单发囊肿型，约 70%，最为多见，为无子囊棘球蚴，表现为直径 3～5cm 的无回声区，呈圆形或类圆形，囊壁较厚，边界清楚，后方回声明显增强。本病的特征性表现为"双壁征"，内外囊壁间可见无回声间隙。此外，振动囊肿时，囊内可见漂浮的细小光点，即"囊沙"。②多发囊肿型，囊肿大小不一，形态各异，特征及内部回声各不相同，可彼此相连或多个独立存在于肝内。③子囊孙囊型，为母囊内含子囊，形成"囊中囊"征象。多房性改变为棘球蚴囊肿特征性表现，其呈花瓣状、蜂窝状或车轮状等。④内囊分离型，内囊壁破坏，囊液进入内外囊壁间，呈"套囊征"。外壁脱落时，呈"天幕征"。囊壁完全分离破裂时，可呈"飘带征"。⑤囊壁钙化型，囊壁增厚粗糙伴圆形或弧形强回声，并伴宽大声影及侧方声影。⑥囊肿实变型，棘球蚴衰退或死亡后，内囊消退，囊液浓缩呈干酪样，囊内显示强弱不等回声团，呈"脑回征"或"洋葱征"（图 7-1-32）。

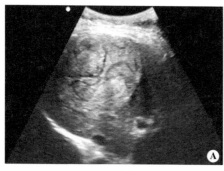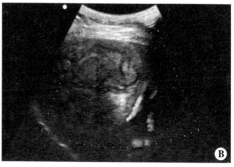

图 7-1-32 肝棘球蚴病声像图（囊肿实变型）

A. 二维超声显示囊液被吸收，浓缩呈干酪样，囊内显示强弱不等回声团，呈"脑回征"或"洋葱征"；B. 彩色多普勒超声显示囊壁及囊内未见明显血流信号

B. 肝泡状棘球蚴病：少见，单发或多发，囊壁不完整，边界不清，内部呈不均匀实性回声，可伴钙化；压迫周围胆道时，可伴胆管扩张。

2）多普勒超声：囊壁及囊内未见明显血流信号。

3）超声造影：病灶三期均呈无增强，边界清楚。

（3）鉴别诊断

1）肝囊肿：与单发囊肿型肝棘球蚴病鉴别。肝囊肿无流行病学病史，囊壁薄且光滑，边界清楚，囊壁无钙化，内部均匀无回声，包虫皮内试验阴性。

2）多囊肝：与多发囊肿型肝棘球蚴病鉴别。多囊肝呈肝内多发大小不等无回声区，囊间可见正常肝实质，常伴有其他脏器多囊症，包虫皮内试验阴性。

3）肝脓肿：需与合并感染的肝棘球蚴病鉴别。合并感染的肝棘球蚴病全身中毒症状较轻。而肝脓肿全身中毒症状较重，无流行病学病史，脓肿壁及分隔上可见点状、条状血流信号。包虫皮内试验阴性。

4）肝内实性占位病变：与囊肿实变型肝细粒棘球蚴病及肝泡状棘球蚴病鉴别。彩色多普勒超声及超声造影有助于鉴别，但仍需结合流行病学资料、临床表现、包虫皮内试验、血清学检查等资料综合诊断。

（4）临床价值：超声能清晰显示囊肿的部位、数量、大小、内部结构等，可作为肝棘球蚴病的首选检查方法，协助临床早期诊断。

【案例 7-1-7】男性患者，55 岁，常规体检，有牧区生活史。肝脏超声声像图见图 7-1-33。

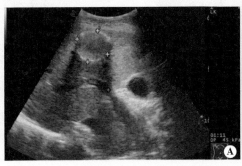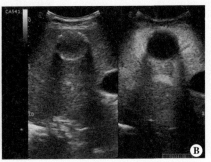

图 7-1-33 右肝肋间扫查
A. 二维超声；B. 超声造影

问题：该病例最可能的诊断是什么？简述诊断依据。

答案与解析：该病例最可能的诊断为肝细粒棘球蚴病（囊壁钙化型）。诊断依据：患者有牧区生活史，超声检查显示右肝前叶可见一低回声团伴弧形强回声，超声造影提示病灶内部呈无增强。

（二）肝脏肿瘤与肿瘤样病变

1.肝血管瘤（hemangioma of liver）

（1）病理与临床：肝血管瘤病理上多为海绵状血管瘤，大体切面多呈海绵状，由多数囊状或筛状间隙组成，镜下肿瘤由扩张的血窦构成，内壁为单层内皮细胞，血腔之间为薄层的纤维分隔，血腔内可见血栓、纤维化、钙化。肝血管瘤为最常见的肝脏良性肿瘤，发病率约为 4%，可见于各年龄段，以成年女性多见，男女比例约为 1：5。大多数血管瘤体积小、生长缓慢，无临床症状，常于体检或术中偶然发现；体积大者可出现肝区隐痛。

（2）超声表现

1）二维超声：肝血管瘤大小不一，可单发或多发，小血管瘤形态多为圆形或椭圆形，大血管瘤可呈不规则形或分叶状。肝血管瘤超声表现多种多样（图 7-1-34）：①高回声型血管瘤，最常见，约占 70%，直径多小于 3cm，边界清晰，无声晕，内部回声较均匀，可见细小点状或管状无回声区，似呈筛网状结构，后方回声无衰减；②低回声型及等回声型血管瘤，外周常有线状或厚环状中等或高回声包绕，内部可见小等号样血管断面回声；③混合回声型血管瘤，多见于体积较大者（直径＞4cm），边界欠清晰，内部回声不均匀，可见高低混杂回声及不规则片状无回声区，个别见钙化。对于剑突下或前腹壁的较大血管瘤，探头加压时病灶可压缩变形。而在脂肪肝背景中血管瘤多呈低回声。

2）多普勒超声：大部分血管瘤内部不易检出血流信号。少数病灶可在周边或中央探及点状或条状血流信号。频谱多普勒超声显示病灶内以静脉血流为主，偶可探及中等阻力动脉。

3）超声造影：血管瘤典型表现为动脉期增强早于肝实质，呈周边结节状高增强，门静脉期增强范围逐渐向心性扩大，延迟期全瘤等或高增强，即表现为"慢进慢出"（图 7-1-35）。部分小血管瘤动脉期可全瘤增强，一直保持高或等增强。部分体积较大的血管瘤因内部血栓形成，延迟期仍有部分区域呈无增强。

（3）鉴别诊断

1）原发性肝癌：详见"原发性肝癌"。

2）局限浸润型脂肪肝：常规超声表现类似于肝血管瘤，不易鉴别。可行超声造影明确诊断，局限浸润型脂肪肝在造影各期均呈等增强，与血管瘤的"慢进慢出"明显不同。

3）转移性肝癌：详见"转移性肝癌"。

4）肝脏局灶性结节增生：详见"肝脏局灶性结节增生"。

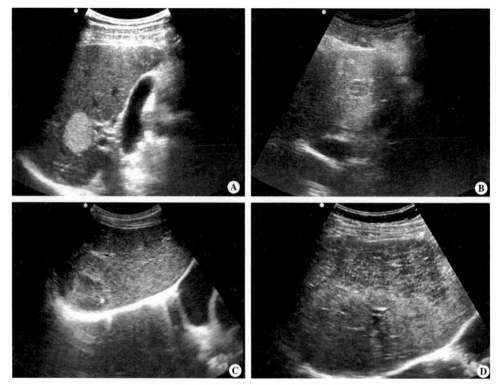

图 7-1-34　肝血管瘤二维超声声像图

A. 高回声型；B. 低回声型；C. 混合回声型（内伴小钙化）；D. 混合回声型

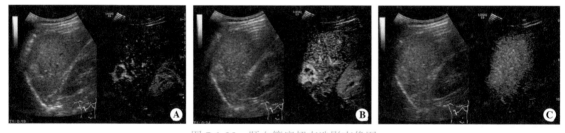

图 7-1-35　肝血管瘤超声造影声像图

A. 动脉期呈周边结节状高增强，增强早于肝实质；B. 门静脉期增强范围向心性扩大；C. 延迟期全瘤等或高增强

（4）临床价值：常规超声对肝血管瘤检出率很高，对典型高回声型小血管瘤诊断准确性较高，但对低回声型或混合回声型、等回声型体积较大的血管瘤，诊断较为困难，常需超声造影、增强 CT/MRI 明确诊断。

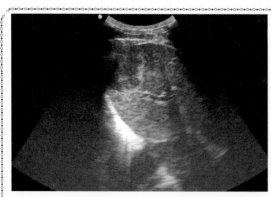

图 7-1-36　右肝肋间扫查

【案例 7-1-8】 男性患者，55 岁，慢性乙型肝炎病史，未诉不适，肝功能及甲胎蛋白均正常。首次超声检查声像图见图 7-1-36。

问题 1：该病例右肝内病灶的可能诊断是什么？

答案与解析：可能的诊断是肝血管瘤或肝癌。该病灶呈混合回声，内部似呈筛网状结构，周边可见线状高回声包绕，常规二维超声倾向于肝血管瘤。因该患者为乙型肝炎患者，肝内出现实性占位，虽然甲胎蛋白正常，但也不能完全排除肝癌。

问题2：对该患者进行病灶扫查时应该注意观察哪些内容？

答案与解析：应注意观察病灶的数目，病灶内部血流情况（内部有无动脉血流），病灶邻近的门静脉分支有无受侵犯等。

2. 肝脏局灶性结节增生（focal nodular hyperplasia，FNH）

（1）病理与临床：FNH是仅次于肝血管瘤的第二大常见肝脏良性占位性病变，是一种非肿瘤性病变，常单发，直径多小于5cm，好发于育龄期女性，可能受激素影响。FNH多无临床症状，在体检时偶然发现。

FNH的肿块无包膜，与周围肝组织分界清楚，中央常可见星状瘢痕及向周围呈放射状分布的纤维隔膜将肿块隔成分叶状。镜下病变区由正常肝细胞、库普弗细胞、胆管、厚壁血管及异常排列的增殖的肝细胞组成，内部无正常门静脉结构，间隔中可见炎性细胞浸润，极少出血、钙化和恶变。

（2）超声表现

1）二维超声：FNH常单发，直径多小于5cm，呈圆形、类圆形或不规则形，边界清楚，无包膜，可表现为高回声、低回声或混合回声（图7-1-37A）。因组织学与正常肝组织相似，从而部分FNH难以被发现。FNH的典型表现为病灶的中央瘢痕，即中央放射状或星状低回声，有时为高回声。

2）多普勒超声：FNH病灶中央可见异常供血动脉呈放射状或星状向周围延伸，频谱多普勒显示为动脉血流（图7-1-37B，图7-1-37C）。

3）超声造影：FNH动脉期病灶增强早于肝实质，呈均匀高增强，可见供血动脉进入肿块内，由中心向周边呈轮辐状分布（图7-1-37D，图7-1-37E）。门静脉期或延迟期，病灶仍持续呈高或等增强（图7-1-37F），中央瘢痕呈低或无增强。

（3）鉴别诊断

1）肝血管瘤：一般无中央瘢痕，与周围组织分界清楚，内部回声为小等号或筛网状。彩色多普勒超声及超声造影特点有助于两者鉴别。

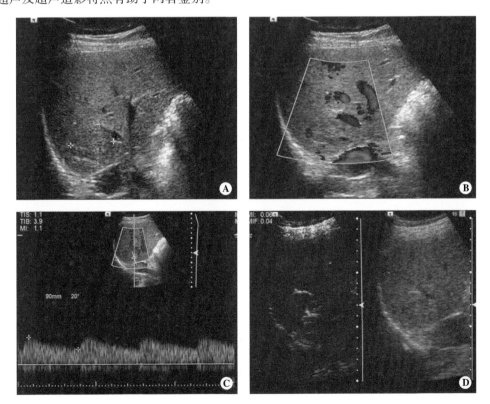

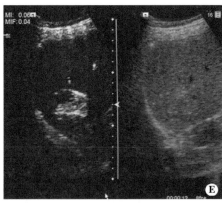
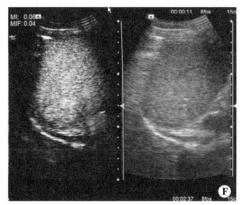

图 7-1-37　肝脏局灶性结节增生声像图

A. 二维超声显示 FNH 呈类圆形、边界清楚、无包膜、呈稍低回声；B. 彩色多普勒超声显示病灶内可见血流信号；C. 频谱多普勒超声显示病灶内可测得动脉血流频谱；D、E. 超声造影显示动脉期病灶增强早于肝实质，呈均匀高增强，可见供血动脉进入肿块内、由中心向周边呈轮辐状分布；F. 超声造影显示门静脉期或延迟期，病灶仍持续呈高增强

2）肝腺瘤：好发于中年女性，多与长期口服避孕药有关。较大者容易出血坏死，而 FNH 极少出血坏死。肝腺瘤多呈低回声，少部分病例呈高回声，边界清楚，内可见不规则无回声区。联合彩色多普勒超声及超声造影将有助于进行鉴别。

3）肝转移瘤：通常为多发病灶，典型可见"靶环征"或"牛眼征"，可根据原发肿瘤病史协助鉴别诊断。超声造影有助于两者鉴别。

4）肝细胞癌：多数有肝硬化背景，可伴甲胎蛋白升高。小肝癌多为均匀低回声，周围见声晕及侧方声影。大肝癌常伴有门静脉癌栓或肝门部及腹膜后淋巴结肿大。肝细胞癌超声造影多呈"快进快出"表现，而 FNH 呈"快进慢出"表现，并且动脉期具有典型的向外周放射状增强表现。

（4）临床价值：彩色多普勒超声可提示 FNH，超声造影更具诊断价值。若病灶超声造影符合 FNH 特征，无须进一步检查或特殊治疗，建议定期超声复查；如超声造影仍不能明确诊断，则可进一步行增强 CT/MRI 检查。对行上述检查后仍确诊困难者，可行超声引导下穿刺活检。

【案例 7-1-9】　女性患者，33 岁，因"上腹部隐痛"就诊，无肝炎病史，肝功能及甲胎蛋白均正常。超声及超声造影见图 7-1-38。

问题：该病例右肝内病灶最可能的诊断是什么？请说明诊断依据。

答案与解析：最可能的诊断是 FNH。患者为育龄期女性，无肝炎病史，常规超声显示右肝内类椭圆形低回声团，内部回声欠均匀（图 7-1-38A），彩色多普勒超声显示内部血流信号丰富（图 7-1-38B），超声造影显示病灶动脉期呈高增强（图 7-1-38C），延迟期呈等增强，可见低增强的中央瘢痕（图 7-1-38D）。

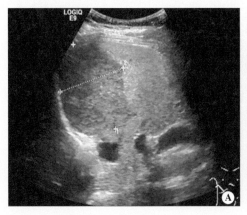
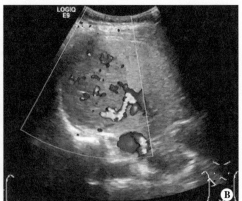

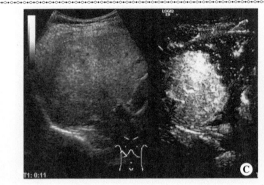
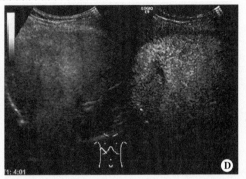

图 7-1-38 右肝肋间扫查

3. 原发性肝癌

（1）病理与临床：原发性肝癌是常见的消化系统恶性肿瘤之一，可分为肝细胞癌、胆管细胞癌、混合型肝癌、纤维板层型肝癌等，以肝细胞癌（hepatocellular carcinoma，HCC）最为常见，本节主要介绍肝细胞癌。

HCC多发于男性，男女比例约为 5：1。我国主要病因为病毒性肝炎。多数患者有肝炎、肝硬化病史，50%～75% 可伴甲胎蛋白升高，早期多无临床症状，中晚期可出现右上腹痛、体重减轻及腹胀等表现。

病理上，HCC可分为以下4种类型：①块状型，直径多在5cm以上，大于10cm者为巨块型，有包膜，易出血坏死，常伴有小的卫星结节，30%～60% 侵犯门静脉系统；②结节型，可单发或多发，最大直径不超过5cm，呈类圆形，边界欠清；③弥漫型，弥漫分布于整个肝脏；④小肝癌，单结节或相邻两癌结节直径总和在3cm以下。

（2）超声表现

1）二维超声：HCC二维超声表现多种多样，可呈低回声、混合回声、等回声或高回声。

块状型（图 7-1-39A）：体积较大，呈类圆形或不规则形，可呈高回声或混合回声，边界清或不清，周边无声晕，部分可呈"结中结"征，伴液化坏死时，可见斑片状无回声区。肿块可累及门静脉，形成癌栓，表现为门静脉内径增宽，管腔内见实性低回声，与管壁分界欠清。

结节型：直径多小于5cm，呈圆形或类圆形，边界清楚，周边可见薄声晕，内部多呈高回声。

弥漫型：肝脏轮廓光整或不光整，肝实质回声不均匀，结节弥漫分布于整个肝脏，与结节型肝硬化较难鉴别，但弥漫型HCC可伴有门静脉癌栓，如发现门静脉癌栓，但肝内未见明显肿块回声，应考虑有弥漫性肝癌的可能。

小肝癌：直径多小于3cm，呈圆形或类圆形，边界清楚，周边可见声晕，内部多呈低回声（图 7-1-40A）。

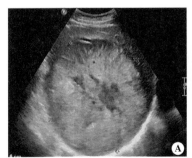
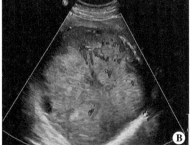
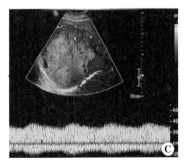

图 7-1-39 肝细胞癌（块状型）声像图

A. 二维超声显示肝内见巨大结节回声，呈类圆形，边界清，内部回声强弱不均匀；B. 彩色多普勒超声显示病灶内可见较丰富血流信号，周边可见环绕血流；C. 频谱多普勒显示病灶内可探及动脉血流频谱

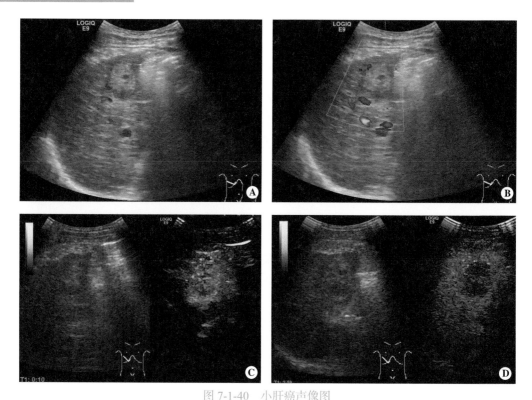

图 7-1-40　小肝癌声像图

A. 二维超声显示结节呈类圆形、边界清楚、周边可见声晕、内部回声不均匀；B. 彩色多普勒超声显示结节周边可见少量血流信号；C. 超声造影显示动脉期呈高增强；D. 超声造影显示门静脉期及延迟期呈低增强

2）多普勒超声：多数 HCC 病灶内可见较丰富血流信号，周边可见环绕血流，血流可呈点条状、树枝状或网篮状（图 7-1-39B），频谱多普勒超声可显示病灶内动脉血流频谱（图 7-1-39C）。小肝癌血流信号显示率仅为 50%（图 7-1-40B）。门静脉癌栓内可探及动脉频谱。

3）超声造影：典型 HCC 超声造影表现为充盈对比剂"快进快出"，即动脉期呈高增强，门静脉期及延迟期呈低增强（图 7-1-40C，图 7-1-40D）。较大 HCC 可增强不均匀。分化较好的 HCC 门静脉期及延迟期可仍呈等或稍高增强。

（3）鉴别诊断

1）肝血管瘤：多呈高回声，边界清楚，周边无声晕。小肝癌多为低回声，边界清楚，周边有声晕。大的血管瘤可表现为内部呈低回声，周边呈高回声，边界清楚，内部血流信号不丰富，超声造影表现为"慢进慢出"；而 HCC 较大者，多呈混合回声，内可见丰富血流信号，边界欠清，可伴门静脉癌栓，超声造影表现为"快进快出"。

2）转移性肝癌：有原发肿瘤病史，一般多发，典型表现为"牛眼征"，典型超声造影表现为"黑洞征"。

3）肝脓肿：早期肝脓肿较难与 HCC 鉴别。肝脓肿常有寒战、高热、白细胞计数升高等临床表现。超声动态观察可见肝脓肿声像随病程进展而变化，也可借助超声引导穿刺活检进行鉴别。

4）肝硬化：弥漫型肝癌与结节型肝硬化、小肝癌与肝硬化结节常规超声表现类似，较难鉴别。超声造影有助于明确诊断。

5）FNH：详见"FNH"。

6）局限性脂肪肝：肝内血管走行正常，无受侵征象，超声造影三期均呈等增强。

（4）临床价值：超声是肝脏疾病首选影像学检查方法，二维超声对病变数目、大小、部位、侵犯范围及血管内癌栓评估相对准确，常规超声结合超声造影诊断 HCC 的准确性与增强 CT/MRI 接近，有助于临床分期、治疗及预后评估。

【案例 7-1-10】 男性患者，50 岁，右上腹隐痛 1 周就诊，既往乙型肝炎病史 20 余年，甲胎蛋白 954 ng/ml↑，谷草转氨酶（AST）121U/L↑，谷丙转氨酶（ALT）101U/L↑。超声声像图见图 7-1-41。

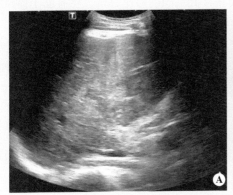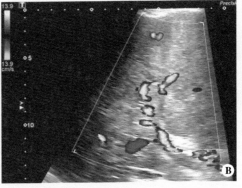

图 7-1-41 右肝肋间扫查

问题：该病例最可能的诊断是什么？列举诊断依据及鉴别诊断。

答案与解析：最可能的诊断是肝癌合并门静脉右支及其分支癌栓形成。诊断依据：慢性乙型肝炎男性患者，甲胎蛋白明显升高，右肝内回声紊乱，门静脉右支及其分支显示不清，门静脉伴行的肝动脉显示清晰。鉴别诊断：结节型肝硬化、转移性肝癌。

4. 转移性肝癌（metastatic neoplasm of liver）

（1）病理与临床：转移性肝癌有原发肿瘤病史，其发病率与原发肿瘤的类型及临床分期有关。肝外肿瘤通过血行（门脉系统或肝动脉）、淋巴途径转移至肝脏或直接侵犯肝脏。好发肝转移的肿瘤原发灶的部位有胆囊、结肠、胃、胰腺、乳腺和肺。早期多无症状，有症状时表现为右上腹不适、疼痛等。

转移性肝癌常表现为多发，病灶大小不等，数目不一，结节之间可发生融合，较大结节者可发生出血坏死。转移性肝癌很少合并肝硬化，较少侵犯门静脉。

（2）超声表现

1）二维超声：常多发，可呈高回声、等回声、低回声、无回声或混合回声等。①高回声：最多见，呈"牛眼征"或"靶环征"，即内部呈高回声，周围见宽 0.5 ～ 1cm 的较厚低回声晕，有时高回声中央还见低或无回声区，主要来源于消化系统肿瘤（图 7-1-42A，图 7-1-42B）；②等回声：难以观察，回声与周围肝实质相似，有时可见周边声晕；③低回声：边界清楚，可有声晕，常见来源于乳腺癌、肺癌、淋巴瘤、食管癌、胃癌、胰腺癌等；④无回声：回声极低，呈无回声，边界清楚，无囊壁结构，常见来源于肉瘤、胰腺和卵巢囊腺癌等；⑤混合回声：体积较大，其内回声明显不均匀，可有液化坏死或钙化斑，常见来源于胃肠道的黏液腺癌、胰腺的内分泌肿瘤、肾上腺肿瘤等。钙化常见于黏液性腺癌、成骨肉瘤、软骨肉瘤等。

2）多普勒超声：彩色多普勒超声显示部分肿块内部未见明显血流信号，部分肿块可见丰富血流信号。血流信号丰富者多见于高回声肿瘤，频谱多普勒呈动脉血流频谱。

3）超声造影：多数为乏血供，呈"面圈征"，即动脉期周边高增强，一般较厚，内部低增强或无增强。少数为富血供，呈"黑洞征"，即动脉早期均匀高增强，动脉晚期开始出现消退，门静脉期呈低增强，延迟期进一步消退甚至呈无增强（图 7-1-42C）。

（3）鉴别诊断

1）原发性肝癌：常单发，多有肝硬化背景，常伴甲胎蛋白升高，易侵及门静脉形成癌栓。超声造影表现为"快进快退"，但延迟期消退不如转移性肝癌彻底。

2）肝血管瘤：低回声肝血管瘤通常边界呈高回声，内部呈筛网状。高回声肝血管瘤后方无衰减，周边无声晕，而高回声转移性肝癌后方可见衰减，周边可见声晕。肝血管瘤超声造影表现为结节性向心性增强，呈"慢出"表现，与转移性肝癌明显不同。

（4）临床价值：超声作为转移性肝癌筛查的首选影像学方法，能尽早发现转移病灶，结合原发肿瘤病史，为临床诊断提供重要依据，对及时治疗、提高患者生存率有重要意义。超声造影针对体积较小的转移病灶提示微血流灌注，并增强与正常肝组织的对比分辨，更有助于提高肝转移瘤的检出率。对原发肿瘤不明确的转移性肝癌，可行超声引导下活检以明确诊断。

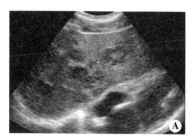 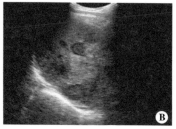 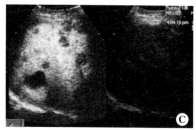

图 7-1-42　转移性肝癌声像图

A、B.二维超声显示肝内多发转移病灶，呈"牛眼征"或"靶环征"；C.超声造影显示延迟期呈无增强，呈"黑洞征"

【案例 7-1-11】　男性患者，39 岁，下腹阵发性疼痛 10 天，伴腹泻、黑便，既往无肝炎病史，肝功能及甲胎蛋白正常。超声图像见图 7-1-43。

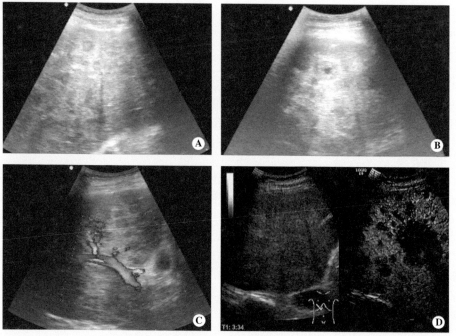

图 7-1-43　右肝肋间扫查

问题 1：该病例最可能的诊断是什么？说明诊断依据。

答案与解析：最可能的诊断是转移性肝癌。诊断依据：男性患者，因下腹痛伴黑便就诊，既往无肝炎病史，甲胎蛋白正常，超声检查可见肝内弥漫分布低或高回声结节，结节内部呈"牛眼征"（图 7-1-43A，图 7-1-43B），门静脉右支未见受侵（图 7-1-43C），超声造影延迟期呈"黑洞征"（图 7-1-43D）。

问题 2：该患者需要进一步做什么检查？

答案与解析：该患者需要明确原发病灶，因患者下腹痛伴黑便，建议行肠镜及全腹部增强 CT 以明确原发病灶，如仍不能明确，则可行超声引导下肝内肿物穿刺活检来明确来源。

自我检测

7-1-1. 肝硬化结节的超声表现是什么？需要与哪些肝脏局灶性病变鉴别？

7-1-2. 门静脉高压的超声表现是什么？

7-1-3. 门静脉癌栓与血栓的鉴别要点是什么？

7-1-4. 血吸虫性肝硬化的超声表现是什么？

7-1-5. 简述肝脓肿的超声造影表现。

7-1-6. 肝血管瘤的常规超声表现是什么？需要与哪些肝脏局灶性病变鉴别？

7-1-7. 简述血管瘤与肝细胞癌的鉴别要点。

7-1-8. 简述 FNH 的普通超声及超声造影表现。

7-1-9. 简述肝细胞癌的超声造影表现。

7-1-10. 简述转移性肝癌的超声造影表现，其需要与哪些肝脏局灶性病变鉴别？

（曾 婕）

第二节 胆道系统

一、解剖概要

　　胆道是指肝脏排泌的胆汁输入十二指肠的管道结构。胆道系统包括肝内胆道和肝外胆道两个部分。肝内胆道包括肝内的毛细胆管、小叶间胆管、肝段胆管（三级胆管）、肝叶胆管（二级胆管）及左肝管、右肝管（一级胆管）。肝内胆管与肝内门静脉和肝动脉走行大体一致，三者被周围的 Glisson 鞘包绕。肝外胆道包括肝总管、胆囊、胆囊管和胆总管。

　　胆囊位于肝右叶脏面正中裂的胆囊窝内，呈梨形，为中空器官，长 7～9cm，宽 2～3cm，容量 35～50ml，分为胆囊底部、体部、颈部三部分，三者之间无明显界限。胆囊底部一般游离，贴近腹前壁，其体表投影的位置相当于右上腹腹直肌外缘和右肋弓缘交界处。胆囊底部向左后延伸形成胆囊体部，胆囊体部向后上走行呈"S"状弯曲变窄，形成胆囊颈部。胆囊颈部与胆囊管连接处呈囊状扩大，成为胆囊颈的壶腹部（Hartman 袋），胆囊结石很容易嵌顿于该处，是超声探查需注意的部位。胆囊壁由黏膜层、肌层和外膜三层构成，厚薄均匀。

　　肝总管由左、右肝胆管汇合而成，全长 3～4cm，直径为 0.4～0.6cm，位于肝十二指肠韧带内的右前方，胆囊管长 4～5cm，内径 0.2～0.3cm，与肝总管汇合而成胆总管。

　　胆总管长 4～8cm，内径 0.6～0.8cm，根据其行程和毗邻关系，分为 4 段。十二指肠上段：自肝总管与胆囊管汇合处开始，止于十二指肠上缘，在肝十二指肠韧带右缘向下走行，位于门静脉右前方，肝固有动脉右侧。十二指肠后段：紧贴十二指肠第 1 段的后方。十二指肠下段（胰腺段）：在胰头后方的胆管沟内或胰腺实质内下行，此段管腔狭窄，结石容易停留，胰头癌、胰腺炎等易在此处引起梗阻。十二指肠壁内段：此段斜行穿入十二指肠壁内，在开口前形成膨大的 Vater 壶腹，与胰管汇合。

二、超声检查方法及正常声像图

（一）患者准备

　　检查前禁食 8h，以保证胆囊内胆汁充盈，并减少胃肠道内容物及肠气的干扰。检查前 24h 禁食脂肪食物，停用影响胆汁排空的药，如阿托品等。超声检查应在胃肠钡餐、胃镜或胆管造影检查后 2～3 天进行。胃肠气体干扰明显者，可嘱患者灌肠排便后再行超声检查。

（二）探查体位

1. 仰卧位　是胆道系统检查最常用的体位，检查方便，效果较好，但易受胃肠道气体干扰，而影响胆囊底部及肝外胆管的观察。

2. 右前斜位 可使肝脏和胆囊向左下移位，扩大肝脏、胆囊的声窗，减少胃肠道气体干扰。

3. 坐位或站位 肝脏、胆囊位置较高者可利用该体位使其下降，并可观察结石移动。

4. 膝胸位 患者双膝关节屈曲成直角跪于检查床上，仍自腹壁扫查，这是观察胆囊颈部结石的最佳体位。

（三）仪器

胆道检查宜选用彩色多普勒超声诊断仪，依据受检者体型选择适当探头及频率。常用 2 ~ 5MHz 凸阵探头，也可结合线阵探头。

（四）检查方法

1. 胆囊扫查 仰卧位或右前斜位，将探头置于右肋缘与腹直肌外缘交界处或右肋间斜向扫查，扫查到胆囊后，调整探头方位和角度，显示胆囊长轴断面和横断面（图 7-2-1）。

2. 肝内胆管扫查 各级胆管与相应的门静脉伴行，可先显示门静脉，在附近探查伴行胆管。右肋缘向上斜切可显示门静脉左支、右支及伴行的左肝管、右肝管（一级胆管），右肋间扫查可显示门静脉右支、右前支、右后支及伴行的二级胆管，剑突下扫查可显示门静脉左支分支及伴行的二级胆管，三级以上分支一般不易显示。

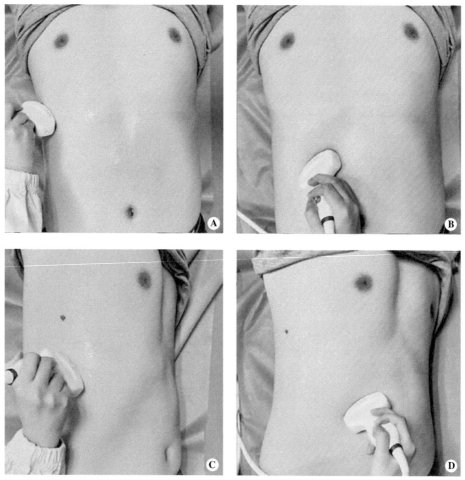

图 7-2-1 胆道系统常规扫查方位
A. 仰卧位肋间扫查；B. 仰卧位肋下斜切扫查；C. 右前斜位肋间扫查；D. 右前斜位肋下斜切扫查

3. 肝外胆管扫查 右肋间扫查，肝总管及上段胆总管平行走行于门静脉主干右前方，再行右上腹斜切、纵切扫查，向下追踪至胰头，显示胆总管胰腺段长轴。胆总管下段多与脊柱平行走行，向下、向右折曲进入十二指肠降部。

（五）正常胆道系统声像图

1. 胆囊 胆囊形态个体差异较大，多数纵切面呈梨形或椭圆形。正常胆囊轮廓清晰，胆囊壁呈线状高回声，囊腔内呈无回声，后方回声增强，呈典型的囊性结构（图 7-2-2）。胆囊颈部和体部常可见皱襞。正常胆囊管难显示，扩张时较容易检出。

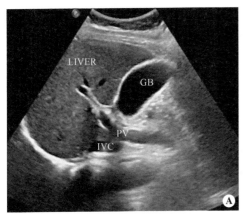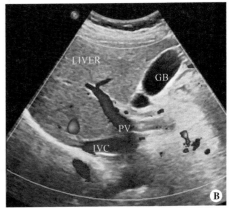

图 7-2-2　正常胆囊声像图

A. 二维超声；B. 彩色多普勒超声。GB. 胆囊；LIVER. 肝脏；PV. 门静脉；IVC. 下腔静脉

2. 胆管

（1）肝内胆管：右肋缘下斜切扫查，左肝管、右肝管（一级胆管）位于门静脉左支、右支前方（图 7-2-3），呈细管状无回声，其内径小于 2mm。肝叶胆管（二级胆管）有时可显示，肝段胆管（三级胆管）及以上分支胆管一般不可显示。肝内二级胆管及以上分支如有扩张，与伴行的门静脉一起呈平行管征。

（2）肝外胆管：超声将肝外胆管划分为上下两段，上段自肝门发出与门静脉伴行，下段与下腔静脉伴行并延伸进入胰头背外侧。肝外胆管上段纵切面图像表现门静脉前方的管状无回声（图 7-2-4），与门静脉平行呈双管结构，两者之间有时可见肝动脉右支的横截面。在肝门附近横断面，肝外胆管、肝动脉、门静脉共同显示为三个圆形的管腔结构，即"米老鼠征"，门静脉是"头"，肝外胆管和肝动脉分别为"左耳"和"右耳"。肝外胆管下段常因胃肠气体干扰不易显示，采用探头加压扫查和饮水充盈胃十二指肠的方法，可显著提高其显示率。对胰头做横断扫查时，可显示胰头背外侧、下腔静脉前的胆总管横断面。

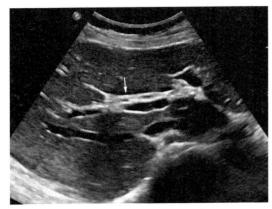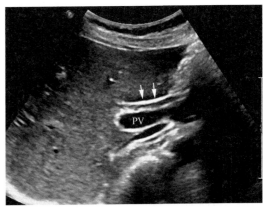

图 7-2-3　正常肝内胆管声像图

左侧白色箭头指示处为右肝管，右侧红色箭头指示处为左肝管

图 7-2-4　正常肝外胆管声像图

箭头指示处为胆总管上段，其深面为门静脉主干，两者平行走行

三、胆囊疾病

（一）先天性胆囊异常

1. 病理与临床　先天性胆囊异常的种类较多，但均较少见。其主要的先天性异常大致分为位置异常、数目异常、形态异常、体积异常或几种先天性异常同时存在。临床无明显症状。

2. 超声表现

（1）皱褶胆囊：是先天性胆囊异常中最常见的一种，也称折叠胆囊，超声显示在胆囊体部与底部之间或颈体部之间有强回声皱襞，将胆囊分为多个腔，但腔与腔之间相通。

（2）双胆囊：在胆囊窝可见两个相互独立的胆囊，两者之间不相通，胆囊壁完整，并各自有一个胆囊管引流。

（3）双房胆囊：胆囊窝可见两个相互独立的囊腔，中间可见完整的强回声分隔，分隔在胆囊颈部有缺损，两腔相通。

（4）胆囊憩室：胆囊壁局部向外膨出形成一个圆形的囊腔，并与胆囊腔相通。

（5）胆囊缺如：在胆囊窝行多切面扫查未见胆囊回声。

（6）胆囊异位：胆囊位于肝内、肝后等异常部位。

3. 鉴别诊断　双房胆囊与双胆囊均在胆囊窝有两个独立的囊腔，但双房胆囊的分隔在颈部有缺损，两腔相通，双胆囊各有自己的胆囊管引流。胆囊位置异常时易被误诊为囊肿或其他含液性病变。

4. 临床价值　超声可作为各种胆囊先天性异常的首选检查方法，但判断囊腔结构、胆囊颈及囊腔与胆道关系比较困难，易出现误诊、漏诊，此时可选择其他影像学检查做出诊断。

（二）胆囊结石

1. 病理与临床　胆囊结石是常见的胆囊疾病，根据结石成分，可分为 3 种类型，即胆固醇结石、胆色素结石、混合性结石。胆固醇结石成分以胆固醇为主，多见于胆囊内，常为多个，体积较大；胆色素结石成分以胆红素钙为主，呈泥沙样和砂粒样，多见于胆管；临床上以混合性结石多见，由两种以上主要成分构成。胆囊结石常与胆囊炎同时存在。

胆囊结石的临床表现取决于结石大小、部位及是否伴有梗阻和感染。胆绞痛是胆囊结石的典型症状，表现为右上腹或剑突下疼痛，可放射至后背和肩胛区，疼痛轻重、持续时间各异。部分患者伴发热和轻度黄疸，即 Charcot 三联征。合并感染时查体 Murphy 征阳性。

2. 超声表现　典型胆囊结石声像图特点（图 7-2-5）：①胆囊内可见一个或多个强回声团；②结石强回声后方可伴有无回声暗带，即声影；③结石强回声随体位改变可移位。

非典型胆囊结石声像图特点：①填满型胆囊结石，胆囊内填满结石，胆囊失去正常的形态与轮廓，胆囊内胆汁暗区消失，胆囊前壁呈弧形强回声，后方伴宽声影，致胆囊后半部轮廓显示不清，出现囊壁-结石-声影（W-E-S）三联征。②胆囊颈部结石，有胆汁衬托时，颈部结石容易被检出。超声表现为胆囊颈、胆囊管内强回声伴后方

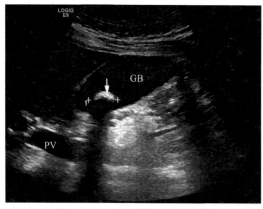

图 7-2-5　典型胆囊结石声像图
GB. 胆囊；PV. 门静脉；白色箭头指示处为结石

声影，胆囊可肿大，慢性胆囊炎反复发作也可导致胆囊萎缩，胆囊壁明显增厚，肝内胆管及上段肝外胆管扩张成狭窄。从而并发 Mirizzi 综合征。③胆囊泥沙样结石，结石直径较小，如泥沙样堆积在胆囊体或胆囊底部，呈均质的等回声或强回声，后方声影较淡或不明显，可随体位改变缓慢移位。④胆囊壁间结石，胆囊壁增厚，壁内见单发或多发数毫米长的强回声，后方出现"彗星尾征"，

改变体位时无移位。

3. 鉴别诊断

（1）胆囊内非结石性高回声：如胆泥、凝血块等，与后方声影不明显的非典型结石难以鉴别，建议随访复查。

（2）胃肠气体：胆囊附近胃肠道内气体呈强回声团，后方也伴有声影，但该强回声团不稳定，后方声影为"混浊声影"，与胆囊结石后方的"清晰声影"截然不同。

（3）伪像：声束旁瓣和部分容积效应等均可在胆囊内显示而形成多种伪像，改变患者体位、应用适当的扫查技术可排除这类伪像。

4. 临床价值 超声诊断胆囊结石已经达到较高水平，目前已可显示直径小于 1mm 的结石，尤其对 X 线造影胆囊不显影的病例，超声检查对临床确诊有很大帮助。

【案例 7-2-1】男性患者，57 岁，右上腹隐痛半年，进餐后疼痛加剧伴恶心、呕吐 1h，急诊行腹部脏器超声检查，胆囊声像图见图 7-2-6。

问题 1：本案例最可能的诊断是什么？诊断依据是什么？

答案与解析：最可能的诊断为胆囊填满型结石。

诊断依据：稍高回声的胆囊壁，与胆囊壁走行一致的强回声带，后方伴有宽大的声影区，遮掩了胆囊轮廓和胆囊腔。这种特征性的声像图称为"囊壁-结石-声影"三联征。

问题 2：鉴别诊断有哪些？鉴别要点是什么？

答案与解析：本病需与胆囊旁的胃肠气体相鉴

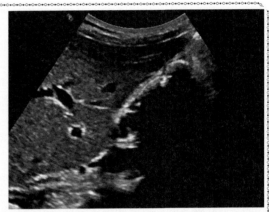

图 7-2-6 胆囊二维超声声像图

别，胆囊附近胃肠道内气体也为强回声团，后方也伴有声影，但该强回声团不稳定，后方声影为"混浊声影"，与胆囊结石后方的"清晰声影"截然不同，改变体位、多切面扫查可以将两者鉴别开来。

（三）胆囊炎

1. 急性胆囊炎（acute cholecystitis）

（1）病理与临床：急性胆囊炎是胆囊管梗阻、细菌感染或胰液反流等原因引起的胆囊急性炎症性病变，大多数伴有胆囊结石。根据炎症程度不同，其可分为 3 种类型，即单纯性胆囊炎、化脓性胆囊炎和坏疽性胆囊炎，严重者可发生胆囊穿孔，并发弥漫性腹膜炎。主要临床表现为右上腹持续性剧烈疼痛，多发生于进餐后，可放射至右侧肩胛区，伴畏寒、发热、呕吐等症状，体检 Murphy 征阳性，严重者可有轻度黄疸和腹膜刺激症状。

（2）超声表现

1）胆囊肿大，呈圆形或椭圆形，长径 > 9.0cm，前后径 > 4.0cm。

2）胆囊壁弥漫性增厚，呈高回声，其间出现连续或间断的弱回声带，呈"双边影"（图 7-2-7）。

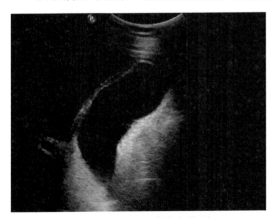

图 7-2-7 急性胆囊炎声像图
二维超声显示胆囊体积增大，囊壁呈"双边影"

3）胆汁混浊，腔内出现稀疏或密集的细点状弱回声，无声影，可移动。

4）本病多伴有胆囊结石，通常嵌顿在胆囊颈管部。

5）超声 Murphy 征阳性：探头深压腹壁接近胆囊底部嘱患者深吸气，触痛加剧。

6）胆囊炎穿孔后，胆囊壁局部膨出或缺损，胆囊周围局限性积液。

7）彩色多普勒超声显示胆囊壁多未见明显血流信号。

（3）鉴别诊断：急性胆囊炎所引起的胆囊肿大、壁增厚，应与肝硬化、肾脏疾病、右心衰竭，以及其他疾病引起的低蛋白血症所致胆囊改变相鉴别。

（4）临床价值：超声检查在急性胆囊炎的诊断、病因追寻中具有重要价值，可快速评估炎症严重程度，及时发现相关并发症，指导临床治疗方案的选择等。

2. 慢性胆囊炎（chronic cholecystitis）

（1）病理与临床：慢性胆囊炎是最常见的胆囊疾病，常与胆道结石并存。其可由急性胆囊炎反复发作演变而来，也可无急性胆囊炎病史，多是长期胆囊结石形成的慢性炎症刺激和化学损伤的结果。炎症反复发作使胆囊壁增厚、囊壁纤维组织增生及慢性炎性细胞浸润，从而引起胆囊收缩功能减退或丧失，最终胆囊萎缩变小。

多数患者无特异性症状，可表现为腹痛、腹胀、呃逆或厌油等消化不良症状。

（2）超声表现

1）胆囊轮廓显示模糊，壁增厚、毛糙，呈均匀的弱回声或中等高回声，厚度＞3.0mm。

2）胆汁黏稠，囊内可出现中等或弱回声团，无声影，随体位改变可移动变形，常伴有结石强回声团。

3）病程初期，胆囊体积无明显变化，病程较长时，可见胆囊萎缩变形，胆汁暗区显示不清，囊腔变小甚至闭合。

4）脂肪餐试验显示胆囊收缩功能差或无功能。

5）彩色多普勒超声显示胆囊壁多未见明显血流信号。

（3）鉴别诊断：慢性胆囊炎囊壁增厚需与胆囊腺肌症、厚壁型胆囊癌相鉴别。胆囊腺肌症增厚的囊壁内可见小的囊腔，常伴有壁间结石。厚壁型胆囊癌囊壁增厚程度不均一，黏膜面不规则，囊腔内模糊不清，胆囊变形。

（4）临床价值：超声对典型慢性胆囊炎的诊断较容易，但对轻度炎症未造成胆囊囊壁改变者诊断较难，需结合临床考虑。

（四）胆囊息肉样病变

胆囊息肉样病变是胆囊壁向胆囊腔内呈息肉状生长的所有非结石性病变的总称，包括胆囊胆固醇沉着症、胆囊腺肌增生症、胆囊腺瘤等。

1. 胆囊胆固醇沉着症

（1）病理与临床：由于代谢障碍，过多的胆固醇沉积于胆囊黏膜内，后被巨噬细胞吞噬，逐渐形成了向黏膜表面突出的黄色小颗粒，称为胆固醇沉着症，因其呈息肉样改变，故又称为胆固醇性息肉。

本病临床可无明显症状，与慢性胆囊炎和胆囊结石相似，不易诊断。

（2）超声表现：于胆囊见自囊壁向腔内凸起的乳头状或桑葚状结节，常为多发，大小一般小于 1.0cm，一般基底窄，无声影，体位改变不移动，彩色多普勒超声显示无明显血流信号。

（3）鉴别诊断

1）胆囊胆固醇息肉需与胆囊内细小结石鉴别，后者改变体位可在囊内滑动。

2）胆囊胆固醇息肉需与较小的胆囊腺瘤鉴别。

【案例 7-2-2】 女性患者，28 岁，常规体检超声检查腹部脏器，胆囊声像图见图 7-2-8。
问题 1：本案例最可能的诊断是什么？诊断依据是什么？
答案与解析：最可能的诊断是胆囊胆固醇息肉。诊断依据：于胆囊见自囊壁向腔内凸起的乳头状结节，多发，体积比较小，窄基底，无声影。

问题 2：鉴别诊断有哪些？

答案与解析： 胆囊胆固醇息肉需与胆囊内细小结石鉴别，通过改变患者体位判断，可移动者为结石，不能移动者为胆囊胆固醇息肉，但息肉和较小的胆囊腺瘤不易鉴别。也需注意与小结节型和蕈伞型胆囊癌鉴别，需仔细观察其大小、基底、表面及内部回声等，必要时需进一步检查。

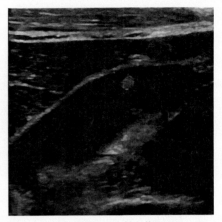

图 7-2-8 胆囊声像图

2. 胆囊腺肌增生症

（1）病理与临床：胆囊腺肌增生症是胆囊壁的一种非炎症、非肿瘤性良性病变。病理表现为胆囊壁黏膜层和肌层增生，黏膜上皮多处向外凸出形成罗-阿窦（Rokitansky-Aschoff sinus），典型者窦扩大成囊，深入穿透肌层，一般不超过浆膜面，窦内胆汁淤积，有胆固醇沉积或小结石形成。根据病变范围不同本病可分为弥漫型、节段型和局限型，其中以局限型多见。

（2）超声表现

1）胆囊壁增厚，呈弥漫性、节段性或局限性增厚隆起。

2）增厚的胆囊壁内见小的无回声暗区，可合并壁间结石。

3）脂肪餐试验显示胆囊收缩功能亢进。

4）彩色多普勒超声显示无明显血流信号。

（3）鉴别诊断：胆囊腺肌增生症需与慢性胆囊炎相鉴别。后者可因感染坏死在增厚的胆囊壁内形成液性暗区，但形态不规则，大小不等。

3. 胆囊腺瘤

（1）病理与临床：胆囊腺瘤为肿瘤性息肉，是最多见的胆囊良性肿瘤，多合并胆囊慢性炎症和结石，可发生于胆囊的任何部位，病理分为两个亚型，即管状腺瘤和乳头状腺瘤，多数为胆囊壁黏膜的增生隆起。临床可无任何症状，合并慢性胆囊炎、胆囊结石时可表现相应症状。

（2）超声表现：于胆囊内见自囊壁向腔内凸起的乳头状或圆形结节，为等回声或高回声，基底较宽，偶见有蒂，可多发，大小一般不超过 1.5cm，部分病灶彩色多普勒可显示血流信号。

（3）鉴别诊断：胆囊腺瘤需与胆固醇性息肉相鉴别，腺瘤的基底部较宽，非肿瘤性息肉的蒂很细。

【案例 7-2-3】 女性患者，50 岁，进食后右上腹隐痛，摄入油腻饮食后疼痛加剧数年，超声检查腹部脏器，胆囊声像图见图 7-2-9。

问题 1：本案例最可能的超声诊断是什么？诊断依据为何？

答案与解析： 最可能的超声诊断是胆囊息肉样病变，良性病变可能性大。诊断依据：二维超声显示于胆囊内见自囊壁向腔内凸起的乳头状稍高回声结节，基底较宽，囊壁光滑完整（图 7-2-9A）。彩色多普勒超声显示病灶内可见血流信号（图 7-2-9B）

问题 2：上述胆囊内实性病灶超声造影声像图见图 7-2-10，该患者最可能的诊断是什么？

答案与解析： 最可能的诊断为胆囊息肉样病变，良性病变可能性大。诊断依据为胆囊内见自囊壁向腔内凸起的乳头状稍高结节，基底较宽，造影显示胆囊壁连续完整，胆囊内实性病灶早期呈高增强，晚期呈等增强，良性病变可能性大。应行手术病理检查以鉴别息肉与腺瘤。

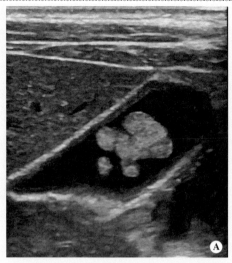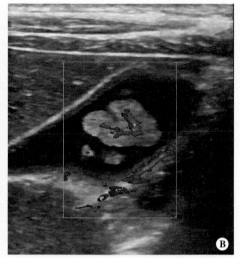

图 7-2-9 胆囊二维和彩色多普勒超声声像图（案例 7-2-3）

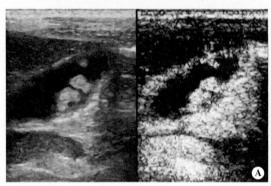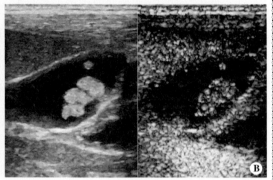

图 7-2-10 胆囊超声造影声像图
A.造影早期；B.造影晚期

（4）临床价值：利用超声对胆囊息肉样病变进行诊断，其目的是判断胆囊壁是否存在隆起性病变，病变是肿瘤性的还是非肿瘤性的，肿瘤的良恶性如何，从而为该病早期诊断及手术治疗方案的选择提供依据。

（五）胆囊癌

1. 病理与临床 原发性胆囊癌（primary gallbladder carcinoma）是胆囊最常见、恶性程度最高的恶性肿瘤，它与胆石症、胆囊炎、胰胆管异常连接导致胆汁反流等有关。胆囊癌大多为腺癌，鳞癌少见，未分化癌和类癌罕见。胆囊癌形态不一，胆囊壁广泛受累，囊壁明显增厚或厚薄不均，也可浸润邻近组织。

胆囊癌在非浸润阶段和早期浸润阶段大多数无明显临床症状，合并慢性胆囊炎、胆囊结石时可表现相应症状。晚期表现为持续性上腹钝痛并伴有明显恶病质，如黄疸、体重下降、腹水、胆囊管梗阻等。肿瘤常见转移方式为直接侵犯邻近器官，局部转移至肝脏或邻近脏器时，可在右上腹触及坚硬包块。

2. 超声表现 胆囊癌超声声像图根据其不同的癌变特点和不同的发展阶段可分为 5 种类型，即小结节型、蕈伞型、厚壁型、混合型、实块型。

（1）小结节型：乳头状中等回声团块自囊壁突向腔内，基底较宽，边缘凸凹不平。病灶一般为 1 ～ 2.5cm。

（2）蕈伞型：为基底宽、边缘不整齐的蕈伞型弱回声或中等回声团块突向囊腔，常为多发。

（3）厚壁型：囊壁不均匀性增厚，可呈局限性或弥漫性，表面不规则，常以颈部、体部增厚明显。

（4）混合型：为蕈伞型和厚壁型的混合表现。

（5）实块型：胆囊肿大，为一个弱回声或不均匀回声的实性团块，有时内可见结石的强回声团。

（6）彩色多普勒超声显示大部分胆囊癌病灶内可见血流信号。

3. 鉴别诊断

（1）小结节型和蕈伞型胆囊癌需与胆囊良性病变鉴别，如腺瘤、胆固醇性息肉、胆囊腺肌增生症、肉芽肿等，可从病变大小、基底、表面及内部回声等方面进行观察鉴别。

（2）厚壁型胆囊癌与慢性胆囊炎鉴别，前者囊壁增厚更明显，内壁黏膜线多不规则。

（3）实块型胆囊癌需与肝脏或横结肠肿瘤鉴别，结肠肿块内有含气体强回声的黏膜腔，与肠管分界不清，胆囊癌肿块内有结石强回声和后方声影，改变患者体位、多切面探查可增加诊断信心。

4. 临床价值 超声检查对发现胆囊壁隆起性病变有重要临床价值，对胆囊良恶性肿瘤鉴别有重要作用。胆囊形态、胆囊壁有无浸润，以及单发或多发，周围脏器是否受侵袭等特征，有助于胆囊良恶性肿瘤的诊断。

【案例 7-2-4】 男性患者，62 岁，上腹胀痛 6 个月，黄疸 15 天。胆囊超声声像图见图 7-2-11。

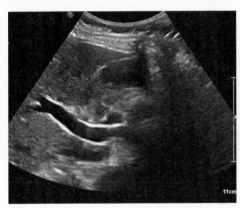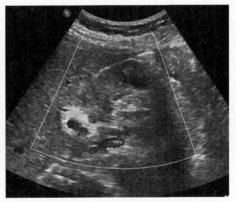

图 7-2-11　胆囊二维和彩色多普勒超声声像图（案例 7-2-4）

问题 1：本案例最可能的诊断是什么？诊断依据是什么？

答案与解析：最可能的诊断为胆囊癌。诊断依据：胆囊肿大，囊腔内见一个非均质回声的实性团块，胆囊壁轮廓不清。

问题 2：该患者胆囊超声造影声像图见图 7-2-12，请对胆囊超声造影特征进行描述。

答案与解析：该患者胆囊超声造影的声像图特征：造影早期呈高增强，然后迅速减退为低增强，囊壁不光滑，连续性差，肿块与胆囊壁分界不清。符合胆囊癌造影声像图表现。

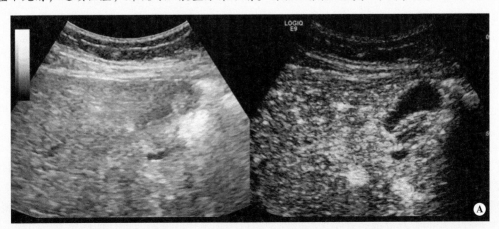

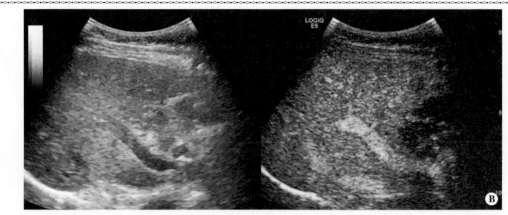

图 7-2-12 胆囊超声造影声像图
A. 造影早期；B. 造影晚期

四、胆管疾病

（一）先天性胆管疾病

1. 先天性胆管囊状扩张症（congenital biliary dilatation）

（1）病理与临床：先天性胆管囊状扩张症是指肝内和肝外胆道系统单独或联合的先天性扩张，可发生在肝内、肝外胆管的任何部位，多见于婴幼儿、儿童，共分为 5 型。Ⅰ型，弥漫性肝外胆管梭形扩张，肝内胆管正常，此型最多见；Ⅱ型，胆总管憩室，临床罕见；Ⅲ型，胆总管末端扩张并凸向十二指肠腔内；Ⅳ型，肝内、肝外胆管多发囊性扩张；Ⅴ型，又称 Caroli 病，肝内胆管囊状扩张，肝外胆管正常，常合并多囊肾。由于胆管囊状扩张，患者极易发生胆汁排泄不畅、胆道感染、结石形成。典型的临床表现为腹痛、黄疸、腹部包块三联征，成人常以右上腹痛为首发症状，婴幼儿多以黄疸为首发症状。

（2）超声表现

1）肝外胆管囊状扩张：①胆总管呈囊状扩张，呈球形或纺锤形，其上下段均与胆管相通，肝内胆管一般正常或轻度扩张；②囊状扩张的胆总管内可有结石或黏稠胆汁；③可找到胆囊声像图，胆囊一般缩小。

2）肝内胆管囊状扩张：肝内沿胆管分布的多发、单发的囊性包块，形态多规则，边界清，内为无回声，透声好，后方回声增强，与胆管相通是本病特异性征象。

（3）鉴别诊断

1）胆总管囊肿需与右上腹囊性包块鉴别，如大网膜囊肿、肠系膜囊肿等。

2）肝内胆管囊状扩张症（较小囊肿）需与门静脉海绵样变鉴别。彩色多普勒超声观察其内有无血流信号有助于鉴别。

3）肝内胆管囊状扩张症（较大囊肿）需与肝囊肿、肝脓肿、多囊肝等鉴别。后者囊腔与肝管、囊腔与囊腔均不相通。

（4）临床价值：超声是首选的辅助检查方法，可以大体明确胆总管扩张的部位、程度、形态及有无肝内胆管扩张，但因受气体、肋骨遮盖等限制，超声探查常不能显示胆道系统全貌，对十二指肠后方囊肿的探查存在困难。

2. 先天性胆道闭锁（congenital biliary atresia）

（1）病理与临床：先天性胆道闭锁是一种肝内外胆管出现闭锁，并可导致梗阻性黄疸而最终发生淤胆性肝硬化的疾病，临床上一般认为其与宫内病毒感染、肝内胆管炎性病变及先天性胆道发育畸形有关。根据胆道闭锁的范围可将其分为肝内型、肝外型和混合型。肝内型胆道闭锁是指肝内大胆管、小胆管或全部胆管闭锁。肝外型胆道闭锁是指肝外胆管的任何部位发生闭锁。混合型胆道闭锁指肝内外胆管全部闭锁。进行性梗阻性黄疸是本病的突出表现,巩膜黄染是最早的体征,粪色呈白陶土色,尿色加深至红茶色。

（2）超声表现：①禁食后胆囊长径小于15mm或胆囊缺如,胆囊形态不规则或呈分叶状,胆囊壁纤薄,显示不清,黏膜层不光滑或不完整;②"三角带征",肝内及肝外胆管渐进性的炎性反应最终引起纤维化及胆道损害,产生残存胆管纤维块,表现为肝门区门静脉周围三角形或条索样高回声带;③肝动脉增粗;④肝包膜下血流信号增多;⑤可伴有肝纤维化。

（3）鉴别诊断：新生儿阻塞性肝炎,虽主要以肝脏损害为主,但有时肝炎引起的胆汁分泌量减少,也可导致空腹时出现小胆囊征象。如果胆囊形态异常,囊壁僵直、皱缩,存在"三角带征",则支持先天性胆道闭锁诊断。

（4）临床价值：超声通过观察患儿空腹时胆囊大小（长轴长度）、形态及有无肝门纤维块,对该病的诊断及鉴别诊断具有较高临床价值。

（二）胆管结石

1. 病理与临床 根据结石的发生部位,胆管结石可分为肝内胆管结石和肝外胆管结石。肝内胆管结石与胆道感染、胆汁淤积、胆道寄生虫有关,多为胆色素混合性结石,常多发,好发于左右肝管汇合部或左肝管内。肝外胆管结石多来自胆囊结石或肝内胆管结石,多位于胆总管中下段。胆管结石引起胆道系统梗阻和反复感染,最终可导致胆管狭窄、扩张和肝纤维化。

2. 超声表现 若结石位于肝内胆管,二维超声显示肝内沿胆管走行见强回声斑,呈串珠或条索状,后伴声影,结石阻塞部位以上胆管扩张,呈"平行管征";若结石位于肝外胆管,二维超声显示肝外胆管管腔内见形态稳定的强回声团,与管壁分界清楚,后方出现声影,结石阻塞部位以上胆管扩张,胆囊可肿大,若结石位于胆总管下段肠壁内段,主胰管也扩张。结石不典型者扩张的胆管内可见等回声或弱回声充填,后方无明显声影。合并慢性胆管炎时,胆管壁回声增强,管腔狭窄,胆管积气有彗星状强回声。合并胆汁淤积时,则扩张的胆管内有密集点状弱回声沉积,可流动。长期胆汁淤积感染可致淤胆性肝硬化。

3. 鉴别诊断

（1）肝内钙化灶：呈强回声,后伴声影,但不伴有胆管扩张。

（2）肝内胆道积气：积气有流窜感,不稳定,后方有多重气体反射,不伴有远端胆管扩张。

（3）胆管内肿瘤：肿瘤回声形态不规整,与胆管壁分界不清晰,不活动,无声影。彩色多普勒超声显示其内可有血流信号。

（4）胆管内胆泥、凝血块：表现为形态不规则团块,无声影,改变体位易变形、流动。

4. 临床价值 肝内胆管结石及肝外胆管上段结石超声可清楚显示,肝外胆管下段结石因气体干扰显示困难,可通过饮水充盈肠管或改变体位提高结石的检出率。

（三）胆管癌（cholangiocarcinoma）

1. 病理与临床 胆管癌起源于胆管细胞,好发于肝门部左右肝管汇合处、胆囊管肝总管汇合处及壶腹部。60%发生于肝门部胆管,即Klatskin瘤,具有高度侵袭性。病理改变为肿瘤自胆管壁呈乳头状或结节状突入管腔,呈浸润性生长,管壁不均匀增厚、僵硬,管腔狭窄。临床表现早期不典型,晚期表现为进行性加重性黄疸、皮肤瘙痒、腹泻和消瘦。

2. 超声表现

（1）超声直接征象

1）弥漫浸润型：病变部位的胆管壁不规则增厚,回声增强,下段胆管呈锥状和鼠尾状狭窄。若管壁明显增厚致管腔填塞,可见胆管呈截断征,管壁僵硬,内外壁强回声线被破坏,不连续。

2）结节型：胆道内有形态不规则的软组织肿块突入,呈稍强或不均质低回声,无声影。早期肿块游离面与胆管内壁尚有分界,不光整,晚期肿块填塞于扩张的胆道内,其游离面、附着面与胆管壁的界限均不清晰。管壁连续性被破坏。彩色多普勒超声显示胆管肿瘤属于乏血供肿瘤,其内血流信号常难以显示。

（2）超声间接征象：软组织肿块上段胆管扩张。壶腹部肿块，胆道全程和主胰管均扩张。肝门部胆管癌呈"蝴蝶征"，肿块为"蝶体"，扩张的胆管为"蝶翅"。受累肝叶可萎缩，血管受侵犯，肝内可有转移灶，或肝门部淋巴结肿大。

3. 鉴别诊断

（1）胆管癌的稍强回声需与黏稠的胆汁块、无声影结石鉴别：后者随体位改变可移动，与胆管壁分界清晰。

（2）高位胆管癌与肝癌鉴别：肝癌肿块不沿胆管走行，周围胆管不扩张，肿块回声强弱不等，周围可有声晕。肝癌浸润胆管管壁时，在胆管内形成癌栓，胆管扩张不显著时则易漏诊。

（3）下段胆管癌与壶腹癌、胰头癌鉴别：不容易鉴别，尤其胆管癌侵入胰头或壶腹部时鉴别更困难。饮水后观察十二指肠，壶腹癌者充盈缺损、受阻，胰头癌者，充盈较平滑，下腔静脉和门静脉受压。

（4）胆管的炎性狭窄与狭窄型和截断型胆管癌鉴别困难。前者管壁增厚，回声增强，但连续性无破坏。

4. 临床价值 超声可以通过胆道扩张的范围判断胆管肿瘤阻塞部位，可以直接观察肿瘤的大小、有无侵犯周围血管及有无肝内转移和肝门部淋巴结肿大，帮助临床确定治疗方案。

【案例 7-2-5】 女性患者，49 岁，因"尿黄、皮肤巩膜黄染 1 周，腹胀、恶心 2 天"入院。现病史：患者 1 周前无明显诱因出现尿黄、皮肤巩膜黄染，无明显乏力，无腹痛、呕吐，无畏寒、发热，无呕血、黑便，无反酸、胃灼热，当时未在意，2 天前患者出现恶心、干呕、腹胀不适，且症状逐渐加重。查肝功能显示 TB 138μmol/L↑，DBIL 74.36μmol/L↑，ALT 275U/L↑，AST 249U/L↑。

起病以来，患者精神一般，食欲一般，大便每天 2～3 次，小便黄，睡眠可。体重下降不明显。

超声检查声像图见图 7-2-13。

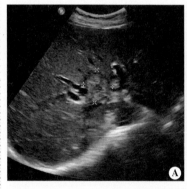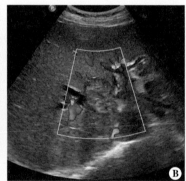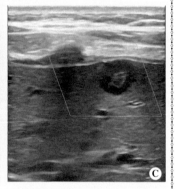

图 7-2-13 胆道系统超声声像图
A. 肝门部二维超声声像图；B. 肝门部彩色多普勒超声声像图；C. 肝脏近包膜区二维超声声像图

问题：请描述上述超声图像的声像图特征，该患者最可能的超声诊断是什么？

答案与解析：肝门部见一等回声肿块，肿块周围见扩张的胆管回声，呈"蝴蝶征"，肿块为"蝶体"，扩张的胆管为"蝶翅"。彩色多普勒超声显示肿块内未见明显血流信号，考虑肝门部胆管癌可能性大。肝脏内另见一低回声肿块，呈"牛眼征"，考虑肝脏转移癌可能性大。可进一步行超声造影检查以明确诊断。

（四）胆管炎症

1. 原发性硬化性胆管炎（primary sclerosing cholangitis，PSC）

（1）病理与临床：原发性硬化性胆管炎是一种病因不明，以肝内外胆管的慢性炎症和纤维化为特征的慢性胆汁淤积性肝病，病理改变为肝内、肝外胆管管壁明显增厚、纤维化，管腔狭窄、梗阻，呈节段性或弥漫性分布。主要临床表现为进行性加重的梗阻性黄疸。

（2）超声表现：二维超声显示胆管节段性狭窄、扩张，呈串珠样；胆管壁呈不同程度的环周性不均匀增厚，胆管黏膜面不规则增厚是特征性表现；累及胆囊时，胆囊萎缩变小，胆囊壁增厚；可伴随肝硬化表现。

（3）鉴别诊断：本病应注意与原发性胆管癌相鉴别。原发性硬化性胆管炎本身有恶变倾向，当显示肝外胆管管壁增厚大于 1.0cm，偏心性狭窄或增厚，狭窄以上段胆管明显梗阻扩张时，要考虑胆管癌的可能。

（4）临床价值：超声可判断硬化性胆管炎发生的部位、累及范围，评估病变程度、是否导致梗阻性黄疸，指导临床治疗方式的选择。

2. 化脓性胆管炎（suppurative cholangitis）

（1）病理与临床：化脓性胆管炎常继发于胆总管结石、寄生虫感染、胆管内支架所致的不完全性胆管梗阻，病理改变为慢性胆道梗阻、胆汁淤积、结石形成及胆管腔内出现脓性胆汁。临床表现为发热、寒战、右上腹疼痛，常伴有黄疸，白细胞计数升高，如果病因不能及时去除，患者可发生肝脓肿、膈下脓肿和感染性休克。

（2）超声表现：二维超声显示肝内外胆管高度扩张，管壁增厚、毛糙，常伴有胆囊增大；扩张的胆管内可见结石或胆泥；可伴发肝脓肿。

（3）鉴别诊断：化脓性胆管炎注意与胆管肿瘤鉴别，前者多伴有感染的临床表现，若胆管内有胆泥形成，可行超声造影检查而与肿瘤性病变相鉴别。

（4）临床价值：超声是首选影像学检查方法，可确定化脓性胆管炎的梗阻部位，与其他具有类似临床症状的疾病相鉴别（急性胆囊炎、Mirizzi 综合征等）。

（五）胆道蛔虫病（biliary ascariasis）

1. 病理与临床 肠道内蛔虫经十二指肠乳头开口处钻入胆道，80% 停留于肝外胆管，偶尔可进入胆囊或肝内胆管，钻入的虫体可造成胆管扩张及胆管不完全阻塞和继发胆道感染。病程长者可以蛔虫残体为核心形成结石。本病好发于青壮年及儿童，大多患者有肠道蛔虫病史。临床起病急骤，剑突下突发阵发性剧痛，疼痛过后可如正常人。

2. 超声表现 二维超声显示胆管内可见呈双轨状的强回声带，前端圆钝，边缘清晰光滑。若为多条蛔虫，则超声表现为多条双线状的强回声带。若虫体卷曲呈团，则团内有管状回声，无明显声影。虫体上段胆道不同程度扩张。若为活蛔虫，实时超声可见虫体在胆道内蠕动。

3. 鉴别诊断 本病需与胆道内支架相鉴别，可通过询问病史进行鉴别。蛔虫死后虫体萎缩、钙化，应注意与胆管内结石相鉴别。

4. 临床价值 超声检查对胆道蛔虫病的诊断准确率高达 95% 以上，可直观显示蛔虫的部位及数量，可实时观察活蛔虫在胆道内的蠕动。

五、梗阻性黄疸

（一）病理与临床

梗阻性黄疸由肝内毛细胆管、小胆管、肝胆管或胆总管机械性阻塞引起，梗阻上部的胆管内存在大量胆汁淤积，胆管扩张，压力升高，胆汁通过破裂的小胆管和毛细胆管流入组织间隙和血窦，引起血内胆红素增多，产生黄疸。

（二）超声表现

1. 肝内胆管扩张 肝内胆管内径 > 3mm，提示肝胆管扩张；轻中度扩张时，肝胆管可与伴行的门静脉形成"平行管道征"；重度扩张时，肝胆管呈树枝状向肝门部汇集，相伴行的门静脉受压显示不清。

2. 肝外胆管扩张 正常人肝外胆管上段内径 < 6.0mm，轻度扩张时胆管内径达 7～10mm，

显著扩张胆管内径超过 10mm。肝门部扩张的肝外胆管与门静脉可出现"双筒猎枪征"。

3. 胆囊可有肿大。

4. 主胰管可有扩张。

（三）鉴别诊断

1. 全程胆管和主胰管扩张提示壶腹部水平梗阻。

2. 胆总管扩张提示胆道下段梗阻。

3. 多数情况下胆总管与胆囊张力一致，肝内胆管扩张，胆囊肿大提示胆囊管汇入下端梗阻，胆囊不大提示胆囊管汇入以上梗阻。

4. 肝外胆管正常、肝内胆管扩张提示肝门部梗阻。

5. 只有左叶或右叶肝胆管扩张提示相应某一部分梗阻（左肝管或右肝管）。

梗阻性黄疸超声诊断思路见图 7-2-14。

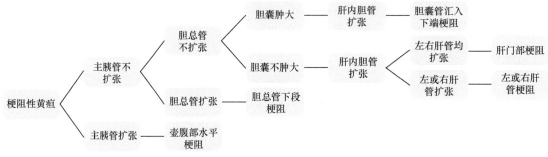

图 7-2-14　梗阻性黄疸超声诊断思路

（四）临床价值

超声检查可以判断胆管是否扩张、胆囊是否增大，通过胆道扩张的部位推断梗阻部位，超声检查可以评估胆道扩张的程度及阻塞的可能原因。

【案例 7-2-6】　男性患者，69 岁，以"右上腹不适 2 个月，皮肤、巩膜黄染，尿黄、大便颜色变浅 1 个月"为主诉入院。查体：皮肤、巩膜黄染，右上腹有轻压痛，余未见异常。超声检查见图 7-2-15。

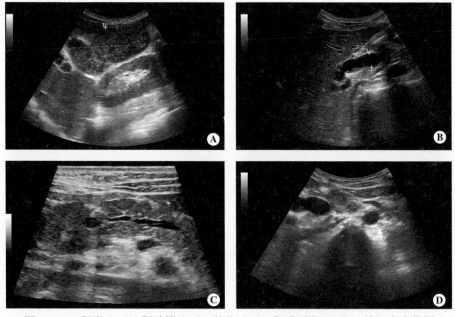

图 7-2-15　胆囊（A）、胆总管（B）、胰腺（C）、胆道下段（D）二维超声声像图

问题：根据超声图像特点，结合临床表现，该患者最可能的诊断是什么？请简述你的超声诊断思路。

答案与解析：图 7-2-15A 显示胆囊肿大，胆汁淤积，图 7-2-15B 显示胆总管扩张，提示梗阻位于胆道下段，图 7-2-15C 显示主胰管扩张，提示梗阻位于壶腹部水平，图 7-2-15D 显示胆总管下段呈"截断征"，考虑壶腹部肿瘤可能性大，需进一步行超声造影检查以明确诊断。

自 我 检 测

7-2-1. 胆囊癌的超声造影声像图特点。

7-2-2. 胆囊超声造影的价值有哪些？

7-2-3. 先天性胆道闭锁的超声声像图特征有哪些？

7-2-4. 简述梗阻性黄疸的超声诊断思路。

（谢明星　段依恋　张　雯）

第三节　胰　　腺

一、解 剖 概 要

胰腺位于上腹部腹膜后，分为头部、颈部、体部和尾部。头部包括钩突部。胰腺形态一般分为哑铃形、蝌蚪形、腊肠形。

胰头为胰腺右端最膨大的部位，以肠系膜上静脉与胰颈分界，胰头上下及右侧均被十二指肠包绕。胰头后方为下腔静脉，胰头癌可侵及下腔静脉。胆总管位于胰头后外侧面的沟中或穿过胰头实质走向右后方，胰头癌时肿瘤可压迫胆总管引起梗阻性黄疸。胰头下部向左后方突起呈钩状，称为钩突。

胰颈为胰头和胰体之间的移行区域，前面与胃幽门部和十二指肠上部相邻，肠系膜上静脉穿行于胰颈后面浅沟，与脾静脉汇合成门静脉主干，因此胰头、胰颈部癌容易压迫或侵犯门静脉。

胰体位于腹腔动脉正下方，十二指肠空肠区正上方，前方为胃，后面为脾静脉，并与腹主动脉和肠系膜上动脉相邻。

胰尾由胰体向左上方延伸而成，位于脾肾韧带内，位置变化较大，大多可达脾门，也可距脾门数厘米。脾静脉起自脾门，沿胰尾后由左向右走行，是识别胰腺的重要解剖标志。脾动脉自腹腔动脉发出，由胰腺体部逐渐走行至胰尾前上方，直达脾门。

胰腺实质内有胰管，胰管分为主胰管和副胰管，胰腺具有内分泌和外分泌功能，其中外分泌功能是由腺细胞和导管细胞分泌胰液，经主胰管和副胰管汇集后排入十二指肠壶腹部。主胰管内径小于 0.2cm，起自胰尾，经胰体和大部分胰头，在胰头右侧缘与胆总管汇合形成共同通道，经 Vater 壶腹部开口于十二指肠大乳头。副胰管较主胰管短细，位于胰体上部，其一端开口于十二指肠小乳头，另一端与主胰管相连，当主胰管末端发生梗阻时，胰液可经副胰管流入十二指肠。

二、超声检查方法及正常声像图

（一）患者准备

1. 患者应禁食至少 8h，前 1 天晚餐以清淡饮食为主，以避免胃肠道气体干扰。

2. 有肠胀气或便秘的患者可在前 1 天晚上服用缓泻药，晨起排便或灌肠后检查。

3. 部分因胃肠道气体干扰明显，胰腺超声显示困难的患者，可饮无气水或胃肠充盈对比剂，以充满液体的胃作为透声窗进行检查。

4. 如当日已做胃镜、胃肠道钡剂、胆道造影等检查，应在次日或以后进行胰腺超声检查。

（二）探查体位

1. 仰卧位　最常用体位，患者平静呼吸或深呼吸。

2. 侧卧位　患者胃肠道气体较多时，右侧卧位有利于胰头部显示，左侧卧位有利于胰体、尾部显示。

3. 半卧位、坐位或立位　多用于饮无气水或胃肠充盈对比剂的受检者，此时肝脏下移，胃肠道气体上移，以肝脏为透声窗更有利于检查。

4. 俯卧位　较少采用，患者较瘦时可采用此体位，利用左肾和脾为透声窗，克服肠道气体影响，有利于胰尾部显示。

（三）仪器

胰腺超声检查常规使用彩色多普勒超声诊断仪，一般选用凸阵探头，频率为 2.0 ～ 5.0MHz，体型较瘦者或儿童也可选择 5.0 ～ 7.0MHz 线阵探头。

（四）检查方法

1. 上腹部横断面、斜断面　将探头放置于剑突下方，探头右低左高扫查，然后向下移动探头，找到腹主动脉及肠系膜上动脉，再向上找到脾静脉，胰腺位于脾静脉前方。脾静脉是识别胰腺的重要标志。

2. 上腹部纵断面　在横断面找到胰腺基础上，旋转探头垂直体表，左右移动可分别观察胰腺头、体、尾部及与周边血管、组织脏器关系。

3. 左肋间断面　从左肋间扫查，以脾脏为透声窗，沿脾静脉显示胰腺尾部。

4. 经腰部纵断面　经腰部以左肾或脾脏为透声窗，在肾上腺前方显示胰腺尾部。

（五）正常胰腺声像图

正常胰腺可呈哑铃形、蝌蚪形、腊肠形，分为胰腺头部、体部、尾部，胰头向左后突起称为钩突部，胰头和胰体之间狭窄处称为胰颈，向左延伸为胰体尾部。正常胰腺回声细密、均匀，较肝脏略高，有时可见较细的主胰管。胰腺周围血管是定位胰腺重要标志，主要包括下腔静脉、脾静脉、腹主动脉、肠系膜上动静脉（图 7-3-1 ～图 7-3-4）。

胰腺大小的正常测量值尚不完全一致，一般采用胰腺头部前后径≤ 2.5cm，胰腺体部及尾部前后径≤ 2.0cm 的标准。

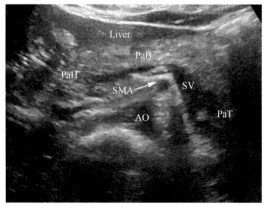

图 7-3-1　正常胰腺横断面灰阶超声声像图
AO. 主动脉；PaH. 胰头；PaB. 胰体；PaT. 胰尾；SV. 脾静脉；SMA. 肠系膜上动脉；Liver. 肝脏

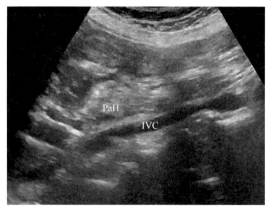

图 7-3-2　正常胰头纵断面灰阶超声声像图
IVC. 下腔静脉；PaH. 胰头

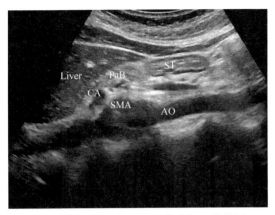

图 7-3-3 正常胰体纵断面灰阶超声声像图

AO. 主动脉；PaB. 胰体；SMA. 肠系膜上动脉；CA. 腹腔动脉；
Liver. 肝脏；ST. 胃

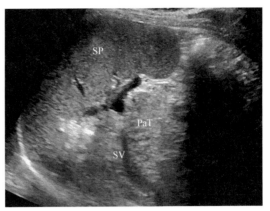

图 7-3-4 正常经脾脏胰尾断面灰阶超声声像图

PaT. 胰尾；SP. 脾脏；SV. 脾静脉

三、胰 腺 炎

（一）急性胰腺炎

1. 病理与临床 急性胰腺炎（acute pancreatitis）是临床上常见的急腹症之一，分为急性水肿型胰腺炎和急性出血坏死型胰腺炎。急性水肿型胰腺炎又称轻度胰腺炎，病变较轻，表现为胰腺水肿、炎性渗出累及整个胰腺或局限于胰腺局部。急性出血坏死型胰腺炎为重症胰腺炎，表现为胰腺及周围脂肪组织坏死，坏死病变呈间隔性或小叶周围性分布，病程较长者可形成胰腺假性囊肿、脓肿。

最常见的临床表现是急性上腹痛、恶心、呕吐、发热及血清淀粉酶增高等。诱因多为大量饮酒、暴饮暴食和胆石症等。急性水肿型胰腺炎症状较轻，预后良好。急性出血坏死症胰腺炎病情凶险急剧，易发生休克、腹膜炎、假性囊肿、胰腺脓肿等。

2. 超声表现 灰阶超声显示胰腺弥漫性或局限性肿大。急性水肿型胰腺炎时胰腺弥漫性肿大，或局限性胰头肿大或胰尾肿大，胰腺形态尚规则，边界清晰，实质回声降低，呈低回声或极低回声，后方脾静脉及门静脉由于肿大胰腺压迫或渗出显示不清。急性出血坏死型胰腺炎时胰腺肿大明显，边界模糊，胰腺内部回声增强、增粗，表现为不规则高回声区，液化坏死时可见无回声区，使整个胰腺呈混合回声。胰周由于渗出而出现积液、积脓等，常可伴有腹水、肠腔扩张、胸腔积液等。

急性胰腺炎发病 2～4 周后，可在胰腺内外形成假性囊肿，表现为胰腺实质内或周围无回声区，内透声好，边界清晰或模糊，后方回声增强。囊肿多为单房，少数呈多房。

3. 鉴别诊断

（1）胰腺癌：局灶性胰腺炎与胰腺癌均可表现为低回声肿物，后者通常边界模糊，形态不规则，向周围浸润生长，结合血清 CA199、淀粉酶等可帮助鉴别。

（2）慢性胰腺炎：常为高回声或混合回声，常伴胰管扩张及胰管内结石。

4. 临床价值 根据典型临床症状及血、尿淀粉酶升高，急性胰腺炎临床诊断并不困难。超声可为急性胰腺炎提供一定诊断依据，超声主要征象表现为胰腺弥漫性或局限性肿大、回声异常、胰腺内外积液、胰管扩张、胰腺假性囊肿。另外，超声可动态观察胰腺炎病情变化、严重程度及胰腺假性囊肿、胰周积液变化等。但是，超声诊断急性胰腺炎并无特异性，应结合临床资料及其他影像学检查综合判断。

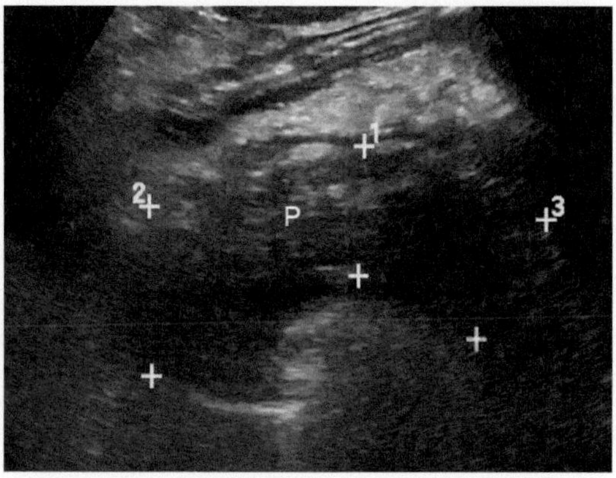

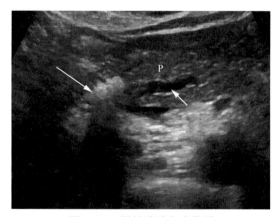

图 7-3-5　胰腺横断面灰阶超声声像图

测量标记: 1. 胰颈前后径 3.0cm; 2. 胰头前后径 3.9cm; 3. 胰尾前后径 3.3cm; P. 胰腺

【案例 7-3-1】 男性患者, 50 岁, 10h 前中上腹束带样疼痛, 向后背部放射, 伴腹胀、恶心、呕吐, 无腹泻, 无发热、寒战, 无皮肤巩膜黄染, 急查血淀粉酶 1200U/L↑, 白细胞计数 25.23×10⁹/L↑, 中性粒细胞百分比 86.8%↑。

上腹部超声检查: 胰腺声像图见图 7-3-5。

问题 1: 依据声像图特点, 该患者超声描述是什么? 最可能的诊断是什么?

答案与解析: 超声描述: 灰阶超声显示胰腺体积增大, 内部回声降低、不均匀, 与周围组织分界不清, 胰管未见明显扩张。该患者首先考虑急性胰腺炎。

问题 2: 诊断依据是什么?

答案与解析: 诊断依据如下: ①典型胰腺炎临床症状; ②血清淀粉酶及血常规白细胞计数和中性粒细胞升高; ③典型急性胰腺炎超声声像图。

问题 3: 该疾病主要需要与哪些疾病鉴别?

答案与解析: 该疾病主要需要与慢性胰腺炎及胰腺癌鉴别。慢性胰腺炎常无剧烈上腹痛病史及血中性粒细胞升高等急性炎症表现, 超声通常可以观察到胰管内结石、假性囊肿等, 胰腺回声增强增粗, 体积并无明显肿大。胰腺癌多为腹部隐痛, 无急性炎症临床表现, 常有局部占位效应, 伴有胰管扩张。

（二）慢性胰腺炎

1. 病理与临床 慢性胰腺炎 (chronic pancreatitis) 多见于 30 ~ 50 岁中青年男性, 最主要病因为胆道感染或结石、急性胰腺炎等呈慢性反复发作, 胰腺细胞破坏, 纤维组织广泛增生等。早期因胰腺组织水肿、出血使胰腺轻度肿大。晚期因胰腺弥漫性纤维化、胰腺变小变硬, 呈结节状, 胰管不同程度狭窄与扩张, 常伴有结石和假性囊肿形成。

慢性胰腺炎一般分为慢性复发性胰腺炎和慢性无痛性胰腺炎, 前者常有长期反复发作的上腹痛及腹胀、食欲缺乏等消化道症状, 部分可因胆管阻塞引起黄疸。严重者因胰腺细胞破坏, 胰液及胰岛素分泌不足, 引起脂肪泻和糖尿病等。

2. 超声表现 灰阶超声显示胰腺大小可正常或稍肿大, 形态僵硬, 轮廓不清, 边缘不规则, 与周围组织分界不清, 实质回声增强增粗, 分布不均匀, 可见胰腺钙化灶或结石, 表现为点状、条索状、簇状、斑片状高回声或强回声区, 部分后方伴声影。主胰管可不规则扩张, 内径常大于 0.3cm, 走行迂曲甚至呈串珠状, 内可见多发结石 (图 7-3-6)。部分患者胰腺局限性肿大, 呈低弱回声, 内可见点状强回声, 多位于胰头部, 与胰腺癌较难鉴别。部分患者胰周出现囊壁较厚不规则的无回声区, 囊内呈弱回声, 提示胰腺假性囊肿形成。

局限性胰腺炎时常需进一步行超声造影检

图 7-3-6　慢性胰腺炎声像图

灰阶超声显示胰腺稍肿大, 形态僵硬, 实质回声增强, 分布不均匀, 胰头可见多发强回声团, 后方伴声影。主胰管不规则扩张。

P. 胰腺; 长箭头. 胰管内结石; 短箭头. 主胰管扩张

查，大多数（90%）局限性胰腺炎超声造影表现为与胰腺实质同步增强，增强早期及增强晚期均呈等增强。部分病例病程较长，病灶内纤维成分较多，病灶增强早期及增强晚期也可呈低增强。

3. 鉴别诊断

（1）局限性慢性胰腺炎与胰腺癌鉴别：后者通常无急性胰腺炎病史及反复发作上腹痛等临床症状，而且呈浸润性生长，常伴有周边淋巴结及肝脏转移征象，进一步超声造影检查更有利于明确诊断。

（2）慢性胰腺炎与弥漫性胰腺癌鉴别：后者通常呈膨胀性生长，肿大明显，且向周边组织浸润，常见胆总管及胰管扩张的"双管征"，常伴有淋巴结和肝脏转移。前者常伴有胰管内结石及胰腺假性囊肿。

4. 临床价值 超声诊断慢性胰腺炎缺乏特异性，发现慢性胰腺炎超声特征后需结合胰腺炎病史方可考虑诊断。灰阶超声上胰腺钙化灶和（或）胰管结石最有助于慢性胰腺炎诊断。但是超声显示胰腺无明显异常时并不能排除慢性胰腺炎，需要结合临床资料综合分析。

四、胰腺囊肿

1. 病理与临床 胰腺囊肿（pancreatic cyst）分为胰腺真性囊肿和假性囊肿。真性囊肿较少见，主要来源于胰腺组织，可分为先天性囊肿和后天性囊肿（潴留性囊肿、赘生性囊肿、寄生虫性囊肿）。囊肿体积多较小，一般无明显临床症状。假性囊肿多见，常继发于急慢性胰腺炎，为胰周组织包裹渗出液和胰液而形成，多与胰管相通，体积较大，常伴有明显上腹胀痛、食欲缺乏、梗阻性黄疸、幽门梗阻等临床表现。

2. 超声表现

（1）灰阶超声

1）先天性囊肿：胰腺内单个或多个无回声区，内透声好，后方回声增强（图 7-3-7）。囊肿较多时可类似多囊胰表现。

2）后天性囊肿：多为潴留性囊肿，多与胰管相通，可合并胰管结石、胰腺钙化等慢性胰腺炎表现。

3）假性囊肿：多位于胰腺体尾部周围，单发无回声区，形态呈圆形、椭圆形或不规则，后方回声增强，内透声差，当伴有感染或有坏死组织时，囊内可见絮状稍高回声团块。囊肿体积常较大，压迫周围组织时可引起相应临床症状和超声表现（图 7-3-8）。

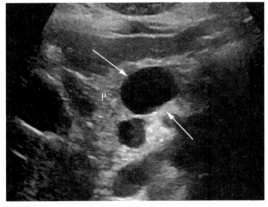

图 7-3-7 胰腺真性囊肿灰阶超声声像图

胰腺体部见一个无回声区，内透声好，后方回声稍增强。P. 胰腺；箭头 . 胰腺囊肿

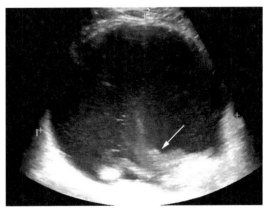

图 7-3-8 胰腺假性囊肿声像图

胰腺假性囊肿，内部透声欠佳，可见絮状高回声，后方回声增强。测量标记 +. 胰腺假性囊肿；箭头 . 胰腺囊肿内见絮状稍高回声团块

（2）彩色多普勒超声：囊肿内部无血流信号。

（3）超声造影：腹部胀气严重或部分囊肿内透声较差时,进一步行超声造影更有利于明确诊断,超声造影表现为增强早期和增强晚期均呈无增强,边界清晰,内无分隔增强。

3. 鉴别诊断

（1）胰腺假性囊肿与真性囊肿鉴别：假性囊肿诊断主要依靠胰腺炎病史,且常常体积较真性囊肿大,壁较厚、不规则,囊内透声较差。

（2）胰腺囊肿与胰腺周围囊性结构鉴别：通过实时多角度扫查配合呼吸运动鉴别。

（3）胰腺囊肿与胰腺脓肿、血肿鉴别：胰腺囊肿伴感染时与胰腺脓肿声像图难以鉴别,可结合临床症状、体征和实验室检查或超声引导下穿刺明确诊断。胰腺外伤后血肿常有明确的外伤史,肿块内部透声较差。

（4）胰腺囊肿与胰腺囊腺瘤或囊腺癌鉴别：胰腺囊腺瘤一般为囊实性混合回声结构,呈蜂窝状。胰腺囊腺癌囊壁厚、不规则,可伴有乳头状结构。囊腺癌常并发腹腔淋巴结及肝脏转移等征象。利用超声造影可予以鉴别：胰腺囊肿在超声造影增强早期和晚期均呈无增强,边界清晰,内无分隔增强,而胰腺囊腺瘤或囊腺癌内有分隔,常呈蜂窝状增强。

4. 临床价值　超声发现胰腺囊性占位病变后,需结合病史及囊肿特点进行综合分析,判断其形成原因及性质。超声造影对于胰腺囊性占位病变的鉴别诊断价值较大,是普通超声的有益补充。此外,超声还能动态观察胰腺假性囊肿变化过程,为确定临床治疗方案提供依据。

五、胰腺肿瘤

（一）胰腺癌

1. 病理与临床　胰腺癌（pancreatic cancer）分为原发性和继发性,后者少见,为其他脏器恶性肿瘤转移或浸润而来。原发性胰腺癌多见于 40 岁以上男性,但是青年和儿童也可发生。胰腺癌可发生在胰腺各个部位,以胰头部多见,胰腺体部、尾部次之。弥漫性胰腺癌较少见。原发性胰腺癌多为导管腺癌（起源于胰腺导管细胞）,其次为腺泡细胞癌,其余类型较少见。胰腺癌多数为局灶性实性肿块,肿块较大时可突出于胰腺组织外,较小结节可仅位于胰腺组织内,少数可浸润全胰腺组织。

胰腺癌早期常无明显临床症状,临床症状出现时通常已处于中晚期。临床症状与肿瘤位置有关,胰头癌症状出现较胰腺体尾部癌早。胰头癌可出现右上腹痛,浸润或阻塞胆总管引起梗阻性黄疸。胰体尾部癌可出现左上腹痛,较少出现黄疸。胰腺癌累及腹腔神经丛时可出现持续性剧烈腰背痛。其他症状有上腹部肿块、进行性消瘦及乏力、胆囊肿大、胆道扩张、消化道症状（食欲缺乏、腹胀、恶心呕吐、呕血等）、腹水、肝大、血栓性静脉炎。肿瘤标志物 CA199 升高需高度怀疑胰腺癌,应进一步行影像学检查。

胰腺癌主要经直接浸润转移至胆总管、十二指肠等,也常经淋巴道转移到腹腔淋巴结,血行转移主要转移到肝脏,其次是腹膜、肺、肾上腺等。

2. 超声表现

（1）灰阶超声（图 7-3-9）

1）大小和形态：胰腺癌多位于胰头部,病灶较小时较难发现,较大时表现为胰腺局部肿大,形态呈结节状、团块状、分叶状或不规则,大多边界模糊。较大肿块可呈"蟹足"样向周围组织浸润,后方回声衰减。

2）回声：多表现为低回声,也可呈混合回声或高回声,内部回声不均匀。

3）胰管改变：胰头或体部癌肿较大时可压迫胰管,使胰管扩张,癌肿也可侵犯胰管使胰管阻塞。胰尾部癌胰管常无明显扩张。

4）其他表现：胰头癌可压迫胆总管使胆总管、左右肝管扩张或胆囊增大。癌肿压迫周围血管（下腔静脉、肠系膜上动脉、脾静脉等）或器官（十二指肠、胃、左肾、脾脏等）使其移位。癌肿可通过直接侵犯周围脏器转移,也可经血行转移至肝脏,通常表现为低回声,通过淋巴系统转移到周围淋巴结引起淋巴结肿大。

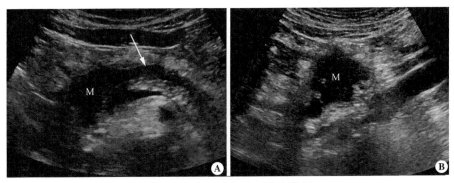

图 7-3-9 胰腺癌灰阶超声声像图

A. 横断面声像图：胰头部肿块（M），形态不规则，边界模糊，呈"蟹足"样向周围组织浸润，伴有主胰管扩张（箭头）；B. 胰腺癌纵断面声像图

（2）彩色多普勒超声：胰腺癌为乏血供肿瘤，一般无明显血流信号或周围见少量血流信号。

（3）超声造影：胰腺导管腺癌典型超声造影表现为病灶增强早期及增强晚期均呈不均匀低增强；部分病灶内（约50%）增强早期可见肿瘤血管；增强晚期病灶边界更加清晰。少数（约3%）表现不典型，如增强早期呈等增强或高增强，增强晚期呈等增强或消退为低增强（图7-3-10）。

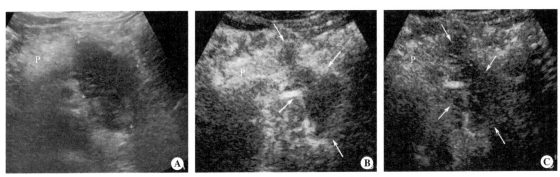

图 7-3-10 典型胰腺癌超声造影声像图

A. 横断面声像图：显示胰尾部肿块，形态不规则，边界欠清晰，内部回声不均匀；B. 胰腺癌增强早期呈不均匀低增强；C. 胰腺癌增强晚期呈不均匀低增强。P. 胰腺，箭头. 肿块

3. 鉴别诊断

（1）局限性慢性胰腺炎：常规超声较难鉴别局限性炎性肿块与胰腺癌，主要通过胰腺癌呈浸润性生长，胰腺其他部分回声无明显变化，有淋巴结或肝脏等部位的转移及没有反复发作的急性胰腺炎病史等帮助鉴别。超声造影两者区别明显，局限性慢性胰腺炎"肿块"灌注与周围胰腺组织相同，而胰腺癌"肿块"则呈明显的低增强，可帮助明确诊断。

（2）胰腺内分泌肿瘤：一般位于胰腺体尾部，不引起胰管或胆管扩张，症状轻、病程较长，功能性胰腺内分泌肿瘤有低血糖症状。超声造影增强早期呈高增强或等增强，增强晚期充盈对比剂消退不明显，仍为等增强，可与胰腺癌相鉴别。

（3）胰腺囊腺瘤或囊腺癌：呈囊实混合性结构，一般来说囊性部分应大于实性部分，有别于胰腺癌的坏死液化。胰腺囊腺瘤多呈蜂窝状改变，较为规则。胰腺囊腺癌的实性部分内可见高回声乳头状结构，囊壁不规则增厚，但一般不引起胆管或胰管扩张。进一步增强影像学检查或超声引导下穿刺活检可有助于明确诊断。

（4）与其他引起黄疸的疾病鉴别：鉴别要点见表7-3-1。

表 7-3-1　胰头癌、壶腹部癌、胆总管远端癌、胆总管结石、胆总管狭窄鉴别诊断

鉴别点	胰头癌	壶腹部癌	胆总管远端癌	胆总管结石	胆总管狭窄
病灶大小、回声	大小不等，多较大，低回声常见	较小，低回声常见	病灶较小，低或中等回声为主	强回声或高回声，后伴声影，疏松结石也可无声影	无肿块或结石，不易显示狭窄处
病程	短	短	短	长	长
黄疸	进行性加重	时轻时重	时轻时重	时轻时重	慢性者长时间黄疸
胰头肿大	常有	无	无	无	无
主胰管扩张	多见	多见	无	偶见	无
胆总管扩张	多见	多见，最早出现	较多	较多	较多
下腔静脉及门静脉受累	有	有	无	无	无
邻近器官及淋巴结转移	最早	较晚	较晚	无	无
超声造影	增强早期及晚期均呈低增强	增强早期呈高增强，增强晚期呈低增强	增强早期呈高增强，增强晚期呈低增强	增强早期及晚期均呈无增强	无异常增强

4. 临床价值　由于胰腺位置较深，其显示受气体等干扰因素的影响较大，常规超声早期诊断胰腺癌较为困难，通常发现时已属晚期。但超声对胆道及胰管扩张较敏感，如果发现胆道及胰管扩张，应仔细观察壶腹部及胰头周围，结合肿瘤标志物升高，对发现早期胰腺癌具有重要价值。相对来说，位于胰腺体部的肿瘤较易被发现，而位于胰腺尾部的肿瘤容易漏诊，应嘱患者变换体位并结合脾门部断面进行扫查。超声造影对于胰腺癌诊断有较大意义。

【案例 7-3-2】　男性患者，58 岁，3 个月前无明显诱因出现上腹部间歇性隐痛，夜间、进食后加剧，当时无恶心、呕吐、发热、腹泻等不适。未予以重视，未至医院就诊，症状可自行缓解。10 天前患者进食后复发上腹剧痛，不能缓解，至当地医院就诊，上腹部 CT 平扫提示胰头钩突部低密度灶，大小 2.5cm×2.1cm。发病以来，体重减轻约 10kg。

查血：CA199 69.04U/ml↑，CEA 7.60ng/ml↑，甲胎蛋白 1.62ng/ml。乙肝表面抗原 8810.00ng/ml↑，乙肝表面抗体 2.00 IU/L，乙肝 e 抗原 0.156 PEIU/ml，乙肝 e 抗体 0.005 PEIU/ml，乙肝核心抗体 0.005PEIU/ml。空腹血糖 6.9mmol/L↑。

行胰腺普通超声及超声造影检查，声像图见图 7-3-11。

问题 1：该患者超声描述是什么？最可能的诊断是什么？

答案与解析：灰阶超声检查胰腺头部见一个低回声病灶，边界欠清晰，形态不规则，内部回声不均匀，胰管扩张（图 7-3-11A，图 7-3-11B）。超声造影检查胰腺头部低回声病灶增强早期及增强晚期均呈不均匀低增强，并胰管扩张（图 7-3-11C，图 7-3-11D，箭头所示为胰管扩张），该患者最可能的诊断是胰腺癌伴胰管扩张。

问题 2：诊断依据是什么？

答案与解析：诊断依据如下：①临床表现，无明显诱因出现上腹部间歇性隐痛，进食后复发上腹剧痛，不能缓解，发病以来，体重减轻约 10kg，查血 CA199 升高；②灰阶超声提示胰头部实性占位伴有胰管扩张，边界欠清晰，形态欠规则，内部回声不均匀；③超声造影各期呈低增强伴有胰管扩张。

问题 3：该疾病主要需要与哪些疾病鉴别？

答案与解析：该疾病主要需要与胰腺内分泌肿瘤和胰腺转移性肿瘤鉴别。鉴别要点如下：①胰腺内分泌肿瘤灰阶超声常表现为低回声病灶，边界清，形态规则，超声造影增强早期通常为高增强，消退不明显；②部分胰腺内分泌肿瘤患者有典型内分泌紊乱等临床症状，肿瘤标志物无升高；③胰腺转移性肿瘤较少见，有原发肿瘤病史。

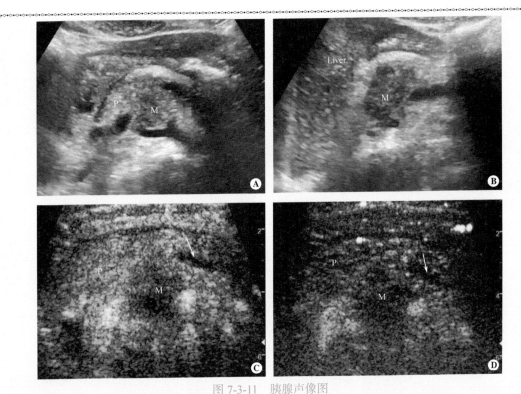

图 7-3-11 胰腺声像图

A. 横断面声像图；B. 纵断面声像图；C. 超声造影增强早期声像图；D. 超声造影增强晚期声像图。M. 病灶；P. 胰腺；Liver. 肝脏

（二）胰腺囊腺瘤与囊腺癌

1. 病理与临床 胰腺囊腺瘤（cystadenoma of pancreas）与囊腺癌（cystadenocarcinoma of pancreas）临床较少见，好发于中年女性。胰腺囊腺瘤是胰腺导管上皮来源的囊性肿瘤，生长缓慢，一般体积较大，常为圆形或分叶状，为多房性或蜂窝状囊性结构，囊内壁可见乳头状结构突入囊腔，称为乳头状囊腺瘤。囊腔内含有黏液或浆液。浆液性囊腺瘤内无乳头样结构，无恶变倾向。黏液性囊腺瘤囊内伴有乳头样结构，囊壁间隔厚薄不均，容易恶变，但一般恶变缓慢。胰腺囊腺瘤与囊腺癌临床表现类似，早期常无明显症状，肿瘤体积较大时可有上腹痛、腹胀等。胰腺体尾部较大肿瘤可压迫胃肠道引起压迫症状，少数位于胰头部肿瘤可压迫胆总管引起黄疸。

2. 超声表现

（1）灰阶超声：胰腺浆液性囊腺瘤呈圆形或椭圆形，边界清晰，内部见无数较小无回声区，呈蜂窝状结构，后方回声可增强。

胰腺黏液性囊腺瘤多呈类圆形，边界清晰，为多房囊性结构，囊壁较厚，内可见强回声分隔及钙化灶，内伴有乳头状结构突入囊腔。

胰腺囊腺癌与囊腺瘤声像图表现类似，鉴别困难，声像图上囊腺癌内小乳头样结构形态不规则或者囊壁肿块较大，且囊壁有模糊残缺的浸润现象，当周边淋巴结或肝、脾等出现转移灶时则需考虑为囊腺癌（图 7-3-12）。

（2）彩色多普勒超声：囊壁及其内乳头样结构可见少量血流信号。胰腺囊腺癌乳头样结构伴

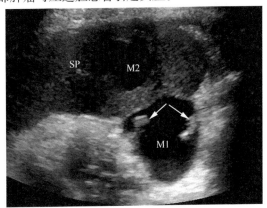

图 7-3-12 胰腺尾部囊腺癌声像图

胰尾部见一个囊性结构，内见乳头状突起（箭头），乳头样结构形态不规则，后方回声稍增强，伴有脾内转移。M1. 胰尾部囊腺癌；M2. 胰腺囊腺癌脾转移灶；SP. 脾脏

有丰富血流信号。

3. 鉴别诊断

（1）胰腺癌：大多呈实性低回声，后方回声常有衰减，常伴有胰管扩张，彩色多普勒超声显示病灶内血供较少。

（2）胰腺假性囊肿：多房性胰腺假性囊肿与胰腺囊腺瘤不易鉴别，前者近期有胰腺炎病史，囊内及壁上无血流信号。

4. 临床价值　胰腺囊腺瘤与囊腺癌较为少见，常在体检时发现，超声诊断胰腺囊腺瘤与囊腺癌敏感性较高，在灰阶超声上其表现为多房性或蜂窝状囊性结构，部分伴有乳头状突起，囊腺癌乳头状突起内有丰富血流信号。当超声发现胰腺囊实性肿块时，应结合患者临床病史、血清学肿瘤指标及声像图表现判断，以提高诊断特异性。超声鉴别胰腺囊腺瘤与囊腺癌较为困难，部分需手术病理明确诊断。

【案例 7-3-3】　女性患者，60 岁，2 年前因腰痛于当地医院行 CT 检查，提示胰腺占位、胆囊结石。患者当时无其他明显症状，未予以治疗，后患者复查腹部 CT：①胰体部囊实性占位，胰腺假性囊肿？实性假乳头状瘤？建议进一步检查；②胆囊结石。后行超声检查：胰腺体部以实性为主囊实混合性占位，大小 4.7cm×2.5cm。患者无腹痛、腹胀，无恶心、呕吐，无皮肤巩膜黄染，无头晕、头痛，无胸闷、气急、呼吸困难等症状。查血：CA199 10.36U/ml，CA724 6.16U/ml，CEA 0.95ng/ml，甲胎蛋白 6.22ng/ml，总胆红素 6.3μmol/L，血糖 6.2mmol/L↑。

　　行胰腺常规超声及超声造影检查，声像图见图 7-3-13。

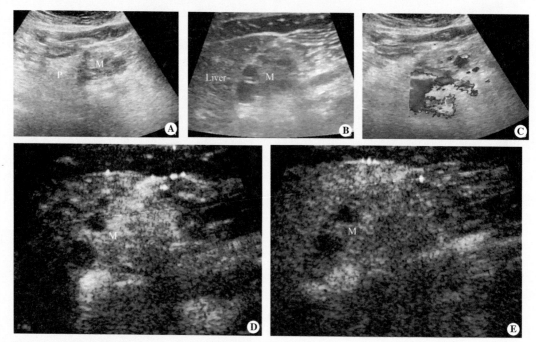

图 7-3-13　胰腺声像图
M. 胰腺体部肿块；P. 胰腺；Liver. 肝脏

问题 1：根据患者胰腺声像图特点，其常规超声及超声造影描述是什么？最可能的诊断是什么？
答案与解析：常规超声：灰阶超声检查胰腺体部见一类椭圆形囊实混合性回声团块，边界尚清晰，形态尚规则，内部回声不均匀，呈蜂窝状（图 7-3-13A，图 7-3-13B），彩色多普勒超声检查团块内部可见少量血流信号（图 7-3-13C）。超声造影检查团块增强早期呈不均匀蜂窝状稍高增强（图 7-3-13D），增强晚期呈不均匀等增强，内部见大小不等无增强区（图 7-3-13E）。该病例最可能的诊断是胰腺囊腺瘤。

问题2：诊断依据是什么？
答案与解析：诊断依据如下：① 临床表现，患者无明显临床症状，已发现病灶2年，血CA199等肿瘤标志物无异常，提示胰腺良性病变可能；②常规超声及超声造影提示胰腺体部囊实混合性占位病灶，呈蜂窝状，无明显主胰管扩张，内部可见少量血流信号，符合典型胰腺囊腺瘤声像图表现。
问题3：该疾病主要需要与哪些疾病鉴别？
答案与解析：该疾病主要需要与胰腺假性囊肿、胰腺癌鉴别。胰腺假性囊肿常有急性或慢性胰腺炎病史，为胰周囊性结构，进一步超声造影可予以鉴别。胰腺癌一般为实性低回声结构，常伴有胰管扩张，病灶较大时可发生液化坏死，血CA199等肿瘤标志物升高。

（三）胰腺内分泌肿瘤

1. 病理与临床　胰腺内分泌肿瘤（endocrine tumor of pancreas）分为功能性和非功能性两类，功能性内分泌肿瘤是指具有内分泌功能的B细胞瘤（胰岛素瘤）、A细胞瘤、D及D1细胞瘤，其中以胰岛素瘤最为常见。

胰岛素瘤（islet cell tumor）多见于30～60岁女性，多位于胰腺体尾部，呈单发体积较小的肿瘤。大部分呈良性，恶性者约占10%，常见腹腔淋巴结及肝脏转移。胰岛素瘤典型临床表现为Whipple三联征。①阵发性低血糖症状、昏迷及精神神经症状；②发作时血糖低于2.8mmol/L；③经静脉滴注、口服葡萄糖或进食后可迅速缓解。

胃泌素瘤（gastrinoma）好发于中青年男性，多位于胰头部、胰尾部，常为多发。65%病例为恶性。临床表现为难治性、反复发作或不典型部位的消化性溃疡及大量胃酸分泌和高胃泌素血症。

胰高血糖素瘤（glucagonoma）起源于胰岛α细胞，能分泌大量的胰高血糖素，使血糖升高，较少见，好发于中老年女性。肿瘤多位于胰腺体尾部，多数为单发、恶性，直径一般为1.5～3.0cm，也可侵及整个胰腺，常伴早期转移。临床表现为胰高血糖素升高、糖尿病、坏死松解性游走性红斑、消瘦、静脉血栓、外阴阴道炎、低氨基酸血症等。

非功能性胰腺内分泌肿瘤是指无内分泌功能的胰腺内分泌肿瘤，临床上较少见，多发生于中青年女性，多为单发体积较大的肿瘤。大部分为良性，恶性者少见。一般无明显临床症状，多为偶然发现上腹部肿块就诊。肿块压迫周围胆管、胃肠道时可引起黄疸、食欲缺乏、消化不良等症状。

2. 超声表现

（1）灰阶超声：胰腺实质内可见呈圆形的低回声或高回声病灶，边界清晰，回声均匀，较大肿瘤内部可合并出血和囊性变，表现为边缘不整齐的无回声区，偶有斑片状强回声钙化区。肿瘤尾侧胰管可有扩张。恶性病变者肿瘤体积较大，边界模糊，有浸润生长趋势，内常有出血、坏死，并合并周围淋巴结及肝转移。

非功能性胰腺内分泌肿瘤一般体积较大，多位于胰腺体尾部，边界清晰，形态规则，内部回声不均匀，常见钙化灶或无回声区。

（2）彩色多普勒超声：胰腺内分泌肿瘤血流信号多较丰富。

（3）超声造影：胰腺内分泌肿瘤增强早期病灶早于或与胰腺实质同步增强，表现为高增强或等增强，增强晚期消退为低增强或等增强，部分胰腺内分泌肿瘤仍为高增强。

3. 鉴别诊断

（1）胰腺癌：为乏血供肿瘤，边界不清，较大时可向周围呈浸润性生长及引起梗阻性黄疸，超声造影下两者区别明显，增强早期多表现为低增强，而胰腺内分泌肿瘤为富血供肿瘤，增强早期多呈高增强。

（2）慢性局限性胰腺炎：也可表现为胰腺内实性低回声结节，与胰腺内分泌肿瘤表现相似。但慢性局限性胰腺炎没有相应的内分泌紊乱的临床表现，在超声造影下表现为与周围正常胰腺实质同步的等增强，无占位征象。

4. 临床价值 功能性胰腺内分泌肿瘤具有特有的内分泌紊乱临床症状，结合普通超声及超声造影表现，诊断不难。但是肿瘤一般体积较小，容易漏诊，对症状明显的患者应仔细观察胰腺，直径小于 1.0cm 的肿瘤，超声不易发现，超声造影检出率仅为 60%，应结合内镜超声及磁共振做出诊断。

（四）壶腹周围癌

1. 病理与临床 壶腹周围癌（periampullary cancer）是指发生在胆总管下段、胰管开口处、Vater 壶腹部、十二指肠大乳头及其附近的十二指肠黏膜等处的恶性肿瘤。其多见于 40 岁以上男性，以腺癌为主，其次是乳头状癌、黏液癌。早期容易浸润阻塞胆总管及主胰管，引起黄疸，也可浸润十二指肠引起十二指肠梗阻或上消化道出血。

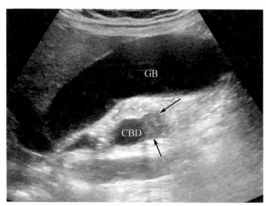

图 7-3-14 壶腹周围癌声像图

胆总管扩张，胆总管末端见一个稍低回声团（箭头），形态欠规则，边界欠清晰，内部回声不均匀，胆囊肿大。CBD. 胆总管；GB. 胆囊

主要临床症状是较早出现进行性加重的黄疸。大部分患者出现中上腹部及背部疼痛，常在进食后、傍晚或夜间、脂肪餐后加重。其次是间歇性寒战、发热、消化道症状（食欲缺乏、消化不良、乏力、腹泻等）、肝胆增大等。

2. 超声表现

（1）灰阶超声：壶腹周围癌的超声表现可分为直接征象和间接征象（图 7-3-14）。

1）直接征象：胆总管下段、壶腹部周围见实性肿块，绝大部分为低回声，或胆总管末端管壁不规则增厚。约 40% 的壶腹部癌伴淋巴结转移，部分可见周围毗邻结构浸润。

2）间接征象：对于病灶较小、胃肠道胀气明显、体质较胖的患者，间接征象常常首先被发现。常见间接征象有肝内外胆管扩张、胆总管中断、下端狭窄、胆囊肿大、胰管扩张等。

壶腹周围癌常见胆总管、胰管同时扩张，出现"双管征"，扩张程度及长度较胰头癌明显，较晚出现周围脏器和血管受压、浸润及肝脏、淋巴结转移。

（2）彩色多普勒超声：肿块内部可见少量点状或短线状血流信号。

（3）超声造影：病灶在增强早期呈高增强，增强晚期呈低增强。

3. 鉴别诊断

（1）本病需与引起黄疸的胰头癌、胆总管远段癌、胆总管结石、胆总管狭窄鉴别，主要鉴别要点见表 7-3-1。

（2）慢性局限性胰腺炎：局限性胰腺炎性肿块也可引起胆总管及胰管梗阻，需与壶腹周围癌鉴别，前者病程较长，胰腺体尾部主胰管不规则扩张程度较轻，无胰管中断现象，胆总管较少扩张或扩张程度较轻。

（3）疏松结石或胆泥：有时与壶腹周围癌不易鉴别，前者通常随体位改变可移动，彩色多普勒超声显示无血流信号。疏松结石或胆泥超声造影呈无增强，可予以鉴别。

4. 临床价值 壶腹周围癌发病隐匿，早期很难直接发现肿瘤，大多数患者是在出现黄疸后发现病灶。影像学检查的目的主要是检出病变、判断病变位置、对肿瘤分期及评估肿瘤的可切除性。常规超声在发现胆管扩张、确定梗阻部位方面可发挥重要作用，但对疏松结石或胆泥与软组织肿瘤的鉴别存在困难，超声造影能对病灶进行定性诊断（表 7-3-1），并且有助于发现一些微小病灶。近年来研究显示，MRI 及 MRCP 对壶腹癌病灶检出的敏感性要高于超声造影和 CT，但对于病灶定性诊断准确性低于超声造影与 CT。

【案例 7-3-4】 男性患者,59 岁,6 个月前无明显诱因出现右上腹胀痛不适,每天早上卧床时疼痛,坐起好转。自发病以来患者精神状态、睡眠可,体重无明显减轻。

体格检查:右上腹有压痛,无明显肩背部放射痛及阵发性绞痛,胃纳可,不伴有恶心、呕吐,无寒战、高热,无皮肤巩膜黄染。

腹部普通超声及超声造影:胆囊肿大,肝内胆管、主胰管及胆总管扩张,胆总管内径为1.4cm,胆总管末端见实性结构,大小 1.6cm×1.3cm,形态规则,边界尚清。

上腹部增强 CT:肝内胆管、主胰管及胆总管扩张,胆总管末端十二指肠乳头部可疑点样强化灶。

查血:CA199 1.23U/ml,CA125 27.8U/ml,CA724 0.87U/ml,CA153 14.24U/ml,CEA 2.92ng/ml,AFP 1.27ng/ml。

患者复查腹部超声,声像图见图 7-3-15。

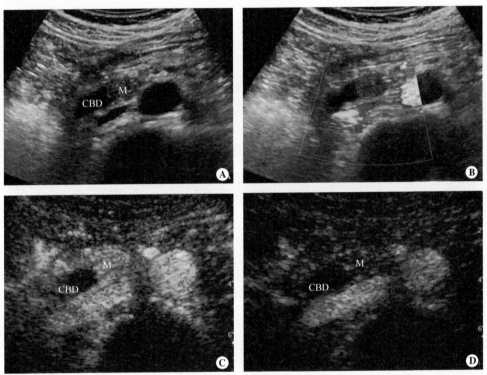

图 7-3-15 壶腹周围癌声像图
CBD.胆总管;M.肿块

问题 1:根据图 7-3-15,请描述常规超声及超声造影声像图特征,该病例最可能的诊断是什么?

答案与解析:常规超声特征描述:灰阶超声显示胆总管明显扩张,内径 1.4cm,末端见一个低回声团,大小 1.6cm×1.3cm,边界清晰,形态规则(图 7-3-15A),彩色多普勒超声显示肿块内部未见明显血流信号(图 7-3-15B)。超声造影:胆总管末端肿块增强早期呈高增强,增强晚期呈低增强(图 7-3-15C,图 7-3-15D)。该病例最可能的诊断是壶腹周围癌伴肝内外胆管扩张。

问题 2:该病例主要诊断依据是什么?

答案与解析:该病例主要诊断依据如下:①临床表现,患者有长期腹痛病史,现腹胀;②常规超声及超声造影提示肝内胆管、主胰管及胆总管扩张,胆总管末端十二指肠乳头部实性病灶,超声造影提示该病灶增强早期呈高增强,增强晚期呈低增强,符合壶腹周围癌声像图特征,据此考虑诊断为壶腹周围癌。

问题 3：该疾病主要应与哪些疾病鉴别？

答案与解析：本病需要与胆总管疏松结石及胆总管内胆泥形成鉴别，后者增强影像学检查表现为无增强（表 7-3-1）。

自 我 检 测

7-3-1. 急性胰腺炎临床分型及超声诊断要点？

7-3-2. 胰腺假性囊肿超声诊断要点是什么？

7-3-3. 胰岛素瘤和胰腺癌超声鉴别诊断要点是什么？

7-3-4. 壶腹周围癌和胰头癌超声鉴别诊断要点是什么？

（徐辉雄　伯小皖　张一峰）

第四节　脾　　脏

一、解 剖 概 要

脾脏是人体最大的周围淋巴器官，位于左季肋区的腹腔深部。外侧面紧贴膈肌被腹膜包裹；内侧前部与胃底及胃体贴近；后部与左肾及肾上腺接触；下部靠近结肠脾曲；中部有脾门，是重要的超声检查标志。脾血管、淋巴管和神经由脾门出入，组成脾蒂。脾前缘常有 1～3 个切迹。脾上极在腋中线相当于第 9 肋骨水平，下极约在左腋前线第 11 肋骨水平。长轴与左侧第 10 肋骨平行。脾脏呈长圆形，似蚕豆样。

脾脏血管包括脾动脉和脾静脉。脾动脉是腹腔动脉的最大分支，沿胰腺上缘至脾门附近分支入脾。脾静脉在脾内与动脉伴行，在脾门处由 2～6 个属支汇成脾静脉干，于胰腺后方向右走行，最后在胰颈后方与肠系膜上静脉汇成门静脉。

脾脏长径为 10～12cm，宽径为 6～8cm，厚径为 3～4cm，脾动脉直径为 0.4～0.5cm，脾静脉直径为 0.5～0.8cm。脾脏重量为 150～200g。

二、超声检查方法及正常声像图

（一）患者准备

脾脏通常以空腹检查为最佳。如遇胃肠道气体较多，可饮用 500ml 水充盈胃腔作为透声窗进行检查。小儿可在喂乳后检查。

（二）探查体位

1. 右侧卧位　最常用，此时脾脏向前下移动，便于从肋间扫查。如肋间隙较窄，可让患者将左上肢上抬，将毛巾卷放在胸廓下，使肋间隙增宽。

2. 仰卧位　主要用于体位受限患者的扫查或需显示脾脏冠状断面时，但易受肋骨声影遮挡而影响观察。

3. 俯卧位　较少用，主要用于显示脾脏下极及其他体位扫查困难者。

（三）仪器

脾脏超声检查常规使用彩色多普勒超声诊断仪，一般选用凸阵探头，必要时可选用线阵及扇形探头。探头频率多用 2.5～3.5MHz，儿童可用 5MHz。仪器设置条件同肝脏检查。

（四）检查方法

1. 切面途径

（1）冠状断面扫查：仰卧位，将探头置于左侧腋中线与腋后线之间，使声束朝向脊柱，以显示脾脏图像及其与脊柱关系。可于此断面测量最大长径。

（2）前倾冠状断面扫查：由上述冠状断面，将探头声束平面向前腹壁缓慢转动，直至显示脾门和脾门血管断面时冻结。测量脾脏长径和厚径。同时动态观察脾脏与邻近组织器官如肾、胃和膈的关系，并注意有无胸腔积液、腹水和膈下积液等。

（3）左肋间斜断面扫查：右侧卧位，探头置于第 8 ～ 10 肋间，适当调整扫查角度，可以获得接近长轴的脾脏斜断面。此断面由于与脾门血管接近平行，所以也是对脾血管进行超声多普勒检查的理想断面。

（4）左上腹部横断面扫查：仰卧位，将探头置于前腹壁，在相当于第 1 ～ 2 腰椎平面行横断面扫查，或沿脾脏长轴将探头旋转 90°，显示脾门和脾静脉处横断面。可于此断面测量脾静脉内径，并可沿胰尾和胰体的后方显示脾静脉的最长路径,测量脾静脉的各级内径。也可行超声多普勒检查，以了解脾静脉的血流动力学变化。

2. 超声测量

（1）长径测量：包括传统长径和最大长径，后者应用较多。①传统长径：在前倾冠状断面上，测量肺外下缘与脾膈面交界处至脾下端的距离，为传统长径。由于脾的上部被含气的左肺下叶遮盖，通常难以显示完整的脾脏，因此传统长径也不能代表脾的真正长径。②最大长径：在冠状断面上，测量脾上下端距离，称最大长径。严格地说，此径也不能代表脾的真正长径。因为脾的形态呈内凹的曲面体，上下端的直线测值总比实际解剖学长径小。理想的脾上下端距离应取弧线，如仪器上有扫描轨迹装置，即可行弧线测量，此结果较接近于脾脏真正长径。

（2）厚径：在前倾冠状断面上，由脾门处脾静脉中心向脾下端作一直线，再从脾静脉中心作该直线的垂直线，与对侧脾膈面相交，此纵线为厚径。

（3）宽径：在横断面上测量脾两侧缘距离，此为宽径。

在横断面，90% 患者的正常脾脏不会出现在主动脉前缘的前面，纵断面不会延伸到肋缘下，否则可认为脾肿大。

（五）正常声像图表现

正常脾脏轮廓清晰，外形与断面相关，冠状面呈近似三角形，肋间断面呈半月形，表面光滑，脾脏被膜呈高回声线，实质呈均匀的中等回声，其回声水平略低于肝脏，比左肾实质略高（图 7-4-1）。脾脏膈面向外稍凸起，脏面凹陷，其中央即为脾门。脾门可见高回声包绕的血管结构。彩色多普勒超声可以显示脾门处血管管道状及其分支走行，其中脾静脉和脾动脉呈树枝样分布（图 7-4-2）。脉冲多普勒超声显示为连续性的脾静脉血流频谱（图 7-4-3）及与心率一致的搏动性脾动脉血流频谱。

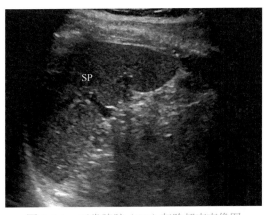

图 7-4-1　正常脾脏（SP）灰阶超声声像图

三、脾脏先天性异常

脾脏先天性异常包括数目和形态异常（无脾、多脾综合征、副脾、脾脏分叶畸形）及位置异常（游走脾、脾下垂、内脏转位等）。

（一）无脾

1. 病理和临床　主要包括无脾综合征（asplenia syndrome）及先天性脾脏缺如。无脾综合征常伴心脏畸形和内脏转位，先天性脾脏缺如的病因和发病机制尚不清楚。

2. 超声表现　扫查脾区及腹腔内其他部位，若未见脾脏，即可诊断。

3. 鉴别诊断　若超声检查发现脾脏缺如，即可诊断,但应与脾萎缩、游走脾和内脏转位等鉴别。

脾萎缩多见于老年人，脾区可发现厚径＜2cm的脾脏。游走脾虽然在常规位置查不到脾脏，但在腹腔内仍能扫查发现脾脏的声像图。内脏转位则表现为脾区显示肝脏声像图，而在肝区可扫查发现脾脏的声像图。

4. 临床价值　超声可直观、方便地显示脾脏形态、位置及腹腔内其他脏器，排除脾萎缩、游走脾及异位脾后可诊断无脾。

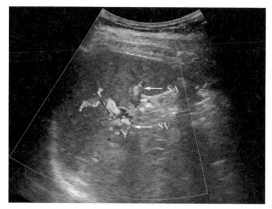

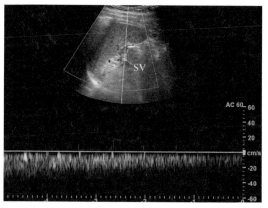

图 7-4-2　正常脾脏彩色多普勒超声声像图
脾门处显示红色为脾动脉（SA）和蓝色为脾静脉（SV）

图 7-4-3　正常脾脏脉冲多普勒超声声像图
显示脾静脉（SV）连续性血流频谱

（二）副脾

1. 病理和临床　副脾（accessory spleen）是指在正常脾脏以外存在的与正常脾脏结构相似、功能相同的组织。副脾发生率为10%～35%。副脾可能是由于胚胎期脾始基芽融合不全或异位脾芽形成，或部分脾组织脱离主脾发育而成。副脾可与正常脾脏完全分离，也可经结缔组织与正常脾脏相连。副脾多呈球形，并具有单独的动静脉系统；常为单个，也可多达4～5个以上，大小相差很大，从只有显微镜下才能发现的副脾到与正常脾脏大小相当，约50%位于脾门部，25%位于脾蒂血管和胰尾周围，少部分位于脾胃韧带、脾结肠韧带、大网膜、小肠或结肠系膜、骶前、左侧附件或左侧睾丸周围等部位。副脾无特殊临床表现，偶可发生自发性破裂、栓塞和蒂扭转等。

2. 超声表现　副脾一般于靠近脾门相应位置检出，与正常脾脏分界清楚，形态多呈圆形或椭圆形，边缘清晰，包膜光整，内部呈均匀细点状回声，回声水平与正常脾脏相似（图7-4-4）。约54%的副脾有与正常脾门处动脉、静脉相通的血管分支，彩色多普勒超声可以清楚显示（图7-4-5）。

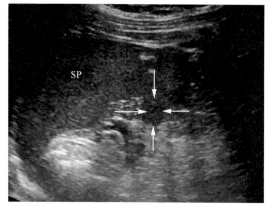

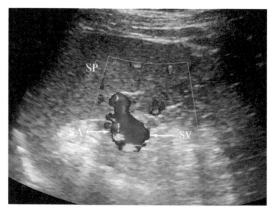

图 7-4-4　副脾二维超声声像图
脾门处显示一类圆形回声，与脾实质回声类似（箭头）。
SP. 脾脏

图 7-4-5　副脾彩色多普勒超声声像图
SP. 脾脏；SA. 脾动脉；SV. 脾静脉

3. 鉴别诊断

（1）多脾综合征：超声上可显示 2 个或 2 个以上的脾脏回声，聚合在一起，同时合并先天性心脏畸形，如肺静脉异位引流、室间隔缺损、房间隔左侧偏位、腔静脉畸形等，而单纯的副脾则不合并其他异常。

（2）脾门淋巴结肿大：一般是继发于其他疾病的表现，多表现为多发性、大小不等、边缘光滑的低回声结构，其内部回声较正常脾脏稍低，彩色多普勒超声显示其内部血流信号较副脾丰富。当单个淋巴结肿大时，鉴别较为困难，可结合有无其他疾病及定期复查情况鉴别，脾门肿大淋巴结大小可随病情变化而改变，副脾则无明显变化。

（3）其他病变：胰尾部肿瘤、肾上腺肿瘤等。副脾回声与脾脏类似，呈均匀等回声，形态规则，边界清晰，可与上述肿瘤鉴别，另外这些肿瘤无脾门血管进入其内的特征。

4. 临床价值　副脾对于正常人群无临床意义。但在脾脏病变和脾脏切除术后的患者中，副脾存在具有一定的意义。尤其是在脾功能亢进患者行脾切除时，确定是否存在副脾尤为重要。超声诊断副脾具有较高的准确性。

（三）游走脾

1. 病理和临床　游走脾（movable spleen）指脾脏脱离正常解剖位置，游移活动于腹腔的其他部位，甚少见，中年以上经产妇女后发病率较高，儿童期也有发生。脾脏离开脾窝后可达腹腔内任何部位，多位于中腹部、左髂窝，或进入盆腔。

临床症状因游走部位而异，与脾脏牵引或压迫邻近器官和组织有关。主要临床症状为腹部包块及相邻脏器的压迫症状等。约 20% 的游走脾可并发脾蒂扭转，此时患者可出现剧烈腹痛，严重时伴休克。

2. 超声表现　左膈下正常脾区扫查不到脾脏回声，其他部位发现形态及回声与脾脏相类似的实性团块，即可诊断。部分病例脾脏可随体位改变而移动。

3. 鉴别诊断　游走脾需与腹腔其他肿块、肿大淋巴结鉴别。鉴别的要点首先是脾窝未见脾脏回声，其次观察"腹腔内肿块"有无脾门及脾门血管，此为脾脏区别于其他腹部脏器与肿瘤的重要特征。

4. 临床价值　超声为诊断游走脾的首选检查方法。正常脾窝处未见脾脏回声，腹腔内其他部位发现类似脾脏结构，并且位置可改变，排除其他肿瘤或淋巴结肿大后可诊断。

四、脾　肿　大

（一）病理和临床

引起脾肿大（splenomegaly）的原因较多，主要包括：①感染性脾肿大，各种急慢性感染性疾病，如急性病毒性肝炎、伤寒败血症、全身粟粒性结核、血吸虫病等；②淤血性脾肿大，如肝硬化、门静脉或脾静脉血栓形成；③增生性脾肿大，如贫血、某种血红蛋白病、骨髓纤维和真性红细胞增多症等；④肿瘤与囊肿，如白血病、淋巴瘤、血管瘤、真性囊肿和假性囊肿等。

（二）超声表现

1. 灰阶超声

（1）脾脏形态饱满，肋缘下能显示脾脏回声，脾脏上极可达到或超过脊柱左侧缘（图 7-4-6A）。脾脏内部回声通常无明显改变，或呈轻度均匀性增高，脾血管增宽（图 7-4-6B）。脾脏超声测量值增加，成人脾脏厚度超过 4cm，最长径超过 12cm，脾脏面积指数超过 20cm^2，即可诊断脾肿大。

（2）脾肿大程度的超声评估

1）轻度肿大：脾脏长径＞ 12cm 或厚径＞ 4cm，仰卧位时脾脏下缘于肋缘下可显示，但不超过肋缘下 2 ～ 3cm。

2）中度肿大：形态饱满且边界不规则，脾门切迹变浅，深吸气时脾下缘可达脐水平。

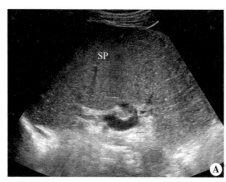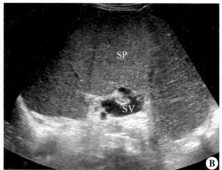

图 7-4-6　脾肿大灰阶超声声像图

A. 显示肿大的脾脏（SP），内部回声均匀，长径为 21.1cm，厚径为 9.1cm；B. 显示脾门处增宽的脾静脉（SV），内径达 1.8cm

　　3）重度肿大：脾大小形态失常，脾下缘位于脐下，周围结构受压移位。

　　2. 彩色多普勒超声　脾脏内血流信号可增多，脾静脉最大血流速度多较正常值稍低。

（三）鉴别诊断

　　1. 脾内巨大肿块　当脾内肿块体积较大、几乎占据整个脾脏，回声与脾脏正常回声类似时，易将其误诊为脾肿大，应仔细观察脾脏形态有无异常、回声是否均匀、脾门结构是否正常、彩色多普勒血流分布是否正常等，以资鉴别。

　　2. 来源于腹腔内及腹膜后的其他巨大肿瘤　巨大肿瘤可能会推挤正常脾脏，使正常脾脏难以显示，造成误诊。此时应在脾窝处仔细扫查，寻找被挤压的脾脏，同时对于脾窝处的肿瘤，应仔细扫查其周围结构，寻找来源。

（四）临床价值

　　超声可确定脾脏有无肿大及肿大程度，并对肿大程度的变化进行监测。脾肿大的某些声像图表现对病因诊断也有一定的提示意义，如白血病、恶性淋巴瘤等恶性肿瘤细胞对脾的弥漫性浸润，常使脾明显肿大，脾实质回声降低，分布较均匀；而对于肝硬化、特发性门静脉高压症及血吸虫病等引起的脾肿大，依据病史、原发病的超声所见，以及脾的回声改变如脾内散在分布的点状强回声，类似满天星样结构等，也可做出较明确的病因诊断。但由于不同病因所致脾肿大缺乏相应特异性声像图改变，仅凭超声表现鉴别脾肿大病因有一定的困难。

五、脾　肿　瘤

（一）病理和临床

　　脾肿瘤（splenic tumor）包括脾原发性肿瘤和继发性肿瘤，前者又分为良性肿瘤和恶性肿瘤。脾脏转移性肿瘤一般是指源于上皮系统的恶性肿瘤，不包括来源于造血系统的恶性肿瘤，如白血病。

　　脾肿瘤的分类较为复杂，按照组织来源分为以下 4 种：①类肿瘤病变，包括非寄生虫性囊肿、错构瘤；②脉管源性肿瘤，良性的包括血管瘤、淋巴管瘤、血管内皮细胞瘤和血管外皮细胞瘤，恶性的包括淋巴管肉瘤和血管内皮肉瘤；③淋巴源性肿瘤，包括霍奇金病、非霍奇金淋巴瘤、浆细胞瘤、滤泡假性淋巴瘤、局部反应性淋巴组织增生和炎性假瘤；④非淋巴肿瘤，包括脂肪瘤、血管脂肪瘤、恶性纤维组织细胞瘤、纤维肉瘤、平滑肌肉瘤、恶性畸胎瘤和卡波西肉瘤等。良性肿瘤中以脾血管瘤最为常见，恶性肿瘤中以恶性淋巴瘤多见。

　　脾良性肿瘤一般无临床症状，主要通过健康查体发现。如肿瘤较大，则可表现为左上腹肿块。脾恶性肿瘤早期临床表现为左上腹不适或持续性钝痛，伴全身乏力、恶心，继而出现脾肿大、脾内肿块，以及肿瘤的压迫症状，如腹胀、腹痛、恶心、呕吐等消化道症状。少部分患者可出现消瘦、发热、贫血、脾功能亢进等非特异性症状。脾脏转移性肿瘤早期多无特殊症状或仅表现为原发病灶引起的症状。在脾明显增大时，患者可出现类似脾原发性肿瘤的症状与体征。

（二）超声表现

1. 脾血管瘤（splenic hemangioma）

（1）灰阶超声：脾血管瘤与肝血管瘤相似，可单发或多发，多为高回声，部分为混合回声或低回声，边界清楚，边缘清晰规则，后方可伴回声衰减（图7-4-7A）。有时可见周围血管进入病灶，使边缘出现"裂隙现象"，表现为内部回声不均匀，可见蜂窝状结构。瘤体血管窦腔隙显著扩大者，多有显著脾肿大。

（2）彩色多普勒超声：显示病灶周边与内部多为较弱的静脉血流信号，偶见阻力指数值偏低的周边动脉血流（图7-4-7B）。

（3）超声造影：典型脾血管瘤较周围脾组织增强出现时间早，增强持续时间长，消退缓慢，即"快进慢退"声像图表现（图7-4-7C和图7-4-7D）。

2. 脾淋巴管瘤（splenic lymphangioma） 根据其管径大小分为毛细管型、海绵型和囊型。

（1）灰阶超声：脾淋巴管瘤与脾血管瘤表现相似，即多为稍高回声或蜂窝状结构，边界清晰，内部回声分布不均匀。

（2）彩色多普勒超声：病灶内较少显示血流信号。

（3）超声造影：增强早期病灶呈轻度增强，并可呈树枝样逐渐填充整个病灶，增强晚期消退缓慢，与脾血管瘤相似。

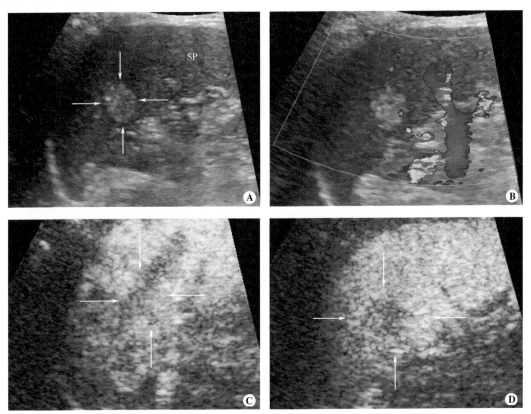

图 7-4-7 脾血管瘤声像图

A. 灰阶超声显示脾（SP）内见高回声团块，边界清晰，内部回声尚均匀；B. 彩色多普勒超声显示团块内见少量血流信号；C. 超声造影显示病灶增强早期（18s）呈略低增强；D. 超声造影显示病灶增强晚期（139s）呈低增强

3. 脾淋巴瘤（splenic lymphoma） 大多数为全身淋巴瘤累及脾脏所致，原发性脾淋巴瘤少见。

（1）灰阶超声：超声表现因其生长形式不同而不同。肿瘤呈局限性生长时，脾实质内出现单个或多个边缘清晰、光滑的低回声病灶，呈圆形，直径多小于5cm，无包膜，内部回声均匀，后方无增强效应（图 7-4-8A）。肿瘤融合时，可呈分叶状。肿瘤内部也可发生液化，呈无回声区。肿瘤呈弥散性浸润生长时，脾脏明显肿大，内部回声降低，无占位性病变特征。肿瘤呈小结节状弥漫性分布时，脾实质内可见密布的小片状弱回声区，间以较厚的高回声分隔，呈蜂房状。

（2）彩色多普勒超声：部分病例瘤体内可见点线状血流信号（图 7-4-8B），频谱多普勒可检出动脉血流频谱。

（3）超声造影：呈"高增强快消退"，符合恶性肿瘤高灌注的特点。病变从周边开始环状增强，快速向内部填充（图 7-4-8C），整体呈不均匀高增强，增强晚期快速消退，病灶增强水平明显低于脾脏实质（图 7-4-8D）。

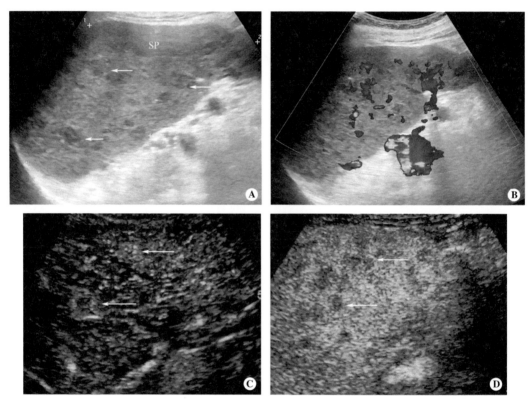

图 7-4-8　脾恶性淋巴瘤声像图

A. 灰阶超声显示脾（SP）实质内多发直径 1～2cm 的低回声类圆形病灶，边界欠清晰，内部回声不均匀（箭头）；B. 彩色多普勒超声显示部分病灶内可见较丰富血流信号；C. 超声造影显示病灶增强早期（24s）呈高增强；D. 超声造影显示病灶增强晚期（182s）快速消退，呈低增强

4. 脾转移性肿瘤（splenic metastasis）

（1）灰阶超声：原发肿瘤不同其表现形式多样。多数表现为低回声，也可表现为高回声或混合回声，常多发，内部回声不均匀。肿瘤内部有坏死、液化者，可出现无回声区（图 7-4-9A）；若周围水肿或有较多血管，可出现低回声晕环（图 7-4-9B）。寻找原发病灶是诊断脾转移瘤的关键。

（2）彩色多普勒超声：病灶内部常无血流信号，偶可检测到高阻动脉频谱。

（3）超声造影：造影表现与肿瘤原发病灶相似，常表现为"高增强快消退"，病灶明显增强，强度高于周边脾实质；同时消退较快，增强晚期病灶与正常脾组织对比呈现显著低增强。

（三）鉴别诊断

除典型的脾血管瘤外，仅凭常规超声定性脾脏实性肿瘤较为困难，应结合患者临床表现、既往史、其他器官病变情况进行诊断，超声造影对肿瘤良恶性鉴别有较大的帮助。

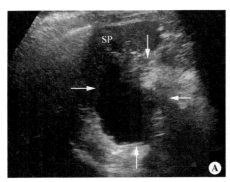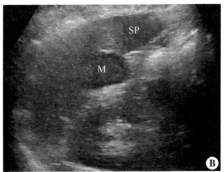

图 7-4-9　脾转移瘤灰阶超声声像图

A. 显示脾门区一囊实混合性回声（箭头），边界不清晰；B. 显示脾门区一类圆形实性低回声团，周边可见低回声晕环。SP. 脾脏；M. 团块

（四）临床价值

脾脏实性肿瘤发病率较低，常规超声对其诊断敏感性较高，但特异性较低。

【案例 7-4-1】　男性患者，53 岁，确诊霍奇金淋巴瘤 5 年，入院化疗，检查发现脾门低回声占位。查体：神志清楚，浅表淋巴结可扪及肿大，两肺呼吸音清，未闻及啰音，心律齐，未闻及杂音，腹部平坦，腹软。于左下腹可扪及一直径约 7～8cm 的包块，质硬，有压痛，肝脾肋下未及，肠鸣音正常，移动性浊音阴性，双下肢无水肿。实验室检查：无特殊。CT 检查：脾肿大，脾脏占位性病变，脾脏楔形缺血灶形成；脾门及胃底网膜囊区、左侧后腹膜区多发淋巴结肿大。以上征象符合腹腔淋巴瘤表现。患者左肋间斜切面灰阶超声及彩色多普勒超声声像图见图 7-4-10。

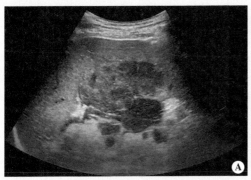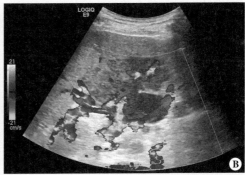

图 7-4-10　左肋间斜切面灰阶超声（A）及彩色多普勒超声（B）声像图

问题 1：请简述图 7-4-10 声像图特征，该患者首先考虑的超声诊断是什么？

答案与解析：图 7-4-10 声像图特征：灰阶超声检查脾实质内见一个低回声区，边界欠清晰，形态欠规则，内部回声不均匀；彩色多普勒超声检查病灶内部及周边丰富血流信号。故首先考虑脾恶性肿瘤。

问题 2：患者超声造影声像图见图 7-4-11，请简述其声像图特征，可能的超声诊断是什么？诊断依据是什么？

答案与解析：声像图特征：图 7-4-11A 超声造影病灶增强早期（27s）呈不均匀等增强；图 7-4-11B 显示病灶增强晚期（159s）呈不均匀低增强，明显低于周边脾实质，病灶轮廓及范围显示清楚。以上超声造影表现"高增强快消退"，符合恶性肿瘤灌注的特点。结合患者确诊霍奇金淋巴瘤病史、CT 表现，因此考虑为脾脏的恶性淋巴瘤。后经手术切除脾脏，病理诊断为弥漫大 B 细胞淋巴瘤。

问题 3：该疾病主要与哪些疾病鉴别？

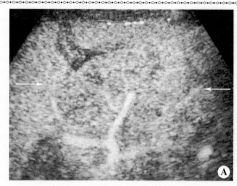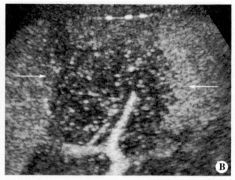

图7-4-11 左肋间斜断面脾脏超声造影早期（A，27s）和晚期（B，159s）声像图

答案与解析：弥漫肿大型脾淋巴瘤应与感染性脾肿大和充血性脾肿大鉴别，感染引起的脾肿大常无腹膜后、脾门区淋巴结肿大，充血性脾肿大常有肝硬化背景。粟粒型、巨块型和混合型淋巴瘤应与脾原发性或转移性恶性肿瘤鉴别，以上需结合病史和临床表现。

六、脾　外　伤

（一）病理和临床

在腹部闭合性损伤中，脾脏是最易受损伤的器官，发生率占各种腹部伤的40%～50%。有慢性病理改变的脾脏更易破裂。根据损伤的范围，脾外伤（splenic rupture）可分为中央型破裂（破裂在脾实质深部）、被膜下破裂（破裂在脾实质周边部分）、真性破裂（破裂累及被膜）3种。其中，真性破裂最常见，占85%以上。

脾破裂的临床表现以腹腔内出血及出血对腹膜引起的刺激为特征，并常与出血量和出血速度密切相关。出血量大且迅速的患者很快就出现低血容量性休克，危及生命；出血量少而缓慢的患者症状轻微，除左上腹轻度疼痛外，无其他明显体征，不易诊断。随时间的推移，出血量越来越多，才出现休克前期的表现，继而发生休克。由于血液对腹膜的刺激而有腹痛，初起在左上腹，慢慢涉及全腹，但仍以左上腹最为明显，同时有腹部压痛、反跳痛和腹肌紧张。

（二）超声表现

1. 灰阶超声

（1）中央型破裂：脾实质内见片状、团块状或不规则回声增强区或回声强弱不均，提示有新鲜的出血或血肿。脾内血肿经一段时间之后可以形成假性囊肿。彩色多普勒超声常显示内部无血流信号。

（2）被膜下破裂：多数表现为梭形或不规则的无回声区或低回声区，位于脾被膜下方。血肿通常位于脾膈面或外侧，使实质受压。血肿机化后可呈混合性回声或不均匀高回声，有时内可见条索状分隔样结构。

（3）真性破裂：表现为以下3种征象。①脾周围积液：脾脏周围出现低回声或无回声的区域，血肿机化以后可呈混合性回声或不均匀高回声；②脾被膜连续中断：可见脾实质出现裂口与裂隙，甚至大部分断裂；③腹腔积液：脾肾间隙或盆腔见游离的无回声区，内可见密集点状回声。

2. 超声造影

（1）中央型脾破裂：表现为脾内片状不规则无增强区，与周围正常脾组织分界清晰，脾被膜连续完整。

（2）被膜下脾破裂：被膜连续完整时，在被膜下可见新月形无增强区。有活动性出血时，则可见对比剂从脾表面溢出至脾周围。

（3）真性脾破裂：脾被膜连续中断，脾实质中断处可见不规则无增强区。若有脾周或周边腹腔内充盈对比剂迅速外溢，则提示活动性出血。出血量大时呈喷泉状，增强范围达远处腹腔。

（三）鉴别诊断

1. 脾脓肿 临床上患者多有发热，抗炎治疗后症状好转。超声表现为脾内低回声区，内部出现液化时，也可见无回声区，并且脓肿壁较厚，彩色多普勒超声可检出血流信号。而脾破裂患者通常无发热病史，但有外伤史，两者不难鉴别。

2. 脾肿瘤 病灶常呈圆形或椭圆形，边界较清晰，形态规则，其内多可检出彩色血流信号，且无外伤史，超声造影显示有充盈对比剂进入肿块内部，可与脾破裂相鉴别。

（四）临床价值

超声是诊断外伤后，脾破裂的首选影像学检查方法，早期诊断脾破裂对于患者生命安全至关重要。遇到有外伤史的患者，检查时应注意以下几点：①应完整显示整个脾脏，尤其是膈下容易被气体遮挡的部分，观察被膜连续性及脾脏完整性；②常规扫查整个腹盆腔，检查有无积液；③必要时可行超声造影以辅助鉴别诊断；④当患者有进行性失血症状，而腹腔内脏器（包括脾脏）未见明显外伤改变时，应嘱患者短期内复查脾脏超声，避免漏诊。

七、脾 梗 死

（一）病理与临床

脾梗死（splenic infarction）是指脾内动脉分支阻塞，造成脾局部组织缺血、缺氧，发生坏死、纤维化及瘢痕形成等病理表现。脾梗死常见的病因有血液系统疾病、出凝血障碍等。而脾门血管血栓形成、医学操作及外伤所致的脾梗死较少见。脾梗死可无临床症状，或仅表现为低热，严重时可表现为奥斯勒三联征，即左上腹疼痛、脾区压痛及脾脏轻度增大，有时可闻及胸膜摩擦音。

（二）超声表现

1. 灰阶超声 脾梗死典型声像图表现为尖端朝向脾门部的楔形或不规则形回声异常区，边界清楚。内部回声因病程长短而异，梗死早期为均质性低回声，周缘为回声更低的晕环。随着病程延长，内部回声逐渐增高，且不均匀。梗死区发生坏死、液化时，形成不规则无声区，可能发展为假性囊肿。局部钙化后，出现强回声后伴声影。

2. 彩色多普勒超声 梗死部位无彩色血流信号显示。

3. 超声造影 表现为尖端朝向脾门的楔形或不规则形状的无增强区，与明显强化的周边正常脾组织形成鲜明对比。超声造影较灰阶超声能更直观、清晰地显示病变区域。在增强早期还可见脾动脉分支在梗死区旁突然中断。

（三）鉴别诊断

1. 脾血肿 有外伤史，常位于被膜下，且无楔形样外形。

2. 脾肿瘤 表现为圆形或类圆形肿块，彩色多普勒超声常显示其内部有血流信号，且无楔形样外形，无脾梗死相关病因病史。超声造影可见充盈对比剂进入肿块内部，与脾梗死区别明显。

（四）临床价值

超声是诊断脾梗死首选影像学检查方法。典型脾梗死具备特征性的楔形低回声超声表现，诊断较易。对于表现为不规则低回声的陈旧性脾梗死，仅凭常规超声难以确诊，超声造影可明显提高诊断准确性。

八、脾 结 核

（一）病理和临床

脾结核（splenic tuberculosis）在临床上通常分为继发性和原发性两类。前者多见，为全身性结核病的一部分，常继发于肺结核、结核性腹膜炎或腹腔淋巴结结核，多数通过血行播散引起，少数由淋巴转移或邻近脏器的结核病灶直接感染引起。后者罕见。脾结核最基本的病理特征是结核性肉芽肿的形成，在结核发生发展的不同时期可表现为干酪样坏死、液化坏死、纤维组织增生及钙化。根据病理类型，脾结核大致可以分为 3 型。

1. 粟粒型　为脾结核的相对早期阶段，脾内仅有散在的粟粒样结核结节。

2. 干酪坏死型　为脾结核的进展期，脾内出现大小不等的脓腔，其内充满干酪样坏死组织和脓液。

3. 钙化型　为脾结核的稳定好转期，脾内有多发钙化灶。

临床症状和体征可表现为脾肿大、发绀、多血症或贫血症，常伴有发热、消瘦、盗汗和脾区隐痛。

■（二）超声表现

脾结核的超声表现与病理类型有关。

1. 粟粒型　急性粟粒型脾结核显示脾脏轻至中度肿大，脾实质回声可无特殊改变，或出现轻度弥漫性不均匀的点状强回声，偶有彗星尾征或细线状回声。

2. 干酪坏死型　脾脏中至重度肿大，脾内有多个大小不等、形态不规则的混合性回声区，由于坏死程度不同，内部可有不规则无回声区，其间可见散在的细点状回声。

3. 钙化型　脾脏轻度肿大，脾内有单个或多个点状、团块状强回声，其后有声影。

■（三）鉴别诊断

1. 脾脓肿　多数表现高热，可有寒战，左季肋区可有胀痛，脾结核一般无此临床表现，脓肿内部液化坏死时可见漂动的絮状或密集细点状的回声，在超声引导下穿刺抽液可鉴别。

2. 脾血管瘤　多为类圆形的高回声团块，边界清晰，较大时可呈低回声，内部呈筛网状回声，超声造影时周边呈结节状增强，逐步向内部填充，消退缓慢，可帮助鉴别。

3. 脾淋巴瘤　超声表现与脾结核非常类似，但脾结核的淋巴结多可见钙化，脾淋巴瘤则常伴有全身淋巴结的无痛性肿大，淋巴结内多无钙化，有助于鉴别。

■（四）临床价值

脾结核在临床较少见，但近年来随着结核发病率的上升，也有增多的趋势，其临床症状、实验室检查及常规超声表现都不典型，极易发生误诊或漏诊，延误治疗时机。超声造影结合病史有助于提高诊断信心，但缺乏特异性，必要时可通过超声引导下组织活检行组织学病理检查或细针抽吸涂片行细胞学检查。

自我检测

7-4-1. 何为脾静脉梗死综合征？声像图表现有何特点？

7-4-2. 脾损伤分为哪几种类型？其超声声像图特征是什么？

（徐辉雄　伯小皖　张一峰）

第五节　胃　　肠

一、解　剖　概　要

■（一）食管

食管位于脊柱前方，上起第 6 颈椎下缘平面与咽相续，下接胃贲门，全长约 25cm，依其行程可分为颈部、胸部和腹部三段。食管全程有 3 处狭窄：第一狭窄位于食管和咽的连接处；第二狭窄位于食管与左支气管交叉处；第三狭窄为穿经膈肌处。这些狭窄处异物容易滞留，也是肿瘤好发部位。食管壁具有消化道典型的 4 层结构，即黏膜层、黏膜下层、肌层和浆膜层，厚 0.3 ～ 0.6cm。

（二）胃

胃是消化道最膨大的部分，具备强有力的伸缩力，其容量大小随内容物的多少而不同。当特别充满时，胃可下垂达脐或脐以下，在极度收缩时（饥饿时）可缩成管状。胃有两壁（前壁和后壁）、两缘（上缘为凹缘，较短，朝向右上方，称为胃小弯，其最低点有较明显的弯角为角切迹；下缘为凸缘，较长，朝向左下方，称为胃大弯）和两个口（贲门：胃与食管连接处的入口，食管左缘与胃大弯所成的锐角称为贲门切迹；幽门：胃的下端连接十二指肠的出口）。胃大部分位于上腹部的左季肋区，靠近贲门的部分称贲门部，贲门平面以上向左上方膨出的部分称胃底，角切迹右侧至幽门的部分称幽门部，临床上常称为胃窦。在幽门部的胃大弯侧有一个不太明显的浅沟，称中间沟，此沟将幽门部分为左侧的幽门窦和右侧更为缩窄的幽门管，幽门部的胃小弯附近是溃疡的好发部位。胃底和幽门部之间的部分为胃体。胃壁由内向外依次为黏膜层、黏膜肌层、黏膜下层、肌层和浆膜层。肌层由外层的纵行平滑肌、中层的环形平滑肌和内层的斜行平滑肌构成，其中环形肌最发达，在幽门处增厚形成幽门括约肌。

（三）小肠

小肠是消化道中最长的一段，成人全长为 5～7m，是食物消化、吸收的主要部位。其上起幽门，下至右髂窝，并与大肠相接，分为十二指肠、空肠和回肠三部分。十二指肠是幽门和十二指肠悬韧带之间的小肠，长 25～30cm，呈 "C" 形，包绕胰头，是小肠最粗和最固定的部分。其分为4部分：球部、降部、水平部及升部。在十二指肠降部的后内侧壁上有胆总管和胰管的共同开口，胆汁和胰液由此流入小肠。空肠约占空回肠全长的 2/5，主要占据腹膜腔的左上部；回肠占远侧3/5，一般位于腹膜腔的右下部。空肠和回肠之间并无明显界限，在形态和结构上是逐渐改变的，并借助小肠系膜固定于腹膜后壁。

（四）大肠

大肠全长约 1.5m，起自右髂窝，止于肛门，分为盲肠、阑尾、结肠和直肠，主要功能是吸收水分，将不消化的残渣以粪便的形式排出体外。

盲肠长 6～8cm，是大肠起始部，位于右髂窝内，下端游离呈囊袋状，左接回肠，上通升结肠。盲肠与回肠交界处，有突向盲肠腔内的上、下两片唇状瓣，称为回盲瓣，其有抑制小肠内容物过快进入盲肠的功能，同时也可防止大肠内容物返回小肠。

阑尾开口于回盲瓣下方的盲肠内后壁，末端游离，呈细长蚯蚓状盲管，长 7～9cm，位置多变异，常见位置有回肠前或后位、盲肠下位、盲肠后位及盆腔后位等。

结肠分为升结肠、横结肠、降结肠、乙状结肠 4 个部分，围绕在腹腔边缘形成方框，空肠和回肠盘踞其内。升结肠是盲肠向上延续的部分，至肝右叶下方转向左侧形成横结肠。横结肠左端行至脾下后，折向下行至左髂嵴处为降结肠。左髂嵴平面以下至第 3 骶椎上缘的一段结肠为乙状结肠，其位于下腹部和小骨盆腔内，借助乙状结肠系膜连于后腹壁，肠管弯曲，有一定活动度。

直肠接续乙状结肠，走行于骶骨、尾骨前方，穿盆膈终于肛门，全长 15～16cm。盆膈以上部分称为直肠盆部，以下部分称为直肠肛门部或肛管。男性直肠前方与膀胱、精囊、输精管和前列腺相邻；女性直肠前方与子宫及阴道后壁相邻，直肠后方与骶骨、尾骨相邻。直肠由外纵、内环两层平滑肌构成。环形肌在肛管处特别增厚，形成肛门内括约肌。围绕肛门内括约肌的周围有横纹肌构成的肛门外括约肌，括约肌收缩可阻止粪便排出。

二、超声检查方法及正常声像图

（一）患者准备

1. 检查前日晚餐进清淡软食，不宜食动物油脂类及易产气食物。禁食 8～12h，必要时采取服用缓泻剂的方法清理胃肠道。超声检查宜在 X 线胃肠造影或纤维镜检查之前进行。急腹症患者不受以上限制。

2. 胃超声扫查　经腹壁胃充盈扫查，需空腹饮水 500 ～ 800ml 或服用胃肠充盈对比剂 400 ～ 600ml。临床怀疑胃肠梗阻、穿孔或胰腺炎者禁忌口服充盈对比剂。

3. 结肠超声检查（经腹壁 / 结肠充盈扫查）

（1）检查前排便。

（2）乙状结肠远端及直肠上段检查可嘱受检者充盈膀胱。

（3）需保留灌肠者，检查前日晚餐进流食，睡前服轻泻剂，晨起排便，清洁灌肠。

（4）灌肠用 38℃生理盐水 800 ～ 1500ml，或采用按比例稀释的胃肠充盈对比剂。液体量可根据病变部位、体型、梗阻程度增减。

（二）探查体位

患者一般取仰卧位、左侧卧位、右侧卧位、半坐位。

（三）仪器

常规使用彩色多普勒超声诊断仪，一般选用凸阵或线阵式探头，频率为 3 ～ 5MHz，小儿、瘦长体型或浅表区域可选用 5 ～ 7MHz 或更高频率探头。消化道内镜超声需要特殊设备和探头。

（四）检查方法

1. 食管

（1）颈段：经颈部横切面于甲状腺左叶深方气管旁找到食管短轴，旋转探头 90° 探查。

（2）下段：剑突下纵切探查左肝深部，于膈下观察食管胃连接处。

2. 胃肠

（1）空腹常规筛查：按照胃肠在腹壁的体表投影，经腹壁对胃、小肠和大肠区域行空腹常规探查。扫查时可按解剖分区行"割草坪"式扫查，然后对可疑区域进行重点检查。

（2）胃充盈检查:嘱患者饮水或口服充盈对比剂 500 ～ 600ml。然后，依次采用左侧卧位、仰卧位、坐位（或站立位）、右前斜位、右侧卧位，对贲门、胃底、胃体、胃窦、幽门和十二指肠行系统观察（图 7-5-1，图 7-5-2）。如继续进行小肠观察，应每隔 10 ～ 15 分钟检查 1 次，直至液体到达回盲区。

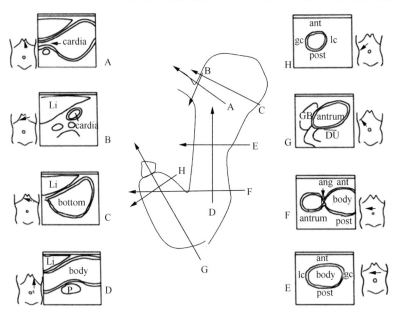

图 7-5-1　胃检查示意图

A. 食管下段及贲门长轴切面；B. 食管下段及贲门短轴切面；C. 胃底切面；D. 胃体长轴切面；E. 胃体短轴切面；F. 胃角部切面；G. 胃窦长轴切面；H. 胃窦短轴切面。Li. 肝脏；lc. 胃小弯；P. 胰腺；DU. 十二指肠；ant. 胃前壁；gc. 胃大弯；post. 胃后壁；cardia. 贲门；antrum. 胃窦；ang. 胃角；body. 胃体；bottom. 胃底

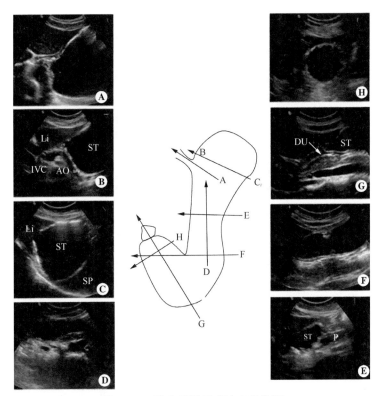

图 7-5-2 饮水后胃超声检查声像图

A. 食管下段及贲门长轴切面；B. 食管下段及贲门短轴切面；C. 胃底切面；D. 胃体长轴切面；E. 胃体短轴切面；F. 胃角部切面；G. 胃窦长轴切面；H. 胃窦短轴切面。ST. 胃；IVC. 下腔静脉；AO. 主动脉；Li. 肝脏；SP. 脾脏；P. 胰腺；DU. 十二指肠

（3）结肠灌肠经腹检查：清洁灌肠后，患者取右侧卧位，经肛门置管，灌注 37.5～38℃生理盐水或肠窗显影剂 1000～1200ml，分别取左侧卧位、仰卧位及右侧卧位，沿直肠、乙状结肠向上直至盲肠，按逆行顺序进行结肠的经腹超声检查。液体量可根据探查部位、体型适当增减。

（4）直肠扫查法

1）旋转式直肠内超声检查：采用旋转式带水囊的直肠探头，自上而下地进行直肠腔内扫查，主要适用于整个直肠和肛管的黏膜、黏膜下组织及其周围结构，可用于观察直肠癌和肿瘤对直肠壁的浸润程度，准确判断肿瘤侵犯的部位及大小。

2）端扫式直肠探头和双平面直肠探头也可用于直肠壁及直肠周围结构扫查，但观察范围不够全面，一般重点用于前列腺检查。

3）直肠 360° 环阵超声探头检查：是目前国际公认的肛管、直肠结构检查的最好方式之一，将探头置入肛管和直肠腔内采用环形扫查，可 360° 显示其形态结构，因探头频率高，从而图像分辨率明显增高，大大提高对细小病灶的识别能力，对肛周脓肿、高位复杂性瘘管、直肠癌等疾病的诊断具有突出优势。

注意事项：①采用"边扫查观察、边适当加压"的胃肠扫查技巧。正常胃肠具有管壁柔软、层次结构清晰、管腔张力低（含气液）、可压闭等诸多特点，采用上述扫查技巧，比较容易发现胃肠道炎症、肿瘤、梗阻等多种病变。②注意对肠管长轴和短轴的不同方向进行扫查，避免遗漏较小病变。③不时地嘱患者吸气鼓腹配合，目的在于判断该段肠腔内气液流动、肠管之间或肠管与腹膜间有无粘连，鉴别肿物位于腹膜腔内还是腹膜后（腹膜后肿物出现"越峰"征）。

（五）正常声像图

1. 正常胃肠声像图共同特征

（1）胃肠壁层次结构：正常胃肠壁层次结构清晰、连续性良好、厚度均匀，管壁无异常增厚、结节或肿物隆起，表面不应出现异常凹陷如溃疡，且管壁回声无异常减低或增强。

（2）可压缩性：正常管壁柔软，管腔张力低，管腔可以压闭而无压痛，管腔无扩张、局部狭窄、变形或移位，腔内无潴留。

（3）胃肠蠕动：正常胃肠有生理性蠕动。例如，进标准餐后，胃蠕动约每20秒1次。自胃体向幽门部呈节律性、对称性管壁收缩。蠕动波在声像图上呈小丘状隆起，每分钟蠕动≥2次或振幅不变者为正常；每分钟蠕动<2次或振幅减弱者为蠕动减弱；未见蠕动或病变处蠕动中断者称为蠕动消失。小肠包括十二指肠、空肠、回肠均有活跃的蠕动功能，小肠无蠕动、蠕动亢进或频繁出现的逆蠕动，均为异常。

2. 胃　空腹胃声像图特征随其潴留液多少、收缩状态及断面部位的不同而表现各异，可呈"月牙形"、"椭圆形"及"马鞍形"，其中心部强回声为腔内气体、黏液及内容物的混合回声，若胃内有大量气体，后方常伴有"不清洁"声影。中心强回声与周围强回声之间的低回声带是正常胃壁回声。

经胃肠充盈对比剂充盈后，胃壁层次结构显示完整，5层结构清晰可见：3条强回声线和2条低回声线呈平行相间排列。从黏膜面起，第1层强回声线为黏膜层与腔内液体产生的界面回声，第2层低回声线是黏膜肌层，第3层强回声线是黏膜下层，第4层低回声线是肌层，第5层强回声线为浆膜层与周围组织之间产生的界面回声（图7-5-3）。

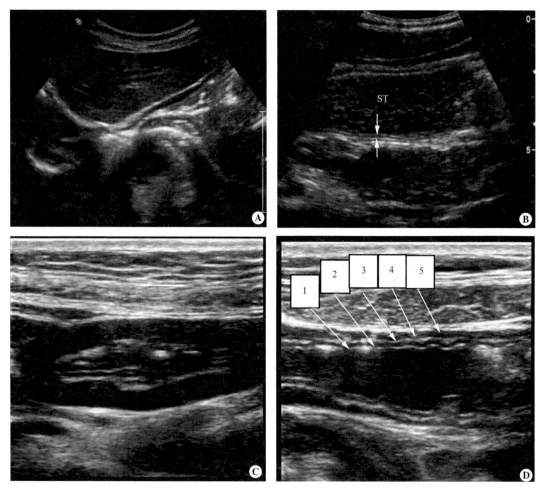

图 7-5-3　正常胃充盈前后声像图（经腹超声）

A. 饮水前食管下段、胃-贲门声像图；B. 饮水后胃体部声像图：弥漫分布的点状回声代表微气泡，箭头之间显示胃壁5层结构；C. 空腹胃声像图（13MHz高频线阵探头探查）：固有肌层较厚；D. 饮水后胃体部声像图（固有肌层显著变薄），胃壁5层结构显示更清晰（箭头：1. 黏膜层与胃内容物界面；2. 黏膜肌层；3. 黏膜下层；4. 固有肌层；5. 浆膜层）。ST. 胃

自黏膜面第 1 层强回声线至浆膜面第 5 层强回声线之间的距离代表了胃壁的厚度。正常充盈胃壁厚度为 3 ~ 5mm。成人胃幽门部胃壁厚度 < 6.0mm，小儿或新生儿胃幽门部胃壁厚度 < 4.0mm。

3. 十二指肠

（1）球部：位于胆囊左后方、胰头部的头侧。幽门开放时可见液体充盈，呈"三角形"或"椭圆形"（图 7-5-4）。

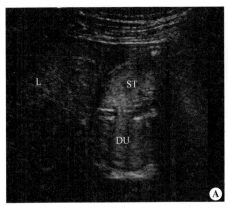
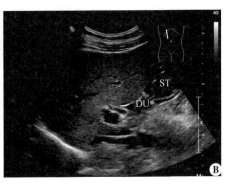

图 7-5-4　正常十二指肠声像图

A. 口服胃肠充盈对比剂时，正常十二指肠声像图；B. 饮水时，正常十二指肠声像图。L. 肝脏；ST. 胃；DU. 十二指肠

（2）降部：位于胰头外侧，当肠管充盈时，胆总管末端开口处的乳头部有时可见。

（3）水平部：腹部正中或正中旁纵断面，水平部位于腹主动脉和下腔静脉的腹侧，胰头的足侧，通过肠系膜上动脉与腹主动脉的夹角。

（4）升部：较短，不易获得较理想的充盈图像。

4. 空肠、回肠　充盈状态下，正常空肠、回肠管腔 < 3cm，管壁厚度 < 2mm。肠管张力低、蠕动活跃。无肠蠕动、肠蠕动亢进伴有逆蠕动均属异常。

（1）空肠：体表投影分布在左上腹和中腹部。液体充盈时，空肠长轴切面可见黏膜的环状皱襞呈密集的梳形排列。当肠梗阻时，肠管扩张、皱襞水肿，出现"琴键"征。

（2）回肠：体表投影主要位于中下腹和右下腹，靠近盲肠（回盲部）和乙状结肠。黏膜面环状皱襞稀少，长轴切面相对平坦，与空肠有所区别（图 7-5-5）。

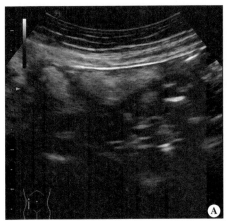
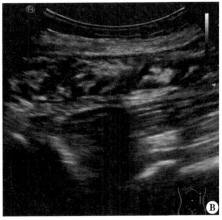

图 7-5-5　正常小肠充盈状态声像图

A. 回肠声像图；B. 空肠声像图

5. 结肠　升结肠、横结肠、降结肠、乙状结肠在腹壁的体表投影大致呈"门框"样分布。将探头沿结肠长轴方向滑动扫查，很容易找到特征性的结肠声像图，即呈成串排列的强回声团并伴

有声影（图7-5-6）。每个强回声团代表了结肠袋内含气的肠内容物。结肠袋内也可为有回声的液体充盈。结肠袋之间的低回声细小间隔代表着半月襞。结肠壁很薄且柔软、回声较低，不易清晰显示，充盈状态下其厚度一般小于3mm，空虚时小于5mm。黏膜面光滑，这一点与小肠不同。结肠管腔张力低，有较大的可压缩性，管径一般小于3.5cm。

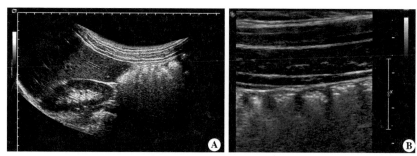

图7-5-6　正常升结肠声像图
A.3.5MHz凸阵探头扫查声像图；B.10MHz线阵探头扫查声像图

6. 阑尾　是位于右下腹细长弯曲的盲管样结构，根部连接于盲肠后内侧壁，位置较为固定；远端游离并闭锁形成盲端，受系膜牵拉等影响，其位置与活动范围变化很大。其声像图表现如下。

（1）细小盲管样结构，横断呈"同心圆"征，管壁层次结构清晰，质地柔软，加压可移动（图7-5-7）。

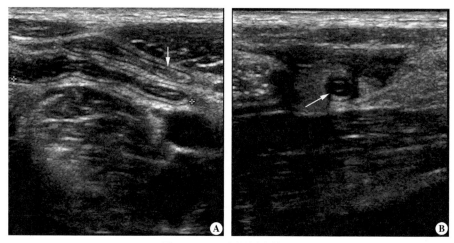

图7-5-7　正常阑尾声像图
A.阑尾长轴切面，显示阑尾为一盲管样结构（测量键之间），位于盲肠（箭头）后方；B.阑尾短轴切面，显示阑尾为"同心圆"状结构（箭头）

（2）外径＜0.7cm，长短不一。
（3）腔内可有残气、少量粪渣或液体。
（4）管壁无明显血流信号或有少量血流信号。

三、胃部疾病

（一）胃溃疡

1. 病理与临床　胃溃疡是消化道最常见的疾病之一。据统计，10%以上的西方人曾罹患此病，国内总患病率可能为10%～20%。溃疡多位于胃小弯或胃窦部，多为单发，直径多在2cm以内。发病年龄多为20～50岁。男性稍多于女性。临床表现为进食后上腹部疼痛、反酸、嗳气等。病情呈慢性经过，易反复发作，可并发呕血、便血、幽门梗阻及急性胃穿孔等。

2. 超声表现

（1）胃壁局限性轻度增厚，厚度一般不超过 1.0cm，最大直径 < 5.0cm。其黏膜面局限性中断，出现凹陷，形态规则，底部光滑，呈"陷坑"样。除凹陷处局部层次可消失外，余处胃壁层次清晰（图 7-5-8）。

（2）增厚的胃壁呈低回声，表面或凹陷内可附着点状强回声，不随蠕动波消失（图 7-5-9）。

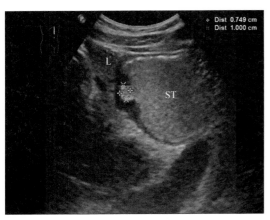

图 7-5-8 胃溃疡声像图 1
胃壁局限性轻度增厚，其黏膜面局限性中断，出现凹陷（测量键之间），
并向胃轮廓外突出，形态规则，底部光滑，呈"陷坑"样

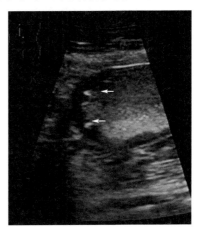

图 7-5-9 胃溃疡声像图 2
胃体前壁黏膜表面可见固定强回声（箭头）

（3）较大溃疡的凹陷可突出胃壁。部分凹陷边缘可见黏膜皱襞隆起聚集，称"黏膜纠集"征，此征具有诊断意义。

（4）胃蠕动多正常，仅在巨型溃疡时局部胃壁蠕动减弱。

（5）当超声随访观察发现溃疡凹陷不规则扩大，进展迅速，或凹陷缩小，而周围隆起明显增厚、范围扩大、形态不规则时，应高度警惕溃疡恶变。

3. 鉴别诊断

（1）胃溃疡需与溃疡型胃癌鉴别（表 7-5-1）。

表 7-5-1 良性溃疡与溃疡型胃癌的超声鉴别要点

鉴别要点	良性溃疡	溃疡型胃癌
溃疡形状	"陷坑"样	"火山口"样
溃疡特点	腔外型、规则	腔内型、不规则
溃疡口	光滑、口底一致	口小、底大
溃疡底部	回声强、平滑	回声低、不平整
周缘形态	"城墙"状、匀称	"堤坡"状、不匀称
周缘壁厚	一般小于 15mm	多数大于 15mm
隆起壁回声	较强、均质	较低、不均质
黏膜纠集征	有	无
桥征	有	无
蠕动跳跃	一般没有	均有
周围浸润	少	多见
远处转移	无	有

（2）胃溃疡与糜烂性胃炎鉴别：前者胃壁局限性增厚，黏膜面不完整、凹陷，呈"陷坑"样；后者病变广泛，胃壁结构完整，故容易鉴别。

4. 临床价值　超声虽可显示胃壁5层结构及溃疡数目、大小及深度等断面征象，但敏感性较低，对浅表或较小溃疡容易漏诊。胃及周围肠管的内容物、残胃及肥胖等均可影响超声检查，导致假阴性或假阳性；对良性溃疡、恶性溃疡的鉴别目前还存在一定难度。因此，超声诊断胃溃疡的临床价值有限。首选的常规影像学检查方法应为X线钡餐造影和内镜检查，胃镜下病理活检是最终确诊的方法，超声可作为诊断的辅助手段，并进行随诊。

【**案例 7-5-1**】　男性患者，43岁，间断中上腹不适半年余，加重1个月，半年来常感觉上腹部不适，

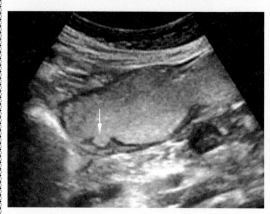

图 7-5-10　剑突下横切胃体后壁

尤以餐后明显，时有反酸，喜欢按压局部，对症治疗症状可缓解，近1个月来症状加重，并伴有腹胀、呃逆、餐后症状加重。

查体：腹软，中上腹部深压痛。

实验室检查：白细胞计数正常，淀粉酶正常，血糖正常，ALT稍高。

胃超声声像图见图 7-5-10。

问题1：请根据患者病史、临床症状及声像图表现进行初步诊断。

答案与解析：男性患者，有明确中上腹部不适、反酸、呃逆、餐后加重等症状，提示存在胃部疾病。口服胃肠充盈对比剂超声表现为胃体后壁局部增厚，层次不清，黏膜面凹陷，呈"陷坑"样改变，底部尚光滑，向胃壁外突出不明显，主要位于胃轮廓之内，周围可见胃黏膜皱襞向腔内隆起，呈放射状至溃疡口部，为黏膜纠集征象，固有肌层及浆膜层完整，均为典型胃溃疡超声征象。胃溃疡常和胃炎同时存在，局部可见胃壁轻度增厚现象，但是溃疡仅仅侵犯黏膜肌层，所以轮廓清晰，溃疡底部薄尚光滑。提示：胃壁局部增厚伴凹陷——胃溃疡。

问题2：请简述该病的主要鉴别诊断是什么？

答案与解析：该病主要应与恶性溃疡鉴别。鉴别要点如下。

（1）良性溃疡一般直径<2.0cm，多为圆形或椭圆形，边缘光滑整齐，而恶性溃疡形状多不规则，边缘不整齐，溃疡面积较大。

（2）良性溃疡底部常常光滑，而恶性溃疡底部可呈结节状。

（3）大多数良性溃疡突出在胃轮廓以外，而恶性溃疡多在胃轮廓以内。本例患者溃疡主要位于胃轮廓之内。

（4）良性溃疡充盈缺损小，恶性溃疡在癌肿基础上发生，往往溃疡面积大，连同肿块突入胃腔，所以充盈缺损较大且表面不平整。

（5）良性溃疡胃黏膜皱襞连续至溃疡边缘，呈"陷坑"样，恶性溃疡皱襞中断。

（6）良性溃疡周围胃壁蠕动存在，恶性溃疡周围胃壁僵硬、蠕动消失。

（二）胃癌

1. 病理与临床　胃癌起源于胃黏膜上皮，是最常见的恶性肿瘤之一，其发生率居消化道恶性肿瘤的首位。好发部位依次为胃窦（包括幽门前区）、胃小弯、贲门、胃底和胃体。组织学来源主要是腺癌，此外，较常见的还有黏液癌（包括印戒细胞癌）和低分化癌（包括髓样癌和硬癌）。胃的转移性肿瘤罕见。

病理可分为早期胃癌（病变局限于黏膜和黏膜下层）和进展期胃癌（病变浸润超越黏膜下层，达到固有肌层或更深，也称中晚期癌）。早期胃癌又可分为隆起型、浅表型和凹陷型；进展期胃癌

可分为结节/肿块型(Borrmann Ⅰ型)、局限性溃疡型(Borrmann Ⅱ型)、浸润性溃疡型(Borrmann Ⅲ型)、局限浸润或弥漫浸润型(后者称 Borrmann Ⅳ型)等主要类型。

早期患者常无特异性症状,可出现不同程度的上腹不适。随病情发展患者逐渐出现钝痛、隐痛、恶心、食欲缺乏、嗳气和消瘦等症状,部分出现呕血、黑便或吞咽困难。当胃癌浸润穿透浆膜侵及胰腺或横结肠系膜时,患者可出现持续性剧烈疼痛,并向腰背部放射。极少数癌性溃疡穿孔的患者也可出现腹部剧痛和腹膜刺激征象。

晚期患者可出现左锁骨上、左腋下淋巴结肿大。

2. 超声表现

(1)早期胃癌:经腹超声检查相当困难且仅限于隆起型,敏感性约15%。由于无症状,早期胃癌诊断主要依赖纤维胃镜检查,包括对高危人群定期筛查。纤维胃镜结合超声内镜的检查,对早期胃癌的进一步诊断和明确临床分期极有帮助。

(2)进展期胃癌

1)胃壁局限性或弥漫性增厚、隆起,厚度一般超过1.0cm,形状不规则,通常呈不均质低回声。声像图类型有结节/肿块型、溃疡型、局限或弥漫浸润型(局限或弥漫增厚型)等多种表现,少数胃癌呈外生性生长。①肿块型胃癌:病灶基底宽,呈低回声或不均质回声,边缘可不规则。②溃疡型胃癌:病灶突向胃腔,基底宽,表面溃疡凹陷呈"火山口征"。③局限或弥漫增厚型胃癌:病灶可局限于胃窦区或弥漫至整个胃壁("皮革胃"),其短轴断面呈"假肾"征或"面包圈"征(图7-5-11)。

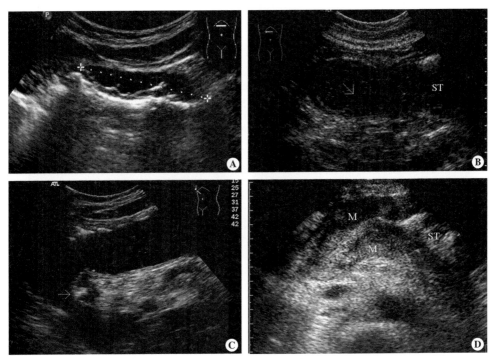

图7-5-11 进展期胃癌

A. 胃壁增厚型:胃前壁不规则增厚,黏膜面明显不光滑(测量键所在区域);B. 肿块型:胃窦部后壁可见团块状低回声(箭头),向胃腔内突出;C. 溃疡型:胃窦部后壁不规则隆起,其内可见龛影(箭头),边缘呈"火山口"状;D. 弥漫型:胃壁弥漫性增厚、僵硬,胃腔明显变窄。ST. 胃腔;M.增厚的胃壁或占位

2)胃壁层次不清晰、紊乱、中断,黏膜面不光滑,表面可附着点状中强回声,局部胃壁僵硬。

3)局部蠕动消失,胃窦幽门部肿物可导致排空减慢甚至胃潴留。

4)胃癌转移征象:胃癌除直接扩散转移外,常发生淋巴转移、血行转移、腹膜种植转移。①淋巴转移:多见胃周(小弯侧、大弯侧)、腹腔动脉旁、主动脉旁淋巴结肿大,可以单发或多发,也可呈融合性。②血行转移:转移至肝脏,常为多发性,边界较清晰,多呈类圆形的低回声结节或较强回声，典型病例呈"靶环"状。③腹膜种植转移：胃癌细胞，特别是黏液癌细胞浸润至浆膜层，可脱落到腹膜腔，种植于腹膜、腹壁、盆腔器官，发生转移瘤。声像图表现为胃浆膜层回声连续中断、腹水，可合并肠粘连。此外，女性胃癌患者可转移至卵巢，为双侧或单侧实性肿瘤，称 Krukenberg 瘤。对于女性卵巢肿物合并腹水者，应注意寻找胃或其他部位有无原发癌。

3. 鉴别诊断

（1）胃良性肿瘤：少见，仅占胃肿瘤的 3%。其可分为两类：一类来自胃黏膜上皮组织，为息肉样腺瘤，其声像图特征为有蒂，呈乳头状，向表面隆起，一般不超过 2cm，与基底宽的息肉样腺癌不同；另一类比较多见的是胃壁间质细胞瘤。

（2）胃恶性淋巴瘤：发生在黏膜下，有息肉样、结节/肿物型、弥漫增厚型等多种类型，有时与腺癌鉴别困难。病理组织学检查可帮助明确诊断。

（3）良性溃疡：部分非典型的溃疡型胃癌需与良性溃疡相鉴别。

4. 临床价值　超声作为一种无创性的影像学检查方法，胃超声检查的优点不仅在于它可以显示胃壁层次的断面结构，还可清晰显示胃癌的部位、大小、形态及其侵犯范围和深度，对胃周器官有无转移也有较大诊断价值，可以弥补胃镜和 X 线检查的不足，为临床选择治疗方案提供依据。

【案例 7-5-2】　男性患者，65 岁，因"食欲缺乏伴呕吐半月余"就诊。近半年来患者常感中上腹不适，餐后疼痛，食欲下降，精神不振，体重逐渐减轻。既往史：2 年来偶有上腹部不适症状，无明显规律，无反酸症状，无发热，无明显消瘦。

查体：消瘦、慢性病容，上腹胀满，压之不适，下腹部软，无压痛。

实验室检查：白细胞计数 $7.7×10^9$/L，血红蛋白 120g/L，红细胞沉降率 20mm/h↑，谷丙转氨酶正常。

胃超声声像图见图 7-5-12。

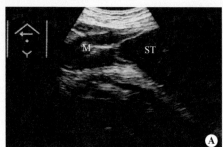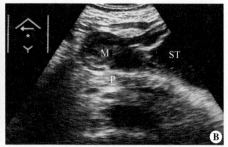

图 7-5-12　剑突下腹部横切显示胃部横切面声像图
ST. 胃；P. 胰腺；M. 占位

问题 1：请根据声像图表现进行初步诊断。

答案与解析：剑突下胃部横切（图 7-5-12A）显示，胃腔内液体潴留，胰腺颈体部前方、胃角切迹右侧胃壁明显增厚，局部全层结构消失，部分浆膜面模糊欠光滑。剑突下胃部横切（图 7-5-12B）显示，胃窦幽门部胃腔狭窄，局部全层结构消失，部分浆膜面模糊欠光滑。提示：①胃窦幽门部胃壁明显增厚，幽门部狭窄——胃窦幽门部占位病变，胃癌可能；②胃腔内液体潴留——考虑肿物所致梗阻；③胃窦幽门部胃壁层次不清，浆膜面不光滑——考虑肿物侵及胃壁全层。

问题 2：结合病史及声像图特点，简述该病例诊断思路，应与哪些疾病相鉴别？

答案与解析：患者有明显食欲缺乏、餐后疼痛、消瘦等消化道症状，超声图像显示典型的胃壁增厚征象，诊断胃癌较明确。一旦发现胃壁增厚时需要进一步观察增厚壁的层次结构是否清晰，病变侵及哪层，黏膜及浆膜面是否光滑完整，胃壁周围有无肿大淋巴结等，都是诊断的重要依据。

本案例需与胃炎、胃溃疡、淋巴瘤、间质瘤、异位胰腺等鉴别。鉴别要点如下。

（1）胃部局部炎症时，病程短，起病急，一般有不良饮食的病史，超声可见胃壁较广泛均匀增厚，层次清晰，胃壁全周增厚。

（2）胃局部溃疡时，可见黏膜面固定强回声或凹陷，很少发生胃潴留。

（3）胃的淋巴瘤也可表现为胃壁增厚、层次消失。但淋巴瘤通常质地很软，难以引起梗阻及胃潴留。

（4）间质瘤通常表现为壁间肌层结节样病变，表面光滑、形态规则。

（5）异位胰腺通常表现为黏膜下肿物，而不表现为胃壁增厚。

（三）胃息肉

1. 病理与临床　胃息肉是胃黏膜局限性隆起性病变，较结肠息肉少见。病理上将其分为炎性息肉和腺瘤性息肉两种。前者为黏膜炎性增生形成，较常见；后者由增生的黏膜腺上皮构成，较少见，多单发，表面呈结节状，多数有蒂，大小一般不超过2cm，属癌前病变。

胃息肉好发于胃窦部，发病年龄平均在40岁以下，早期通常无明显症状。如息肉表面糜烂、溃疡，则患者可有上腹不适、腹痛、恶心、呕吐及消化道出血等症状。幽门部较大的带蒂息肉可堵塞幽门引起间断性梗阻。仅凭临床症状难以诊断。

2. 超声表现

（1）胃腔内充盈后，可显示自胃黏膜层向胃腔内突出的低回声或中等回声团块（图7-5-13）。

（2）本病多为单发，也可多发。

（3）大小1～2cm，基底狭窄，呈蒂状，改变体位不能与胃壁分离。

（4）局部胃壁各层结构的连续性和蠕动正常。

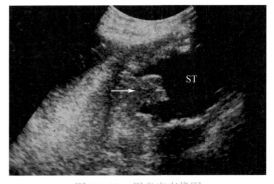

图7-5-13　胃息肉声像图
胃小弯侧可见实性肿块位于黏膜层，并凸向胃腔（ST），基底较窄，回声同胃壁

3. 鉴别诊断

（1）胃息肉需与息肉型胃癌及胃巨皱襞症（Menetrier病）鉴别：息肉型胃癌生长快，多大于2cm，基底较宽，对胃壁有浸润，附着处可见黏膜中断。胃巨皱襞症声像图特征为黏膜皱襞回声粗大，呈"琴键"状。

（2）胃体部单峰状蠕动波也可被误认为本病。延长观察时间，可见其向幽门部推进或消失，故易于鉴别。

4. 临床价值　胃息肉较小，超声检查容易漏诊。对已发现的胃息肉病变，超声随访可观察其动态变化，当息肉增大、实质回声不均匀降低时，还应警惕癌变可能。

（四）先天性肥厚性幽门狭窄

1. 病理与临床　本病是新生儿常见疾病，发病率为1/500，有家族性发病倾向，是婴儿器质性呕吐最常见的原因之一。主要病理改变是幽门环肌肥厚，致使幽门管高度狭窄，引起胃排空障碍，导致胃腔逐渐变大，胃内容物潴留。黏膜正常或有水肿。

临床主要症状为频繁的无胆汁性呕吐。患儿常在出生后2～3周发病，逐渐加剧，可呈喷射性。多数患儿右上腹可扪及橄榄形肿块。该病可并发脱水及碱中毒。超声对本病具有明确诊断价值。

2. 超声表现

（1）幽门部胃壁呈环状全周性、均匀性增厚，短轴切面呈"面包圈"征，即均匀性中等或低回声环，中心为高回声，似"靶环"状。长轴切面呈梭形或橄榄形，长约20mm，厚度＞4mm。

（2）幽门管管腔明显狭窄，呈狭长的高回声带，开放明显受限。胃内容物通过受阻，胃腔扩张，

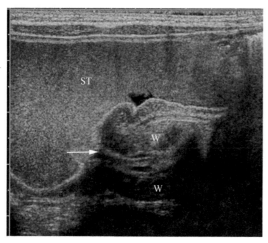

图 7-5-14　先天性肥厚性幽门狭窄声像图

新生儿，35 天，喷射性呕吐，胃腔内充满奶汁，幽门肌明显增厚，

管腔明显狭窄。ST. 胃；W. 幽门肌肥厚；箭头所示为幽门管

潴留物多。胃蠕动亢进和逆蠕动，近幽门部蠕动消失（图 7-5-14）。

3. 鉴别诊断　根据本病的发病年龄及上述特征性声像图表现即可诊断，而且不难与幽门痉挛和先天性十二指肠梗阻鉴别。前者可用解痉药物排除，后者无幽门增厚的声像图特征。对少数不典型病例，应结合 X 线钡餐检查做出诊断。

4. 临床价值　应用超声检查能对本病做出准确诊断。对于不便进行 X 线检查的新生儿，超声检查应作为诊断该病的首选方法。

四、肠 道 疾 病

（一）十二指肠溃疡

1. 病理与临床　十二指肠溃疡是常见病，最好发于十二指肠球部，约占 90%。多为青壮年发病，男性多于女性，其比例为（2～4）:1。溃疡一般呈圆形或椭圆形，直径通常小于 1cm。其多为单发，也可为多发。溃疡具有慢性穿入性特征，可侵蚀血管导致大量出血；还可以破坏整个肠壁造成穿孔；邻近组织常伴有纤维增生，并发生痉挛或瘢痕收缩，使球部产生畸形。

临床多表现为中上腹周期性、节律性疼痛，伴有反酸、嗳气，后壁穿透性溃疡疼痛可放射到后背。其疼痛规律一般为疼痛—进食—缓解—疼痛。当溃疡伴有并发症时，患者可出现呕吐咖啡样物、黑便、梗阻及穿孔等相应的临床表现。

2. 超声表现

（1）溃疡一般较小，其黏膜面可见凹陷，并可见固定强回声附着。

（2）病变周围呈低回声，有时可见"黏膜纠集"征。

（3）部分球部可因瘢痕挛缩导致形态不规则，面积变小，多小于 3cm²。

（4）球部管壁轻度、不规则增厚，厚度小于 1.0cm（图 7-5-15）。

（5）可伴有蠕动时一过性的"激惹现象"。

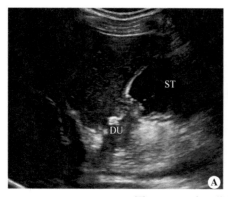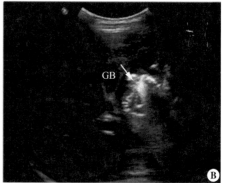

图 7-5-15　十二指肠球部溃疡声像图

A. 十二指肠球壁增厚，前壁强回声为溃疡形成；B. 十二指肠球前壁增厚，前壁强回声为溃疡形成（箭头）。ST. 胃；DU. 十二指肠；GB. 胆囊

3. 鉴别诊断

（1）十二指肠球炎：声像图表现为球部面积变小，球壁黏膜皱襞增粗、增厚，其形态通常不发生明显畸变，球壁黏膜面规整，无凹陷，借此可以与十二指肠溃疡相区别。

（2）十二指肠癌：通常发生在降部，病变呈占位性。肠壁明显隆起，隆起处黏膜面可出现凹陷，其凹陷形态极不规则。此外，肠壁隆起厚度一般大于 10mm，以不均质低回声为主，并可出现周围脏器或远隔脏器的转移，通常与十二指肠溃疡不难鉴别。

4. 临床价值 胃充盈法超声检查能显示球部的大小、形态、溃疡部位及周围结构的变化，可动态观察充盈剂在球部的排空情况，为临床提供诊断参考。但对球部浅表性小溃疡，声像图一般难以显示。对部分不典型的十二指肠球部或球后溃疡，超声诊断时应慎重，通常要结合 X 线及内镜检查才能确诊。

（二）肠道肿瘤

1. 小肠肿瘤

（1）病理与临床：小肠肿瘤是指从十二指肠起到回盲瓣止的小肠肠管所发生的肿瘤。小肠占胃肠道全长的 75%，其黏膜表面积约占胃肠道表面积的 90% 以上，但是小肠肿瘤的发生率仅占胃肠道肿瘤的 5% 左右，小肠恶性肿瘤则更为少见，约占胃肠道恶性肿瘤的 1%。其中恶性肿瘤主要有腺癌、恶性淋巴瘤、类癌及间质肉瘤等，良性肿瘤主要有间质瘤、脂肪瘤及腺瘤等。小肠越向远端肿瘤的发生率越高，以回肠最多见，其次为空肠，十二指肠最少。但是就单位小肠黏膜面积发生率而言，十二指肠肿瘤的发生率最高。

临床表现为不同程度的腹痛、腹部包块、肠梗阻等，部分患者大便潜血阳性或黑便。如转移至腹膜则有腹水。超声检查一般用于出现高位梗阻症状如呕吐、腹痛的患者，饮水或口服充盈对比剂有助于超声观察。

（2）超声表现

1）直接征象：主要表现为可移动性腹部包块，以低回声多见，也可为中强回声，内部回声与组织学类型无明显关系。恶性淋巴瘤小肠壁全周性增厚，呈低回声或弱回声，类似"假肾"征或"靶环"征；间质瘤横断面多为圆形或不规则形，包膜完整，境界清楚，内部均匀性低回声或等回声；间质肉瘤直径多大于 5cm，内部回声不均匀或坏死液化表现为无回声区。

2）间接征象：①肠道梗阻征象，肿物所在部位以上肠道扩张、液体和内容物滞留及肠道积气；②胆道梗阻征象，特点为胰管和胆总管下段明显扩张，胆囊增大而肝内胆管仅轻度扩张或无扩张；③肠系膜上动脉、静脉推移现象，见于十二指肠水平部肿瘤；④周围淋巴结和远隔脏器转移征象。

（3）鉴别诊断：小肠肿瘤需与肠系膜和大网膜肿瘤鉴别，单凭声像图特征无法准确鉴别。小肠 X 线造影和血管造影有助于肿瘤定位，诊断肿瘤的组织来源和良恶性可行超声引导下穿刺活检。

（4）临床价值：原发性小肠肿瘤发病率低，早期缺乏典型的临床表现，无理想的有效检查方法，因此临床诊断较为困难，误诊率较高，达 42%～79%。常用的消化道钡餐造影、纤维肠镜检查对壁内型及腔外型肿瘤很容易造成假阴性结果，因此难以获得满意的检查效果。超声检查虽然不是诊断小肠肿瘤的敏感方法，但如发现可移动性肿块，即可对其大小、形态、内部回声特征进行评价，对估计病变浸润范围、寻找转移淋巴结和其他脏器转移有一定价值，因此，超声是检查小肠肿瘤必要的弥补手段之一。

【案例 7-5-3】 男性患者，23 岁，因"腹胀伴间歇疼痛、排便不畅 2 天"就诊，患者近 1 周来腹胀，腹围逐渐增大，并出现阵发性腹部疼痛，2 天来停止排便，急诊就医。家族史：其父亲患结肠癌，家中父亲及两个兄弟口唇均可见片状黑斑。

体格检查：腹膨隆，无肌紧张及压痛、反跳痛。叩击腹部略呈浊音。

实验室检查：血红蛋白 120g/L，白细胞计数 $5.0×10^9$/L，大便潜血阳性。

肠道超声声像图见图 7-5-16。

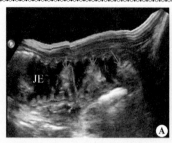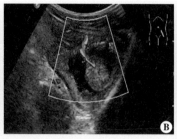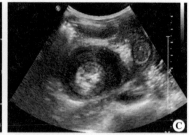

图 7-5-16 肠道超声声像图

A.空肠（JE）长轴切面；B.回肠短轴血流图像；C.小肠横断切面

问题1：请描述声像图表现进行初步诊断。

答案与解析：声像图特征如下：肠管长轴切面（图 7-5-16A）显示，左上腹部肠管扩张，肠黏膜皱襞呈"鱼骨刺"征，肠腔液体充盈，内见多个结节样中等回声附着于肠壁；肠管短轴切面（图 7-5-16B）可见类圆形结节，基底带细蒂附着于肠壁，肠壁较光滑；彩色多普勒超声显示蒂内可见血流信号并延伸至结节内，血流信号丰富；小肠横断切面（图 7-5-16C）显示，肠管呈"同心圆"征，壁略增厚。提示：①小肠多发息肉样病变；②肠管扩张，肠腔积液，考虑肠梗阻；③肠管"同心圆"征，考虑肠套叠。

问题2：还能否做出进一步诊断？

答案与解析：该患者左上腹部肠管扩张，图 7-5-16A 显示肠壁呈"鱼骨刺"征，为空肠黏膜皱襞表现，图 7-5-16B 显示肠壁光滑为回肠，为多段肠管多发息肉样肿物，并伴套叠及梗阻。结合其父患有结肠癌、家中多人有口唇黑斑的家族史，具备家族性黑斑息肉综合征的三大典型特征，可诊断为此病。另外息肉样肿物需与腺瘤、腺癌、间质瘤、脂肪瘤、血管瘤等鉴别，可以进一步做超声造影通过增强模式评估。

2. 大肠肿瘤

（1）病理与临床：大肠癌是大肠黏膜上皮起源的恶性肿瘤，发生率较高，居消化道肿瘤的第二位，可发生于结肠的任何部位，以直肠、乙状结肠和直肠乙状结肠交界处最为常见。病因不清。从流行病学观点来看，结肠癌的发病可能与环境、遗传有关，肠道的慢性炎症也有癌变的可能，如溃疡性结肠炎，有 3%～5% 可发生癌变。经腹超声发现的大肠癌多属中晚期。

根据肉眼所见，结肠癌分类如下。①巨块型：肿瘤呈菜花样，突向肠腔内，表面伴有溃烂、出血、继发感染及坏死；②溃疡型：多为周围隆起，中央凹陷溃疡，此型出现梗阻症状较晚；③狭窄型：癌肿沿黏膜生长蔓延，使肠腔呈环状狭窄，此型易导致肠梗阻。实际上临床以混合型多见，但以其中一种类型为主。

结肠癌的浸润和转移有直接扩散，淋巴、血行转移，以及腹腔种植等途径。临床表现为便血、大便习惯改变、腹部包块等。晚期患者可合并梗阻症状，如腹痛、便秘、腹胀、呕吐和肠蠕动亢进等，有时可见肠型。严重者可出现腹水、肝大、黄疸、左锁骨上窝淋巴结肿大等。

（2）超声表现

1）声像图基本特征：①肠壁增厚，表现为肠壁不均匀增厚或呈向腔内、腔外生长的不规则肿块，多呈"假肾"征或"靶环"征表现（图 7-5-17）。②肠腔狭窄，由于肿瘤在肠壁呈环形浸润生长，从而肠腔狭窄变形，其肠腔显示如"线条状"改变。③肿瘤回声，肿瘤一般呈低回声或强弱不均的实质性回声，多伴有较丰富血流信号。④梗阻征象，肿瘤部位近端肠管扩张、内容物滞留。根据肿瘤浸润生长方式及狭窄程度的不同，并发的肠梗阻分为不完全性或完全性。⑤其他征象，肿瘤部位肠管僵硬，肠蠕动消失。⑥肿瘤转移征象，局部系膜淋巴结肿大和（或）肝脏等器官内转移灶。

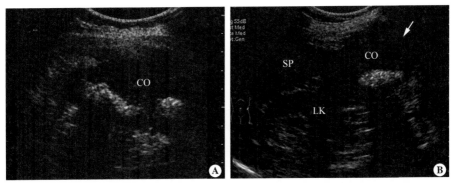

图 7-5-17　结肠癌声像图

A. 横结肠前后壁不规则隆起增厚，肠腔局部变窄，呈"假肾"征；B. 结肠脾曲低回声性肿物，呈"假肾"征。CO. 结肠；LK. 左肾；SP. 脾脏

2）声像图分型：按肿瘤的形态和声像图特征可分为以下几型。

肠内肿块型：肿瘤呈局限性隆起，向腔内突起，表面不规则或呈菜花状，肿块与肠壁相连，周围肠壁多正常。

肠壁增厚型：肠壁不均匀增厚，呈低回声，包绕肠腔含气内容物，呈"靶环"征。斜断面扫查呈"假肾"征。

肠外肿块型：肿瘤向管腔外呈浸润性生长，局部管腔受压、狭窄及变形征象不明显。

混合型：肿瘤向管腔内凸出，并侵犯肠壁全层，向浆膜外浸润生长，无包膜，边界不清。

（3）鉴别诊断

1）结肠间质肉瘤：肿瘤可向肠腔内或肠腔外生长。肿瘤一般较大，直径多大于5cm，形态规则或不规则，瘤体内可见大片液化坏死区，溃疡深大而不规则，肿瘤内可发生假腔。结肠间质肉瘤易发生肝脏和周围淋巴结转移。

2）结肠恶性淋巴瘤：以回盲部最多见，表现为肠壁增厚或形成肿块，呈极低回声。

3）肠结核：好发部位在回盲部，占肠道结核的40%～82.5%。增殖型肠结核由于极度增生的结核性肉芽肿和纤维组织使肠壁呈瘤样肿块，声像图表现为肠壁局限性增厚、边缘僵硬、管腔狭窄变形，与结肠肿瘤容易混淆。鉴别诊断除结合病史、体征及其他检查资料进行分析外，X线钡剂灌肠对肠结核的诊断具有重要价值。

（4）临床价值：经腹超声主要适用于进展期结肠癌，弥补了临床触诊的不足。超声可以为临床提供"假肾"征等重要的诊断线索，以便X线钡剂造影和纤维肠镜进一步证实；还可用来提示进展期结肠癌有无肝脏和淋巴结转移。但结肠癌的准确分期尚需要依赖CT等其他检查。经腹超声引导下穿刺活检有助于确定病理组织学诊断、分级和鉴别诊断。高频经直肠超声和超声内镜可清晰显示肠壁的5层结构和病变侵犯范围；三维超声检查可进一步全面评估肿瘤的形态、大小、浸润深度和范围等，并可观察周围淋巴结肿大情况。

（三）肠套叠

1. 病理与临床　一段肠管套入相连接的另一段肠管内称为肠套叠。本病是常见的小儿外科急症，发病率居儿童肠梗阻首位，多在2岁之内发生，95%原因不明，成人较少见。一般为近侧肠管套入远侧肠管，远侧套入近侧者罕见。套叠处形成3层肠壁：外壁称为鞘部；套入部由反折壁与最内壁组成。鞘部的开口处为颈部，套入部前端为顶部。套入的肠管常因血管受压而发生充血、水肿、肠壁增厚甚至坏死。肠套叠的类型最多见的是回-盲型；其次为回-结型；回-回型、结-结型较少，无论哪种类型，几乎都导致肠梗阻。

腹痛、呕吐、血便、腹部包块是肠套叠的主要临床表现。腹痛为突然发生，间歇性反复发作，发作时常呕吐。发作数小时内多数排果酱样黏液便。体检时腹部可扪及活动性包块。肠套叠发病

1 天后多数出现完全性肠梗阻的表现。

2. 超声表现 声像图表现为沿肠管长轴见局部呈多层低和中等回声相间的结构，即"套筒"征，短轴切面呈"同心圆"征或"靶环"征。在成年人应注意套入的肠管壁有无肿瘤等异常回声。彩色多普勒超声显示套叠肠管壁和系膜的血流信号及其改变。完全缺乏血流信号提示肠壁缺血坏死（图 7-5-18）。

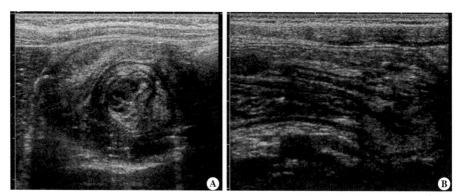

图 7-5-18 肠套叠声像图

A.套叠肠管横切面呈"同心圆"征，其中系膜脂肪回声稍强；B.纵切面呈"套筒"征

3. 鉴别诊断 肠套叠主要应与肠道肿瘤鉴别。后者起病慢，病程相对较长，声像图多数表现为"假肾"征，边缘欠规整，很少有"同心圆"征。对成人肠套叠，要特别注意同时有肿瘤存在。

此外，有时排空的胃窦部也可呈现为"同心圆"征，但是这种征象多为暂时性，不固定，动态观察可随蠕动消失。

4. 临床价值 超声对肠套叠诊断的准确率在 92% 以上，与传统采用的 X 线空气或钡剂灌肠检查比较，方法简便、迅速，结果准确、可靠。在超声监视下，对小儿单纯性肠套叠利用加温生理盐水灌肠复位治疗，效果良好，其与国内报道的 X 线下空气灌肠复位成功率相近，且无 X 线照射的缺陷，为治疗肠套叠开辟了新途径。

【**案例 7-5-4**】 女性患者，19 岁，无明显诱因突发腹部剧痛并持续加重 2h，伴呕吐，无排便及明显排气。

体格检查：中下腹触及 5.0cm×3.0 cm 包块，上腹压痛、腹软，无腹肌紧张，肠鸣音存在，腹部平片未见气液平面。

实验室检查：血红蛋白 120g/L，白细胞计数 $6.0×10^9/L$，血淀粉酶正常，尿常规正常。

胃肠超声声像图见图 7-5-19。

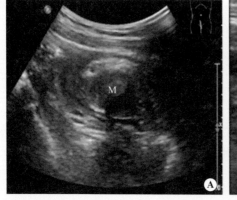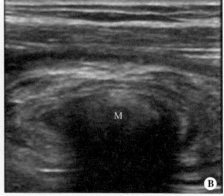

图 7-5-19 胃肠超声声像图

A.下腹部纵切；B.高频探查

问题 1：请根据声像图表现进行初步诊断。

答案与解析：图 7-5-19A 显示脐下可探及大小约 5cm×4cm 团块，呈类圆形，中心部可见直径约 2.0cm 的圆形中低回声，图 7-5-19B 高频探头显示中心部呈中低回声肿块（M），后伴弱声影，周边呈多层线状（肠壁样结构未见增厚）中等回声环绕，呈"同心圆"征，内未见明显血流信号。

提示：小肠套叠，考虑息肉样肿物所致。

问题 2：肠套叠临床表现及常见病因是什么？

答案与解析：肠套叠起病急，为急腹症常见病之一。超声发现"同心圆"征是肠套叠的特异性征象，一旦出现即可明确诊断。肠套叠多可引起肠梗阻，可导致肠管扩张、肠间积液，其为肠套叠的继发征象。此外，儿童肠套叠多为单纯性套叠，而成年人肠套叠往往在病变基础上发生，因此针对成年人，需积极寻找套叠病因，如息肉、肿瘤、炎症、结石等。对套叠头部可行静脉超声造影检查，病变的增强模式可在一定程度上反映病变的病理性质。

值得注意的是，还要观察套叠部位的血流状态及套叠周围肠管蠕动情况，进一步评估肠管是否缺血及坏死。

（四）肠梗阻

1. 病理与临床　肠梗阻是指肠腔内容物由于病理因素不能正常运行或通过肠道时发生障碍，是常见而严重的急腹症之一。肠粘连是小肠梗阻最常见的原因，肿瘤是导致结肠梗阻最常见的原因。其典型临床表现为腹痛、呕吐、腹胀、停止排气排便。腹痛特点多为间歇性发作性绞痛，麻痹性肠梗阻可以无腹痛。由发作性转为持续性腹痛，应考虑为绞窄性肠梗阻。持续性疼痛多为血管因素所致，由持续性转为"缓解"应考虑肠坏死。本病可分为机械性肠梗阻（非绞窄性、绞窄性）和麻痹性肠梗阻两类，还可分为完全性肠梗阻和不完全性肠梗阻。

2. 超声表现　由于肠梗阻的病因、梗阻部位、病程长短及有无绞窄等不同，其声像图可有多种表现。

（1）梗阻近端肠管显著扩张，其内大量液体充盈。小肠梗阻时，小肠内径多大于 3cm；结肠梗阻时，结肠内径多大于 5cm。立位或坐位纵行扫查时可见"气液分层"征。

（2）梗阻近端肠管蠕动频繁、亢进，蠕动波幅度增大，伴有肠内液体往复流动及"气过水"征。梗阻局部肠蠕动减弱或消失。麻痹性肠梗阻肠蠕动也减弱或消失。

（3）肠壁改变：肠襻纵切面显示黏膜皱襞清晰，可伴有水肿增厚，表现为"琴键"征或"鱼刺"征。肠襻弯曲扭转可形成"咖啡豆"征（图 7-5-20）。

（4）绞窄性肠梗阻的动态变化：①肠蠕动由增强迅速减弱，以至完全消失；②由肠间无或少量积液征象，逐渐转为大量积液征象。

（5）提示肠梗阻原因的特殊声像图征象：①梗阻末端强回声团提示巨大结石、各类粪石引起的梗阻或蛔虫性肠梗阻；②梗阻末端低回声团块提示肠管病变，如肿瘤、克罗恩病等；③沿肠管长轴呈多层低和中等回声相间的结构，即"套袖"征，短轴切面呈"同心圆"征，为肠套叠；④肠壁均匀性显著增厚，回声降低，内部血流信号明显降低且发病急剧者，提示肠系膜血管阻塞；⑤阴囊内、腹壁内见到肠管回声是肠管嵌顿的佐证；⑥腹腔内见到闭襻状肠管扩张，提示肠扭转或粘连。

3. 鉴别诊断　超声检查一般不易诊断肠梗阻的病因，但肠套叠或肠肿瘤导致梗阻时有特殊征象。例如，肠套叠时横切面声像图呈多层"同心圆"征。当肿瘤导致梗阻时，可见肠壁增厚，肠腔回声偏离中心或呈"假肾"征。蛔虫如扭结成团可以堵塞肠腔，患者以少年和儿童居多，有蛔虫病史，声像图上小肠扩张可不严重，但可显示线团状的蛔虫征象。

4. 临床价值　小肠梗阻时依据临床表现一般可以确诊。超声检查诊断小肠梗阻的意义：梗阻早期扩张的肠管内尚无明显气体，因缺乏气体对比，X 线检查可无阳性发现。而超声扫查较易发现小肠积液扩张和肠蠕动改变，从而能早于 X 线检查提示小肠梗阻诊断。

如发现短期内腹水明显增多或肠蠕动由强变弱，此时阵发性绞痛的剧烈程度有所减轻，在腹膜炎症状出现之前，容易误认为病情好转，但超声征象却可明确提示病情恶化。

另外，对妊娠女性疑有肠梗阻者，因 X 线有伤害，超声检查可作为首选。

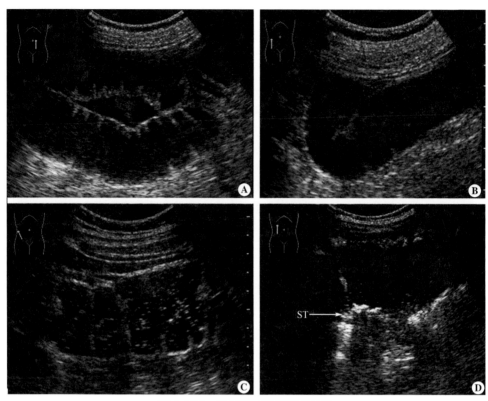

图 7-5-20 肠梗阻二维超声声像图

A. 空肠下段肠腔明显增宽，腔内充满无回声，肠壁无增厚，黏膜层呈"琴键"征，肠间可见积液。B. 回肠中段管腔增宽，腔内充满无回声；C. 升结肠明显扩张，肠腔里充满液体；D. 升结肠远端管腔内可见团状强回声伴声影，近端管腔扩张。ST. 粪石

【案例 7-5-5】 女性患者，52 岁，因"腹胀腹痛、停止排气排便 2 天"就诊，近 1 月时有左侧腹部不适，无明显食欲缺乏、乏力等症状，对症治疗无好转，近 2 天患者自觉腹胀、腹痛加重，并停止排气排便。

体格检查：腹部略膨隆，肠鸣音亢进，无肌紧张、反跳痛。

实验室检查：血红蛋白 90g/L，白细胞计数 6.0×10^9/L，肝肾功能正常。

既往史：1 年前患结肠癌，左半结肠切除术后。

胃肠超声声像图见图 7-5-21。

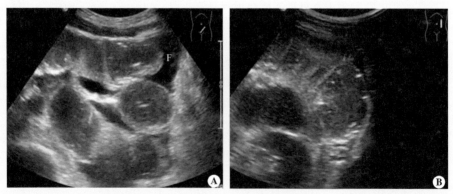

图 7-5-21 胃肠超声声像图

A. 左下腹肠管；B. 左上腹肠管。F. 积液

问题1：根据上述声像图特征，该患者最可能的诊断是什么？

答案与解析：左下腹肠管切面（图7-5-21A）显示小肠明显扩张，肠腔内可见积液，肠壁光滑、未见增厚，肠间可见少量积液。左上腹肠管切面（图7-5-21B）显示小肠明显扩张，肠管可见密集的肠黏膜皱襞（为空肠），肠壁光滑，未见增厚，提示小肠扩张伴肠间积液——肠梗阻。根据既往结肠癌手术史，目前未见肠壁增厚，未见肠壁占位，肠腔未见异常回声，考虑肠梗阻为粘连性。

问题2：请陈述该疾病主要的鉴别诊断及诊断要点。

答案与解析：肠管扩张考虑肠梗阻，应明确以下情况进行鉴别诊断：①应根据肠管蠕动情况明确是机械性还是麻痹性肠梗阻。②应根据解剖特点尽量明确梗阻部位。③应进一步明确梗阻的病因，如肿瘤、息肉、结石、套叠、扭转等，应掌握相应疾病的超声特征表现。例如，肿瘤导致梗阻时，可见肠壁增厚，肠腔回声偏离中心或呈"假肾"征；结石导致梗阻时，多于远端管腔内见团状强回声伴声影，近端管腔扩张；肠套叠引起梗阻时，肠管横切面声像图呈多层"同心圆"征，此征象具有特异性；肠道扭转引起梗阻时，患者会有突发腹痛症状。另外蛔虫如扭结成团也可堵塞肠腔，患者以少年和儿童居多，有蛔虫病史，声像图上小肠扩张可不严重，但可显示线团状的蛔虫征象。

问题3：请简述肠梗阻诊断思路。

答案与解析：肠梗阻最重要的超声表现是梗阻近端肠管扩张。一般认为，肠管宽度＞3cm可认为肠管扩张，但也有学者提出以2.5cm为诊断标准更利于提高灵敏度。"鱼骨刺"征提示扩张的肠管黏膜皱襞较多，即为空肠的特点。因此，"鱼骨刺"征是空肠以远梗阻的表现。肠梗阻的原因很多，肠梗阻多数继发于腹盆腔手术后的纤维粘连带，影像学（包括超声、腹部CT）均难以显示。影像学能够提示的病因包括肠道肿瘤及肠套叠等。诊断肠梗阻时需要结合临床症状，即患者存在腹胀、停止排气排便的情况。超声观察到肠管增宽，但患者无相应症状发生，此时不应下肠梗阻诊断。肠梗阻在立位腹平片上表现为气液平面。超声除了能够观察到肠管增宽、肠腔内液体集聚，还能够动态观察肠蠕动活跃。但麻痹性肠梗阻时，肠管可出现明显蠕动减弱的情况。

（五）急性阑尾炎

1. 病理与临床　急性阑尾炎是外科最常见的急腹症之一。诊断主要依靠临床症状（发热、转移性右下腹痛、呕吐等）、体征（右下腹/麦氏点压痛、肌紧张、反跳痛）及实验室检查（白细胞计数、中性粒细胞增高）。依据病理改变其分为单纯性阑尾炎、化脓性阑尾炎和坏疽性阑尾炎。

2. 超声表现　正常阑尾超声不易显示，国内外报道其显示率为50%～60%。正常阑尾纵切面呈盲管状结构，横切面呈同心圆形，管壁层次清晰，柔软并可压缩。外径＜7mm[平均（4.5±1.0）mm]。

阑尾炎声像图表现如下。

（1）阑尾肿胀，外径，成人≥7mm，儿童≥6mm，阑尾壁厚≥3mm。加压时管腔不可压缩，局部压痛明显。

（2）纵切面呈盲管状结构，盲管另一端与盲肠相连，横切面呈圆形或同心圆形，中央无回声区代表积液或积脓。

（3）单纯性阑尾炎时，阑尾层次结构比较清晰完整（图7-5-22）；阑尾炎发生坏死甚至穿孔时阑尾黏膜界面或其他层次回声中断或消失、阑尾形状不规则、不对称；阑尾周围积液或积脓时局部可出现低或无回声区（图7-5-23，图7-5-24）。

（4）阑尾腔内可伴有粪石样强回声，后方伴声影（图7-5-25）。粪石嵌顿于阑尾根部时阑尾根部增粗伴有腔内积液（脓）征象。偶见阑尾腔内积气。

（5）间接征象：①阑尾系膜脂肪增厚或阑尾周围覆盖厚层网膜脂肪组织，不可压缩并伴有压痛，为感染引起的炎性脂肪组织；②患儿常伴有肠系膜淋巴结肿大；③相邻回肠/盲肠黏膜增厚。

（6）彩色多普勒超声：可显示位于浅表的阑尾炎和炎性脂肪血流信号增加而有助于诊断，腔内张力过高、坏疽性阑尾炎和深部阑尾炎可无血流信号出现。

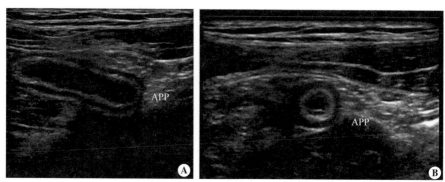

图 7-5-22　急性单纯性阑尾炎声像图

A. 阑尾（APP）纵切面；B. 阑尾横切面

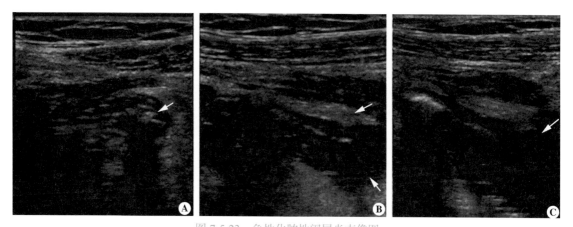

图 7-5-23　急性化脓性阑尾炎声像图

A. 阑尾盲端增粗（箭头）；B. 阑尾盲端结构不清，伴周围少量渗出（箭头）；C. 阑尾腔内积气，伴周围脓肿形成（箭头）

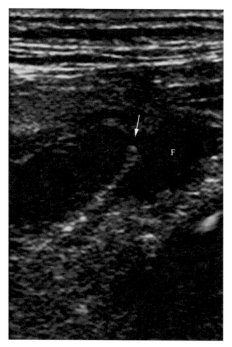

图 7-5-24　急性阑尾炎伴穿孔

阑尾增粗，盲端局部壁连续中断（箭头），周围可见少量积液（F）

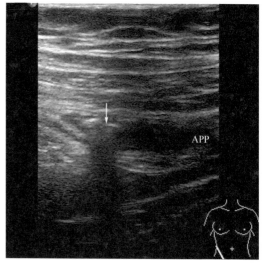

图 7-5-25　急性阑尾炎伴粪石

阑尾（APP）增粗伴腔内少量积液及粪石（白色箭头）

3. 鉴别诊断

（1）阑尾周围炎与阑尾穿孔形成的周围脓肿相鉴别：前者为包绕在阑尾周围的无回声带，而后者为阑尾旁较大的局限性不规则无回声区。

（2）本病与含液的肠管相鉴别：后者肠管管腔内径较大，可压闭，动态观察可见蠕动及环状皱襞，并与上下端肠管连通。

（3）阑尾穿孔与其他急腹症鉴别

1）右侧异位妊娠或黄体囊肿破裂：患者为育龄女性，异位妊娠者多有停经史，无转移性右下腹痛。无回声或混合性回声包块以盆腔内为主，液体较多时无回声区出现在右结肠外侧沟及其他部位。穿刺可吸出不凝血液。

2）胆囊或上消化道穿孔：主要表现为穿孔部位有不规则的囊性或囊实性包块，压痛明显。而阑尾部位无明显包块。前者有胆囊结石病史，后者超声检查或立位X线透视均可见右膈下游离气体。

3）此外，急性阑尾炎还应与卵巢肿物扭转、输尿管结石、回盲部肿瘤、回盲部结核、肠套叠、克罗恩病、局限性肠梗阻、脓肿等相鉴别。

4. 临床价值　高分辨率超声对急性阑尾炎的检出率较高，可提供客观的影像学依据，能准确提示阑尾有无穿孔、周围有无渗出和粘连及阑尾周围有无脓肿形成等重要信息，并可确定阑尾的变异位置，对选择合理的治疗方案、指导手术及确定切口位置有一定帮助。超声检查具有简便易行、无创伤、便于重复等优点，成为疑诊阑尾炎的儿科患者、孕妇等首选的影像学检查方法。

【案例7-5-6】　男性患者，26岁，右下腹痛2天，伴发热、食欲缺乏、恶心。2天前患者出现中上腹不适，后逐渐转为右下腹痛，对症治疗后症状无好转，12h后症状加重。

体格检查：体温39.1℃，局部压痛、反跳痛明显，腰大肌试验阳性。

实验室检查：白细胞计数18.0×10⁹/L↑。

胃肠超声声像图见图7-5-26。

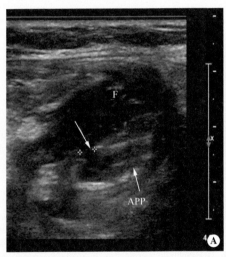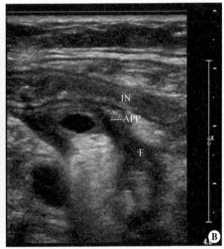

图7-5-26　胃肠超声声像图
A. 阑尾长轴切面；B. 阑尾短轴切面 APP. 阑尾；IN. 回肠；F. 积液

问题：请结合病史及声像图特征进行初步诊断。

答案与解析：阑尾长轴切面（图7-5-26A）显示阑尾肿胀、管壁增厚、回声降低，壁不光滑，可见连续中断，间距约0.31cm，阑尾前方可见低回声区包绕，形态不规则。阑尾短轴切面（图7-5-26B）显示阑尾腔内可见无回声，下方见不规则低回声，周围网膜回声增高，阑尾前方可见回肠通过。结合转移性右下腹痛、高热的病史及压痛和反跳痛阳性体征，提示阑尾炎伴穿孔、阑尾周围脓肿形成；网膜回声增强，考虑炎性反应。

解析：根据"转移性右下腹痛"伴发热、白细胞计数明显升高的病史，应首先考虑急性阑尾炎的可能，结合声像图阑尾增粗、连续中断、周围积液、网膜回声增强的表现可以明确诊断。不典型者应与以下疾病鉴别：①慢性阑尾炎，可有多次急性阑尾炎发作的病史，症状表现为右下腹隐痛，发热及白细胞计数增高均不明显；②急性胃肠炎，常有不洁饮食病史，发热不明显，无转移性疼痛的症状，并可伴呕吐、腹泻；③急性胰腺炎，患者可有暴饮暴食病史或胆道结石的病史，实验室检查可见脂肪酶、淀粉酶升高；④还应与右侧输尿管结石、右侧输卵管及卵巢疾病鉴别。

自我检测

7-5-1. 请简述胃壁的解剖结构与超声表现。

7-5-2. 如何进行胃部的充盈检查及胃肠扫查的注意事项是什么？

7-5-3. 先天性肥厚性幽门狭窄的超声表现与主要的鉴别诊断是什么？

7-5-4. 进展期胃癌的主要超声表现有哪些？

7-5-5. 请简述肠套叠的主要声像图表现及超声临床应用价值。

（苗立英　葛辉玉）

第八章 泌尿系统

学习要求

记忆 正常肾脏、输尿管、膀胱解剖结构及超声表现;泌尿系统超声扫查指征;泌尿系统结石、肿瘤超声表现;肾感染性疾病、损伤性疾病和移植肾超声表现;膀胱憩室的超声表现。

理解 肾脏、输尿管先天性异常的超声表现;肾积水程度的分型及梗阻病因的分析;重度肾积水、多发肾囊肿与多囊肾的超声鉴别诊断;泌尿系统良性肿瘤、恶性肿瘤超声鉴别诊断;肾动脉狭窄的超声显像特征和超声诊断注意事项;超声测量膀胱容量。

运用 正确解读泌尿系统超声征象的临床意义;超声对泌尿系统结石的准确定位;掌握泌尿系统梗阻性病因的鉴别。

第一节 肾

一、解剖概要

肾脏位于脊柱和腰大肌两旁的腹膜后间隙,左右各一,类似蚕豆形,其后方与后腹壁和腰方肌紧贴。通常上极位于第 11 胸椎或第 12 胸椎水平,下极位于第 2 腰椎或第 3 腰椎水平,随呼吸上下略有移动,一般不超过一节椎体范围。正常成人肾脏为紧握的拳头大小,长 10～12cm,宽 5～7.5cm,厚 2～3cm,重 130～150g。一般左肾略大于右肾,双肾的长度相差通常不超过 2cm。双肾长轴略呈"八"字形,中上部分有小部分可能被第 12 肋骨遮挡,其余大部分易被超声探测(图 8-1-1)。

肾脏由外向内被肾周筋膜、脂肪囊、纤维囊包绕。肾周筋膜(或 Gerota 筋膜)起固定作用,纤维囊贴于肾表面,为致密结缔组织薄膜,纤维囊与肾周筋膜之间有较多脂肪组织,形成保护垫,称为肾周脂肪囊。右肾与肝、结肠肝曲和十二指肠相邻,左肾与胰尾、胃、脾

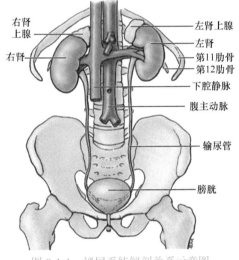

图 8-1-1 泌尿系统解剖关系示意图

脏和结肠脾曲相邻。肾血管、输尿管、淋巴管和神经共同组成肾蒂,其进出肾脏的部分称肾门。前两者的排列关系由前向后为肾静脉、肾动脉、输尿管。

肾脏分肾实质和肾窦两部分。肾实质外层为皮质,厚 0.5～0.7cm,内层为髓质,由 8～15 个肾锥体构成。皮质向锥体间突入的部分称为肾柱(Bertin 柱)。锥体底部朝向皮质,尖端呈乳头状突入肾小盏,称为肾乳头。肾小盏边缘包绕肾乳头基部,2～3 个小盏汇合成 1 个大盏,肾大盏再汇合成肾盂,出肾门后向下移行为输尿管。肾窦由肾血管及其分支、肾大盏、肾小盏、肾盂及脂肪等组织构成(图 8-1-2)。

约平第 1 腰椎、第 2 腰椎椎间盘水平的腹主动脉发出左肾动脉、右肾动脉分支。右肾动脉向右下后方,走行于下腔静脉后方进入右肾;左肾动脉向

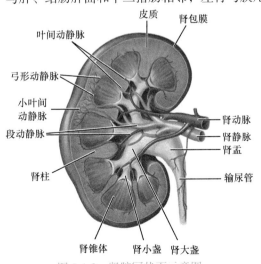

图 8-1-2 肾脏冠状面示意图

左下方，走行于左肾静脉后方进入左肾。右肾动脉略长于左肾动脉。双肾动脉在肾门附近分为前、后两主支进入肾窦。前支较粗，再分为 4～5 支段动脉进入前方实质，后支较细，进入后方实质。段动脉再进一步分为叶间动脉、弓形动脉和小叶间动脉（图 8-1-2）。肾静脉起始于肾门，由数支较细的静脉汇成粗短的静脉干。左肾静脉稍长。双肾静脉水平向内走行并汇入下腔静脉。

二、超声检查方法及正常声像图

（一）患者准备

患者一般无需特殊准备。若同时检查输尿管、膀胱、前列腺或盆腔，可让患者保持膀胱充盈。

（二）探查体位

一般由仰卧位开始检查，之后辅以侧卧位。俯卧位适用于肠气过多的患者。为了解肾脏移动度，必要时可采用站立位。

1. 仰卧位　患者仰卧于检查床上，双臂置于枕旁，从前腹壁扫查。此体位适合于右上腹经肝行右肾扫查，需患者深呼吸及屏气配合。左上腹因胃肠气体干扰，经此体位观察左肾较困难，可嘱患者饮水使胃充盈后取坐位检查，此探查体位对于左肾及邻近器官如脾、胰尾及血管等的观察均很有帮助。

2. 左侧卧位　多用于右肾检查。嘱患者右手举至头部，在右腰部利用肝为声窗对右肾行冠状面和横切面扫查。

3. 右侧卧位　多用于左肾检查。嘱患者左手举至头部，在左腰部利用脾为声窗对左肾行冠状面和横切面扫查。

4. 俯卧位扫查　适用于经腹扫查困难的患者。由于第 12 肋骨易形成遮挡，扫查时嘱患者深吸气，对双侧肾脏行纵切面和横切面扫查。

肾脏的冠状切面是观察肾脏极为重要的切面，能全面观察肾脏的内部结构及其与周围结构的相邻关系，有利于肾脏长径、宽径和厚度的测量，便于与 X 线肾盂造影、MRI 等其他影像学检查作比较观察；在左肾还可以显示肾门部血管。为了获得高质量的图像，需要不断调整探头位置和声束方向，尽可能地使入射声束以合适的角度直射到组织间界面。

（三）仪器

肾超声检查常规使用彩色多普勒超声诊断仪，一般选用凸阵或线阵探头。部分患者肾上极受肋骨遮挡和肺组织影响显示不清，使用扇形扫描探头或小型凸阵探头更合适。探头频率通常选 3～5MHz，婴幼儿和消瘦患者可以使用更高频率的探头。

（四）检查方法

1. 肾脏长轴扫查　包括肾脏纵切面和冠状切面扫查。观察肾脏长轴一系列切面图像及其与邻近器官的关系，还可在患者深呼吸或屏气时扫查，根据需要停帧摄影或录像记录。

2. 肾脏横切面扫查　将探头沿肾脏长轴转90°。嘱患者深吸气，同时自上极开始经肾门至下极来回进行一系列横切面扫查。需注意肾门水平的肾血管及附近有无肿块和淋巴结肿大。

（五）正常肾脏声像图

1. 肾脏纵切面　呈椭圆形，包膜清晰光滑。肾皮质回声均匀，呈中低水平回声，等于或低于肝或脾回声。肾锥体呈圆钝三角形，回声低于皮质，围绕肾窦放射状排列（图 8-1-3）。小儿皮质回声

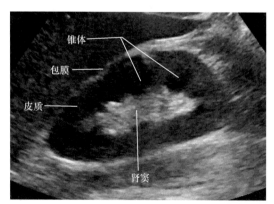

锥体
包膜
皮质
肾窦

图 8-1-3　右肾纵切面声像图

更高，锥体相对较大，回声更低，易被误认为囊肿。肾中央部分为肾窦区，呈不规则的高水平回声。

2. 肾脏横切面 在肾门部呈马蹄形，靠近上极或下极呈卵圆形。肾脏周缘部分为均匀中低回声，中心部分为不规则的高回声。肾门部可见肾血管回声（图 8-1-4）。

3. 彩色多普勒超声 能更清晰地显示肾动静脉及其在肾内的分布（图 8-1-5）。频谱多普勒超声可以提供肾动静脉血流动力学参数（图 8-1-6）。

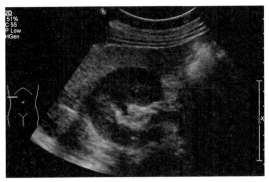
图 8-1-4 右肾横切面声像图（肾门血管水平）

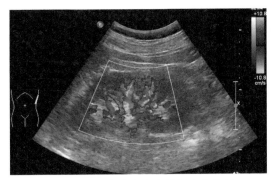
图 8-1-5 左肾彩色多普勒超声声像图

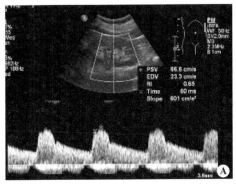
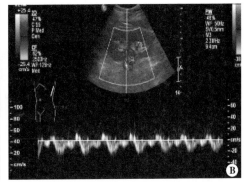
图 8-1-6 肾血管频谱多普勒超声声像图
A. 肾动脉频谱；B. 肾静脉频谱

4. 肾脏超声测量

（1）肾脏长径：在肾脏最大冠状切面（通过肾门的最长和最宽切面），从上极的上缘至下极的下缘（图 8-1-7）。左肾略大于右肾，双肾长径相差一般不超过 2cm。

（2）肾脏宽径：在经肾门部横切面，从肾门内上缘至外侧缘（图 8-1-8）。

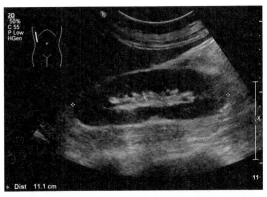
图 8-1-7 右肾长径的超声测量

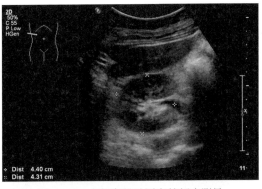
图 8-1-8 右肾宽径及厚度的超声测量

（3）肾脏厚度：在经肾门部横切面，从前缘至后缘（图 8-1-8）。

三、肾先天性异常

（一）病理与临床

肾先天性异常可根据以下情况分类。

1. 肾组织数量异常 如先天性肾缺如和肾发育不全。

2. 肾数目异常 如重复肾。重复肾是常见的泌尿系统畸形之一，女性发病率是男性的 2 倍。临床表现取决于输尿管异位开口的位置及是否存在合并症，如果开口于膀胱颈以下，婴儿期即可出现滴淋性尿失禁，但有正常排尿。最常见的症状是反复尿路感染。

3. 肾位置、形式及方位异常 如异位肾、马蹄肾等。

（二）超声表现

1. 单侧肾缺如（renal agenesis） 也称肾不发育，声像图表现为一侧肾区未探及肾脏，对侧肾脏代偿性增大，形态和内部回声正常。

2. 肾发育不全（kidney hypoplasia） 是指先天性肾实质发育不良，肾小球和肾小叶减少。声像图表现为患肾明显缩小，对侧肾代偿性增大，形态和内部回声正常（图 8-1-9）。

3. 重复肾 表现为患肾长径增长或大致正常，外形正常或有切迹，肾窦区被正常肾实质分离，呈上下两个互相独立的肾窦高回声区，每个肾窦回声较正常肾窦回声小，多数患者上份肾窦常表现为积水，呈不规则无回声区，类似肾上极囊肿。出现肾窦积水者多数伴有输尿管扩张，于膀胱后方可显示扩张输尿管回声，其末端可开口于膀胱，也可呈异位开口（图 8-1-10）。冠状切面扫查可能显示有两个肾门，彩色多普勒超声显示有两组肾血管分别进出两个肾门。

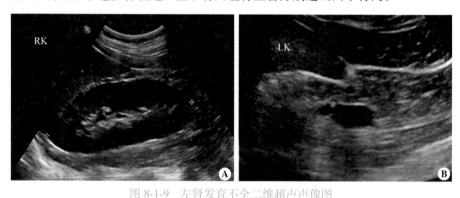

图 8-1-9 左肾发育不全二维超声声像图

A. 右肾增大，大小约 13.0cm×5.2cm×6.4cm，形态和内部回声正常；B. 左肾区未见正常肾脏声像图，仅见大小约 3.4cm×2.8cm 的无回声区。RK. 右肾；LK. 左肾

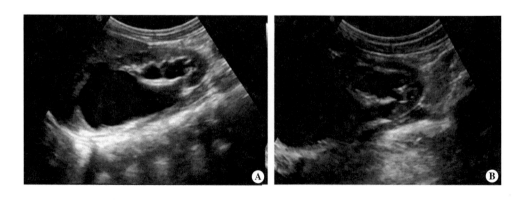

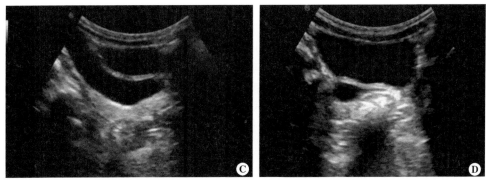

图 8-1-10　右肾重复肾二维超声声像图

A. 显示右肾肾窦区分离，呈上下两个互相独立的肾窦，上肾窦积水；B. 显示与积水的上肾窦相延续的上输尿管扩张；C. 显示上输尿管全程扩张，至膀胱后方；D. 扩张的上输尿管末端异位开口，未开口于膀胱

4.**异位肾**　最常见的异位肾为盆腔肾，其声像图表现为一侧肾区未探及肾脏组织回声，在下腹部、骶前或盆腔可见"异常肿块"回声，"团块"常位于骶骨前，并与膀胱或子宫相邻；仔细观察发现"团块"具有类似肾的结构（图 8-1-11）。部分异位肾可能由于发育不全或位置特殊，其声像图表现不似典型的肾脏回声。彩色多普勒超声可显示肾门血管及其血流分布，有助于诊断。

5.**马蹄肾**　为较常见的先天性双肾融合畸形，融合部位发生在双肾下极。声像图表现为俯卧位扫查见双肾排列异常，呈倒置"八"字形；仰卧位横切面扫查见脊柱、腹主动脉和下腔静脉前出现实性低回声"肿块"，并与双肾下极相连（图 8-1-12）。

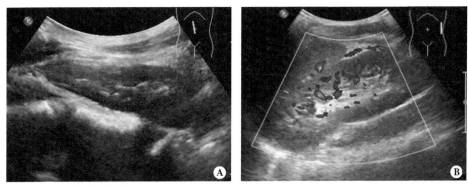

图 8-1-11　右侧异位肾声像图

A. 二维超声显示右肾区未见肾脏组织回声，脐平面于脊柱前方查见异位的肾脏组织回声；B. 左肾未见异常

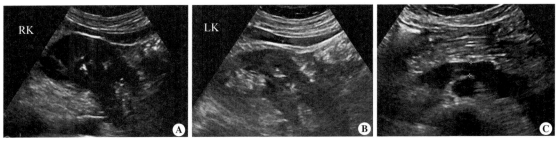

图 8-1-12　马蹄肾二维超声声像图

A. 右肾下极向腹中线靠拢；B. 左肾下极向腹中线靠拢；C. 腹部横切面扫查见腹主动脉前方低回声"肿块"，并与双肾下极相连。RK. 右肾；LK. 左肾

▌（三）鉴别诊断

1.**肾缺如应与肾萎缩、异位肾及游走肾鉴别**　萎缩肾体积更小，实质回声增强，与肾窦分界

不清，易与邻近肠管声像图混杂导致显示不清而漏诊。异位肾和游走肾位置低，肾区可能未探及肾脏回声，应在腹部靠近骶前或盆腔处扫查，以排除异位存在的肾脏。

2. 重复肾与肾囊肿鉴别 重复肾上部肾窦出现积水时酷似肾上极囊肿，但是肾窦积水边缘不光滑，形态不规则，与扩张输尿管相连呈漏斗状。

3. 重复肾与双肾盂畸形鉴别 双肾盂畸形两个肾窦未被肾实质完全分离，彩色多普勒超声显示只有一个肾门，且只有一组肾血管从肾门出入。

4. 盆腔异位肾与胃肠道肿瘤鉴别 胃肠道肿瘤呈"假肾征"，但无肾门结构，内为胃肠内容物回声，而非肾窦组织回声。必要时可行 X 线静脉肾盂造影帮助鉴别。

5. 异位肾与游走肾鉴别 游走肾活动度大，位置不固定，轻轻推动或改变体位可还纳于正常位置，其内部回声正常，血供来源于正常肾动脉。

6. 马蹄肾与腹膜后肿瘤及肿大淋巴结鉴别 多切面扫查腹膜后肿瘤及肿大淋巴结均不与双肾下极相延续。X 线肾盂造影和 CT 有助于鉴别。

■（四）临床价值

常规超声简便易行，是肾先天性异常的首选影像学检查方法，可初步了解肾先天性异常的类型。但是，超声鉴别重复肾和双肾盂畸形有时存在困难，需借助 X 线肾盂造影和 MRI 检查以进行明确诊断，后者能同时清晰全面地显示双侧肾、肾窦和全部输尿管，尤其适合诊断某些复杂泌尿系畸形及合并症。

【案例 8-1-1】 女性患者，20 岁，因"反复发生尿路感染"就诊。小便常规白细胞 10～15 个/HP↑。腹部超声检查：左肾大小约 12.1cm×5.5cm×4.8cm，其形态结构及内部回声未见异常；右肾区未探及肾脏组织回声，见图 8-1-13。

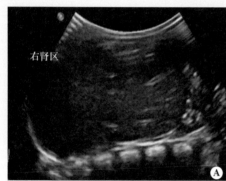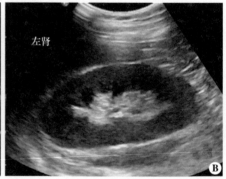

图 8-1-13 肾脏二维超声声像图
A. 右肾区扫查声像图；B. 左肾区肾脏声像图

问题 1：根据该患者声像图表现，需要考虑哪些可能的诊断？

答案与解析：患者为年轻女性，一侧肾脏未探及，对侧肾脏代偿性增大，要考虑到右肾先天性发育异常，如单侧肾缺如或发育不全、异位肾等。

问题 2：该患者查体发现：右下腹扪及包块，光滑，不活动，无压痛。超声检查：盆腔内于子宫右前方见低回声团块，大小约 9.0cm×4.0cm×3.8cm，团块中央呈高回声，周边可见低回声包绕；彩色多普勒超声在团块内探查到动静脉血管信号，类似肾脏供血，见图 8-1-14。周围肠管回声未见异常，未见肿大淋巴结。左侧输尿管未见扩张。膀胱未见异常。该患者最可能的诊断是什么？

答案与解析：该患者最可能的诊断是盆腔异位肾。诊断依据如下：患者为年轻女性，反复发生尿路感染，小便常规白细胞增多，要考虑先天性泌尿系畸形的可能。超声检查发现左肾体积增大，右肾区未探及肾脏回声，盆腔子宫右前方见低回声团块，需考虑盆腔异位肾的可能。仔细扫查发现团块内结构及血管分布类似肾脏，诊断得以证实。

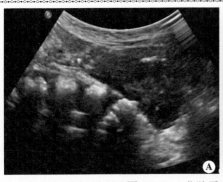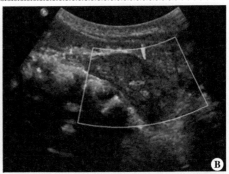

图 8-1-14　盆腔子宫右前方低回声团块
A. 二维超声；B. 彩色多普勒超声

问题 3： 本案例需与哪些疾病相鉴别？并简述鉴别要点。

答案与解析： 本案例要与胃肠道肿瘤鉴别。胃肠道肿瘤呈"假肾征"，无肾门，内部见胃肠内容物回声；必要时可行彩色多普勒超声检查和 X 线静脉肾盂造影帮助鉴别。还需与游走肾鉴别，游走肾活动度大，位置不固定，轻轻推动或改变体位可还纳于正常位置，内部回声正常，且血供来源于正常肾动脉。

四、肾 结 石

（一）病理与临床

　　肾结石（kidney stones）是常见肾脏疾病，中青年男性多见。肾结石主要分布在肾窦，多位于肾盂，肾盏次之，可为双侧。约 80% 的肾结石含钙（草酸钙、磷酸钙），X 线平片可显示。尿酸结石和胱氨酸结石 X 线不易显影或显影较淡，称 X 线阴性结石或透 X 线结石。超声检查有助于该病的诊断。

　　单纯无梗阻的肾结石一般不引起疼痛。输尿管结石引起尿路梗阻，肾盂、输尿管平滑肌痉挛时产生剧烈肾绞痛，并可出现血尿或镜下血尿。

（二）超声表现

　　1. 二维超声　肾窦区出现点状、团块状或弧形强回声，后方伴声影（图 8-1-15）。一般含钙结石声影明显，而非含钙结石超声穿透性较好，声影不明显。结石可单发或多发。

　　2. 彩色多普勒超声　可显示结石特征性的快闪伪像（twinkling artifact），即在结石及其声影部位出现彩色镶嵌现象，出现率约 80%。肾结石梗阻可引起肾积水，出现肾盂肾盏扩张。

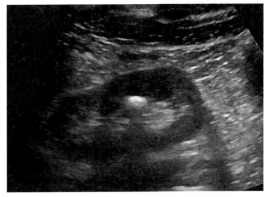

图 8-1-15　右肾结石二维超声声像图
显示右肾中盏见强回声团，后方伴声影

（三）鉴别诊断

　　肾结石需注意与肾实质内钙化灶、肾动脉管壁钙化鉴别，鉴别要点为强回声的位置不同。

（四）临床价值

　　超声能发现直径 0.3cm 及以上的肾结石，敏感性高达 96%。直径超过 0.5cm 的肾结石超声检出的敏感性接近 100%，能够满足对于肾结石的临床诊断。利用快闪伪像有助于显示不典型小结石。

【案例 8-1-2】 男性患者，40 岁，无发热、腰痛等不适，体检发现右肾大小形态正常，实质回声均匀，集合系统未见分离，中盏见大小约 0.5cm 的强回声团，后方伴声影，见图 8-1-16。左肾、双侧输尿管、膀胱未见异常。小便常规阴性。

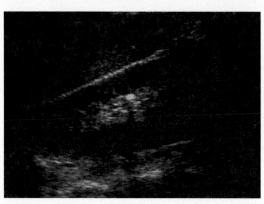

图 8-1-16　右肾二维超声声像图

问题 1：该患者考虑什么诊断？

答案与解析：患者为中青年男性，无症状，肾窦区出现点片状强回声伴声影，首要考虑右肾结石。单纯无梗阻的肾结石一般不引起疼痛。

问题 2：患者夜间休息时突然发生右腰部疼痛 1h，逐渐加重，为持续性剧烈绞痛，放射至大腿、阴囊。查体：双侧阴囊未见异常。小便常规显示红细胞增多。请问本案例应考虑什么诊断？需要安排什么检查？

答案与解析：患者有右肾结石的病史，出现急性腰痛，并放射至大腿、阴囊，多为肾绞痛。考虑该患者为输尿管结石引起尿路梗阻。需首先安排超声检查。

问题 3：肾结石需要与哪些疾病鉴别？鉴别要点是什么？

答案与解析：肾结石需与肾实质内钙化灶、肾动脉管壁钙化鉴别。鉴别重点在于点状及斑片状强回声的位置不同。

五、肾 积 水

（一）病理与临床

　　肾积水不是独立的疾病，而是由多种原因导致的结果。肾积水提示尿路发生梗阻，梗阻可发生于尿路的任何部位，可急性发生，也可为慢性。尿路梗阻导致尿液的分泌、排泄和重吸收失衡，肾盂肾盏压力增高，发生扩张、积水，最终影响肾实质，称为梗阻性肾病。临床表现因病因、梗阻时间、梗阻程度和是否为双侧梗阻等差异很大，常见症状为疼痛、排尿异常、高血压、血红细胞增多和酸中毒等。

（二）超声表现

　　梗阻部位不同，声像图表现不同。依梗阻部位尿路梗阻大致分为上尿路梗阻（从肾盏至输尿管膀胱入口部位的梗阻）和下尿路梗阻（从膀胱到尿道外口部位的梗阻）。

　　根据肾盂、肾盏扩张程度的不同和肾皮质有无变薄，肾积水分为轻、中、重度（图 8-1-17、表 8-1-1）。

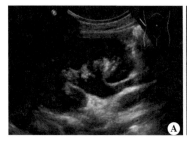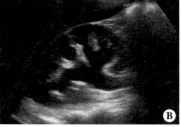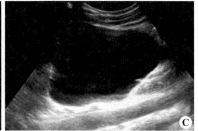

图 8-1-17　不同程度肾积水声像图

A. 轻度肾积水；B. 中度肾积水；C. 重度肾积水

表 8-1-1 不同程度肾积水的声像图表现

	轻度	中度	重度
肾外形	正常	轻度增大	外形异常、明显增大
肾窦	肾窦部扩张宽度大于 1~1.5cm，肾大盏扩张，肾小盏多不扩张或轻度扩张，锥体顶端穹窿部不显示	肾窦区呈典型的手套状或烟斗状无回声区。肾盂、肾盏皆有明显扩张；锥体顶端穹窿部变浅，呈圆弧状	肾窦区被显著扩张的囊状无回声区代替，周边呈花边状或椭圆形，肾大盏和肾小盏分界消失，肾锥体顶端穹窿部变平
肾实质	厚度及回声正常	轻度变薄，肾柱回声欠清晰	明显变薄或不能显示，肾柱呈线状不完全分隔或消失

（三）鉴别诊断

1. **大量快速饮水或膀胱过度充盈导致肾脏生理性积水** 多为双侧对称性，排尿后数小时消失。

2. **巨大或多发肾囊肿** 肾实质完全不能显示时很难鉴别。超声引导穿刺造影和引流对鉴别诊断很有帮助。

3. **肾结核性空洞或积脓** 声像图显示肾盏壁和实质破坏，多数积液内可见组织碎屑回声。

（四）临床价值

超声对液性病变的诊断非常灵敏、准确，是肾积水诊断的首选检查方法，可以判断积水的严重程度，测量残余肾实质的厚度，帮助判断尿路梗阻的部位等。但超声对部分肾积水病因的诊断敏感性及特异性较差，进一步检查有赖于 X 线尿路造影和磁共振尿路造影等其他影像学检查。

【**案例 8-1-3**】 女性患者，30 岁，因双侧腰部隐痛 1 周就诊，无发热、尿频、尿急等不适，小便常规阴性。超声检查发现：右肾大小形态正常，实质回声均匀，集合系统见前后径约 1.0cm 的无回声区，其内未见异常回声，见图 8-1-18。

问题 1：请根据右肾声像图表现判断右肾积水的严重程度。

答案与解析：右肾外形正常，肾窦部扩张约 1.0cm，肾盏未见扩张，锥体顶端穹窿部不显示，实质厚度及回声正常，以上表现符合轻度积水。

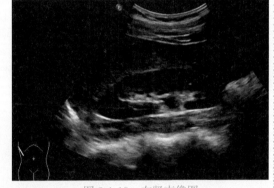

图 8-1-18 右肾声像图

问题 2：为明确诊断，还需要重点扫查哪些部位？

答案与解析：需注意观察左肾有无积水，双侧输尿管有无扩张，膀胱充盈程度及腔内有无异常回声，寻找梗阻的部位及病因。

问题 3：患者自述检查前约 1h 饮水 1000ml。进一步超声检查发现：左肾大小正常，实质回声均匀，集合系统见 1.0cm 的无回声区，其内未见异常回声；双侧输尿管未见扩张；膀胱过度充盈，内未见异常回声（图 8-1-19）。这时应考虑什么诊断并做何处理？

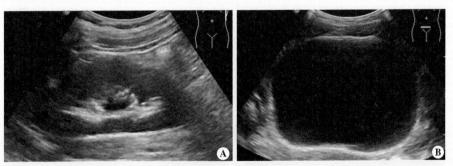

图 8-1-19 超声声像图
A. 左肾声像图；B. 膀胱声像图

答案与解析：该患者应考虑大量快速饮水、膀胱过度充盈导致的双肾生理性积水。生理性积水特点：多为双侧对称性，排尿后数小时消失。接下来应嘱患者排尿后休息半小时再次复查。

六、肾囊性病变

（一）肾囊肿

1. 病理与临床　肾囊肿（renal cyst）是各段肾小管异常发育及扩张的结果，原因包括先天性和后天性，是肾脏疾病最多见的病理类型，胎儿期即可出现，老年人更多见，60 岁以上人群 50% 有肾囊肿。囊肿的壁菲薄，其内充满澄清液体。

单发囊肿又称孤立性肾囊肿，2 个以上的囊肿称为多发性肾囊肿。双肾可同时发生囊肿。本病预后良好。

复杂性肾囊肿也称不典型肾囊肿，与单纯性肾囊肿不同，其囊壁增厚或钙化，囊内可出现分隔、钙乳沉积，或合并出血、感染致囊内回声增多。单纯性肾囊肿一般无临床症状，小的囊肿直径仅数毫米至数厘米，大的囊肿可以形成腹部包块。

2. 超声表现

（1）二维超声

1）单纯性肾囊肿：一般呈圆形或椭圆形，囊壁菲薄、光滑，囊内呈均匀的无回声，囊肿后方回声增强，部分囊肿侧壁可见由边缘回声失落引起的侧方声影。囊肿在肾内常造成肾皮质和肾窦的弧形压迹，外生性囊肿可向外突出使包膜局部隆起（图 8-1-20A）。

2）复杂性肾囊肿：无回声区内部可出现细线样分隔回声，使囊肿呈多房状（图 8-1-20B，图 8-1-21A），少数囊壁出现彗星尾征、斑片状或弧形强回声（图 8-1-21B）；或囊内可见弱回声及强回声等，可随体位改变而移动（图 8-1-22）。合并出血或感染时，囊肿内可出现弥漫性低回声或絮状回声。

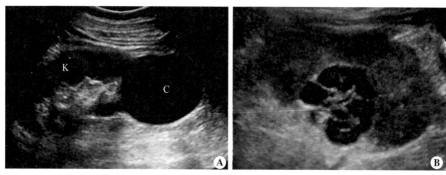

图 8-1-20　肾囊肿声像图

A. 右肾下极单纯性肾囊肿；B. 复杂性肾囊肿，囊肿内出现较多增厚的分隔，囊内透声差。K. 肾

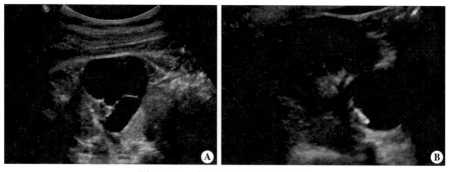

图 8-1-21　复杂性肾囊肿声像图 1

A. 囊内见细线样分隔回声，使囊肿呈多房状；B. 囊壁见斑片状强回声，即钙化

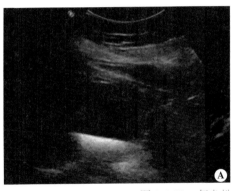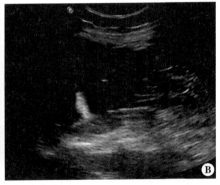

图 8-1-22　复杂性肾囊肿声像图 2

A. 囊内见点状强回声沉积；B. 点状强回声随体位改变而移动

3）肾盂旁囊肿：起源于淋巴管，位置特殊，在肾窦区出现圆形或椭圆形无回声结构，可为单房，部分为多房（图 8-1-23），其声像图特点为囊肿只占据一部分或大部分肾中央区，肾小盏不扩张，囊肿与肾锥体之间可出现肾窦脂肪强回声。

（2）彩色多普勒超声：囊内无血流信号显示，囊壁偶可见少许绕行的血流信号。

3. 鉴别诊断

（1）单纯性肾囊肿一般容易诊断，但是超声表现并非都是典型的，如 1cm 左右或以下的小囊肿内部常出现低回声（部分容积效应伪像所致），位置较深的囊肿其壁的回声显示不够清晰、锐利，容易漏诊。采用谐波成像或改变体

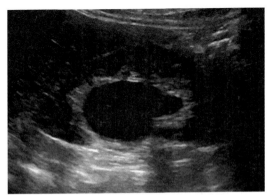

图 8-1-23　右肾中部肾盂旁囊肿声像图

二维超声显示肾窦区出现无回声结构，囊肿与肾锥体之间可出现肾窦脂肪强回声，肾小盏未见扩张

位及扫查位置有助于改善图像质量，进行准确诊断与鉴别诊断。多发性肾囊肿，尤其是双肾多发性肾囊肿，应注意与多囊肾鉴别（见多囊肾部分）。

（2）复杂性肾囊肿需注意与小肾癌鉴别，必要时可行超声造影或增强 CT 进一步检查及定期随访。

（3）肾盂旁囊肿需注意与肾积水相鉴别，肾盂旁囊肿声像图特点为囊肿只占据一部分或大部分肾中央区，肾小盏不扩张，囊肿与肾锥体之间可出现肾窦脂肪强回声。

4. 临床价值　超声诊断肾囊肿的敏感性超过 X 线肾盂造影和放射性核素扫描，且安全无辐射。多数直径< 5cm 的单纯性囊肿经超声可明确诊断。对于复杂性肾囊肿需明确囊肿性质，尤其是囊壁较厚或分隔较厚，伴有实性成分和钙化的囊肿，必要时可进一步行超声造影或增强 CT 检查。超声引导穿刺引流和无水乙醇硬化治疗适合于直径超过 5cm 的有症状的，合并出血、感染的肾囊肿。这种微创技术可以替代手术和腹腔镜手术治疗。

（二）多囊肾

1. 病理与临床　多囊肾为先天性遗传性双肾发育异常，分为常染色体显性遗传多囊肾病（autusomal dominant polycystic kidney disease，ADPKD）和常染色体隐性遗传多囊肾病（autusomal recessive polycystic kidney disease，ARPKD）两类。前者为成人型，发病年龄一般为 40～60 岁，多以腹部包块、高血压、血尿等就诊，比较常见，可合并多囊肝、多囊胰、多囊脾。后者既往称"婴儿型多囊肾"，实际在儿童期各年龄段均可发生，婴幼儿可因肾衰竭而夭折，少年期以肝纤维化、门静脉高压为突出表现，但非常罕见。

2.超声表现

（1）二维超声

1）常染色体显性遗传多囊肾病：双肾明显增大，形态失常，可呈分叶状。肾区出现许多圆形囊泡样无回声区或低回声区，大小不等，形态不一，正常肾结构难以分辨。合并出血、感染时无回声区内可见点状、絮状回声，囊壁可见斑片状强回声（图8-1-24）。病变早期囊肿较少时，该病可仅表现为双肾增大，实质回声增强。

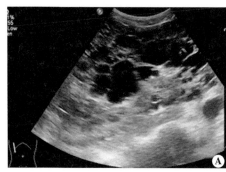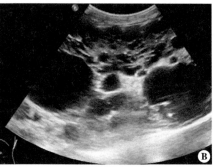

图 8-1-24 双侧多囊肾声像图

二维超声显示双肾明显增大，形态失常，肾区出现许多圆形囊泡样无回声区，大小不等，形态不一，正常肾结构难以分辨。A. 右肾；B. 左肾

2）常染色体隐性遗传多囊肾病：双肾弥漫性增大，实质回声增强，皮髓质分界不清。囊肿小（直径1～2mm）而密集，大的囊肿少见。围生期型表现为羊水量少，胎儿双肾显著增大，回声增强。少年型者除肾脏异常外，肝脏回声增强、粗糙，常伴门静脉高压的表现，也可合并胰腺纤维化，表现为胰腺回声增强、增粗。

（2）彩色多普勒超声：囊泡样无回声区或低回声区内一般无血流信号。

3.鉴别诊断

（1）多发单纯性肾囊肿：与多囊肾有相似之处，但囊肿数量较少，囊肿之间存在正常的肾实质回声，肾窦回声比较完整，且无家族史。

（2）重度肾积水：某些断面可似多囊状，可能与多囊肾混淆。鉴别要点为多切面扫查可发现残存的正常肾实质，且囊腔间互相交通。

（3）多囊性肾发育异常（multicystic dysplasia kidney，MCDK）：也称多囊性发育异常肾或多囊性肾发育不良，属于非遗传性胚胎期发育异常，常见单侧肾受累，患肾无功能。少数双肾受累者则胎死宫内。本病好发于围生期胎儿、新生儿和2岁以内的婴幼儿，多因腹部包块就诊。这种异常多在数年内逐渐自发消退。成年人十分罕见。其超声特征如下：患肾形态异常，出现大小不等的多囊性肿块，肾实质和肾窦显示不清，对侧肾代偿性肥大，形态及内部回声正常。

4.临床价值 超声是首选的影像学诊断方法，具有很高的准确性（97%）。超声不仅适用于多囊肾的诊断和鉴别诊断，还可作为有效的筛查手段对患者家属进行筛查。超声还可引导囊肿穿刺抽液减压，以缓解多囊肾患者症状或改善肾功能。

【案例8-1-4】 女性患者,45岁,因左侧腰部不适1周就诊,无发热、尿频、尿急等,小便常规阴性。超声检查发现：左肾大小正常，下部见一大小约3.5cm×3.2cm的无回声团，边界清晰，形态欠规则，内见较厚分隔，囊内透声差。彩色多普勒超声显示无回声区壁和内部均未见明显血流信号，见图8-1-25，集合系统未见扩张。右肾、双侧输尿管、膀胱未见异常。

问题1:该患者左肾下部的无回声团考虑为单纯性肾囊肿还是复杂性肾囊肿呢？

答案与解析:该患者属于复杂性肾囊肿。复杂性肾囊肿与单纯性肾囊肿区别在于前者囊壁增厚或钙化，囊内可出现分隔、钙乳沉积，或合并出现出血、感染，囊内回声增多。

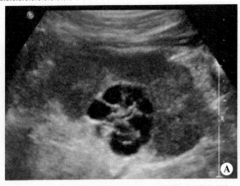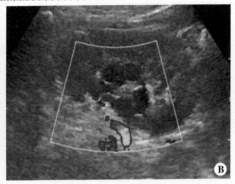

图 8-1-25　左肾无回声团块二维及彩色多普勒超声声像图

A. 二维超声显示左肾下部实质见无回声团块，内见较厚分隔；B. 彩色多普勒超声显示团块内未见明显血流信号

问题 2： 患者 1 年前曾进行体检，超声检查提示双肾正常，根据图 8-1-25 声像图所见，该患者有无必要进行进一步检查呢？

答案与解析： 对于复杂性肾囊肿需进一步检查明确囊肿性质，尤其是囊壁较厚或分隔较厚，伴有实性成分和钙化的囊肿。可进一步行超声造影或增强 CT 检查。

问题 3： 复杂性肾囊肿应与哪些疾病相鉴别？鉴别方法是什么？

答案与解析： 复杂性肾囊肿需与肾癌相鉴别，可行超声造影或增强 CT 进一步确诊。

七、肾　肿　瘤

原发性肾肿瘤分为良性和恶性，以恶性居多。肾肿瘤又分为肾实质肿瘤和肾盂肿瘤两类，肾实质肿瘤居多。肾实质肿瘤在成人多数为肾细胞癌，以透明细胞癌为主，在儿童多为肾母细胞瘤（Wilms tumor）。血管平滑肌脂肪瘤（错构瘤）是比较常见的一种良性肾实质肿瘤，腹部常规超声或体检时偶然被发现，脂肪瘤和血管瘤少见。80% 左右的肾盂肿瘤为移行上皮细胞癌。肾盂良性乳头状瘤属于常见的肾盂肿瘤，因易于复发和恶变，临床上习惯按低度恶性予以积极处理。转移性肾肿瘤一般见于其他器官恶性肿瘤的晚期。

（一）肾细胞癌

1. 病理与临床　肾细胞癌（renal cell carcinoma，RCC）是最常见的成人肾实质恶性肿瘤，好发年龄为 50 岁以上，男性多见。肿瘤可发生于肾实质的任何部位，有沿肾静脉、下腔静脉转移并形成瘤栓的倾向。本病早期无症状，晚期出现典型的腰痛、血尿、腹痛三联征。肿瘤大者预后差。

2. 超声表现　声像图特点取决于肿瘤的大小及其侵犯范围。

（1）肾脏外形改变：多见于肿瘤体积较大者，受累肾脏局限性增大，形态失常，肿瘤可呈外生性生长，易被误认为肾外肿块。

（2）肿瘤回声类型：等回声型最常见，约占 86%，低回声型次之，约占 10%，极少数为高回声型（图 8-1-26）。较大肿瘤内部回声不均匀，中央可出现钙化强回声区及坏死、液化、出血的无回声或低回声区。

（3）占位效应：包膜局部隆起，常引起肾实质和肾盂、肾盏出现明显压迹和浸润。

（4）彩色多普勒超声：多数肿瘤血流较丰富，局部血管分布紊乱。少部分肿瘤表现为少血流信号或无血流信号。

（5）超声造影：可显著提高肾细胞癌的血流显示率，超声造影特点为动脉期的快速增强和消退。

（6）小肾癌：直径 ≤ 3cm 的肾细胞癌称为小肾癌，通常分化良好，生长缓慢，无转移，手术治疗效果极好。声像图特点为多数呈高回声型，其内可见斑点状小钙化，可有假包膜，有明显占位效应。少部分病例可呈"复杂型肾囊肿"声像图表现（图 8-1-27），即呈无回声囊状结构，呈多房性或蜂窝状，囊壁或分隔较厚，有附壁乳头或实性成分。彩色多普勒超声显示囊壁或间隔血流信号增多。

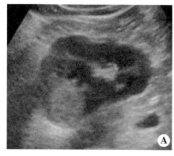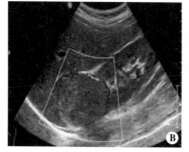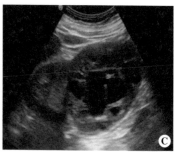

图 8-1-26　肾癌不同回声类型声像图

A. 高回声型；B. 等回声型；C. 低回声型伴坏死、液化

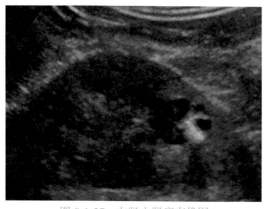

图 8-1-27　右肾小肾癌声像图

二维超声显示呈无回声囊状结构，呈多房性，囊壁及分隔较厚，有附壁乳头或实性成分，并可见钙化强回声

（7）囊肿型肾癌：为少见的特殊类型。声像图特点为呈囊性，表现为单房、多房或实性团块内大部分为囊性回声。内部常见较厚的分隔（厚度常超过 2mm）及钙化强回声，囊内可见出血或坏死组织的实性回声。彩色多普勒超声显示囊壁或间隔血流信号增多（图 8-1-28）。超声造影表现为较厚分隔及实性部分增强，囊性部分无增强。

（8）肾细胞癌的转移：可致肾静脉、下腔静脉内瘤栓形成，并造成阻塞（图 8-1-29）。彩色多普勒超声可进一步证实静脉瘤栓及其范围，可出现肾门、腹膜后淋巴结肿大。

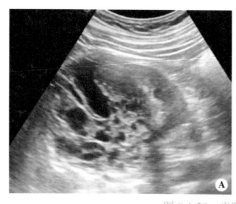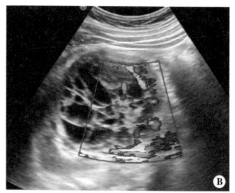

图 8-1-28　囊肿型肾癌声像图

A. 二维超声显示肿瘤呈无回声囊状结构，呈多房性，囊壁及分隔较厚，有附壁乳头或实性成分；B. 彩色多普勒超声显示囊壁或间隔血流信号增多

3. 鉴别诊断

（1）肾柱肥大：其回声比肾窦回声低，类似肿瘤。但多体位、多切面仔细观察，肾柱回声与实质相连，不伴肾盂、肾盏压迹等占位效应，内部可见锥体回声，血管分布正常（图 8-1-30）。超声造影、增强 CT、MRI 均有助于鉴别诊断。

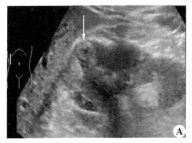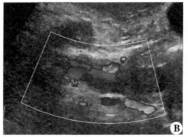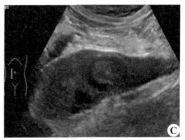

图 8-1-29　右肾癌转移声像图

A. 超声显示右肾上部肾癌（箭头）；B. 彩色多普勒超声显示右肾静脉内血流信号部分充盈缺损，提示瘤栓形成；C. 下腔静脉内瘤栓

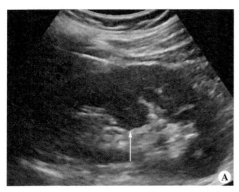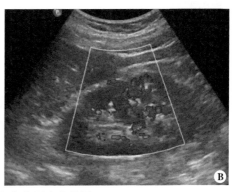

图 8-1-30　右肾中部肾柱肥大声像图

A. 二维超声显示右肾中部见肾柱肥大回声，类似肿块回声（箭头）；B. 彩色多普勒超声显示该处血管分布及走向正常

（2）正常肾的分叶残迹：正常肾可保留胎儿期的分叶残迹，有时由于分叶较大、叶间沟较深，易被误认为占位。鉴别要点同肾柱肥大。

（3）炎症性疾病：如肾结核、肾脓肿、黄色肉芽肿性肾盂肾炎等，也容易与肾肿瘤混淆，需结合病史、症状和其他临床资料综合分析，影像学鉴别困难时可行组织学穿刺活检明确诊断。

（4）肾良性肿瘤：应与高回声型小肾癌鉴别。超声造影、增强 CT、MRI 有助于鉴别。

4. 临床价值　超声对肾癌的敏感性不及增强 CT，但超声的普遍应用有助于临床早期发现肾癌，尤其是无症状的小肾癌。彩色多普勒超声可进一步增加血流丰富型肾细胞癌的诊断信息。超声造影可以显著提高肿瘤血管显示的敏感性，从而有助于明确肿瘤的大小和范围，提高超声诊断肾细胞癌的敏感性和准确性。彩色多普勒超声对于显示肾静脉、下腔静脉内转移性瘤栓具有重要临床应用价值，诊断准确性分别高达 87% 和 100%。

（二）肾母细胞瘤

1. 病理与临床　肾母细胞瘤又称为维尔姆斯瘤（Wilms tumor），是儿童最常见的腹部恶性肿瘤之一，多为单侧发生，少数为双侧发生。

2. 超声表现　肿瘤体积常较大，呈圆形或椭圆形，可见被推挤的小部分不规则肾实质和肾窦回声。肿瘤较大时可占据整个肾脏，无正常肾组织回声。多数肿瘤内部回声杂乱，强弱不等，其间常有不规则囊性无回声区（图 8-1-31）。彩色多普勒超声显示瘤体内血流信号丰富。肿瘤广泛浸润肾周组织时，肿瘤边缘不清楚，可出现腹水，肾门、腹膜后可见肿大淋巴结。

（三）肾移行细胞癌

1. 病理与临床　移行细胞癌（transitional cell carcinoma，TCC）是肾盂肿瘤最常见类型。根据病理表现肾移行细胞癌分为乳头型和浸润型两类。患者以老年男性居多。常见临床表现为无痛性血尿、腰痛。

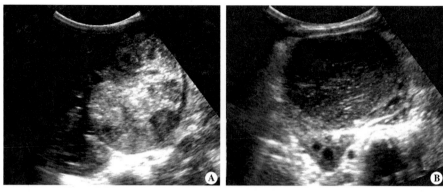

图 8-1-31 肾母细胞瘤声像图

二维超声显示肿瘤体积常较大，呈椭圆形，内部回声杂乱，强弱不均，其旁可见被推挤的小部分不规则肾实质和肾窦回声。A. 肾下部杂乱回声团块，推挤上部肾实质、肾上盏积水；B. 肾下部弱回声团块，推挤上部肾实质

2. 超声表现

（1）二维超声：无尿路梗阻的小肿瘤占位效应不明显，由于肾窦区回声较强，超声易漏诊，需结合其他影像学检查技术。较大的肿瘤表现为肾窦内低回声团块，形态不规则，占据部分或全部肾窦（图 8-1-32），有时类似黏稠的"肾积水"。团块可致肾盂、肾盏扩张，此时在无回声区的衬托下易于显示肿瘤的形态、大小和范围。

（2）彩色多普勒超声：显示团块内血流信号稀疏。

（3）超声造影：显示团块以低灌注、缓慢增强为主要特征。

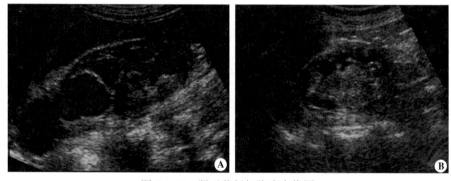

图 8-1-32 肾盂移行细胞癌声像图

A. 肿块占据部分肾盂；B. 肿块占据全部肾盂

3. 鉴别诊断 肾窦内低回声团块应与肾积水、肾窦脂肪增多症鉴别。移行细胞癌有时酷似肾积水，肾窦区出现低回声，但其透声差。肾窦脂肪增多症见于部分老年人和肥胖者，肾窦出现增宽的低回声区，无症状。彩色多普勒超声与超声造影有助于鉴别。

4. 临床价值 常规超声检查肾盂肿瘤敏感性虽然较差，但仍是首选检查。如果超声未能发现肿块或显示不满意，建议进一步行 X 线尿路造影或 CT、MRI 检查。

（四）血管平滑肌脂肪瘤

1. 病理与临床 血管平滑肌脂肪瘤（angiomyolipoma，AML），也称错构瘤，为肾脏最常见的良性肿瘤，由不同比例的脂肪、血管和平滑肌组织构成，可单发、多发或双侧发病。小的错构瘤通常无症状，较大的错构瘤可因瘤体出血而出现腰痛、血尿等症状。

2. 超声表现

（1）二维超声：声像图具有一定的特征性，表现为圆形或椭圆形、边界锐利的高回声团块，回声水平与肾窦相似（图 8-1-33）。肿瘤较小者肾脏外形尚正常，较大者病灶致肾表面隆起或肾窦受压变形。内部回声取决于肿块的大小和瘤体内各组织成分的比例。较大肿块声衰减显著，后方可伴模糊声影。

（2）彩色多普勒超声：显示肿瘤内一般无血流信号，部分可见少许星点状血流信号。

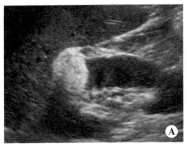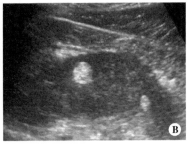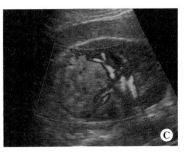

图 8-1-33　肾血管平滑肌脂肪瘤声像图

A. 二维超声显示肾上极见边界锐利的高回声团块；B. 二维超声显示肾脏内见多个大小不等的高回声团块，边缘锐利；C. 彩色多普勒超声显示团块内见少许星点状血流信号

3. **鉴别诊断**　本病需要与肾细胞癌鉴别。超声造影、增强 CT 有助于鉴别。

4. **临床价值**　血管平滑肌脂肪瘤超声声像图具有一定的特征性，是首选的影像学检查方法。

【案例 8-1-5】　男性患者，60 岁，因"右侧腰痛 1 周"就诊，无发热、血尿等，尿常规中红细胞为 10～15 个 /HP↑。超声检查发现：右肾形态稍失常，上部实质见一大小约 4.2cm×3.8cm 的稍强回声团块，边界清晰，形态规则，彩色多普勒超声显示血流信号不丰富，见图 8-1-34。左肾及双侧输尿管、膀胱、前列腺未见异常。

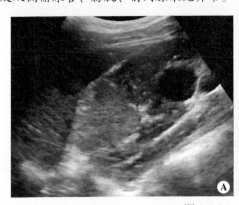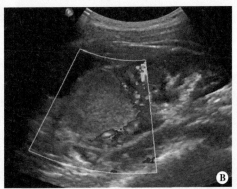

图 8-1-34　超声声像图

A. 二维超声显示右肾上部实质见稍强回声团块，边界清晰；B. 彩色多普勒超声显示团块内血流信号不丰富

问题 1：结合上述信息，首先考虑什么诊断？

答案与解析：患者老年男性，有腰痛症状，镜下血尿，右肾上部发现实性肿块，首先考虑肾恶性肿瘤可能。

问题 2：该病需要与哪些疾病相鉴别？

答案与解析：该病要与炎症性疾病鉴别，如肾结核、肾脓肿、黄色肉芽肿性肾盂肾炎等；还要与良性肾肿瘤鉴别。需结合病史、症状和其他临床资料综合分析。

问题 3：鉴别诊断有困难时，还可以采取什么方法帮助诊断？

答案与解析：超声造影、增强 CT、MRI 等均有助于鉴别。影像学检查鉴别困难时可行组织学穿刺活检明确诊断。

八、肾感染性病变

（一）肾结核

1. 病理与临床　肾结核在泌尿系结核中最常见，约85%患者表现为一侧病变，少数为双侧病变。基本病理改变是结核性肉芽肿伴干酪样坏死。早期肾皮质感染累及肾锥体，导致肾乳头感染，引起肾盂黏膜炎，进一步破坏可形成髓质空洞和肾盂肾盏积脓，严重者整个肾脏形成多数空洞，与肾盏相通。肾盂输尿管受累时，患者可出现肾积水或结核性肾积脓。结核灶内大量钙盐沉积形成钙化灶，多局限在肾脏一部分，若全肾呈弥漫性纤维化和钙化，则为"自截肾"。部分患者初期有尿频、尿痛和血尿等症状。

2. 超声表现　肾结核声像图表现复杂，且无特异性，可归纳为以下几种类型。

（1）结节型：肾实质局部肿胀，见单发或多发性低回声结节，边界模糊，类似肾肿瘤，代表早期干酪样结核结节伴坏死（图8-1-35）。

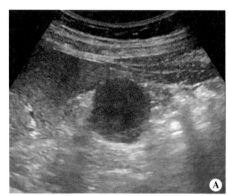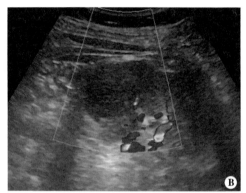

图 8-1-35　肾结核声像图（结节型）

A. 二维超声显示右肾中部单发低回声团块；B. 彩色多普勒超声显示团块内见点状血流信号

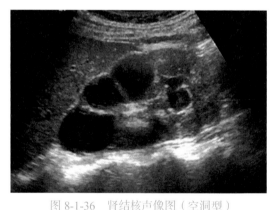

图 8-1-36　肾结核声像图（空洞型）

（2）空洞型：干酪样结核结节进一步坏死、液化，肾乳头和肾盏进一步破坏，形成结核空洞。结核空洞似囊肿，呈无回声或低回声，与扩张的肾盏相通，内部可出现碎屑、絮状而呈杂乱回声（图8-1-36）。本病常伴有纤维化、钙化，病变区可出现强回声团块，后方伴声影。

（3）积水型：患肾体积增大，肾盂、肾盏显著扩张，似重度肾积水，形态不规则，断面呈多房囊性改变，囊液透声差（图8-1-37）。肾盂、肾盏壁不均匀增厚，肾盂输尿管连接部管壁不规则增厚甚至管腔狭窄，代表结核性肾积脓或脓肾，这些表现与肾积水不同。

（4）钙化型：肾外形不规则，包膜不规则增厚或呈结节状，肾内回声增强、结构不清，可见团块状或弧形强回声伴大片声影，其为"自截肾"表现（图8-1-38）。

3. 鉴别诊断　上述四种类型的肾结核声像图可以概括为"四不像"：①像肿瘤又不是肿瘤；②像囊肿又不是囊肿；③像积水又不是积水（尤其是肾积水的程度与输尿管扩张的程度不一致）；④像结石又不是结石。当遇到肾脏病变为"四不像"时应想到肾结核的诊断。应注意与肾肿瘤、肾囊肿、肾脓肿、肾积水、肾结石等多种疾病鉴别。X线肾盂造影和尿常规有助于进一步诊断，必要时可行超声引导下组织学活检或抽液检验以明确诊断。

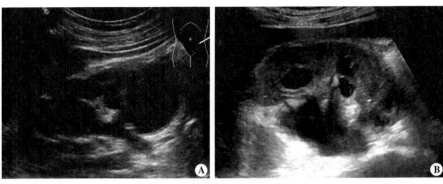

图 8-1-37 肾结核声像图（积水型）

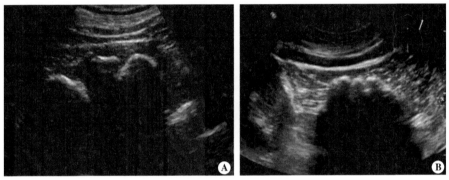

图 8-1-38 肾结核声像图（钙化型）

4. 临床价值 超声检查对早期肾结核的诊断帮助不大，但是对于中晚期肾结核和 X 线不显影的重型肾结核有诊断价值，还可协助检查对侧肾有无受累或合并肾积水。

（二）肾周围脓肿

1. 病理与临床 肾周围脓肿（perirenal abscess）常继发于身体某处局部感染化脓病灶，通过血行播散引起，也可由肾感染化脓性疾病直接蔓延而来。患者常有恶寒、高热、乏力等中毒症状和腰痛，患侧局部有叩压痛。血白细胞增多，尿常规异常，临床常误诊为急性肾盂肾炎。

2. 超声表现

（1）二维超声：主要表现为环绕肾脏周围的新月状或条带状无回声或低回声区。

（2）彩色多普勒超声：其内未见血流信号显示。

3. 鉴别诊断 肾周围脓肿需与肾周积液、肾周血肿等相鉴别，需结合病史、临床表现及实验室检查进行鉴别。

4. 临床价值 超声检查有助于本病的诊断，有助于指导穿刺抽液和置管引流，协助外科医师选定最佳部位以便进行切开引流手术。

【案例 8-1-6】 男性患者，32 岁，因"低热 1 月、间断性血尿 2 次，伴左侧腰痛、尿频、尿急 1 周"就诊，尿常规显示白细胞、红细胞均增多。既往有颈部淋巴结结核病史，曾抗结核治疗 9 个月。超声检查发现：左肾大小、实质回声未见异常，集合系统分离，前后径约 2.5cm，下组肾盏见数个低回声结节，较大者大小约 1.6cm×1.3cm，边界较清晰，形态不规则，彩色多普勒超声显示内未见明显血流信号。左侧输尿管全程扩张，管径最粗约 0.8cm，管腔内见低回声充填，彩色多普勒超声显示其内未见明显血流信号，见图 8-1-39。右肾、右侧输尿管、膀胱未见明显异常。

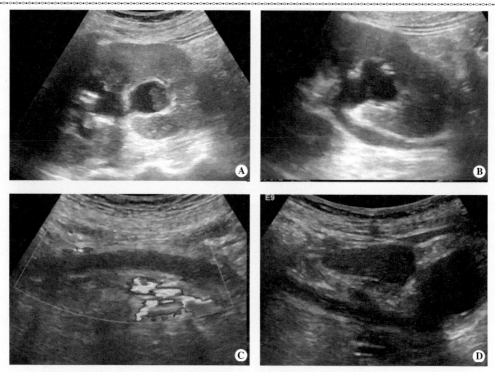

图 8-1-39 左肾声像图

A. 二维超声显示左肾集合系统分离，下组肾盏见低回声结节；B. 二维超声显示左侧输尿管扩张；C、D. 输尿管内低回声充填，未见明显血流信号

问题 1： 结合上述信息，该患者考虑诊断什么疾病？

答案与解析： 患者为青年男性，有低热、间断性血尿、左侧腰痛、尿频、尿急等症状，尿常规中白细胞、红细胞增多；有颈部淋巴结结核病史。超声检查发现左肾积水，肾下盏区数个低回声结节，左侧输尿管全程扩张，管腔内见低回声充填，首先考虑左侧泌尿系结核。

问题 2： 此病应该与什么疾病鉴别？

答案与解析： 此病要与左肾盂、输尿管恶性肿瘤鉴别，此病一般发病年龄更大，早期无症状，尿常规可出现镜下血尿。此病还要与其他泌尿系炎性疾病鉴别，需结合病史、症状、临床表现和实验室检查综合判断。

问题 3： 该患者还可以做什么检查以进一步明确诊断？

答案与解析： X线肾盂造影有助于进一步诊断，必要时可行超声引导下组织学活检或抽液检验以明确诊断。

九、肾 外 伤

▆ （一）病理与临床

闭合性肾外伤可分为肾挫伤、肾实质裂伤（包膜破裂）、肾盏（肾盂）撕裂、肾广泛撕裂（全层裂伤，甚至肾蒂断裂）。肾挫伤可发生于肾实质内，也可引起包膜下血肿；肾包膜破裂引起肾周围积血；肾外筋膜破裂引起腹膜后血肿。肾外伤合并其他脏器损伤如肝脾破裂并伴有腹腔出血，肾蒂撕裂者常引起严重的出血性休克。

▆ （二）超声表现

1. 肾实质损伤

（1）肾实质挫裂伤：肾轮廓正常或轻度增大，实质内可见局限性异常回声区，可为高回声或低回声、无回声，边界不清，形态不规则；肾包膜下出现与实质异常回声相连续的回声异常区，较大者压迫肾实质；部分病例仅有肾周围异常回声，实质无异常（图 8-1-40）。

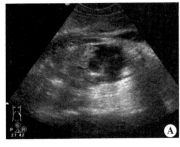
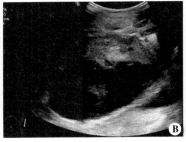
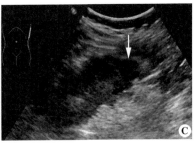

图 8-1-40　肾实质挫裂伤声像图

A. 左肾下部低回声团块（血肿）；B. 左肾后方低回声团块（血肿），其将左肾向前方推挤；C. 左肾下极肾周低回声区（积血）

（2）肾破裂：患肾体积增大，包膜回声中断或完全不能显示；实质内和肾周可见血肿形成（图 8-1-41）；肾窦回声存在或消失，部分患者肾盂内可见血凝块回声。

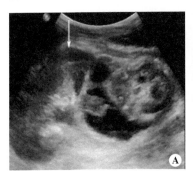
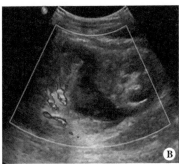
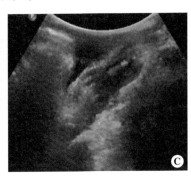

图 8-1-41　左肾破裂声像图

A. 二维超声显示左肾中下部混合回声团块伴肾周低回声区（箭头）；B. 彩色多普勒超声显示异常回声区内未见明显血流信号；C. 二维超声显示下腹肠间隙游离无回声区（积血）

（3）肾粉碎性损伤：肾轮廓不清，实质和肾窦回声模糊不连续，间有杂乱无回声区，肾周和（或）腹腔内见大量液体回声。

2. 肾盂输尿管连接部完全断裂或撕裂

（1）肾实质回声无明显异常，肾窦扩张或与实质分界不清，内部可见低回声血凝块或无区。

（2）血凝块堵塞输尿管后可致肾盂内大量血尿混合积液，甚至形成肾周或腹腔内积尿无回声区。

超声造影可以敏感而准确地显示肾破裂的详细信息，表现为裂伤处无灌注。有活动出血者，可见出血处充盈对比剂持续存在较长时间。

严重肾损伤病例，几种病理类型常不是单独存在，声像图表现更为复杂。肾损伤常伴肝、脾等腹腔脏器损伤，声像图可有相应表现。

（三）鉴别诊断

1. 肾肿瘤　损伤时间较长者，血肿吸收机化呈实性回声团块，易被误认为肿瘤。彩色多普勒超声显示血肿内无血流信号，必要时可借助超声造影或增强 CT 鉴别。

2. 外伤后腹腔大量积血　超声检查排除了肝、脾损伤外，必须仔细检查肾脏。若伴有严重血尿，最大可能是肾损伤。超声造影能够提供重要诊断信息。

（四）临床价值

常规超声可对多数闭合性肾损伤患者进行初步筛查和诊断，初步了解肾损伤的类型和严重程度，也适合于保守治疗患者的影像学随诊检查。但是，常规超声敏感性、特异性均较差，易出现假阴性，且部分情况下不能对肾外伤进行准确临床分型。对于病情危重及临床怀疑多脏器损伤的患者，宜首选增强 CT 扫描。

超声造影可清楚显示肾实质的血流灌注情况，从而可进一步查明肾损伤的范围、破裂部位、有无节段性梗死及有无活动性出血等，对肾损伤做出精确的分级诊断，其诊断的准确性接近 CT 检查。

【案例 8-1-7】 男性患者，25 岁，从 3 楼坠地，出现腰椎骨折，腹痛、肉眼血尿 1h。超声检查发现：左肾中下部见大小约 8.2cm×6.0cm 的杂乱低回声团块，边界不清，形态不规则，内未见明显血流信号；左肾周查见片状低回声区，内未见血流信号，见图 8-1-42。右肾、双侧输尿管未见异常，膀胱不充盈显示不清。

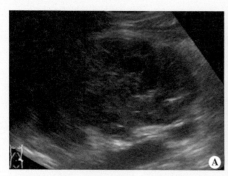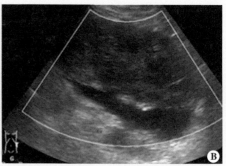

图 8-1-42　左肾声像图

A. 二维超声显示左肾中下部见杂乱低回声团块，边界欠清晰；B. 左肾周可见片状低回声区，彩色多普勒超声显示异常回声团块及肾周片状低回声区内未见血流信号

问题 1：结合上述信息，首先考虑什么诊断？
答案与解析：患者为青年男性，有外伤史，出现腹痛、肉眼血尿，超声发现左肾中下部杂乱低回声团块，伴肾周片状低回声区，内未见血流信号，首先考虑肾挫伤伴肾周积血。
问题 2：该病还需要与哪些疾病鉴别？
答案与解析：该病需要与左肾肿瘤破裂出血鉴别，结合病史及临床表现，如果患者病情平稳，可行超声造影或增强 CT 等帮助鉴别。
问题 3：超声检查时除了关注泌尿系统外，还应该重点检查哪些部位？
答案与解析：患者有外伤史，还应该重点检查肝、脾等实质器官有无合并损伤。

十、肾血管疾病

肾血管疾病的病理类型主要包括：①肾动脉狭窄，最常见。形成原因：动脉粥样硬化、大动脉炎、纤维肌发育不良、损伤等。②肾动脉血栓或栓塞。③动脉瘤。④动静脉瘘。⑤静脉血栓或瘤栓。⑥外压性狭窄。⑦缺血性肾病变。本部分主要讨论肾动脉狭窄和静脉血栓。

（一）肾动脉狭窄

1. 病理与临床　肾动脉狭窄可由多种原因引起，最常见的是动脉粥样硬化（约 70%），病变多位于肾动脉起始部；其次为大动脉炎，病变常见于起始部和近端，多伴有动脉狭窄；再次为纤维肌发育不良，肾动脉形成多发性串珠样狭窄，分布广泛，可累及肾动脉分支。后两者多见于年轻女性。

有临床意义的肾动脉狭窄主要表现为高血压，特点是患者无家族史，发病年龄一般小于 30 岁或大于 50 岁，或原有高血压突然加重，药物难以控制。部分患者腹部可听到血管杂音。尿常规一般正常。

2. 超声表现

（1）二维超声：肾脏外形多无明显异常，部分患肾体积较健侧缩小，实质回声正常或增强。部分患者于肾动脉开口处见粥样斑块强回声或局部管壁明显增厚，管腔细窄。狭窄近端可出现肾动脉局部扩张。肾动脉受压所致狭窄者常能显示其周围相关病变。

（2）彩色多普勒超声：狭窄处管腔内见收缩期纤细明亮的高速镶嵌血流信号。频谱多普勒显示局部血流速度明显增高。根据肾动脉湍流处血流峰值速度（PSV）及其与同水平腹主动脉峰值流速之比（RAR）、狭窄后有无湍流频谱、肾脏大小等指标可评估狭窄的严重程度（表 8-1-2）。当肾动脉狭窄超过 80% 时，收缩期上升支将延迟、远端 PSV 下降，呈小慢波信号，加速时间 > 70ms。

表 8-1-2　肾动脉狭窄程度的评估标准

狭窄	PSV	RAR	狭窄后湍流频谱	肾脏大小
正常	< 180cm/s	< 3.5	无	正常
< 60%	> 180cm/s	< 3.5	无	正常
> 60%	> 180cm/s	> 3.5	有	正常或缩小
闭塞	—	—	—	缩小

3. 鉴别诊断　肾动脉狭窄应与其他肾血管原因引起的高血压和非肾血管原因引起的高血压鉴别，如肾动静脉瘘、肾静脉阻塞、主动脉狭窄等。

4. 临床价值　超声作为一种简便而廉价的影像学检查方法，可作为肾动脉狭窄诊断的初筛手段。但是，肾脏血管常有变异，对肾血管的充分显示取决于仪器性能、操作者技术熟练程度、时间、耐心和患者的体型等。副肾动脉显示困难，其狭窄易被超声检查漏诊。

（二）肾静脉血栓

1. 病理与临床　肾静脉血栓常由肾脏病变、高凝血状态、肾静脉受压、损伤、肾肿瘤、胰腺疾病等多种原因引起。临床表现取决于血栓形成的时间和程度。急性大块血栓可引起腰痛、血尿、肾损伤。

2. 超声表现

（1）二维超声：患侧肾脏增大，内部回声明显降低，皮髓质分界不清。近端肾静脉内径增宽，内部可见弱回声团或呈无回声。慢性肾静脉血栓患者的肾外形可能缩小，肾静脉内见不规则高回声带。

（2）彩色多普勒超声：患侧肾脏血流信号较健侧明显减少或持续时间缩短，扩张的肾静脉腔内有不规则纤细血流信号或无血流信号。脉冲多普勒超声在肾静脉腔内检测不到血流信号或检测到高速静脉血流信号。周围可见侧支静脉血流信号。肾动脉阻力指数（RI）显著增高，甚至出现短暂的反向血流。

（3）超声造影：显示肾静脉腔内不规则增强缺损或无造影显示。

3. 鉴别诊断　肾静脉血栓要与肾静脉瘤栓、左肾静脉受压综合征鉴别。

4. 临床价值　超声检查可以很敏感地发现肾静脉内血栓，对及时溶栓治疗、减轻肾脏损害有重要意义。

【案例 8-1-8】　男性患者，72 岁，突发血压明显升高，最高达 220/120mmHg，伴头晕、心悸、无血尿、水肿等，尿常规阴性。查体：腹部平软，于脐部偏左侧可听到明显杂音。

问题 1：应该首先安排哪种检查？

答案与解析：首选超声检查。患者为老年男性，突发高血压，查体于脐部偏左侧听到明显杂音，要考虑有无肾动脉病变，超声检查可作为肾动脉病变诊断的初筛手段。

问题2：超声检查发现：左肾偏小，大小约8.3cm×4.0cm×3.5cm，实质回声均匀，集合系统未见分离及异常回声。左肾动脉起始部血流呈"五彩镶嵌"状，局部血流速度明显加快，达412cm/s，左肾叶间动脉加速时间延长为216ms，频谱呈小慢波，见图8-1-43。结合上述表现，考虑什么诊断？

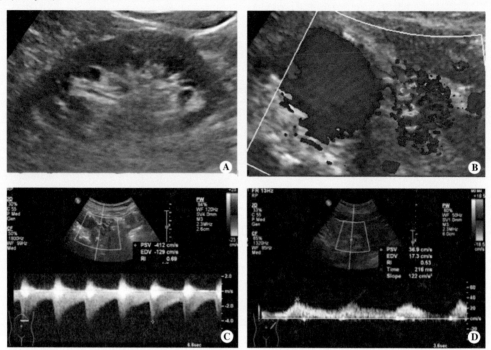

图 8-1-43　左肾及左肾动脉声像图

A.左肾声像图；B.左肾动脉起始部血流图；C.左肾动脉起始部血流频谱图；D.左肾叶间动脉血流频谱图

答案与解析：患者为老年男性，突发高血压，查体于脐部偏左侧听到明显杂音，超声检查发现左肾偏小，左肾动脉起始部局部血流明显加快，左肾叶间动脉加速时间延长，频谱呈小慢波，综上所述考虑为左肾动脉起始部狭窄。

问题3：根据什么指标评估肾动脉狭窄的严重程度？

答案与解析：根据肾动脉湍流处血流峰值速度（PSV）及其与同水平腹主动脉峰值流速之比（RAR）、狭窄后有无湍流频谱、肾脏大小等指标评估狭窄的严重程度。

十一、肾损伤与移植肾

（一）肾损伤

1. 病理与临床　肾损伤是指由多种原因引起肾小球严重破坏使身体在排泄代谢废物、调节水电解质、酸碱平衡等方面出现紊乱的一系列临床综合征。最常见的病因包括急性和慢性肾小球肾炎、肾盂肾炎、肾病综合征、糖尿病、高血压、肾血管病等。不同病因其病理基础各异，或以肾小管病变为主，或以肾皮质疾病为主，或以肾小血管病变为主，如糖尿病等。

按病程可将肾损伤分为以下几种。①急性肾损伤：病程数天至数周。②慢性肾脏疾病：病程数月至数年。③慢性肾脏疾病伴急性发作：即以前病情稳定的慢性肾脏疾病患者其肾功能短期内迅速恶化。其临床表现取决于病因，但大多数患者均有不同程度的血压升高、蛋白尿、血尿和管型尿。

2. 超声表现

（1）二维超声：主要声像图特征为肾实质回声发生改变。通常采用两种方法评价实质回声：

①与周围脏器回声对比，同一检查条件下，肝、脾实质回声正常时，如右肾回声大于肝、左肾回声大于脾，即认为肾实质回声异常；②肾内回声自身对比，如皮质回声增强显著大于髓质，或皮质回声降低，等于或低于髓质回声，即认为肾实质回声异常。此外，肾实质异常增厚或异常变薄，特别是实质与肾窦界限不清，都是实质异常的表现。

急性肾损伤患者，双肾体积多增大或正常（图 8-1-44）；慢性肾脏疾病患者，双肾体积多缩小。

（2）彩色多普勒超声：肾损伤时，肾脏内血流信号可无明显异常，也可出现血流信号稀疏。肾小动脉阻力指数（RI > 0.7）增高常提示肾损伤。

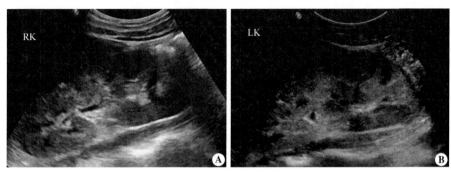

图 8-1-44　急性肾损伤声像图
双肾体积增大，实质回声增强，皮髓质分界不清 A. 右肾；B. 左肾

3. **鉴别诊断**　肾损伤需与其他引起肾实质回声异常的疾病鉴别，如肾淤血、先天性肾发育不全等。

4. **临床价值**　对于轻度肾损伤，超声诊断敏感性较差。临床上，超声引导下肾穿刺活检已广泛应用于慢性肾病的确诊和分型。

（二）移植肾

1. 病理与临床

（1）肾移植术后急性肾损伤：许多原因包括肾前性、肾血管、肾实质性和肾后性（尿路梗阻）均可引起。最常见的原因：急性肾排异、超急性肾排异、急性肾小管坏死。急性肾损伤预后不良，需要即时诊断和紧急处理。

（2）肾排异：急性肾排异一般发生在术后 1～4 周，常具可逆性。少数超急性肾排异可在术后即刻至 1 周左右发生不可逆性免疫反应，预后差。慢性肾排异（> 1 个月）仅表现为渐进性肾功能不全，常伴有高血压和蛋白尿。

（3）吻合口狭窄、结石是引起移植肾积水的常见原因。肾周积液、血肿、尿液囊肿和淋巴囊肿等也可继发引起移植肾尿路梗阻。

（4）移植肾患者原有的自体肾可进一步发展为获得性囊肿，这是双侧多囊性病变，囊肿一般较小，超声检查容易诊断；囊壁细胞有增生倾向，可视为癌前病变。

2. 超声表现

（1）正常移植肾：声像图特征与自然肾脏相似。由于移植肾位置表浅，多采用高频探头检查，表现为肾实质和集合系统分界清晰，肾锥体呈楔形低回声。移植肾大小随时间可有缓慢增加，代偿性肥大使移植肾能够负担双肾的功能，集合系统的宽度也可显示得比较饱满。彩色多普勒辅以能量多普勒（DPI）检查，可清楚显示肾动脉、段动脉、叶间动脉、相应静脉以及肾皮质的丰富血流。移植肾动脉血流速度正常，阻力指数一般不超过 0.70。

（2）移植肾术后并发症：相当多见。超声检查对于发现移植肾有无输尿管阻塞、肾周积液（如血肿）、脓肿、尿液囊肿、淋巴囊肿，有无肾血管并发症及对于肾排异的诊断和鉴别诊断有非常重要的作用，有助于临床及时正确处理。

1）急性肾排异：移植肾体积增大，厚度≥宽度；肾锥体明显增大，回声减弱；皮质增厚，回声增强（图 8-1-45）。如肾实质局限性或弥漫性回声减弱，提示发生移植肾梗死和坏死。频谱多普勒显示肾动脉血流阻力增高，阻力指数＞ 0.7，甚至高达 0.8 ～ 1.0。

2）慢性肾排异：移植肾体积逐渐减小，肾窦区脂肪比例增加，肾实质回声增强，皮质变薄，结构紊乱、不规则，可伴有散在钙化强回声。晚期肾实质和肾窦界限模糊不清（图 8-1-46）。

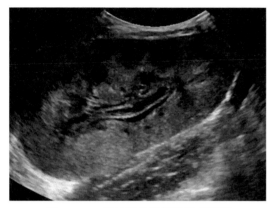 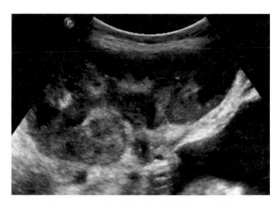

图 8-1-45　移植肾急性肾排异声像图
移植肾体积增大，实质回声增强

图 8-1-46　移植肾慢性肾排异声像图
移植肾体积缩小、实质回声增强、皮髓质分界不清

3）移植肾积水：显示肾盂、肾盏扩张，其声像图征象与自然肾的肾积水表现相似。

4）肾周围积液：包括血肿、脓肿、尿液囊肿、淋巴囊肿等，表现为肾周围包绕性无回声区和低回声区。单纯尿液积聚和淋巴囊肿一般为无回声区，后者常有细线样分隔。血肿和脓肿常呈弥漫性弱回声。超声引导下穿刺抽液有助于定性积液性质。

3. 鉴别诊断　肾损伤需注意与急性肾小管坏死相鉴别。结合临床表现及实验室检查有助于两者鉴别，必要时可行超声引导下穿刺活检。

4. 临床价值　超声可对移植肾并发症进行准确诊断及鉴别诊断，但在病因诊断方面仍存在困难，常需结合超声引导穿刺活检帮助鉴别。超声引导穿刺抽吸可帮助明确移植肾肾周积液的性质，并可进一步进行临床治疗。此外，超声还可对移植肾患者的自体肾脏进行随访监测。

【**案例 8-1-9**】　女性患者，40 岁，诊断慢性肾小球肾炎 10 年，内科治疗中。近 1 年尿量减少，血压增高。查体：血压 172/110mmHg。尿常规：红细胞（++），蛋白（+++），大量细胞管型、颗粒管型。血常规：红细胞 $3.0×10^{12}/L$↓，白细胞 $7.9×10^{9}/L$，血红蛋白 72g/L↓。血肌酐：453μmol/L↑。超声检查发现：右肾大小约 8.3cm×4.2cm×3.5cm，左肾大小约 8.7cm×4.1cm×3.6cm；双肾实质回声增强，皮髓质分界不清，集合系统未见分离暗区及异常回声（图 8-1-47）。

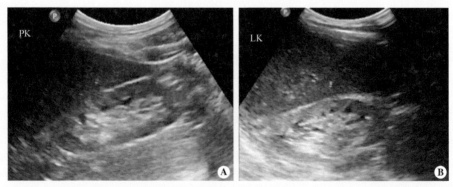

图 8-1-47　双肾声像图
双肾体积缩小，实质回声增强。A. 右肾；B. 左肾

问题1：结合上述信息，考虑什么诊断？

答案与解析：患者为中青年女性，既往有慢性肾小球肾炎病史10年，近1年尿量减少，血压增高，血尿、蛋白尿、贫血，肌酐明显升高。超声检查发现双肾缩小，实质回声增强，皮髓质分界不清，提示肾萎缩伴慢性实质损害。

问题2：肾损伤时，超声检查对肾实质的评价非常重要，请问如何评价？

答案与解析：通常采用两种方法评价实质回声：①与周围回声对比，在同一检查条件下，如果肝、脾正常，右肾回声大于肝、左肾回声大于脾，就认为肾实质回声异常；②肾内回声自身对比，皮质回声增强显著大于髓质，或皮质回声减弱，等于或低于髓质回声，就认为肾实质回声异常。此外，肾实质异常增厚或异常变薄，特别是实质与肾窦界限不清，都是实质异常的表现。

问题3：超声检查对早期肾损伤的敏感性如何？

答案与解析：轻度肾损伤声像图诊断敏感性较差。超声引导肾穿刺活检可用于慢性肾病的确诊和分型。

（陈红艳　罗　燕）

第二节　输　尿　管

一、解剖概要

输尿管上端起自肾门以下，由肾盂移行而来，下端止于膀胱三角区两端的输尿管开口，全长约30cm。输尿管从腹膜后沿腰大肌的前面下行，在跨越髂动脉之前的部分称为上段输尿管；此后进入盆腔的输尿管称为中段输尿管，又称盆腔段输尿管；输尿管末端斜穿膀胱壁进入膀胱三角区的输尿管口处，此段称为下段输尿管，又称膀胱壁内段。输尿管有3个狭窄部。第一狭窄在肾盂移行于输尿管处；第二狭窄在越过小骨盆入口处，相当于髂总动脉和髂外动脉处；第三狭窄位于膀胱壁内段。结石容易滞留在这些狭窄部位。

二、超声检查方法及正常声像图

▌（一）患者准备

检查前30min至1h嘱患者饮水约500ml，待膀胱充分充盈后检查。必要时肌内注射呋塞米后检查，以发现输尿管不完全阻塞和不典型狭窄。

▌（二）探查体位

1. 仰卧位　需充分暴露腹部至耻骨联合。

2. 左侧或右侧卧位　需充分暴露前腹、侧腹及背部。

3. 俯卧位　需腹部下垫枕以保持腰背部平坦。

▌（三）仪器

与肾脏相同，谐波成像和实时复合扫描技术有助于清楚显示输尿管腔及其中微小病变。

▌（四）检查方法

首先扫查肾门处，了解肾盂有无扩张，并观察肾盂输尿管连接部、输尿管上段有无扩张及其他病变；然后经腹壁沿输尿管走行自上而下纵行扫查，也可利用膀胱作为声窗观察输尿管盆腔段有无扩张等病变；最后在耻骨联合上方横切扫查膀胱三角区，观察输尿管下段及其开口。

▌（五）正常声像图

正常输尿管较细，位置深，声像图一般不易显示。膀胱高度充盈时，经腹壁-膀胱斜行扫查，可见输尿管盆腔段及膀胱壁内段显示内径 < 5mm 的细管状结构，输尿管开口处有轻微隆起，略向膀胱突起。经腹壁-膀胱横切面扫查，可见膀胱三角区双侧输尿管开口处的轻微隆起。彩色多普勒超声可显示双侧输尿管末端开口处的喷尿现象，呈红色火焰状，交替出现。

三、输尿管先天异常

（一）重复输尿管

1. 病理与临床　重复输尿管与先天性重复肾并存。双输尿管可分别独立开口于膀胱，也可先汇合然后开口于膀胱。

2. 超声表现　如果重复输尿管不合并梗阻，超声不易探及，声像图可仅表现为重复肾声像图特征。合并梗阻时可见其一侧或两侧肾盂、输尿管扩张。

3. 鉴别诊断　重复输尿管合并梗阻需与腹膜后囊性占位鉴别，仔细观察囊性占位的走行及其毗邻关系有助于鉴别。

4. 临床价值　超声发现典型重复肾声像图征象有助于提示重复肾盂输尿管，但敏感性较差。确诊依赖于 X 线尿路造影和磁共振尿路造影（MRU）。

（二）输尿管囊肿

1. 病理与临床　输尿管囊肿（ureterocele）为输尿管下端的囊性扩张，向膀胱腔的黏膜层膨出，从而形成"输尿管疝"。"囊肿"的外层为膀胱黏膜，内层为输尿管黏膜，中间为肌纤维和结缔组织。输尿管囊肿壁菲薄，多数与先天性输尿管口狭窄和排尿不畅有关。其可单侧或双侧发病。女性比较多见。

2. 超声表现

（1）二维超声：下腹部横切面显示膀胱三角区输尿管开口位置见圆形无回声区，壁菲薄；纵切面显示输尿管末端扩张，并向膀胱内膨出（图 8-2-1）。无回声区大小随输尿管喷尿呈有规律胀缩变化。

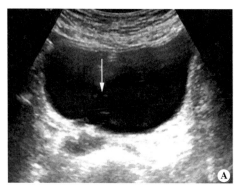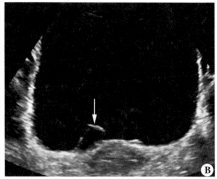

图 8-2-1　右侧输尿管囊肿声像图

A. 下腹部横切面显示输尿管末端见一圆形薄壁无回声区，向膀胱内膨出（箭头所示）；B. 下腹部纵切面显示输尿管末端扩张，向膀胱内膨出（箭头所示）

（2）彩色多普勒超声：无回声区无血流信号显示。

3. 鉴别诊断　输尿管囊肿的病变位置特定，其节律性的膨大与缩小的变化是与其他疾病鉴别的重要特征。

4. 临床价值　超声可早期发现并确诊输尿管囊肿。输尿管囊肿早期无症状，严重时可合并多种并发症，所以一旦发现输尿管囊肿，需沿输尿管向上查找肾及输尿管是否合并其他异常。

（三）输尿管狭窄

1. 病理与临床　以先天性肾盂输尿管连接部狭窄最为多见，多见于新生儿、儿童。后天性输尿管狭窄常继发于肾结核、输尿管炎症、输尿管肿瘤及输尿管扭曲和折叠等。

2. 超声表现

（1）二维超声：显示狭窄段输尿管管壁增厚、不规则，肿瘤所致狭窄者表现为局部输尿管增粗，管腔内充满实性团块回声。狭窄段以上肾盂输尿管扩张（图 8-2-2）。继发性输尿管狭窄患者常可见原发疾病声像图改变。

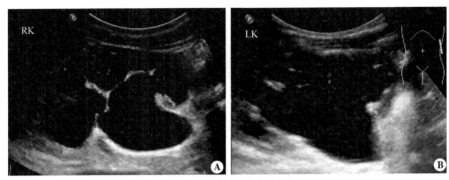

图 8-2-2　先天性肾盂输尿管连接部狭窄声像图
右肾（A）及左肾（B）连接部以下的输尿管未见扩张，连接部以上肾盂扩张。RK. 右肾；LK. 左肾

（2）彩色多普勒超声：肿瘤所致狭窄者，扩张的输尿管管腔内的实性团块可见血流信号。

3. 鉴别诊断　应注意与输尿管结石、输尿管肿瘤等疾病引起的输尿管梗阻相鉴别。

4. 临床价值　超声诊断输尿管狭窄的敏感性及特异性均较差，常仅能显示狭窄段以上肾盂输尿管扩张的继发性改变，进一步确诊有赖于 MRU 和 X 线尿路造影。

（四）先天性巨输尿管

1. 病理与临床　由于输尿管末端神经和肌肉先天性发育不良，从而输尿管蠕动减弱和尿流障碍，使输尿管腔严重扩张。输尿管膀胱连接部正常，无尿液反流。其多单侧发病。患者常以腹部包块和泌尿系感染就诊，可合并尿路结石。

2. 超声表现

（1）二维超声：输尿管显著扩张，以中下段为著，内径多为 3 ～ 5cm，严重者可达 10cm 以上，呈囊性扩张，管壁厚而光滑，内呈无回声，后方可见回声增强。并发结石者，可见典型结石强回声伴声影（图 8-2-3）。

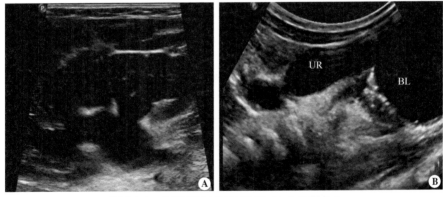

图 8-2-3　左侧巨输尿管声像图（1 个月婴儿）
A. 左肾积水；B. 左侧输尿管全程扭曲扩张。UR. 输尿管；BL. 膀胱

（2）彩色多普勒超声：扩张的输尿管内无血流信号显示。

3. 鉴别诊断 巨输尿管如果体积过大，可被超声误诊为腹腔巨大囊肿或腹水，需注意鉴别。MRU 有助于证实诊断。

4. 临床价值 超声可准确显示肾脏及输尿管是否积水、积水程度及部位，对积水的病因能提供有价值的信息。

【案例 8-2-1】 女性患者，35 岁，要求体检，无发热、尿频、尿急等不适，尿常规阴性。超声检查发现：左肾大小未见异常，实质回声均匀，集合系统见前后径为 1.0cm 的液性暗区，其内未见异常回声。左侧输尿管中上段未见扩张，下段（膀胱开口处）见大小约 2.7cm×2.3cm 的无回声区，其内查见长约 1.5cm 的强回声伴声影，见图 8-2-4。右肾及右侧输尿管未见异常。

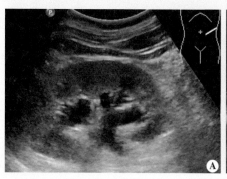 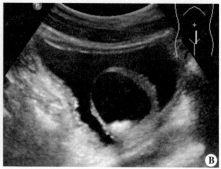

图 8-2-4 左肾及左侧输尿管末端声像图
A. 左肾积水；B. 左侧输尿管下段

问题 1：发现上述声像图改变后，通过超声检查者还需要观察什么以明确诊断？
答案与解析：通过超声检查还需要观察左侧输尿管下段的无回声区，其大小是否随喷尿现象呈节律性变化。
问题 2：如果有节律性变化，结合上述信息，考虑什么诊断？
答案与解析：患者为青年女性，无症状，超声检查发现左肾积水，左侧输尿管膀胱开口处查见无回声团块，其大小随喷尿现象呈节律性变化，其内查见强回声伴声影，符合输尿管囊肿伴结石声像图。
问题 3：导致该病的主要原因是什么？
答案与解析：输尿管囊肿多数与先天性输尿管口狭窄和排尿不畅有关。

四、输尿管结石

（一）病理与临床

本病为泌尿系统常见疾病之一，大多由肾结石落入输尿管后不能下行形成。患者常出现肾绞痛、血尿等症状。

（二）超声表现

1. 二维超声 输尿管内见斑片状及团状强回声，后方伴声影，多位于输尿管狭窄处（图 8-2-5）；结石以上的肾盂或输尿管扩张；完全性梗阻时患侧输尿管膀胱开口处无喷尿现象。

2. 彩色多普勒超声 多数输尿管结石可出现快闪伪像，呈彩色镶嵌的条带状，位于结石表面及其声影中。

（三）临床价值

超声诊断输尿管结石具有较高的准确性，但是不同部位的输尿管结石检出率不同，上段、下段输尿管结石检出率高于中段输尿管结石。熟练的扫查手法有助于提高检出率。彩色多普勒超声检查有助于提高检出结石的敏感性。如超声检查阴性，而临床仍高度怀疑结石，应结合腹部 X 线平片、MRU 或螺旋 CT 平扫。

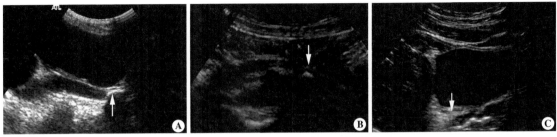

图 8-2-5 输尿管结石（箭头）声像图

A. 输尿管上段结石；B. 输尿管中段结石；C. 输尿管下段结石

【案例 8-2-2】 男性患者，35 岁，突发中下腹剧烈疼痛，向左肾区放射，伴尿急、尿频、恶心、呕吐 2h，既往体检超声检查发现左肾中盏结石，直径约 0.5cm。

问题 1：根据上述信息，首先考虑什么诊断？接下来需要安排什么检查？

答案与解析：患者为青年男性，既往有左肾结石的病史，现突发左肾区绞痛，首先考虑左侧输尿管结石。首选超声检查。

问题 2：超声检查发现：左肾大小正常，实质回声均匀，集合系统分离约 1.5cm，未见强回声团。左侧输尿管上段扩张，膀胱壁内段管腔内见大小约 0.5cm 的片状强回声，见图 8-2-6。右肾、右侧输尿管、膀胱未见异常。结合上述表现，考虑什么诊断？

答案与解析：患者突发左肾区绞痛，超声发现左侧输尿管管腔内强回声伴有左肾积水，考虑左侧输尿管结石。

问题 3：如果超声检查仅提示左肾积水伴左侧输尿管扩张，输尿管管腔内未查见确切异常回声，还可以安排何种检查？

答案与解析：如超声检查阴性，而临床仍高度怀疑结石，还可以行腹部 X 线平片、MRU 或螺旋 CT 平扫。

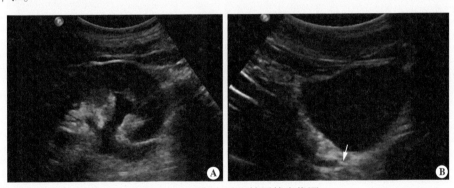

图 8-2-6 左侧肾脏和输尿管声像图

A. 左肾积水；B. 左侧输尿管膀胱壁内段

五、输尿管肿瘤

（一）病理与临床

原发性输尿管肿瘤如移行细胞癌比较少见，它多来自肾盂移行细胞癌的种植、转移。腹膜后肿瘤常可累及输尿管。临床表现以血尿和上尿路梗阻为主。

（二）超声表现

1. 二维超声　输尿管管腔内见实性团块回声，局部管壁僵硬，常伴有上段输尿管及肾盂扩张，或输尿管内实性团块向上与肾盂内病变相延续，向下与膀胱病变相延续。

2. 彩色多普勒超声　实性团块内可见血流信号显示。

（三）鉴别诊断

当输尿管肿瘤浸润至膀胱并凸向膀胱腔时，声像图表现和膀胱内肿瘤类似，但输尿管肿瘤可见病变向输尿管延伸，有助于鉴别诊断。

（四）临床价值

输尿管肿瘤超声诊断的敏感性较差。原发性肿瘤一般较小，超声显示困难，应首选泌尿系 X 线造影或 MRU。转移性肿瘤较大时，超声检查可能优于 X 线尿路造影，但不及 MRU。

【**案例 8-2-3**】男性患者，75 岁，反复无痛性肉眼血尿伴左侧腰痛 2 个多月，无发热、水肿等表现。查体：腹部未见异常。尿常规：红细胞明显增多，白细胞 10～15 个 /HP↑。

问题 1：应首选何种影像学检查？原因为何？

答案与解析：应首选超声检查。因为超声简便易行，无辐射、无创伤，是泌尿系疾病的首选初筛手段。

问题 2：超声检查发现：左肾体积稍增大，实质回声未见异常，集合系统分离，暗区前后径约 2.0cm，内未见异常回声。左侧输尿管扩张，管径约 1.0cm，中下段管腔内见实性低回声沿输尿管走行并充填管腔，边界不清，形态不规则，见图 8-2-7。结合上述表现，考虑什么诊断？

答案与解析：患者为老年男性，存在无痛性肉眼血尿伴左侧腰痛症状，超声检查提示左肾积水伴左侧输尿管扩张，左侧输尿管中下段管腔内见实性低回声，考虑输尿管肿瘤可能性大。

问题 3：还可以行何种检查帮助确诊？

答案与解析：还可以行泌尿系 X 线造影或 MRU，必要时可行膀胱镜下活检确诊。

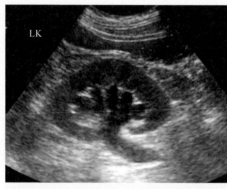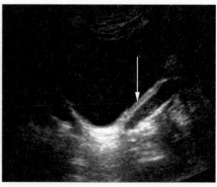

图 8-2-7　左侧肾脏与左侧输尿管声像图

A. 左侧肾脏；B. 左侧输尿管中下段

自我检测

8-2-1. 试述肾结核的超声表现。

8-2-2. 试述常染色体显性遗传多囊肾病的超声表现及其与多发单纯性肾囊肿的鉴别要点。

8-2-3. 试述单纯性肾囊肿与复杂性肾囊肿的超声表现。

8-2-4. 肾细胞癌的主要超声表现有哪些？

8-2-5. 超声检查对于输尿管结石有什么临床价值？

（罗　燕　陈红艳）

第三节 膀 胱

一、解剖概要

1. 膀胱容量 正常成年人的膀胱容量为 300～500ml，最大容量约为 800ml，女性的容量小于男性，老年人因膀胱肌张力降低而容量增大，新生儿膀胱容量约为成人 1/10。

2. 膀胱大体解剖 膀胱是位于盆腔储存尿液的囊状器官，其形状、大小、位置及壁的厚度随尿液充盈程度而异。膀胱未充盈时呈三棱锥体形，充盈后由扁至扁圆，再至椭圆形。膀胱分为尖、体、底、颈 4 部分，膀胱尖部朝向前上方，膀胱底部朝向后下方，尖部与底部之间为膀胱体部，膀胱颈部位于膀胱最下方，与男性前列腺及女性盆膈相连。男性膀胱位于直肠、精囊和输尿管的前方（图 8-3-1），女性膀胱位于子宫的前下方和阴道上部的前方。

3. 膀胱壁结构 膀胱壁自内向外依次为黏膜、黏膜下层、肌层与浆膜层。浆膜只覆盖膀胱顶部及后上两侧，并非全部。正常膀胱排空时壁厚约 3mm，充盈时壁厚约 1mm。膀胱底部内面有一个三角形区域，位于两侧输尿管开口及尿道内口之间，此区黏膜层与肌层紧密相邻，缺少黏膜下层组织，位置及厚度固定，称为膀胱三角区，其是肿瘤、结核和炎症的好发部位（图 8-3-2）。

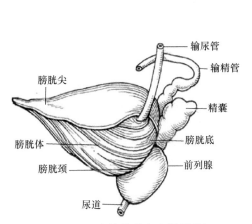

图 8-3-1 膀胱的形态（侧面观）

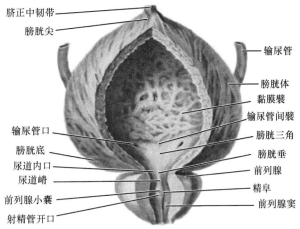

图 8-3-2 膀胱及男性尿道前列腺部（前面观）

二、超声检查方法及正常声像图

（一）患者准备

一般嘱患者在检查前 30～60min 饮水 500ml，并保持膀胱适度充盈时进行检查。

（二）探查体位

膀胱超声检查常用体位为仰卧位，必要时可采用左、右侧卧位，主要用于观察病变的移动性。

（三）仪器

常规使用彩色多普勒超声诊断仪，根据检查方式不同，选用不同的探头。

1. 经腹部扫查 首选凸阵探头，常用探头频率成人为 3.0～3.5MHz，儿童为 5.0MHz。其优点是使用灵活，容易获得整个膀胱多切面的图像，缺点是近场狭窄，因旁瓣形成的伪像较为明显，影响膀胱前壁病变的显示。

2. 经直肠扫查 选用双平面直肠探头或端射式直肠探头，探头频率为 4.0～9.0MHz，主要观察膀胱三角区病变。

（四）扫查方法

1. 经腹部扫查 患者取仰卧位，探头置于耻骨联合上方，探头纵向以腹正中线为基准分别向左右两侧移动，进行一系列多切面的扫查，然后探头旋转90°，进行膀胱横向扫查。

2. 经直肠探测　检查前需排空大便，患者取膝胸位、截石位或左侧卧位。探头轻轻插入肛门由浅而深缓缓顺时针或逆时针旋转，即可获得一系列膀胱横切面图像。

（五）正常膀胱声像图

膀胱形态随尿液充盈情况而变化，膀胱壁呈光滑的带状等回声，厚度为0.1～0.3cm，膀胱内尿液呈无回声。充盈良好的膀胱在彩色多普勒超声下可显示输尿管开口处的彩色尿流束。

三、膀　胱　炎

（一）病理与临床

膀胱炎(cystitis)是泌尿系统的常见疾病，多为感染所致。根据病因膀胱炎可分为细菌性、真菌性、结核性和化学性膀胱炎等。根据病程长短膀胱炎可分为急性膀胱炎和慢性膀胱炎。慢性膀胱炎又可分为腺性膀胱炎、间质性膀胱炎和滤泡性膀胱炎等。膀胱炎的主要病理改变在膀胱黏膜，表现为黏膜及黏膜下层充血、水肿，可见白细胞、淋巴细胞浸润，黏膜表面可见出血点，甚或出现溃疡，病情进一步发展可累及膀胱壁全层。临床表现主要为膀胱刺激症状，如尿频、尿急、尿痛，也可有血尿或脓尿等。女性尿道短、粗、直的解剖结构特点使其较男性更易发生膀胱炎。

（二）超声表现

膀胱炎在声像图上的表现主要是膀胱壁的改变，依据病情，声像图表现形式多样。主要改变如下。

1. 膀胱容量及形态改变　下尿道梗阻狭窄可使膀胱容量增大。慢性炎症可导致膀胱容量减小，形态不规则。

2. 膀胱壁的改变　膀胱壁弥漫性增厚或不均匀增厚，黏膜层毛糙不光滑，可有乳头状突起，小房小梁状形成。

3. 膀胱内尿液无回声区的改变　无回声区内可见散在的或密集的点状、斑片状或团块状高回声，无声影，有漂浮感，可随体位移动。

4. 腺性膀胱炎　又称囊性膀胱炎，是一种非特异的增生性炎症，好发于中年，女性较男性多见。声像图表现为黏膜表面粗糙不平，病变扁平，基底宽阔，不向深层侵袭，膀胱壁完好、清楚。腺性膀胱炎的诊断主要依赖于膀胱镜检查及活检，对于腺性膀胱炎有无癌变的可能，意见尚不一致，临床多以癌前期疾病采取灌注化疗。

（三）鉴别诊断

膀胱炎与膀胱肿瘤一般易于鉴别，但前者若表现为膀胱壁明显增厚或不均匀增厚，则应注意与膀胱肿瘤鉴别。腺性膀胱炎与膀胱癌鉴别要点见表8-3-1。

表8-3-1　腺性膀胱炎与膀胱癌的鉴别诊断

鉴别要点	腺性膀胱炎	膀胱癌
发病年龄和性别	女性多于男性	60～70岁为高峰，男性多于女性
病灶形态	表面较光滑	表面不光滑
内部结构	可有囊肿及蛋壳样钙化	可有液性坏死区及斑点状钙化灶
膀胱外膜层	膀胱壁外膜层光滑	膀胱壁受侵而模糊
盆腔淋巴结	盆腔无肿大淋巴结	高分期可有盆腔淋巴结转移
上尿路梗阻	多为双侧性；不完全性梗阻；有喷尿现象	可有完全性尿路梗阻；无喷尿现象
血流	无明显动脉血流信号	可见动脉血流信号自基底部深入
诊断性治疗	消炎治疗或消除诱发病因后病灶可缩小	无效

（四）临床价值

超声检查不但可以了解膀胱炎的严重程度，而且还可了解膀胱的容量、残余尿量、膀胱壁增厚程度，并帮助排除膀胱肿瘤、膀胱憩室、膀胱结石等疾病，为临床诊治膀胱炎提供可靠依据，也可随访观察临床治疗疗效。

四、膀胱结石

（一）病理与临床

膀胱结石（cystolith）分为原发性和继发性。原发性膀胱结石多与营养不良或低蛋白饮食有关，有明显的地区性，多见于儿童。继发性膀胱结石多由于下尿路梗阻，上尿路小结石下降至膀胱内不能顺利排出而形成，男性多于女性。结石多为草酸钙、磷酸盐和尿酸盐的混合结石。主要临床表现有尿急、尿频、尿痛和尿流中断、血尿等。

（二）超声表现

1. 二维超声　表现为典型的结石声像图特征，即在膀胱无回声区内出现团状强回声，后方伴有声影，可随体位改变而移动。

2. 彩色多普勒超声　可显示结石特有的快闪伪像（图 8-3-3）。

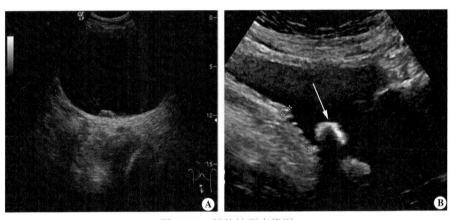

图 8-3-3　膀胱结石声像图
A. 膀胱泥沙样结石，后方声影不明显；B. 典型膀胱结石（箭头）

（三）鉴别诊断

膀胱结石需与膀胱肿瘤相鉴别，较困难的是与表面有钙化形成的膀胱肿瘤相鉴别。鉴别要点：膀胱肿瘤不随体位改变而移动，且肿瘤基底部通常可见彩色血流信号。

（四）临床价值

超声检查可帮助明确腹痛、排尿痛、尿流中断的原因，也可根据结石的存在查找原发病因。

五、膀胱肿瘤

（一）病理与临床

膀胱肿瘤是泌尿系统最常见肿瘤，发病率在男性泌尿生殖器肿瘤中仅次于前列腺癌，膀胱肿瘤可分为上皮细胞性和非上皮细胞性两种病理类型。上皮细胞性膀胱肿瘤占95%～98%，最常见的是移行上皮乳头状癌，占90%左右，少数为鳞癌和腺癌。其病因不明确，可能与吸烟、病毒、射线、膀胱内慢性炎症等有关，本病好发于40～60岁男性。肿瘤可呈乳头状向腔内生长，也可浸润生长造成膀胱壁局限性增厚。非上皮性肿瘤较少见，约占2%，包括肉瘤、血管瘤、纤维瘤、嗜铬细胞瘤和畸胎瘤等。膀胱肿瘤好发于膀胱三角区与两侧壁，顶部与前壁较少见，可单发，也可多发，病变向黏膜深层侵袭发展。血尿为本病最常见的首发症状，85% 的患者可出现反复发作的无痛性间歇性肉眼血尿，出血量可多可少，严重时带有血块，也可有尿痛、尿急、排尿困难等症状。

（二）超声表现

1. 二维超声　膀胱无回声区内见局限性异常回声团块向膀胱腔内凸出，呈乳头状、菜花状，基底部通常较宽，与膀胱壁相连，表面不光滑，不随体位改变而移动（图 8-3-4A）。肿瘤较小时，多为高回声，有蒂或无蒂，基底小，瘤体可有一定的移动性。膀胱壁局限性增厚，随病变侵袭，膀胱壁正常结构消失，局部连续中断或膀胱壁层次不清。

2. 彩色多普勒超声　肿瘤基底部见彩色血流自膀胱壁进入瘤体内（图 8-3-4B），频谱多普勒显示为动脉频谱。

3. 超声造影　可见充盈对比剂经基底部灌注瘤体，大多数造影模式为"快进慢出"。超声造影联合二维超声更有助于对膀胱肿瘤的性质及分期进行评估。

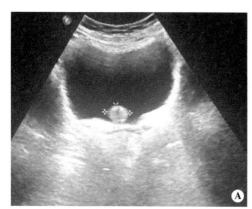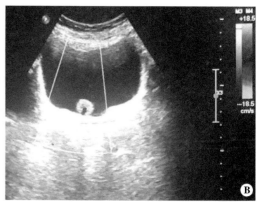

图 8-3-4　膀胱肿瘤声像图

A. 二维超声显示膀胱三角区低回声团块，向膀胱腔内凸出；B. 彩色多普勒超声显示基底部见动脉血流信号进入瘤体

（三）鉴别诊断

1. 膀胱结石　膀胱肿瘤表面坏死伴钙化时可表现为强回声后伴有声影，此时需与膀胱结石鉴别。鉴别要点：改变体位时，肿瘤钙化灶不能沿重力方向移动，而膀胱结石会沿重力方向移动；此外膀胱肿瘤基底部有彩色动脉血流进入瘤体。

2. 凝血块　膀胱内凝血块可随体位变化而移动，且凝血块内没有血流信号，而膀胱肿瘤不会随体位变化而移动，内部可见血流信号。

3. 正常前列腺组织及前列腺癌　经腹壁超声横切面扫查时常于膀胱颈处见到突入膀胱内的团块样回声，可为正常前列腺、前列腺增生或前列腺癌。主要鉴别方法是在纵切面上完整显示前列腺，如与凸入膀胱内的团块样回声界限清晰，则该团块样回声为膀胱肿瘤。彩色多普勒超声显示血流信号的起源与分布也有助于鉴别。

（四）临床价值

超声是筛查膀胱肿瘤的首选影像学检查方法，不仅能发现肿瘤，而且能够对血尿病因进行鉴别诊断，也是随访观察肿瘤是否复发的重要手段。

【案例 8-3-1】　男性患者，62 岁，无痛性肉眼血尿 1 周。超声检查显示膀胱三角区见多发等回声团块，较大者大小约 35mm×32mm，形态欠规则，内部回声尚均匀，基底较宽，随体位改变无移动，局部膀胱壁黏膜层连续中断，肌层模糊不清，外界膜显示不清，彩色多普勒超声显示团块内可见树枝状血流信号，见图 8-3-5。

问题1：该患者最可能的超声诊断是什么？诊断依据是什么？

答案与解析：最可能的超声诊断是膀胱癌。诊断依据：超声提示膀胱三角区见低回声团块，形态不规则，局部膀胱壁黏膜层连续中断，肌层模糊不清，外界膜显示不清，彩色多普勒超声显示团块内可见丰富血流信号自基底部进入其内，符合膀胱癌声像图改变。

问题2：该疾病病理分期是什么？主要依据是什么？

答案与解析：该疾病病理分期为膀胱癌T4期。依据：通过超声检查，可根据肿瘤侵犯膀胱壁的深度和肿瘤基底的宽度，对肿瘤的性质和分期进行预估。本案例超声显示肿瘤较大，形

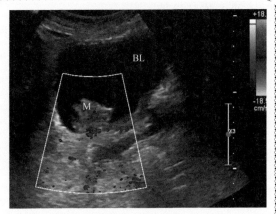

图 8-3-5　膀胱彩色多普勒超声声像图
BL. 膀胱；M. 肿物

态不规则，呈菜花样，基底部较宽，与肌层界限不清，外界膜模糊不清，提示为膀胱癌T4期。

问题3：膀胱肿瘤需要与哪些疾病相鉴别？

答案与解析：膀胱肿瘤需与膀胱结石、膀胱内血块鉴别。

六、膀胱憩室

（一）病理与临床

膀胱憩室（bladder diverticulum）是指膀胱壁自分离的逼尿肌之间向外呈袋状膨出而形成的囊状物，好发于 40 ～ 60 岁男性。其与膀胱内壁之间有憩室口相通，多见于膀胱三角区周围，如膀胱底和膀胱两侧壁。其发病机制与膀胱肌层局部发育薄弱、下尿路梗阻使膀胱内压力长期增高等有关。膀胱憩室可分为先天性和后天性憩室。先天性膀胱憩室较少见，有排空功能，后天性膀胱憩室无排空功能。临床表现主要表现为排尿刺激性症状。

（二）超声表现

1. 二维超声　膀胱壁侧方或后方见一个或多个圆形或类圆形的囊状无回声区，壁薄而光滑，似囊肿，与膀胱之间可见连通的憩室口，憩室口大小不一，通常为 0.5 ～ 2.0cm。无回声区大小随膀胱容量多少而改变。憩室口窄小时通过导尿管注入充盈对比剂有助于诊断。

2. 彩色多普勒超声　对膀胱加压时可见尿液通过憩室口自无回声区向膀胱内反流的彩色信号（图 8-3-6）。

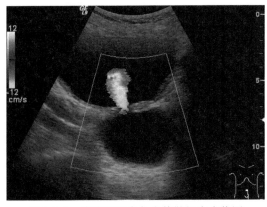

图 8-3-6　膀胱憩室彩色多普勒超声声像图

（三）鉴别诊断

1. 卵巢囊肿　位于卵巢或盆腔内，也可表现为膀胱周围的无回声区，鉴别重点是寻找憩室口或进行膀胱排空试验。

2. 脐尿管囊肿　是胚胎发育时脐尿管没有完全闭锁而形成，病变位于膀胱顶部、脐与膀胱之间，呈椭圆形，边界清晰，不与膀胱相通。

（四）临床价值

超声检查不仅能明确憩室的位置、数目、形态、大小，而且能够检测憩室的排空功能，判定憩室口的大小，并可了解憩室内有无结石、肿瘤的存在。

七、膀 胱 异 物

（一）病理与临床

膀胱异物（foreign body in bladder）是指通过人为的因素将一些体外物品放入膀胱内。异物的种类繁多，形状各异，有金属的、塑料的及其他材质的物品。临床上主要表现为膀胱刺激症状，如尿急、尿频、尿痛与排尿困难等。

（二）超声表现

1. 二维超声　膀胱无回声区内出现杆状、细棒状、宽带状等形式多样的异常回声，可随体位改变而移动。但异物较长时，因一端或两端触及膀胱壁而活动受限。膀胱壁一般光滑，连续性良好。金属异物回声一般偏强，后方多伴有彗星尾征（图 8-3-7A）。异物滞留于膀胱可引起膀胱出血或继发感染，在膀胱内形成凝血块，声像图表现为膀胱无回声区内可见絮状、团块状的中低回声，随体位改变而移动。

2. 彩色多普勒超声　异物异常回声和凝血块回声内及周边均无血流信号显示，金属异物回声较强时可显示快闪伪像（图 8-3-7B）。

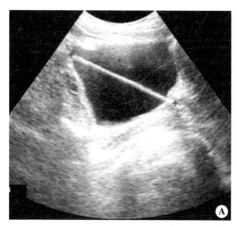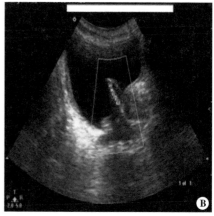

图 8-3-7　膀胱异物声像图

A. 二维超声显示膀胱无回声区内出现细棒状异常回声；B. 彩色多普勒超声显示异常回声可见彩色闪烁伪彩

（三）鉴别诊断

膀胱异物及凝血块均应与膀胱肿瘤相鉴别。根据团块是否移动、血流情况，以及病史进行鉴别。

（四）临床价值

超声检查膀胱异物简便、准确，对于 X 线检查不能显示的异物，超声也可检出，超声不仅可发现凝血块及异物，追踪原发病灶及出血原因，对治疗效果进行评估与随访，还可判断膀胱壁的损伤情况。

八、尿潴留及残余尿

（一）病理与临床

正常情况下，一次排出的尿量即为膀胱容量。有残余尿时，膀胱容量为一次性排出的尿量加残余尿量。残余尿量是指正常自然状态下排尿后，膀胱内未能排出的尿量，正常成人残余尿量应小于 10ml。尿潴留是指膀胱内充满尿液而不能排出或仅排出少量的病理现象。尿潴留分急性与慢性两种，急性尿潴留常需急诊处理。尿潴留的病因可分为机械性梗阻和动力性梗阻两类，其中以机械性梗阻病变最多见，如前列腺增生、膀胱颈梗阻、尿道狭窄等。动力性梗阻是指膀胱出口、尿道无器质性梗阻病变，常发生于排尿动力障碍、神经源性膀胱功能障碍、盆腹腔手术麻醉后。临床表现为尿频、尿急、尿痛、下腹部疼痛或不适。

（二）超声表现

1. 尿潴留 膀胱内尿液量达 400ml 以上，且排尿前、后膀胱容量无明显变化，可诊断尿潴留。

2. 残余尿量增多 排尿后即刻测定膀胱容量，残余尿量 ≥ 30ml 可诊断残余尿量增多。

3. 伴随征象 有肾积水、输尿管扩张、膀胱小梁小房形成、膀胱憩室、膀胱炎或膀胱结石等，可显示相应声像图改变。

4. 膀胱容量及残余尿量测量 在腹中线取膀胱的纵切面，测量其上下径（D_1，cm）与前后径（D_2，cm），然后将探头横置，取膀胱的最大横切面，测量左右径（D_3，cm）。按容积公式计算：膀胱容量（V，ml）$=0.5 \times D_1 \times D_2 \times D_3$。

（三）鉴别诊断

尿潴留需注意与盆腔囊肿相鉴别，在诊断囊肿之前要先寻找膀胱。诊断尿潴留时，要同时检查肾、输尿管、前列腺及尿道等，以资鉴别是机械性梗阻还是动力性梗阻，同时要结合临床病史。

（四）临床价值

超声是观察膀胱容量变化的首选影像学检查方法，通过排尿前、后对照，可明确尿潴留或残余尿量增多的诊断。同时，也能查找梗阻病因，以指导临床精准治疗，恢复排尿功能。在超声引导下置管引流尿液可有效避免尿道损伤，并提高置管成功率。

自 我 检 测

8-3-1. 膀胱移行上皮乳头状癌根据超声图像估计肿瘤的性质并能做出分期的依据是什么？

8-3-2. 试述膀胱憩室超声表现及超声主要鉴别诊断要点。

（米成嵘）

第九章　肾上腺、腹膜后间隙及大血管

学习要求

记忆　肾上腺、腹膜后间隙及腹部大血管解剖；正常肾上腺、肾上腺皮质腺瘤及腺癌的声像图表现；腹膜后间隙正常声像图像，原发性腹膜后肿瘤、腹膜后淋巴结肿大、腹膜后血肿、腹膜后脓肿的超声表现及鉴别诊断；腹部大血管正常超声图像，腹主动脉粥样硬化超声表现，腹主动脉瘤定义及超声表现，主动脉夹层定义、超声表现及 DeBakey 分型，大动脉炎超声表现，布加综合征定义、分型及超声表现，胡桃夹综合征定义，经典胡桃夹综合征超声表现及诊断标准。

理解　原发性醛固酮增多症、肾上腺髓样脂肪瘤、肾上腺神经母细胞瘤、肾上腺结核、肾上腺囊肿及肾上腺出血的声像图表现；常见的原发性腹膜后肿瘤的组织来源及分类；腹主动脉瘤的病因；主动脉夹层真腔假腔的鉴别；特殊类型的胡桃夹综合征；布加综合征的间接征象。

运用　嗜铬细胞瘤声像图表现；原发性腹膜后肿瘤超声定位方法；真性动脉瘤与假性动脉瘤的鉴别；布加综合征与肝硬化的鉴别。

第一节　肾　上　腺

一、解　剖　概　要

肾上腺是人体重要的内分泌器官，左右成对，分别位于两侧肾脏的上极，肾上腺与肾脏共同包裹于肾筋膜和脂肪组织内。右侧肾上腺呈三角形，位于右肾上极的内上方，略偏前面，右侧肾上腺三角区的内侧界为下腔静脉，外侧界为右肾上缘，上界是肝右叶下方；左侧肾上腺呈月牙形，位于左肾上极的内侧前方，左侧肾上腺三角区的内侧界为腹主动脉，外侧界为左肾内上缘，上界为脾内缘。

正常肾上腺质量为 3～5g，长 40～60mm，宽 20～30mm，厚 2～8mm。肾上腺分为皮质和髓质两层。外层为黄色的皮质，较为坚硬，占整个腺体质量的 90%，分泌盐皮质激素、糖皮质激素和性激素。肾上腺皮质是维持人体生命不可缺少的。内层为褐色的髓质，髓质松软，仅占腺体质量的 10%。肾上腺髓质有两种细胞，即交感神经节细胞和嗜铬细胞。嗜铬细胞又分为两类，一类分泌肾上腺素，另一类分泌去甲肾上腺素。

二、超声检查方法及正常声像图

▸（一）患者准备

检查前空腹 8～12h，肠气较多的患者，应服用轻泻剂或进行灌肠以获得更好的检查效果。

▸（二）探查体位

可采用仰卧位、侧卧位及俯卧位。

▸（三）仪器

常规使用彩色多普勒超声诊断仪，一般选用凸阵探头，探头频率成人为 3.0～3.5MHz，儿童和较瘦的患者为 5.0～7.0MHz。

▸（四）检查方法

肾上腺扫查有多种方法，目前常用的方法有以下几种。

1. **肋间斜切面扫查**　患者侧卧位，以左右腋前线为中点，沿第 7～10 肋间隙进行斜切扫查，以肝或脾作为透声窗，声束指向内后方。在此切面上，右侧肾上腺位于肝脏、下腔静脉及右膈脚所组成的三角区域内，左侧肾上腺位于脾脏、左肾内上缘及腹主动脉组成的三角区域内。

　　2. 冠状切面扫查　患者仰卧位，沿右侧腋中线、左侧腋后线作冠状扫查，超声束经过肝肾或脾肾指向内侧，显示肾脏长轴后，探头向内前方稍侧动，可显示两侧肾上腺。

　　3. 上腹部横切面扫查　患者仰卧位，检查前饮水 500～1000ml，将胃作为透声窗扫查左侧肾上腺，左侧肾上腺位于腹主动脉的左外侧、左肾的内前方、胰尾及脾静脉的后方。以肝作为透声窗扫查右侧肾上腺，右侧肾上腺位于下腔静脉后方，右肾上极前内方。

　　4. 经背部肾区纵切面扫查　患者俯卧位，左侧纵切探及腹主动脉后，稍向外侧偏移，在肾上极的前方寻找左侧肾上腺。右侧纵切探及下腔静脉后，在下腔静脉的后方、右肾上极的前方寻找右侧肾上腺。

　　5. 异位肾上腺嗜铬细胞瘤的扫查　为排除异位肾上腺嗜铬细胞瘤，扫查部位不应仅限于肾上腺区，还应注意扫查肾门、腹主动脉旁、髂血管两侧、膀胱壁内外及卵巢等处。

（五）正常肾上腺声像图

　　正常肾上腺结构形态有较大变异，在不同的超声切面上可呈"V"形、"Y"形、三角形或新月形。中心的髓质较薄，呈中等回声，外围皮质则呈相对的低回声区，其周围有脂肪组织包绕，呈明亮的带状回声。在超声图像上肾上腺常由周围脂肪组织回声勾绘出轮廓（图 9-1-1）。新生儿肾上腺呈"V"形、"Y"形或"O"形，大小约为肾脏的 1/3（图 9-1-2）。

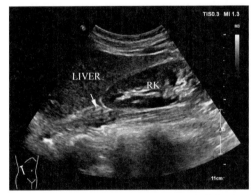
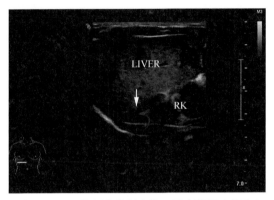

图 9-1-1　正常成人右侧肾上腺二维声像图　　　　图 9-1-2　正常新生儿肾上腺二维声像图（箭头）
显示右侧肾上腺呈三角形（箭头）、位于周围脂肪组织高回声勾　　　　　　　　　　LIVER. 肝脏；RK. 右肾
勒的区域内。LIVER. 肝脏；RK. 右肾

　　超声检查两侧肾上腺的显示率不同，左侧肾上腺的显示率低于右侧，主要原因是右侧有肝脏作为透声窗，而左侧常因胃肠气体干扰显示不清。左、右侧肾上腺显示率成人分别约71%、92%，新生儿显示率较高，分别约83%、97%。

　　正常肾上腺的长度变化很大，但很少超过3cm。一般成人正常肾上腺长度约为 3.0cm，宽度约 2.0cm，厚度约 1.0cm。新生儿肾上腺约为肾脏的 1/3 大小。

三、肾上腺肿瘤

　　肾上腺由皮质和髓质两部分组成。肾上腺皮质分泌盐皮质激素、糖皮质激素和性激素。肾上腺髓质分泌肾上腺素和去甲肾上腺素，故①肾上腺皮质肿瘤常见类型为：皮质醇增多症（hypercortisolism）、原发性醛固酮增多症（primary aldosteronism）、无功能肾上腺皮质腺瘤和皮质腺癌。②肾上腺髓质肿瘤常见类型为：嗜铬细胞瘤（pheochromocytoma），其次为神经母细胞瘤、节神经细胞瘤、髓样脂肪瘤等。

（一）皮质醇增多症

　　1. 病理与临床　皮质醇增多症也称库欣综合征，是机体组织长期暴露于异常增高的糖皮质激素引起的一系列临床症状和体征。主要由肾上腺皮质增生或肿瘤引起，其中皮质腺增生最常见，约占70%，其次是皮质腺瘤（库欣氏瘤），约占20%，皮质腺癌仅占10%。

　　库欣氏瘤是肾上腺皮质细胞发生的一种良性肿瘤，一般为单个，一侧发生腺瘤，另一侧肾上腺皮质萎缩。瘤体直径一般为 3cm 左右，有完整包膜。肾上腺皮质腺癌较少见，体积一般较大，形态不规整，直径常在 6～8cm。

本病好发于中青年女性，表现为满月脸、水牛背、向心性肥胖、紫纹、乏力、多毛、颜面部痤疮、高血压等。实验室检查血及尿中皮质醇增高。

2. 超声表现

（1）库欣氏瘤

1）二维超声：常为单侧，直径一般约为 3cm，呈圆形或椭圆形，内部呈均质的低回声，包膜完整（图 9-1-3A）。

2）彩色多普勒超声：肿块周边及内部常无明显血流信号（图 9-1-3B）。

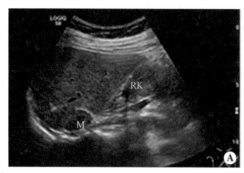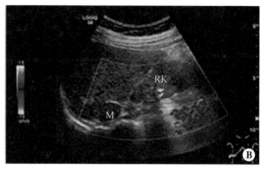

图 9-1-3　库欣氏瘤二维超声声像图

A. 右肾上腺区见一低回声肿块（M），大小约为 26mm×18mm，边界清晰，肿块与右肾（RK）上极分界清晰；B. 肿块周边及内部未见明显血流信号

（2）肾上腺皮质腺癌

1）二维超声：肾上腺区见圆形、分叶状或形态不规则的团块，发现时体积多较大，直径多大于 6cm，内部呈不均质的低回声或强回声，伴出血坏死时出现不规则无回声区。瘤体边缘不规则，与周围脏器分界欠清（图 9-1-4A）。

2）彩色多普勒：瘤体实性部分可显示丰富的血流信号（图 9-1-4B）。

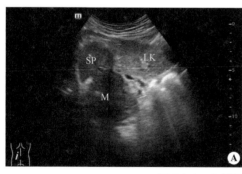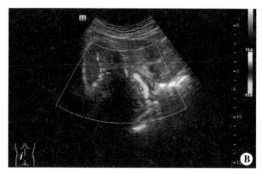

图 9-1-4　左侧肾上腺皮质腺癌声像图

A. 二维超声显示脾脏与左肾间隙偏后方可见一肿块回声，呈类圆形，边界尚清晰，包膜不完整。B. 彩色多普勒超声显示肿块内可见较丰富的血流信号。SP. 脾脏；LK. 左肾；M. 肿块

（二）原发性醛固酮增多症

1. 病理与临床　原发性醛固酮增多症是由于醛固酮分泌过多，造成以高血压、低血钾为特征的综合征。主要病因为肾上腺皮质腺瘤，占 84.5%，皮质增生占 11.2%，皮质腺癌少见。皮质腺瘤（也称醛固酮瘤）90% 以上为单发，直径较小，一般在 1.0cm 左右，有完整包膜。

主要临床表现为高血压、肌无力或麻痹、多尿三大症状。使用一般降压药治疗高血压效果差，麻痹常呈周期性发作，实验室检查表现为血钾低、尿钾高。螺内酯试验治疗，高血压及低血钾可减轻。

2. 超声表现

（1）二维超声：醛固酮瘤呈圆形或椭圆形，瘤体直径多为 1.0cm 左右，边界清晰，包膜完整，内部呈均匀的低回声（图 9-1-5）。

（2）彩色多普勒超声：肿块周边及内部常无明显血流信号（图 9-1-5B）。

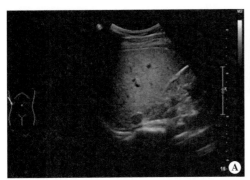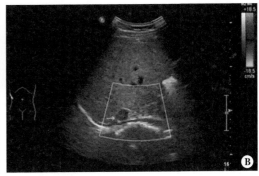

图 9-1-5　醛固醇瘤二维超声声像图

A. 右肾上腺区见一低回声肿块（箭头），大小约 12mm×10mm，边界清晰，深呼吸可见肿块与肝脏有相对运动，排除肿块来源于肝脏；B. 肿块周边及内部未见明显血流信号

（三）嗜铬细胞瘤

1. 病理与临床　嗜铬细胞瘤是一种产生儿茶酚胺的肿瘤，多来源于交感神经节或旁交感神经节，90% 发生于肾上腺髓质，肾上腺外的嗜铬细胞瘤约占 10%，多位于腹主动脉旁、肾门旁、颈动脉体的交感神经节，还可发生于膀胱壁、脾、卵巢、睾丸等处，发生于腹腔外少见。嗜铬细胞瘤多见于成人，女性多见，约 1/5 发生于儿童。多数为单侧发病，双侧发病仅占 10%。肿瘤多属良性，良性嗜铬细胞瘤大多数包膜完整，呈圆形或椭圆形，内部常有囊性变或出血。约 2% 的嗜铬细胞瘤为恶性，可转移至肝、淋巴结、骨、肺等。

由于儿茶酚胺分泌增多，大量儿茶酚胺作用于肾上腺素能受体，嗜铬细胞瘤临床表现为阵发性高血压或持续性高血压阵发性加剧及其他高代谢状态，如发热、高血糖、基础代谢高等。压迫肿瘤或采取其他刺激因素可诱发突然发作，表现为突感心悸、气短、胸闷、头晕、头痛、出汗，有时合并恶心、呕吐、腹痛、视物模糊等，收缩压可骤升至 26.7kPa（200mmHg）。发作十几分钟至几天不等。

2. 超声表现

（1）二维超声：肾上腺区见中等或低回声均质团块，多数直径为 3～5cm，呈圆形或椭圆形，边界清晰，包膜完整，边界呈明亮的高回声，此高回声带与肾包膜的回声在冠状切面形成"海鸥征"（图 9-1-6A）。当肿瘤较大，内部发生囊性变时，团块内可见圆形、椭圆形或不规则无回声区（图 9-1-7），无回声区的大小和数目不一，较大时可挤压实性部分，使其偏向一边。

（2）彩色多普勒超声：团块实性部分内可显示血流信号，也可无明显血流信号显示（图 9-1-6B）。

（四）肾上腺髓样脂肪瘤

1. 病理与临床　肾上腺髓样脂肪瘤是一种无内分泌功能的良性肿瘤，由成熟的脂肪细胞和骨髓细胞构成，多发于 50～60 岁的中老年人，以单侧单发多见。肿瘤呈圆形或椭圆形，表面光滑，质地软或中等硬度，与残存的肾上腺组织分界清楚。

患者通常无症状，当瘤体出血、坏死或压迫相邻组织结构时可以出现疼痛等症状。

2. 超声表现

（1）二维超声：肾上腺区见圆形或椭圆形的高回声团块，直径为 4～10cm，边缘整齐，边界清楚，大多有包膜，与肾周围脂肪分界清晰（图 9-1-8）。

（2）彩色多普勒：团块周边及内部无明显血流信号显示。

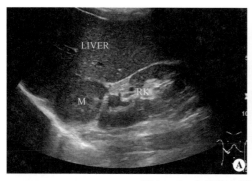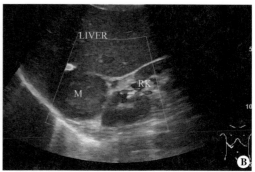

图 9-1-6 右侧肾上腺嗜铬细胞瘤超声声像图

A. 二维超声显示右肾上腺区见一圆形肿块，包膜完整，与肾包膜回声在冠状切面形成"海鸥征"；B. 彩色多普勒超声显示其内未见明显血流信号。LIVER. 肝脏；RK. 右肾；M. 嗜铬细胞瘤

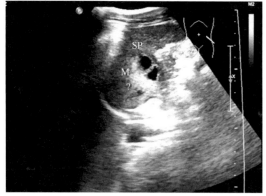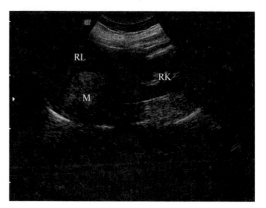

图 9-1-7 嗜铬细胞瘤伴囊性变声像图

显示肿块内出现无回声区。M. 嗜铬细胞瘤；SP. 脾脏

图 9-1-8 肾上腺髓样脂肪瘤声像图

右肾上腺区见一实性的高回声团块，呈椭圆形，边界清晰。RL. 肝右叶；RK. 右肾；M. 肾上腺髓样脂肪瘤

（五）肾上腺神经母细胞瘤

1. 病理与临床 肾上腺神经母细胞瘤是发生于儿童期的一种常见实质性肿瘤，占儿童恶性肿瘤的 7% ~ 10%，在 2 岁儿童中发病率较高。神经母细胞瘤是由发育中的脊髓外层迁移而来或原始神经嵴细胞衍化而成，可发生于体内各个部位，70% 原发于肾上腺，也可见于颈部、后纵隔、盆腔等处。神经母细胞瘤常有一假包膜，质地软、体积大，表面呈结节状，常合并出血、坏死、囊性变和钙化等，肿瘤长大后极易穿破包膜侵犯周围组织，靠近脊柱的肿瘤可穿过椎间孔呈哑铃状。肿瘤生长快，恶性度高，早期即可发生转移。

主要临床表现为腹部肿块、腹痛、消瘦、贫血、发热等。患儿常因腹部包块就诊。全身症状或转移瘤的症状可出现在腹部包块之前，表现为眼眶和颅骨隆起，四肢长骨转移时患者可有局部疼痛并可出现病理性骨折，脑转移时可发生共济失调、斜视等。

2. 超声表现

（1）二维超声：肾上腺区出现结节状或分叶状的实性团块回声，团块常较大，直径多在 10cm以上，轮廓清楚，边缘不规则或呈结节状，团块内部回声不均匀，常表现为低回声区内密布不均匀的点状强回声，其间或有不规则的小无回声区，后方声衰减明显，肾脏常受压下移（图 9-1-9A）。

（2）彩色多普勒：团块内部及周边见较丰富血流信号（图 9-1-9B）。

（六）鉴别诊断

1. 肝右后叶肿瘤 右侧肾上腺内嗜铬细胞瘤位于肾上极的内上方偏向前面，下腔静脉的外后方，当肿瘤体积较大时，突向肝右后叶，需与肝脏肿瘤相鉴别。鉴别要点：包括①嗜铬细胞瘤边界呈明亮的高回声，此高回声与肾包膜的回声形成"海鸥征"；②嘱患者深呼吸，可发现嗜铬细胞瘤瘤体与肝脏存在相对运动。

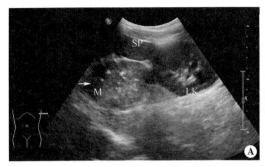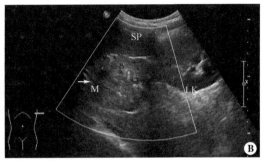

图 9-1-9　肾上腺神经母细胞瘤声像图（患者，女，14 岁）

A. 二维超声显示左肾上腺区见一低回声团块，内部回声分布不均匀，可见点状强回声；B. 彩色多普勒显示团块内部可见血流信号。

SP. 脾脏；LK. 左肾；M. 肿块

2. 肾上极肿瘤　肾上腺肿瘤瘤体较大时可压迫肾脏，使之移位或变形，容易误诊为肾上极肿瘤。鉴别要点为肾上腺肿瘤与肾脏包膜具有分界，呈"海鸥征"，而肾上极肿瘤与肾皮质分界不清。

3. 胰尾肿瘤　位于脾静脉的前方，在胰腺实质内，而肾上腺肿瘤位于脾静脉后方，压迫脾静脉使之前移。

4. 肾上腺肿瘤与副脾、十二指肠横断面相鉴别　副脾多位于脾上极或脾门处，回声与脾实质相同；十二指肠等肠管横断面则可通过饮水充盈加以鉴别。

（七）临床价值

超声检查时通过充分利用肾上腺周围的脏器及大血管标志，对肾上腺肿瘤有较高的检出率，据文献报道其对肾上腺肿瘤的定位准确率达 90% 以上，故可将超声作为诊断肾上腺肿瘤的重要手段。但超声检查对肾上腺肿瘤的诊断缺乏特异性，若拟做出准确的定性诊断，还应密切结合患者的临床症状、体征及相关实验室检查结果。

对于因临床表现或实验室检查怀疑肾上腺肿瘤的患者，超声可作为首选的影像学检查方法。但因超声检查易受患者肥胖、肠气等因素干扰，所获得的肾上腺及其病变的超声声像图不如 CT 图像清晰和直观，尤其对于直径 < 1cm 的肾上腺病变的显示，不如 CT 优越。且 CT 对于异位肾上腺嗜铬细胞瘤的检出率较高。

【案例 9-1-1】　患者，男，45 岁，3 年前因视物模糊住院检查，诊断眼底出血、高血压。血压最高 188/95mmHg。眼底出血治愈后患者出现反复心悸、胸闷，长期服用降压药治疗。近日因心悸、胸闷症状加重入院。体格检查：体温 36.8℃，脉搏 92 次 / 分，呼吸 18 次 / 分，血压 220/160mmHg。双肺呼吸音清，未闻及干湿啰音。心前区无隆起，心界不大，心尖搏动正常，心率 92 次 / 分，律齐。二尖瓣区可闻及收缩期 3 级杂音。腹软，无压痛，肝、脾未触及。双下肢不肿，动脉搏动存在。实验室检查：血常规、尿常规、血脂、肝肾功能、电解质正常。肾素 - 血管紧张素在正常范围。心

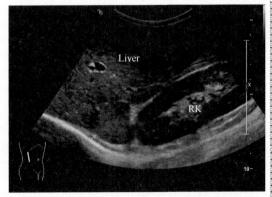

图 9-1-10　右侧腹斜切面声像图

Liver. 肝脏；RK. 右肾

电图提示窦性心律，左心室肥厚。超声心动图提示左室壁增厚，运动协调，静息状态下未见节段性室壁运动异常。行腹部彩超检查，提示右肾上极与肝右叶之间实质性包块（图 9-1-10）。

问题 1：根据上述声像图特征，考虑该患者最可能的诊断是什么？

答案与解析：患者右侧腹斜切面声像图显示右肾上极与肝右叶之间见椭圆形实性团块（箭头），团块边界清晰，包膜完整，此包膜与肾包膜的回声在冠状切面形成"海鸥征"，结合患者长期高血压病史，考虑该患者诊断为右侧肾上腺嗜铬细胞瘤可能。

问题2：肾上腺肿瘤应与哪些疾病相鉴别？右肾上腺肿瘤如何与肝右后叶肿瘤相鉴别？

答案与解析：①右肾上腺肿瘤应与右肾上极肿瘤、肝右后叶肿瘤相鉴别；左肾上腺肿瘤应与左肾上极肿瘤、胰尾肿瘤相鉴别。②右肾上腺肿瘤与肝右后叶肿瘤鉴别点：病变界面与肝界面之间的夹角为钝角提示病变来源于肾上腺；嘱患者深呼吸，滑动征阳性则可提示右肾上腺肿瘤，反之为肝肿瘤。

四、肾上腺皮质增生及功能减退

（一）肾上腺皮质增生

1. 病理与临床　肾上腺皮质增生是由于腺垂体分泌过多的促肾上腺皮质激素，刺激双侧肾上腺增生。皮质增生一般为双侧性，程度不一，肾上腺形态尚保持正常，但质量增加 2 ~ 3 倍，轻中度增生有时很难与正常腺体区别，但功能明显亢进。有时腺体呈结节样增生。

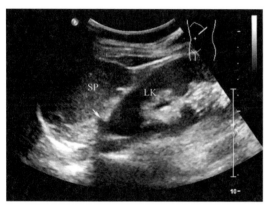

图 9-1-11　左肾上腺皮质增生二维声像图

左肾上腺形态饱满，呈月牙形（箭头）。SP. 脾脏；LK. 左肾

根据过量分泌的激素不同肾上腺皮质增生可分为皮质醇增多症、原发性醛固酮增多症和儿茶酚胺增多症 3 种临床类型，各有其独特的临床表现，其共有的临床表现是高血压。相比肾上腺肿瘤，肾上腺增生患者病程较长，临床表现较轻或隐匿，部分增生患者可仅表现为高血压，而无其他典型临床表现，称为亚临床型皮质醇增多症或亚临床型原发性醛固酮增多症。

2. 超声表现

（1）二维超声：多数病例肾上腺体积不大，声像图无明显异常改变，仅少部分病例可显示双侧肾上腺形态饱满，厚度 > 1.0cm（图 9-1-11）。当肾上腺明显增大时，其上部横切面呈椭圆形，中部横切面呈圆形或圆钝三角形。当肾上腺皮质呈结节状增生时，可显示圆形或椭圆形实性团块，内部呈强回声或不均质的稍强回声，边界清晰，类似肿瘤回声，周边可见正常的腺体回声，与肾上腺皮质腺瘤不易鉴别。

（2）彩色多普勒超声：增生的肾上腺组织内常无明显血流信号。

3. 鉴别诊断　结节性肾上腺皮质增生应与小的功能性肾上腺肿瘤相鉴别。鉴别要点：①增生性结节常累及双侧肾上腺，肾上腺肿瘤往往单侧发生；②增生性结节内部回声与肾上腺相同，而肾上腺肿瘤内部回声较低。

4. 临床价值　肾上腺增生病变较小，常常仅表现为肾上腺形态饱满，所获得的超声声像图不如 CT 图像清晰和直观，但由于超声能实时动态观察肾上腺病变，并且具有简便等优势，对于临床上出现肾上腺皮质增生症状及体征的患者，超声可作为首选筛查手段。

（二）肾上腺结核

除肾上腺恶性肿瘤外，肾上腺结核导致的肾上腺皮质功能减退症在超声上具有其特征性表现，故对其进行简要介绍。

1. 病理与临床　肾上腺结核非常罕见，是导致原发性肾上腺皮质功能减退症最常见的病因，常同时累及两侧肾上腺，或先后依次累及。肾上腺结核大多与肺、胸膜、腹膜、肾、附睾等其他脏器结核同时存在，单独存在者仅占30%。病程不同，肾上腺结核病理改变亦不相同，病程早期腺体出现干酪样坏死灶和结核性肉芽肿，病程晚期腺体萎缩伴纤维化和钙化。

90%以上的肾上腺组织遭到破坏时可出现一系列临床表现，除了发热、盗汗等结核症状外，主要表现为皮质醇和醛固酮分泌不足所引起的综合征。常见症状有乏力、食欲缺乏、皮肤色素沉着及腹痛等。实验室检查可发现肾上腺皮质功能低下，主要表现为血浆 ACTH 水平升高、血浆皮质醇及 24h 尿游离皮质醇下降等。部分患者可有电解质紊乱、低血糖、血沉加快及结核菌素试验阳性。

2. 超声表现

（1）二维超声：病理时期不同，声像图表现亦不同，主要表现为以下几种类型。

1）混合回声型：早期病灶以炎性渗出为主，形成干酪样坏死灶时可见坏死液化形成的片状无回声区，病灶呈囊性或囊实性团块。

2）低回声型：随着病情进展，病变以结核性肉芽肿为主时，声像图表现为实性低回声团块，边界清晰，其内回声不均匀（图 9-1-12A）。

3）强回声型：病程后期腺体最终发生萎缩钙化时，整个病灶呈强回声团，未见正常肾上腺组织回声。

除强回声型外，前两型病灶内均可见点状、环状或团状强回声。

（2）彩色多普勒超声：肾上腺结核为乏血供病变，加之体积较小、位置较深，因此大部分病灶难以探及明显血流信号（图 9-1-12B）。

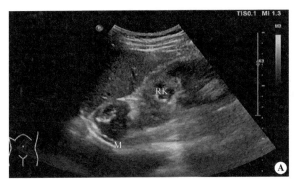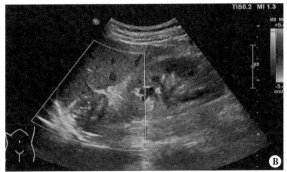

图 9-1-12　肾上腺结核声像图

A. 二维超声显示右肾上腺区见一低回声团块（低回声型），边界清晰，其内回声不均匀，可见钙化灶；B. 彩色多普勒显示团块内未见明显血流信号。RK. 右肾；M. 肾上腺结核

3. 鉴别诊断

（1）肾上腺肿瘤：肾上腺结核应与肾上腺转移癌、肾上腺嗜铬细胞瘤等肾上腺肿瘤相鉴别。肾上腺转移癌常表现为双侧肾上腺肿块，有时类似于干酪化期的结核病灶，但前者钙化灶少见，有原发恶性肿瘤病史，且极少引起肾上腺皮质功能低下。嗜铬细胞瘤一般以低回声及中等回声多见，偶尔可见钙化和囊性变，但嗜铬细胞瘤多为单侧发病，体积较大，具有特征性的高血压症状，无肾上腺皮质功能减退表现。

（2）结节型肾上腺增生：亦可表现为多发性低回声实性团块，但囊性变及钙化少见，临床上多伴有内分泌功能紊乱，如表现为库欣综合征及醛固酮增多症等，结合临床病史、相关体征及实验室检查可帮助鉴别。

（3）肾上腺囊肿：肾上腺与肾上腺结核坏死液化期的声像图类似，但前者多为单侧发病，而肾上腺结核多为双侧发病，且伴有结核症状及肾上腺皮质功能减退表现，两者不难鉴别。

4. 临床价值　超声诊断肾上腺结核的特异性较差，若超声检查发现双侧肾上腺病变，临床上又有肾上腺皮质功能减退的表现，且不能用肿瘤或其他病变来解释，应考虑肾上腺结核的可能。

【案例 9-1-2】患者，女，52 岁，因"体检发现血压高"入院。体格检查：体温 36.5℃，脉搏 73 次 / 分，呼吸 13 次 / 分，血压 160/102mmHg。一般情况好，精神可，食欲、睡眠差，多毛体质，满月脸，皮肤红润、菲薄，颈项部、背部、下腹部脂肪堆积。双肺呼吸音清，未闻及干湿啰音。心前区无隆起，心界不大，心尖搏动正常，心率 73 次 / 分，律齐。腹软，无压痛，肝、脾未触及。双下肢不肿。入院后查血常规、尿常规、血脂、肝肾功能、电解质正常。血皮质醇增高，昼夜节律消失。ACTH 升高。

超声检查：双侧肾上腺区声像图见图 9-1-13。

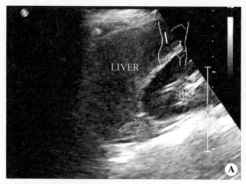 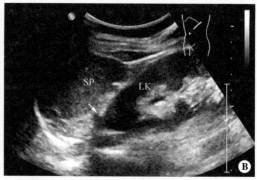

图 9-1-13　双侧肾上腺区声像图

A. 二维超声显示右肾上腺区小结节样回声（测量标所示）；B. 二维超声显示左侧肾上腺形态饱满（箭头）。LIVER. 肝脏；SP. 脾脏；RK. 右肾；LK. 左肾

问题 1：结合病史，考虑该患者的超声诊断是什么？

答案与解析：图 9-1-13A 显示肝右后叶与右肾上极间见一异常稍高回声区（测量标所示），呈椭圆形，类似肿瘤，边界尚清晰，无明显包膜，周边似可见正常的腺体回声，病变与右肾上极分界清晰，考虑来源于右肾上腺。图 9-1-13B 显示左肾上腺形态饱满，呈月牙形。结合患者满月脸、向心性肥胖、多毛、高血压及血皮质醇增高的临床表现，考虑该患者为双侧肾上腺皮质增生。

问题 2：结节性肾上腺皮质增生应如何与小的功能性肾上腺肿瘤相鉴别？

答案与解析：鉴别要点见表 9-1-1。

表 9-1-1　结节性肾上腺皮质增生与小的功能性肾上腺肿瘤超声鉴别要点

鉴别点	结节性肾上腺皮质增生	小的功能性肾上腺肿瘤
受累肾上腺	累及双侧肾上腺	往往单侧单发
对侧肾上腺情况	对侧肾上腺增生	对侧肾上腺萎缩
内部回声	与肾上腺回声相同	回声较低

五、其他肾上腺疾病

（一）肾上腺囊肿

1. 病理与临床　肾上腺囊肿（cyst of adrenal gland）较少见，女性发病多于男性，男女之比约为 1 : 3 ～ 1 : 2。囊肿大部分为单侧，累及双侧者少见，约占 8%。肾上腺囊肿分为 4 种病理类型：①内皮性囊肿，由右肾上腺内发育异常的血管内皮细胞或淋巴管内皮细胞形成；②假性囊肿，由肾上腺内出血，血肿机化后或良恶性肿瘤内部坏死引起；③上皮性囊肿，肾上腺胚胎组织、囊腺瘤组织中腺体分泌物淤积，或正常肾上腺分泌物潴留所致；④寄生虫性囊肿，主要为肾上腺包虫病。

临床表现取决于囊肿大小和是否为功能性囊肿，小囊肿可无任何症状和体征，只在体检时偶然发现。如果囊肿体积较大或短时间内增长迅速会出现腰背部酸胀，当囊肿很大时，会压迫邻近脏器而出现相应症状如胃肠道症状。

2. 超声表现

（1）二维超声：根据囊壁和囊内回声，肾上腺囊肿的声像图表现可分为3种类型。

1）单纯囊肿型：肾上腺部位出现圆形或椭圆形无回声区，囊壁较薄，后方回声增强（图9-1-14）。

2）囊内散在点状强回声型：肾上腺部位出现圆形或椭圆形无回声区，内部可见较多细小点状回声，随体位改变而漂动，后方回声增强。

3）囊壁钙化型：肾上腺部位出现类圆形无回声，囊壁较厚，回声增强，后方可伴回声衰减。

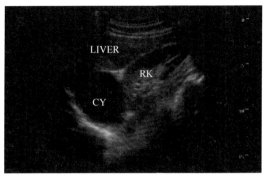

图 9-1-14　肾上腺囊肿二维声像图（单纯囊肿型）
右肾上腺区见一椭圆形无回声区，与右肾上极分界清晰。
LIVER. 肝脏；RK. 右肾；CY. 囊肿

（2）彩色多普勒超声：囊肿内部及囊壁无明显血流信号。

3. 鉴别诊断　肾上腺囊肿应注意与肝右后叶囊肿、脾囊肿、肾上极外生型囊肿及胰腺尾部囊肿等相鉴别，检查时应多切面、多角度观察囊肿与周围脏器关系以判断囊肿来源。

4. 临床价值　肾上腺囊肿的诊断，关键在于定位与定性，目前肾上腺囊肿的诊断主要依靠多种影像学检查进行综合判断，但CT、MRI有时难以区别肿块性质，超声检查对于肾上腺囊肿的定性诊断具有独特优势。

（二）肾上腺出血

1. 病理与临床　肾上腺是富血供脏器，血管壁薄，在肾上腺静脉内有高浓度的肾上腺素，应激状态下肾上腺的血流量成倍增加，如遇外力作用则很容易出血。新生儿肾上腺出血较为多见，出血主要发生在肾上腺皮质，多由产伤、窒息及酸中毒所致。

肾上腺出血典型临床表现为急性腰痛、腹部包块、低热、低血压及贫血。多数情况下患者无明显症状，或者仅有非特异性的腰痛、腹部不适，随着血肿吸收减小，腰痛症状逐渐减轻。如果血肿较大，可压迫下腔静脉引起血液回流障碍。新生儿肾上腺出血往往为单侧局限性出血，可表现为上腹部包块及新生儿黄疸等。

2. 超声表现

（1）二维超声：不同病理时期，肾上腺出血亦有不同的声像图表现。

1）出血早期：患侧肾上腺区见无回声或低回声的圆形或椭圆形团块，边界清晰，后方回声增强。随着时间的推移，血肿逐渐机化，在无回声或低回声区内可出现高回声，形成混合回声团块（图9-1-15A）。

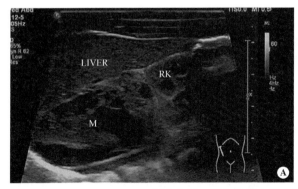
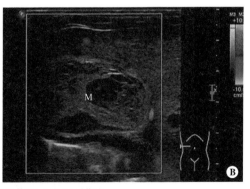

图 9-1-15　新生儿肾上腺血肿声像图（出血早期）
A. 二维超声显示肝右叶与右肾上极之间见一混合回声团块（M），边界尚清晰，肝右叶及右肾受压；B. 彩色多普勒超声显示肿块内未见明显血流信号。LIVER. 肝；RK. 右肾；M. 肾上腺血肿

2）出血中期：血肿处于完全液化状态时，肾上腺区见无回声团块，团块壁较厚，边界清晰，形态可不规则，团块内可见稀疏、散在的点状回声。

3）出血晚期：随着出血吸收，血肿逐渐缩小并呈现为三角形，直至肾上腺形态恢复正常。当出血完全吸收时，血肿可表现为肾上腺区钙化灶。

（2）彩色多普勒：出血区无明显血流信号显示（图 9-1-15B）。

3. 鉴别诊断

（1）肾上腺囊肿：当血肿处于完全液化状态时，肾上腺区呈无回声液性团块，需与肾上腺囊肿相鉴别，血肿团块壁较厚，边界清晰，形态可不规则，团块内可见稀疏、散在的点状回声，且血肿病灶随时间推移变化明显；而囊肿壁薄，形态较规则，囊内透声好，囊肿短期内一般变化不明显。

（2）肾上腺肿瘤：新生儿肾上腺出血在超声表现上缺乏特异性，主要表现为肾上腺区的不均质回声增强，呈实性团块表现，也可呈不均质的混合回声团块。当肾上腺出血表现为混合回声团块时应注意与肾上腺肿瘤内出血坏死相鉴别：①在发病年龄上，肾上腺出血多发生在新生儿期，而肾上腺肿瘤则多发生在婴幼儿期；②肾上腺出血病灶随时间的推移而逐渐缩小，而肿瘤病灶则逐渐增大；③肾上腺出血除可见血肿异常回声外，还可观察到残存的正常肾上腺组织，而肿瘤周边一般无正常肾上腺组织；④肾上腺出血病灶一般无血流信号显示，而肿瘤内部可探及血流信号。当二者超声声像图表现相似而无法鉴别时，可配合螺旋 CT 增强扫描以助鉴别。

4. 临床价值　虽然 CT 对肾上腺出血的诊断优于超声，但超声可动态监测肾上腺出血的不同时期，实时观察血肿的动态变化。

【**案例 9-1-3**】　女性患儿，4 天，因"发现皮肤黄染 2 天"入院。患儿系 G1P1，胎龄 38 周，顺产，出生体重 3150g，羊水、胎盘、胎膜无异常。Apgar 评分：1min、5min 均为 10 分，出生后第 2 天出现皮肤黄染，进行性加重，遂入院。

体格检查：神情、反应可，全身皮肤重度黄染，前囟平软，张力正常，呼吸平顺，双肺呼吸音粗，未闻及啰音，心律齐，心音有力，未闻及杂音。腹软，肝脾肋下未触及肿大。四肢肌张力可，原始反射可引出。实验室检查：血常规、电解质、肝肾功能正常，总胆红素 425.1μmol/L，直接胆红素 39.9μmol/L。溶血病筛查阴性。

腹部超声检查提示右肾上腺区混合回声团块（图 9-1-16）。

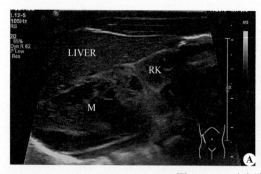
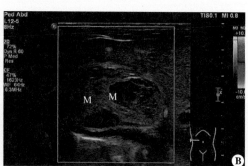

图 9-1-16　右侧肾上腺区声像图
A. 二维超声显示右肾上腺区混合回声团块（M）；B. 彩色多普勒显示包块内未见明显血流信号。LIVER. 肝；RK. 右肾

问题 1： 根据上述声像图表现，结合病史，该患者最可能的超声诊断是什么？

答案与解析： 图 9-1-16A 提示肝右叶及右肾上极之间可见一异常团块，边界欠清晰，内部为混合回声，周边可见部分正常肾上腺结构，右肾上极明显受压。图 9-1-16B 提示团块内未见明显血流信号。符合早期肾上腺出血的声像图表现，结合患儿出生后 1 天出现新生儿病理性黄疸的病史，考虑右侧肾上腺出血（出血早期）。

问题 2： 肾上腺出血的超声诊断要点有哪些？

答案与解析： 肾上腺出血分早期、中期、晚期，不同病理时期，声像图表现也不同。①出血早期：患侧肾上腺区呈无回声或低回声的圆形或椭圆形团块，边界清晰，后方回声增强。随着时间的推移，出血逐渐机化，在无回声或低回声内可出现高回声，形成混合回声团块。②出血中期：血肿处于完全液化状态时，肾上腺区呈无回声液性团块，团块壁较厚，边界清晰，形态可不规则，团块内可见稀疏、散在的点状回声。③出血晚期：随着出血吸收，血肿逐渐缩小并呈现为三角形，直至肾上腺形态恢复正常。当出血完全吸收时，可表现为肾上腺区钙化灶。④彩色多普勒超声：不同病理时期，肾上腺血肿内均无明显血流信号。

问题 3： 新生儿肾上腺出血在超声诊断上应如何与肾上腺肿瘤相鉴别？

答案与解析： 新生儿肾上腺出血在超声表现上缺乏特异性，主要表现为肾上腺区的不均质回声增强，呈实性团块表现，也可呈不均质的混合回声团块。当肾上腺出血表现为混合回声团块时应注意与肾上腺肿瘤内出血坏死相鉴别，鉴别要点如下：①在发病年龄上，肾上腺出血多发生在新生儿期，而肾上腺肿瘤则多发生在婴幼儿期；②肾上腺出血病灶会随时间的推移而逐渐缩小，而肿瘤病灶则逐渐增大；③肾上腺出血除可见血肿异常回声外，还可观察到残存的正常肾上腺组织，而肿瘤周边一般无正常肾上腺组织；④肾上腺出血病灶一般无血流信号显示，而肿瘤内部可探及血流信号。当两者超声声像图表现相似而无法鉴别时，可配合 CT 增强扫描，以帮助鉴别。

第二节　腹膜后间隙

一、解 剖 概 要

　　腹膜后间隙位于腹后壁前方，介于壁腹膜和腹内筋膜之间，上以膈肌为界，下达骶骨岬，两侧以腰方肌外侧缘和腹横肌的腱部为界。此间隙向上经腰肋三角与后纵隔相通，向下与盆腔腹膜外间隙延续，前面是后壁腹膜及腹内器官的附着处，主要有肝右叶后面的裸区、十二指肠的降部和横部，以及升结肠、降结肠、直肠一部分等，后面为腰大肌、腰方肌等。腹膜后间隙一部分在髂窝，其后壁为腰大肌的连续部分，外侧为髂肌。腹膜后间隙内主要器官有胰腺、肾、肾上腺、输尿管、大部分十二指肠、腹主动脉和下腔静脉及其分支、腹腔神经丛及交感神经干、淋巴组织、疏松结缔组织等。

　　以肾前筋膜和肾后筋膜为分界线将腹膜后间隙分为肾旁前间隙、肾旁后间隙和肾周围间隙 3 部分（图 9-2-1）。

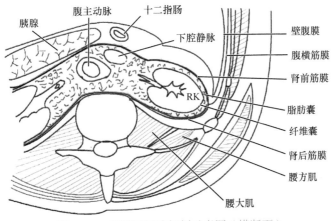

图 9-2-1　腹膜后间隙解剖示意图（横断面）

RK. 右肾

1. 肾旁前间隙　位于肾前筋膜与后壁腹膜之间，外侧止于侧锥筋膜，该间隙向上延伸至肝脏裸区，向下由髂窝与盆腔腹膜后间隙相延续。其内含胰腺、十二指肠降部、水平部及升部，升结肠、降结肠、腹腔动脉干、脾动脉、脾静脉、肝总动脉、门静脉主干起始部。

2. 肾周间隙　位于肾前筋膜与肾后筋膜之间，肾前筋膜上方与膈筋膜相融合，外侧与侧锥筋膜相连，下方肾筋膜前后两层与髂筋膜及输尿管周围的疏松结缔组织融合或相连，因此，此间隙下部与髂窝相通；肾前筋膜越过下腔静脉和主动脉的前方与对侧肾前筋膜相连续，肾后筋膜向后内侧附着于腰椎体。其内包括肾、肾上腺、肾血管及其周围脂肪。

3. 肾旁后间隙　位于肾后筋膜与覆盖腰大肌和腰方肌前面的髂腰筋膜之间的区域，内部为腰交感神经干、血管、乳糜池、淋巴结和脂肪组织，无脏器结构。

二、超声检查方法及正常声像图

（一）患者准备

1. 检查前宜空腹 8h 以上，必要时排空大便，以减少胃肠气体的干扰。
2. 已接受钡剂消化道造影的患者，应在钡剂全部排出体外后，再进行超声检查。
3. 饮水或口服胃肠充盈对比剂充盈胃肠腔，有利于对腹膜后器官和疾病的辨认。
4. 下腹部和盆腔检查时，应充盈膀胱。

（二）探查体位

1. **仰卧位**　是最常用的超声检查体位。
2. **侧卧位**　左或右侧卧位有助于观察病变的活动性及病变与胃肠道的关系等。
3. **俯卧位**　对于靠近后腹壁的病变，应将超声探头放在腰背部进行扫查。
4. **膝胸卧位**　患者在检查床上采取跪姿，双膝和双肘部接触床面，使腹壁悬空，将探头放在患者腰背部、腹部进行超声扫查，用于检查占位性病变的活动性。

（三）仪器

常规使用彩色多普勒超声诊断仪，一般选用凸阵探头，频率为 3.5 ～ 5.0MHz。对于体型瘦小者可使用 7.0 ～ 10MHz 的高频探头。

（四）检查方法

1. **定位法**　腹部结构复杂，脏器较多。超声探查发现肿瘤时要逐一排除与肝、胆、脾、肾、胰、肾上腺、胃肠、子宫附件等是否相关，如果肿瘤来自后腹膜，则上述脏器声像图正常。

2. **追踪法**　当发现正常脏器的位置关系及血管走向发生改变时，追踪寻找，可发现肿瘤的具体位置。

3. **饮水充盈观察法**　以膀胱、胃作为超声窗，观察肿瘤与周边脏器的关系，并且可以使肿瘤的边界显示更加清晰。

4. **探头加压推动法**　发现肿瘤时，用探头推动肿块，来自腹膜后的肿块较固定，无明显移动改变，同时适当加压后可以挤开肠道气体、缩短探头与腹膜后的距离，使图像更加清晰。但是在怀疑异位嗜铬细胞瘤时注意不要过度用力，以免引起高血压危象。

（五）正常腹膜后间隙声像图

腹膜后间隙位于腹腔的深部，超声不能直接显示该间隙，只能通过腹膜后脏器和血管的连接关系进行推断定位。常采用以下四个扫查切面观察。

1. **经腹主动脉矢状切面**　探头置于腹正中线或左正中旁 1cm，显示左肝、胃、胰体及腹主动脉长轴、肠系膜上动脉等结构。十二指肠横部、胰腺体部和肠系膜上动脉位于肾旁间隙内（图 9-2-2）。

2. **经胰腺横切面**　显示胰腺、十二指肠降部、胆总管下段、门静脉、脾静脉和肠系膜上动脉，相当于肾旁间隙内（图 9-2-3）。

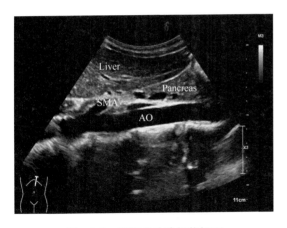

图 9-2-2　经腹主动脉矢状切面

Liver. 肝；AO. 腹主动脉；SMA. 肠系膜上动脉；Pancreas. 胰腺

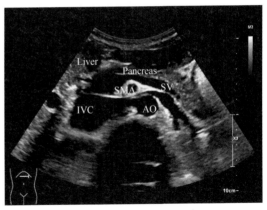

图 9-2-3　经胰腺横切面

Liver. 肝；AO. 腹主动脉；Pancreas. 胰腺；SMA. 肠系膜上动脉；
IVC. 下腔静脉；SV. 脾静脉

3. 经肾门横切面　显示肾门部动、静脉。肾和肾血管所处的空间是肾周间隙，肠系膜上动、静脉在肾旁间隙内走行（图 9-2-4）。

4. 经髂腰肌和髂血管的下斜切面　主要显示两侧髂窝部，髂腰肌呈宽带状弱回声，为腹膜后间隙的后壁，腰大肌腹侧与后腹膜紧贴。髂外动脉、髂外静脉、输尿管均位于后腹膜和髂腰筋膜间的间隙内（图 9-2-5）。

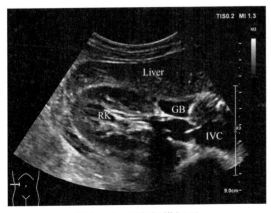

图 9-2-4　经肾门横切面

Liver. 肝；RK. 右肾；GB. 胆囊；IVC. 下腔静脉

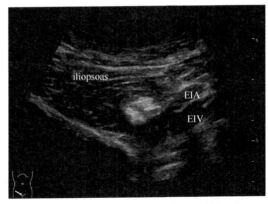

图 9-2-5　经髂腰肌和髂血管的下斜切面

iliopsoas. 髂腰肌；EIA. 髂外动脉；EIV. 髂外静脉

三、腹膜后肿瘤

原发性腹膜后肿瘤

1. 病理与临床　原发性腹膜后肿瘤是指腹膜后脂肪、结缔组织、筋膜、肌肉、血管、淋巴、神经以及胚胎残余组织等来源的肿瘤，不包括来源于腹膜后脏器的肿瘤。男性多见。其可分为良性和恶性两种类型。恶性肿瘤多见，约占腹膜后肿瘤的 70%，包括纤维肉瘤、脂肪肉瘤、神经母细胞瘤、恶性淋巴瘤和恶性畸胎瘤。良性肿瘤少见，包括脂肪瘤、节细胞神经瘤、纤维瘤和畸胎瘤等。常见原发性腹膜后肿瘤的组织来源及病理性质分类见表 9-2-1。

患者初始多无明显临床症状，随着肿瘤生长增大患者可出现腹胀等，肿瘤压迫或累及胃肠道、尿道、脊神经及下腔静脉时，可产生相应临床症状及全身症状，如消瘦、发热等。

表 9-2-1 常见腹膜后原发性肿瘤的组织来源及病理分型

组织来源	良性肿瘤	恶性肿瘤
间叶组织		
脂肪组织	脂肪瘤	脂肪肉瘤
纤维组织	纤维瘤	纤维肉瘤
平滑肌	平滑肌瘤	平滑肌肉瘤
横纹肌	横纹肌瘤	横纹肌肉瘤
血管	血管瘤、血管外皮瘤	血管内皮肉瘤、血管外皮肉瘤
淋巴管	淋巴管瘤	淋巴管肉瘤
淋巴网状组织	假性淋巴瘤、淋巴错构瘤	恶性淋巴瘤
原始间叶	黏液瘤	黏液肉瘤
混合型（多成分间叶组织）	间充质瘤	恶性间充质瘤
来自肌成纤维细胞	纤维组织细胞瘤	恶性纤维组织细胞瘤
神经组织		
神经鞘及神经束衣	神经鞘瘤	恶性神经鞘瘤
	神经纤维瘤	恶性神经纤维瘤
交感神经节	神经节细胞瘤	神经母细胞瘤
		神经节母细胞瘤
副神经节（化学感受器）	副神经节瘤	恶性嗜铬细胞瘤
	非嗜铬性副神经节瘤（化学感受器瘤）	恶性非嗜铬性副神经节瘤
泌尿生殖嵴残余	囊肿	癌
胚胎残余组织	囊肿	恶性畸胎瘤、精原细胞瘤
	畸胎瘤	滋养叶细胞癌、胚胎性癌
	脊索瘤	恶性脊索瘤
来源不明或不能分类	良性上皮或非上皮肿瘤	未分化癌、未分化肉瘤

2. 超声表现

（1）二维超声

1）肿瘤位置：表现为腹膜后固定的占位性异常回声团块，具有位置深和移动性小的特点。团块与前腹腔内器官无关，贴近后腹壁的脊柱、腹主动脉、下腔静脉、腰大肌和腰方肌，向前可压迫腹腔内器官。

2）肿瘤形状大小：体积通常较大，形状多样性，可呈圆形、椭圆形、分叶状或不规则形。

3）肿瘤内部回声：呈多样性，可表现为囊性、实性和混合性回声。囊性病变者壁薄光滑，前后径短，内部为无回声。实性病变者常呈低回声，回声低于周围组织，有时亦可呈中等回声和强回声，内部回声分布均匀或不均。瘤体可因出血、坏死出现囊性变，也可因钙化而出现声影。

4）周围组织关系：肿瘤与腹膜后间隙内脏器及血管邻近，脏器可被推挤移位，血管可有移位、绕行或被肿物包绕等征象。若肿瘤位于脏器与大血管之间，则可使两者间间距增宽。肿瘤前方或两侧有活跃的肠腔气体强回声，而后方则无气体强回声。

5）活动度：肿瘤位置深而固定，不随呼吸运动、肠蠕动、探头加压推动及体位改变而移动。深呼吸或改变体位时可见肿瘤与腹腔脏器之间的相对位置变化。

（2）彩色多普勒：肿瘤周围血管可因受压、移位而改变走行，瘤体周围可见绕行血流信号。当血管受压变窄时，血流速度增快；当血管受侵犯导致管腔闭塞时，邻近脏器无血流信号显示。若肿瘤内部血流信号丰富，可探及动脉血流频谱，且阻力指数高（$RI > 0.65$），可作为恶性肿瘤的特征性表现。转移性癌和良性肿瘤血流信号稀疏，囊性病变内部无明显血流信号显示。

3. 鉴别诊断

（1）腹腔内肿瘤：腹膜后肿瘤可使正常肝肾与脾肾之间距离增大，表现为肝肾或脾肾分离征，并压迫肾盂、输尿管引起肾积水，而腹腔内肿瘤导致肾积水者少见。肠道肿瘤可随呼吸运动或体位改变而活动，腹膜后肿瘤活动度甚微，上下活动的肠管可从肿瘤前方越过。

（2）腹膜后脏器肿瘤：胰腺、肾脏、肾上腺及十二指肠等腹膜后脏器的肿瘤易与腹膜后原发性肿瘤相混淆。位于胰腺周围的肿瘤，应仔细观察脾静脉的走行是否有异常，如果肿瘤位于脾静脉前方，使脾静脉受压，则考虑为胰腺肿瘤。若肿瘤位于脾静脉后方，脾静脉抬高或脾静脉与腹主动脉、下腔静脉距离加宽，多考虑为腹膜后肿瘤。胰头旁肿大的淋巴结可误诊为胰头癌。发生在肾门处的肾脏肿瘤可误认为脊柱旁肿大的淋巴结。对此必须多切面扫查，观察肿瘤与上述脏器的关系，根据腹膜后肿瘤的一般超声特点及间接特征加以鉴别。

（3）继发性腹膜后肿瘤：又称腹膜后转移癌，常由腹膜后和腹膜间位脏器的肿瘤直接浸润蔓延，或消化道及生殖系肿瘤经淋巴转移而来。声像图表现多样，形态有类圆形、不规则形、边界清晰，内部回声为均匀性低回声，或呈蜂窝状，病灶多位于腹膜后大血管前方或围绕血管。也可见低回声区连成一片，呈分叶状，形态不规则，边缘不清，内部回声不均匀，与周围组织粘连广泛，并伴有原发癌的表现。

4. 临床价值　腹膜后肿瘤的组织来源广泛，病理类型多样，超声声像图表现复杂，超声检查虽不能确诊肿物的组织来源，但有助于明确肿瘤的解剖部位、大小和物理性质（囊性、实性和混合性），提供肿瘤是否侵及邻近脏器和腹膜后大血管的信息，可追踪随访肿瘤变化、有无浸润和转移等，监测肿瘤的转归及评估治疗效果。

【案例 9-2-1】　患者，女性，75 岁，1 年前偶然发现腹部肿块，伴腹痛、腹胀、大便习惯改变，腹痛为持续性闷痛，餐后明显，大便 2～3 天 1 次，不成形，无黏液及血样物质，伴恶心，进食后易呕吐，伴头晕、头痛，无畏寒、发热、气喘、尿急、尿痛等症状，先后在多家医院就诊，行"灌肠、通便"等对症治疗，病情无明显缓解，为求进一步治疗，遂来笔者所在医院就诊。体格检查：体温 36.3℃，脉搏 72 次/分，呼吸 19 次/分，血压 106/69mmHg。颈软，气管居中，甲状腺未触及肿大，未见颈静脉怒张及颈动脉异常搏动，肝颈静脉回流征阴性。胸骨无畸形，双肺呼吸音清，未闻及干湿啰音。心前区无隆起，心界不大，心尖搏动正常，心率 74 次/分，律齐，心音遥远，未闻及明显心脏杂音，不伴震颤。全腹隆起，未见胃型和蠕动波，腹壁未见静脉曲张，腹部可触及一直径约 20cm 的肿块，质硬，活动度差，压痛明显，无反跳痛，肝脾肋下未触及，左腰区压痛及叩击痛。移动性浊音阴性，肠鸣音无亢进及减弱，双足背动脉搏动可，四肢无水肿。

　　超声检查声像图如图 9-2-6～图 9-2-9。

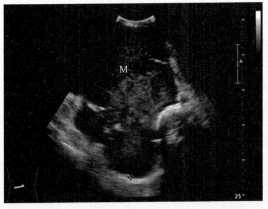

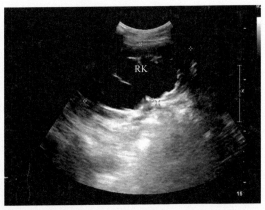

图 9-2-6　中腹部横切面二维声像图
M. 肿块

图 9-2-7　左侧卧位右腰部纵切面二维声像图
RK. 右肾

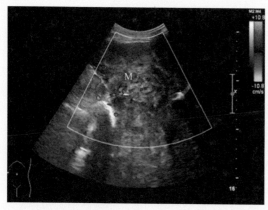 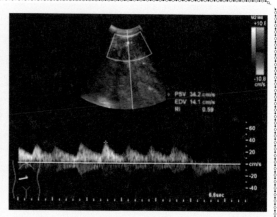

图 9-2-8　平卧位右腰部横切面彩色多普勒声像图　　图 9-2-9　平卧位右腰部横切面频谱多普勒声像图
M.肿块

问题 1：根据声像图特征，该患者最可能的超声诊断是什么？

答案与解析： 超声声像图显示右侧腹可见一巨大的肿块回声，呈分叶状，内部回声分布不均匀，呈混合回声，后方回声衰减。彩色多普勒超声显示肿块内可见点、条状血流信号，并可测得低阻力型动脉频谱，阻力指数为 0.59。右肾重度积水，肾皮质变薄。该患者可能的超声诊断：①右侧腹膜后实性占位性病变，符合恶性肿瘤声像；②右肾积水，受肿块压迫所致。患者入院后经病理活检证实为腹膜后平滑肌肉瘤。

问题 2：腹膜后平滑肌肉瘤的诊断要点有哪些？

答案与解析： 平滑肌肉瘤是一种软组织肉瘤，源于肠壁平滑肌、肠壁血管平滑肌或肠壁黏膜肌的恶性间叶组织肿瘤，女性多见，常伴有腹痛。肿瘤生长较快，腹膜后结构复杂，不易早期发现，故肿瘤多较大，由于血供不足，肿瘤中心可出现坏死、液化。声像图特点：肿瘤呈椭圆形或分叶状，边界清晰，内部呈低中等回声，后方回声衰减。体积大者其内可见坏死无回声区，有钙化灶时可出现相应的强回声伴声影。彩色多普勒超声显示其内可见丰富的血流信号，并可探及低阻力型动脉频谱及静脉频谱。

问题 3：腹膜后平滑肌肉瘤应该与哪些疾病相鉴别？

答案与解析： 腹膜后平滑肌肉瘤主要应与其他腹膜后实质性肿瘤相鉴别，如常见的淋巴瘤、纤维肉瘤、神经鞘瘤等。淋巴瘤多见于腹部大血管周围，呈大小不等的圆形或椭圆形低回声区，融合时可呈分叶状或大块状，彩色多普勒超声显示较丰富的血流信号。纤维肉瘤多位于脊柱旁，呈低至中等回声，形态不规则，回声不均匀。神经鞘瘤表现为呈圆形或椭圆形混合回声团块，边界清楚，轮廓光整，有明显的较强包膜回声，病灶内实性部分呈均匀性低回声。

四、腹膜后淋巴结肿大

▸（一）病理与临床

　　正常淋巴结多呈扁平的长梭形，直径多在 1cm 以下。引起淋巴结肿大的原因很多，在良性疾病中，以感染最为多见。而反应性淋巴结肿大则多见于免疫性疾病。在恶性疾病中，以转移性淋巴结肿大最为多见，其多来源于腹腔脏器的癌和肉瘤。肺和乳腺的恶性肿瘤，常转移到腹膜后的淋巴结群。

▸（二）超声表现

1.典型表现

（1）二维超声：经腹超声一般很少能显示正常的淋巴结。腹膜后淋巴结肿大时，直径常达 1cm 左右，呈圆形或椭圆形，边缘清晰，呈低回声或较低回声，与周围组织回声形成鲜明对比，有利于病灶的检出。其可单发或多发，常聚积于腹膜后大血管周围。

（2）彩色多普勒：正常淋巴结表现为门部和髓质的细线状或点状彩色血流信号，通常闪烁出现。良性反应增生性淋巴结血流灌注增多，血流分布规则，表现为门部血供型。与此相反，恶性淋巴结血流可丰富、减少或消失，血管走行紊乱，血流分布不规则，可表现为周边、门部、周边-门部混合血供型。

2. 不同病因所致腹膜后淋巴结肿大的特征性声像图表现

（1）转移性淋巴结肿大

1）二维超声：转移淋巴绝大多数分布于腹膜后大血管（腹主动脉、下腔静脉、髂动脉等）和脊柱周围。孤立性淋巴结肿大呈圆形或卵圆形，边界清楚，内部回声分布均匀，呈低回声，后方回声无明显衰减（图9-2-10）。多个淋巴结肿大时可汇聚成团，呈蜂窝状，甚至融合连成一片，呈分叶状或不规则形。较大的转移淋巴内部也可能发生坏死、纤维化等改变，显示为高回声区与低回声区、无回声区混杂的不均质回声。转移性淋巴结肿大声像图特征还与原发肿瘤的组织来源相关，肉瘤生长速度较快，转移淋巴结体积较大，实质内易出现坏死和液化区；卵巢、胰腺等部位的囊腺癌的淋巴结转移常呈囊实混合回声。肿大淋巴结也可引起腹膜后血管移位、绕行，侵犯输尿管引起肾积水。

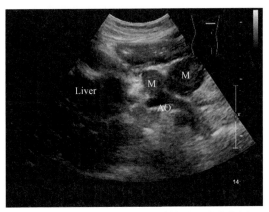

图 9-2-10　肝癌腹膜后淋巴结转移二维声像图

显示腹膜后多个低回声结节，边界清楚。M. 转移淋巴结；AO. 腹主动脉；Liver. 肝

2）彩色多普勒：最初表现为周边—门部混合血供型，最后门部血供减少至完全消失，形成单纯的周边血管型供血。显示肿大的淋巴结内血流信号丰富，淋巴结中央血管紊乱频谱多普勒检测血流为低阻力型。

（2）原发恶性淋巴瘤

1）二维超声：原发恶性淋巴瘤呈多发性，肿大的淋巴结体积常较大，最大直径可达 4cm 以上（图9-2-11），边界清晰，内部回声呈均匀性低回声，多发融合的淋巴结之间的分界清晰。此外，恶性淋巴瘤常伴有肝脾大及其他淋巴结区的淋巴结肿大（如颈部、腹股沟区域等）（图9-2-12），进而脏器实质内也可出现淋巴瘤结节回声。

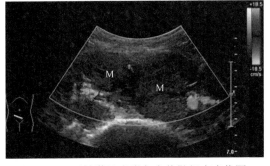

图 9-2-11　恶性淋巴瘤彩色多普勒超声声像图 1

显示腹腔内可见多发实性低回声团块，融合成堆，回声杂乱，团块内部可见少许血流信号。M. 恶性淋巴瘤

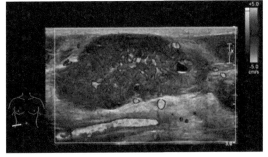

图 9-2-12　恶性淋巴瘤彩色多普勒超声声像图 2

腹股沟区可见数个肿大的低回声团块，其内可见丰富血流信号

2）彩色多普勒：主要表现为门部血供型，少数可见周边—门部混合血供型或单纯周边血供型。肿大的淋巴结内可见丰富的血流信号，血流分布走行紊乱，频谱多普勒可检测到高速高阻的动脉血流频谱。

（3）淋巴结结核

1）二维超声：肿大的淋巴结多位于腹主动脉、胰腺周围及肠系膜根部，有时还伴有周围组织器官如胰腺、脾、腰大肌等部位的感染灶。较小的淋巴结边界清晰，内部呈低回声，分布均匀，随着病变的发展，淋巴结最大径线可达 2～4cm，内部出现干酪样坏死时淋巴结可表现为回声分布不均匀，可见较强回声及不规则无回声区。受侵犯的淋巴结实质内部及其周围钙化是淋巴结结核较典型的征象，在钙化部位出现强回声斑点。淋巴结外周完整钙化可表现为环形或弧形强回声，后方伴声影。

2）彩色多普勒超声：显示其内血流信号明显减少或消失，或血管分布紊乱，血流信号常位于淋巴结周围形成边缘环绕现象或靠近被挤压的门部。

（4）炎性淋巴结肿大

1）二维超声：炎性淋巴结大多数呈圆形或椭圆形低回声团块，回声分布均匀，常可见清晰的淋巴结门回声。

2）彩色多普勒超声：髓质血流信号增多，血管分布规则，门部血管向髓质延伸，并发出多数细分支，分支常呈"树枝状"。

（三）鉴别诊断

恶性淋巴瘤、转移性淋巴结肿大及淋巴结结核超声鉴别要点见表9-2-2。

表 9-2-2 腹膜后淋巴结肿大的超声鉴别诊断

超声所见	转移性淋巴结肿大	恶性淋巴瘤	淋巴结结核
出现部位	与原发肿瘤相关	腹膜后、肠系膜根部	腹膜、上腹腔后
数量	单个或数个	多个或大量	数个
分布	区域性分布	较广泛	相对集中
形态	类圆形或不规则形	圆形或类圆形	椭圆形或不规则形
边界	尚清晰或不清晰	清晰	欠清晰
融合团块	无分界	有分界	少见
回声类型	低回声	低回声	低回声或混合性回声
内部回声	均匀或不均匀	均匀	均匀或不均匀
液化	少	无	可见
钙化	无	无	可见
腹水	少	无	常可见
其他表现	腹部或胸部有肿瘤	肝、脾可增大	肺或肠有结核病灶

（四）临床价值

超声可敏感发现直径为 6～7mm 的肿大淋巴结，但因受胃肠内容物等诸多因素的影响，肠系膜和较深部位的淋巴结显示困难，尤其是转移性淋巴结肿大呈等回声或内部回声不均匀时，往往易漏诊。高频探头（7.0～12.0MHz）对大网膜肿大淋巴结显示效果较好，彩色多普勒超声可显示位置表浅的肿大淋巴结的血流信号。

【案例 9-2-2】 男性患者，16 岁，2 周前受凉后出现咳嗽、咳痰，为白色黏痰，感咽痒，无畏寒、发热、气喘等症状，未予以重视，未治疗。3 天前患者出现畏寒、发热，体温最高40℃，多于夜间出现，白天可自行下降至37.5℃左右，无腹痛、腹泻、尿急、尿痛等症状，昨日于当地医院就诊，胸部X线片示"考虑双下肺感染，肺脓肿？不除外其他"，建议住院治疗，予以"头孢地嗪、依替米星"抗感染治疗，症状未见好转，遂来笔者所在医院就诊，以"肺炎"收入院。

体格检查：体温 38℃，脉搏 118 次/分，呼吸 22 次/分，血压 122/72mmHg。患者发育正常，营养一般，贫血面容，自动体位，查体合作。左侧颈部可触及一大小 3cm×2cm 的肿大淋巴结，边界清楚，无触痛。双侧腋窝及腹股沟均可触及肿大淋巴结，边界清楚，无触痛。胸骨无畸形，双肺呼吸音清，未闻及干湿啰音。心前区无隆起，心界不大，心尖搏动正常，心率 118 次/分，律齐，心音遥远，未闻及明显心脏杂音，不伴震颤。腹软，全腹未触及包块，肝脏未触及，脾肋下可触及。无移动性浊音，肠鸣音无亢进及减弱，双足背动脉搏动可，四肢无水肿。

予以腹部及浅表器官超声检查，见图 9-2-13～图 9-2-15 所示。

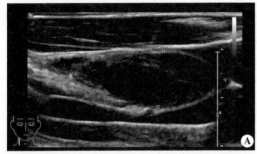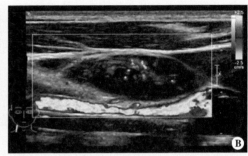

图 9-2-13 患者右侧颈部纵切面声像图
A. 二维超声声像图；B. 彩色多普勒声像图

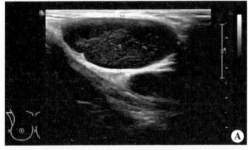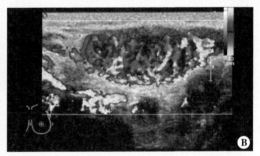

图 9-2-14 患者双侧腋窝纵切面声像图
A. 二维超声声像图；B. 彩色多普勒声像图

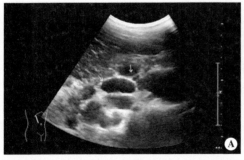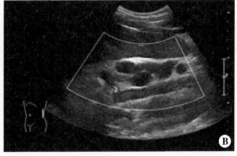

图 9-2-15 患者侧卧位双侧腰部纵切面声像图
A. 二维超声声像图；B. 彩色多普勒声像图

问题 1：根据图 9-2-13～图 9-2-15 声像图特点，该患者的超声诊断应该考虑什么？

答案与解析：上述声像图中显示患者颈部、腋下、腹膜后可见肿大的淋巴结，其呈大小不等的圆形或椭圆形低回声区，部分融合成团，内部回声不均质，边界清楚，未见淋巴门或淋巴门偏心。彩色多普勒超声显示内可见较丰富的血流信号，呈混合性。结合患者为青少年，属淋巴瘤高发人群，且有畏寒、发热、贫血、脾大病史，应首先考虑淋巴瘤的诊断。后患者经骨髓穿刺检查，病理证实为霍奇金淋巴瘤。

问题2：根据超声声像图表现，本案例应与哪些疾病相鉴别？

答案与解析：腹膜后淋巴瘤应与恶性肿瘤腹膜后淋巴结转移相鉴别，腹膜后淋巴瘤由于淋巴细胞丰富，排列整齐，介质少，使界面声阻抗差小，因此内部回声均匀，表现为腹膜后大血管旁大小不等的多发低回声结节。而恶性肿瘤腹膜后淋巴结转移，由于其来源肿瘤细胞的不同特征而呈高回声或稍低回声，并且可因不同程度的出血坏死而表现为内部回声不均质，甚至出现无回声区声像图表现。声像图特点结合病史有助于鉴别诊断。恶性淋巴瘤除累及腹腔、腹膜后淋巴结外，还可伴有全身多处浅表淋巴结肿大。

五、腹膜后脓肿

（一）病理与临床

　　腹膜后脓肿大多由邻近脏器感染、外伤及脊柱化脓性病变所致。临床常表现为腹部、腰背部及髂窝处疼痛和发热等全身感染中毒症状。腹膜后脓肿根据解剖位置可分为肾旁前间隙脓肿、肾周脓肿和肾旁后间隙脓肿。肾旁前间隙脓肿常与腹内邻近脏器的炎症病灶并存，如腹膜后位阑尾脓肿、胰腺脓肿等。肾周脓肿是肾包膜和肾周筋膜之间的脂肪囊发生感染形成的脓肿。肾后间隙脓肿多起源于脊柱病变，有腰大肌脓肿、髂腰肌脓肿和髂窝脓肿，也可为原发性，脓肿常位于髂腰筋膜和后腹膜之间，患者常有腰肌痉挛、脊柱侧弯和转动困难等症状，髂腰肌脓肿则有髋关节屈曲体位。

（二）超声表现

　　1. 二维超声

　　（1）腹膜后间隙出现囊性包块，多为圆形、椭圆形或不规则形，可向同侧髂窝部延伸。

　　（2）内部为无回声或混合回声，边缘不规则，肿块壁厚，脓肿内可有坏死组织形成的细小光点或片状回声，并可随体位改变而移动，后壁和后方组织回声增强。

　　（3）如并存腹内邻近器官的炎性病灶则有相应的声像图表现。

　　（4）肿块较大时可向上延伸及向下蔓延，致使肾脏移位或压迫输尿管引起尿路梗阻。

　　2. 彩色多普勒　显示无回声区内无明显血流信号，部分脓肿由于挤压或紧贴大血管或腹膜后周围细小血管，有时可显示其周围有丰富的血流信号。

（三）鉴别诊断

　　1. 阑尾脓肿　表现为右下腹化脓性包块，包块位置较高且偏向内侧，与肠管关系密切，常可见肿大的阑尾，无髋关节屈曲状态，易与髂窝脓肿相鉴别。

　　2. 囊性淋巴管瘤　多见于婴幼儿，呈单房或多房囊性肿块，紧贴腹膜后壁，边界整齐，结合病史与脓肿易鉴别。

　　3. 尿液囊肿　发生于肾盂或输尿管等损伤后，呈典型的囊液性占位病变的征象，结合临床表现及相应的声像图改变可以鉴别。

　　4. 寒性脓肿　与腹膜后间隙脓肿的声像图表现类似，主要依靠临床资料及X线检查结果相鉴别。

（四）临床价值

　　超声不仅可以显示较小的腹膜后脓肿，还能准确显示脓肿的大小、部位及是否合并其他脏器病变，对于保守治疗的病例，超声可以随访观察脓肿的吸收情况，必要时可在超声引导下定位抽脓或切开引流，为腹膜后脓肿的诊断及治疗提供帮助。

【案例 9-2-3】　女性患者,27 岁,7 年前无明显诱因出现昏迷,于外院就诊,诊断为"1 型糖尿病,糖尿病酮症酸中毒",后长期应用胰岛素控制血糖。3 周前无明显诱因出现发热,伴恶心、呕吐、全身乏力、左侧腰痛等不适,无腹痛、腹泻、尿急、尿痛、咳嗽、咳痰等症状。患者为求进一步诊治,遂来笔者所在医院就诊。

　　体格检查:体温 37.6℃,脉搏 130 次 / 分,呼吸 20 次 / 分,血压 113/83mmHg。患者发育正常,营养可,正常面容,自动体位,查体合作。颈软,气管居中,甲状腺未及肿大,未见颈静脉怒张及颈动脉异常搏动,肝颈静脉回流征阴性。胸骨无畸形,双肺呼吸音清,未闻及干湿啰音。心前区无隆起,心界不大,心尖搏动正常,心率 97 次 / 分,律齐,心音遥远,未闻及明显心脏杂音,不伴震颤。腹软,全腹未触及包块,肝脾肋下未触及,左腰区压痛及叩击痛。移动性浊音阴性,肠鸣音无亢进及减弱,双足背动脉搏动可,四肢无水肿。

　　实验室检查:空腹血糖 26.10mmol/L,白细胞计数 13.37×10⁹/L,血红蛋白 72.00g/L,中性粒细胞比值 89.80%。

　　腹部超声检查如图 9-2-16 ～图 9-2-18 所示。

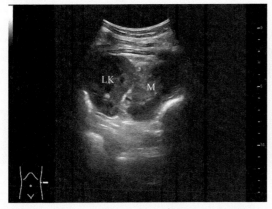

图 9-2-16　患者平卧位左侧腰部横切面声像图
LK. 左肾;M. 肿块

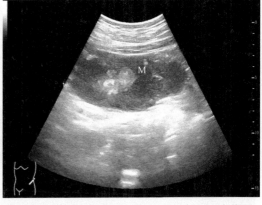

图 9-2-17　患者侧卧位左侧腰部纵斜切面声像图
M. 肿块

问题 1:根据上述超声声像图特征,该患者可能的超声诊断是什么?

答案与解析:如图 9-2-16 ～图 9-2-18 所示,左肾内侧、腰大肌前方可见一巨大的团块回声,形状呈椭圆形,紧贴肾脏,壁厚,内部为混合回声,分布不均质,可见细密点状回声及不规则高回声。彩色多普勒显示肿块内部及周边未见明显血流信号。患者有糖尿病病史多年,3 周前无明显诱因出现发热、乏力伴左侧腰痛不适,血常规显示白细胞计数明显增高,因此,结合患者病史、体征、实验室检查及超声检查结果,本病例应考虑腹膜后脓肿。患者经腹部 CT 证实为左肾周脓肿。完善相关检查后,行左肾周脓肿穿刺引流术,引流物培养结果显示为金黄色葡萄球菌感染。

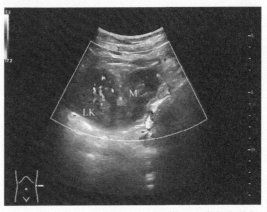

图 9-2-18　患者平卧位左侧腰部横切面彩色多普勒声像图
LK. 左肾;M. 肿块

问题 2:肾周脓肿的超声诊断要点有哪些?

答案与解析：肾周脓肿是肾包膜和肾周筋膜之间的脂肪囊发生感染形成的脓肿，可由多种病菌引起，最常见的为金黄色葡萄球菌，约25%的患者有糖尿病病史。肾周脓肿缺乏特征性的临床表现，超声声像图显示沿肾周脂肪囊分布的液性团块，边界清晰，呈椭圆形或带状，壁较厚，且内壁粗糙，内部呈无回声区，伴有点状强回声漂浮，部分伴有条带样分隔。

六、腹膜后血肿

（一）病理与临床

腹膜后血肿多有外伤史或腹部、脊柱手术史，凝血功能障碍、腹主动脉假性动脉瘤或肿瘤破裂病史等。临床症状因损伤部位、严重程度及出血量的多少而异。

（二）超声表现

1. 二维超声

（1）腹膜后间隙出现圆形或椭圆形包块，内部呈无回声或低回声，形态不规则，轮廓欠清晰，通常前后径较短，而上下径较长，后方有不同程度回声增强。

（2）新鲜出血表现为形态不规则的无回声区，如为活动性出血，可见无回声区内伴细弱点状回声漂浮（图9-2-19）。出血24h，血液发生凝固，内部呈低回声。4～6天后，随着凝血块溶解吸收，内部回声逐渐变为无回声，并可见稍强回声或分隔带。2～3周后，血肿发生机化，可呈实性中强回声团块（图9-2-20）。

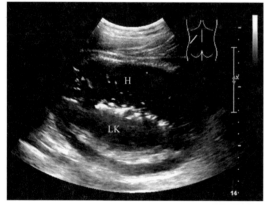

图9-2-19　左肾包膜下血肿二维超声声像图
左肾背侧可见一囊性为主的混合性包块，与肾脏分界不清，内见散在点状强回声漂浮。LK.右肾；H.血肿

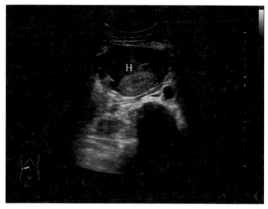

图9-2-20　右上腹腹膜后血肿二维超声声像图
脊柱右前方见以稍强回声为主的混合回声团块，边界清晰，与肝脏、右肾及胰腺无明显关系。H.血肿

（3）腹膜后脏器可被推挤移位。

2. 彩色多普勒　显示出血区无血流信号，其周围区域可显示大血管挤压，或有丰富的血流信号存在。

（三）鉴别诊断

1. 囊状淋巴管瘤　多见于婴幼儿，无外伤史，超声表现为单房或多房无回声区。

2. 腹膜后间隙感染和脓肿　多为邻近脏器炎症蔓延或损伤、穿孔所致。临床上患者多有畏寒、发热、白细胞升高等表现。结核性脓肿（寒性脓肿）多来源于脊椎结核，其内容物主要为干酪样坏死组织。超声显示的脓肿部位与X线检查脊柱破坏一致，可鉴别。

（四）临床价值

超声可明确血肿的解剖定位及范围，估计出血量，可动态观察血肿的吸收变化。

【案例9-2-4】　男性患者，69岁，14h前无明显诱因突发下腹部疼痛不适，放射至背部，休息后持续不能缓解，就诊于当地医院，CT考虑腹主动脉瘤可能，遂急诊转入笔者所在医院。患者无恶心、呕吐，无口唇、甲床发绀，无午后盗汗等不适。

体格检查：体温36.6℃，脉搏61次/分，呼吸22次/分，血压131/72mmHg。胸骨无畸形，双肺呼吸音清，未闻及干湿啰音。心前区无隆起，心界不大，心尖搏动正常，心率61次/分，律齐，心音遥远，未闻及明显心脏杂音，不伴震颤。腹软，全腹未触及包块，右下腹可触摸到血管搏动，肝、脾肋下未触及。无移动性浊音，肠鸣音无亢进及减弱，双足背动脉搏动可，四肢无水肿。

予以常规腹部超声检查，如见图9-2-21、图9-2-22所示。

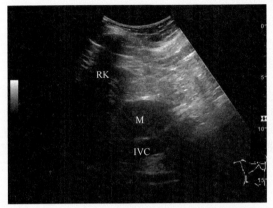 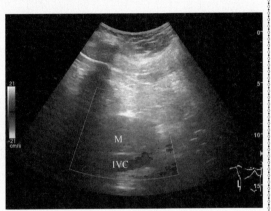

图9-2-21　患者左侧卧位右腰部斜切面声像图　　　　图9-2-22　彩色多普勒声像图
RK.右肾；IVC.下腔静脉；M.肿块

问题1：根据超声声像图特征，该患者可能的超声诊断是什么？

答案与解析：如图9-2-21、图9-2-22所示，患者右中腹紧邻下腔静脉后外侧可探及一团块回声，边界清，可见包膜，其内呈无回声，分布不均，后方回声无明显变化，团块与右肾下极及下腔静脉分界清楚，下腔静脉受压（图9-2-21）；彩色多普勒显示团块周边及内部未见明显血流信号。根据声像图表现，结合患者腹主动脉瘤病史，此腹膜后囊性占位性病变考虑为腹膜后血肿。经CT和MRI检查证实为腹膜后血肿。

问题2：腹膜后血肿的超声诊断要点有哪些？

答案与解析：腹膜后血肿是由于腹膜外位和间位器官的损伤及位于腹膜后大血管和肌肉骨骼的损伤所致。该病无特殊的临床表现，诊断存在一定的困难。一般情况下，导致腹膜后血肿的出血多是渐进性的，早期多无血流动力学改变。腹膜后血肿的超声直接征象是在腹膜后间隙内可见无回声或低回声团块，新鲜出血为无回声，随着时间推移，出血凝固、溶解、收缩，最后机化，超声表现呈不同征象。

第三节　腹部大血管

一、解剖概要

（一）腹主动脉及其分支

腹主动脉（abdominal aorta，AA）始于膈肌并沿脊柱左侧下行，于第4腰椎椎体处分出两侧髂总动脉。腹主动脉自上而下的主要分支包括腹腔干、肠系膜上动脉、双侧肾动脉及肠系膜下动脉。

（二）下腔静脉及其属支

下腔静脉由左髂总静脉、右髂总静脉在第四、五腰椎椎体右前方汇合而成，并沿脊柱右前方、腹主动脉右侧上行，途经肝的腔静脉沟及膈静脉裂孔进入胸腔，再穿过心包汇入右心房。下腔静脉自上而下的主要属支有肝静脉（左肝静脉、中肝静脉、右肝静脉）、左右肾静脉及左右髂总静脉。

二、超声检查方法及正常声像图

（一）患者准备

腹部大血管超声检查的患者准备通常与腹部其他脏器超声检查要求相同，检查前应禁食 4 ～ 8h，必要时应排空大便。

（二）探查体位

患者以平卧位为主，检查双侧肾动脉时，可采用侧卧位。

（三）仪器

常规使用彩色多普勒超声诊断仪，一般选用凸阵探头，频率为 2.5 ～ 5.0MHz。

（四）检查方法

患者平卧，先横切面扫查，确定腹主动脉的位置，扫查时可从上至下扫查，也可从下至上扫查，依据个人习惯而定。当患者肠气较重时，适当用力加压探头，将肠管推挤开，可使图像更清晰。此外，某些疾病状态下应注意挤压探头的力度，如检查腹主动脉及腹主动脉夹层时，动脉管壁较薄，易破裂出血，故不应用力过大。当检查某些静脉时，如诊断左肾静脉受压综合征时，用力过大会压扁静脉管腔，造成假阳性。

（五）正常腹部大血管声像图

1. 腹主动脉

（1）二维超声：长轴切面显示其呈管状无回声结构，管壁光滑而规则，与心脏搏动节律一致。横切面显示于脊柱弧形强回声前方，正中线偏左侧，呈圆形无回声区。腹主动脉壁是由外膜、中膜和内膜构成，外膜及内膜回声较强，其中内膜光滑平直，呈细线样。中膜由肌层构成，回声较低。正常成年人腹主动脉在膈肌水平的平均直径为 27mm，向下走行过程中，逐渐变细，到髂动脉分叉处为 21mm，成年女性腹主动脉直径较男性小 3 ～ 5mm（图 9-3-1，图 9-3-2）。

（2）彩色多普勒：腹主动脉内血流属层流，管腔中间速度较快，血流信号颜色更鲜亮；近管壁处流速较低，血流信号相对偏暗（图 9-3-3，图 9-3-4）。

（3）频谱多普勒：腹主动脉血流频谱呈典型三相波（图 9-3-5），从膈肌水平往下，舒张期成分逐渐降低，当位置较深时，三相血流频谱可能变为两相，甚至是单相，即仅呈现收缩期单一血流频谱。同时，肾动脉和腹腔干的血流模式也一定程度影响腹主动脉的血流模式。成人腹主动脉平均收缩期峰值速度：近心段为 110cm/s，远心段为 95cm/s。

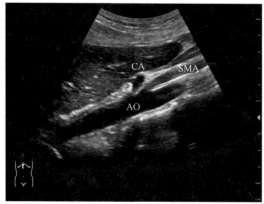

图 9-3-1 腹主动脉长轴切面声像图
显示腹主动脉呈管状无回声结构，管壁光滑而规则。AO. 腹主动脉；CA. 腹腔干；SMA. 肠系膜上动脉

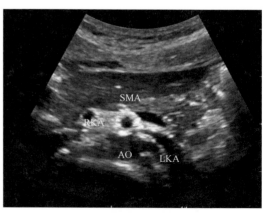

图 9-3-2 腹主动脉短轴切面声像图
显示腹主动脉呈圆形无回声区，位于脊柱弧形强回声左前方。AO. 腹主动脉；SMA. 肠系膜上动脉；RKA. 右肾动脉；LKA. 左肾动脉

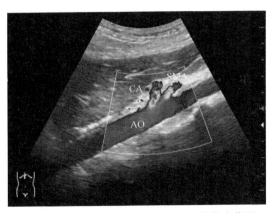

图 9-3-3　腹主动脉长轴切面彩色多普勒声像图

AO. 腹主动脉；CA. 腹腔干；SMA. 肠系膜上动脉

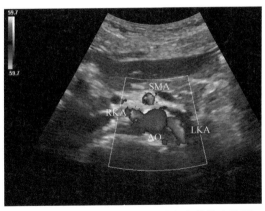

图 9-3-4　腹主动脉短轴切面彩色多普勒声像图

AO. 腹主动脉；SMA. 肠系膜上动脉；RKA. 右肾动脉；LKA. 左肾动脉

2. 下腔静脉

（1）二维超声：下腔静脉管壁比伴行的动脉管壁薄，呈单层的高回声，无动脉管壁的 3 层结构，管腔内呈无回声。下腔静脉管腔内径随呼吸运动及心动周期变化而变化（图 9-3-6、图 9-3-7）。

（2）彩色多普勒：下腔静脉血流信号呈连续性，且随着心动周期及呼吸强度变化而变化（图 9-3-8、图 9-3-9）。

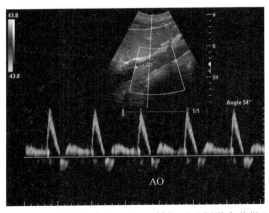

图 9-3-5　腹主动脉（AO）长轴切面（频谱多普勒）

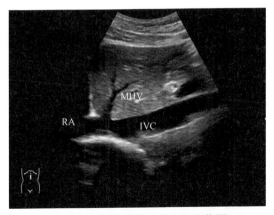

图 9-3-6　下腔静脉长轴切面声像图

RA. 右心房；IVC. 下腔静脉；MHV. 肝中静脉

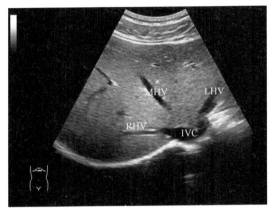

图 9-3-7　第二肝门下腔静脉短轴切面声像图

IVC. 下腔静脉；RHV. 右肝静脉；MHV. 肝中静脉；LHV. 左肝静脉

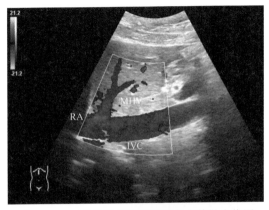

图 9-3-8　下腔静脉长轴切面彩色多普勒声像图

RA. 右心房；IVC. 下腔静脉；MHV. 肝中静脉

（3）频谱多普勒：下腔静脉的多普勒频谱随心脏的舒缩运动及呼吸运动变化而变化。近心端频谱主要受心脏舒缩运动影响较大，通常呈三相波。远心端受心脏舒缩运动影响较小，呈连续性血流频谱，随呼吸运动变化而变化（图9-3-10）。

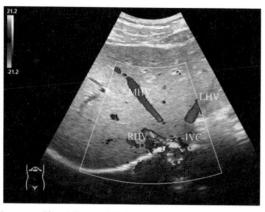

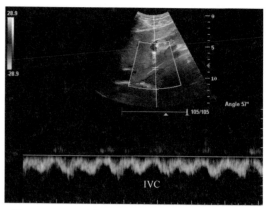

图 9-3-9　第二肝门下腔静脉短轴切面彩色多普勒声像图
IVC. 下腔静脉；RHV. 右肝静脉；MHV. 肝中静脉；LHV. 左肝静脉

图 9-3-10　下腔静脉近心段长轴切面频谱多普勒声像图

三、腹主动脉及其主要分支疾病

（一）腹主动脉粥样硬化

1. 病理与临床　动脉粥样硬化是一种非炎性疾病，发病机制主要与脂质代谢障碍有关。首先是脂质沉积于动脉内膜，然后经过一系列炎症反应，病变逐步向中膜及外膜进展，最终导致整个腹主动脉管壁增厚变硬，局部形成斑块，最终可造成管腔狭窄闭塞。多数患者病情初期无特异性临床症状，当发生血流动力学障碍引起组织器官缺血时，才会出现相应的临床症状。

2. 超声表现

（1）二维超声：腹主动脉粥样硬化的早期表现为内膜、中膜增厚，当病情进展，形成动脉粥样斑块时，显示腹主动脉内膜线凹凸不平，可见低回声、不均质回声或强回声斑块向管腔内凸起（图9-3-11），部分强回声斑块后方可见明显声影。斑块进一步增大，可造成管腔狭窄或闭塞。斑块累及肾动脉入口时可造成肾动脉狭窄或闭塞，导致肾缺血，肾实质发生缺血性损害，最终可发生肾功能不全，出现相应声像图表现。

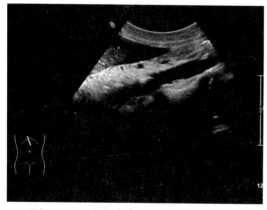

图 9-3-11　腹主动脉粥样硬化二维声像图
显示腹主动脉内膜线凹凸不平，可见强回声斑块向管腔内凸起，后方可见明显声影

（2）彩色多普勒：粥样硬化早期，彩色多普勒超声多无异常表现。当形成斑块时，其可表现为局部彩色血流信号的充盈缺损。斑块进一步生长造成管腔狭窄时，表现为狭窄处血流信号混叠，亮度明显升高，狭窄后段可见五彩镶嵌样血流信号。当腹主动脉完全闭塞时，不能探及彩色多普勒血流信号。此时应当注意与前壁强回声斑块伴声影相鉴别。

（3）频谱多普勒：粥样硬化早期不引起血流动力学的改变，脉冲多普勒频谱与正常基本一致。当粥样硬化导致腹主动脉狭窄时，管腔狭窄处频谱表现为收缩期峰值流速明显增高。当出现连续狭窄时，病变远端血流频谱表现为收缩期峰值流速降低，可呈单相频谱。腹主动脉闭塞时，闭塞处无法探及多普勒频谱信号。

3. 鉴别诊断　腹主动脉粥样硬化发病人群通常为老年人，结合上述超声特征，诊断并不困难。

需注意与大动脉炎相鉴别。大动脉炎常表现为管壁均匀性增厚，且发病人群以青年为主。

4. 临床价值　超声对于诊断腹主动脉粥样硬化有较高的敏感性，可观测斑块的位置、大小、形态、表面是否存在溃疡，甚至可以初步判断斑块性质（高风险还是低风险），还可评估管腔的狭窄程度。因其无创、操作简单、性价比高等优势，可作为临床对患者病情动态观察的首选影像学检查方法，也可作为动脉粥样硬化早期筛查的首选方法。

（二）腹主动脉瘤

1. 病理与临床　动脉瘤为动脉局部扩张，其直径较正常管径增大 50% 以上。腹主动脉瘤（abdominal aortic aneurysm，AAA）多发生于肾动脉水平以下。因肾动脉水平以下腹主动脉直径通常不超过 20mm，所以当其直径超过 30mm 时可以直接诊断腹主动脉瘤。具体病因不明，本病通常与动脉粥样硬化及其危险因素相关。危险因素包括长期吸烟、高血压、高血脂等，此外随着年龄的增加，腹主动脉瘤发生风险也在升高。直径较小的腹主动脉瘤常无明显临床症状，部分患者可表现为腹部可触及一搏动性包块。当动脉瘤较大导致腹腔脏器受压时，患者可有腹痛及其他临床症状。当腹主动脉瘤破裂时，只有 50% 患者出现典型的腹部疼痛、腹部搏动包块和高血压三联征。

2. 超声表现

（1）二维超声：腹主动脉失去正常形态，局部扩张，管壁向一侧突出。通常扩张类型分为两种，即梭形扩张和囊状扩张，其中以梭形扩张最多见。梭形扩张还包括弥漫性梭形扩张和偏心性梭形扩张两种类型。横切面上，腹主动脉瘤呈椭圆形，其横径显著增宽。纵切面上除了前后径增宽外，还可以出现长度的增加，因此，病变段腹主动脉常走行弯曲，并多向左侧偏移。部分扩张的腹主动脉瘤壁上可并发附壁血栓。

（2）彩色多普勒：显示动脉瘤内血流状态紊乱，通常表现为涡流，瘤体内流速减慢，呈红蓝相间或红蓝参半的血流信号。当合并附壁血栓时，可见血流信号的充盈缺损。

3. 鉴别诊断　腹主动脉瘤应与腹主动脉夹层及假性动脉瘤相鉴别，超声可以观察到动脉夹层特征性的漂浮内膜和血流模式的改变。条件允许时，可使用超声造影帮助鉴别。假性动脉瘤超声表现多样，通常表现为动脉管壁有破口，血流从此破口流出，被邻近组织包裹。此外，假性动脉瘤患者常有血管损伤病史。

4. 临床价值　超声因为其价格低、操作简单、可重复性较高、无创伤、无辐射等优点，成为腹主动脉瘤筛查和监测疾病进展的最佳手段，可较清晰地显示动脉瘤大小及局部形态学改变，同时也可观测局部管腔内血流动力学的改变，为临床诊断提供信息。

【案例 9-3-1】　男性患者，68 岁，因"腹痛、腹胀 2 天"来院就诊，既往有高血压病史 20 余年，平素规律用药，入院时血压 130～140/80～90mmHg。吸烟史 30 余年，患者自诉每天多余 5 支。体格检查：体温 36.7℃，脉搏 77 次 / 分，呼吸 18 次 / 分。入院完善相关检查，血常规、肝肾功能、电解质、两便常规、感染性疾病筛查无明显异常。超声检查见图 9-3-12～图 9-3-14。

问题 1：根据上述声像图表现，该患者最先考虑何种疾病？

答案与解析：该患者声像图特征如下：二维超

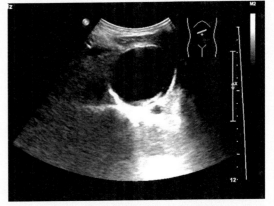

图 9-3-12　腹主动脉短轴切面声像图

声腹主动脉短轴切面显示腹主动脉局部呈瘤样扩张，前后径及横径明显增大，管腔后壁可见新月状中强回声，未见明显声影（图 9-3-12）；长轴切面显示腹主动脉向下走行时，结构突然发生变化，局部呈瘤样扩张（图 9-3-13）；彩色多普勒显示局部瘤样扩张管腔内见红蓝参半的涡流血流信号。以上符合腹主动脉瘤并附壁血栓形成声像图特征，故该患者最先考虑腹主动脉瘤合并附壁血栓。

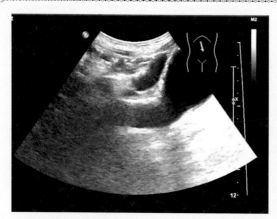
图 9-3-13 腹主动脉长轴切面声像图

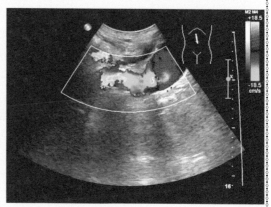
图 9-3-14 腹主动脉长轴切面彩色多普勒声像图

问题 2： 该疾病的诊断标准是什么？

答案与解析： 腹主动脉瘤诊断标准：局部动脉管壁呈永久性扩张，且超过正常血管内径的 50%。通常直径超过 30mm 就可以诊断为腹主动脉瘤。

问题 3： 该疾病在检查过程中应注意哪些问题？

答案与解析： 检查时，探头不应过度用力挤压，防止将其压破，造成大出血。还应仔细观察瘤体内部结构，排除合并的其他异常改变，如腹主动脉夹层及附壁血栓等。此外如果局部动脉瘤管壁内径超过 55mm，其破裂风险大大提高，应立即报告临床医师，以及时干预。

（三）大动脉炎

1. 病理与临床 大动脉炎（takayasu arteritis，TA）是一种主要累及主动脉及其主要分支的慢性非特异性炎性疾病。根据受累血管部位大动脉炎分为以下 4 型：头臂型、胸腹主动脉型、肾动脉型及混合型。大动脉炎属于少见病，东亚国家多发，好发于年轻女性。病因不明，与自身免疫、环境因素、遗传等相关。主要发病机制是炎症反应及炎症因子作用于血管内膜、中层及外膜，导致管壁增厚、管腔狭窄、闭塞甚至形成动脉瘤。因病变部位不同，临床表现也不尽相同，累及胸主动脉可导致双侧上肢血压不对等。累及肾动脉时可导致缺血性肾病及肾性高血压。本小节主要讲述累及腹主动脉及其分支的大动脉炎。

2. 超声表现

（1）二维超声：病变部位动脉管壁僵硬，全层弥漫性不规则增厚，多呈向心性增厚，有效管腔变小。管壁正常 3 层结构消失，回声偏低或不均匀，多数无钙化斑形成，外膜与周围组织分界欠清。部分受累管腔内可见血栓形成。

（2）彩色多普勒：当病变管腔出现狭窄时，血流信号亮度增高，狭窄口处血流呈五彩镶嵌样的湍流信号。当遇到长阶段或弥漫性狭窄时，病变管腔内可见暗淡的低速血流信号。

（3）频谱多普勒：狭窄处表现为高速湍流频谱，远端呈低速低阻频谱。闭塞时，无法探及血流频谱。

3. 鉴别诊断 注意与动脉粥样硬化相鉴别。

4. 临床价值 超声可直观观察血管狭窄的程度和范围，还可测量血管的管壁厚度、管腔内径及血流动力学改变，判定血管狭窄的程度。因而超声可以作为大动脉炎早期诊断、疗效评价和随访的重要检查手段。

【案例 9-3-2】　女性患者，25岁，未婚，因间歇性头痛2周余，进行性加重3天来笔者所在医院就诊。2年前无明显诱因出现突发头痛，程度剧烈，后意识障碍，呼之不应，持续10min后自行清醒，对发作过程无记忆。于当地医院检查，DSA发现大脑后动脉动脉瘤32mm×20mm，双锁骨下动脉造影可见锁骨下动脉闭塞，予以颅内动脉瘤治疗后，好转出院。2天前于当地医院检查发现双侧血压不对称。今入院检查，血压升高，最高180/135mmHg，给予降压药硝苯地平20mg，血压可降至正常。体格检查：体温36.2℃，脉搏81次/分，呼吸19次/分。入院完善相关检查，血液检验结果示白细胞计数 $9.3×10^9/L$、血小板 $320×10^9/L$、红细胞沉降率：24μmol/L，两便常规、感染性疾病筛查无明显异常。

超声检查声像图见图9-3-15～图9-3-17。

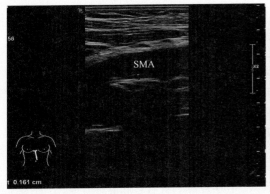

图9-3-15　腹主动脉长轴切面声像图显示肠系膜上
动脉内中膜厚度
SMA.肠系膜上动脉

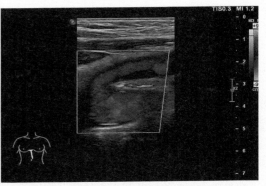

图9-3-16　腹主动脉长轴彩色多普勒声像图

问题1：患者诊断为大动脉炎，还需要补充哪些超声检查？

答案与解析：可以补充肾血管超声检查，患者血压升高，可能是动脉炎累及双侧肾动脉，导致肾动脉狭窄，引起肾性高血压。

问题2：大动脉炎与腹主动脉粥样硬化鉴别要点是什么？

答案与解析：大动脉炎常表现为管壁僵硬，管壁呈均匀性向心性增厚，发病人群以青年为主。腹主动脉粥样硬化好发于老年人，内膜增厚不均，内膜线凹凸不平，可有斑块形成。

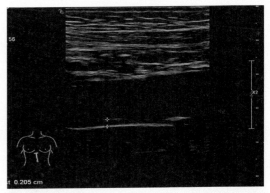

图9-3-17　腹主动脉长轴切面声像图显示腹主动脉
中段内中膜厚度

四、下腔静脉及其属支疾病

（一）布-加综合征

1. 病理与临床　布-加综合征（Budd-Chiari syndrome，BCS）是指各种原因引起的肝静脉和（或）其开口上段下腔静脉部分性或完全性阻塞，伴或不伴下腔静脉高压为特点的一种肝后性门静脉高压综合征。主要表现为肝大、肝区疼痛、进行性顽固性腹水、食管胃底静脉曲张、下肢水肿和腹壁静脉曲张等。肝静脉或下腔静脉阻塞的原因：①血液高凝状态，如口服避孕药、红细胞增多症等；②静脉受肿瘤的压迫；③癌肿侵犯肝静脉或下腔静脉；④下腔静脉先天性发育异常，如隔膜形成、狭窄或闭塞等。在亚洲人群尤其是日本人中，以下腔静脉隔膜畸形最为常见。

2. 超声表现

（1）二维超声：通常分为以下 3 种类型。①下腔静脉梗阻型：该类型最常见，当有隔膜形成时，下腔静脉管腔内可见隔膜状强回声或不均匀回声，部分隔膜上可见筛孔结构。当下腔静脉狭窄时，可见近心端下腔静脉管径变细，管壁局限性增厚，回声增强。当完全闭塞时，则局部变细，呈条索样中强回声，无管腔结构。②肝静脉梗阻型：表现为肝静脉近心端狭窄、闭塞、栓子形成或有隔膜梗阻声像，同时可见肝静脉间形成侧支。③混合型：是指下腔静脉梗阻与肝静脉梗阻同时出现。

此外还可见一些间接征象，如肝脾大、选择性肝尾状叶增生，肝实质回声增强，门静脉增宽，部分可见门静脉血栓形成，大量腹水，以及侧支循环开放。

（2）彩色多普勒：下腔静脉完全梗阻时，梗阻处不能探及血流信号。当出现远心端侧支分流时，可表现为下腔静脉血流反向；如血液经肝内侧支分流时，下腔静脉血流方向可正常。若两侧均有反流，可表现为双向分流。当下腔静脉不完全梗阻时，彩色多普勒显示狭窄处血流变细，呈镶嵌样血流。当合并门静脉高压时，可出现门静脉血流反向或双向，脐静脉开放。

（3）频谱多普勒：血流频谱特征与下腔静脉狭窄或梗阻时表现基本一致。狭窄时，病变段血流呈持续单相高速血流频谱，且不受呼吸运动影响。当完全性梗阻时，探测不到血流频谱。

3. 鉴别诊断　应注意与晚期肝硬化、门静脉高压症等相鉴别。布-加综合征患者可见下腔静脉和（或）肝静脉狭窄或阻塞，肝内静脉走行扭曲，部分显示反向血流，肝实质回声不均但多无结节样改变。而肝硬化是一种常见的慢性、进行性、弥漫性肝病，多有肝炎病史。声像图特点：①早期肝脏增大，后期萎缩、变形；②肝实质回声增粗增强，可有假小叶形成；③肝包膜表面高低不平，呈"波浪样"或"锯齿状"，尤其是脏层包膜；④肝内门静脉、肝静脉小分支走行迂曲、变细，管壁毛糙；⑤门静脉主干及脾静脉增宽、脾大；⑥脐静脉、食管胃底静脉开放；⑦胆囊壁的水肿增厚，呈"双边征"；⑧少数患者可合并肝癌。

4. 临床价值　布-加综合征临床变化多样，易被误诊为肝硬化。所以早期的诊断及治疗尤为重要。超声可以快速定位病变管腔，了解管腔的狭窄程度，判断是否存在梗阻。彩色多普勒超声可以观察侧支分布情况及血流的走向。频谱多普勒可以准确测量狭窄处流速。因其无创操作便捷等优势，还可作为布-加综合征术后随访和疗效评估的有效手段。

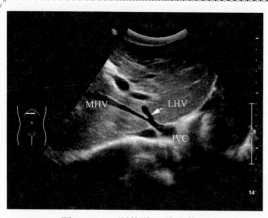

图 9-3-18　肝静脉二维声像图
IVC. 下腔静脉；MHV. 肝中静脉；LHV. 肝左静脉

【案例 9-3-3】 男性患者，20 岁，自诉于 10 年前无明显诱因出现双下肢皮肤多处出血点及瘀斑，无发热、头晕、头痛，无乏力、气促、视物模糊，无恶心、呕吐、呕血、便血，无腹胀、腹痛，无皮疹，无过敏，无关节痛及活动障碍。于当地医院就诊，查血常规显示血小板减少（具体数值不详），服用药物治疗（具体不详），症状可稍缓解。之后反复出现。患者为寻求进一步诊治，来笔者所在医院就诊，血常规提示血小板计数 $51 \times 10^9/L$。既往史：3 岁时发现脾大，未予以治疗。否认肝炎病史。

腹部超声检查声像图见图 9-3-18 ～图 9-3-20。

问题 1： 根据以上声像图特征，该患者首先考虑何种疾病？

答案与解析：首先应考虑布-加综合征。声像图特点如下：二维超声可见肝中静脉起始处存在明显狭窄（图 9-3-18）。彩色多普勒超声显示肝静脉血流信号明显变细（图 9-3-19），频谱多普勒显示肝中静脉血流速度明显增高，峰值流速 100cm/s（图 9-3-20），符合布-加综合征肝静脉梗阻型声像图改变。

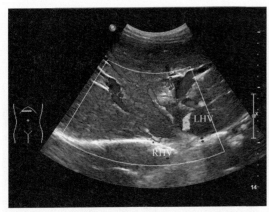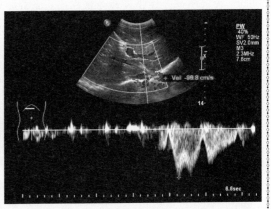

图 9-3-19　肝静脉彩色多普勒声像图　　　　　图 9-3-20　肝中静脉血流频谱图
RHV. 肝右静脉；LHV. 肝左静脉

问题 2： 请简述该疾病的分型。

答案与解析： 布-加综合征通常分为以下 3 种类型：①下腔静脉梗阻型；②肝静脉梗阻型；③混合型：是指下腔静脉梗阻与肝静脉梗阻并存。

（二）胡桃夹综合征

1. 病理与临床　胡桃夹综合征（nutcracker syndrome，NCS）又称左肾静脉压迫综合征。正常情况下，左肾静脉走行于肠系膜上动脉与腹主动脉之间的间隙内，此间隙由脂肪、肠系膜、腹膜、淋巴等组织填充，形成一个 45°～ 60° 的夹角，当夹角过小时，左肾静脉受压迫，临床上可出现血尿、蛋白尿、左腰腹痛及生殖静脉淤血（男性可导致精索静脉曲张、女性可导致卵巢静脉淤血）等症状。本病多见于青少年发病。

2. 超声表现

（1）二维超声：特征性声像图表现为患者仰卧位时左肾静脉扩张处内径 / 左肾静脉狭窄处内径≥ 3，脊柱拉伸 15min 后，左肾静脉扩张处内径 / 左肾静脉狭窄处内径≥ 5，俯卧位 5min 后，扩张减轻或消失。

（2）彩色多普勒超声：显示狭窄处左肾静脉血流变细，呈"五彩镶嵌样"花色血流，狭窄远端血流色彩暗淡。

（3）频谱多普勒：狭窄处血流速度增高，峰值流速可达 200cm/s 及以上，可为湍流频谱。狭窄远端流速减慢，呈断续的类门静脉样静脉频谱。

3. 鉴别诊断　典型胡桃夹综合征应当与后胡桃夹综合征相鉴别，后者左肾静脉走行于腹主动脉与脊柱之间。

4. 临床价值　左肾静脉造影检查是临床上诊断胡桃夹综合征的金标准，但其属于有创检查，不易被患者所接受。超声具有操作方便、无创、价格低等优势，不仅可观察受压血管形态学改变，还能实时评价血流动力学变化，使其成为目前临床筛查和诊断胡桃夹综合征的最常用影像学检查方法。

【案例 9-3-4】　男性患者，26 岁，体型高瘦，1 年前无明确诱因渐感左腹股沟及阴囊隐痛伴有坠胀感，无腹胀、腹痛、恶心、呕吐，至当地医院就诊，彩色多普勒超声提示双侧精索静脉曲张，治疗效果欠佳，今为进一步诊治就诊笔者所在医院。专科检查：左侧阴囊根部可及轻度静脉曲张，Valsalva 试验阳性，患者平卧后静脉曲张可逐渐消失，左阴囊内可及沿精索走行的团索样静脉团，未及实质性肿块，右侧阴囊未见明显异常。实验室检查：血常规正常。尿常规：尿红细胞（+++）。超声检查声像图见图 9-3-21 ～图 9-3-24。

问题：为何胡桃夹综合征易导致左侧精索静脉曲张？

答案与解析：左侧精索静脉汇入左肾静脉，汇入处且与左肾静脉成直角，进而汇入下腔静脉，一定程度阻碍血液回流。当出现胡桃夹综合征时，受到肠系膜上动脉与腹主动脉的挤压，血液回流进一步受阻，所以容易导致左侧精索静脉曲张。

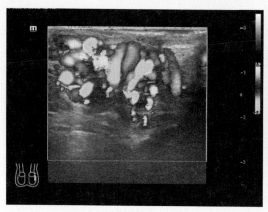

图 9-3-21　左侧精索静脉曲张彩色多普勒超声声像图

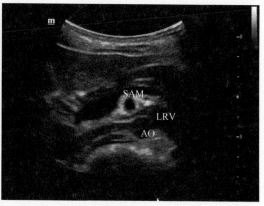

图 9-3-22　左肾静脉长轴切面二维超声声像图
SAM. 肠系膜上动脉；AO. 腹主动脉；LRV. 左肾静脉

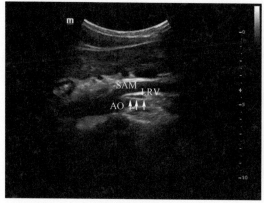

图 9-3-23　左肾静脉短轴二维声像图
AO. 腹主动脉；SAM. 肠系膜上动脉；LRV. 左肾静脉

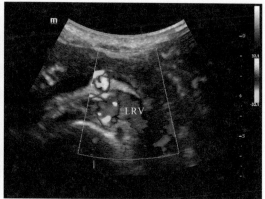

图 9-3-24　左肾静脉长轴彩色多普勒声像图
LRV. 左肾静脉

自 我 检 测

9-3-1. 超声检查肾上腺的适应证及肾上腺的正常声像图表现是什么？

9-3-2. 哪些特征有助于判定肿块来源于腹膜后？

9-3-3. 腹膜后积液包括哪些疾病，超声诊断要点有哪些？

（徐金锋）

第十章 男性生殖系统

学习要求

记忆 正常前列腺、精囊腺、阴囊、阴茎解剖概要及超声表现；前列腺增生、精囊炎、阴囊外伤、睾丸附睾囊肿、睾丸附睾结核、隐睾、睾丸微石症、尿道结石等疾病典型超声表现。

理解 前列腺癌超声表现与鉴别诊断；睾丸良恶性肿瘤超声鉴别诊断；鞘膜积液的分类与超声表现；精索静脉曲张病理与临床及超声表现。

运用 掌握阴囊急症的常见病因，超声表现与鉴别诊断。

第一节 前 列 腺

一、解 剖 概 要

前列腺是由腺组织和平滑肌组成的实质性器官，呈前后稍扁的栗子形，上端宽大为底部，邻接膀胱颈，下端尖细为尖部，底与尖之间的部分为体部。正常前列腺体积与性激素密切相关，小儿前列腺较小，腺组织不明显；性成熟期腺组织迅速生长，中年后腺体逐渐退化，结缔组织增生，而至老年时，常存在前列腺肥大。

前列腺与输精管、精囊紧密相邻，射精管由上部进入并开口于前列腺尿道精阜部。前列腺内有 30～50 个管状腺埋藏于肌肉组织中，开口于前列腺尿道精阜两侧的隐窝中，前列腺分泌的前列腺液即由此排出，腺泡腔内的分泌物浓缩凝固后形成淀粉样小体，可发生钙化而形成前列腺结石。前列腺包膜坚韧，但在射精管、神经血管束穿入前列腺处、前列腺与膀胱连接处及前列腺尖部存在薄弱，不利于限制癌肿和炎症（图 10-1-1）。

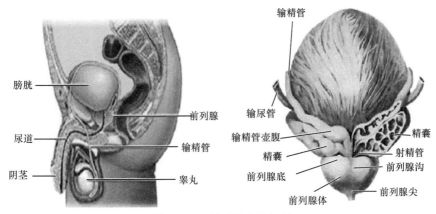

图 10-1-1　前列腺大体解剖

二、超声检查方法及正常声像图

（一）患者准备

1. **经腹部/经会阴部扫查** 需充盈膀胱，但应避免过度充盈。

2. **经直肠扫查** 适度充盈膀胱或不充盈膀胱，视情况而定。

（二）探查体位

1. **经腹部扫查** 最常采用仰卧位，也可根据需要采用侧卧位或截石位。

2. 经直肠扫查　常取左侧卧位，也可采取膝胸位、截石位或坐位。

3. 经会阴部扫查　可取左侧卧位、膝胸位或截石位，也可采取站立位两腿分开并弯腰扶床的姿势。

（三）探头选择

1. 经腹部/经会阴部扫查　首选凸阵探头，常用探头频率成人为3.5MHz，儿童为5.0MHz。

2. 经直肠扫查　双平面直肠探头或端射式直肠探头，探头频率为5.0～10.0MHz。

（四）检查方法

1. 经腹部扫查　探头置于下腹部耻骨上方，利用适度充盈的膀胱作透声窗，先将探头横切并向患者足侧缓慢转动，探及膀胱三角区后逐渐移向下方的前列腺和精囊腺，进行一系列的横切面扫查，然后转动探头至纵切面，左右侧动探头，进行一系列的纵切面或斜切面扫查。

2. 经直肠扫查　轻缓地将探头插入受检者肛门内，如果使用的是双平面直肠探头，可上下滑动探头获得前列腺的横切面图像，左右转动获得纵切面图像；如果使用的是端射式经直肠探头则可根据需要转动及侧动探头获取各切面的图像。该法可清晰显示前列腺的形态、大小及内部结构，径线测量准确，是前列腺探测的最佳方法。

3. 经会阴部扫查　将探头紧贴被检者的会阴部或肛门前区，适当加压探头，以缩短探测距离，根据实际需要转动或侧动探头以获取前列腺各切面图像。由于获得的图像不清晰，故此方法不常应用于临床。

（五）正常前列腺声像图

1. 经腹部扫查　正常前列腺横切面呈栗子状，包膜完整光滑，内部呈低回声，分布均匀。纵切面前列腺呈椭圆形或慈姑形（图10-1-2），尖端向后下方，正中矢状面可见稍凹入的尿道内口，在前列腺的后方两侧可见对称的长条状低回声，为精囊。

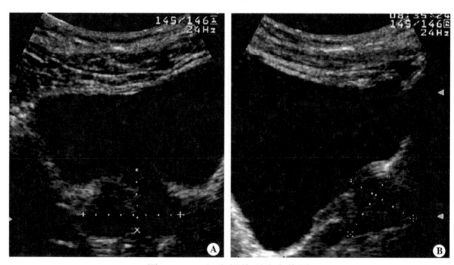

图 10-1-2　经腹部前列腺声像图

A. 前列腺横切面声像图；B. 前列腺纵切面声像图

2. 经直肠扫查　前列腺的形态与经腹部扫查类似，但经直肠扫查前列腺的边界和内部结构更清晰，可区分内腺和外腺区，内腺回声较低，外腺回声较内腺偏高，横切面上内腺位于外腺的中央偏前部，纵切面上内腺位于前列腺的前部偏上方，在前列腺尖部水平的横切面基本不显示内腺（图10-1-3）。彩色多普勒超声前列腺横切面可显示较多的对称分布的血流信号，从周边偏后向前呈放射状分布（图10-1-4）。

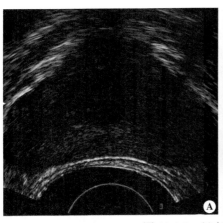
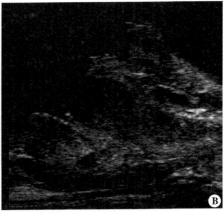

图 10-1-3 经直肠前列腺声像图

A.前列腺横切面，呈栗子形；B.前列腺纵切面，呈慈姑形

3. 经会阴部扫查 前列腺形态与经腹部扫查类似，但由于扫查的方向不同，获得的图像与经腹部探测的图像上下颠倒。

4. 正常超声测值

（1）上下斜径（长径）：宜在经直肠正中矢状面测量，因经腹扫查常不能完整显示其下缘，所以测量不准确。

（2）左右径（宽径）：在经直肠扫查的最大横切面或经腹扫查的最大斜切面上测量。

（3）前后径（厚径）：在经直肠扫查的正中矢状切面或横切面上测量。

正常前列腺的宽径、长径、厚径大致分别为4cm、3cm、2cm。

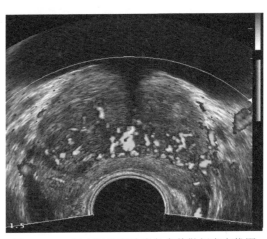

图 10-1-4 经直肠前列腺彩色多普勒超声声像图

三、前列腺增生

（一）病理与临床

良性前列腺增生（benign prostatic hyperplasia, BPH），又称前列腺肥大，是中老年男性的常见病、多发病，病因与性激素平衡失调有关，50 岁以后出现相关症状，主要表现为尿道梗阻症状和膀胱刺激症状。病理表现为腺体组织与平滑肌组织及纤维组织增生，形成增生结节，压迫尿道，导致排尿困难。

（二）超声表现

1. 前列腺体积增大 尤以前后径增大为主。由于前列腺的比重为 1.00～1.05，故临床上多用前列腺重量来确定是否存在 BPH。根据前列腺的不同形态，前列腺重量计算有如下两个公式：①前列腺不对称时，重量（g）= 体积（cm³）×1.0g/cm³ ≈ 体积数值 = $0.5×D_1×D_2×D_3$；②前列腺呈椭圆形时，重量（g）≈ $0.5233×D_1×D_2×D_3$。其中，D_1、D_2、D_3 分别代表前列腺的宽径、长径和厚径。

2. 前列腺形态改变 前列腺变圆、形态饱满，增生显著者腺体增大呈球形，向膀胱凸出。当前列腺各部位增生程度不一致时，腺体可不对称。

3. 前列腺腺体内出现增生结节 表现为腺体内回声不均，呈结节样改变。增生结节多呈等回声或强回声，好发于移行区，呈单个或多个，结节可压迫尿道使其走行扭曲并向膀胱颈部隆起。

4. 前列腺内外腺比例失常 前列腺增生主要发生在内腺，外腺受压变薄，造成外腺萎缩，内外腺比例失常，内外腺比例在 2.5 ： 1 以上（图 10-1-5，图 10-1-6）。

5. 前列腺内外腺间形成结石 增生的前列腺内腺、外腺之间常出现弧形排列的点状、斑状强回声（图 10-1-7），后方常伴有声影，也可表现为腺体内散在的点状强回声，后方不伴声影。

6. 彩色多普勒超声 表现为内腺血流信号增多，在增生结节周围可见血流信号。

7. 并发症 前列腺增生引起尿路梗阻会导致残余尿量增多、尿潴留，最终造成膀胱壁增厚、小梁、小房形成，也可导致膀胱憩室、膀胱结石及肾积水等并发症。

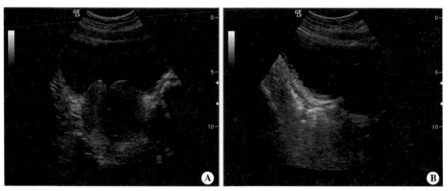

图 10-1-5　经腹前列腺增生声像图
A. 前列腺横切面；B. 前列腺纵切面

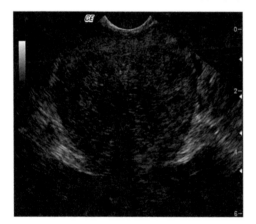

图 10-1-6　经直肠前列腺增生声像图 1
显示以内腺增生为主，外腺受压变薄，内外腺比例失调

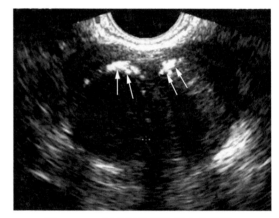

图 10-1-7　经直肠前列腺增生声像图 2
箭头所指为内外腺间结石强回声，呈弧形排列，后方伴声影

（三）鉴别诊断

1. 前列腺癌 前列腺增生的主要发病部位为内腺，前列腺癌的主要发病部位为外腺。前列腺增生结节通常呈圆形或类圆形、规则，而前列腺癌病灶一般呈低回声，形态不规则，边界不清晰。早期前列腺癌合并前列腺增生时鉴别较困难。因此，建议对所有疑诊为前列腺癌患者均应进一步行 PSA 检查，甚至行超声引导下前列腺穿刺活检以确定诊断。

2. 慢性前列腺炎 前列腺大小一般正常或略有增大，内部回声不均匀，包膜可有增厚，需结合临床症状、直肠指检或前列腺液化验以资与前列腺增生鉴别。

（四）临床价值

前列腺增生声像图表现不一，既有前列腺本身的改变，又有膀胱、上尿路等继发性改变，但其中最重要的依据是前列腺内腺的增大。前列腺体积对临床诊断与治疗有较大的帮助，为了准确测量各径线，应尽可能采用经直肠超声扫查。

四、前列腺炎

（一）病理与临床

前列腺炎是指前列腺特异性和非特异性感染所致的急慢性炎症，多见于中青年男性。前列腺炎可分急性细菌性、慢性细菌性、慢性非细菌性及无症状性慢性前列腺炎。其病因和影响因素较多，常见病因：导尿管引起的医源性感染；尿道炎引起的上行性感染；邻近器官如直肠、结肠、精囊等的感染蔓延所致；辛辣饮食、饮酒、久坐、性行为频繁等均可诱发前列腺炎。

急性前列腺炎多具有典型的临床症状，如起病急骤，可有恶寒、发热等全身症状，会阴区胀痛或耻骨上区域有重压感；另外，排尿时有烧灼感、尿急、尿频，或见终末血尿或尿道脓性分泌物。急性前列腺炎迁延不愈形成慢性前列腺炎，最终导致纤维组织增生，腺体缩小，其临床表现多较轻微。前列腺液化验及细菌培养是诊断前列腺炎的主要依据。

（二）超声表现

1. 二维超声 一般无特异性声像图改变，部分患者可表现为前列腺体积增大，包膜增厚，其内见片状低回声区，腺体周围静脉丛扩张等。急性前列腺炎伴脓肿形成时，表现为前列腺体积增大，内腺或内腺、外腺同时出现圆形、类圆形或不规则形低回声区，形态多不规则，内部可见无回声，透声一般，随病情发展，无回声区范围增大，其内部回声多样。慢性前列腺炎声像图主要表现为前列腺回声不均匀或内伴片状低回声区。

2. 彩色多普勒超声 急性前列腺炎或慢性前列腺炎急性发作时，前列腺病灶内显示血流信号增加。

（三）鉴别诊断

急性前列腺炎声像图中可出现低回声结节，彩色多普勒超声显示结节内血流信号较丰富，临床上 PSA 也会明显升高，需注意与前列腺癌相鉴别。患者病史、临床表现、实验室检查及直肠指检等有助于鉴别。此外，急性前列腺炎结节会有明显的压痛而前列腺癌结节没有，也是鉴别诊断的要点之一。

（四）临床价值

经腹部前列腺超声检查简便、直观，经直肠超声较经腹部超声能够更清晰地显示前列腺回声的改变。二维超声结合彩色多普勒超声能准确诊断典型的前列腺急性、慢性炎症，并有助于前列腺炎治疗疗效的评估。

五、前列腺癌

（一）病理与临床

前列腺癌是男性生殖系统最常见的恶性肿瘤之一，发病率随年龄增长，有明显的地区差异，欧美国家发病率高于我国。近年来，我国的发病率呈明显升高趋势。前列腺癌的起源有明显的区带特征，位于周缘区者占 70% ~ 80%，移行区者占 10% ~ 20%，中央区者约占 5%。前列腺癌95% 为腺癌，仅有 5% 为移行上皮癌、鳞癌及未分化癌，癌肿的生长方式有结节型、结节浸润型和浸润型，其比例分别为 40%、30%、30%。

前列腺癌早期无明显症状，发现时多数已属晚期。肿瘤标志物前列腺特异性抗原 PSA 的升高，使前列腺癌的早期诊断、早期治疗成为可能。随着病情进展，当前列腺癌引起膀胱颈及后尿道梗阻时，患者可出现尿频、尿急、尿潴留、血尿及排尿疼痛的症状。发生转移时，患者可出现腰背痛、消瘦、无力、贫血等症状。

（二）超声表现

1. 二维超声 早期常表现为周缘区见低回声或等回声结节，也可表现为杂乱的增强回声结节，边界清晰或不清晰，形态欠规整。病变侵及包膜时，前列腺周边的线状强回声将变形或扭曲甚至中断、缺损、失去连续性，部分前列腺癌病灶内有钙化强回声。中晚期前列腺癌表现为前列腺包膜不整齐，高低不平，包膜不完整，甚至可侵犯精囊、膀胱、直肠等（图 10-1-8）。

　　2. 彩色多普勒超声　部分低回声结节处可见彩色血流信号明显增加。当 PSA 升高，而二维声像图正常时，如果彩色多普勒超声提示存在异常血流，则应怀疑是否有前列腺癌（图 10-1-8D），需要进一步在超声引导下行前列腺穿刺活检以帮助确诊。

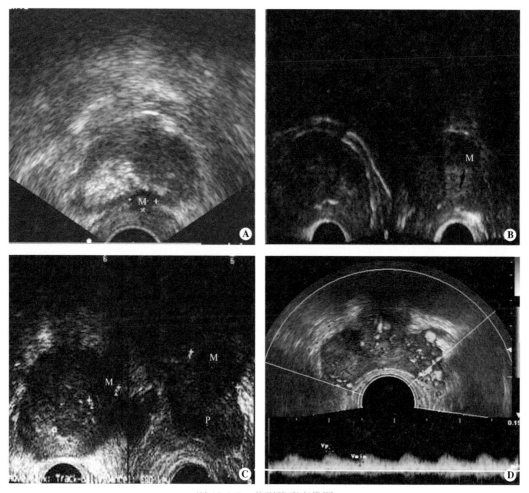

图 10-1-8　前列腺癌声像图

A. 二维超声显示前列腺后部见低回声结节，边界尚清晰；B. 二维超声显示近包膜处见稍低回声结节，边界欠清晰，局部前列腺包膜连续中断；C. 显示弥漫性前列腺癌侵及包膜及前列腺周围；D. 彩色多普勒超声显示前列腺左侧边缘区存在异常血流，提示前列腺癌可疑　M. 肿物；P. 前列腺

（三）鉴别诊断

　　1. 前列腺增生　主要表现为前列腺体积增大，呈球形，向膀胱内突出，内外腺比例失调，以内腺增大为主，外腺变薄，内腺出现增生结节，彩色多普勒超声显示增生结节内彩色血流信号增多；前列腺癌的病灶多发生在周缘区，早期前列腺癌与前列腺增生较难鉴别，一般需超声引导下穿刺活检确诊。前列腺增生合并前列腺癌的患者，因兼有两者的声像图表现，易漏诊前列腺癌，诊断也需经前列腺穿刺活检证实。前列腺癌、前列腺增生及慢性前列腺炎的鉴别诊断要点见表 10-1-1。

　　2. 前列腺炎　前列腺炎时前列腺形态尚规则，包膜完整，腺体内部回声不均，病灶界线不清，边缘模糊。前列腺癌的低回声病灶，形态多较规则、边缘界线清晰，两者声像图比较容易鉴别。

　　3. 膀胱颈部肿瘤　可侵犯前列腺，前列腺癌也可侵犯膀胱，两者均向膀胱内生长，故两者需鉴别诊断。主要的鉴别要点是膀胱癌自膀胱向前列腺内侵犯，而前列腺癌自前列腺外后侧向前延伸，膀胱颈部肿瘤通常能发现自膀胱壁进入肿瘤的滋养血管，而前列腺癌无此典型声像图特征。此外，血清 PSA 有无异常也是两者的鉴别要点之一。

表 10-1-1　前列腺增生、慢性前列腺炎与前列腺癌的鉴别要点

	前列腺增生	前列腺癌	慢性前列腺炎
发病年龄	40 岁后开始增生，50 岁后开始出现症状	发病率随年龄增加而增长	50 岁以下成年男性发病率较高
病变部位	内腺	以外腺多见	呈弥漫性
前列腺增大	较明显	一般轻度增大	稍大或缩小
凸入膀胱	明显	不明显	不凸入
对称性	对称	不对称	基本对称
包膜	完整光滑	不完整，有中断	完整不光滑
内部回声	不均匀，增生结节回声强度不一	不均匀，呈局灶性低回声或簇状强回声	增强，不均匀
合并结石	常见，呈弧形排列，位于内外腺交界处	常见，多为聚集分布	较常见，以散在分布为主
侵犯邻近组织	无	有，向膀胱、精囊浸润	无
转移	无	盆腔淋巴结转移等	无

4. 前列腺肉瘤　多见于中青年男性，发病率较低，由于其恶性程度较高，发现时通常已属晚期，故声像图多表现为前列腺明显肿大，内部呈均匀或不均匀低回声，部分可呈无回声，彩色多普勒超声无特异性表现。但血清 PSA 多不会升高，而且直肠指检时前列腺质地柔软，结合以上特点可帮助与前列腺癌鉴别。

（四）临床价值

经直肠超声不但能清晰显示前列腺形态、大小及内部回声，也可清晰显示前列腺包膜、精囊、直肠和膀胱有无侵犯，对于前列腺癌的早期发现和诊断起到了积极的作用，故经直肠超声已成为诊断前列腺癌的常规影像学检查方法。值得注意的是，由于前列腺癌、前列腺炎等疾病均可使血清 PSA 增高，因此当 PSA 增高时，需对前列腺疾病做出鉴别诊断，超声引导下前列腺穿刺活检是目前诊断前列腺癌最可靠的方法。

【案例 10-1-1】　男性患者，75 岁，排尿困难伴血尿 3 个月。直肠指检发现前列腺增大，前列腺左侧触及硬结，大小约 1.5cm，质硬。经直肠超声检查发现前列腺体积增大，左侧周缘区见范围约 22mm×11mm 的低回声区，边界欠清，内部血流信号较右侧增多（图 10-1-9）。

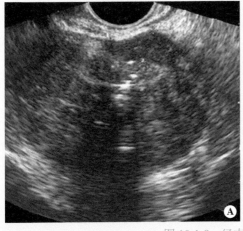
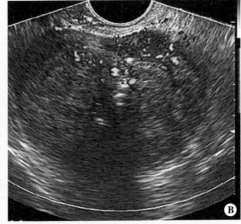

图 10-1-9　经直肠前列腺声像图
A. 前列腺横切面；B. 彩色多普勒超声血流图

问题1：前列腺特异性抗原升高多由哪些疾病引起？

答案与解析：前列腺特异性抗原（prostate specific antigen，PSA）是由前列腺腺泡和导管的上皮细胞分泌的一种单链蛋白。临床PSA升高最常见的疾病有前列腺炎、前列腺增生和前列腺癌。虽然前列腺癌、前列腺增生和正常的前列腺组织均可产生PSA，但它们每克组织对血清PSA水平上升的贡献明显不同。

问题2：本例病例前列腺左侧周缘区低回声改变考虑为何种疾病？需与哪些疾病鉴别？

答案与解析：本案例前列腺左侧周缘区低回声改变考虑为前列腺癌。诊断依据：70%的前腺癌发生于周缘区，本案例声像图表现为周缘区见低回声或等回声结节，且彩色多普勒超声显示结节内部血流信号较右侧增多，符合前列腺癌声像图改变。但周缘区病灶还可见于其他良性病变，如炎性结节、良性增生等，因此本案例前列腺左侧周缘区低回声改变需与前列腺增生结节、前列腺炎性结节等鉴别。

问题3：本案例如明确诊断还需进一步采用什么方法？

答案与解析：本案例最终确诊需行前列腺穿刺活检。

（米成嵘）

第二节　精　囊　腺

一、解剖概要

　　精囊腺是一对长椭圆囊状器官，上端膨大、游离部为精囊底，中部为精囊体。其断面为腺管状，并可见袋形或憩室状结构。其位于膀胱后外侧、射精管壶腹外侧、前列腺底的后上方、膀胱底与直肠之间，其间隔以膀胱直肠筋膜，左右精囊呈"八"字形分开。外侧为前列腺静脉丛，底伸向外上方，与输尿管下段接近。排泄管向内下与输精管壶腹汇合成射精管，于前列腺基底部穿入前列腺。受年龄与充盈程度影响，精囊腺大小也有差异。

　　精囊腺由腺管及其包绕的基质组成，精囊腺管为迂曲的小管状结构，由一条约15cm长的小管盘曲而成，剥离此管伸展拉直，管的顶端为盲管，下端并入输精管（图10-2-1）。精囊腺表面不平，似由多数结节聚集而成。

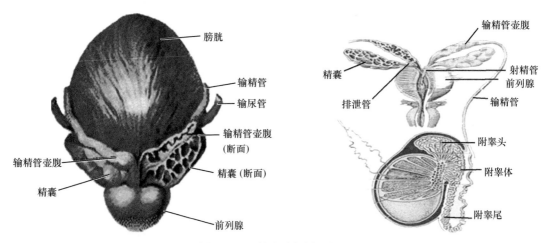

图10-2-1　精囊腺解剖示意图

二、超声检查方法及正常声像图

（一）患者准备

　　受检者需节制性欲1天以上。

1. 经腹壁和会阴部扫查　患者需适度充盈膀胱，但不要求膀胱过度充盈。
2. 经直肠扫查　检查前嘱患者排尽大便。此扫查方法的优点是不受骨骼、肥胖及肠气的影响。

（二）仪器

常规使用彩色多普勒超声诊断仪。经腹壁和会阴部检查，一般选用凸阵或扇扫探头；经直肠腔内检查时，一般选用专门的腔内探头，以多平面凸阵高频（频率为 7MHz 或 7.5MHz）探头为佳。

（三）探查体位及检查方法

1. 经腹部扫查　取仰卧位，做矢状扫查和横断倾斜扫查。首先探头置于耻骨上区，显示膀胱三角区，然后向耻骨后下倾斜，使声束方向渐渐从膀胱三角区移向其下方的精囊，进行一系列的精囊横切扫查，在最大横切面上测量精囊的宽度和厚度。然后再将探头略向左侧或右侧偏移，行正中旁矢状切面扫查。为取得精囊长轴图像，可作经腹斜切扫查，在精囊的最大长轴切面上可测量精囊的长度与厚度。

2. 经会阴扫查　取直立弯腰位、膝胸位、仰卧位或左侧卧位，探头通常置于肛门前缘会阴区皮肤表面，行冠状扫查，该区可观察精囊和输精管汇合部。检查时探头适当加压，以缩短探头与精囊的距离，有利于清楚显示精囊轮廓。

3. 经直肠扫查　是精囊的主要超声检查方法，取左侧卧位、膝胸卧位或截石位，一般以左侧卧位为佳。探头轻轻插入肛门，探头长轴与前列腺平行，然后将声束指向精囊方向，行横切面与纵切面扫查。整个操作应该轻柔，以免损伤直肠黏膜。

（四）正常精囊腺声像图

1. 二维超声　精囊腺位于膀胱直肠之间，在前列腺基底部的后方。精囊呈椭圆形、袋形或橄榄形结构，左右对称，囊壁呈纤细扭曲的条状低至强回声，囊壁完整、光滑，囊内在精液充盈时呈无回声区或内见密集细小点状回声，当探头挤压时，可见囊内液体流动（图 10-2-2）。

2. 彩色多普勒超声　精囊腺囊壁可见散在分布的点状血流信号。

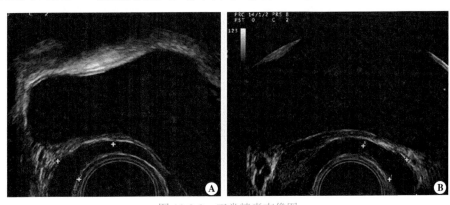

图 10-2-2　正常精囊声像图
A. 右侧精囊（测量标 "+" 所示）；B. 左侧精囊（测量标 "+" 所示）

（五）精囊的超声测量

1. 方法　矢状旁切面显示精囊的最大长径与厚径，以底部的中点至颈部中点的连线作为长径，在此连线的中点测量厚径。在最大横切面上，测量精囊的宽径和厚径。

2. 在精囊纵切面的声像图上，其长径为 2 ～ 3cm，厚径为 0.5 ～ 1.0cm。

三、精　囊　炎

（一）病理与临床

精囊炎又称精囊腺炎，是成年男性生殖系统的常见疾病，发病年龄为 20 ～ 40 岁。本病多为细菌感染所致，细菌可由尿道、睾丸或附睾通过输精管侵及精囊腺，也可通过前列腺、直肠、膀胱等邻近器官直接蔓延至精囊，还可通过血液循环传播至精囊。精囊炎有急性和慢性两种类型，最常见的症状是血精。

（二）超声表现

1. 急性精囊炎

（1）二维超声：精囊单侧或双侧明显增大，以厚径增大为主，厚径可大于1cm，精囊张力明显增加，管状结构较明显，可近似椭圆形。囊壁增厚、毛糙或模糊不清。囊内回声降低，可见散在的粗大点状回声（图10-2-3）。

（2）彩色多普勒：显示精囊腺囊壁血流信号增多，以周边短棒状、短线状血流信号为主。

2. 慢性精囊炎

（1）二维超声：精囊肿大的程度较轻，呈梭形，其远端可呈椭圆形。囊壁粗糙并增厚，囊内见密集细小点状回声或回声紊乱。

（2）彩色多普勒：显示精囊腺囊壁血流信号增多或无明显血流改善。

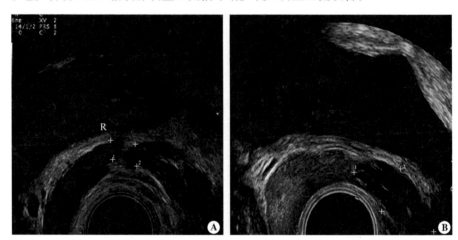

图 10-2-3 精囊二维超声声像图

A. 右侧正常精囊（测量标所示）；B. 左侧急性精囊炎。+.测量标所示

（三）临床价值

超声诊断精囊炎是通过形态学上的改变予以诊断的，尚缺乏特异性标准，故需要结合病史、体检和实验室检查进行诊断。

自我检测

10-2-1. 前列腺癌与前列腺增生、前列腺炎的鉴别要点有哪些？

10-2-2. 为什么说 PSA 的发现使前列腺癌的早期诊断、早期治疗成为可能？临床上引起 PSA 升高的疾病有哪些？

（米成嵘）

第三节 阴　囊

一、解剖概要

（一）阴囊

阴囊位于耻骨联合下方、阴茎及会阴之间，为一囊袋结构。外观呈近球形或梨形，左右底部不对称，左侧低于右侧。阴囊皮肤颜色较深，正中纵行的暗褐色线为阴囊线。阴囊壁正常厚度小于 5mm，是腹壁皮肤和浅筋膜的延续，共有 6 层组织，包括皮肤、浅筋膜、精索外筋膜、提睾肌、精索内筋膜和睾丸固有鞘膜壁层。阴囊皮肤层含有大量弹性纤维，因此具有伸缩性。阴囊肉膜由正中线向深部伸入，形成阴囊中隔，将阴囊分为左右两腔，分别容纳两侧睾丸、附睾和精索。

（二）睾丸

睾丸左右各一，为两侧微扁的椭圆体。成人睾丸长径为 3.5 ～ 4.5cm，宽径为 2 ～ 3cm，厚径为 1.8 ～ 2.5cm。睾丸可分为内、外侧面，前、后两缘，上、下两端，后缘平直，与附睾相连。除上下极后部和后缘处，睾丸大部分处于游离状态。睾丸表面包绕着睾丸被膜，睾丸被膜有 3 层结构，外层为鞘膜脏层，中层为白膜，内层为血管膜。鞘膜脏层与鞘膜壁层相延续，构成睾丸鞘膜腔，内有少量液体。

睾丸白膜坚韧，主要由胶原纤维组织构成，在睾丸后缘增厚，并向睾丸实质内凹陷，形成睾丸纵隔，呈条索状高回声。纵隔分出许多睾丸小隔伸入睾丸实质直至白膜，将睾丸分隔成 250 ～ 400 个睾丸小叶，其形态呈锥形，尖端朝向纵隔。每个小叶内盘曲着 1 ～ 4 条生精小管，后者汇成直精小管。睾丸网由进入睾丸纵隔的直精小管交织而成。睾丸间质位于生精小管之间，为疏松的结缔组织，内有血管、淋巴管和睾丸间质细胞（图 10-3-1）。

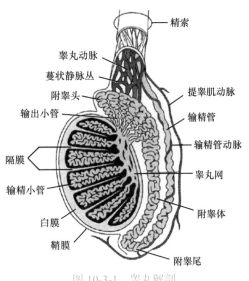

图 10-3-1　睾丸解剖

（三）附睾

附睾附着于睾丸后外侧缘、上下极后部，其两侧和顶端覆盖着睾丸鞘膜脏层。附睾大致可分为头部、体部、尾部和折返部。附睾粗细不等，头部膨大圆钝，厚径为 0.5 ～ 1cm；体部及尾部扁圆，体部厚径为 0.2 ～ 0.5cm，尾部厚径为 0.4 ～ 0.8cm。

（四）精索

精索为质软的圆索状结构，横径小于 1cm，始于腹股沟管腹环，止于睾丸后缘，内有输精管、睾丸动脉、蔓状静脉丛、淋巴管、神经等；其外有精索内筋膜、提睾肌及筋膜、精索外精膜包绕。

（五）附件

睾丸的附件是胚胎的残余，包括睾丸附件、附睾附件、上迷小管和下迷小管，长径小于 1cm，厚径小于 0.5cm。睾丸和附睾的附件的蒂部分分别附于睾丸上极和附睾头。大多数的附件呈卵圆形、实性，少数呈囊状或其他形状。

二、超声检查方法及正常声像图

（一）患者准备

患者无须特殊准备。检查精索静脉前，嘱患者排空膀胱，并掌握 Valsalva 试验方法。检查隐睾时，患者需适当充盈膀胱。注意保护患者隐私。

（二）探查体位

患者一般取仰卧位，对于隐睾、精索静脉曲张及斜疝的患者，应加用坐位或立位，并要附加 Valsalva 动作。

（三）仪器

常规使用彩色多普勒超声诊断仪，一般选用 10MHz 以上频率的线阵式探头，具有宽视野、梯形成像的探头优先选择。对明显肿大的阴囊，应联合使用低频率的凸阵探头。需要判断睾丸缺血的程度时，可加用超声造影技术。

（四）检查方法

1. 纵切面扫查 以左手示指、拇指适当固定睾丸进行纵切多平面扫查，以显示睾丸、附睾头尾部及部分精索。

2. 横切面扫查 双侧比较，观察阴囊皮肤，睾丸和附睾形态、大小，内部回声，观察睾丸周围鞘膜腔内有无液体及回声有无异常。

（五）正常声像图

1. 二维超声 阴囊壁厚薄均匀，呈中等回声，部分正常人的睾丸鞘膜腔内可见少量液体。

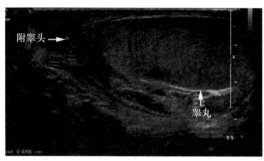

附睾头→
睾丸
st 0.656 cm

图 10-3-2　正常睾丸及附睾

（1）睾丸：纵切面呈卵圆形，横切面呈圆形。睾丸包膜光滑，实质呈中等回声，分布均匀。睾丸纵隔形态：纵切面呈条索状，横切面呈近圆形，位于睾丸后外侧缘，呈高回声（图 10-3-2）。

（2）附睾：附着于睾丸后外侧，纵切面显示头尾部膨大、体部狭小，横切面呈扁圆或圆形。头部呈中等回声，体尾部回声略低于睾丸。

（3）精索：纵切面呈条索状，横切面呈圆形，其内可见数条管状高回声，分布不均匀，上段走行较平直，下段弯曲。

（4）大多数睾丸附件呈卵圆形，带蒂，内部多呈中等回声，少数呈无回声。睾丸鞘膜腔积液或附件扭转时，容易显示。

2. 彩色多普勒超声 睾丸内血流信号呈星点状或条索状分布。附睾内可见点状或短棒状血流信号。睾丸动脉位于蔓状静脉丛内，血流信号明亮。平静呼吸时精索内静脉、蔓状静脉丛内血流不易显示，深吸气时可见血液回流。

三、阴 囊 急 症

（一）急性睾丸附睾炎

1. 病理与临床 急性附睾炎（acute epididymitis）临床多见，主要是内生殖器官的细菌通过输精管逆行感染所致。急性睾丸炎（acute testitis）少见，主要继发于流行性腮腺炎或并发于急性附睾炎，一般骤然起病，表现为一侧或双侧阴囊红肿、疼痛，可向腹股沟区放射，睾丸、附睾触诊不清。感染严重者，伴有高热、寒战、白细胞升高等全身感染症状。慢性睾丸炎多为急性睾丸炎治疗不彻底所致，也可由非特异性与特异性（结核、病毒性、螺旋体性）感染及免疫性因素等引起，病理上可表现为睾丸水肿、充血、蜂窝织炎，或出现脓肿或梗死，严重者后期睾丸可萎缩。

2. 超声表现

（1）急性睾丸炎

1）二维超声：睾丸弥漫性肿大，回声分布不均匀。若形成脓肿，则睾丸实质内见无回声区，内部透声差，分布不均匀，可见细点状及絮状回声，边界不清。伴有阴囊壁炎症、睾丸鞘膜腔积液时，声像图可有相应表现。

2）彩色多普勒超声：显示睾丸内血流信号明显增多，呈放射状分布，有的呈"彩球"状。频谱多普勒显示血流频谱呈高速低阻型。形成脓肿时，脓肿无回声区内无血流信号显示。

（2）慢性睾丸炎

1）二维超声：睾丸体积可缩小，实质回声强弱不均。

2）彩色多普勒超声：显示睾丸内血流信号正常或减少。

3. 鉴别诊断　要注意与睾丸扭转自行松解相鉴别。急性炎症时，睾丸内血流信号丰富程度与阴囊疼痛程度成正比。睾丸扭转时，因为精索血管的扭转，睾丸血供发生障碍，彩色多普勒超声显示血流减少或没有血流信号，扭转松解时，睾丸内血流信号明显增多，但疼痛程度则明显减轻。本病还需与睾丸结核相鉴别。睾丸结核常为多发病灶，病程较长，有结核病史。

4. 临床价值　二维超声及彩色多普勒超声技术的联合应用对急性睾丸炎的诊断及鉴别诊断有较高的临床价值。

（二）睾丸扭转

1. 病理与临床　睾丸扭转（testicular torsion）好发于婴幼儿、青少年，可能与睾丸、附睾在阴囊后壁的附着先天性发育不良、系膜过长、精索容易扭转等因素有关。扭转大于360°，扭转时间超过24h，睾丸可发生缺血坏死。临床表现为患侧阴囊轻度红肿，局部触痛明显。

2. 超声表现

（1）二维超声：患侧睾丸肿大，回声降低，睾丸旋转偏离正常位置，健侧睾丸回声无异常。晚期睾丸发生缺血坏死时，内部回声分布不均，鞘膜腔内积液增多。

（2）彩色多普勒超声：显示患侧睾丸内血流信号显著减少或完全消失，健侧睾丸血流信号正常。

3. 鉴别诊断　睾丸扭转应注意与急性睾丸炎相鉴别（鉴别要点参考急性睾丸炎）。

4. 临床价值　睾丸扭转为泌尿外科、小儿外科的常见急症之一，临床检查不易明确诊断。彩色多普勒超声已成为临床诊断睾丸扭转的主要影像学检查方法，可以判别睾丸扭转、缺血的程度，有助于判断预后。需要注意的是，超声检查有可能漏诊睾丸不完全扭转（早期），应结合临床表现，必要时复查。

（三）睾丸附睾附件扭转

1. 病理与临床　睾丸附件附着于睾丸上极，为米勒管的残留体。附睾附件附着于附睾头，为Wolf管的残留体。大多数附件带蒂，为椭圆形，在外力作用下容易发生扭转。附件扭转以儿童期多见，临床表现为一侧阴囊轻度红肿，局部触痛明显。皮肤白嫩的患儿，附件扭转处的阴囊壁可呈紫蓝色，即蓝点征。扭转的附件淤血肿胀，或缺血坏死，附件附着处组织充血水肿。

2. 超声表现

（1）二维超声：扭转的附件呈卵圆形或圆形，回声不均匀，位于睾丸上极或附睾头旁。附睾附件扭转时，附睾头可轻度肿大，回声不均匀。双侧睾丸大小形态正常，可伴有患侧睾丸鞘膜腔积液、阴囊壁增厚等非特异性表现。

（2）彩色多普勒超声：肿大的附件内无血流信号显示，其周围组织血流信号增多。

3. 鉴别诊断　主要与急性附睾头炎相鉴别，鉴别关键在于寻找有无肿大的附件。

4. 临床价值　正常附件只有在鞘膜积液时，超声才容易显示。在年幼患儿阴囊急症检查中，发现肿大的附件首先要考虑附件扭转。彩色多普勒超声是临床上诊断睾丸附睾附件扭转的主要影像学检查方法。

（四）阴囊外伤

1. 病理与临床　阴囊外伤（scrotal trauma）可分为开放性损伤和闭合性损伤。超声检查适应证主要为闭合性损伤。临床表现主要为阴囊肿胀、疼痛，阴囊内容物触诊不清，阴囊壁水肿充血，或形成血肿，睾丸鞘膜腔积液或积血。

睾丸损伤可分为钝挫伤、挫裂伤和睾丸破碎，可合并附睾、精索损伤。睾丸脱位是指外伤后睾丸脱离阴囊而滑入阴囊周围皮下。脱位多见于腹股沟。

2. 超声表现

（1）二维超声

1）阴囊挫伤：挫伤区阴囊壁肿胀增厚，回声不均匀，彩色多普勒超声显示血流信号增多。若形成血肿，损伤区表现为无回声区内含细点状高回声，透声欠佳，形态不规则。睾丸鞘膜腔积液内含有细点状或絮状物回声时提示出血。

2）睾丸钝挫伤：睾丸形态正常，体积正常或轻度增大，包膜回声连续，损伤区多呈不均匀低回声，边界欠清晰。轻度挫伤，仅表现为包膜下少量积液。

3）睾丸挫裂伤：睾丸形态失常，挫裂处包膜回声中断、不清晰，其旁（鞘膜腔内）出现团块状等回声，形态不规则，为溢出的睾丸内容物和（或）血块，损伤区睾丸实质回声分布不均匀。

4）睾丸破碎：损伤侧阴囊内回声杂乱，睾丸附睾显示不清，或含有不规则无回声区。

5）附睾损伤：附睾局部或整体肿大，回声不均匀。严重者，其轮廓显示不清。

（2）彩色多普勒超声：睾丸损伤区多无血流信号显示，其周围睾丸实质血流信号可增多。

3. 鉴别诊断　睾丸钝挫伤要注意与睾丸局灶性炎症或肿瘤相区别，病史及随访有助于鉴别。睾丸破碎要注意与斜疝嵌顿相鉴别。

4. 临床价值　临床检查判断阴囊外伤程度困难，彩色多普勒超声有助于正确判断阴囊血肿和确定睾丸是否损伤，能够快速可靠地为临床治疗提供依据。

【案例 10-3-1】男性患者，19 岁，因"阵发性下腹痛 3 天，伴阴囊肿痛 18h"就诊。既往无腹部外伤、手术及腹痛史。查体：心肺正常，腹平软，下腹部轻压痛，无反跳痛及肌紧张，肝脾肋下未触及。临床诊断：肠痉挛。给予肌内注射山莨菪碱 10mg，疼痛部分缓解。2 天后，阴囊肿痛加剧，伴恶心、呕吐，小便量少，大便正常。

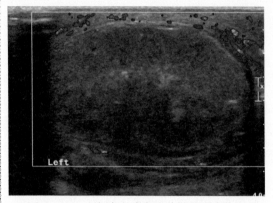

图 10-3-3　左侧睾丸彩色多普勒超声声像图

查体：体温 38.1℃，左侧阴囊皮肤红肿，睾丸肿大、拒按，与附睾界线不清，睾丸明显上移呈横位，抬举试验阳性，提睾反射消失。实验室检查：白细胞计数 $10.8 \times 10^9/L\uparrow$。

超声检查左侧睾丸声像图见图 10-3-3。

问题 1：根据上述病史描述，结合超声声像图特征，考虑该患者最可能的诊断是什么？

答案与解析：患者为 19 岁男性，急性发病，以下腹疼痛为首发症状，阴囊肿痛初时不明显，可能与血流未完全阻断有关。2 天后，患者存在左侧睾丸和阴囊处剧烈疼痛，阴囊红肿、压痛、抬举试验阳性，提睾反射消失。彩色多普勒超声检查：左侧睾丸增大，内部回声降低，不均匀，血流信号完全消失，符合睾丸扭转声像图改变。结合上述病史及超声声像图，该患者诊断为左侧睾丸扭转。

问题 2：需要与问题 1 中患者所患疾病进行鉴别诊断的疾病有哪些？

答案与解析：要注意与急性睾丸炎相鉴别。急性炎症时，睾丸内血流信号丰富程度与阴囊疼痛程度成正比。睾丸扭转时，因为精索血管扭转，睾丸血流供应发生障碍，因此彩色多普勒超声显示血流减少或无血流信号，而急性睾丸炎时血流信号极为丰富。扭转松解时，睾丸内血流信号明显增多，此时疼痛明显减轻。此外，还需要与睾丸结核相鉴别，睾丸结核常为多发病灶，病程较长，有结核病史。

四、睾丸肿瘤

（一）睾丸恶性肿瘤

1. 病理与临床　睾丸恶性肿瘤（testicular tumor）可分为原发性和继发性。睾丸肿瘤大多数为原发性恶性肿瘤，以精原细胞瘤最为常见，多发生于中青年。胚胎癌和畸胎瘤（癌）好发于青少年，卵黄囊瘤多见于婴幼儿。睾丸原发性恶性肿瘤可转移至腹股沟及腹膜后淋巴结，常伴有甲胎蛋白或 β 人绒毛膜促性腺素（β-hCG）升高。睾丸继发性恶性肿瘤主要见于白血病睾丸浸润，其他脏器恶性肿瘤转移至睾丸罕见。睾丸肿瘤较小时可无任何临床症状和体征，临床不易发现；肿瘤较大时可表现为睾丸沉重、肿大、质变硬。肿瘤发生出血、坏死时，可伴发阴囊疼痛。白血病睾丸浸润出现阴囊红、肿、胀、痛。

2. 超声表现

（1）二维超声

1）原发性恶性肿瘤：单发多见，肿瘤较大时可占据睾丸大部分，使睾丸体积明显增大，肿瘤侵及包膜时，睾丸包膜回声不完整。精原细胞瘤多表现为实性低回声团块，边界清楚。畸胎瘤多呈多房囊性团块，囊腔内含有细点状回声及团块状强回声等，团块边界清楚。胚胎癌、卵黄囊瘤，以实性团块为主，内部回声不均匀，可含有少量无回声区，团块边界清楚或不清楚。

2）继发性恶性肿瘤：多为双侧睾丸同时受累，睾丸不同程度肿大，实质内出现多发低回声小结节，或散在斑片状回声，边界清楚或不清楚。

（2）彩色多普勒超声：大多数睾丸肿瘤血供丰富，血管分布紊乱，血流速度加快。畸胎瘤血供不丰富，血流信号主要分布于瘤内房分隔上。

（二）睾丸良性肿瘤

1. 病理与临床 睾丸良性肿瘤临床不多见，主要有表皮样囊肿、间质性肿瘤等，一般无症状，临床检查不易发现。

2. 超声表现

（1）表皮样囊肿：二维超声显示其呈圆形或椭圆形，边界清楚，内部回声均匀，呈类实性改变。典型表皮样囊肿壁厚，内呈洋葱样改变。彩色多普勒超声显示其内无血流信号。

（2）间质性肿瘤：二维超声显示其呈圆形或椭圆形，边界清楚，内部多呈实性低回声，分布较均匀，彩色多普勒超声显示瘤内可有少量血流信号。

（三）鉴别诊断

睾丸肿瘤要注意与睾丸结核、局灶性炎症或坏死相鉴别。睾丸肿瘤形态多呈球形，多无明显临床症状；结核、局灶性炎症或坏死其病灶形态多不规则，一般无明显球形感，具有各自特征性的临床症状与体征。睾丸良性肿瘤、恶性肿瘤之间的鉴别主要依据肿瘤的边界、内部回声及血流分布等特点，病史及甲胎蛋白、β-hCG 检测有助于帮助鉴别。

（四）临床价值

高频彩色多普勒超声是睾丸肿瘤首选的影像学检查方法，它能够发现无临床症状的小肿瘤，并可进行睾丸肿瘤的分期及预后评估。

五、睾丸附睾囊肿

（一）病理与临床

大多数睾丸囊肿（testicle cyst）不易触及，体积大的附睾囊肿（epididymal cyst）（大于1cm）容易触及，质地软，无触痛。睾丸囊肿主要由精曲小管、精直小管或睾丸网局部扩张而形成。附睾囊肿由输出小管、附睾管局部阻塞扩张而形成，以附睾头囊肿多见。精液囊肿，囊内含有大量精子。

（二）超声表现

1. 二维超声

1）睾丸囊肿：单发为主，位于睾丸实质或纵隔内，形态呈圆形或椭圆形的无回声区，囊壁薄，边界清晰，内透声好，大的囊肿后方回声增强（图10-3-4）。

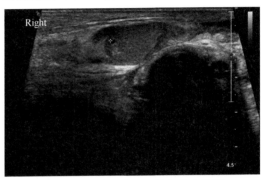

图 10-3-4 睾丸囊肿二维超声声像图

显示睾丸实质内见一圆形无回声区，囊壁薄，边界清晰，内透声好

2）附睾囊肿：单发或多发，常位于附睾头内，呈圆形或椭圆形的无回声区，边界清晰，囊壁薄，内透声好。

3）精液囊肿：多见于附睾，无回声区内可见细点状回声漂浮或沉积。

2. 彩色多普勒超声 囊肿无回声区内无血流信号显示。

（三）鉴别诊断

睾丸附睾囊肿应注意与睾丸结核、肿瘤、脓肿、静脉曲张及动脉瘤等相鉴别。单纯性囊肿内透声好，囊内无血流信号显示。精液囊肿无临床症状，囊内细点状回声常可沉积成一平面。

（四）临床价值

梗阻性无精症由输精管道梗阻引起，附睾管局部阻塞扩张形成囊肿，体积大的输出小管囊肿可压迫输精管道，导致无精症。高频超声检查有助于无精症病因的判断。

六、睾丸附睾结核

（一）病理与临床

睾丸附睾结核（orchis-epididymal tuberculosis）大多数由泌尿系统结核引起，以附睾尾部结核多见。结核病灶可局限于附睾尾或头部，也可弥散于整个附睾，严重者，蔓延至睾丸、阴囊壁。病理可见结核性肉芽肿、干酪样坏死、脓肿及纤维化、钙化等改变。临床上主要表现为阴囊内边界不清的痛性肿块，可反复发作。发作时，肿块增大，疼痛加剧，伴有阴囊壁红肿，严重者，阴囊壁可触及结节或出现皮肤破溃。

（二）超声表现

1. 二维超声 附睾结核表现为附睾形态不规则，尾部或头部局限性或弥漫性肿大，实质内见不均匀低回声区，边界不清晰。睾丸结核表现为睾丸体积正常或增大，实质内见单发团块状或散在结节状低回声区，局部包膜不完整。脓肿形成时低回声区内出现无回声区，内可见细点状回声漂浮。慢性期病灶回声增强，呈分布不均匀的等至高回声，可见斑点状钙化形成。阴囊壁结核表现为阴囊壁局部增厚，回声不均匀，或可见无回声。部分患者伴有鞘膜腔积脓。

2. 彩色多普勒超声 急性期低回声病灶内可见较丰富血流信号显示；慢性期可见少量血流信号显示。

（三）鉴别诊断

睾丸附睾结核需要与睾丸附睾炎、睾丸肿瘤鉴别（参见急性睾丸附睾炎、睾丸肿瘤）。

（四）临床价值

对于超声诊断睾丸附睾结核，根据典型声像图表现并结合患者病史多可明确诊断。部分患者无明显临床表现，且超声表现不典型，其易与慢性炎症及肿瘤相混淆。睾丸附睾结核大多数由泌尿系统结核引起，当超声表现不能明确诊断时，可结合泌尿系统检查结果以获取更多诊断信息。

七、鞘膜积液

（一）病理与临床

正常人睾丸鞘膜腔内可有少量液体，起到减少睾丸在阴囊里移动时摩擦的作用。鞘膜腔内液体超过正常量时称鞘膜积液（hydrocele）。其发病机制为精索部分鞘膜突未完全闭合，鞘膜液体分泌过多或吸收过少。鞘膜积液是阴囊肿大最常见的原因。临床上根据鞘膜突未闭合部位的不同，大致可将其分为4种类型。

1. 睾丸鞘膜积液 最常见，积液发生在睾丸固有鞘膜腔内。

2. 精索鞘膜积液 又称精索囊肿，鞘膜突的中间部分未闭合，两端关闭，积液腔与腹腔及睾丸鞘膜腔均不相通。

3. 睾丸精索鞘膜积液 又称婴儿型鞘膜积液，鞘膜突仅在内环处闭合，精索部分未闭合，积液与睾丸鞘膜腔相通，而上端与腹腔不相通。

4. 交通性鞘膜积液 又称先天性鞘膜积液，整个鞘膜腔完全未闭，鞘膜腔内液体通过窄道可流入腹腔。如果通道宽大，肠管和网膜均可进入鞘膜腔，即合并斜疝。

鞘膜积液量少时可无明显临床症状，积液量大时可表现为阴囊胀大，出现隐痛、下坠感、活动不便等症状。

（二）超声表现

1. 睾丸鞘膜积液 二维超声表现为阴囊内见不规则液性无回声区，睾丸附着于鞘膜囊的一侧，液体三面包绕睾丸周围，鞘膜囊壁薄光滑（图10-3-5），伴有炎症者，可见囊壁增厚。有少量陈旧性出血时，无回声区内可见散在漂浮的点状强回声，尤以改变体位后更加明显。部分病例可见纤维素形成的分隔，呈纤细条状不完整分隔。无回声区包绕睾丸并延伸到精索部位者为婴儿型鞘膜积液。

2. 精索鞘膜积液 二维超声表现为无回声区仅位于精索部位，呈囊肿样，与睾丸不相关。

3. 交通性鞘膜积液 二维超声表现为仰卧

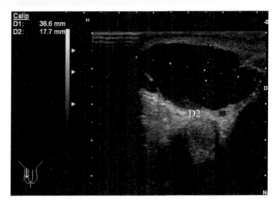

图 10-3-5 睾丸鞘膜积液二维超声声像图
显示阴囊内见不规则液性无回声区

时无回声区较小，站立时无回声区逐渐增大，用手挤压阴囊后无回声区变小，故其存在无回声区大小随体位变化的特征性表现。

（三）鉴别诊断

睾丸、精索鞘膜积液要注意与睾丸、精索囊肿相鉴别。囊肿多位于睾丸、精索的一侧，多呈圆形或椭圆形，囊壁薄而光滑，而鞘膜积液多环绕睾丸、精索，形态不规则。

（四）临床价值

超声检查除了可发现鞘膜积液并进行分型外，还可判别是否存在与其相关的其他睾丸、附睾疾病。对于临床透光试验阴性而诊断存在困难的阴囊肿大患者，超声可提供重要诊断信息。

八、精索静脉曲张

（一）病理与临床

精索静脉曲张（varicocele）是指精索蔓状静脉丛异常扩张、伸长和迂曲。发病可能与精索静脉的行程长、压差大，并静脉瓣关闭不全有关。多数精索静脉曲张发生在左侧，其次是双侧，其主要原因是左侧精索静脉垂直进入左肾静脉，静脉回流阻力较大，而右侧精索静脉斜行直接汇入下腔静脉，静脉回流阻力较小。精索静脉曲张可分为两种类型，即原发性精索静脉曲张和症状性精索静脉曲张。前者易发生于青壮年，由于性功能旺盛，生殖器经常勃起引起精索静脉充血所致；后者是肾肿瘤、肾积水、迷走血管等病变或癌栓阻塞肾静脉使精索静脉回流不畅所致。精索静脉曲张的发病率很高，是男性不育的常见原因，临床表现为患侧阴囊胀痛不适，并向会阴部、下腹部或腹股沟放射，但多数患者无明显症状，常在体检时偶然发现。突然发生精索静脉曲张，平卧位不消失时，需警惕肾肿瘤或腹膜后肿瘤压迫。

（二）超声表现

1. 二维超声 在精索、附睾上方出现迂曲的管状结构，或多数小囊积聚成的蜂窝状结构，管壁薄而清晰，管腔内呈无回声或见烟雾状活动的低回声（代表静脉内血液淤滞），管径增宽，可超

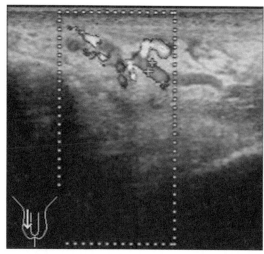

图 10-3-6　精索静脉曲张多普勒声像图

过 2mm（正常精索静脉管径范围为 0.5 ~ 1.5mm，最大管径宽度为 1.8mm），直立或做 Valsalva 试验（嘱患者深吸气后做屏气动作）时，管径可进一步增宽达 5mm，增宽的无回声区数目增多。部分病例可见上述迂曲的管状结构沿睾丸背侧向下延伸，直至附睾尾。

2. 彩色多普勒超声　中度精索静脉曲张：其最大管径为 2 ~ 4mm，仰卧位平静状态下不显示血流信号，行 Valsalva 试验时血流信号明显增宽变亮，持续时间较长；重度精索静脉曲张：其最大管径多超过 4mm，平卧位即可探及血流信号，平静呼吸下彩色血流持续出现（图 10-3-6）。

（三）鉴别诊断

在检查精索静脉曲张时，要注意区分蔓状静脉丛、精索外静脉及阴囊后壁静脉，后两者血液分别回流至髂外静脉和阴部内静脉，即使曲张也不易出现反流。

（四）临床价值

精索静脉曲张是不育症主要病因之一，彩色多普勒超声对精索静脉曲张的诊断和分级的临床价值在于指导治疗。临床研究证实，精索静脉曲张并Ⅱ级以上反流的患者，术后精液质量可得到明显改善。精索静脉曲张并Ⅰ级反流的患者，术后精液质量改善不明显。目前，彩色多普勒超声已替代 X 线静脉造影，成为精索静脉曲张诊断和分级的主要影像学方法。

九、隐　睾

（一）病理与临床

隐睾（cryptorchidism）指睾丸在下降过程中受其他因素影响，停留于同侧腹股沟皮下环以上的腹股沟区或腹膜后。临床上其主要表现为自幼阴囊空虚，以单侧多见，部分患者同侧腹股沟区可触及包块。大多数隐睾位于腹股沟区，少数位于腹膜后。隐睾容易恶变，可伴发睾丸扭转及睾丸微小结石症等，双侧隐睾还可导致不育症。

（二）超声表现

1. 二维超声　患侧阴囊空虚，内未探及睾丸回声，于同侧腹股沟区或腹膜后可探及类睾丸样团块回声，体积明显小于同龄人，形态多呈椭圆形，边界清晰，内部回声均匀，呈低回声。部分患者隐睾周围可见少量液性暗区包绕（图 10-3-7）。隐睾合并急性炎症或扭转时可见隐睾体积较前增大，回声不均匀，腹股沟隐睾触痛明显。隐睾发生恶变时表现为隐睾体积增大，实质内可见低回声团块，边界清楚或不清。部分患者隐睾可完全被团块所占据。

2. 彩色多普勒超声　腹膜后隐睾及体积较小的隐睾内部无明显血流信号显示。隐睾合并急性炎症时可见内部血流信号明

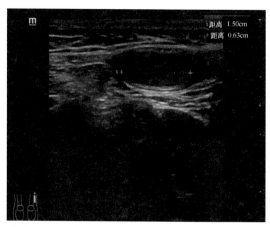

图 10-3-7　隐睾二维超声声像图（患儿，1 个月）

显示于阴茎根部见类睾丸组织回声，内部回声尚均匀，同侧阴囊空虚

显增多，而发生扭转时则无血流信号显示。隐睾发生恶变，团块内多可见丰富血流信号。

（三）鉴别诊断

隐睾需注意与腹股沟或腹膜后肿大淋巴结及肿瘤相鉴别。腹股沟隐睾在 Valsalva 动作或外力作用下可滑动，而淋巴结不移动。隐睾回声多均匀，淋巴结及肿瘤回声多不均匀。

（四）临床价值

睾丸下降异常是指出生 6 个月后睾丸仍未降入并固定于同侧的阴囊底部，包括隐睾、滑行睾丸、阴囊高位睾丸、回缩睾丸和异位睾丸。睾丸下降异常类型不同，其治疗方法也不相同。超声检查方法简便、准确且无放射性损伤，可作为睾丸下降异常的首选影像学检查方法。超声可明确诊断大多数隐睾，但对于腹膜后隐睾或体积过小的隐睾不易显示，必要时可借助 CT 和 MRI 检查。

十、睾丸微石症

（一）病理与临床

睾丸微石症（testicular microlithiasis）多与睾丸精曲小管萎缩、上皮细胞脱落和钙盐沉着有关，呈多发性，散在分布于双侧睾丸精曲小管内。临床多无特异的症状与体征，常与隐睾和精索静脉曲张并存。

（二）超声表现

1. 二维超声　睾丸形态大小正常，内可见多个点状强回声，弥散分布于双侧睾丸实质内，后无声影，直径多在 1mm 以下（图 10-3-8）。

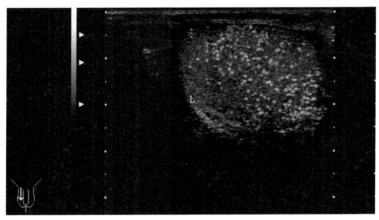

图 10-3-8　右侧睾丸微石症二维超声声像图

2. 彩色多普勒超声　睾丸内血流信号分布正常，无异常改变。

（三）鉴别诊断

睾丸微石症应注意与睾丸钙化相鉴别。后者为短棒状、小片状强回声，呈局灶性分布。

（四）临床价值

超声检查可明确诊断睾丸微石症。睾丸微石症常并发精索静脉曲张和隐睾，其可能与不育症、睾丸肿瘤有关，因此利用超声进行随访观察十分必要。

（钱林学）

第四节 阴 茎

一、解 剖 概 要

阴茎主要由两条阴茎海绵体和一条尿道海绵体组成，外包筋膜和皮肤，均为勃起组织。阴茎海绵体为两端细的圆柱体，左、右各一，位于阴茎背侧，左右两个阴茎海绵体紧密结合，向前延伸，尖端变细，嵌入阴茎头内面的凹陷内。尿道海绵体位于两个阴茎海绵体的腹侧。勃起组织呈海绵状结构，腔隙内壁有内皮细胞，周围有平滑肌组织，海绵样腔隙内淤血时，阴茎即勃起。每个海绵体之外有一层较为坚韧的纤维膜包绕，其为白膜。海绵体之间的白膜融合成隔膜，白膜之外为阴茎深筋膜（Buck 筋膜），将 3 个海绵体包裹在一起。阴茎深筋膜的浅层为阴茎浅筋膜，与阴囊的肉膜相连续。

尿道全长为 16～20cm，内径为 5～7mm，起自膀胱的尿道内口，终于阴茎头的尿道外口。整个尿道可分为尿道前列腺部、膜部和尿道海绵体部。通常将尿道前列腺部和膜部称为后尿道，海绵体部称为前尿道。尿道有 3 个狭窄部，分别位于尿道内口、膜部和尿道外口，其中以尿道外口最为狭窄。

阴茎动脉源于阴部内动脉，其是髂内动脉的分支，主要分支有阴茎背动脉、螺旋动脉、阴茎深动脉、尿道动脉，其中阴茎深动脉与勃起密切相关。阴茎静脉包括阴茎背浅静脉、海绵体静脉和阴茎背深静脉，回流入大隐静脉和前列腺静脉丛。

二、超声检查方法及正常声像图

（一）患者准备

检查应在一个舒适、温暖、具有安全感的暗房内进行，注意保护患者隐私。阳痿患者进行阴茎勃起功能检查时，需引导患者消除紧张等不良情绪，并鼓励患者自我刺激，以提高阴茎的反应性。

（二）探查体位

患者取仰卧位，嘱上提阴茎，在阴茎与大腿之间垫一毛巾，以固定阴茎，使阴茎背紧贴皮肤，与其保持平行。

（三）仪器

选用彩色多普勒多功能超声诊断仪，探头为短焦距线阵探头，频率一般选用 7.5～10MHz。

（四）检查方法

经阴茎腹侧从根部到头部行横切面扫查，从左到右行纵切面扫查。进行阴茎血管活性药物试验时，可向阴茎海绵体内注射一定剂量的罂粟碱及酚妥拉明。检查尿道时需插入气囊尿管进行检查。

（五）正常声像图

1. 阴茎　皮下组织呈略低回声。海绵体呈均匀的、略低回声。白膜呈高回声，弛缓期厚度小于 2mm，勃起期厚度小于 0.5mm。海绵体动脉在弛缓期和勃起期均可见到，长轴切面呈双线状高回声，位于海绵体中央，冠状切面于两侧阴茎海绵体内呈小亮环样回声，左右对称。弛缓期，动脉内径为 0.2～1mm，而在注射罂粟碱后内径可增加 2 倍，绝对值应大于 0.7mm。

2. 尿道　注水后充盈扩张，轮廓清晰，其内可见流动的点状强回声，边缘光滑富有弹性。尿道壁纵切面呈双线状高回声，位于尿道海绵体内。

三、阴 茎 外 伤

（一）病理与临床

阴茎损伤比较少见，一般均伴有尿道损伤，可分为闭合性损伤和开放性损伤两种类型。闭合性阴茎损伤包括阴茎皮肤挫伤和阴茎折断等。前者主要表现为阴茎肿胀、皮下出血及形成大小不等的血肿等。阴茎折断是指在阴茎勃起情况下受到直接的外力，从而造成白膜及阴茎海绵体破裂。受伤时，勃起随即消退，阴茎松软，局部肿胀，形成血肿，血肿一般局限于阴茎，但若阴茎深筋膜破裂，出血可沿阴囊和会阴延伸。一般仅一侧海绵体损伤，最常见的损伤部位为阴茎远端 1/3 处。

（二）超声表现

　　二维超声　阴茎皮下组织增厚、回声降低，阴茎海绵体肿胀，内部回声不均匀。血肿形成时，在阴茎皮下或阴茎海绵体内可见大小不等、边缘不规则的低回声区或无回声区，其中皮下血肿的前后径通常较小，时间较长的血肿其低回声区内可见点状或团块状的高回声。如阴茎深筋膜破裂，可见阴茎海绵体周围线样回声连续中断，其周围通常被不规则的高回声或无回声的血肿所包绕，并可向阴囊及会阴部延伸。

（三）鉴别诊断

　　本病确诊并不困难。阴茎外伤时需要通过辅助检查判断有没有并发睾丸损伤，本病需与单纯性阴茎外伤相鉴别。

（四）临床价值

　　高频超声可较为准确地判断阴茎深筋膜和白膜中断的部位及程度，可以清晰显示阴茎组织的结构和血流情况，具有无创、安全经济、简便易行及可重复检查等优点，在阴茎外伤的诊断和随访中具有重要价值。

四、尿道疾病

（一）前尿道损伤

　　1. 病理与临床　前尿道损伤（urethral injure）是泌尿系统最常见的损伤，多见于男性，青壮年居多，女性少见。其病因主要有会阴骑跨伤、骨盆骨折及医源性暴力损伤等。尿道损伤分为挫伤、破裂伤和断裂伤 3 种类型。通常于 3 周后形成瘢痕，导致尿道狭窄。尿道破裂或断裂后，在损伤部位可形成血肿，尿液及血液经破损的尿道渗至周围组织内，形成尿外渗。临床上主要表现为休克、尿道出血、局部疼痛、排尿困难、阴囊会阴血肿和尿外渗等。

　　2. 二维超声表现　尿道壁的连续性回声中断，其周围可有少量无回声区，加压注水时可见注入的液体从中断的尿道流向周围。当出现血肿时，在中断的尿道周围可见边缘不规则的低回声区或高回声区，如出血量较多，则低回声区内可见无回声，而时间较长的出血，则可见点状或团块状强回声。

（二）尿道狭窄

　　1. 病理与临床　尿道狭窄（urethral narrowness，UN）是泌尿外科的常见疾病，多见于男性，与男性尿道解剖特点有关。根据病因其可分为先天性尿道狭窄、炎症性尿道狭窄、外伤性尿道狭窄、医源性尿道狭窄等。尿道狭窄的病理改变因病因及病程长短而异。轻者仅呈膜状狭窄，重者尿道完全闭塞。瘢痕可仅局限于黏膜层，也可侵及黏膜下、海绵体、尿道全层，甚至尿道周围组织。多数为一处狭窄，也可呈节段性及多发性狭窄。当尿外渗时，可发生尿道周围炎、尿道周围脓肿和尿瘘等，还可继发尿道憩室、尿道结石、前列腺炎、附睾炎和附睾睾丸等。临床表现有排尿困难、膀胱刺激症状、残余尿、尿潴留等。

　　2. 二维超声表现　狭窄段尿道边缘回声增强、弹性受限或呈僵直环状变窄，管腔变细，加压注水时无扩张，狭窄近端尿道呈不同程度扩张。阴茎体部感染所致尿道狭窄者，声像图表现为细窄的皮革状低回声管道，边缘粗糙、增厚或呈锯齿状。球部狭窄时，狭窄段尿道周围组织因肿胀机化、瘢痕粘连等因素使其回声增强，尿道被突入腔内的瘢痕挤压变细或分隔中断，横切面扫查狭窄段尿道壁呈环形增厚，管腔狭小，甚至难以分辨管腔，管腔内呈不规则毛边状低回声区，少数病例可伴发憩室、尿道假道或瘘管。

（三）尿道结石

1. 病理与临床　尿道结石（urethra calculus）较少见，大多为肾结石、膀胱结石经尿道下落或嵌于尿道所致，也有少数并发于尿道狭窄、尿道异物或开口于尿道的憩室中，形成原发性尿道结石。男性尿道结石约占泌尿系统结石的 0.9%，其常见停留部位为前列腺部尿道、球部尿道、舟状窝及尿道外口，其中以后尿道最为多见。尿道结石的主要临床症状为排尿困难，呈滴沥状，有时出现尿流中断及尿潴留，可有明显的疼痛，且放射到阴茎头部，后尿道结石可伴有会阴和阴囊部疼痛。并发感染者尿道有脓性分泌物。

2. 超声表现　根据二维超声声像图特点尿道结石可分为弧形强回声带型和强回声团型两种类型。前者结石通常位于尿道内口、外口并伴尿道扩张或位于憩室的膜部，因其周围有尿液存在，构成了"液-石"界面，因声阻差极大，仅能显示结石前缘，声像图显示为弧形强回声带，后伴明显声影（图 10-4-1），呈典型的"管壁-结石-声影"三联征。

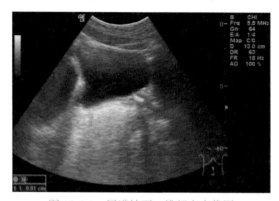

图 10-4-1　尿道结石二维超声声像图
显示前列腺内见条形强回声，后伴明显声影（男性患儿，9 岁）

（四）尿道憩室

1. 病理与临床　尿道憩室（urethral diverticulum）多发生于 30 ～ 40 岁者，女性多于男性。尿道憩室可为单房或多房，或一房数口。临床表现有排尿困难、尿滴沥，膀胱可有大量的残余尿。如憩室被尿液充满，则可于阴茎阴囊交界部出现膨隆肿块，排尿后仍有滴沥，用手挤压肿块，可有尿液排出。

2. 二维超声表现　尿道局部见异常无回声区，呈半球形向外膨出，多位于后方，侧方次之，前方少，与尿道相通。无回声区的大小不等，过大时可使尿道向一侧移位。憩室无回声区在充盈期更为明显，排尿后仍存在，压迫后消失。

五、勃起功能障碍

（一）病理与临床

勃起功能障碍（erectile dysfunction，ED）是指阴茎不能勃起或勃起不坚，达不到应有的硬度，不能进行性生活者，俗称阳痿（impotence）。根据阴茎动脉的血流动力学变化可将其分为非血管性阳痿和血管性阳痿，后者又可分为动脉供血不足型和静脉关闭功能不全型。

（二）超声表现

1. 动脉性阳痿　注入血管活性药物 5min 后，阴茎海绵体体积增大不明显，内部回声变低，海绵体动脉无明显增宽，血流呈低速单峰型，最大峰值流速 < 30cm/s，舒张末期流速为 2 ～ 4cm/s，阻力指数正常或较正常增大（一般大于 0.85），静脉不易显示。三维彩色多普勒能量血管成像显示血管走行迂曲、增宽，呈串珠样改变，而且空间结构关系较紊乱，血管呈稀疏分布。

动脉性阳痿的主要诊断指标为阴茎深动脉的收缩期峰值流速（PSV）。PSV ＜ 25cm/s 为重度，25 ～ 30cm/s 为临界或轻度损害。

2. 静脉性阳痿　是阴茎海绵体静脉在阴茎勃起时不能完全闭合，形成静脉瘘所致。患者注入血管活性药物 5min 后，阴茎海绵体体积增大较明显，海绵体动脉血流频谱形态改变，最大峰值流速 ＞ 30cm/s，舒张末期流速也明显增大（一般大于 5cm/s），阻力指数却明显降低（一般小于 0.75）。静脉性阳痿以舒张末期最低速度（EDV）增高为特征性表现。

（三）鉴别诊断

勃起功能障碍需与精神性阳痿鉴别。根据病史及睡眠时于生理状态下监测勃起的形态有助于两者鉴别。正常人阴茎在睡眠状态中有周期性的折回性勃起。因此，测定夜间阴茎胀大（NPT）情况可提供很有价值的诊断信息，血管性阳痿者睡眠时不勃起，而精神性阳痿则勃起正常。

（四）临床价值

超声检查可对阴茎深静脉的管径、收缩期峰值流速、舒张末期最低速度、阻力指数等指标进行检测，能客观反映阴茎勃起时动脉和静脉的血流动力学变化，为临床判断阴茎动脉功能提供重要信息，也可作为动脉造影和海绵体造影前筛选检查。

自我检测

10-4-1. 超声如何诊断鞘膜积液？

10-4-2. 睾丸扭转的超声表现有哪些？

10-4-3. 睾丸微石症的超声图像特征及鉴别诊断是什么？

（钱林学）

第十一章 妇 科

学习要求

记忆 正常女性盆腔脏器的解剖位置；子宫及卵巢的解剖结构、生理变化及对应的正常声像图特征；不同位置子宫平滑肌瘤的声像图表现；子宫腺肌病的临床与超声表现；子宫内膜增生性病变为子宫内膜样癌的前驱病变，可同时存在；子宫发育异常的 7 种类型（AFS 分类）；卵巢非赘生性囊肿的定义；常见卵巢肿瘤的组织学类型。

理解 子宫内膜弥漫性增厚的病理改变包括子宫内膜增生性病变、慢性子宫内膜炎和子宫内膜癌等；子宫内膜息肉样病变包含了良性子宫内膜息肉、子宫内膜息肉癌变、呈息肉样生长的子宫内膜癌等一组疾病；分泌雌激素的附件区肿瘤可致子宫内膜异常；动态超声观察可鉴别卵巢的非赘生性囊肿与赘生性囊肿。

运用 妇科超声检查前需备注末次月经的时间、手术史及药物治疗史；超声检查判断子宫内膜是否异常应选择在子宫内膜的增殖早期或阴道出血停止之后行超声检查；判断子宫结构是否异常应选择在子宫内膜的分泌期；子宫发育异常的诊断与鉴别诊断；附件区良性肿瘤与恶性肿瘤的诊断与鉴别诊断。

第一节 概 述

超声检查是妇科疾病最常用的影像学诊断方法，对妇科疾病做出及时、正确的超声诊断必须要熟悉女性盆腔的解剖结构及形态学特征，了解女性内生殖器官各发育阶段的生理特点及随月经周期变化的规律，正确理解并掌握相应的超声声像图表现。

一、解 剖 概 要

（一）女性盆腔及其内部结构

1. 盆腔 包括盆壁、盆膈和盆腔器官等结构，盆腔上口与腹腔相延续，下口为盆膈。盆膈以下的软组织称为会阴。

2. 盆壁 由小骨盆、附着在骨盆内面的肌肉及其筋膜所组成。

3. 盆膈 由前方的肛提肌和后方的尾骨肌及覆盖在两肌上下面的盆膈上筋膜、下筋膜组成，又称盆底，具有承托盆腔脏器、协助排便、分娩等功能。

4. 盆腹膜腔 是腹膜腔向盆腔内延伸的部分。腹膜自腹前壁向下，在骨盆入口处转向后并覆盖膀胱上壁、侧壁和底的上部，然后反折至子宫体前面并覆盖子宫底、子宫体的后面，直达阴道后壁上部，继而反折至直肠，在子宫的前方、后方分别形成膀胱子宫陷凹和直肠子宫陷凹。覆盖子宫前壁、后壁的腹膜在子宫两侧汇合，形成双层腹膜结构，附着于骨盆侧壁，称为子宫阔韧带。直肠中段仅前面有腹膜覆盖，而直肠上段的前面与侧面均有腹膜覆盖。

5. 盆腔器官 分属泌尿系统、生殖系统和消化系统。它们在盆腔内大致的位置关系如下：泌尿系统器官在前，生殖系统器官居中，消化系统器官在后。

（二）女性内生殖器官

女性内生殖器包括卵巢、输卵管、子宫和阴道。临床上常将卵巢和输卵管称为子宫附件。

1. 卵巢 为女性生殖腺，具有产生卵细胞和分泌女性性激素的功能。卵巢呈扁卵圆形，大小、形状随年龄不同而有差异。其位于子宫的两侧、输卵管的后下方，外侧以卵巢悬韧带与骨盆壁相连，内侧以卵巢固有韧带与子宫相连。

2. 输卵管 位于阔韧带上缘内，全长 10～12cm，内侧连于两侧子宫角，外侧游离并靠近卵巢。自外侧向内侧分为 4 部分：①输卵管漏斗部，输卵管末端膨大呈漏斗状的部分，开口于腹膜腔，称为输卵管腹腔口，口周缘有许多指状突起称为输卵管伞；②输卵管壶腹部，连接漏斗部，管径较粗大，占输卵管全长的 2/3 左右，为卵子受精的场所；③输卵管峡部，在壶腹部的内侧，连于子宫角，细而短；④输卵管子宫部，也称间质部，位于子宫壁内，内侧端开口于子宫体腔，称为输卵管子宫口。

3. 子宫　是孕育胎儿的器官，位于小骨盆腔中央，前邻膀胱，后与直肠相邻，常呈前倾前屈位。成年子宫呈前后略扁的倒置梨形，可分为底、体、颈三部。输卵管子宫口平面以上，向上隆凸的部分为子宫底，下端变细呈圆柱状为宫颈，宫底与宫颈之间的部分为宫体。宫颈的下部突入阴道内，可分为宫颈阴道部和阴道上部。宫颈、宫体交界处稍细称为子宫峡部。子宫峡部在非妊娠期不明显，长约 1cm。在妊娠期峡部逐渐伸长、变薄，形成子宫下段。妊娠末期此处可长达 7 ～ 11cm。子宫底的外侧与双侧输卵管连接的部分称为子宫角。子宫腔为上宽下窄的三角形，两侧角与输卵管子宫口相通，下段则通过宫颈内口与宫颈管相延续。子宫颈管近似圆锥体，上端连于宫体，下段通过宫颈外口开口于阴道。未生育的女性宫颈外口呈圆形，经阴道分娩的女性则呈横裂状。

4. 子宫韧带

（1）子宫阔韧带：子宫前面、后面有腹膜自子宫侧缘向两侧延伸，形成双层腹膜皱襞，即为阔韧带。宫体两侧阔韧带内有丰富的血管、神经及淋巴管等，子宫动脉、静脉及输尿管从其基底部走行。

（2）子宫圆韧带：由平滑肌和结缔组织构成，起自子宫角前下部，行经子宫阔韧带和腹股沟管，止于大阴唇皮下。主要作用是维持子宫前倾位。

（3）宫骶韧带：由腹膜外的结缔组织和平滑肌纤维构成，起于子宫颈，向后绕直肠外侧附着于骶骨。宫骶韧带可防止子宫向前移位和维持子宫的前屈位。

（4）子宫主韧带：又称子宫（颈）横韧带或子宫旁组织，位于子宫阔韧带底部，由宫颈阴道上部两侧向外后方连于骨盆侧壁，内含少量平滑肌纤维，该韧带对固定子宫颈的位置有重要作用，可防止子宫脱垂。

5. 阴道　为位于膀胱、尿道和直肠之间的肌性管道，全长 8 ～ 10cm。其前壁、后壁相互贴近，上接宫颈，下端以阴道口止于会阴部的阴道前庭。处女的阴道口围以黏膜皱襞称为处女膜，处女膜呈环状、半月状或伞状等。由于子宫颈阴道部突入阴道内，从而子宫颈与阴道壁之间形成的环状间隙称为阴道穹，阴道穹可分为前穹、后穹和左右侧穹，其中后穹最深，直接与直肠子宫陷凹相贴。

6. 内生殖器的血供　生殖器官的血供主要包括：①子宫动脉，来源于髂内动脉前干的分支，自腹膜后向下向前走行，横跨输尿管后又分为上、下两支。上支较粗，为宫体支，于宫角处又分为宫底支、卵巢支和输卵管支；下支较细，分布于宫颈、阴道处，为宫颈-阴道支。②卵巢动脉，由腹主动脉发出，由腹膜后下行至盆腔，沿骨盆漏斗韧带进入卵巢内。③静脉，常与同名动脉伴行，数量较多，常形成静脉丛。

二、超声检查方法及正常声像图

（一）患者准备

临床上有经腹壁与经阴道 / 直肠两种检查途径。经腹壁超声检查时，患者需憋尿，使膀胱适度充盈。经阴道 / 直肠超声检查时则需排空膀胱后进行检查。

（二）探查体位

经腹壁超声检查取仰卧位，经阴道 / 直肠超声检查取膀胱截石位。

（三）仪器

常规使用彩色多普勒超声诊断仪，需配备经腹壁超声检查及经阴道 / 直肠超声检查探头。若需要进行三维超声或超声造影检查，应选择相应功能的高端超声仪。

（四）检查方法

1. 经腹壁超声检查　患者取仰卧位，首选凸阵探头，探头频率为 3 ～ 5MHz，将探头置于腹壁表面以纵、横、斜等切面对子宫、附件及其相邻盆腔结构顺次扫查。

2. 经阴道 / 直肠超声检查　常采用凸阵阴道探头，探头频率为 5.0 ～ 7.0MHz，患者取膀胱截石位，将探头轻柔置于阴道或直肠内进行各个切面的扫查。必要时，可用探头轻轻推挤宫颈或阴道穹，或用左手在患者盆腹部腹壁表面轻轻按压，以便能清楚显示盆腔病灶、观察其活动度及与周围组织的粘连情况。

3. 彩色多普勒超声检查 应用彩色多普勒血流显像观察病变内部的血流丰富程度及血管分布情况，在此基础上启用脉冲多普勒测量供血或滋养动脉的各项血流指数，用于帮助判断病变的性质。

4. 三维超声检查 三维超声显像可获取二维超声不能得到的冠状面信息，并能通过相互垂直平面上的平行移动及旋转，对感兴趣区域进行全面分析，对子宫畸形、子宫内膜息肉、黏膜下肌瘤等疾病具有较高诊断价值。

5. 超声造影检查 采用经周围静脉注射（最常用的是经肘前静脉团注）或经管道注入（如输卵管、引流管等）方式给予充盈对比剂进行检查。此方法主要用于评估常规超声难以确诊的妇科病变、子宫肌瘤非手术治疗后的疗效及可疑的输卵管阻塞病变。

（五）正常声像图与正常测值

1. 盆腔内结构正常声像图

（1）膀胱：位于子宫前方，膀胱未充盈时显示不清或仅见膀胱壁，充盈后呈无回声区（图 11-1-1）。

（2）直肠：位于阴道、子宫后方，其管腔内呈散在的强回声，可随肠蠕动而活动。经阴道超声检查可显示直肠壁及其周围结构（图 11-1-2）。

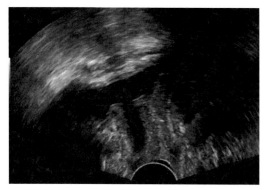

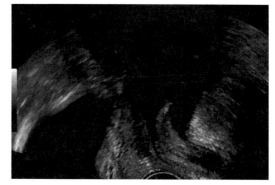

图 11-1-1 正常膀胱经阴道超声声像图
显示位于阴道前方的尿道及与之相连的膀胱

图 11-1-2 正常直肠经阴道超声声像图
显示位于阴道后方的直肠

2. 正常子宫声像图

（1）子宫：位于膀胱的后方，纵切面呈一倒置"梨"形，横切面近宫底角部呈三角形，体部呈椭圆形，为一实性结构，子宫浆膜层呈线状高回声，肌层为等回声、分布均匀，宫腔线也呈线状高回声。宫颈回声要略高于宫体，常可见带状的宫颈管高回声，宫颈黏膜层则为沿宫颈管线分布的低回声。成年女性子宫的大小：长径 5.5 ～ 7.5cm，前后径 3.0 ～ 4.0cm，横径 4.5 ～ 5.5cm。子宫颈长径 2.5 ～ 3.0cm，前后径 1.5 ～ 2.0cm，横径 2.0 ～ 3.0cm。子宫颈与宫体长度比例接近 1 ： 2。

（2）子宫内膜：随月经周期发生坏死脱落、增生修复、腺体分泌等周期性变化。声像图表现为内膜呈脱落消失后逐渐增厚、回声由低逐渐增强的周期性变化。月经第 4 ～ 6 天，内膜为一薄线状回声；排卵前后，内膜增厚，内膜的基底层呈高回声，功能层呈均匀的低回声，与高回声的宫腔线形成典型的"三线征"（图 11-1-3）。分泌期：内膜更厚，回声增强，分泌中晚期"三线征"消失，呈高回声。在与正中矢状切面垂直的方向测量双层内膜外侧边缘之间最厚处的厚度为子宫内膜的厚度（图 11-1-4）。

3. 正常卵巢、输卵管声像图

（1）卵巢：呈杏仁形，其内部回声略高于子宫，成年女性卵巢大小约为 4cm×3cm×1cm，随月经周期而变化。声像图可观察卵泡的生理变化过程，可用于监测卵泡的发育。每个月经周期通常有一个优势卵泡发育、排卵，形成黄体，因而不同时期卵巢的声像图变化较大。处于月经期和卵泡期的卵泡呈无回声，圆形，壁薄而光滑，凸向卵巢外，且具有一定的张力。排卵后，卵泡消失，可出现黄体囊肿，当黄体内出血时卵巢的声像图表现则变得复杂多样，卵巢可以明显增大，出现囊肿，内部回声可杂乱，囊肿壁上出现围绕黄体的丰富血流信号。值得注意的是，卵巢不发生排卵时也可能出现卵泡囊肿，尽管卵巢形态生理性的变化较大，但是这些形态上的改变在短期内都会消失（图11-1-5）。

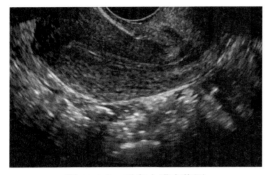

图 11-1-3　子宫内膜声像图

排卵前后，子宫内膜呈典型的"三线征"

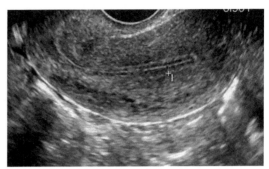

图 11-1-4　子宫内膜厚度的测量

在与正中矢状切面垂直的方向测量双层内膜外侧边缘之间最厚处的厚度

（2）输卵管：位于卵巢上方，呈弯曲、边缘回声较高的细管状。由于输卵管弯曲、细小，位置不固定，常被肠管遮挡，故正常情况下超声一般不易显示。当盆腔内出现积液或输卵管积水、积脓、内有占位病变时，超声可显示输卵管。

4. 青春期前女性子宫、卵巢声像图

（1）子宫的形态：青春期前子宫体积小，呈狭长形，内膜极薄，宫颈与宫体长度比例接近 1：1。

（2）子宫的测值：青春期前（＜9岁）主要超声测值的范围为子宫体长径＜2.0cm，宽径＜1.5cm，厚度＜1.0cm，子宫体容积＜1.5mL；内膜线多无法清晰显示，测值＜0.12cm；宫颈长径＜2.0cm（图11-1-6）。

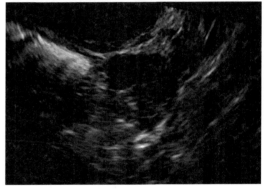

图 11-1-5　卵泡期卵巢声像图

（3）卵巢的变化：卵巢和卵泡随青春期发育不断增长。6岁前卵巢体积仅 $0.4cm^3$，内有直径＜4mm的小卵泡。6岁后卵巢开始发育，体积逐渐增大，直径≥4mm的卵泡逐渐增多。青春期发育开始后，卵巢内出现4个以上直径≥4mm的卵泡，这是下丘脑-性腺轴功能发动的表现（图11-1-7）。

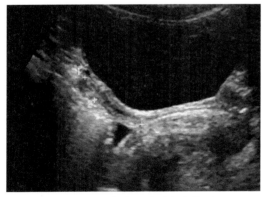

图 11-1-6　青春期前子宫声像图

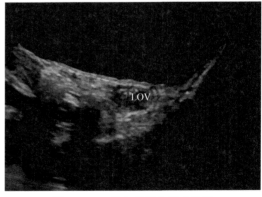

图 11-1-7　青春前期卵巢声像图

LOV. 左卵巢

（4）卵巢的测值：正常女童多在9岁后出现卵巢容积的明显增大，卵巢容积＜1.2ml，卵泡最大径＜7mm。

5. 绝经期子宫、卵巢声像图

（1）子宫的体积：绝经后子宫逐渐缩小，以宫体变化明显，宫颈与宫体长度比逐渐接近 1 ：1，正常萎缩子宫三径之和应 < 11cm（图 11-1-8）。

（2）子宫内膜厚径：两层子宫内膜变薄，紧粘在一起形成细线状或双线状，周围有一层低回声晕，内膜厚度 ≤ 0.5cm。

（3）宫腔积液：绝经后宫腔内常可见积液，只要子宫内膜无增厚，积液透声好，多无临床意义（图 11-1-9）。

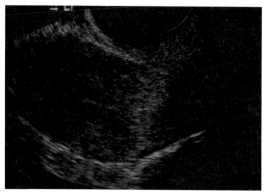
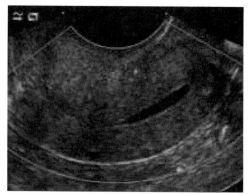

图 11-1-8　绝经后前位子宫声像图　　　　　图 11-1-9　绝经后后位子宫声像图
显示宫腔内少量积液

（汪龙霞）

第二节　子宫疾病

一、子宫肌瘤

（一）病理与临床

1. 病理学概述　子宫平滑肌瘤是来源于间叶组织的良性肿瘤，主要由平滑肌细胞和不等量的纤维结缔组织构成，周边因正常组织受压而形成假包膜；可位于黏膜下、肌壁间或浆膜下。平滑肌肿瘤中最常见的良性肿瘤是指没有其他特殊组织学变异的平滑肌瘤，简称子宫平滑肌瘤或子宫肌瘤，在 30 ～ 50 岁的女性中发病率约为 30%；平滑肌瘤组织变异性肿瘤包括富细胞型平滑肌瘤、伴有奇异核的平滑肌瘤、核分裂活跃的平滑肌瘤、水肿型平滑肌瘤、卒中型平滑肌瘤、脂肪瘤性平滑肌瘤、上皮样平滑肌瘤、黏液样平滑肌瘤、分离性（叶状）平滑肌瘤、弥漫性平滑肌瘤病、静脉内平滑肌瘤病和转移性平滑肌瘤，其中声像图有较特异性表现的为脂肪瘤性平滑肌瘤，其发病率极低，为 0.03% ～ 0.2%。

2. 临床表现

（1）子宫出血：位于黏膜下或突向子宫腔的肌壁间病变多导致子宫内膜的面积增大，子宫异常收缩，临床多表现为子宫异常出血及痛经。

（2）疼痛：因平滑肌瘤变性、瘤蒂扭转引起急性腹痛。

（3）压迫症状：瘤体较大或多发肌瘤压迫相应器官可致尿频、尿急、排尿困难及便秘等。

（4）腹部包块：多发或体积较大的肌壁间病变及突向子宫外的病变多导致子宫体积增大、形态不规则，以盆腔包块就诊。

（5）贫血：出血较多者会导致贫血。

（二）超声表现

子宫平滑肌瘤可单发，也可多发，可位于肌壁间、黏膜下及浆膜下，超声检查可出现相应的声像图表现。

1. 子宫大小及形态改变　多发性子宫肌瘤或较大单发肌瘤可致子宫体积增大、形态失常，部分肌瘤带蒂，可远离子宫。

2. 肿瘤的边界　子宫平滑肌瘤的周围组织因受压而形成假包膜，故大部分瘤体的边界清楚（图 11-2-1）；部分瘤体因假包膜形成不完善，也可见部分瘤体界线不清。

3. 内膜线的改变　较大的壁间肌瘤可致内膜线变形、向前或向后移位，黏膜下肌瘤可致内膜线回声分离（图 11-2-2）。

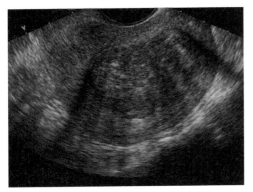

图 11-2-1　子宫平滑肌瘤二维声像图
显示瘤体边界清楚

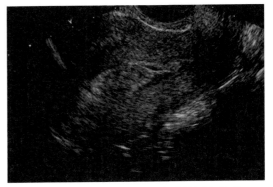

图 11-2-2　黏膜下肌瘤致内膜线回声分离

4. 内部回声　与肌瘤周围的肌层比较，均匀的平滑肌瘤可以分为低回声、等回声和高回声，以低回声多见（图 11-2-1）；肌瘤与肌壁分界清楚。组织变异性平滑肌瘤及平滑肌瘤变性时内部回声比较复杂，脂肪瘤性平滑肌瘤及平滑肌瘤脂肪变性表现为瘤体内出现团状或片状高回声区（图 11-2-3）；血管平滑肌瘤的二维声像图表现与没有组织学变异性子宫平滑肌瘤相似，彩色多普勒血流成像多表现为富血供瘤体；肌瘤钙化多出现在老年女性，表现为瘤体内出现强回声斑，后方伴声影。

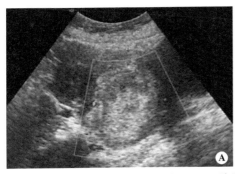
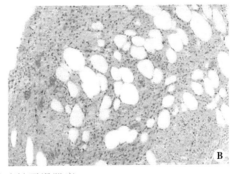

图 11-2-3　脂肪瘤性平滑肌瘤
A. 瘤体呈中高回声；B. 瘤体由平滑肌细胞和脂肪细胞共同构成（HE，×100）

5. 彩色多普勒超声　子宫平滑肌瘤的供养血管多较粗大，血管壁和管腔的大小与瘤体的位置相关；位于子宫黏膜下的平滑肌瘤，供养血管一般来自放射动脉的远端；位于子宫壁间及浆膜下的瘤体，供养动脉多来自放射动脉的近端或弓形动脉，管壁及管腔更为粗大。彩色多普勒超声显示子宫肌瘤边缘可出现半环状或丰富的环状血流信号，肌瘤实质内可有点状、短线状或小树枝状血流信号（图 11-2-4）。脂肪瘤性平滑肌瘤彩色多普勒血流成像无特异性表现；血管平滑肌瘤多表现为富血供瘤体（图 11-2-5）。

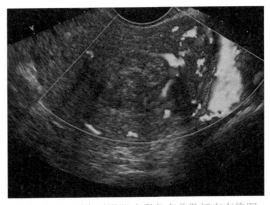

图 11-2-4　子宫平滑肌瘤彩色多普勒超声声像图
显示肌瘤实质内点状、短线状或小树枝状血流信号

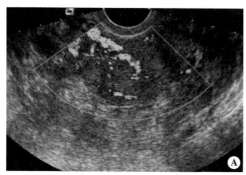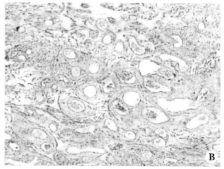

图 11-2-5　血管平滑肌瘤彩色多普勒超声声像图

A. 彩色多普勒血流显示为富血供瘤体；B. 镜下病理见丰富的血管结构（HE，×100）

（三）鉴别诊断

1. 子宫平滑肌瘤与组织变异性平滑肌瘤　子宫平滑肌瘤多表现为界线清楚的低回声结节，脂肪瘤性平滑肌瘤和平滑肌瘤脂肪变性多表现为瘤体回声增高（图 11-2-3）；血管平滑肌瘤为富血供瘤体（图 11-2-5）。

2. 平滑肌瘤与平滑肌肉瘤　子宫平滑肌肉瘤体积通常较大，回声不均；位于肌壁间的肿瘤与周围正常平滑肌组织界线不清；位于黏膜下或突入宫腔的瘤体基底部与正常肌壁无明显分界，突入宫腔的瘤体，如瘤体表面被覆的子宫内膜未被肿瘤组织浸润，声像图显示边界清楚；故瘤体较大、边界不清、内部回声不均匀时，提示肉瘤可能性大。

（四）临床价值

子宫平滑肌瘤是女性最常见的良性肿瘤之一，子宫平滑肌肉瘤是间叶组织来源肿瘤中相对多见的恶性肿瘤，间质肉瘤相对少见，常以异常子宫出血、腹部包块就诊；没有症状的子宫肌瘤多于体检发现；依据典型的声像图表现可为临床提示诊断；恶性肿瘤的生长方式与良性平滑肌瘤不同，典型的声像图表现可提示诊断；与良性平滑肌瘤并发的平滑肌肉瘤容易误诊；富血供平滑肌瘤需与间质肉瘤鉴别。

二、子宫腺肌病

（一）病理与临床

1. 病理学概述　子宫腺肌病是指子宫肌层的肌壁内出现岛屿状的子宫内膜腺体及子宫内膜间质，常伴周围的平滑肌纤维局灶性增生，分为弥漫型和局灶型。弥漫型病灶多累及子宫后壁，以后壁肌层增厚明显；子宫内膜的局灶性浸润可呈结节状，当局限性病灶界线相对较清楚时，界定为子宫腺肌瘤；突入子宫腔、呈息肉样者称息肉样腺肌瘤。

2. 临床表现　子宫腺肌病多见于育龄期和围绝经期；以经产妇居多。主要的临床表现如下：

（1）痛经：30 岁以上的妇女，出现继发性、渐进性加剧的痛经为本病的主要症状。一般认为：痛经与内膜浸润肌层的深度有关，浸润深，症状重；与肌层内内膜异位灶出血的程度有关，出血的病灶往往有痛经，而无出血者痛经一般较轻。痛经可发生在月经期前、月经期或月经期后，以月经期为著。疼痛多局限于下腹部和腰骶部，可放射至会阴、肛门或大腿部，并逐月加重。

（2）月经异常：主要表现为月经量增多，经期延长，其发生原因包括：

1）子宫收缩异常：由于肌层内有子宫内膜异位灶，不能使子宫肌层有效地收缩而致月经过多。

2）高雌激素状态：腺肌病及腺肌瘤患者常伴子宫内膜增生过长，也可致月经过多或经期延长。文献报道腺肌瘤合并子宫内膜增生过长的发生率为 25% 左右。

3）由于子宫体积增大，子宫腔面积也相应增大，子宫内膜覆盖的面积增大，因此出血量增多。

（3）不孕：子宫腺肌病与腺肌瘤可伴发不孕。

（二）超声表现

1. 子宫腺肌病

（1）子宫大小及形态：子宫体积多增大呈球形，子宫肌壁对称性或非对称性增厚，以后壁增厚多见（图 11-2-6）。

（2）肌层回声的改变：肌壁回声明显不均匀，可见扇形声影，部分病例可见肌层内小的类圆形无回声区，周边回声略高。

（3）内膜线的改变：依据病灶浸润的部位不同，内膜线可居中或偏移，以内膜线前移多见；子宫内膜与肌层分界不清。

（4）彩色多普勒血流显像：病灶区血流分布可增多。

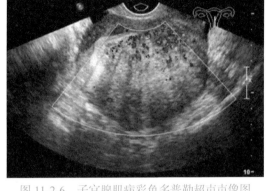

图 11-2-6　子宫腺肌病彩色多普勒超声声像图
子宫后壁明显增厚，病灶区域血流信号增多

2. 子宫腺肌瘤与息肉样腺肌瘤

（1）子宫腺肌瘤：病变局限分布于子宫前壁或后壁肌层，呈结节状，界线相对较清楚；部分子宫切除的病例，可见到异位的腺体出现在平滑肌瘤内，声像图表现为瘤体界线清楚（图 11-2-7），彩色多普勒超声显示瘤体周围有环状或半环状血流信号，并呈分支状进入瘤体内。

（2）息肉样腺肌瘤：病变位于宫腔，呈息肉样，与没有腺体结构的子宫内膜息肉声像图表现相似。彩色多普勒超声显示其内可见条状血流信号（图 11-2-8）。

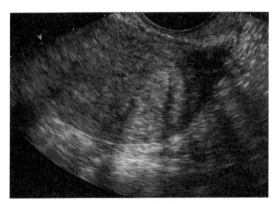

图 11-2-7　子宫腺肌瘤
二维声像图显示后壁瘤体界线较清楚

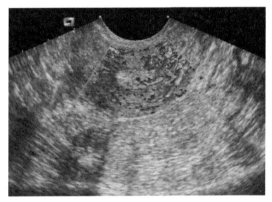

图 11-2-8　息肉样腺肌瘤彩色多普勒超声声像图
病变呈中高回声伴条状穿入性血流信号

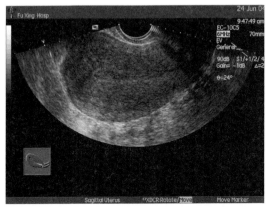

图 11-2-9　子宫肥大症二维声像图
子宫对称性增大，内膜线回声居中

（三）鉴别诊断

1. 子宫腺肌病与子宫肥大症　子宫肥大症多表现为子宫均匀增大，子宫壁回声均匀，内膜线居中（图 11-2-9）；子宫腺肌病可表现为子宫壁非对称性增厚，回声不均，内膜线回声偏移（图 11-2-6）。

2. 子宫腺肌瘤与平滑肌瘤　子宫平滑肌瘤多有假包膜，与周围组织分界清楚（图 11-2-1）；子宫腺肌瘤也有较清楚的边界（图 11-2-7）；子宫平滑肌瘤与腺肌瘤周围均可有环状或半环状血流信号，并呈分支状进入瘤内；故二者的声像图表现不易鉴别。当同时伴有腺肌病时，腺肌瘤的可能性大。

3. 子宫息肉样腺肌瘤与息肉样病变　子宫息肉样腺肌瘤与子宫内膜息肉、黏膜下肌瘤、黏膜下的低度恶性间质肉瘤等均表现为息肉样；低度恶性间质肉瘤多表现为低回声及丰富的树状分布的血流信号；典型的黏膜下肌瘤为低回声伴有条状或半环状血流信号；息肉样腺肌瘤可与内膜息肉的二维声像图及血流分布相似；部分病例超声检查难以鉴别。

（四）临床价值

超声检查因无创、简便易行，为子宫病变的首选检查方法；子宫腺肌病为子宫较常见的良性病变，超声检查多可提示诊断。

三、子宫内膜疾病

（一）上皮性肿瘤和前驱病变

1. 病理与临床

（1）病理学概要

1）子宫内膜增生性病变：病理学上是一组上皮源性、增生性病变，在 WHO（2014）子宫体肿瘤分类中定义为子宫内膜样癌的前驱病变（precursors），包括不伴有非典型增生（hyperplasia without atypia）、非典型增生/子宫内膜样上皮内瘤变（atypical hyperplasia, AH/endometrioid intraepithelial neoplasia，EIN），其组织学形态介于正常增殖期子宫内膜和高分化子宫内膜样癌之间。绝大多数子宫内膜增生是一种可逆性病变，或保持一种持续性良性状态；仅有少数病例可发展为癌。子宫内膜增生可发生在月经初潮后任何年龄，多见于围绝经期妇女，也可见于育龄期及绝经后妇女。

2）子宫内膜癌（endometrial carcinoma）：是指原发于子宫内膜的一组上皮源性恶性肿瘤，又称子宫体癌（carcinoma of uterine corpus），为女性生殖道常见三大恶性肿瘤之一，占女性生殖道恶性肿瘤的 20%～30%。近年来世界范围内的发生率有上升趋势，其发病率高低有种族、地域性差异。子宫内膜癌中的子宫内膜样癌（endometrioid carcinoma）是上皮性肿瘤中最常见的组织学类型，占子宫内膜癌的 80%。

3）子宫内膜息肉：可单发，也可为多发；由子宫内膜腺体、纤维性间质和粗大供养血管构成的良性结节状突起称为子宫内膜息肉。组织学分类包括功能性息肉、非功能性息肉和绝经后子宫内膜息肉。内膜息肉的被覆上皮与周围子宫内膜呈同期变化者称为功能性子宫内膜息肉；被覆上皮与周围腺体不呈同期变化，伴或不伴有非典型性的增生者，称为非功能性子宫内膜息肉；非功能性息肉发生癌变的概率明显高于功能性息肉。子宫内膜息肉可从子宫壁的任何部位、任何角度向子宫腔内突出生长，也可突入宫颈管内，还可位于子宫角部栓堵于输卵管口。

（2）临床表现：子宫内膜增生、子宫内膜样癌及子宫内膜息肉的发病年龄跨度较大，囊括了育龄期、围绝经期及绝经后妇女，其中以围绝经期患者比例略高。

月经的改变是上皮性肿瘤和前驱病变的突出症状之一，常表现为阴道不规则出血，月经稀发、闭经或闭经一段时间后出血不止。一般称为无排卵功血。老年妇女表现为绝经后阴道出血或阴道排液。除月经的改变外，不孕也为主要症状之一；可为原发不孕，也可为继发不孕；病程较长或内膜息肉较大者可出现贫血；疼痛多为子宫内膜癌的晚期症状。

2. 检查时间及方法

（1）检查时间：绝经前患者，如月经周期正常，建议在月经周期的第 4～6 天即子宫内膜的增殖早期行超声检查；经期延长或不规则阴道出血者，于子宫出血停止后 3 天内行超声检查。绝经后激素替代治疗的患者，于最后一片黄体酮服用后第 5～10 天进行检查。

（2）检查方法：应用经阴道或经腹部超声检查测量子宫三径及子宫内膜厚径，观察子宫内膜回声的高低及均匀性；测量子宫内膜息肉样改变的范围；彩色多普勒超声观察子宫内膜及子宫壁的血流分布。

3. 超声表现

（1）二维超声表现

1）子宫的大小及形态：如未合并子宫壁病变，子宫形态规则，体积正常或不同程度增大。

2）子宫内膜回声

A. 子宫内膜增生与内膜癌：子宫内膜多有不同程度的增厚，呈弥漫性（图 11-2-10）或局灶性增厚；局灶性增厚可呈息肉样（图 11-2-11）。内膜回声多不均匀，子宫内膜增生伴有腺囊样改变者可见不规则无回声区（图 11-2-12）；子宫内膜增生与子宫内膜癌均可表现为与肌层分界清楚（图 11-2-13、图 11-2-14），也可表现为与肌层分界不清（图 11-2-15、图 11-2-16）。当子宫内膜癌

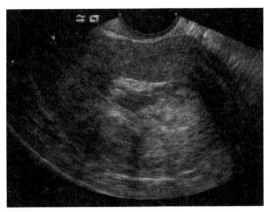

图 11-2-10　子宫内膜增生过长二维声像图
显示子宫内膜弥漫性增厚、回声不均匀

累及范围较大时，肌层回声呈不均匀低回声，甚至无法辨认正常的子宫结构。

B. 子宫内膜息肉：典型的子宫内膜息肉与子宫内膜有清楚的分界线，通常为舌形或类圆形结节，多为中高回声（图 11-2-17）；子宫内膜息肉伴腺囊样改变时，声像图可显示病变内有小的不规则无回声区（图 11-2-18）。

（2）彩色多普勒超声

1）子宫内膜增生：增厚的内膜中血流信号可增多，多为点状血流，也可为条状血流（图 11-2-19、图 11-2-20）。螺旋动脉的血流阻力增加，常接近或高于正常育龄妇女分泌晚期螺旋动脉的测值（RI:0.56±0.08）。螺旋动脉 RI 值的持续增高是子宫内膜增生过长的血流动力学特点。

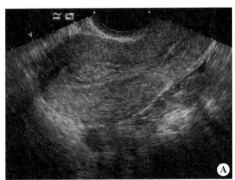
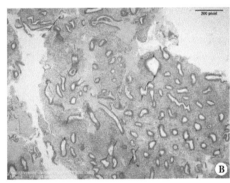

图 11-2-11　子宫内膜增生过长的二维声像图与镜下病理 1
A. 二维声像图显示子宫内膜局限性增厚呈息肉样；B. 镜下病理显示子宫内膜单纯增生过长（HE，×40）

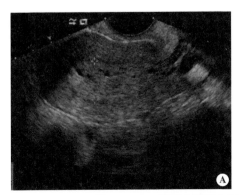
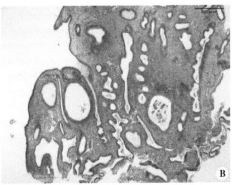

图 11-2-12　子宫内膜增生过长的二维声像图与镜下病理 2
A. 二维声像图显示子宫内膜弥漫性增厚伴小的无回声区；B. 镜下病理显示子宫内膜增生过长伴腺囊样改变（HE，×40）

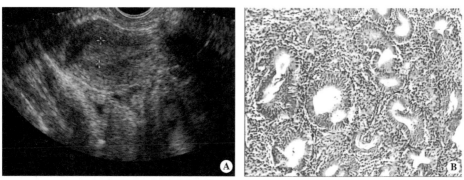

图 11-2-13　子宫内膜增生过长的二维声像图与镜下病理 3

A. 二维声像图显示子宫内膜回声与肌层分界清楚；B. 镜下病理提示子宫内膜增生过长（HE，×100）

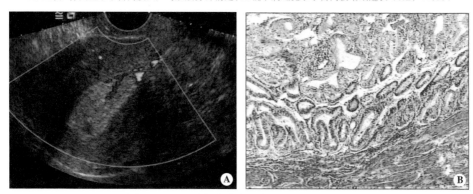

图 11-2-14　子宫内膜癌声像图与镜下病理 1

A. 声像图显示子宫内膜回声与肌层分界清楚；B. 镜下病理显示内膜癌与肌层分界清楚（HE，×100）

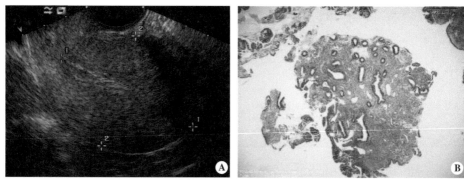

图 11-2-15　子宫内膜增生过长声像图与镜下病理

A. 二维声像图显示子宫内膜回声与肌层分界不清；B. 镜下病理显示子宫内膜单纯增生过长（HE，×40）

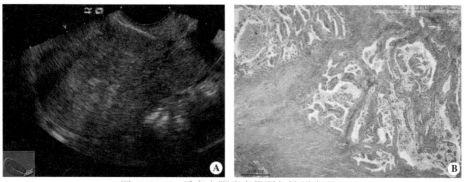

图 11-2-16　子宫内膜癌声像图与镜下病理 2

A. 二维声像图显示子宫内膜回声与肌层分界不清；B. 镜下病理示子宫内膜癌与肌层分界不清，呈插入性浸润（HE，×40）

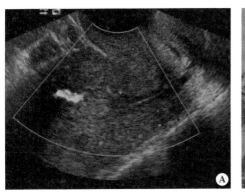
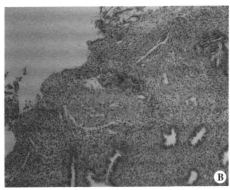

图 11-2-17　子宫内膜息肉

A. 彩色多普勒超声显示内膜息肉呈中高回声，内见条状血流信号；B. 镜下病理见息肉内的粗大供养血管（HE，×40）

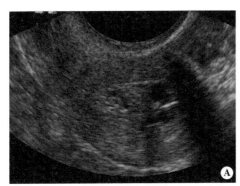
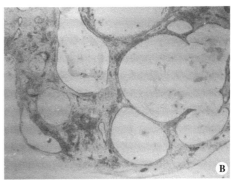

图 11-2-18　子宫内膜息肉伴腺囊样改变的声像图与镜下病理

A. 二维声像图显示息肉样病变内见囊样改变；B. 镜下病理显示病变内腺体呈囊性扩张（HE，×40）

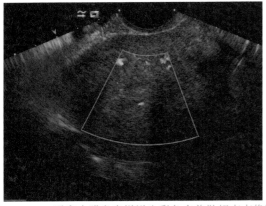
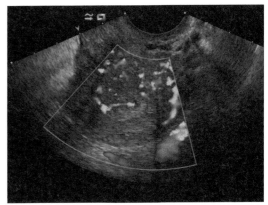

图 11-2-19　子宫内膜息肉样增生彩色多普勒超声声像图
显示息肉样病变内见条状血流信号

图 11-2-20　子宫内膜增生彩色多普勒超声声像图
显示粗大血流信号自右侧壁穿入

2）子宫内膜癌：与正常子宫内膜分泌晚期血流分布相比，子宫内膜癌可表现为血流信号丰富，呈富血供型（图 11-2-21），也可表现为血流信号稀少，呈乏血供型（图 11-2-22），还可与正常子宫内膜分泌晚期血流分布相似，呈正常分布（图 11-2-23）。

3）子宫内膜息肉：病变内有粗大的血流信号穿入（图 11-2-24）。

（3）伴随征象

1）子宫内膜增生、子宫内膜癌与子宫内膜息肉可同时存在，内膜息肉的声像图表现易忽略子宫内膜增生与内膜癌的存在。

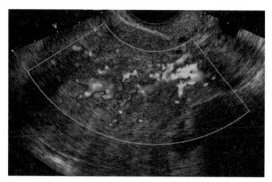

图 11-2-21　子宫内膜癌彩色多普勒超声声像图 1
显示富血供型

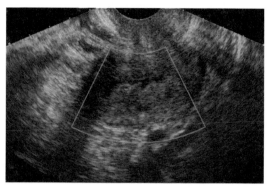

图 11-2-22　子宫内膜癌彩色多普勒超声声像图 2
显示乏血供型

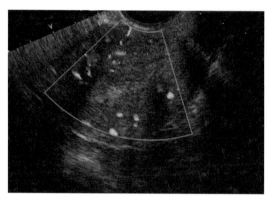

图 11-2-23　子宫内膜癌彩色多普勒超声声像图 3
显示病变区血流信号呈正常分布

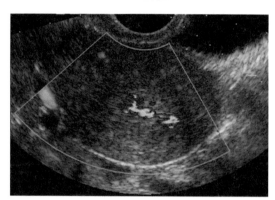

图 11-2-24　子宫内膜息肉彩色多普勒超声声像图
病变内有粗大的血流信号穿入

2）育龄期及围绝经期妇女出现的子宫增生性病变与子宫内膜癌多因卵巢持续不排卵所致，声像图可见卵巢体积相应缩小，监测卵泡多无排卵征象。

3）部分卵巢性索间质肿瘤可分泌雌激素致子宫内膜过度增殖，超声检查可同时观察到卵巢病变。

4. 鉴别诊断

（1）子宫内膜弥漫性增厚：子宫内膜弥漫性增厚既可见于子宫内膜增生，也可见于子宫内膜癌；二者的发病年龄及临床表现相似，声像图表现多有重叠；由于子宫内膜增生为子宫内膜癌的前驱病变，二者常同时存在。因此，当子宫内膜增生部分癌变时，超声检查不易鉴别。故异常子宫出血的患者，在子宫内膜的增殖早期或阴道出血停止后行超声检查显示内膜增厚、回声增强不均，以提示子宫内膜病变为宜。

（2）子宫内膜局灶性增厚

1）子宫内膜息肉与息肉样增生：当子宫内膜回声内见回声较强的结节样病变伴粗大的穿入性血流信号时，一般考虑子宫内膜息肉。局灶性子宫内膜增生的供养血管多为增粗的螺旋动脉，多不如放射动脉粗大。但较小的内膜息肉与较大范围的内膜局灶性增生的鉴别诊断相当困难。

2）子宫内膜息肉与息肉癌变：良性子宫内膜息肉部分癌变声像图表现与未发生癌变的息肉无明显差异。

由于良性子宫内膜息肉与子宫内膜息肉癌变、局灶性子宫内膜增生及局灶性子宫内膜癌等病变可呈现类似的声像图表现，因此对于超声检查难以明确提示诊断的局灶性病变，以提示子宫内膜息肉样病变为宜。

5. 检查注意事项

（1）超声检查的时间：由于正常子宫内膜在增殖晚期和分泌期可呈息肉样改变，因此，判断子宫内膜是否异常应选择在子宫内膜的增殖早期，排除子宫内膜的生理性变化。如患者首次超声检查的时间不宜提示诊断，应嘱咐患者月经后复查。

（2）附件区域扫查：经期延长、绝经后阴道出血伴有子宫内膜增厚，应注意附件区的扫查，除外卵巢性索间质肿瘤导致的子宫内膜增生。

（3）其他因素：应注意全身性疾病及药物因素在子宫内膜引发的局部改变，如出血性疾病、黏膜相关性淋巴瘤、激素治疗及服用具有雌激素样作用的保健品均可导致子宫内膜增厚伴阴道出血。

6. 临床价值　超声检查因无创、简便易行，便于观察子宫内膜的周期性变化，为子宫内膜及内膜病变的首选检查方法。经腹部超声检查可以观察子宫与盆腔的整体状态；经阴道超声检查可以更清楚地显示子宫内膜及子宫壁病变，以及病变与正常组织的关系；彩色多普勒血流显像有助于观察脏器与病变的血流分布。

（二）子宫内膜炎

1. 病理与临床　急性炎症常见于产后、剖宫产后、人流术后或宫腔内手术后，致病菌经子宫内膜创面或胎盘附着面入侵。急性炎症治疗不当可转为慢性炎症，部分病例可合并宫腔粘连。病理改变包括子宫内膜充血、水肿及炎细胞浸润，内膜坏死时伴脓性分泌物，可侵犯肌层形成子宫肌炎。

患者起病急，伴发热、寒战等全身症状。局部症状主要表现为下腹疼痛及恶露增多、污秽，严重者阴道可排出大量脓性分泌物。妇科检查常提示子宫增大及触痛。

2. 超声表现

（1）子宫大小：子宫稍大，轮廓尚清。

（2）子宫内膜回声：子宫内膜因水肿而致子宫内膜增厚，回声不均（图 11-2-25），可伴有不规则液性暗区。

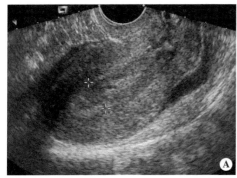
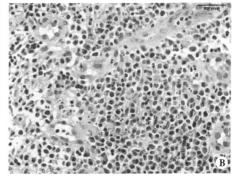

图 11-2-25　子宫内膜炎

A. 二维声像图显示子宫内膜因水肿而增厚，回声不均；B. 镜下病理显示大量浆细胞（HE，×400）

（3）肌层改变：当子宫肌层受累时，可见肌层增厚，回声不均。

（4）继发改变：慢性子宫内膜炎合并宫腔粘连时可呈现相应的声像图表现（详见宫腔粘连部分）。

（5）彩色多普勒血流显像：急性子宫内膜炎血流信号常增加，慢性子宫内膜炎血流分布大致正常（图 11-2-26）。

3. 鉴别诊断　典型的临床症状伴有子宫增大、内膜增厚及内膜血流信号增加应考虑急性子宫内膜炎。慢性子宫内膜炎声像图表现常缺乏特异性，需与子宫内膜癌鉴别。

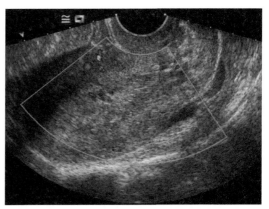

图 11-2-26　子宫内膜炎彩色多普勒超声声像图

显示血流分布大致正常

4. 临床价值 自然分娩、人工流产术后或其他原因宫腔操作术后导致的发热、腹痛的症状，结合子宫大小及内膜回声的变化，可提示诊断。

（三）宫腔粘连

1. 病理与临床 各种原因引发的子宫内膜基底层受损及炎症均可导致纤维蛋白原渗出、沉积，造成宫腔粘连，部分病例合并宫腔积液。常见原因包括：宫腔手术致创伤性粘连及感染致炎症性粘连。患者主要临床表现包括闭经、月经过少、痛经、反复流产及不孕等。

2. 超声表现

（1）宫腔粘连合并积血或积液：超声检查可以看到宫腔内有单个或多个无回声区（图 11-2-27）。

（2）宫腔闭合性粘连或缩窄性粘连：二维声像图上仅可显示子宫腔回声变薄或无异常改变（图 11-2-28），一般不能明确诊断；三维超声多显示宫腔呈"T"形（图 11-2-29）。

（3）宫颈粘连：声像图显示宫腔回声于宫颈部中断（图 11-2-30）。

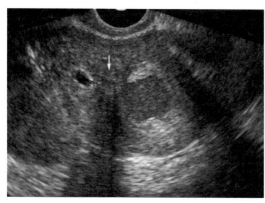

图 11-2-27 宫腔粘连合并积血声像图

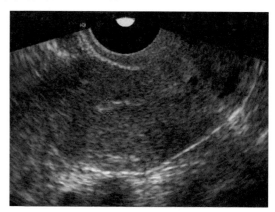

图 11-2-28 宫腔闭合性粘连二维超声声像图
仅显示子宫腔回声变薄

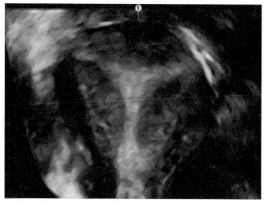

图 11-2-29 宫腔闭合性粘连的三维超声声像图
显示宫腔呈"T"形

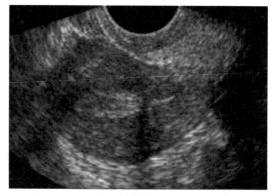

图 11-2-30 宫颈部分粘连二维超声声像图
显示宫腔回声于宫颈部中断

（4）膜性粘连：子宫内膜组织粘连，声像图显示宫腔回声增厚，酷似子宫内膜增生过长，但内膜涌动征象消失（图 11-2-31）。

（5）宫腔粘连伴钙化：表现为粘连组织内见钙化灶（图 11-2-32），多见于宫腔感染后形成的宫腔粘连。

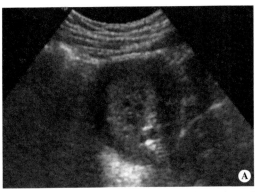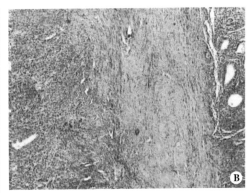

图 11-2-31 膜性宫腔粘连

A. 声像图显示宫腔回声增厚, 酷似子宫内膜增生过长 ; B. 镜下病理见粘连组织及失去正常结构的子宫内膜（HE，×40）

3. 鉴别诊断

（1）T 型子宫与闭合性宫腔粘连：二者的二维声像图均可表现为宫腔呈"T"形；前者子宫内膜可呈现周期性变化，后者缺少周期性变化，分泌期子宫内膜依然很薄。

（2）膜性宫腔粘连与子宫内膜增生过长：前者内膜涌动征象弱或消失，后者涌动征象明显。

4. 临床价值 经腹及经阴道超声检查为诊断宫腔结构异常的首选方法，当常规超声检查不能明确诊断时，应采用三维超声及介入超声检查手段，包括宫腔声学造影检查及超声和宫腔镜联合检查。

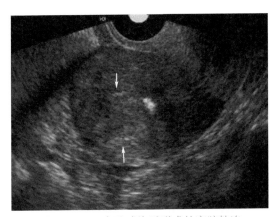

图 11-2-32 宫腔感染后形成的宫腔粘连

二维超声显示粘连部可见钙化灶

四、宫 颈 癌

（一）病理与临床

宫颈癌（cervical cancer）是最常见的妇科恶性肿瘤，好发于宫颈柱状上皮细胞与鳞状上皮细胞移行处。由不同分化程度的鳞状上皮细胞构成的浸润性癌，称为宫颈鳞状细胞癌；有腺体分化的癌，称为宫颈腺癌；同时具有上述两种分化的癌称为宫颈腺鳞癌。

年轻患者主要表现为接触性出血，老年患者表现为绝经后阴道不规则出血；早期表现为血性或水样阴道排液，出血量较少；晚期可表现为大量出血和（或）大量脓性或米汤样恶臭白带。肿瘤侵犯膀胱时，可出现尿频、尿痛或血尿，侵犯直肠可引起便血、排便困难。

（二）超声表现

早期病灶小，宫颈大小、形态、颈管结构无明显异常，超声检查意义不大；经阴道超声检查只能发现达到一定体积的病灶。癌肿增大到一定程度时，可表现为宫颈体积增大，宫颈管线中断，病灶以不均质的低回声多见（图 11-2-33）；彩色多普勒血流显像示病灶部血流信号增加（图 11-2-34）。测量肿瘤的大小可提示肿瘤的分期。

（三）临床价值

由于宫颈的位置特殊，宫颈癌的筛查及早期诊断主要依靠临床检查。超声对宫颈癌的诊断价值，主要是了解病变的范围，包括：①侵犯阴道时，阴道与宫颈分界不清，阴道缩短；②子宫旁转移表现为子宫两侧形态不规则、不均质回声包块；③侵犯宫体时，子宫下段内膜和肌层与宫颈界线不清；④侵犯膀胱时，宫颈肿块突向膀胱，膀胱后壁连续性中断，压迫输尿管时可出现输尿管扩张及肾积水。

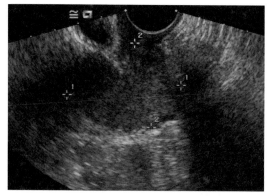 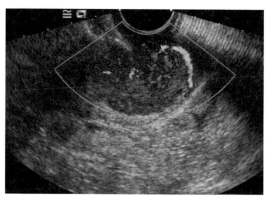

图 11-2-33　宫颈癌二维超声声像图
显示宫颈部呈均质低回声团块

图 11-2-34　宫颈癌彩色多普勒血流超声声像图
显示低回声团块内血流信号丰富

五、子宫发育异常

（一）病理与临床

1. 不同程度的子宫发育不全或缺失　包括子宫未发育、始基子宫及幼稚型子宫。临床表现为月经初潮延期或月经量过少，痛经、闭经或不孕不育。

图 11-2-35　双子宫模式图

2. 双子宫　两侧副中肾管发育后完全没有汇合，各自发育成子宫和阴道，各具输卵管、子宫、宫颈及阴道，形成双子宫，即两个单角子宫（图 11-2-35）、双阴道。双子宫为 AFS 分类中的第Ⅲ类。患者多无临床症状。多于人工流产、产前检查及分娩时被发现。

3. 双角子宫　为 AFS 分类中的第Ⅳ类，分完全双角子宫和不全双角子宫。双角子宫可有反复流产史，妊娠后可有胎位异常，以臀位居多。

4. 纵隔子宫　为 AFS 分类中的第Ⅴ类，包括完全纵隔子宫和不全纵隔子宫。患者易发生流产、早产或胎位不正；产后可发生胎盘粘连或胎盘滞留等。

5. 弓形子宫　形成机制类似于纵隔子宫，为 AFS 分类中的第Ⅵ类，因其在子宫输卵管造影中宫底呈较宽的马鞍形凹陷，以往又称为鞍状子宫（图 11-2-36）。

6.T 型子宫　女性胎儿在子宫内受己烯雌酚刺激，可引起子宫肌层形成收缩带样发育异常，宫腔为 T 形，宫腔内有收缩条索，X 线检查示宫腔有充盈缺损，宫腔的下 2/3 增宽，又称己烯雌酚相关异常。不孕为 T 型子宫主要的临床表现，通常妊娠后自然流产率高，足月妊娠率低。

（二）超声表现

1. 不同程度的子宫发育不全或缺失

（1）子宫未发育：纵切面及横切面均无法显示子宫结构，可于膀胱两侧探及发育正常的卵巢。因先天性无子宫常合并先天性无阴道，故不显示阴道气体线。

（2）始基子宫：子宫极小，可于膀胱后方探及一低回

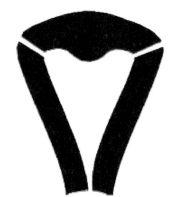

图 11-2-36　弓形子宫模式图

声肌性结构，无法显示宫腔线及内膜回声，可见卵巢回声（图11-2-37）。

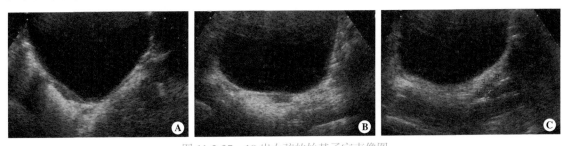

图 11-2-37　18 岁女孩的始基子宫声像图

A. 经腹部纵切扫查显示始基子宫纵切图；B. 经腹部横切扫查显示始基子宫横切面；C. 始基子宫一侧的卵巢

（3）幼稚型子宫：显示子宫各径线测值小于正常，宫颈与子宫体等大或宫颈稍长。可显示宫腔线及内膜回声，但回声纤细或显示不清（图11-2-38）。可见正常卵巢回声。

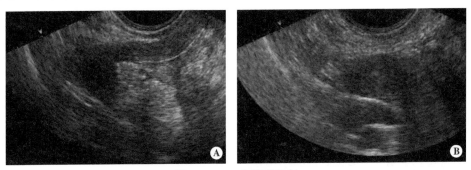

图 11-2-38　幼稚型子宫

A. 经阴道纵切面显示幼稚子宫纵切图；B. 经阴道横切面显示子宫内膜回声

2. 单角子宫及残角子宫

（1）单角子宫：纵切面扫查时，单角子宫的二维超声声图像往往与正常子宫图像难以鉴别（图11-2-39A），横切面显示内膜回声呈团状（图11-2-39B）；三维超声及子宫输卵管碘油造影可确诊（图11-2-40）。

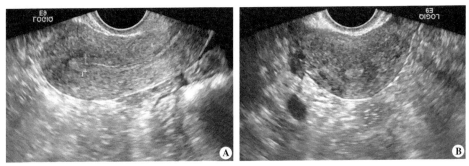

图 11-2-39　单角子宫二维超声声像图

A. 经阴道扫查纵切图；B. 经阴道扫查横切图

（2）单角子宫合并残角子宫

1）残角子宫与发育侧单角子宫相通：在单角子宫的一侧可见向外突出的实性包块，有内膜回声；宫腔声学造影可显示残角子宫包块内有液体注入（图11-2-41）。

2）残角子宫与发育侧单角子宫腔不相通：单角子宫一侧外突实性包块内可见内膜回声，宫体较对侧单角子宫小（图11-2-42）。

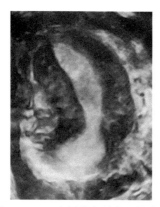

图 11-2-40　右侧单角子宫三维成像

3）残角子宫为始基子宫，无宫腔，以纤维束与发育侧单角子宫相连：单角子宫一侧外实性包块内无子宫内膜回声（图 11-2-43、图 11-2-44），需与子宫浆膜下肌瘤鉴别。

3. 双子宫　从盆腔的一侧向另一侧纵切面扫查，可先后显示两个子宫体、宫颈和阴道回声。冠状切面显示子宫体呈蝴蝶翅膀样，各有宫腔回声；子宫体横切面显示两个子宫体分离；宫颈部横断扫查可显示两个颈管回声（图 11-2-45）。

4. 双角子宫

（1）完全双角子宫：纵切面扫查显示在宫底和宫体部移行探头时如双子宫图像，但仅有一个宫颈及阴道。横切面扫查显示两个宫体部分离，连接部成角，呈"V"字形，其凹陷的深度达宫颈内口水平（图 11-2-46A），含有分叶状宫腔回声，宫体宽，宫腔回声分离（图 11-2-46B），宫颈多表现为正常形态（图 11-2-46C）；三维超声可直接显示完全双角子宫的形态及宫腔结构（图 11-2-47）。

（2）不全双角子宫：纵切面扫查显示宫体上部移行探头时如完全双角子宫图像。横切面扫查显示子宫底部成角，呈"V"字形，其凹陷的深度≥1cm；宫体上段宫腔回声分离（图 11-2-48A），宫体下段宫腔回声汇合（图 11-2-48B），宫颈多表现为正常形态。

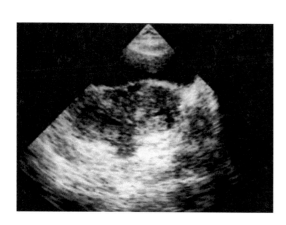

图 11-2-41　残角子宫与发育侧单角子宫相通
宫腔声学造影检查示左侧残角子宫与右侧单角子宫相通

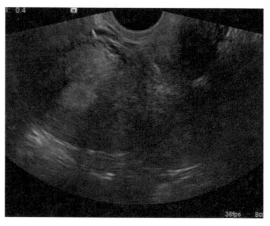

图 11-2-42　残角子宫与发育侧单角子宫腔不相通

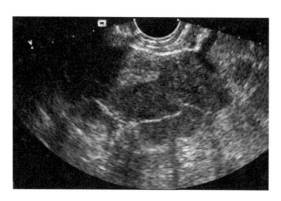

图 11-2-43　残角子宫无宫腔二维超声声像图
右侧为单角子宫；左侧为残角子宫，无内膜回声

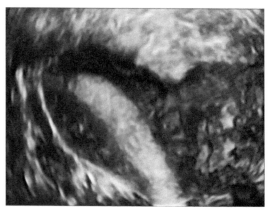

图 11-2-44　残角子宫无宫腔三维超声声像图
右侧为单角子宫；左侧为残角子宫，无内膜回声

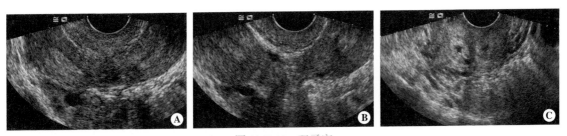

图 11-2-45 双子宫

A. 经阴道冠状扫查宫体部呈蝴蝶翅膀样；B. 宫体横切面显示两个子宫体分离；C. 经阴道宫颈部横断扫查显示两个颈管回声

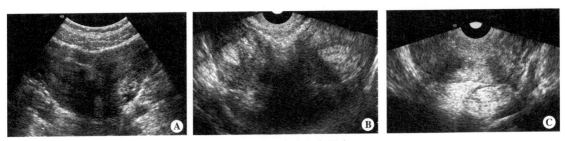

图 11-2-46 完全双角子宫

A. 经腹部横切面扫查显示左右两个宫体；B. 同一病例经阴道宫体横切面扫查显示宫体部分开；C. 同一病例经阴道宫颈部横切面扫查显示单一宫颈

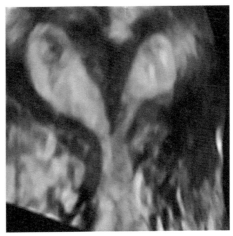

图 11-2-47 完全双角子宫的三维超声图像

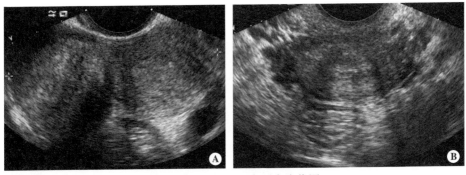

图 11-2-48 不全双角子宫声像图

A. 宫底凹陷呈 "V" 字形，宫腔回声分离；B. 同一病例显示宫体下段宫腔回声汇合

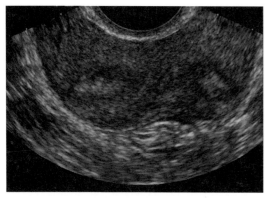

图 11-2-49　纵隔子宫畸形声像图
横切面扫查显示子宫底部略凹陷

5. 纵隔子宫

（1）子宫完全纵隔：纵切面扫查时将探头从子宫一侧移至对侧，先见到一个宫腔回声，然后消失，再出现另一个宫腔回声。子宫底部横切面扫查显示子宫底部可似正常子宫底，也可略为凹陷或较平滑（图 11-2-49）。宫颈部至宫体部横切面扫查显示宫体较宽；宫颈至宫体中央可见与肌层组织回声基本一致的纵隔组织，子宫腔被分为对称或不对称两部分，声像图上可见两侧各自的宫腔回声（图 11-2-50）；三维超声可显示纵隔全貌（图 11-2-51）。

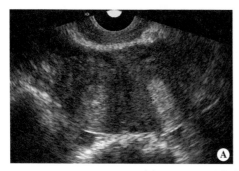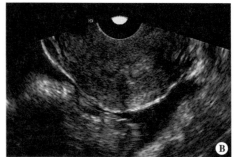

图 11-2-50　子宫完全纵隔畸形声像图
A. 经阴道横切面扫查宫体部宫腔回声分离；B. 同一病例宫颈管回声分离

（2）子宫不全纵隔：横切面扫查显示宫体较宽，在子宫上段有纵隔的部位，其横切面与完全纵隔子宫的声像图一致（图 11-2-52A）；在纵隔消失的部位，宫腔回声与正常子宫一致（图 11-2-52B）；三维超声可显示纵隔终止的部位（图 11-2-53）。

6. T 型子宫　因子宫内膜及部分肌层损伤导致的宫腔缩窄，二维超声声像图多显示子宫内膜薄，形态僵硬（图 11-2-54），缺少周期性变化或周期性变化小；三维超声显示宫腔呈 T 形，宫体部宫腔窄（图 11-2-55）。

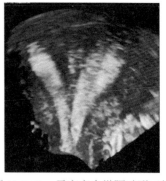

图 11-2-51　子宫完全纵隔畸形三维
超声声像图

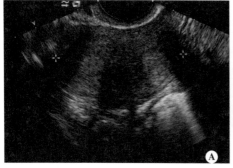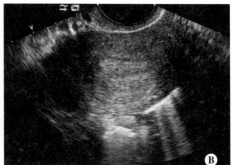

图 11-2-52　子宫不全纵隔畸形声像图
A. 经阴道横切面扫查显示宫体上段宫腔回声分离；B. 同一病例显示宫体下段宫腔回声汇合

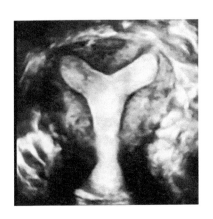

图 11-2-53　子宫不全纵隔畸形三维超声声像图

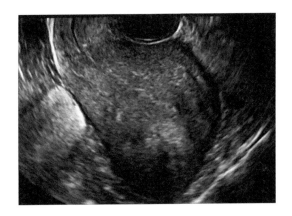

图 11-2-54　T 型子宫二维超声声像图
显示子宫内膜薄，形态僵硬

（三）鉴别诊断

1. **始基子宫与幼稚型子宫的鉴别**　始基子宫与幼稚型子宫均表现为体积小，始基子宫多以原发闭经就诊，声像图不显示子宫内膜回声；幼稚型子宫多表现为月经少、痛经，声像图可探及宫体内膜回声，但回声纤细或显示不清。

2. **完全双角子宫与双子宫的鉴别**　完全双角子宫为单宫颈、双宫体，双子宫为双宫颈、双宫体。

3. **双角子宫与纵隔子宫的鉴别**　双角子宫和纵隔子宫的宫底部都会出现内陷，宫底浆膜层内陷 < 1cm 为纵隔子宫，宫底浆膜层内陷 ≥ 1cm 为双角子宫。欧洲人类生殖与胚胎学会定义的双角子宫与纵隔子宫的区别方法：若宫底浆膜层内陷 < 宫壁厚度的 50%，且宫腔内隔长度 > 宫壁厚度的 50%，定义为纵隔子宫；若宫底内陷 > 宫壁厚度的 50%，则为双角子宫（图 11-2-56）。

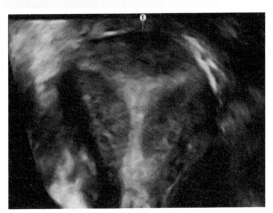

图 11-2-55　T 型子宫三维超声声像图
显示宫腔呈"T"形，宫体部宫腔窄

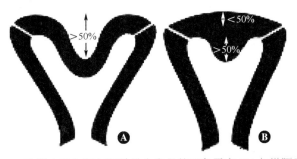

图 11-2-56　欧洲人类生殖与胚胎学会定义的双角子宫 (A) 与纵隔子宫 (B)

（四）临床价值

子宫发育异常常导致原发闭经、不孕、习惯性流产及痛经等临床症状，常规超声检查为首选的筛查手段，且简便、易行；三维超声常可确诊。

子宫的发育异常包括大小、形态及宫腔结构的改变，超声检查需注意选择适宜的时间。在子宫内膜的增殖早期，内膜薄、回声低，不易显示宫腔的形态；在子宫内膜的分泌晚期，内膜增厚，回声增强，适宜观察有无内膜回声及宫腔结构的改变。因此，对临床怀疑子宫发育异常的患者，选择在分泌晚期行超声检查较为适宜。

六、案　例

【案例 11-2-1】 患者，女，28 岁，平素月经不规律，量略多，婚后 2 年未孕；以不孕、月经不规律就诊。妇科检查：子宫形态饱满，宫颈未见异常；双附件区未探及包块；实验室检查：血红蛋白 95g/L。月经结束后行经阴道超声检查，声像图见图 11-2-57。

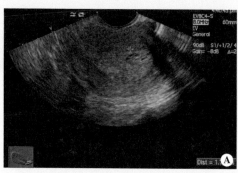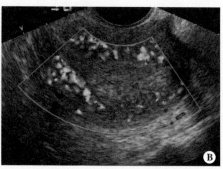

图 11-2-57　经阴道子宫声像图
A. 二维超声；B. 彩色多普勒超声

问题 1：根据图 11-2-57 声像图特征，该患者可能的诊断是什么？

答案及解析：患者为育龄期女性，平素月经不规律，婚后 2 年未孕；超声检查的时间为子宫内膜增殖早期；子宫纵切面（图 11-2-57A）显示子宫形态较饱满；内膜明显增厚，测值达 17.1mm，测值明显大于增殖早期内膜的厚度；内膜回声增高，可见小的无回声区，未见三线征；子宫纵切面（图 11-2-57B）显示内膜及周围肌层的血流分布增多；结合病史，考虑子宫内膜异常。

问题 2：如果该患者诊断性刮宫提示子宫内膜样癌（图 11-2-58A），如图 11-2-57 显示的子宫纵切图，试分析病变是否发生肌层浸润？

答案及解析：图 11-2-57A 显示该患者为后位子宫，增厚的子宫内膜后缘与肌层分界清楚，宫体部内膜前缘与肌层回声分界不清楚；子宫内膜癌发生肌层浸润的概率很高，可达 90%。子宫内膜癌的浸润方式包括推进式浸润和树根样浸润。推进式浸润，病变与肌层的分界清楚；树根样浸润，病变与肌层的分界不清楚；因此，不能以分界是否清楚判断有无肌层浸润。通常，癌沿着血管和神经的间隙浸润，肌层血流信号增加常为癌向肌层浸润的征象；图 11-2-57B 显示子宫内膜周围的血流信号丰富，镜下病理证实肌层浸润（图 11-2-58B）。

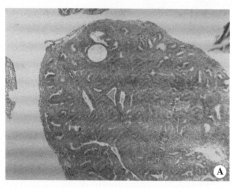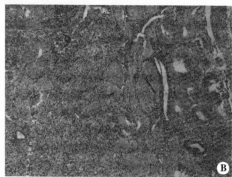

图 11-2-58　镜下病理图
A. 子宫内膜样癌（HE，×40）；B. 子宫内膜样癌肌层浸润，内膜样癌与平滑肌组织没有明确分界（HE，×100）

【案例 11-2-2】 患者，女，35 岁，既往月经规律，经量可；近 2 年月经期延长、周期缩短。妇科检查：子宫形态、大小尚可，质中；宫颈光滑，无接触性出血；双附件区未及包块。于月经周期第 19 天行超声检查，声像图见图 11-2-59。

问题 1：根据图 11-2-59，考虑该患者可能的诊断是什么？

答案及解析：患者为育龄期女性，以"经期延长、周期缩短"就诊，考虑因卵巢功能异常，致子宫内膜发生改变。行超声检查的时间为子宫内膜分泌期；子宫纵切面（图 11-2-59A）显示子宫体上段内膜增厚呈结节样，向下延伸至宫颈管，子宫颈管水平略膨大，下段至颈管部回声减弱，回声特点不同于分泌期子宫内膜；子宫纵切面（图 11-2-59B）显示中下段宫腔回声内血流信号增加；结合病史，考虑子宫内膜息肉样病变。

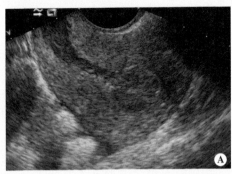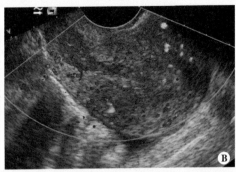

图 11-2-59　经阴道子宫纵切面声像图
A. 二维超声；B. 彩色多普勒超声

问题 2：宫腔镜检查示宫腔及颈管内充满息肉样病变，表面可见异形血管，试分析病变多来自子宫内膜还是宫颈？

答案及解析：子宫内膜息肉样病变可单发，也可多发，较大的内膜息肉因重力作用常可脱至宫颈；宫颈息肉也可单发或多发，但较大的宫颈息肉多脱至宫颈口外，一般不会挤入子宫腔。

问题 3：如果声像图表现为宫腔内的结节样隆起，可以直接提示子宫内膜息肉吗？

答案及解析：突入宫腔内的隆起性病变包括上皮性来源、间叶性来源及混合性上皮和间叶来源等，既可为良性病变，也可为恶性病变；其中局灶性子宫内膜增生过长为子宫内膜样癌的前驱病变，部分可发生癌变；非功能性子宫内膜息肉及不典型腺肌瘤性息肉可发生癌变（图 11-2-60A、图 11-2-60B）。因此，超声检查即便显示为典型的子宫内膜息肉，也不宜直接提示病理诊断；以提示子宫内膜息肉样病变为宜，建议进一步行宫腔镜检查。

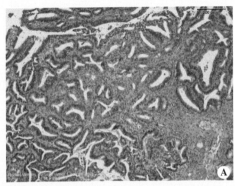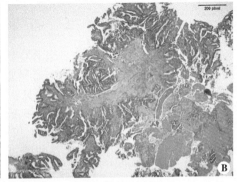

图 11-2-60　镜下病理图
A. 腺肌瘤性息肉上皮不典型增生（HE，×100）；B. 腺肌瘤性息肉部分癌变（HE，×40）

【案例 11-2-3】 患者,女,29岁;因"习惯性流产3次"就诊。平素月经规律,经量尚可;妇科检查:子宫扁宽,外阴、阴道及宫颈外口未见明显异常。经阴道超声检查考虑子宫发育异常。声像图见图 11-2-61。

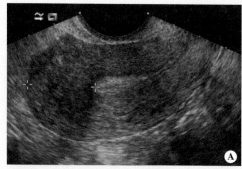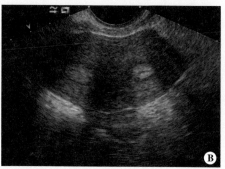

图 11-2-61 经阴道子宫二维超声声像图
A. 纵切面;B. 横切面

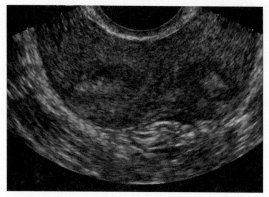

图 11-2-62 宫底部横切面声像图

问题 1: 根据图 11-2-61 声像图特征,考虑该患者最可能的子宫畸形是哪一类型?

答案及解析: 子宫纵切面(图 11-2-61A)显示宫底部宫壁厚径明显大于子宫前壁厚径,宫体下段宫腔回声未见异常;子宫横切面(图 11-2-61B)显示子宫腔被分为左右两部分,中间可见与肌层组织回声基本一致的纵隔组织;提示子宫纵切面显示的宫底部增厚的宫壁为纵隔组织,宫体下段宫腔回声未见异常,提示本例为子宫不全纵隔畸形。

问题 2: 如果宫底部横切面如图 11-2-62 所示,应该与哪种畸形鉴别?

答案及解析:该图显示宫底部略凹陷,需与双角子宫鉴别;如果凹陷深度大于≥1cm,为双角子宫;如果凹陷的深度<1cm,为纵隔子宫。

第三节 卵巢疾病

一、卵巢肿瘤概述

(1)卵巢是全身各脏器原发肿瘤组织学类型最多的器官,卵巢肿瘤是女性生殖系统常见肿瘤,可发生于任何年龄,但随年龄的不同分布有所变化,可分为上皮性肿瘤、生殖细胞肿瘤、性索间质肿瘤及转移性肿瘤等,以上皮性肿瘤最多见。

(2)卵巢上皮性肿瘤占原发性卵巢肿瘤的50%～70%,占卵巢恶性肿瘤的85%～90%,多见于中老年妇女。卵巢上皮性肿瘤又分为良性、交界性及恶性(低级别与高级别),主要包括浆液性肿瘤、黏液性肿瘤、子宫内膜样肿瘤、透明细胞肿瘤、Brenner肿瘤、浆黏液性肿瘤等。

(3)卵巢生殖细胞肿瘤占卵巢肿瘤的20%～40%,恶性生殖细胞肿瘤好发于年轻妇女和幼女,其中青春期前的患者占60%～90%,绝经后患者仅占4%。卵巢生殖细胞肿瘤主要包括无性细胞瘤、卵黄囊瘤、胚胎性癌、畸胎瘤、非妊娠性绒毛膜癌、混合型生殖细胞肿瘤等。

(4)卵巢性索间质肿瘤占所有卵巢肿瘤的4.3%～6%,主要包括颗粒细胞瘤、卵泡膜细胞瘤、纤维瘤、类固醇细胞肿瘤、支持间质细胞肿瘤、混合性或未分类的生殖细胞-性索-间质肿瘤等。

卵巢转移性肿瘤主要来自胃肠道、乳腺、子宫及输卵管等，以胃肠道肿瘤转移多见。

二、卵巢非赘生性囊肿

（一）病理与临床

卵巢非赘生性囊肿很常见，又称瘤样病变，包括滤泡囊肿、黄体囊肿、黄素化囊肿等，常见于育龄期女性。

本病大多无临床表现，部分可引起月经紊乱及功能失调性子宫出血。如果发生囊肿扭转或破裂，患者可出现急性腹痛。

（二）超声表现

1. **滤泡囊肿**　表现为单侧、单房、边界清楚的圆形或椭圆形无回声区，囊壁薄且光滑完整，后方回声增强，一般不超过5cm，少数较大。定期观察多在6～8周自行消失，囊肿周边可见部分卵巢结构（图11-3-1）。

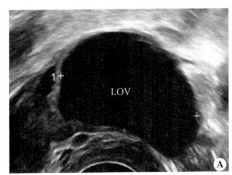
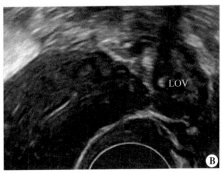

图 11-3-1　滤泡囊肿声像图

A. 30 岁女性，月经后超声检查发现左卵巢（LOV）囊肿（4.0cm×2.7cm×3.4cm），边界清楚，内透声好；B. 再次月经后复查囊肿消失

2. **黄体囊肿**　表现为单发，圆形，壁稍厚，一般直径为3～5cm，其内部回声可为无回声，或网状、絮状稍强回声，或散在点状回声等，声像图上显示为囊性、类囊实性或类实性包块。彩色多普勒超声显示囊内无血流信号，囊壁可见环状或半环状血流显示，频谱多普勒可探及低阻力动脉血流频谱。多数黄体囊肿于2个月内消失。黄体囊肿可出现自发性破裂出血，是年轻女性常见的急腹症之一，其诊断要点是无停经史，常发生于月经期前，尿妊娠试验阴性（图11-3-2）。

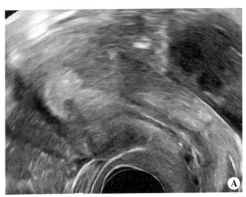
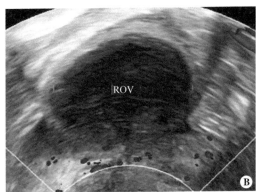

图 11-3-2　黄体囊肿声像图

A. 月经期前超声检查子宫内膜增厚回声强，呈分泌期改变，右卵巢（ROV）囊肿壁厚、内透声差并见网絮状回声；B. 彩色多普勒超声显示囊壁上可见血流信号

3. 黄素囊肿　常为双侧，偶为单侧，多房，囊壁及隔膜较薄、光滑，囊内透声好，体积通常较大。彩色多普勒超声显示囊壁及隔膜上可见血流信号。本病常伴发于滋养细胞疾病、促排卵治疗后、多胎妊娠或其他产生大量绒毛膜促性腺激素的情况，去除原发因素后，囊肿可消失（图 11-3-3）。

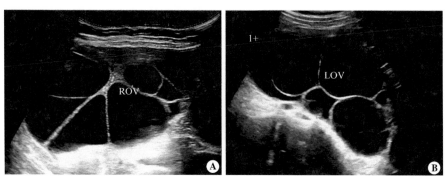

图 11-3-3　黄素囊肿二维超声声像图

孕 20 周，双侧卵巢均见多房囊性结构，右侧大小约 16.1cm×9.2cm×15.6cm（A），左侧大小约 15.3cm×7.9cm×9.7cm（B），边界清楚、内透声好。ROV. 右卵巢；LOV. 左卵巢

（三）鉴别诊断

滤泡囊肿与黄体囊肿是卵巢的生理性囊肿，随访观察短期内消失是其最重要的鉴别要点。结合病史、生化检查结果有助于诊断与鉴别诊断。

（四）临床价值

卵巢的非赘生性囊肿与赘生性囊肿在临床表现及妇科检查中有很多相似之处，超声不仅可以对囊肿的大小、囊壁、囊内回声及彩色多普勒血流信号与频谱特征进行检查，还可以动态观察囊肿是否消失，对生理性囊肿具有最终确诊价值。

【案例 11-3-1】女性患者，29 岁，已婚，因"同房后腹痛 13h，加重 10h"入院。患者平素月经规律，5 ～ 7/28 ～ 30 天，末次月经为 28 天前，此次月经较前无明显异常。同房后立刻出现持续性剧烈左下腹痛，伴恶心、呕吐、耳鸣、眼花，无放射痛，自行口服"蚬壳胃散"后无明显缓解，今日凌晨急诊就诊，血压为 130/82mmHg，心率 75 次 / 分，左下腹压痛，无反跳痛，Murphy 征阴性，麦氏点压痛阴性，双肾区叩诊阴性，肠鸣音正常。血常规：血红蛋白 131g/L、红细胞计数 $4.36×10^{12}$/L、白细胞计数 $9.2×10^9$/L、中性粒细胞 $0.781↑$、血小板计数 $218×10^9$/L。绒毛膜促性腺激素 β 亚单位：0.10U/L。妇科超声检查：声像图描述为子宫前位，大小形态正常，肌壁回声均匀，内膜厚约 0.9cm，宫腔线显示尚清晰，宫腔内未见明显异常回声。右卵巢显示清楚，左卵巢边界不清晰。左侧盆腔内可见杂乱中等回声，范围约 8.1cm×7.0cm×1.8cm，将左卵巢包裹于其中，盆腔可见游离液体，透声差，最大深度约 7cm。另于肝周、脾周见游离液体暗区，最大深度约 1.0cm。

问题 1：根据以上描述，该患者是否为异位妊娠破裂？

答案与解析：育龄期已婚女性，无停经史，绒毛膜促性腺激素 β 亚单位 0.10U/L，可排除异位妊娠破裂出血。

问题 2：妇科超声检查声像图见图 11-3-4，最重要的阳性所见有哪些？超声诊断考虑什么？

答案与解析：重要阳性所见：①左卵巢边界不清晰，其周围可见杂乱中等回声包绕，符合凝血块声像图改变；②盆腹腔见透声不佳的游离液体暗区，提示存在腹腔内出血；③子宫内膜较厚且回声增强，提示患者当前处于黄体期。综合上述超声声像图阳性所见，并结合患者临床表现及其他辅助检查，考虑为左侧卵巢黄体破裂出血。

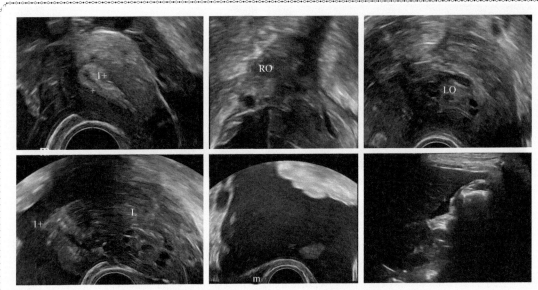

图 11-3-4 经阴道及经腹壁超声检查

RO. 右卵巢；LO. 左卵巢；L. 左侧盆腔

三、卵巢良性肿瘤

（一）病理与临床

常见的卵巢良性肿瘤包括浆液性囊腺瘤、黏液性囊腺瘤、成熟型畸胎瘤、卵泡膜细胞瘤、纤维瘤等。肿瘤生长较缓慢，瘤体较小时可无临床症状，常于体检时偶然发现。随着肿瘤长大，可出现一系列压迫症状，如尿频等。有内分泌功能的肿瘤会引起月经紊乱。妇科检查时在子宫一侧或双侧扪及圆形或类圆形肿块，囊性、囊实性或实性，表面较光滑，可活动。肿瘤较大时可发生蒂扭转或破裂，引起急性腹痛。

（二）超声表现

1. 囊性肿瘤 常见的有浆液性囊腺瘤（图 11-3-5）及黏液性囊腺瘤（图 11-3-6），多表现为圆形或椭圆形，呈单房或多房，单侧或双侧发病，部分囊腔内可见点状回声。多房囊腺瘤囊内分隔纤细，光滑而均匀，部分囊壁上可见乳头状突起，突起较小时仅表现为囊壁局部增厚。浆液性囊腺瘤表现为无回声，或其内可见稀疏点状回声。黏液性囊腺瘤囊内透声较差，多呈云雾状或稀疏的低回声。

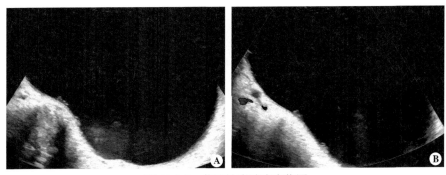

图 11-3-5 浆液性囊腺瘤声像图

A. 子宫体后方可见一巨大囊性结构，大小约 13.1cm×11.8cm×18.6cm，边界清楚、形态规则，壁薄，囊壁上可见多发低回声小结节，较大者约 1.0cm×0.8cm；B. 彩色多普勒超声显示结节内未见明显血流信号

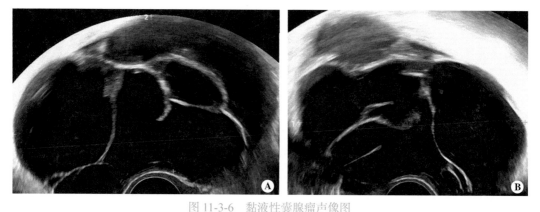

图 11-3-6 黏液性囊腺瘤声像图

A. 二维超声显示盆腔内见巨大多房囊性包块，大小约 13.5cm×7.7cm×10.5cm；B. 显示分隔壁薄，囊内透声差

2. 囊实性肿瘤 最常见的为成熟型畸胎瘤（图 11-3-7），因为肿瘤内包含毛发、脂肪、骨骼甚至牙齿等多种组织，故声像图表现多样，较典型征象有面团征、脂液分层征、杂乱结构征等。脂肪成分呈高于子宫壁回声的偏高回声。毛发松散时可见线状高回声的丝状结构，毛发成团时呈不均质回声团，后伴声影。骨骼及牙齿呈高回声，后伴声影。

3. 实性肿瘤 常见的有卵泡膜细胞瘤和纤维瘤。卵泡膜细胞瘤好发于绝经前后，多为单侧，呈圆形、椭圆形或分叶状，边界清楚，表面光滑，内部为均匀或不均匀低回声，多伴有后方回声衰减（图 11-3-8）。纤维瘤呈实性团块，后方回声衰减明显，常伴钙化，可合并胸腔积液、腹水，称为梅格斯综合征，切除肿瘤后，胸腔积液、腹水自行消失（图 11-3-9）。

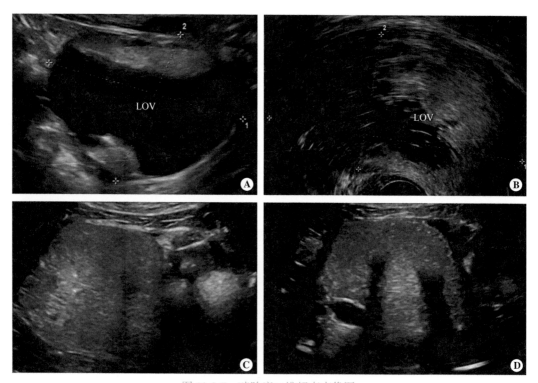

图 11-3-7 畸胎瘤二维超声声像图

畸胎瘤内的脂液分层、毛发丝、脂肪高回声团及骨骼与牙齿等结构的后方声影都是特征性的。LOV. 左卵巢

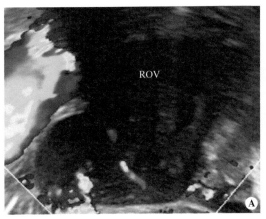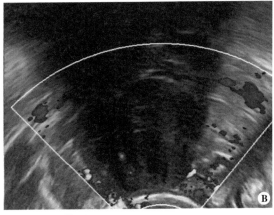

图 11-3-8　卵泡膜细胞瘤声像图

A. 二维超声显示右卵巢（ROV）见低回声团块，大小约为 3.1cm×2.8cm×3.0cm，边界清楚，后伴声影；B. 彩色多普勒超声显示其内可见少许血流信号

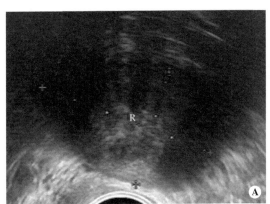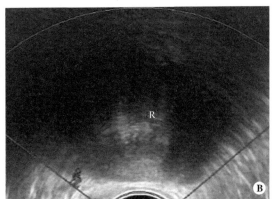

图 11-3-9　卵泡膜纤维瘤声像图

A. 右侧（R）附件区见低回声肿块，大小约为 5.2cm×3.3cm×4.4cm，边界尚清，形态尚规则，后方回声明显衰减；B. 彩色多普勒超声显示其内未见血流信号

（三）鉴别诊断

良性肿瘤需要与非赘生性囊肿鉴别，动态观察是最佳方法。成熟型畸胎瘤因肿瘤结构及成分在声像图上常有特征性表现，多数鉴别不难；皮样囊肿型呈囊内含密集点状回声的囊肿，易与黏液性囊腺瘤、子宫内膜异位囊肿等混淆，X 线平片或 CT 检查囊腔内有脂肪成分的低密度可帮助鉴别。良性实性肿瘤的最大特点是肿瘤组织后方常伴有声影或回声衰减，内部血流信号不丰富，由于与子宫肌瘤的超声特征非常相似而易被误诊为浆膜下子宫肌瘤。

（四）临床价值

超声检查为一种无创检查，方便、快捷、无辐射，且可进行动态观察，是临床上妇产科疾病最依赖的影像学检查方法，绝大多数妇科医师依靠妇科超声检查结果决定治疗方案，但是要做出正确的诊断还必须密切结合其他临床资料，必要时还应结合其他影像学检查。

【案例 11-3-2】女性患者，37 岁，已婚，因"查体发现盆腔包块"就诊。超声检查见图 11-3-10。

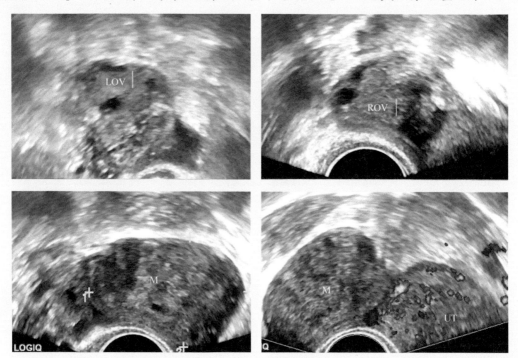

图 11-3-10　经阴道双侧卵巢声像图

LOV. 左卵巢；ROV. 右卵巢；M. 肿块；UT. 子宫

问题 1：根据图 11-3-10 声像图特征，该患者考虑什么诊断？进一步检查要注意什么？

答案与解析：该患者需要考虑附件区包块，与子宫和卵巢的关系密切。声像图显示肿块边界清楚，内部无明显血流信号，故考虑良性病变可能性大。进一步检查应明确其与子宫及卵巢的关系，并确定来源。

问题 2：10 天后复查超声，声像图见图 11-3-11，考虑初步诊断是什么？

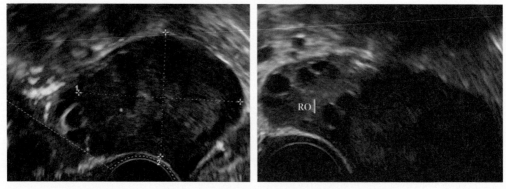

图 11-3-11　10 天后复查超声声像图

RO. 右卵巢

答案与解析：声像图显示肿块呈低回声，边界清楚，后方回声衰减，内部血流信号稀少，且与右卵巢始终相伴，符合卵泡膜细胞瘤声像图改变。

四、卵巢恶性肿瘤

（一）病理与临床

卵巢恶性肿瘤发病率仅次于宫颈癌，居妇科恶性肿瘤的第二位，常见的有浆液性囊腺癌、黏液性囊腺癌、子宫内膜样腺癌、卵黄囊瘤、颗粒细胞瘤、卵巢转移癌等。卵巢位于盆腔深部，恶性肿瘤早期可无明显临床症状，80% 的卵巢恶性肿瘤在首次确诊时已发生了转移或伴有大量腹水，预后极差。交界性肿瘤预后明显好于恶性肿瘤，但在超声图像上两者表现类似，不易鉴别，确诊需靠病理诊断。部分卵巢恶性肿瘤可出现肿瘤标志物升高，如颗粒细胞瘤可分泌雌激素引起月经不调，卵黄囊瘤可分泌甲胎蛋白，上皮性卵巢癌常有 CA125 水平的升高等，结合患者的发病年龄和肿瘤标志物的检测结果可对某些卵巢肿瘤的病理类型进行判断。当有原发恶性肿瘤病史的患者出现双侧卵巢包块时，则要考虑卵巢转移癌的可能。

（二）超声表现

1. 二维超声 表现为以实性为主的混合回声团块或实性回声团块，外形不规则，常伴有腹水，以及其他部位，如子宫直肠窝腹膜和大网膜的转移病灶（图 11-3-12A、图 11-3-13）。

2. 彩色多普勒 显示内部血流信号较丰富（图 11-3-12B）。

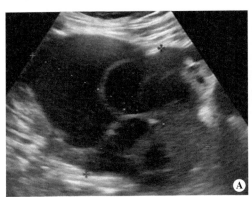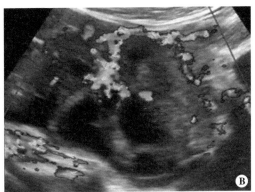

图 11-3-12 卵巢浆液性交界性乳头状囊腺瘤声像图

A. 二维超声显示盆腔偏右侧见囊实性团块，大小约为 13.3cm×9.7cm×11.2cm，边界清楚，内可见多发分隔，实性部分形态欠规则；B. 彩色多普勒超声显示部分分隔及实性区域内可见丰富的血流信号

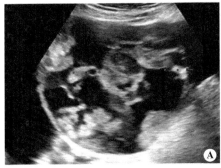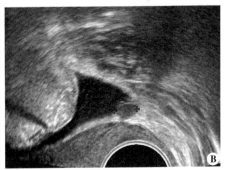

图 11-3-13 卵巢中低分化黏液性乳头状腺癌声像图

A. 盆腔内可见游离液体暗区，并见囊实性团块，大小约为 13.5cm×10.5cm×11.9cm，边界清楚，形态尚规则，实性部分呈乳头状，部分囊腔透声差，可见胶冻状回声；B. 子宫直肠窝腹膜增厚，可见多发低回声结节，大者约 1.2cm×0.6cm×0.8cm

（三）鉴别诊断

卵巢恶性肿瘤早期难以发现，定期体检行超声检查发现囊实性肿瘤且血流信号丰富，需要警惕恶性可能，输卵管癌、附件炎性病变也可表现为富血供囊实性包块，需结合临床表现加以鉴别，

如输卵管癌可能有阴道排液，炎性病变可能伴有发热及白细胞计数升高等。

（四）临床价值

超声检查可发现病变，了解病变的物理性质（囊性、实性、囊实性），明确病灶内血流信号是否丰富，同时可检查病灶周边、腹盆腔、腹膜和大网膜有无病变及有无腹水等情况，全面掌握病情了解肿瘤转移情况。

【案例 11-3-3】 女性患儿，9 岁，未婚，月经初潮已 3 个月，因家长担心女童性早熟，遂带其到医院就诊，行超声检查（图 11-3-14）。

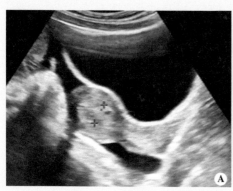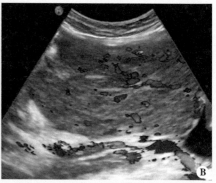

图 11-3-14 盆腔超声扫查声像图

问题：超声检查发现了什么问题？应考虑什么疾病？

答案与解析：超声图像显示有腹水，子宫内膜明显增厚，右下腹部有较大低回声肿块，肿块内血流信号丰富。诊断应考虑幼年型颗粒细胞瘤。9 岁女孩已有月经来潮且子宫内膜明显增厚，说明体内雌激素水平很高，右下腹部的较大低回声肿块血流信号丰富且伴有腹水，应考虑来源于右卵巢的恶性肿瘤，能分泌雌激素的卵巢恶性肿瘤首先考虑幼年型颗粒细胞瘤。

（汪龙霞）

第四节 输卵管及盆腔疾病

一、盆腔炎性疾病

（一）病理与临床

盆腔炎性疾病（pelvic inflammatory disease）多发生于生育期妇女，是指子宫内膜炎、输卵管炎、输卵管卵巢脓肿、盆腔腹膜炎等一组女性上生殖道的感染性疾病，其中输卵管是盆腔炎性疾病中最常受累的部位。盆腔炎的主要病理改变为组织破坏、炎性渗出、广泛粘连，导致输卵管增粗、阻塞、积水、积脓等。炎症反复发作或病史较长者可转变为以肉芽组织为主的慢性炎性包块，其可导致女性不孕、异位妊娠、慢性盆腔疼痛等，甚至诱发肿瘤。

急性炎症经阴道感染子宫内膜后，继续向上蔓延，或经淋巴管扩散形成输卵管积脓或输卵管间质炎，机体抵抗力减弱时炎症可反复发作，从而输卵管壁高度纤维化而增厚，并与邻近器官粘连。病情稳定后，脓液被机体清理形成输卵管积水。此外，慢性输卵管炎致输卵管伞端及峡部粘连闭锁，积聚在管腔内的渗出液逐渐增多也是形成输卵管积水的原因之一。盆腔脓肿多由急性输卵管炎、急性盆腔结缔组织炎发展而来，是急性盆腔炎未得到及时有效的治疗所引发的后遗症之一。其好发于 30～40 岁的女性，其中 25%～50% 的患者有不育史。脓肿形成后患者以寒战、高热、下腹部疼痛为主要临床表现，还会出现阴道分泌物增多、经量增多、经期延长等症状。妇科检查可扪及下腹包块，且有局部压迫刺激症状。

（二）超声表现

1. 输卵管积脓

（1）二维超声：表现为一侧或双侧附件区的"曲颈瓶"状或"腊肠形"囊性团块，囊腔内透声差，可见不均质低回声或云雾状回声，管壁不规则增厚，边缘模糊（图 11-4-1），常与周围组织粘连，形成混合性团块。

（2）彩色多普勒超声：显示混合性团块的分隔上可有少许条状血流信号，频谱多普勒可探及中高阻力血流频谱。

2. 输卵管积水

（1）二维超声：表现为卵巢旁"腊肠状"、"盲袋状"或弯曲肠管状的囊性团块，边界清，一般透声好，可见稀疏的点状回声（图 11-4-2）。常于团块的一侧显示正常的卵巢回声。

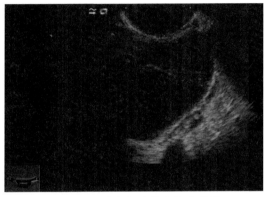
图 11-4-1　左侧输卵管积脓声像图

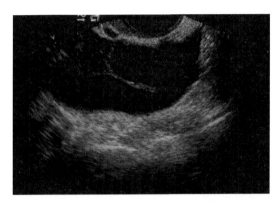
图 11-4-2　右侧输卵管积水声像图

（2）彩色多普勒：可于团块边缘显示少许星点状的血流信号。

3. 输卵管积水扭转

（1）二维超声：表现为输卵管积水的声像图表现，见"腊肠状"、"盲袋状"囊性包块，动态观察可发现患侧卵巢旁出现"旋涡状"的中等回声团（图 11-4-3）。

（2）彩色多普勒：无回声区未见明显血流信号。

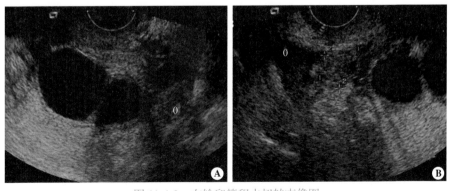
图 11-4-3　右输卵管积水扭转声像图
A. 输卵管积水旁可见正常卵巢结构；B. 右卵巢及积水包块间见旋涡状结构

4. 盆腔炎性包块

（1）二维超声：表现为子宫一侧或后方不规则的低至无回声团块，边界清，壁厚毛糙，内部回声不均匀。因阑尾炎导致的盆腔脓肿，探头于右下腹麦氏点加压时，可于阑尾区显示与盆腔包块相连的不规则包块。

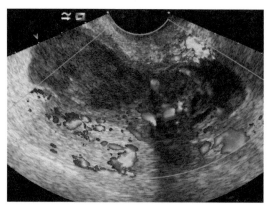

图 11-4-4　一侧附件区炎性包块声像图

（2）彩色多普勒：团块内显示丰富的血流信号（图 11-4-4）。

5. 盆腔包裹性积液

（1）二维超声：患者多有盆腔手术史，声像图表现为形态不规则的囊性无回声包块，边界清，其内透声好或可见细密点状回声，多可见分隔（图 11-4-5、图 11-4-6）。

（2）彩色多普勒：囊性无回声内部及周边未见明显血流信号显示。

（三）鉴别诊断

1. 异位妊娠　异位妊娠患者，临床多有停经史，常有下腹部疼痛及阴道出血现象；声像图显示子宫饱满或略增大，子宫内膜增厚、回声增强，呈蜕膜样变。子宫一侧可探及低回声包块，边界不清，内部偶见孕囊回声，血 hCG 水平升高。

2. 卵巢肿瘤蒂扭转　患者多有卵巢肿瘤病史，可出现剧烈的下腹痛，伴恶心呕吐，声像图显示子宫形态大小正常，肌层回声均匀，子宫的一侧可见包块样回声，壁厚，边界模糊（图 11-4-7）；由于肿瘤壁水肿渗出，可在盆腔最低点探及少量积液。

3. 卵巢囊肿　输卵管积水呈球样扩张时易误诊为卵巢囊肿，前者多可见卵巢结构大致正常（图 11-4-8）；后者多有卵巢结构的改变或消失。

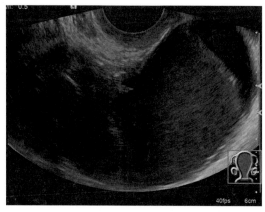

图 11-4-5　盆腔手术后形成的包裹性积液声像图

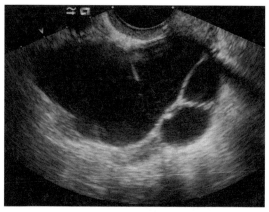

图 11-4-6　盆腔包裹性积液

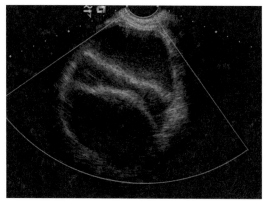

图 11-4-7　卵巢黏液性囊肿蒂扭转声像图

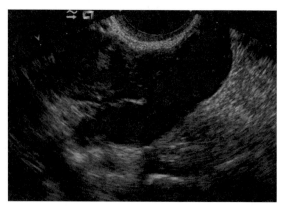

图 11-4-8　输卵管积水声像图
左侧输卵管积水，其旁可见卵巢结构

（四）临床价值

急性输卵管炎及输卵管积脓多有典型的临床症状，结合病史多可提示诊断；慢性炎症导致的输卵管积水，依据病史及声像图表现一般可提示诊断；盆腔慢性炎症，如缺乏典型的声像图表现，超声则难以提示诊断。

二、原发性输卵管癌

（一）病理与临床

原发性输卵管癌（primary carcinoma of fallopian tube）是女性生殖系统较少见的恶性肿瘤，平均年发病率为 2.9/10 万～ 3.6/10 万，占女性生殖道恶性肿瘤的 0.14%～ 1.8%。患者既往多有急性输卵管炎的病史，故多伴有慢性输卵管炎，不孕的比例较高。原发性输卵管癌的病理类型绝大多数为浆液性乳头状腺癌，约占 90%。研究显示血清 CA125 的测定有利于早期诊断，其可作为输卵管癌诊断、疗效评价及预后观察的重要参考指标。

原发性输卵管癌早期多无症状，随着病变的发展可出现阴道排液、阴道出血、腹痛、不孕及盆腔肿块等症状。

（二）超声表现

1. 二维超声　声像图表现无特异性，多表现为子宫旁囊实混合性团块，呈腊肠形或团块状。部分病例可于肿块旁见到相对正常的卵巢结构（图 11-4-9）。子宫内常显示宫腔线分离、宫腔积液。

2. 彩色多普勒超声　显示肿块的囊壁或实性部分可见丰富的血流信号，频谱多普勒可探及低阻力型血流频谱。

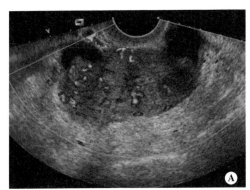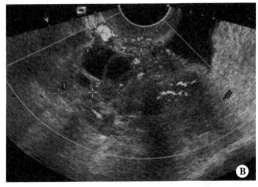

图 11-4-9　输卵管癌

A. 病变是腊肠样囊实混合性肿块；B. 肿块旁见相对正常的卵巢结构

（三）鉴别诊断

原发性输卵管癌与慢性肉芽肿型输卵管炎或盆腔炎性包块的临床表现及影像学征象较为相似，超声诊断存在一定困难。有研究显示，MRI 常规序列结合动态增强对输卵管占位性病变的鉴别诊断具有重要价值。

（四）临床价值

浆液性乳头状腺癌是原发性输卵管癌和卵巢肿瘤常见的病理类型，当镜下病理显示输卵管与卵巢同为一种类型的肿瘤时，超声很难区分原发灶和转移灶，故当超声检查显示肿瘤旁可见相对正常的卵巢结构时，多考虑肿瘤来源于输卵管。

【案例 11-4-1】 女性患者，54 岁，以右下腹痛就诊，既往有卵巢囊肿病史；超声检查显示子宫后位，大小约 35mm×35mm×27mm，肌壁回声不均匀，可见数个低回声外突结节，其中后壁一个结节大小约为 27mm×22mm（图 11-4-10A），边界清，彩色多普勒显示周边可见血流信号，血供来源于子宫肌层，内膜厚约为 2.6mm，宫腔内未见明显异常回声，彩色多普勒未见异常血流信号。左卵巢大小约 19mm×11mm，回声未见明显异常（图 11-4-10B）。右附件区可见囊肿，大小约 43mm×30mm，壁厚，边界清，其旁可见结节样高回声，范围约 16mm×12mm（图 11-4-10C），彩色多普勒超声显示其内未见明显血流信号。盆腔可见少量积液，液深约19mm。超声检查提示右附件区超声所见伴盆腔积液，考虑：①卵巢囊肿蒂扭转，请结合临床；②子宫浆膜下肌瘤。

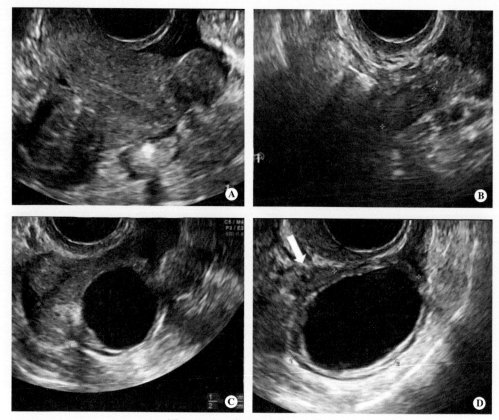

图 11-4-10　盆腔超声扫查声像图

问题 1：根据图 11-4-10A ～ C，考虑可能的诊断是什么？

答案与解析：患者为绝经后女性，既往有卵巢囊肿病史，图 11-4-10A、图 11-4-10B 显示子宫及左卵巢萎缩，符合绝经后改变；图 11-4-10A 显示子宫前后壁外突的低回声结节，符合浆膜下肌瘤。图 11-4-10C 为右附件区囊肿，如果其旁的结节样高回声为萎缩的右卵巢，应排除卵巢来源病变。

问题 2：注意图 11-4-10D 中附件区囊肿旁的卵圆形结构，如何提示进一步的诊断？

答案与解析：图 11-4-10D 箭头指示处为卵圆形低回声，内见微小无回声，其形态及内部回声似萎缩的卵巢，因位置在右附件区，考虑为萎缩的右卵巢；而图 11-4-10C 囊肿旁的结节样高回声并非卵巢，结合病史，考虑为扭转的蒂；图 11-4-10C、图 11-4-10D 显示的附件区囊肿，囊壁较厚，与常见的单纯卵巢囊肿不同，考虑为右侧输卵管积水、蒂扭转；该例经手术、病理证实。

（张　丹）

第五节 计划生育相关疾病

一、宫内节育器及其并发症

宫内节育器（intrauterine contraceptive device，IUD）避孕是常用的节育方法之一，是目前我国育龄妇女首选的避孕工具。超声探查节育器的价值在于显示节育器的位置是否正常，有无异常及并发症。超声是一种简便有效的、较为理想的宫内节育器监测手段，可用于诊断宫内节育器的常见并发症，如节育器异位、脱落及带器妊娠等。

（一）原理与类型

将节育器放置于育龄妇女的宫腔内，通过机械性刺激及化学物质的干扰而达到流产避孕的目的，不抑制排卵，不影响女性的内分泌系统，因而避免了一般药物避孕所造成的不良反应。经过多年的实践改良，现应用于临床的节育器多为含铜或含药节育器，支架材料为塑料、聚乙烯、记忆合金等，形状外形多样，包括圆形、T形、V形、Y形及链条状等。不同材质及不同形状的节育器各有特点，因而可适用于不同体质及需要的妇女。

（二）超声表现

1. 节育器的位置 判断节育器位置是否正常的方法包括以下两种。

（1）正常位置时，节育器上缘距宫底外缘的距离不超过 2cm。

（2）自宫颈内口至宫底外缘作一连线，其连线平分点为中心点。节育器上缘在中心点以上视为正常。

2. 节育器的回声 由于节育器的形态不同，声像图显示也不同，可为彗星尾征（图 11-5-1）、条状强回声（图 11-5-2）或念珠状强回声（图 11-5-3）。

3. 节育器位置异常

（1）节育器穿孔与外移：节育器穿透患者的子宫肌壁浆膜层后出现节育器的外移，超声扫查宫腔内无节育器强回声，常于宫旁及子宫周围组织器官发现强回声的节育器。如出现腹痛，应注意观察有无节育器嵌入肌壁或穿孔致节育器游离于腹腔（图 11-5-4、图 11-5-5）。

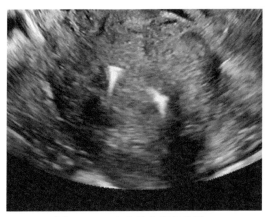

图 11-5-1 宫内节育器声像图 1
二维超声显示宫内节育器呈彗星尾征

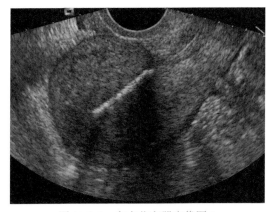

图 11-5-2 宫内节育器声像图 2
二维超声显示宫内节育器呈条状强回声

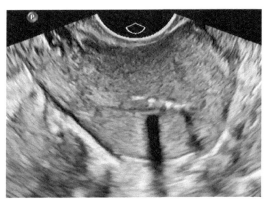

图 11-5-3 宫内节育器声像图 3
二维超声显示宫内节育器呈念珠状强回声

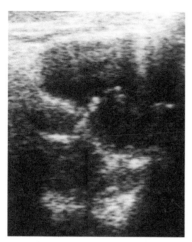

图 11-5-4 节育器穿孔声像图 1
二维超声显示宫内节育器穿孔插入膀胱

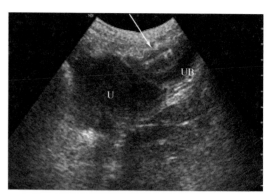

图 11-5-5 节育器穿孔声像图 2
二维超声显示宫内节育器穿孔游离于腹腔（箭头）
U. 子宫

（2）节育器嵌顿：由于上器时操作不当、超过上环年限、绝经后子宫萎缩或接头断裂等，可造成节育器部分或全部嵌入子宫肌壁内。超声表现为节育器偏离宫腔，嵌入肌层甚至接近浆膜层。

（3）取环后残留：因节育器嵌顿，取环时可因节育器断裂致部分残留肌壁（图 11-5-6）。

（4）带器妊娠：节育器与宫腔大小不符，或因节育器下移导致节育器与宫腔无法广泛接触，而使受精卵在宫腔内着床，称为带器妊娠。超声扫查时可于节育器的上方或一侧显示孕囊回声。

（5）带器合并内膜病变：上环时间较长者出现月经异常需注意观察是否合并内膜病变，如子宫内膜息肉、黏膜下肌瘤、子宫内膜炎等（图 11-5-7）。

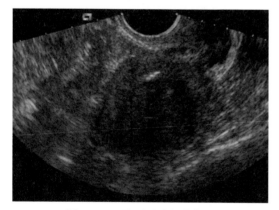

图 11-5-6 取环后残留声像图
二维超声显示宫内节育器断裂，残留段嵌入肌壁

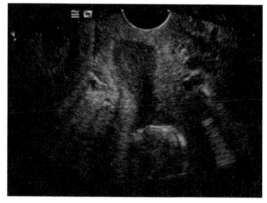

图 11-5-7 带器合并内膜病变声像图
二维超声显示宫内节育器合并黏膜下低度恶性间质肉瘤

（三）鉴别诊断

如果节育器位置正常，超声检查提示诊断并无困难；如果节育器异位于腹腔、阔韧带，则需要在子宫周围寻找节育器样的结构。

节育器下移：当节育器上缘距宫底外缘 2cm 以上，一般可提示节育器下移；而临床诊断的标准为节育器下端下移至子宫颈内口以下，进入宫颈管者才能诊断。当节育器在子宫内位置下移，可出现小腹胀痛、腰酸、白带增多等。

节育器残留：常发生在临床取环后，节育器断裂、嵌入肌壁导致节育器游离段残留宫腔。

（四）临床价值

与传统的 X 线检查相比，超声检查无放射性，简便、方便，可以观察节育器是否在宫腔内、位置是否下移、是否嵌入宫壁或游离腹腔外移；如出现月经异常，可观察是否合并宫腔内病变。

二、人工流产和药物流产后组织残留

（一）病理与临床

妊娠时，如蜕膜发育不良，残留的胎盘粘连于子宫壁上，不能自行剥落，则形成胎盘粘连。如果子宫蜕膜层发育不良或完全缺如，胎盘绒毛直接植入子宫肌层内，称为植入性胎盘。不论是胎盘部分粘连还是胎盘部分植入均可影响子宫的正常收缩和缩复。人工流产、药物流产、过期流产、不全流产、粘连胎盘、植入胎盘等均可致患者产后或人工流产后出现不规则阴道出血、宫腔粘连及继发不孕。

流产后胎骨残留为罕见的并发症，多发生于大月份人工流产后；常造成术后出血或继发不孕。但一般不引起子宫肌壁结构的改变。如果胎骨碎片嵌入子宫肌壁，则引起局部肌壁的排异反应，继而引起周围组织的炎性细胞浸润，纤维组织包裹，最后形成玻璃样变，使局部组织弹性下降、质地坚硬且弹性差。

（二）超声表现

1. 胎盘残留　胎盘残留宫腔与子宫壁粘连、植入或形成机化组织。

（1）二维超声：表现为宫腔水平内不均质回声团块（图 11-5-8），部分可呈息肉样（图 11-5-9）。

（2）彩色多普勒超声：可伴有较丰富血流信号（图 11-5-10）。

2. 胎骨残留　单纯胎骨残留子宫腔，声像图显示为强回声块，后伴声影（图 11-5-11）。

（三）鉴别诊断

胎盘及胎骨残留的患者一般有明确的停经史及流产史，常因人工流产或药物流产后出现不规则阴道出血、闭经及继发不孕就诊；宫腔内显示团块状或息肉状不均质回声团，并伴有较丰富的血流信号，多可提示诊断。

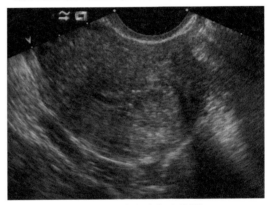

图 11-5-8　胎盘残留声像图 1

二维超声显示残留组织形成的不均质回声团块

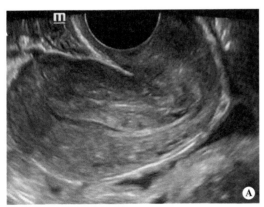
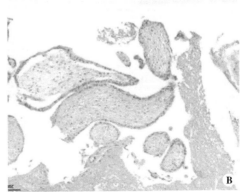

图 11-5-9　胎盘残留声像图 2

A. 声像图显示残留组织呈息肉状；B. 同一患者，镜下病理为胎盘绒毛及凝血块

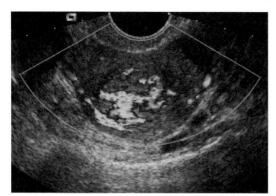
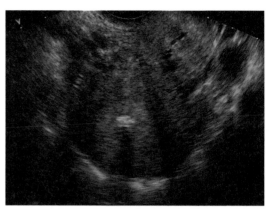

图 11-5-10 胎盘残留声像图 3
彩色多普勒超声显示残留组织区域及局部宫壁血流信号丰富

图 11-5-11 胎骨残留声像图
二维超声显示胎骨残留宫腔呈斑块状强回声

（四）临床价值

超声检查以其无创、简便、易行的优点为诊断子宫腔内异常回声的首选检查方法；一般结合病史可提示初步诊断，并提出进一步检查的建议。

【案例 11-5-1】 女性患者，29 岁，药物流产后，经期延长 2 个月；经阴道超声检查声像图见图 11-5-12。

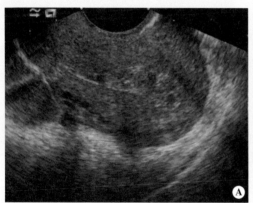
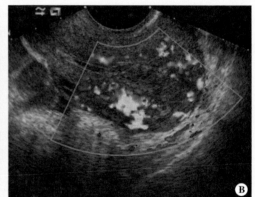

图 11-5-12 经阴道子宫纵切面声像图
A. 二维超声，子宫后位；B. 彩色多普勒超声

问题 1：结合病史及声像图表现，考虑可能的诊断是什么？

答案与解析：患者为育龄期女性，近期有药物流产史，流产后经期延长；图 11-5-12A 为经阴道纵切面扫查，图像显示宫壁回声未见明显异常，宫腔回声增厚，其内见不均质回声团；图 11-5-12B 显示，子宫壁血流信号明显增多，以前壁为著；宫腔内不均质回声团内未见明显血流信号；结合药物流产的病史，考虑为胚物残留。

问题 2：宫腔镜手术证实宫腔内的不均质回声团为残留胚物，为什么子宫前壁血流信号比后壁丰富？

答案与解析：不论是人工流产术，还是药物流产，当大部分胚胎组织排出体外后，宫腔内残留的组织往往已失去活性；但相对于子宫而言，残留的组织为异物，胚物附着处常产生炎性反应，致局部子宫壁的血管扩张、充血；该例宫腔镜手术证实：胚物附着于子宫前壁。因此，声像图显示子宫前壁的血流信号较子宫后壁更丰富。

自我检测

11-5-1. 子宫疾病的检查时间如何选择?

11-5-2. 导致子宫内膜弥漫性增厚的常见原因有哪些?

11-5-3. 常见的宫腔内隆起性病变有哪些? 超声检查应如何提示?

11-5-4. 子宫内膜癌浸润肌层的方式有几种? 声像图表现如何?

11-5-5. 子宫平滑肌瘤会发生恶变吗?

11-5-6. 局灶性子宫腺肌瘤与腺肌瘤及平滑肌瘤如何鉴别?

11-5-7. 检查宫腔粘连的常用方法有哪些?

11-5-8. 超声对宫颈癌的诊断价值是什么?

11-5-9. 哪种残角子宫可受孕并会发生破裂导致急腹症?

11-5-10. 容易发生流产和早产的子宫畸形有哪几类?

11-5-11. 哪种子宫畸形易伴有泌尿系统发育异常?

11-5-12. 完全双角子宫与双子宫如何鉴别?

11-5-13. 不全双角子宫与纵隔子宫如何鉴别?

11-5-14. 卵巢肿瘤的主要分类有哪些? 临床发病率高的肿瘤有哪些?

11-5-15. 囊腺瘤的主要超声表现是什么?

11-5-16. 畸胎瘤的特征性超声表现有哪些? 其病理基础是什么?

11-5-17. 良性实性卵巢肿瘤的超声表现特点有哪些?

11-5-18. 卵巢恶性肿瘤的主要超声表现特点是什么? 如何能提高诊断水平?

11-5-19. 卵巢恶性肿瘤的标志物主要有哪些? 都用于何种肿瘤的辅助诊断?

11-5-20. 颗粒细胞瘤的诊断要点是什么?

11-5-21. 卵黄囊瘤有什么特点?

11-5-22. 如何鉴别输卵管积水扭转与单纯卵巢囊肿扭转?

11-5-23. 如何鉴别慢性输卵管炎与原发性输卵管癌?

11-5-24. 如何鉴别盆腔炎性包块与包裹性积液?

11-5-25. 胚物残留宫腔的诊断思路是什么?

11-5-26. 如何鉴别滋养细胞肿瘤、不全流产及不典型异位妊娠?

11-5-27. 为什么说宫角妊娠是滋养细胞肿瘤诊断的陷阱?

（张　丹）

第十二章 产 科

学习要求

记忆 流产的定义和超声表现；异位妊娠的部位和超声表现；胎儿测量的标准切面超声表现；胎儿羊水的测量方法和测值。

理解 妊娠早期解剖；胎儿结构超声显示切面；多胎妊娠的分类和并发症；胎盘异常的超声表现和临床意义。

运用 正常妊娠图像扫查及留存；胎儿异常妊娠图像扫查及留存；胎儿生长受限的诊断。

第一节 概 述

一、妊娠解剖及生理概要

妊娠是指胚胎或胎儿在母体内生长发育的过程，开始于成熟卵子受精，至胎儿及其附属物从母体内排出终止。全程约38周（若自末次月经开始约280天，则约40周）。孕周从末次月经第1天开始计算，妊娠10周内称为胚胎，自妊娠11周起称为胎儿。

（一）胚胎、胎儿发育过程

受精后3～7天，囊胚开始着床，胚泡埋入子宫内膜。胚泡外侧为合体滋养层，合体滋养层内侧的细胞滋养层逐渐分裂分化形成胚盘和体蒂，出现卵黄囊和羊膜囊，形成初级绒毛膜，由此建立了早期子宫胎盘循环。胚盘是胚胎最早期结构，妊娠5周建立三胚层胚盘，出现原始心管搏动。之后3个胚层各自分化形成相应的组织器官。胚胎、胎儿发育过程见表12-1-1。

表 12-1-1　胚胎、胎儿发育过程

孕周	发育特征
4 周	可辨认出胚盘和体蒂
8 周	胚胎初具人形，头占整个胎体近一半。能分辨出眼、耳、鼻、口、手指及足趾，各器官正在分化发育，心脏已形成
12 周	胎儿身长约9cm。可根据外生殖器初辨性别，胎儿四肢可活动
16 周	胎儿身长约16cm，体重约110g。根据外生殖器可确认胎儿性别。头皮已长出毛发，胎儿开始出现呼吸运动。皮肤菲薄呈深红色，无皮下脂肪，部分孕妇可自觉胎动
20 周	胎儿身长约25cm，体重约320g。皮肤暗红，出现胎脂，全身覆盖毳毛，可见少许头发。开始出现吞咽、排尿功能。胎儿运动明显增加
24 周	胎儿身长约30cm，体重约630g。各脏器均已发育，皮下脂肪开始沉积，因量不多皮肤呈皱缩状，出现眉毛和睫毛。细小支气管和肺泡已经发育。出生后可有呼吸，但生存力极差
28 周	胎儿身长约35cm，体重约1000g。皮下脂肪不多，皮肤绯红，表面覆盖胎脂。瞳孔膜消失，眼半张开。四肢活动好，有呼吸运动。出生后可存活，但易患特发性呼吸窘迫综合征
32 周	胎儿身长约40cm，体重约1700g。皮肤深红色，仍呈皱缩状。生存能力尚可，出生后注意护理可存活
36 周	胎儿身长约45cm，体重约2500g。皮下脂肪较多，身体圆润，面部皱褶消失，指（趾）甲已达指（趾）端。出生后能啼哭及吸吮，生存力良好，存活率很高
40 周	胎儿身长约50cm，体重约3400g。胎儿发育成熟，皮肤粉红色，皮下脂肪多。足底皮肤有纹理。男性睾丸已降至阴囊内，女性大小阴唇发育良好。出生后哭声响亮，吸吮能力强，能很好存活

（二）胎儿血液循环特点

胎儿期心血管循环系统不同于新生儿期，具有特殊的循环通道。来自胎盘的氧合动脉血经脐静脉进入胎体后，一支与门静脉汇合入肝，经肝静脉汇入下腔静脉，另一支经静脉导管直接入下腔静脉，与其自身下腔静脉内的静脉血混合后进入右心房。右心房血液绝大部分经卵圆孔进入左心房，再经左心室入主动脉，供应心脏、脑及上肢。右心房内剩余部分血液与上腔静脉内的静脉血一起进入右心室，再转向肺动脉。由于胎儿肺循环阻力大，进入肺动脉的血液绝大部分经动脉导管流入降主动脉与其自身降主动脉血混合，供应腹腔器官、躯干及下肢。胎儿静脉血经脐动脉回流入母体胎盘。

胎儿出生后，胎盘循环中断，而肺循环建立，血液循环通道发生改变，脐静脉、脐动脉、静脉导管、动脉导管均闭锁。左心房压力增高，压迫卵圆孔瓣覆盖卵圆孔，卵圆孔关闭，至此形成相互独立的体循环和肺循环系统。

（三）胎儿附属物形成及功能

胎儿附属物包括胎盘、脐带及羊水。

1.胎盘　附着于子宫壁，由绒毛膜板、胎盘实质、基底膜 3 部分构成。妊娠 6～7 周开始形成胎盘，妊娠 8～9 周超声可显示。妊娠中期时胎盘下缘可达子宫颈内口，随着子宫下段峡部的发育，胎盘下缘相对上移，这属于胎盘的正常位移。胎盘胎儿面至母体面的结构依次为羊膜、绒毛膜、胎盘实质和基底膜（又称蜕膜板）。母体通过胎盘为胎儿提供营养，此外，胎盘还合成多种激素、酶和细胞因子，以维持正常妊娠状态。

2.脐带　一端与胎儿腹壁相连，另一端与胎盘相连，是胚盘向腹侧包卷最后形成的一条长柱状结构，为胎儿提供生命支持。脐带内最初含有卵黄囊、尿囊、肠袢与脐血管，妊娠 11 周后肠袢退回腹腔，卵黄蒂与尿囊消失，最终只含 2 条脐动脉及 1 条脐静脉。足月胎儿脐带长 40～60cm，直径 1～2cm。

3.羊水　羊膜腔内充满羊水，胚胎在羊水中生长发育。羊水主要由羊膜上皮细胞的分泌和胎儿的排尿产生。妊娠早期，羊水主要由羊膜上皮细胞分泌产生。妊娠 12 周起肾脏开始产生尿液并排入羊膜腔，妊娠 20 周后胎儿尿液成为羊水的主要来源。羊水在胚胎和胎儿的正常生长发育中有很多功能，如缓冲腹部外来压力或冲击，保证胎儿的活动空间，使其自由生长，免受周围结构的压迫或变形，提供恒温环境，许多解剖结构都与羊水的调节有关。

（四）妊娠期母体子宫及卵巢变化

随妊娠进展，子宫体逐渐增大变软，至妊娠足月时体积达 35cm×25cm×22cm，容量约 5000ml，是非妊娠期的 500～1000 倍，重量约 1100g，增加近 20 倍。妊娠 12 周后，增大子宫逐渐超出盆腔，在耻骨联合上方可触及。妊娠晚期子宫轻度右旋。

妊娠期卵巢排卵和新卵泡发育均停止，妊娠 6～7 周前产生大量雌激素、孕激素以维持妊娠，10 周后黄体开始萎缩，功能由胎盘取代。

二、超声检查方法

（一）患者准备

患者无需特殊准备。妊娠 10 周前检查或需要检查胎盘时需要充盈膀胱。

（二）探查体位

患者取仰卧位。

（三）仪器

常规使用彩色多普勒超声检查仪，需要设置产科模式。若需要进行超声造影、三维重建、图像融合及导航等检查，则应选择相应功能的高端超声仪。

（四）检查方法

孕妇取仰卧位，探头置于孕妇腹部进行扫查，首先分辨宫内胎儿数目、胎儿先露，再进行胎儿结构筛查，进行胎儿大小测量。同时要扫查胎盘，测量羊水和脐动脉血流。

三、正常妊娠声像图

（一）妊娠早期声像图

妊娠早期表现为增厚的子宫蜕膜内见到一无回声区，其为孕囊。孕囊的一侧为子宫腔，此时子宫内膜的回声也增强。早期孕囊呈圆形，随着孕周的增长，其可为椭圆形、不规则形。孕囊内可见一强回声的环状结构，为卵黄囊，妊娠 5 周左右即可发现，卵黄囊是宫内妊娠的标志。随着孕周的增大，紧贴于卵黄囊一侧的胚芽强回声可显示，当胚芽径线达到 2mm 时，可看到原始心管搏动（图 12-1-1）。

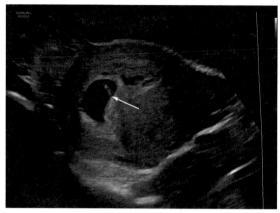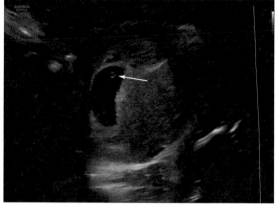

图 12-1-1　妊娠早期声像图

孕囊位于子宫腔内，孕囊内可见胎芽和卵黄囊（箭头所示）

（二）妊娠中晚期声像图

1. 妊娠 11 ～ 13^{+6} 周超声声像图

（1）头臀长（crown-rump length，CRL）：胎儿正中矢状切面，胎体自然屈曲，头顶和骶尾部显示清晰，躯干部显示脊柱矢状面全长。将胎儿躯体放大至占据屏幕的 2/3 ～ 3/4，测量胎儿头顶皮肤外缘与骶尾部皮肤外缘之间的距离（图 12-1-2）。

（2）颈后透明层（nuchal translucency，NT）：胎儿正中矢状切面，仅显示胎头和上胸部，胎体自然屈曲，声束垂直于颈背部皮肤，显示皮下组织、皮肤、羊膜形成的 3 条强回声带。胎头及胎胸放大至占据屏幕的 2/3 ～ 3/4。测量颈后软组织外缘与皮肤层内缘间的最宽处（图 12-1-3）。

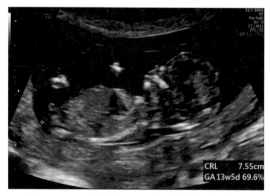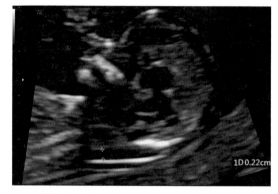

图 12-1-2　头臀长（CRL）测量方法声像图　　　　图 12-1-3　颈后透明层测量方法声像图

如图游标尺所示，游标尺的轻微移动只改变测显结果的 0.1 mm

（3）头部：横切面上可见颅骨骨化，中间见大脑纵裂及大脑镰，两侧大脑半球对称显示（图 12-1-4）。

（4）胸部：心脏位于胸腔左侧，可显示胎心搏动（图 12-1-5）。

（5）腹部：腹部横切面显示腹壁完整，胃泡位于腹腔左侧。脐带腹壁入口完整（图 12-1-6）。

（6）膀胱：横切面显示膀胱位于盆腔内，呈无回声区，彩色多普勒超声可显示膀胱两侧脐动脉走行（图 12-1-7）。

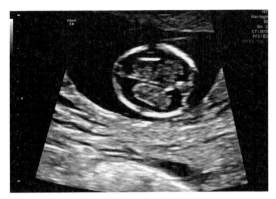

图 12-1-4　头部声像图

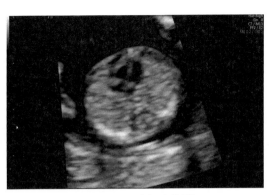

图 12-1-5　胸部声像图

心脏位于胸腔左侧，可显示胎心搏动

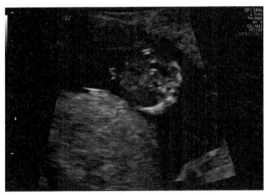

图 12-1-6　腹部声像图

腹部横切面显示腹壁完整、胃泡位于腹腔左侧

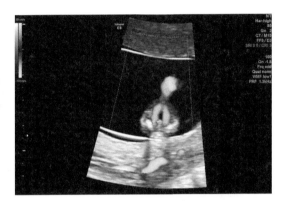

图 12-1-7　膀胱声像图

（7）肢体：双上肢切面显示双侧上肢各个骨性节段及双手，方向位置正常。双下肢切面显示双侧下肢各个骨性节段及双足，方向位置正常（图 12-1-8）。

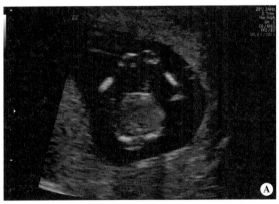

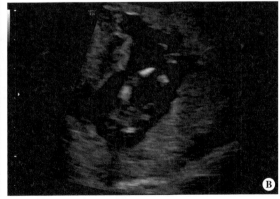

图 12-1-8　肢体声像图

A. 双上肢切面显示双侧上肢各个骨性节段及双手，方向及位置均正常；B. 双下肢切面显示双侧下肢各个骨性节段及双足，方向位置正常

2. 妊娠 20 ～ 24 周超声声像图

（1）胎儿头部

1）颅骨：正常胎儿头颅呈椭圆形强回声环，两侧对称。

2）脑组织结构：标准切面显示大脑解剖结构完整，主要包括侧脑室水平横切面、丘脑水平横切面和小脑横切面（图 12-1-9）。

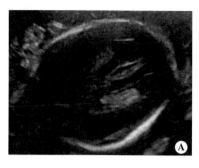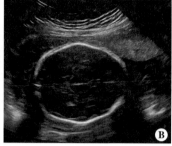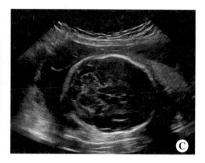

图 12-1-9　胎儿头部声像图

A. 侧脑室水平横切面显示脑中线两侧可见侧脑室，呈无回声，内有高回声脉络丛；B. 丘脑水平横切面显示两侧丘脑对称，丘脑之间的裂隙为第三脑室；C. 小脑横切面显示左右小脑半球对称，中间由高回声的蚓部相连，蚓部前方有第四脑室，后方有颅后窝池

（2）胎儿面部：胎儿面部检查应显示上唇的连续性。于鼻唇冠状切面显示上唇连续完整，左、右鼻孔对称（图 12-1-10A）。于双眼球水平横切面显示双侧眼球大小基本相等（图 12-1-10B）。

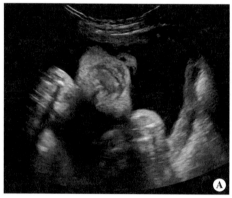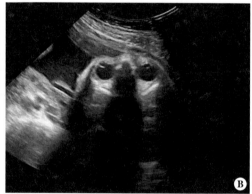

图 12-1-10　胎儿面部声像图

A. 鼻唇冠状切面；B. 双眼球水平横切面

（3）胎儿颈部：横切面呈圆柱形，矢状切面显示胎儿颈部无突起、肿物或积液（图 12-1-11）。

（4）胎儿胸腔及心脏：胎儿胸部形态规则，肋骨自然弯曲无畸形。双侧肺脏回声均匀，无纵隔移位或肿物。膈肌呈线样低回声，分隔胸、腹部脏器（图 12-1-12）。妊娠中期心脏筛查常规采用四腔心、左心室流出道、右心室流出道及三血管切面等（图 12-1-13）。

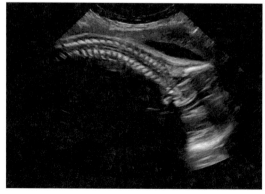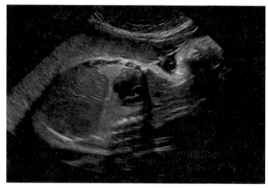

图 12-1-11　胎儿颈部声像图

矢状切面显示胎儿颈部无突起、肿物或积液

图 12-1-12　胎儿胸腔声像图

胎儿胸部形态规则，膈肌呈线样低回声，分隔胸、腹部脏器

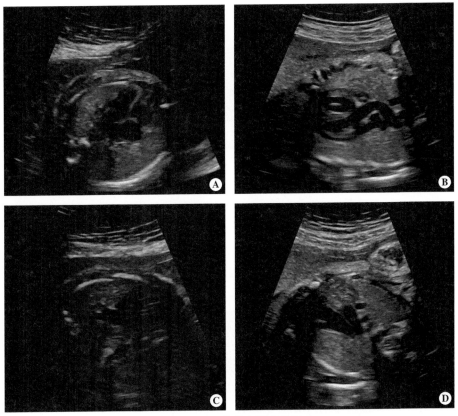

图 12-1-13 胎儿心脏声像图

A. 四腔心切面：心脏主要位于左侧胸腔，心轴指向左侧并成角，平均为 45°±20°，正常心脏面积不超过胸腔面积的 1/3，正常胎心率为 120～160 次/分；B. 左心室流出道切面：室间隔和主动脉前壁连续，观察主动脉瓣启闭自如，无增厚；C. 右心室流出道切面：肺动脉起源于形态学右心室，肺动脉根部内径稍大于主动脉根部，观察肺动脉瓣启闭自如，无增厚；D. 三血管切面：从左至右依次是肺动脉、主动脉和上腔静脉，肺动脉最靠前，上腔静脉最靠后，从左至右肺动脉内径大于主动脉内径，主动脉内径大于上腔静脉内径

（5）胎儿腹部

1）胎儿上腹部横切面：腹部呈圆形或椭圆形，正常胃泡位于上腹左侧，肝位于上腹右侧，腹主动脉位于脊柱的左前方，下腔静脉位于脊柱及腹主动脉的右前方（图 12-1-14A）。

2）胎儿下腹部双肾切面：双侧肾脏位于脊柱两侧，中等回声的肾皮质包绕低回声髓质，中央为集合系统（图 12-1-14B）。

3）脐带腹壁入口横切面：腹部呈圆形或椭圆形，腹壁完整连续，脐带腹壁入口位于前腹壁中央（图 12-1-14C）。

4）膀胱横切面：呈近长圆形的无回声，膀胱左右侧分别可见 1 条脐动脉（图 12-1-14D）。

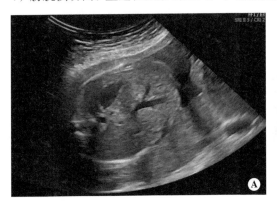

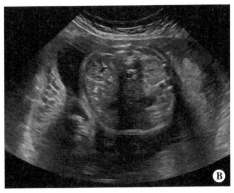

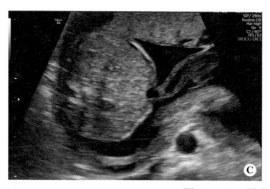
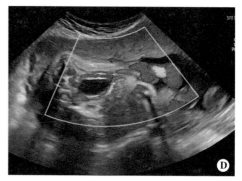

图 12-1-14 胎儿腹部声像图

A. 胎儿上腹部横切面；B. 胎儿下腹部双肾切面；C. 脐带腹壁入口横切面；D. 膀胱横切面

（6）胎儿骨骼系统

1）脊柱：矢状切面显示椎体与左右侧椎弓形成的两条排列整齐的平行光带。脊柱后方皮肤回声连续。横切面显示 3 个高回声骨化中心，呈"品"字形排列，"品"字形中间为圆环形椎管及椎管内的脊髓和马尾（图 12-1-15）。

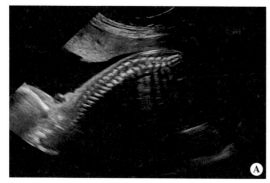
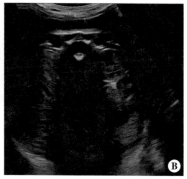

图 12-1-15 胎儿脊柱声像图

A. 脊柱矢状切面；B. 脊柱横切面

2）四肢及手足：双上肢长轴切面分别显示双侧上臂及其内肱骨、前臂及其内尺桡骨、双手。尺骨、桡骨平行排列，远端齐平。此切面可以显示双手存在，手指显示困难（图 12-1-16）。双下肢长轴切面分别显示双侧大腿及其内股骨、小腿及其内胫骨和腓骨、双足。双下肢的长短对称，踝关节形态正常，股骨呈平直的强回声，胫腓骨上下两端均齐平，可以显示双足存在，足趾显示困难（图 12-1-17）。

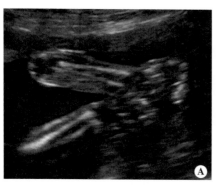
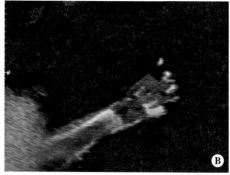

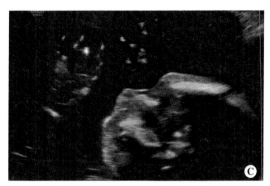

图 12-1-16 胎儿双上肢声像图
A. 双上肢长轴切面；B、C. 双手切面

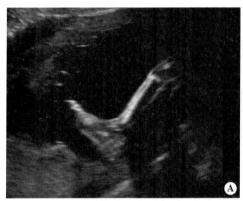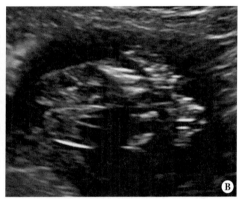

图 12-1-17 胎儿双下肢声像图
A. 侧下肢长轴切面；B. 双足切面

3. 胎儿附属物超声声像图

（1）胎盘：厚度与孕周相当（±10mm），孕足月正常一般不超过 5cm（图 12-1-18）。需要重点观察胎盘脐带入口及胎盘下缘与子宫颈内口的关系，除外胎盘肿瘤、副胎盘、前置血管等。

（2）脐带：正常脐带由 2 支脐动脉和 1 支脐静脉及包绕着血管的华通氏胶构成，横切面显示由 1 支较粗大的脐静脉与 2 支较细的脐动脉形成的"品"字形结构。纵向扫查可见 2 条脐动脉和 1 条脐静脉呈螺旋状走行（图 12-1-19）。脐动脉血流测定是评估胎儿胎盘循环动力学改变的一种有效、无创的方法。选择在游离段进

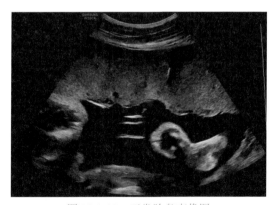

图 12-1-18 正常胎盘声像图

行测量。随着孕周增大，胎盘循环阻力下降，血流量增加，脐动脉阻力呈逐渐下降趋势。

脐带连接胎儿与母体，所有胎儿生长发育所需的营养物质和排出的代谢废物均由这条血管通路完成。任何脐带异常，都会影响其末端所连接的胎盘和胎儿的血流。

（3）羊水：孕妇取仰卧位，使用凸阵探头，探头与孕妇矢状面平行、与冠状面垂直。羊水池深度：寻找最清晰的羊水池，测量其最大垂直深度，正常参考值为 3 ～ 8cm，适于早期测量（测量区域不能包括胎体和四肢）；羊水指数：以脐为中心，分为右上、右下、左上、左下 4 个象限，每个象限羊水池最大深度之和，正常参考值为 5 ～ 25cm，适于中晚期测量（图 12-1-20）。足月妊娠时羊水内可见少量点状浮动回声，可能是胎体脱落的皮质、上皮细胞等。

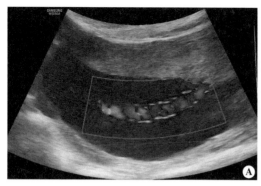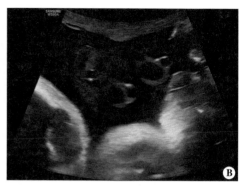

图 12-1-19　正常脐带声像图

A.纵切面；B.横切面

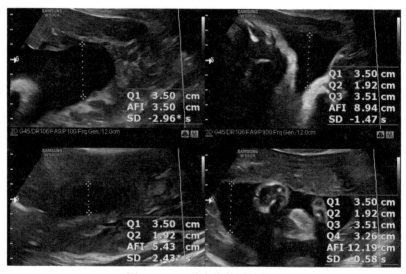

图 12-1-20　羊水指数测量方法

（吴青青）

第二节　异常妊娠

一、流　产

（一）病理与临床

　　妊娠不足 28 周，体重不足 1000g 而终止妊娠者称为流产。妊娠 12 周末前终止妊娠者称早期流产，妊娠 13 周至不足 28 周者称晚期流产。早期流产多为胚胎死亡，然后底蜕膜出血，形成血肿，引发宫缩排出胚胎，也有部分孕妇先有出血、绒毛膜分离，而后胚胎死亡。晚期流产多为子宫颈机能不全，子宫腔压力增大，导致子宫颈口扩张。临床将流产分为先兆流产、难免流产、不全流产和完全流产 4 个阶段，妊娠物较长时间滞留子宫腔未排出则称为稽留流产。

　　生育年龄妇女于停经之后出现阴道出血、腹痛，应当考虑流产可能。处于不同流产阶段，临床表现各有不同。

（二）超声表现

1.先兆流产

　　（1）二维超声：子宫腔内见与孕周相符的孕囊回声，位置正常或降低，形态完整。其内见胚胎或胎儿，有心管搏动或胎心搏动，卵黄囊存在预示胚胎存活良好。子宫壁与胎膜之间见新月形的液性暗区，内可见细密点状强回声，有流动感，即为绒毛膜剥离后形成的宫腔积血（图 12-2-1）。其范围与出血量的多少有关。

（2）彩色多普勒超声：高回声的绒毛膜下可探及低阻力的滋养层血流频谱，胎心搏动呈彩色血流信号，妊娠 8 周后，心管搏动应 > 120 次 / 分，如心管搏动 < 85 次 / 分常提示有流产倾向。

2. 难免流产

（1）二维超声：子宫腔内见孕囊回声，孕囊塌陷或形态失常，位置低于正常孕囊，可下移至子宫颈管内甚至排出子宫腔（图 12-2-2）；胚胎多死亡，形态尚可辨；子宫壁与胎膜间液性暗区范围进一步增大；可见绒毛膜剥离征象及宫腔积液。

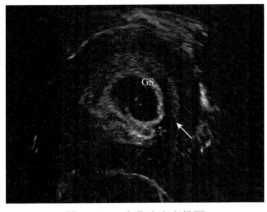

图 12-2-1 先兆流产声像图

子宫腔底部见孕囊回声，形态完整，内见卵黄囊，子宫壁与胎膜之间可见液性暗区。GS. 孕囊；箭头. 孕囊周围新月形的液性暗区

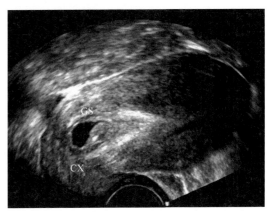

图 12-2-2 难免流产声像图

孕囊已下移至子宫颈内口处，孕囊略塌陷，内未见明显卵黄囊回声。GS. 孕囊；CX. 子宫颈

（2）彩色多普勒超声：无胎心搏动血流信号，未剥离的孕囊下仍可探及低阻力的滋养层血流频谱。

3. 不全流产

（1）二维超声：子宫体积缩小，子宫腔内见高、低混杂回声团，其为部分胎盘、残留的蜕膜组织及血凝块或液性暗区。子宫颈口扩张，可见妊娠物阻塞。

（2）彩色多普勒超声：子宫腔内所见高、低回声团内未见血流信号，其邻近子宫肌层内可见丰富的血流信号，频谱呈低阻力型（图 12-2-3）。

4. 完全流产

（1）二维超声：子宫大小正常，子宫腔内未见妊娠物，宫腔内膜线清晰，可见少许液性暗区，子宫颈口闭合。

（2）彩色多普勒超声：子宫腔内及子宫肌壁间无异常血流信号显示。

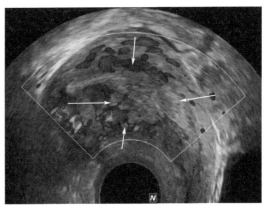

图 12-2-3 不全流产彩色多普勒超声声像图

宫腔内见稍高回声团（箭头），其内未见明显血流信号，而邻近肌层内见丰富的血流信号

5. 稽留流产

（1）二维超声：子宫体积小于停经孕周，子宫腔内可见萎缩、变形的孕囊回声，无正常胚胎结构，胚胎形态不可辨，部分病例孕囊显示不清，仅见残存的胎盘绒毛、宫腔积液。胎盘可增厚、水肿，表现为大小不等的水泡状液性暗区（图 12-2-4）。

（2）彩色多普勒超声：妊娠囊内无胎心搏动血流信号显示，可记录到低阻力的滋养层血流频谱。

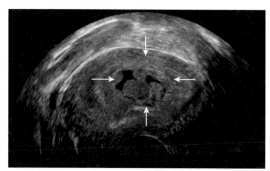

图 12-2-4 稽留流产声像图

子宫腔内孕囊显示不清，见稍高回声的妊娠残留物，周围见

不规则液性暗区（箭头）

是否有胎物残留的重要征象。

（三）鉴别诊断

1. 难免流产时，当妊娠物下移至子宫颈管内，应注意与宫颈妊娠相鉴别，宫颈妊娠时子宫颈管壁内可探及低阻力血流频谱。

2. 当稽留流产胎盘发生水泡样变时，应当注意与葡萄胎、早期水泡状胎盘相鉴别。

（四）临床价值

超声可提示子宫腔内有无孕囊，孕囊内有无胚胎及胚胎是否存活，并评价孕囊形态、大小，判断绒毛膜是否剥离等，为临床诊断流产提供重要信息。超声探及低阻力滋养层血流频谱是判断

【案例 12-2-1】 女性患者，31 岁，G4P1A2，停经 1 月余，因"下腹、腰背部疼痛伴阴道出血 4h"来医院就诊，既往有自然流产病史，查血 β-hCG 为 10 080.89 mTU/ml。超声检查提示子宫体积稍增大，子宫腔内见大小约 2.9cm×1.8cm 孕囊回声，内见卵黄囊及微小胚芽，可见心管搏动，孕囊周围见范围 2.2cm×2.2cm 液性暗区（图 12-2-5）。双侧卵巢显示清晰，直肠子宫陷凹内见少许液性暗区。

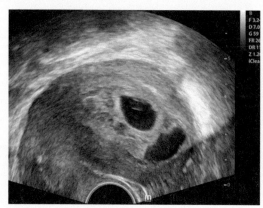 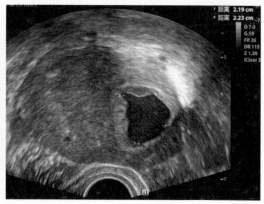

图 12-2-5 经阴道子宫声像图

问题：该患者的最可能的诊断是什么？诊断依据是什么？其临床结局有哪些？

答案与解析：患者最可能的诊断为先兆流产。诊断依据如下：超声检查显示子宫腔内见形态规则的孕囊回声，位置尚正常，可见卵黄囊，孕囊周围见不规则的液性暗区，符合先兆流产声像图改变。临床结局：若该患者出血量逐渐减少，可继续妊娠，若出血量继续增加，则可能发展为难免流产。

二、异位妊娠

（一）病理与临床

受精卵在子宫腔以外的部位着床、发育称异位妊娠（ectopic pregnancy），又称宫外孕（extrauterine pregnancy）。常见的异位妊娠部位有输卵管、卵巢、腹腔、子宫颈等，其中以输卵管壶腹部最为常见。异位妊娠通常与受精卵发育异常、输卵管炎症、输卵管先天性发育异常等有关。

临床表现因孕囊种植部位不同而异，主要的临床表现有停经、阴道出血、腹痛，血、尿 hCG 升高。未破裂型异位妊娠腹痛较轻，破裂型异位妊娠常有剧烈腹痛并伴有失血性休克。

（二）超声表现

不同部位、不同类型的异位妊娠其超声表现也不相同。共同声像图表现为子宫增大，内膜增厚，子宫腔内无孕囊回声，或子宫内膜分离，形成假孕囊征。

1.输卵管妊娠　90%的异位妊娠发生于输卵管，主要在壶腹部，其次为峡部、伞部、间质部。输卵管妊娠可分为未破裂型、破裂型、流产型和陈旧型。

（1）未破裂型

1）二维超声：常于附件区卵巢旁见混合回声病灶，内可见圆形孕囊样回声，称 Donut 征（图 12-2-6A）。当胚胎存活时，可见心管搏动。阴道超声检查显示典型卵黄囊和胚胎并可见心管搏动时即可确诊。

2）彩色多普勒超声：心管搏动显示闪烁的彩色血流信号，非均质性回声团周围可探及低阻力型滋养层血流频谱。

（2）流产型

1）二维超声：声像图特征与未破裂型类似，常于附件区探及非均质性团块回声，边界一般欠清晰，形态不规则，缺乏典型的 Dount 征（图 12-2-6B），当合并输卵管积血时，可于子宫旁探及扩张的管道回声。

2）彩色多普勒超声：早期非均质团块，周围可见血流信号，可探及低阻力的血流频谱。

（3）破裂型

1）二维超声：子宫旁可见较大的、形态不规则的低回声或混合回声团块，边界不清，伴有盆腹腔大量液性暗区。

2）彩色多普勒超声：显示团块的周边及内部见血流信号，可探及滋养层血流频谱。

（4）陈旧型

1）二维超声：子宫旁可见实性的中等或高回声团块，形态不规则，盆腔内见少量液性暗区。

2）彩色多普勒超声：多无明显血流信号，部分病例于肿块边缘可见血流信号，舒张期血流频谱反向，为滋养层细胞侵蚀局部血管形成动脉瘤所致。

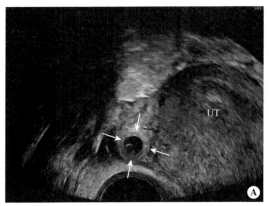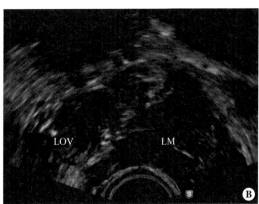

图 12-2-6　异位妊娠声像图

A.未破裂型（箭头）；B.流产型。UT.子宫；LOV.左侧卵巢；LM.左侧附件区异位妊娠包块

2.其他特殊部位的异位妊娠

（1）宫颈妊娠：子宫正常或稍增大，子宫腔内无孕囊回声，子宫颈明显膨大，使子宫呈现上窄下宽的葫芦状，子宫颈内口闭合。子宫颈管内见混合回声团或孕囊回声，少数孕囊内可见卵黄囊、胚芽及胎心搏动。彩色多普勒超声显示子宫颈处孕囊或混合回声团处见丰富血流信号，可探及低阻的血流频谱。

（2）切口部位妊娠：二维超声显示子宫腔及子宫颈管内无孕囊回声，孕囊着床于剖宫产切口部位，子宫前壁肌层明显变薄或消失，局部向外凸出（图 12-2-7）。彩色多普勒超声可于孕囊着床

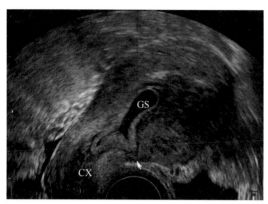

图 12-2-7　切口部位妊娠声像图

箭头显示孕囊着床于剖宫产切口处，导致该处子宫颈前壁变薄，局部稍向外膨出。GS. 孕囊；CX. 子宫颈

处的子宫颈管壁周围探及丰富的环状血流信号，频谱呈高速低阻型。

（三）鉴别诊断

1. 妊娠早期先兆流产　子宫腔内见孕囊，多可见胚胎及心管搏动；不完全流产孕囊下移至子宫颈口时，应当与宫颈妊娠鉴别，宫颈妊娠时子宫颈内口闭合。

2. 附件区包块　常见于黄体囊肿破裂出血形成的非均质包块或畸胎瘤。附件区包块因活动度较大而发生蒂扭转时，往往也可伴有腹痛、盆腹腔积液，需要与异位妊娠急腹症相鉴别。黄体囊肿与畸胎瘤不伴有血、尿 hCG 增高，故超声诊断异位妊娠时应注意结合病史及其他实验室检查。

（四）临床价值

超声作为一种简单、方便、无创的检查手段，是诊断异位妊娠的常规方法。经阴道超声检查提高了异位妊娠的检出率和诊断的准确率，但仍受限于诊断者的临床专业知识。异位妊娠的部位多变，有时超声难以发现，必要时应进一步扩大扫查范围，并结合其他检查以确诊。

三、子宫畸形合并妊娠

（一）病理与临床

子宫畸形是一种常见的女性生殖系统发育异常。子宫畸形合并妊娠时，常出现一系列不良的妊娠结局，如流产、早产、产程延长等。妊娠早期是由于畸形的子宫肌层发育不良，组织血供少，子宫腔容积小、内膜发育不良、对雌激素反应不敏感等因素而影响胚胎的着床和发育。妊娠中期由于畸形的子宫的子宫颈机能不全，无法对抗子宫腔的压力，可导致早产。由于子宫腔狭小，胎儿生长及活动受限，可导致胎儿发育不良、早产甚至死胎。妊娠晚期，畸形子宫的神经分布异常，影响子宫收缩，导致产程延长。

（二）超声表现

1. 纵隔子宫合并妊娠　纵切面扫查时见子宫形态轮廓正常，体积增大，孕囊着床于子宫腔底部，孕囊下缘的内膜延续不完整，可见两条内膜回声处于非同一水平线。由子宫一侧向对侧扫查，出现 2 个子宫腔，且两者无法同时显示。横切面扫查时见子宫底横径增宽，妊娠囊偏于子宫腔底部一侧（图 12-2-8），无孕囊一侧内膜增厚，通常 > 12mm，回声不均匀，可有蜕膜反应。

2. 单角并残角子宫合并妊娠　与子宫颈相连的子宫形态大小正常或稍增大，宫腔内膜线清晰，正常或稍厚，子宫腔内无孕囊回声，各切面扫查均表现为单角子宫宫腔。子宫一侧可见与正常子宫肌壁回声相似并紧密相连的团块。团块大小随孕周变化，团块内见一圆形孕囊样回声，与正常子宫腔不相通，与子宫颈管不相连，囊内有时可见胚芽或胎儿。

3. 双角子宫合并妊娠　子宫横切面同时显示双侧子宫体，从横切平面下移，追踪到子宫体下部及颈部，子宫合并为一个。孕囊常偏于子宫腔的一侧。

4. 双子宫合并妊娠　孕囊常位于一侧子宫腔内，另一侧子宫腔可有蜕膜改变（图 12-2-9），当双子宫合并双胎妊娠时，可分别于双侧宫腔内看见孕囊回声。

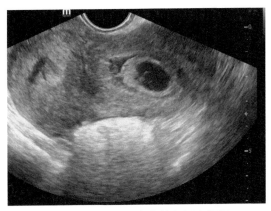

图 12-2-8　纵隔子宫合并妊娠声像图

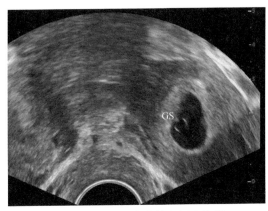

图 12-2-9　双子宫合并妊娠声像图
GS. 孕囊

（三）鉴别诊断

1. 宫角妊娠和输卵管间质部妊娠　宫角妊娠和输卵管间质部妊娠时均有肌层回声，常因一侧宫腔显示不清晰误诊为单角并残角子宫合并妊娠。此时应重点鉴别与子宫颈相连的子宫腔形态，前两者为正常子宫腔形态，而单角并残角子宫合并妊娠者，子宫形态失常。

2. 附件区包块　残角子宫合并妊娠需要与附件区包块相鉴别，后者血 hCG 无升高，且缺少肌层回声环绕。

（四）临床价值

由于超声检查方便、快捷，能直接显示子宫形态、内部结构及周围组织情况，对于部分症状不明显的子宫畸形合并妊娠的患者往往在产检时经超声诊断。随后定期超声随访可以有效地指导妊娠或终止妊娠。但超声为非直观性检查，具有一定的局限性，有时会出现一些漏诊或误诊，并且随着孕周的增大，子宫的形态轮廓发生变化，一些微小的畸形更难被发现。因此，经超声检查可疑子宫发育异常者，可进一步联合妇科检查、输卵管造影、宫腔镜、腹腔镜或剖宫产手术确诊。

四、多胎妊娠

（一）单绒双胎常见并发症

1. 双胎输血综合征（twin-to-twin transfusion syndrome，TTTS）

（1）病理与临床：TTTS 累及约 9% 的单绒双胎，为慢性胎儿-胎儿间输血，通常发生在妊娠中期。胎盘血管吻合特点为动脉-静脉（A-V）吻合 / 动脉-动脉（A-A）吻合比值失调，即 TTTS 胎盘上 A-A 吻合少，A-V 吻合中单向血流不能被 A-A 吻合调节代偿，导致血从一胎儿流向另一胎儿。受血儿的血容量增加，肾血流灌注也相应增加，从而羊水增多，而供血儿血容量及肾血流减少，继而羊水量减少。TTTS 通常发生在妊娠 16 ～ 24 周，故建议妊娠 14 周开始每 2 周复查超声。

（2）超声表现：诊断标准为妊娠早期确定单绒毛膜性双胎的前提下，诊断必须基于 TOPS（twin oligo-polyhydramnios sequence），即一胎羊水少和另一胎羊水多。供血儿最大羊水池深度 ≤ 2cm 合并受血儿最大羊水池深度 ≥ 8cm（妊娠 20 周后 ≥ 10cm，欧洲）。

随着病程进展，供血儿膀胱消失，任一胎儿出现多普勒异常、水肿等甚至死亡。根据超声表现对 TTTS 进行分期，见表 12-2-1。

表 12-2-1　TTTS 的分期

分期	TOPS	膀胱消失（供血儿）	任一胎儿多普勒异常	任一胎儿水肿	任一胎儿死亡
Ⅰ	+	-	-	-	-
Ⅱ	+	+	-	-	-
Ⅲ	+	+	+	-	-
Ⅳ	+	+	+	+	-
Ⅴ	+	+	+	+	+

注：TOPS，最大羊水池深度≤ 2cm 和最大羊水池深度≥ 8cm（妊娠 20 周后≥ 10cm，欧洲）。多普勒异常是指出现脐动脉或静脉导管舒张末期血流缺失或反向，或脐静脉搏动。胎儿水肿是指出现腹水、心包积液、胸腔积液、头皮水肿或明显水肿

（3）鉴别诊断

1）双胎妊娠中其一胎儿发生生长受限时也会出现羊水少，膀胱小，脐动脉血流异常，但另一胎儿羊水正常。

2）单羊双胎：供血儿无羊水时容易混淆，此时一般供血儿固定于子宫壁或悬吊于子宫内。

3）其他导致无羊水的情况：如病毒感染、肾脏异常、静脉导管缺失等。

（4）临床价值：TTTS 分期是决定预后的关键因素之一，进展到更高分期则预后更差。超声可对 TTTS 进行准确分期，为临床早期诊断和及时转诊提供重要信息。

2. 双胎贫血多血序列征（twin anemia-polycythemia sequence，TAPS）

（1）病理与临床：TAPS 于 2007 年首次被提出，是胎儿 - 胎儿慢性输血的另一种形式。特点为双胎间血红蛋白水平差异明显，但不存在羊水量明显差异，达不到 TTTS 诊断标准。其分为自发性和医源性两种类型，自发性者占单绒双胎 3% ～ 5%，医源性发生在 2% ～ 13% 的激光手术后 TTTS 病例中。其典型的胎盘血管构造特点为存在微小（< 1mm）、少量、几乎为单向的 A-V 吻合，且 A-A 吻合少见。推测因胎儿间输血非常缓慢，足以发生血流动力学代偿，所以不出现 TOPS。

（2）超声表现：无 TOPS 的前提下，出现一胎儿大脑中动脉收缩期峰值流速（MCA-PSV）> 1.5MoM（提示贫血）和另一胎儿 MCA-PSV < 1.0MoM（提示多血），随病程的进展可出现多普勒异常和胎儿水肿甚至胎儿死亡，上述征象可用于 TAPS 产前分期（表 12-2-2）。也可出现胎盘回声的差异，即供血儿由于贫血，胎盘水肿增厚、回声增强，而受血儿胎盘回声相对减弱；受血儿肝脏可出现"星空征"（非特异性，TTTS 也可出现），即肝脏回声减弱，肝内门静脉扩张，管壁回声增强。

表 12-2-2　TAPS 产前分期

分期	供血儿	受血儿
Ⅰ	MCA-PSV > 1.5MoM	MCA-PSV < 1.0MoM
Ⅱ	MCA-PSV > 1.7MoM	MCA-PSV < 0.8MoM
Ⅲ	血流多普勒异常 *	—
Ⅳ	水肿	—
Ⅴ	双胎或双胎之一死亡	

* 脐动脉舒张期血流消失或反向，脐静脉搏动，静脉导管 PI 增高或血流反向

TAPS 产后诊断主要基于血液检查及胎盘灌注试验。诊断标准为分娩后当天双胎间血红蛋白水平差值＞ 80.0g/L，且双胎间网织红细胞计数比值（受血儿 / 供血儿）＞ 1.7 或胎盘浅表血管灌注后观察仅发现直径＜ 1.0mm 的 A-V 血管吻合支。

（3）鉴别诊断：注意排除导致贫血的其他原因，产后诊断需要排除与分娩时急性输血有关的贫血和多血。注意正常单绒双胎也可出现血红蛋白的差异，原因是围生期急性 TTTS，或第一胎儿分娩后急性胎盘-胎儿输血，鉴别要点就是网织红细胞计数，这两种情况下输血儿的网织红细胞计数不会增加。

（4）临床价值：对于单绒双胎，超声可定期测量 MCA-PSV，以帮助及时诊断 TAPS，尤其是激光治疗后。及时诊断 TAPS 对于监测胎儿安危及选择分娩时机非常重要。

3. 选择性胎儿生长受限（selective fetal growth restriction，sFGR）

（1）病理与临床：sFGR 的主要病因是两个胎儿胎盘份额不一致。胎盘中的血管吻合也对病程起重要作用，可代偿胎盘功能的不足。双胎胎盘份额不一致加上血管吻合调节程度不同导致 sFGR 病程的多样性。

（2）超声表现：《国际妇产科超声学会（ISUOG）指南：小于胎龄儿和胎儿生长受限的诊断和处理》（2016）推荐诊断标准如下。有一胎儿超声估计体重（EFW）小于第 10 百分位数，且两个胎儿 EFW 差异大于较大胎儿 EFW 的 25%。

《胎儿生长受限专家共识》（2019 版）最新推荐的诊断标准：有一胎儿 EFW 小于第 3 百分位数，或满足下列 4 个条件中的 3 个（有一胎儿 EFW 小于第 10 百分位数、有一胎儿腹围小于第 10 百分位数、两个胎儿 EFW 差异 ≥ 25%、小胎儿的脐动脉 PI 值大于第 95 百分位数）。

根据脐动脉舒张期的血流频谱波形可将 sFGR 分为 3 型：Ⅰ型，舒张期血流持续存在。此型预后相对较好，胎儿存活率大于 90%。Ⅱ型，舒张期血流持续缺失 / 反向。此型预后相对较差，其一胎儿宫内死亡率可达 29%，另一胎儿神经系统发育迟缓发生率可达 15%。Ⅲ型，舒张期血流间断缺失 / 反向。此型生长受限胎儿突发宫内死亡率为 10% ～ 20%，且难以预测。脐动脉舒张期的血流频谱异常通常在妊娠 20 周前出现，至分娩不发生变化，故可在妊娠 20 周前对其进行分型评估。

（3）鉴别诊断：注意与导致 sFGR 的其他病因相鉴别，如结构异常、病毒感染、遗传综合征及染色体异常等。

（4）临床价值：Ⅰ型处理主要以期待治疗为主，密切随访除外进展为Ⅱ型，无进展时可每周或每 2 周进行超声监测。大多数胎儿至妊娠晚期多普勒显示正常，并在 34 ～ 35 周选择性终止妊娠。Ⅱ型一般在妊娠 30 周前行选择性分娩，少数在宫内可存活至妊娠 32 周以后。研究显示，DV（静脉导管）出现 A 波消失或反向时，进行选择性减胎或分娩，可避免胎儿宫内死亡。如 DV 正常，可每周复查，如 PI 值升高超过 2 倍的标准差（SD），再缩短复查间隔。Ⅲ型临床处理具有挑战。总体预后优于Ⅱ型，但临床处理更棘手。随访类似于Ⅱ型，DV 血流正常时每周复查，不正常时缩短复查间隔，但Ⅲ型很少表现出静脉血流不正常。而 sFGR 胎儿可出现突发宫内死亡，并无法预测，所以有些学者建议妊娠 32 周选择分娩，以避免意外发生。

4. 双胎反向动脉灌注序列征（twin reversed arterial perfusion sequence，TRAPS）

（1）病理与临床：TRAPS 又称无心畸胎，妊娠中发病率为 1/35 000，在同卵双胎妊娠中发病率约为 0.3%。胎盘血管吻合特点为 A-A 吻合，血液从供血儿反向灌注至受血儿，受血儿脐带内动静脉血流反向。受血儿下半身比上半身及头部接受含氧量更高的血供，最终可导致上半身缺失或畸形。

（2）超声表现：通常供血儿的生长发育正常，但心脏负荷随孕周进展而增加，可导致心脏扩大和水肿；受血儿有相对正常的下肢，但心脏、头、躯干等上半部分缺失或畸形，严重时仅表现为杂乱回声团。受血儿还可表现为水囊瘤、弥漫性软组织水肿、单脐动脉、羊水过多等。典型表现为其一胎儿无胎心搏动，但有胎动。彩色多普勒超声可显示胎盘 A-A 吻合，频谱可显示脐带血管血流反向。若能显示受血儿主动脉中血流反向，则进一步证实诊断。

（3）鉴别诊断：这种特殊类型的单绒双胎并发症看似容易诊断，但容易与一胎死亡或畸形混淆。快速明确的诊断主要依赖于熟悉此病变的成像特点和特殊表现，能在妊娠早期做出诊断。二维超声中可有类似双胎之一死亡的表现，但动态观察时无胎心搏动的胎儿可出现胎动，或彩色多普勒血流显像有助于明确诊断，显示无胎心搏动的胎儿内血流信号和脐带血管内血流均反向。

（4）临床价值：此种异常最好的结局为供血儿能健康地被分娩。所以明确诊断后，监测重点应放在评价心功能失代偿和"泵血儿"死亡的风险。未及时诊断、随访及治疗，供血儿死亡率可达 50% ～ 70%。有些研究表明，约 1/3 的 TRAPS 病例中，供血儿在妊娠 18 周前死亡，最好在妊娠 16 周前，进行早期干预，方可达到最高的生存率。

【案例 12-2-2 】 孕妇, 30 岁, 妊娠 12^{+4} 周, 妊娠早期诊断为单绒双胎。超声表现:第一胎儿超声孕周 12^{+3} 周, 未见明确结构异常, NT 值 1.6mm, 第二胎儿未见明确胎心搏动, 全身水肿, 可见脐膨出, 扫查过程中出现下肢活动, 彩色多普勒超声显示第二胎儿脐带插入点附近腹部可见血流信号 (图 12-2-10)。

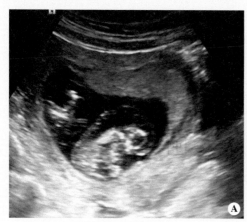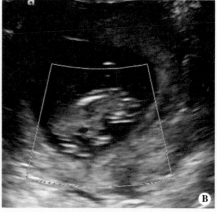

图 12-2-10 第二胎儿二维声像图 (A) 及彩色多普勒图像 (B)

问题 1:最可能的诊断是什么? 诊断依据是什么?

答案与解析:最可能的诊断是 TRAPS。诊断依据:单绒双羊双胎, 一胎儿结构正常, 另一胎儿无胎心搏动, 但有下肢活动, 且腹部可见血流信号。

问题 2:该情况主要与哪些情况鉴别?

答案与解析:与双胎之一胎死宫内鉴别, 胎死宫内胎儿无胎心搏动及胎动, 若未观察一段时间或未使用彩色多普勒超声容易漏诊 TRAPS。

(二)其他

1. 单绒单羊双胎 约 5% 的单绒双胎为单绒单羊双胎。妊娠 16 周前胎儿死亡率可高达 50%, 主要原因为胎儿畸形及自然流产。此类双胎的处理较棘手, 应转诊到有相应经验的中心。应于妊娠 11 ~ 14 周确认绒毛膜性时同时明确羊膜性。因妊娠 32^{+4} 周以后胎儿宫内死亡的风险比发生新生儿非呼吸系统并发症风险高, 所以建议妊娠 32 ~ 34 周剖宫产分娩。

2. 联体双胎 罕见, 总体妊娠中发病率约为 1/10 万, 单绒双胎中发病率约为 1%。应在妊娠早期做出诊断, 表现为两胎儿靠得很近且并列, 体位固定, 在某一部位有皮肤线的融合。

3. 双胎之一死亡 在单绒和双绒双胎中存活胎儿死亡率分别为 15%、3%, 早产率分别为 68% 和 54%, 出生后颅内影像学异常发生率分别为 34% 和 16%, 神经发育异常率分别为 26% 和 2%。单绒双胎中一胎儿死亡时, 另一存活胎儿失去流向另一胎儿的循环血量, 导致潜在严重的低血压, 继而引起脑组织和其他组织的低灌注, 可导致脑损伤或死亡。一般进行期待观察, 每 2 ~ 4 周监测脐动脉多普勒, 测量 MCA-PSV 除外贫血, 妊娠 34 ~ 36 周可考虑分娩。

五、胎儿生长受限

(一)病理与临床

胎儿生长受限 (fetal growth restriction, FGR) 指出生体重低于同孕龄同性别胎儿平均体重 2SD (两倍的标准差) 或第 10 百分位数, 或妊娠 37 周后胎儿出生体重小于 2500g。发病率高低与所采用的诊断标准有关, 平均发病率为 3% ~ 10%。生长受限胎儿围生期死亡率是正常胎儿的 4 ~ 6 倍, 新生儿期近远期并发症均明显升高。其病因复杂, 与母体营养供应、胎盘转运和胎儿遗传潜能等有关，但约 40% 患者病因尚不明确。根据发病时的孕周可分为早发型 FGR（＜ 32 孕周）和迟发型 FGR（≥ 32 孕周）。

（二）超声表现

1. 二维超声　胎儿双顶径（BPD）、头围（HC）、腹围（AC）、股骨长度（FL）均小于相应孕周 2SD。超声估测 EFW 小于相应 EFW 的第 10 百分位数。HC 与 AC 比值小于正常同孕周平均值的第 10 百分位数。胎儿生长曲线缓慢。多数 FGR 患儿出现羊水量少，胎盘老化。

2. 多普勒超声超声　子宫动脉、脐动脉、胎儿大脑中动脉、静脉导管的血流频谱出现异常，表现为子宫动脉舒张早期切迹，脐动脉的 PI 值增高，脐动脉舒张期血流消失或反向，大脑中动脉的 PI 值降低，静脉导管的 PI 值增高，静脉导管的 A 波消失或反向。

（三）诊断要点

诊断要点见表 12-2-3。满足其中一条即可诊断。

表 12-2-3　胎儿生长受限（FGR）超声诊断要点

早发型 FGR	迟发型 FGR
EFW ＜第 3 百分位数	EFW ＜第 3 百分位数
AC ＜第 3 百分位数	AC ＜第 3 百分位数
或以下两项：	以下至少两项：
EFW 或 AC ＜第 10 百分位数	EFW 或 AC ＜第 10 百分位数
子宫动脉的 PI 值或脐动脉的 PI 值＞第 95 百分位数	EFW 或 AC 生长减少超过第 50 百分位数
	CPR ＜第 5 百分位数或脐动脉的 PI 值＞第 95 百分位数

（四）鉴别诊断

FGR 应注意与小于胎龄儿（SGA）相鉴别。SGA 胎儿结构及多普勒血流评估均未见异常，仅有胎儿各测量径线小于相应孕周，胎儿 EFW 小于相应孕周第 10 百分位数。

（五）临床价值

FGR 的诊断是一个综合性的诊断，超声监测胎儿生物学指标、羊水量、胎儿血流动力学的改变不仅有助于临床诊断，还可为临床医师提供胎儿安危的证据，以便进行合理恰当的处理。

【案例 12-2-3】　孕妇，33 岁，G1P0，妊娠 23⁺⁴ 周，高血压 3 个月，单胎妊娠，超声检查见图 12-2-11。

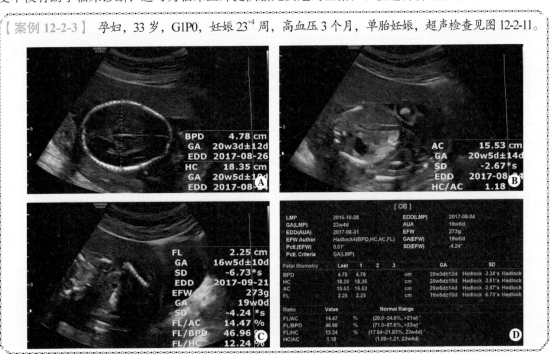

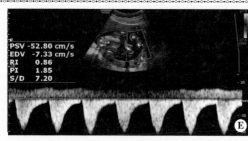
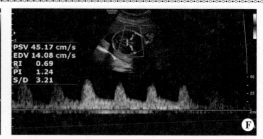

图 12-2-11　胎儿声像图

问题：最可能的诊断是什么？诊断依据是什么？

答案与解析：最可能的诊断是 FGR。诊断依据：① BPD、HC、AC、FL 均小于相应孕周 2SD，EFW 小于该孕周 4.24SD；②脐动脉 S/D 增高，大脑中动脉的 PI 值降低。

六、巨 大 胎 儿

（一）病理与临床

胎儿体重达到或超过 4000g 者称为巨大胎儿（macrosomia）。巨大胎儿剖宫产率及死亡率均较正常胎儿明显增高。当产力、产道、胎位均正常时，常因胎儿过大而发生分娩困难，如肩难产。其发病与糖尿病、营养、遗传、环境等因素有关。难产会导致产妇产后出血及感染。分娩时新生儿可发生颅内出血、锁骨骨折、臂丛神经损伤、新生儿窒息甚至死亡。

（二）超声表现

任何孕周胎儿 BPD、HC、AC、FL 等指标均大于相应孕周，估测 EFW > 4000g，即可考虑为巨大胎儿可能。超声估测体重受胎儿体型、体位影响，胎儿体重越大，超声预测准确性会下降。

（三）鉴别诊断

超声估测胎儿体重 > 4000g 即可诊断巨大胎儿。巨大胎儿需要与胎儿全身水肿相鉴别，表现为 BPD、HC、FL 一般符合相应孕周，胎儿皮下软组织回声明显增厚，AC 增大明显，常常合并胸腔积液和腹水。

（四）临床价值

超声估测胎儿体重可作为巨大胎儿的筛查手段之一。根据超声估测值，结合腹部触诊及孕妇自身情况，有助于临床对可疑巨大胎儿进行早期干预，以及选择合适的分娩分式。

【案例 12-2-4】　孕妇，32 岁，G1P0，妊娠 39^{+6} 周，孕妇身高 176cm，体重 78kg，无不良孕产史，超声检查见图 12-2-12。

问题：最可能的诊断是什么？诊断依据是什么？

答案与解析：最可能的诊断是巨大儿。诊断依据：①胎儿 BPD、AC 测值均大于相应孕周 2SD；② EFW 约为 4239g。

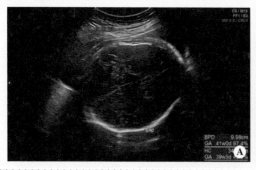
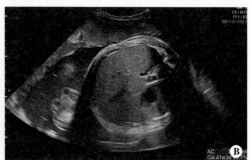

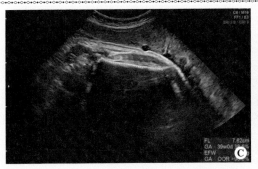

图 12-2-12　胎儿声像图

七、胎 死 宫 内

（一）病理与临床

胎死宫内（intrauterine fetal death）的病因主要包括胎儿缺氧、遗传基因突变及染色体畸变。其中胎儿缺氧是最常见的原因，约 50% 的死胎是胎儿宫内缺氧所致。胎盘功能异常和胎盘结构异常是引起胎儿宫内缺氧的常见病因，其他包括脐带异常，如脐带先露、脐带脱垂、脐带缠绕及脐带打结等。其他母体因素及胎儿因素也可导致胎儿宫内缺氧。

当胎儿胎死宫内后，孕妇自觉胎动明显减少或消失；腹部检查发现子宫底高度小于停经月份，无胎动及胎心音。死亡胎儿病理表现：①浸软胎（macerated fetus），皮肤很软，头盖骨的结缔组织失去弹性而重叠；②压扁胎（fetus compressus），胎儿死亡后，羊水被吸收，身体构造互相压迫，形成枯干现象；③纸样胎（fetus papyraceus），少见，多见于双胎妊娠，一个胎儿死亡，另一个胎儿继续妊娠，已死亡的胎儿枯干似纸质。胎儿死亡后 3 周以上未排出，容易引起母体凝血功能障碍，出现弥散性血管内凝血（disseminated intravascular coagulation, DIC），最终导致难以控制的大出血。

（二）超声表现

1. 二维超声图　胎儿死亡时间不同，其声像图表现也不同。

胎死宫内时间较短者表现为胎动停止，胎心搏动消失，胎儿的形态结构无明显变化。而胎死宫内时间较长者可出现明显形态学异常，包括：①胎儿颅板塌陷、重叠，颅内结构模糊；②脊柱成角现象；③胎儿全身水肿；④胎儿轮廓不清晰，胸腹腔内脏器结构模糊不清，出现胸腔积液或腹水。此外，随着胎儿宫内死亡时间增加，还会出现羊水量减少、胎盘肿胀等声像图表现。

2. 彩色多普勒超声　可直观显示胎儿心脏或脐带内无血流信号。

（三）鉴别诊断

1. 临床上主要需要与正常妊娠相鉴别，有时临床医师由于受到胎心听诊条件的限制而造成误诊，超声检查可明确诊断。

2. 与无心畸胎序列征之无心畸胎相鉴别　无心畸胎序列征只发生在单卵双胎妊娠中，一胎发育正常，一胎为无心畸形，或仅有心脏痕迹或为无功能心脏，无心畸胎单纯二维超声图像可类似双胎之一死亡，但是动态观察，怀疑为"死胎"者可继续生长、增大。无心畸胎身体严重畸形，身体结构难辨，体内常无心脏结构显示；彩色多普勒超声显示无心畸胎内可探及脐动脉和脐静脉血流信号，但是方向与正常胎儿相反。而胎死宫内时胎体内探不到血流信号。

（四）临床价值

二维超声和彩色多普勒超声可直接观察胎心、胎动情况，不仅能准确诊断胎死宫内，而且通过观察胎儿特征性声像改变及测量胎儿生长指标，可提示胎儿死亡时间，为临床早期终止妊娠提供可靠的诊断依据。目前认为，超声检查是诊断胎死宫内最敏感且准确的方法。

第三节　胎盘、脐带、羊水异常

一、前置胎盘

（一）病理与临床

前置胎盘是指胎盘下缘毗邻或覆盖子宫颈内口。根据前置胎盘与子宫颈内口的位置关系，可见前置胎盘分为两种类型：①前置胎盘，胎盘完全或部分覆盖子宫颈内口；②低置胎盘：胎盘附着于子宫下段，下缘距子宫颈内口距离＜20mm。

妊娠晚期或临产时子宫下段逐渐伸展，子宫颈管消失，子宫颈口扩张，附着于子宫下段或子宫颈内口的胎盘自其附着处剥离，发生血窦破裂而出血。因此，前置胎盘患者的主要临床症状是突发且无明显诱因的无痛性反复阴道出血。阴道出血发生时间的早晚、次数及出血量与前置胎盘的类型有很大关系。

（二）超声表现

经阴道超声检查是诊断前置胎盘最主要及最佳的检查方法。

1. 前置胎盘　胎盘位于子宫下段，多切面扫查显示胎盘边缘完全或部分覆盖子宫颈内口。位于后壁的前置胎盘有时会因胎头颅板强回声遮挡而显示困难。

2. 低置胎盘　多切面扫查显示，胎盘下缘与子宫颈内口距离小于20mm。超声检查须明确胎盘附着位置、胎盘边缘与子宫颈内口的关系、覆盖子宫颈内口处胎盘厚度及子宫颈管长度。对于既往有剖宫产手术史的患者，还应注意是否合并胎盘植入。需要注意的是，妊娠早中期，胎盘位置通常会随子宫的增大而发生"移行"，因此，一般认为妊娠16周前不做前置胎盘或低置胎盘的诊断，提示胎盘前置状态或胎盘低置状态更为准确。

3. 彩色多普勒超声　利用彩色多普勒可显示脐带胎盘植入位置，还可判断是否存在前置血管。

（三）鉴别诊断

1. 膀胱过度充盈　膀胱过度充盈时子宫体下段受膀胱压迫后移，子宫前壁、后壁互相靠近，使前壁胎盘下缘与子宫颈内口距离缩短，而呈前置胎盘或低置胎盘声像图假象。排尿后子宫下段受压解除，假象消失，可以鉴别。

2. 低侧位胎盘　低侧位胎盘时，由于对子宫颈内口位置的判断不准确，纵切面扫查时可显示胎盘的前后部分在子宫下段融合，易造成前置胎盘的假象。准确判断子宫颈内口位置可予以鉴别。

3. 前置胎盘合并胎盘植入　正常胎盘绒毛只植入子宫内膜而不侵蚀子宫肌层。胎盘植入是指胎盘绒毛侵及子宫肌层。前置胎盘合并胎盘植入患者妊娠晚期可有无痛性出血，产后胎盘不能娩出，人工剥离困难，出血不止。声像图特点表现为胎盘增厚，有多个胎盘陷窝，呈不规则的无回声区，胎盘后方子宫肌层的无回声带变薄或消失；胎盘植入深达浆膜层时，与子宫相邻的膀胱浆膜层带中断或不规则。彩色多普勒超声显示胎盘陷窝内血流信号丰富，呈漩涡状，子宫肌层内血流紊乱。

（四）临床价值

前置胎盘是妊娠期出血的主要原因，处理不当可危及母儿生命。超声是诊断前置胎盘最可靠的影像学方法。

【案例 12-3-1】孕妇，31 岁，妊娠 28 周，产科超声检查胎盘声像图见图 12-3-1。

问题：最可能的诊断是什么？诊断依据是什么？

答案与解析：最可能的诊断是中央性前置胎盘。诊断依据：胎盘下缘完全覆盖子宫颈内口，胎盘下缘超越子宫颈内口距离约 4.7cm（图 12-3-1）。

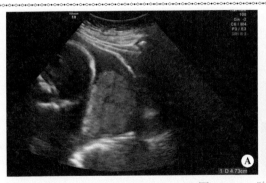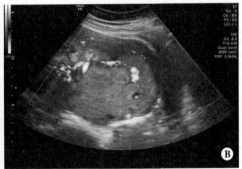

图 12-3-1 胎盘声像图

二、胎盘早剥

（一）病理与临床

胎盘早剥的病理表现为蜕膜血管破裂，血液流至底蜕膜积聚形成血肿，使胎盘与子宫壁分离，血肿与凝血块压迫胎盘。临床上将其分为隐性、显性和混合性剥离 3 种类型。①隐性剥离：胎盘中部发生剥离，胎盘边缘仍附着于子宫壁，血液不能外流而积聚于胎盘与子宫壁之间；②显性剥离：血液冲开胎盘边缘自胎盘与子宫壁间向外流出，有时血液突破羊膜进入羊水中，形成血性羊水；③混合性剥离：最多见，既有胎盘后巨大血肿形成，又有血液自阴道流出。根据剥离的面积，胎盘早剥又可分为轻、中、重 3 型，轻型剥离是指剥离面积＜胎盘面积的 1/3，以外出血为主；重型剥离是指剥离面积＞胎盘面积的 1/3，以内出血和混合性出血为主。当剥离面积＞胎盘面积的 1/2 时，易发生胎儿死亡。

胎盘早剥的典型临床症状为阴道内出血和外出血、腹痛、子宫触痛伴有胎心监护异常和胎儿宫内窘迫或胎心消失。早期临床表现为胎心异常，子宫敏感性增高，子宫局限性压痛或不确切的深压痛，子宫张力增高。不典型胎盘早剥患者可能仅有少量阴道出血（见红）、不规律宫缩或轻微子宫压痛。

（二）超声表现

1. 二维声像图　显性剥离：出血大部分经子宫颈流出，胎盘后方血液积聚较少，胎盘形态无变化，超声难以诊断。隐性剥离：可见胎盘与子宫壁间血肿形成，出现一处或多处局限性无回声区，或不规则低回声区。胎盘明显增厚，厚度＞5cm，向羊膜腔内突出，内部回声紊乱。急性期血肿呈较为均匀的高回声区，出血 3～7 天为等回声区，1～2 周后为间以高回声团的无回声区，2 周后血肿的一部分变为无回声。当血液破入羊膜腔时，羊水透声差，其内可见漂浮的低回声点或团块。大面积胎盘早剥可致胎儿心率缓慢甚至胎死宫内。

2. 彩色多普勒超声　脐带及胎盘内血流速度明显增加，RI 增高，血肿内无血流信号显示。

（三）鉴别诊断

1. 胎盘静脉窦及胎盘静脉池　妊娠晚期可见胎盘与子宫壁之间长管状无回声区，内有线状回声带分隔，为胎盘静脉窦。但胎盘形态、厚度正常，无胎盘早剥的临床表现。胎盘静脉池则为胎盘绒毛中心部位的无绒毛区，显示胎盘实质内一个或多个圆形、椭圆形或不规则形无回声区，但不位于胎盘与子宫壁之间，胎盘形态厚度正常。

2. 妊娠合并子宫肌瘤　子宫肌瘤位于胎盘后方子宫壁时可见团块状低回声，易与胎盘早剥相混淆。但子宫肌瘤边界较规则、清晰，常呈圆形，向内外同时突出。

3. 胎盘血管瘤　为胎盘常见肿瘤，是一种原发性良性滋养层肿瘤，表现为胎盘实质内团块状回声，常邻近脐带蒂部，向羊膜腔突出，与正常胎盘组织分界清楚，内部呈低回声或混合回声。彩色多普勒超声可测及较丰富血流信号，易与胎盘血肿相鉴别。

（四）临床价值

超声不仅可以提供胎盘早剥的诊断依据，还可以监测胎儿宫内情况，以便临床医师及时进行处理和干预。

【案例12-3-2】 孕妇，35岁，妊娠28周，因"阴道大量出血30min"入院，既往有侵蚀性葡萄胎病史，超声检查见图12-3-2。

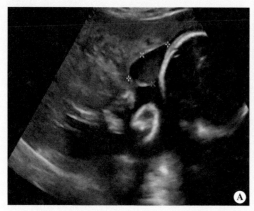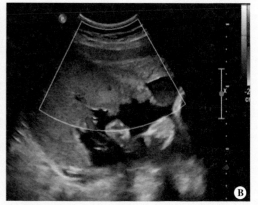

图 12-3-2 胎盘声像图

问题：最可能的诊断是什么？诊断依据是什么？

答案与解析：最可能的诊断是胎盘早剥。诊断依据：①二维超声提示胎盘增厚，于胎盘下1/4处，在胎盘与子宫壁间见范围较大的混合回声区，胎盘下缘见液性暗区（图12-3-2，测量标所示）；②彩色多普勒超声显示胎盘与子宫壁间混合回声区内无血流信号。符合胎盘早剥声像图改变。

三、胎盘植入

（一）病理与临床

正常胎盘绒毛只植入子宫内膜而不侵蚀子宫肌层。胎盘植入是指胎盘绒毛侵及子宫肌层，可分为3种情况。①胎盘粘连：绒毛附着于子宫肌层，与子宫肌层连接紧密，不能自行剥离；②胎盘植入：绒毛侵入部分子宫肌层；③胎盘穿透：胎盘绒毛侵入子宫肌层并穿透肌壁达浆膜层，可造成子宫破裂，可侵入膀胱或直肠。根据胎盘绒毛植入子宫的面积又可将其分为部分性与完全性2种，完全性胎盘植入是指整个胎盘母体面的绒毛全部植入子宫肌层；部分性胎盘植入是指部分绒毛植入子宫肌层。

绝大部分患者既往有剖宫产病史，产前一般无明显症状，合并前置胎盘者，妊娠晚期可有无痛性阴道出血。分娩中进行人工剥离胎盘时，发现剥离困难，出现产后出血，产后胎盘部分或完全残留。

（二）超声表现

1. 二维声像图 胎盘后方子宫壁肌层低回声带明显变薄，厚度＜1mm，或消失，肌层与胎盘交界处分界不清，胎盘后间隙消失。正常情况下，妊娠18周以后胎盘与子宫肌壁间为一带状无回声分隔，其为静脉丛。胎盘植入时由于蜕膜缺乏或发育不全，该无回声区部分或完全消失。胎盘增厚或胎盘附着处子宫局部向外突出，胎盘内出现多个无回声腔隙，也称为"瑞士干酪样"回声。极少数病变侵及膀胱者表现为与子宫相邻的膀胱浆膜层强回声带连续中断或消失，局部可见外突的团块样回声。

2. 彩色多普勒超声 显示胎盘周围血管分布明显增多且粗而不规则。胎盘内血管走行分支杂乱，流速增快，子宫浆膜层与膀胱交界处血流丰富。

（三）鉴别诊断

1. 前置胎盘 胎盘与其后方子宫肌层低回声带分界清晰，彩色多普勒超声显示肌层内弓状动脉无异常变化。

2. 胎盘内母体血池　表现为胎盘内存在一个或数个低回声腔隙，有时与胎盘陷窝不易鉴别。母体血池相对不如胎盘陷窝多，腔隙相对较大。鉴别诊断关键在于观察胎盘后方的子宫肌层回声变化。

（四）临床价值

胎盘植入的主要并发症是胎儿分娩后胎盘难以剥离，导致威胁孕妇生命的产后出血，是导致孕产妇死亡的主要原因之一。超声可明确诊断本病，为临床医师产前制订分娩方案提供依据。

【案例 12-3-3】　孕妇，35 岁，有剖宫产史，妊娠 21 周，产科超声检查见图 12-3-3。

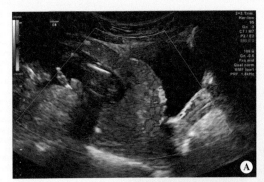
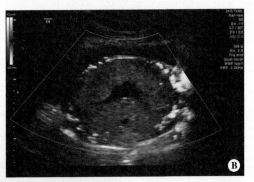
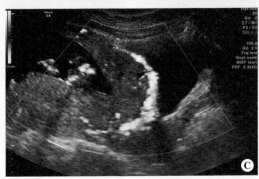

图 12-3-3　胎盘声像图

A. 胎盘下缘完全覆盖子宫颈内口；B. 子宫前壁与胎盘分界不清；C. 子宫前壁与膀胱后壁间血流信号丰富

问题：最可能的诊断是什么？诊断依据是什么？

答案与解析：最可能的诊断是中央性前置胎盘伴胎盘植入。诊断依据：①超声提示胎盘下缘完全覆盖子宫颈内口；②胎盘组织与子宫肌层分界不清；③子宫壁凸向膀胱，并与膀胱壁之间见丰富的血流信号。

四、单脐动脉

（一）病理与临床

单脐动脉（single umbilical artery）是指胎儿的脐带内只有 1 条脐动脉和 1 条脐静脉，是最常见的脐带异常。胚胎时期，脐动脉由背主动脉发出的一对尿囊动脉演变而成，若发育过程中 1 条脐动脉发育不良而萎缩，或左脐动脉、右脐动脉合并成 1 条血管，均可致单脐动脉。单脐动脉胎儿常合并其他畸形。

（二）超声表现

1. 二维超声　多方位脐带纵切面探查只显示 1 条脐动脉，其内径较正常脐动脉粗。横切面显示一大一小两圆环状结构，呈"吕"字形排列。

2.彩色多普勒超声 横切面显示一红一蓝两个圆形结构。纵切面显示一红一蓝两条血流信号，并行走向，螺旋状结构稀疏或正常，走行较为平直。

（三）诊断与鉴别诊断

根据二维超声及彩色多普勒超声声像图特点可以明确诊断。但应注意与一侧脐动脉较细相鉴别，必要时可降低血流标尺帮助鉴别，还应注意与脐动脉血栓形成相鉴别。

（四）临床价值

单脐动脉增加胎儿结构畸形及染色体异常（通常为非整倍体）的风险。超声可明确诊断单脐动脉，帮助临床医师早期诊断、早期干预。

【案例 12-3-4】 孕妇，35 岁，妊娠 26 周，行产科超声检查，声像图见图 12-3-4。

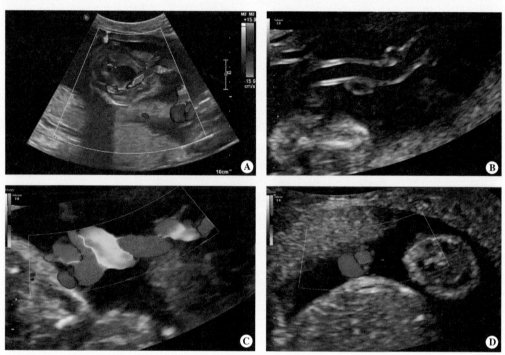

图 12-3-4 脐带声像图

问题 1：最可能的诊断是什么？诊断依据是什么？

答案与解析：最可能的诊断是单脐动脉。诊断依据：①彩色多普勒超声显示只能在膀胱一侧显示一条血管（图 12-3-4A）；②脐带纵切面只能显示一条脐动脉，而且其内径较正常脐动脉粗（图 12-3-4B）；③单脐动脉的脐带螺旋通常较正常脐带少，显得平直，故彩色多普勒显示一红一蓝 2 条并行走向，螺旋稀疏或正常（图 12-3-4C）；④脐带横切面显示 1 条脐动脉和 1 条脐静脉组成的"吕"字形，彩色多普勒血流显示一红一蓝两个圆形结构（图 12-3-4D）。

问题 2：患者可以做哪些进一步检查？

答案与解析：检查过程中应注意胎儿心脏结构的筛查，可以建议有条件者行胎儿超声心动图检查。还要建议患者进行胎儿染色体检查，如唐氏筛查或无创 DNA 检查及羊水穿刺等。

五、羊水过多与过少

（一）病理与临床

在正常情况下，羊水量从妊娠 16 周时约 200ml 逐渐增加至妊娠 38 周时 1000ml，以后逐渐减少，至妊娠 40 周时羊水量为 800ml 左右，至妊娠 42 周时可减少至 300ml 以下。如果羊水量高于或低于同孕周正常值的 2SD，称羊水量异常，即羊水过多或羊水过少。

1. **羊水过多** 妊娠期间羊水量超过 2000ml，称为羊水过多（polyhydramnios），羊水过多的发生率为 0.5%～1%。羊水量在数天内急剧增多，称为急性羊水过多。在数周内缓慢增多，称为慢性羊水过多。

2. **羊水过少** 妊娠晚期羊水量少于 300ml 者，称为羊水过少（oligohydramnios）。羊水过少的发生率为 0.4%～4%。羊水过少严重影响围生儿预后，羊水量少于 50ml，围生儿病死率高达 88%。

（二）超声表现

1. **羊水过多** 超声诊断羊水过多通常采用以下 3 种方法。

（1）羊水指数法（AFI）：将母体腹部以脐为中心分为 4 个象限，将每个象限羊水池最大垂直深度相加来估测羊水量。4 个象限垂直深度相加≥25cm 时，即诊断羊水过多。其中，羊水指数 25～35cm 为轻度羊水过多，36～45cm 为中度羊水过多，＞45cm 为重度羊水过多。

（2）最大羊水池垂直深度测量法（AFV）：通常以最大羊水池垂直深度＞8cm 为羊水过多的诊断标准。其中，最大羊水池垂直深度 8～11cm 为轻度羊水过多，12～15cm 为中度羊水过多，＞15cm 为重度羊水过多。

（3）最大羊水池平面直径及横径测量法：即以测量最大羊水池的横径和直径为诊断标准，此法不常用。

羊水过多时，还应仔细观察胎儿有无合并畸形，较常见的胎儿畸形为神经管缺陷，其约占 50%，其中又以无脑儿、脊椎裂最多见。消化道畸形也较常见，约占 25%，主要有食管闭锁、十二指肠闭锁等。

2. **羊水过少** 超声诊断羊水过少的方法与诊断羊水过多的方法一样，即测量羊水指数、最大羊水池垂直深度和最大羊水池平面直径及横径。妊娠晚期最大羊水池垂直深度≤2cm、羊水指数≤5cm 为羊水过少，最大羊水池垂直深度≤1cm 为严重羊水过少。发现羊水过少时，还应详细系统地进行胎儿畸形筛查，特别是胎儿泌尿系统，注意有无合并双肾缺如、双侧多囊肾、双侧多囊性肾发育不良、尿道梗阻、人鱼序列征等畸形。

（三）鉴别诊断

羊水过少应注意与混响伪像导致的假性羊水过少相鉴别，侧动探头或加压探测可分辨真正子宫壁回声。

（四）临床价值

超声是诊断羊水量异常的极其重要的影像学方法，不但可以诊断羊水过多或过少，还可以发现一些引起羊水量异常的原因，如胎儿畸形、胎盘疾病等。

【案例 12-3-5】 孕妇，31 岁，临床孕周 28^{+2} 周，超声孕周 27^{+4} 周，羊水指数 25.6cm，超声声像图见图 12-3-5。

问题 1： 最可能的诊断是什么？诊断依据是什么？

答案与解析： 最可能的诊断是胎儿十二指肠梗阻或闭锁。诊断依据：①胎儿胃泡右侧可见一囊性暗区，两者间似有狭窄通道相通，呈"双泡征"；②胎儿羊水指数为 25.6cm（羊水过多）。

问题 2： 同时还应重点扫查哪些内容？

答案与解析： 应检查其他部位有无合并畸形。

问题 3： 患者应进一步做什么检查？

答案与解析： 患者可以进一步做染色体检查。

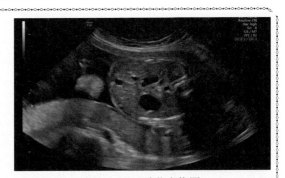

图 12-3-5 胎儿声像图
胎儿胃泡右侧可见一囊性暗区，两者间似有狭窄通道相通，呈"双泡征"

【案例 12-3-6】　孕妇，37 岁，临床孕周 25+6 周，超声孕周 25+5 周，羊水指数 4.7cm，超声声像图见图 12-3-6。

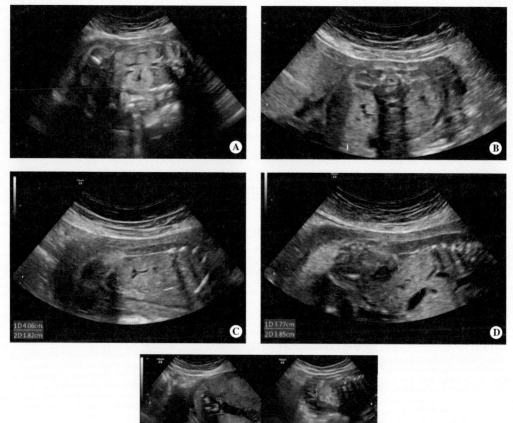

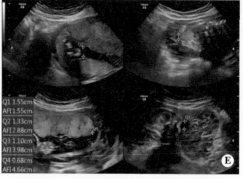

图 12-3-6　胎儿双肾增大，回声增强
右肾大小约 4.1cm×1.8cm，左肾大小约 3.8cm×1.9cm

问题 1：最可能的诊断是什么？诊断依据是什么？

答案与解析：最可能的诊断是婴儿型多囊肾。诊断依据：①胎儿双肾增大，回声增强；②胎儿羊水指数为 4.7cm（羊水过少）。

问题 2：该疾病主要需要与什么疾病相鉴别？

答案与解析：该病主要需与成人型多囊肾相鉴别，后者可有家族史，可表现为肾脏体积增大，回声增强。但是，其严重程度不如婴儿型多囊肾，且大多数患儿的羊水量正常。

问题 3：患者应进一步做什么检查？

答案与解析：患者可以进一步做染色体检查。

第四节 胎儿畸形

一、胎儿神经系统畸形

（一）病理与临床

胎儿神经系统畸形为胎儿常见的先天性异常，是导致胎儿围生期死亡率升高的主要原因之一。

1. 脑积水 侧脑室重度扩张，为脑脊液过多聚集于脑室系统内，致使脑室系统扩张和压力升高，与脑脊液正常循环通路阻塞或脑部发育异常有关。脑积水可导致大脑皮质变薄、巨颅及颅内高压等，预后不良。

2. 神经管缺陷（neural tube defect） 是由神经管未闭合或异常闭合导致，包括无脑畸形、露脑畸形、脑膜脑膨出及脊柱裂等。无脑畸形（anencephaly）表现为颅骨及大脑半球缺失，神经组织直接暴露于羊水中。露脑畸形（exencephaly）即颅骨缺失，脑组织直接浸泡于羊水中，脑表面有脑膜覆盖，但无颅骨和皮肤覆盖。脑膜脑膨出（meningoencephalocele）为颅骨缺损伴有脑膜或脑组织从颅骨缺损处膨出，多位于中线部位，内为膨出的脑组织或脑脊液。脊柱裂（spinal bifida）多由后神经孔闭合失败、椎弓融合异常引起，可分为闭合型和开放型脊柱裂，脊膜、脑脊液、脊髓与神经组织均可膨出，其表面可以有皮肤覆盖，严重时脊髓外翻呈平板或皱襞状；脊柱裂全脊柱均可见，但最常位于腰骶部。

3. 前脑无叶无裂畸形（holoprosencephaly） 为胚胎早期发育时前脑不分裂或分裂不全引起的脑先天发育异常，又称全前脑综合征。其分为无脑叶型、半脑叶型和脑叶型。无脑叶型为大脑镰完全缺如，两侧丘脑在中线融合，第三脑室缺乏；半脑叶型为两侧大脑半球部分分开，前方仍为单脑室；脑叶型的部分脑回和侧脑室融合，透明隔缺如。本病常伴有面部畸形，如头发育不全、眼距过近、独眼畸形、喙突鼻、喉头畸形、正中唇腭裂等。

4. Dandy-Walker 综合征（Dandy-Walker complex） 中线结构异常，病因是多样化和非特异性的，常由染色体异常、先天感染、致畸物等引起。其特征性表现为小脑蚓部缺失或发育异常、第四脑室扩张、颅后窝池增宽，可分为以下几类。① Dandy-Walker 畸形：小脑蚓部完全缺失，颅后窝池增大，第四脑室增宽。② Dandy-Walker 变异：小脑下蚓部发育不良，伴或不伴有颅后窝池增大。③单纯性颅后窝池增大：颅后窝池增大，小脑蚓部及第四脑室完整。

（二）超声表现

1. 脑积水 侧脑室增宽，宽度＞ 15mm，可合并第三脑室和第四脑室扩张。一侧脑积水时，脑中线向健侧偏移（图 12-4-1）。

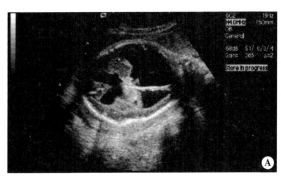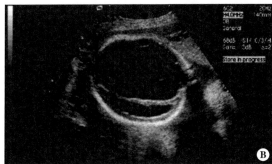

图 12-4-1 脑积水声像图

A 和 B 显示一侧脑积水，常挤压脑中线向健侧偏移

2. 神经管畸形

（1）无脑畸形：表现为颅骨强回声光环消失，大脑半球缺乏或显示少许残留脑组织回声，其外可有膜包绕使之与头皮相连；胎儿无眼眶，眼球突出似"青蛙头"；颈部缺如，下颌与胸部相连，

颈椎数目少于正常；常合并脊柱裂，并伴有羊水过多（图 12-4-2）。

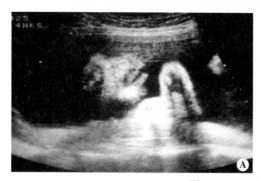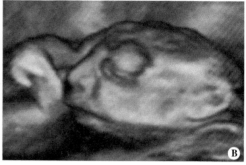

图 12-4-2　无脑畸形声像图

胎儿颅骨光环消失，大脑半球缺乏，无眼眶，眼球突出似"青蛙头"。A. 二维超声；B. 三维超声

（2）露脑畸形：颅骨强回声环消失，脑内结构紊乱，常合并脊柱裂，伴有羊水过多；胎儿面部可显示正常的鼻及唇回声（图 12-4-3）。

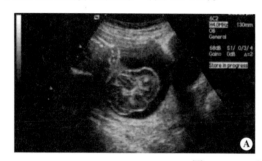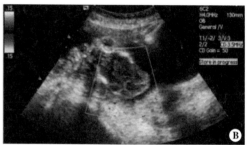

图 12-4-3　露脑畸形声像图

A. 二维超声显示胎儿颅骨强回声环消失，颅内结构紊乱；B. 彩色多普勒超声可见大脑中动脉血流信号

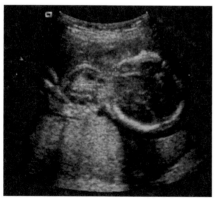

图 12-4-4　脑膜脑膨出声像图

可见颅骨强回声环中断，自中断处可见脑组织膨出

（3）脑膜脑膨出：颅骨强回声环中断；有脑组织膨出时，可见不均质低回声，大量脑组织膨出可导致小头畸形；仅有脑膜膨出时，可见无回声囊性膨出物，内为脑脊液（图 12-4-4）。

（4）脊柱裂：胎儿脊椎 3 个骨化中心的排列失去正常"品"字形结构，常呈"V"或"U"形排列，可有囊状膨出物，表面有皮肤覆盖，内可为囊性回声或软组织回声；也可皮肤层缺损，神经组织直接外露。其可伴有"香蕉小脑征"、"柠檬头征"、颅后窝池消失、脑室扩张及羊水过多（图 12-4-5）。

3. 前脑无叶无裂畸形

（1）无脑叶型：大脑半球完全融合，大脑镰缺如，仅有单一原始脑室，丘脑在中线融合并后移，中线结构消失。

（2）半脑叶型：大脑半球后部部分分开，可见裂隙，单脑室，但侧脑室后角发育良好，丘脑融合或不全融合。

（3）脑叶型：大脑半球及脑室分开，大脑镰仅部分发育不完全，脑室可在此相融合，丘脑不融合或不完全融合。该型在二维超声诊断较为困难，可通过彩色多普勒超声进行明确诊断，其表现为大脑前动脉沿脑组织表面行走，而未行走于大脑纵裂内。

前脑无叶无裂畸形常合并颜面部异常，如独眼或眼距过窄、无鼻或喙鼻、面裂等。超声对于无脑叶型和半脑叶型的诊断较好，对脑叶型诊断有时较为困难（图 12-4-6）。

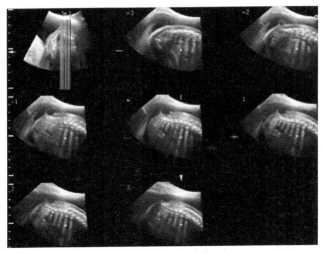

图 12-4-5 脊柱裂声像图

可见局部椎体排列紊乱，有囊状无回声膨出

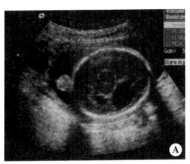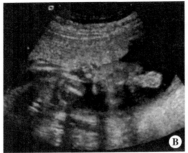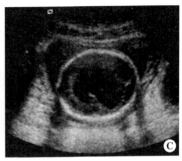

图 12-4-6 前脑无叶无裂畸形

大脑半球完全融合，大脑镰缺如，单脑室，丘脑在中线融合，中线结构消失，并伴有喙突鼻畸形

4. Dandy-Walker 综合征 典型的 Dandy-Walker 畸形表现为小脑蚓部缺如，颅后窝池＞10mm，第四脑室扩张并与颅后窝池相通，两侧小脑半球分开，常合并有侧脑室扩张（图 12-4-7）。

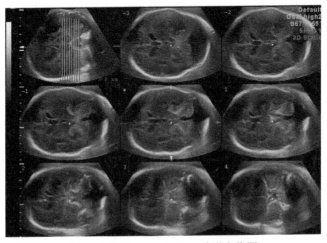

图 12-4-7 Dandy-Walker 畸形声像图

显示小脑蚓部完全缺失，颅后窝池增大，第四脑室增大并与之相通

（三）鉴别诊断

无脑畸形及露脑畸形也可以由羊膜带综合征引起，因此需要鉴别手足部及腹部是否有缺损，

胎盘与胎儿病变部位间是否有带状回声。脑膜脑膨出需要与中线部位的头皮肿块相鉴别,如囊肿、血管瘤、血肿等,因预后差异较大,因此对于怀疑脑膜脑膨出的病例应仔细检查有无颅骨缺损及其他部位的合并异常。

前脑无叶无裂畸形需要与积水性无脑畸形相鉴别,前者常可显示残存的额叶皮质异常。Dandy-Walker 综合征应与颅后窝蛛网膜囊肿、孤立性枕大池增大、颅后窝血肿等鉴别。颅后窝的蛛网膜囊肿有占位效应,可使小脑受压致使背侧缘扁平,囊肿过大可压迫导水管导致侧脑室扩张。孤立性枕大池增大,小脑结构完整。

（四）临床价值

胎儿神经系统畸形常伴有基因、染色体异常或遗传相关疾病,如 8、13、18 三体及多个遗传综合征,常合并多种颅内畸形及颅外异常。除少数预后较好的疾病外,胎儿神经系统畸形通常为致死性畸形,新生儿死亡率也较高,活产者常存在严重的智力障碍和神经系统功能异常。但对于如孤立性脑积水等疾病,在胎儿期或新生儿期进行及早治疗,可达到较好的预后。因此,其能够及早诊断疾病,对于胎儿神经系统的畸形尤为重要。超声对早期诊断胎儿神经系统的畸形具有重要的临床价值,有助于临床的治疗和干预。

【案例 12-4-1】 孕妇,32 岁,停经 22 周,未在笔者所在医院规律产检。既往 G4P1,3 年前产下一健康女婴,妊娠前未服用叶酸,唐氏筛查低风险。本次超声检查,发现胎儿异常,超声声像图见图 12-4-8。

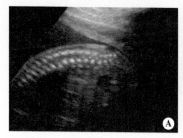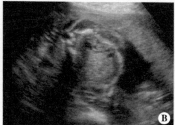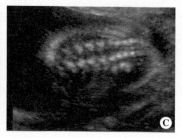

图 12-4-8　胎儿骶尾部超声声像图

问题 1：该患者最可能的诊断是什么？诊断依据是什么？

答案与解析：该患者最可能的诊断是胎儿脊柱裂。诊断依据：孕妇妊娠前未服用叶酸,叶酸缺乏为脊柱裂的发病原因之一；胎儿骶尾部局部椎体排列紊乱,同时可见局部软组织回声连续中断,并可见一囊性结构自脊柱向外膨出。

问题 2：同时,还应进一步进行哪些部位的检查？

答案与解析：同时还应对胎儿颅脑进行重点扫查,诊断是否有胎儿小脑异常、颅后窝池消失、"柠檬头"征、脑室扩张等,并扫查胎儿其他部位,诊断有无合并其他系统畸形。

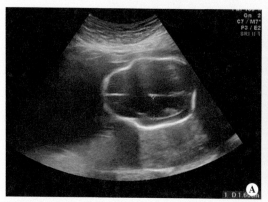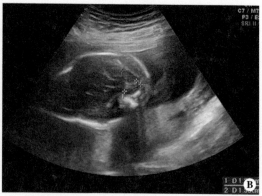

图 12-4-9　胎儿颅脑超声声像图

问题 3：该胎儿颅脑扫查声像图见图 12-4-9，哪些特征性的表现可作为诊断的依据？
答案与解析：胎儿侧脑室宽度＞15mm，可诊断脑积水；胎儿颅脑形态改变，呈柠檬头样，为脊柱裂的脑部特征性表现，进一步可诊断该胎儿为脊柱裂。

二、胎儿颜面部畸形

（一）病理与临床

唇腭裂（cleft lip/cleft palate）是最常见的先天性颜面部畸形，其发生受遗传因素和环境因素的共同影响，有家族性发病倾向，为多基因遗传，某些药物及 X 线照射可诱发胎儿唇腭裂。70% 病例为唇裂合并腭裂，20% 病例为单纯唇裂，10% 病例为单纯腭裂。单侧唇腭裂（约占 75%）多于双侧，左侧多于右侧，左右侧之比为 4：1。

（二）超声表现

1. 单纯唇裂 在胎儿颜面部冠状切面和横切面上观察最清楚，主要表现为一侧或双侧上唇皮肤连续中断，中断处为无回声带，无回声带可延伸达鼻孔，引起受累侧鼻孔变形、变扁。单侧唇裂时，两侧鼻孔不对称常为Ⅲ度唇裂；鼻孔两侧对称、鼻孔不变形、唇裂裂口未达鼻孔者则多为Ⅱ度唇裂；仅在唇红部显示中断者为Ⅰ度唇裂。Ⅰ度唇裂因裂口小常漏诊。Ⅱ度、Ⅲ度唇裂时，旁正中矢状切面常有异常表现，表现为颜面曲线形态失常，在上唇裂裂口处上唇回声消失。

2. 单侧唇裂合并牙槽突裂或完全腭裂 除上述唇裂征象外，上颌骨牙槽突回声连续中断，正常弧形消失，在裂口中线侧牙槽突常向前突出，而裂口外侧牙槽突则相对后缩，在横切面上可见"错位"征象。乳牙列在裂口处排列不整齐，乳牙发育可正常，也可伴邻近乳牙发育异常，如乳牙缺如或乳牙增多。

3. 双侧唇裂合并牙槽突裂或完全腭裂 双侧唇与牙槽突连续中断，在鼻的下方可显示一明显向前突出的强回声团，该强回声团浅层为软组织（上唇中部及牙龈），深层为骨性结构（前颌突），这一结构称为颌骨前突。颌骨前突主要由前颌突牙槽骨与牙龈及上唇中部软组织过度生长所致。

4. 单纯继发腭裂（不伴唇裂和牙槽裂） 常规冠状、矢状及横切面上难以显示其直接征象，由于腭的走向为前后方向走行，其前方与两侧均有上颌骨牙槽突的遮挡，超声不能穿透骨性牙槽突，声波在牙槽突的表面几乎产生全反射，其后方为声影，硬腭正好处于声影区内，因而单纯继发腭裂产前检出率低。

5. 正中唇腭裂 发生在全前脑和中部面裂综合征，两者面部超声特征有明显区别。前者眼距过近，而后者眼距过远。正中唇腭裂在常规冠状、横切面上有特征性表现，主要特征有上唇及上腭中部连续中断，裂口宽大，鼻部结构明显异常，伴有其他结构的明显异常。正中矢状切面表现为颜面曲线形态失常，在上唇裂裂口处上唇回声消失。

6. 不规则唇裂（asymmetric celts） 多与羊膜带综合征有关，与一般唇裂不同，不规则唇裂常表现为面部及唇严重变形，裂口形态不规则，形状怪异，裂开部位也不寻常，可发生在唇的任何部位。此外，除上唇裂畸形外，常可检出胎儿其他部位存在明显异常，如不规则脑或脑膜膨出、腹壁缺损、缺肢、缺指（趾）等。其常伴羊水过少。

（三）鉴别诊断

应注意唇裂分度，并尽量观察硬腭及牙槽骨情况，判断有无腭裂。

（四）临床价值

超声早期诊断胎儿面部畸形对治疗时机的选择有一定的帮助。单侧唇裂手术预后较好，正中唇腭裂及不规则唇裂常预后不良。三维超声成像在胎儿颜面畸形的诊断中较常应用，能更直观形象地显示唇裂畸形。

【案例 12-4-2】孕妇，30 岁，妊娠 14^{+3} 周，超声检查声像图见图 12-4-10。

问题 1：该患者最可能的诊断是什么？诊断依据是什么？

答案与解析：最可能的诊断是宫内妊娠，胎儿唇裂（Ⅲ度）并腭裂可能。诊断依据：①胎儿冠状面图像，唇部见明显裂隙；②裂隙突破唇红，并似达鼻底；③胎儿牙槽似见中断。

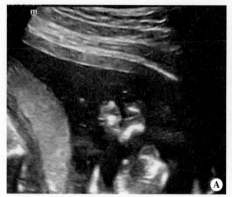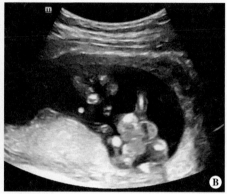

图 12-4-10 胎儿声像图

问题 2：该病主要需要与哪些病变鉴别？

答案与解析：本患者唇裂诊断明确，需注意裂隙长度，以明确分型；并注意观察牙槽及鼻孔形状，注意区分有无腭裂。

问题 3：患者可以做哪些进一步的检查？

答案与解析：应首先进行产前咨询及染色体及微缺失检查，排除染色体病变。

三、胎儿胸腔

胎儿胸腔包括循环系统和呼吸系统两部分，本部分主要叙述除心脏畸形以外的胸腔畸形，此类畸形较少见，最常见的为先天性肺囊腺瘤、隔离肺及膈疝。

（一）病理与临床

先天性肺囊腺瘤（congenital cystic adenomatoid malformation，CCAM）是一种肺组织错构畸形，组织学上以支气管样气道异常增生、正常肺泡发育受阻为特征。本病常见于一侧肺，95% 以上病例仅累及肺的一叶或一段。先天性肺囊腺瘤在肺部肿块病变中占 76% ～ 80%。先天性肺囊腺瘤分为 3 种类型。①Ⅰ型：大囊型，囊肿直径为 2 ～ 10cm，发生率为 60%。②Ⅱ型：中囊型，囊肿直径多小于 2cm。③Ⅲ型：小囊型，囊肿直径小于 0.5cm，呈实性，有大量腺瘤样结构，内有散在的薄壁的类似支气管的结构。

（二）超声表现

1. 二维超声

（1）胸腔内见实性高回声或囊实混合回声团块，团块大小不等，微囊型通常呈实性高回声。

（2）肺囊腺瘤较大者可占据大部分胸腔，对同侧和对侧肺产生明显压迫，引起肺发育不良和胎儿水肿。

（3）纵隔可受压移位，偏向对侧，可引起胎儿腹水及全身水肿。

（4）可有羊水过多。

2. 彩色多普勒超声 可探及来自肺动脉的滋养血管。

（三）鉴别诊断

1. 隔离肺（pulmonary sequestration） 为无功能的肺组织肿块，可分为内叶型和外叶型，声像图表现为边界清楚的高回声团块，多位于左肺基底部，滋养血管来自胸主动脉或腹主动脉。肺囊腺瘤的滋养血管来自肺动脉。

2. 先天性膈疝（congenital diaphragmatic hernia，CDH）　是指膈肌发育缺陷导致腹腔内容物疝入胸腔，左侧膈疝以胃疝入胸腔较常见，超声显示胃壁较厚，短时间内可观察到疝入胸腔的胃及肠管蠕动，胃泡充盈和排空。肺囊腺瘤声像图特点为大小不等的薄壁囊腔且短时间内无变化。

（四）临床价值

超声可准确测量肿块大小，计算肺头比或瘤头比，评估胎儿预后。彩色多普勒超声可显示肿块的供血血管，鉴别先天性肺囊腺瘤与隔离肺。此外，超声还可以不同孕周多次测量，动态观察肿块的进展及转归。

【**案例 12-4-3**】　孕妇，36 岁，妊娠 24^{+5} 周，常规胎儿超声检查见图 12-4-11。

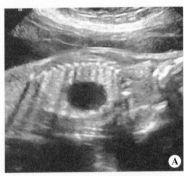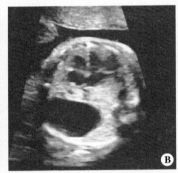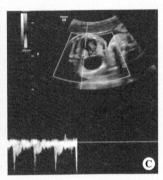

图 12-4-11　胎儿超声声像图（案例 12-4-3）

问题 1：该患者最可能的诊断是什么？诊断依据是什么？

答案与解析：该患者最可能的诊断是先天性肺囊腺瘤 I 型。诊断依据：①胸腔内见囊实混合回声团块，边界清，囊肿直径≥2cm（图 12-4-11A）；②心脏受压左移（图 12-4-11B）；③频谱多普勒探及来自肺动脉的滋养血管（图 12-4-11C）。

问题 2：本病需要与哪些疾病鉴别？

答案与解析：本病需要与隔离肺、左侧膈疝鉴别。

问题 3：患者可以做哪些进一步检查？

答案及解析：患者可以进一步做 MRI 检查。

【**案例 12-4-4**】　孕妇，35 岁，妊娠 23^{+2} 周，常规胎儿超声检查，声像图见图 12-4-12。

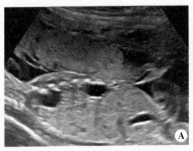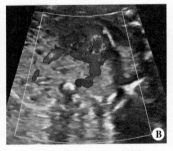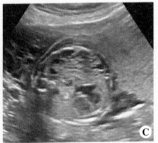

图 12-4-12　胎儿超声声像图（案例 12-4-4）

问题 1：患者最可能的诊断是什么？诊断依据是什么？

答案与解析：患者最可能的诊断是先天性肺囊腺瘤 II 型。诊断依据：①胸腔内见囊实混合回声团块；②囊肿直径≤2cm；③探及来自肺动脉的滋养血管。

四、胎儿心脏畸形

胎儿先天性心脏病是指出生前形成的心脏及/或大血管结构畸形，并导致相应血流动力学改变。先天性心脏病目前居所有出生缺陷首位，也是新生儿死亡的重要原因。活产新生儿中约有6‰患有中至重度先天性心脏病，50%以上在儿童时期死亡；约50%的先天性心血管畸形可以通过外科手术或介入治疗矫治，而剩下的50%则属于严重复杂畸形，目前外科手段均难以获得较为满意的治疗效果。因此，早期、系统并准确地诊断复杂、严重的心血管畸形势在必行。

胎儿超声心动图是产前诊断先天性心脏病的首选影像学检查方法。通过二维超声及彩色多普勒超声从多个不同切面显示心脏及大血管结构及血流动力学改变，同时应用时间空间相关成像（STIC）等技术，进一步提高产前诊断准确性，为临床决策提供丰富、精确的解剖与功能信息。

（一）室间隔缺损

1. 病理与临床　室间隔缺损（ventricular septal defect，VSD）是一种常见胎儿先天性心脏病，是因胚胎期心室间隔发育不全而形成的左心室、右心室间的异常交通，在心室水平发生分流的先天性心脏病；可以单独存在，也可以是心脏及大血管复杂结构畸形的组成部分。

2. 超声表现　胎儿循环的血流动力学特点决定了胎儿期左右心室压力差近乎相等，因此胎儿单纯性室间隔缺损常无明显血流动力学变化，心脏无明显增大，左心室与右心室比例仍为1：1左右。左心室流出道切面或四腔心切面可见室间隔连续中断，其主要超声表现如下。

（1）二维超声心动图：以超声束与室间隔垂直的切面为最佳切面。在左心室流出道切面或四腔心切面可较为清楚地显示室间隔回声连续中断，断端回声明显（图12-4-13）。房室大小多在正常范围。

（2）多普勒超声心动图：室间隔连续中断处可见过隔分流血流信号，可为左向右、右向左或双向分流（图12-4-14）；频谱多普勒在室间隔连续中断处可以检测到过隔分流血流频谱，但速度较低，一般在2m/s以下，类似于层流频谱。

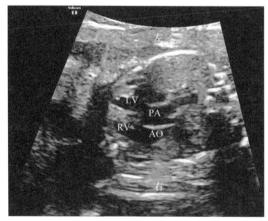

图12-4-13　流出道切面（妊娠25^{+4}周）
显示室间隔缺损及肺动脉骑跨。LV. 左心室；RV. 右心室；PA. 肺动脉；AO. 主动脉

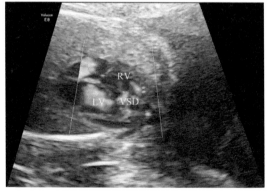

图12-4-14　四腔心切面（妊娠26^{+5}周）
显示室间隔肌部过隔分流血流信号，呈右向左分流信号（彩色多普勒血流成像）。LV. 左心室；RV. 右心室；VSD. 室间隔缺损

3. 鉴别诊断　目前，产前超声对≥3mm 的室间隔缺损可做出较为可靠的诊断。但由于室间隔膜部菲薄，容易出现室间隔回声中断假阳性；肌部室间隔缺损一般缺损口较小，断端与分流都不明显，极容易漏诊。

4. 临床价值　二维超声心动图在胎儿室间隔缺损的产前诊断中具有重要的临床价值。但需要注意胎儿心脏较小，且受多种因素限制和干扰，超声检查未发现室间隔回声连续中断，并不能完全否认室间隔缺损的存在。

【案例 12-4-5】

〖案例 1〗　孕妇，30 岁，妊娠 31^{+2} 周，行常规产前超声检查。胎儿超声心动图见图 12-4-15。

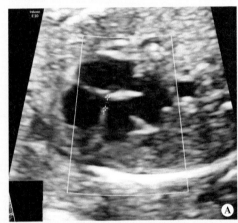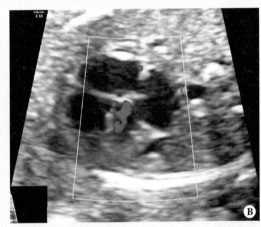

图 12-4-15　胎儿超声心动图 1

问题：图 12-4-15 是什么切面，提示存在何种心脏畸形？

答案与解析：图 12-4-15 为四腔心切面。图 12-4-15A 显示室间隔上段见连续中断；图 12-4-15B 显示连续中断处可见过隔血流信号与左室流出道相延续。提示该患者为流出道型室间隔缺损。

〖案例 2〗　孕妇，30 岁，妊娠 26^{+5} 周，行常规产前超声检查。胎儿超声心动图见图 12-4-16。

问题：图 12-4-16 是什么切面，提示存在何种心脏畸形？

答案与解析：图 12-4-16 为胎儿四腔心切面彩色多普勒声像图，显示室间隔肌部存在右向左过隔分流信号。提示该患者为肌部室间隔缺损。

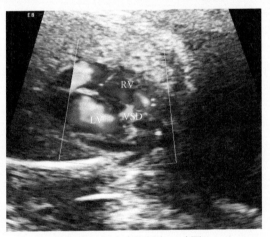

图 12-4-16　胎儿超声心动图 2
LV. 左心室；RV. 右心室；VSD. 室间隔缺损

（二）大动脉转位

1. 病理与临床　大动脉转位（transposition of the great arteries，TGA）指心室-大动脉连接不一致的一类畸形，包括完全型大动脉转位和矫正型大动脉转位。主要是由胚胎发育时期动脉干螺旋形扭转异常，导致动脉圆锥、大动脉位置及其与心室连接关系出现异常。其发病率约占先天性心脏病的 5%，属复杂畸形，可伴有多种心脏节段连接异常及其他解剖结构畸形，因此在产前诊断时应严格按照先天性心脏病节段分析法明确诊断。

胎儿时期单纯大动脉转位不会出现明显的血流动力学变化，胎儿在宫内生长良好。

2. 超声表现

（1）完全型大动脉转位

1）静脉-心房连接及心房-心室连接一致：通过静脉回流判断心房位置，通过房室瓣附着点及调节束判断心室方位。四腔心切面显示左侧心房后壁见肺静脉开口，为形态学左心房，经二尖瓣与左侧形态学左心室相连；右侧心房见上下腔静脉回流，为形态学右心房，经三尖瓣与右侧形态学右心室相连。大多数胎儿四腔心切面比例正常，少数可有右心室扩大。

2）心室-大动脉连接不一致：左心室、右心室流出道切面显示主动脉起自形态学右心室（可通过主动脉头侧分支确认），肺动脉起自形态学左心室（可通过肺动脉分支确认），约 20% 伴有肺动脉狭窄。

3）大动脉空间位置改变：左心室流出道、右心室流出道切面显示主动脉、肺动脉起始段呈平行走行，半月瓣无交叉现象。肺动脉瓣与二尖瓣前叶间为纤维性连接，主动脉瓣与三尖瓣间见肌性组织相连。三血管 / 气管切面显示主动脉位于肺动脉前方，可为左前或右前，或平行排列，主动脉位于肺动脉后方较为罕见。

4）多伴有室间隔缺损。

5）彩色多普勒超声显示卵圆孔处可有双向血流，室间隔连续中断处可见过隔分流。

（2）矫正型大动脉转位

1）静脉-心房连接一致：四腔心切面显示左侧心房为形态学左心房，右侧心房为形态学右心房。

2）心房-心室连接不一致：于心尖四腔心切面通过房室瓣附着点位置及调节束判断心室方位。左侧形态学左心房，经三尖瓣与左侧形态学右心室相连；右侧形态学右心房，经二尖瓣与右侧形态学左心室相连。

3）心室-大动脉连接不一致：左心室流出道、右心室流出道切面显示主动脉起自左侧形态学右心室，肺动脉起自右侧形态学左心室。

4）大动脉空间位置改变：左心室流出道、右心室流出道切面显示主动脉、肺动脉起始段呈平行或近似平行走行。肺动脉瓣与二尖瓣前叶间为纤维连接，主动脉瓣与三尖瓣之间为肌性连接。三血管 / 气管切面显示主动脉位于肺动脉前方，可为左前或右前，或平行排列。

5）多伴有室间隔缺损、肺动脉狭窄 / 闭锁等其他畸形，可见相应声像图改变。

3. 鉴别诊断

（1）完全型大动脉转位

1）右心室双出口（Taussig-Bing 型）：主动脉完全起自右心室，肺动脉完全或 50% 以上起自右心室，室间隔缺损位于肺动脉瓣下；左心室血流经室间隔缺损流入肺动脉。而完全型大动脉转位患者的肺动脉完全起自左心室或右心室骑跨率＜50%，左心室血流直接流入肺动脉。

2）矫正型大动脉转位：存在房室连接和心室-大动脉连接两节段不一致。而完全型大动脉转位时房室连接一致，仅存在心室-大动脉连接不一致。

3）大动脉异位（malposition of the great arteries，MGA）：大动脉异位时大动脉起源正常，主动脉连接左心室，肺动脉连接右心室，仅有大动脉空间位置异常，主动脉与肺动脉近乎平行走行。而完全型大动脉转位时大动脉起源及空间位置均存在异常。

（2）矫正型大动脉转位：应与完全型大动脉转位及大动脉异位鉴别。鉴别要点在于正确判断内脏心房方位、房室连接和心室-大动脉连接，即可明确诊断。

4. 临床价值　胎儿大动脉转位多合并其他心脏结构或大血管畸形，检查时应严格遵循先天性心脏病节段诊断法，以免漏诊、误诊。二维超声心动图多切面探查可准确判断内脏心房方位、房室连接、心室-大动脉连接及大动脉方位，结合彩色和频谱多普勒观察是否合并室间隔缺损、瓣膜异常、流出道狭窄等，以获得准确而完整的诊断。

【案例12-4-6】　孕妇，32岁，妊娠22^{+4}周，外院诊断胎儿心脏畸形。胎儿超声心动图见图12-4-17。

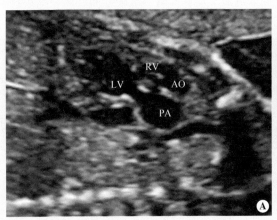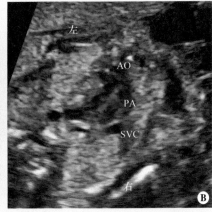

图12-4-17　流出道切面和三血管切面

A. 流出道切面显示肺动脉起自左心室，主动脉起自右心室；B. 三血管切面显示自左向右依次为主动脉、肺动脉、上腔静脉，主动脉位于肺动脉左前上。AO. 主动脉；LV. 左心室；RV. 右心室；PA. 肺动脉；SVC. 上腔静脉

问题1：通过四腔心切面，可确定及排除的心脏结构异常包括哪些？

答案与解析：胎儿四腔心切面显示肺静脉回流入左心房，心房位置正常，房室瓣附着点位置正常，左心房经二尖瓣与左心室相连，右心房经三尖瓣与右心室相连，右心室心腔内见调节束回声。四腔心切面显示流入道室间隔完整，房室连接一致。

问题2：通过流出道及三血管切面，可确定及排除的心脏结构畸形包括哪些？

答案与解析：流出道切面显示肺动脉与左心室相连，主动脉与右心室相连，主动脉、肺动脉起始段呈平行走行，室间隔缺损位于肺动脉瓣下。三血管切面显示自左向右依次为主动脉、肺动脉及上腔静脉，主动脉弓及导管弓均位于气管左侧。

综上所述，诊断考虑为大动脉转位。

（三）法洛四联症

1. 病理与临床　法洛四联症以肺动脉狭窄、主动脉骑跨、室间隔缺损及右室壁肥厚（出生后多见）为主要特点，是一种常见的先天性心脏病，由胚胎时期圆锥动脉干发育异常所致。法洛四联症胎儿若不合并严重的右心室流出道狭窄、瓣膜反流等造成心功能降低的情况，可在宫内平稳生存。

2. 超声心动图表现

（1）二维超声心动图

1）四腔心切面：大多数胎儿四腔心切面显示两侧心腔大小无明显差异，右心室壁无明显增厚。

2）五腔心或左心长轴切面：可显示室间隔上段与主动脉前壁连续中断（室间隔缺损），主动脉增宽前移，骑跨于室间隔残端之上（图12-4-18）。

3）右心室流出道切面：可见肺动脉内径变细，部分胎儿可伴有右心室漏斗部狭窄（图12-4-19）。合并肺动脉瓣狭窄时，可见肺动脉瓣增厚、回声增强，瓣叶开放受限。

4）三血管或三血管-气管切面：可见主动脉

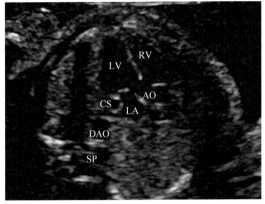

图12-4-18　五腔心切面（妊娠23^{+6}周）

显示室间隔缺损及主动脉骑跨，并可见扩张的冠状静脉窦。

AO. 主动脉；LV. 左心室；RV. 右心室；LA. 左心房；DAO. 降主动脉；CS. 冠状静脉窦；SP. 脊柱

与肺动脉比例失调，肺动脉内径小于主动脉内径（图12-4-20）。随着孕周增大，主动脉、肺动脉内径比值可逐渐加大，提示肺动脉狭窄程度逐渐进展。动脉导管一般较迂曲、内径细小甚至显示不清。肺动脉重度狭窄或闭锁时，动脉导管又可相对增宽并反向灌注肺动脉主干及分支。

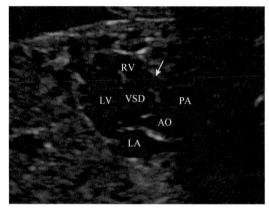

图 12-4-19　右心室流出道切面（妊娠23⁺⁶周）

显示肺动脉及右心室流出道狭窄（箭头所指），同时可见室间隔缺损。AO. 主动脉；PA. 肺动脉；LV. 左心室；RV. 右心室；LA. 左心房；VSD. 室间隔缺损

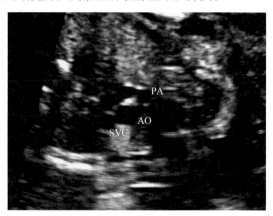

图 12-4-20　三血管切面（妊娠26周）

显示肺动脉主干及分支细窄，主动脉、肺动脉内径比例失调。AO. 主动脉；PA. 肺动脉；SVC. 上腔静脉

（2）多普勒超声心动图

1）室间隔缺损处可见过隔分流信号，同时可显示双侧心室血流经室间隔缺损共同注入骑跨的主动脉内（图12-4-21）。

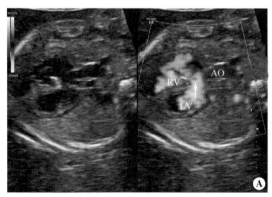

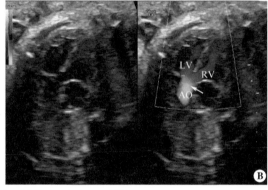

图 12-4-21　室间隔缺损处过隔分流（妊娠25周）

A. 彩色多普勒超声显示室间隔缺损处的过隔分流信号（箭头所示）；B. 彩色多普勒超声显示双侧心室血流经室间隔缺损共同注入骑跨的主动脉内（箭头所示）。LV. 左心室；RV. 右心室；AO. 主动脉

2）胎儿期肺动脉瓣口血流加速不明显，或仅有血流速度轻微增快（图12-4-22）。

3）因肺动脉狭窄程度不同，动脉导管内血流可呈正向、双向或反向。当肺动脉重度狭窄或闭锁时，动脉导管内可见反向灌注的血流信号。

3. 鉴别诊断

（1）右心室双出口：主动脉大部分或完全起自右心室，骑跨率＞75%。主动脉、肺动脉根部失去原有的环绕关系，两者起始段呈平行走行。但当法洛四联症胎儿主动脉骑跨率较高时，两者表现较为类似。

（2）永存动脉干：仅有一根大动脉增宽骑跨于室间隔残端之上，肺动脉干和（或）分支均起自骑跨的大动脉；骑跨大动脉的瓣膜可能有反流的现象，也可存在瓣膜的发育不良，可为二瓣、三瓣或四瓣。同时，永存动脉干多无动脉导管。

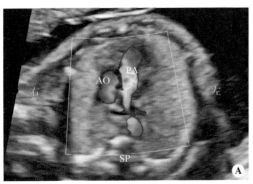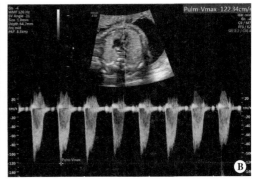

图 12-4-22　肺动脉瓣口血流（妊娠 24 周）

A. 彩色多普勒超声显示肺动脉瓣口血流明亮；B. 频谱多普勒显示肺动脉瓣口血流轻微加速。PA. 肺动脉；AO. 主动脉；SP. 脊柱

（3）肺动脉瓣缺如综合征：肺动脉瓣位未见正常的瓣叶组织回声或仅有少许瓣叶残迹，肺动脉主干及分支明显扩张，呈"金鱼"征。肺动脉瓣环水平可见高速往返血流。同时，肺动脉瓣缺如综合征常合并动脉导管缺如。

4. 临床价值　胎儿超声心动图可以评估肺动脉狭窄程度及室间隔缺损大小，监测胎儿心室发育及心功能变化。胎儿期肺动脉狭窄常呈进行性加重，因此产前定期随访对了解肺动脉发育情况十分必要。如果随访过程中出现肺动脉发育减缓、肺动脉瓣跨瓣血流消失、动脉导管血流反向灌注等，提示胎儿预后不良。

【案例 12-4-7】　孕妇，31 岁，G4P1A2，妊娠 24 周，因外院检查发现"先天性心脏病"来院就诊。胎儿超声心动图检查见图 12-4-23。

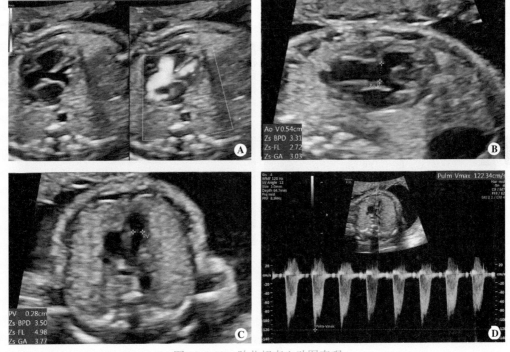

图 12-4-23　胎儿超声心动图表现

问题 1：胎儿最可能的诊断是什么？诊断依据是什么？

答案与解析：胎儿最可能的诊断是法洛四联症。诊断依据：①五腔心及左心室流出道切面均可见室间隔缺损及主动脉根部增宽、骑跨；②三血管-气管切面可见肺动脉狭窄，主动脉、肺动脉内径比例失调；③彩色多普勒超声可见左、右心室血流均注入骑跨的主动脉内；④频谱多普勒显示肺动脉瓣口血流加速。

问题2：如果孕妇决定继续妊娠，在后续的随访观察过程中需要重点关注胎儿心脏的哪些方面？

答案与解析：①肺动脉狭窄程度：由于肺动脉常随孕周增大呈进行性狭窄，随访时需要测量肺动脉瓣环、肺动脉主干及左右肺动脉分支内径，评估肺动脉瓣口血流速度。②主动脉、肺动脉内径比值：如果出现肺动脉发育迟缓，主动脉/肺动脉比例随孕周增大，则为预后不良的征象。③动脉导管血流：如果动脉导管出现反向血流，也提示预后不良。④心室的发育情况及心功能改变。

（四）左心发育不良综合征

1. 病理与临床　左心发育不良综合征（hypoplastic left heart syndrome，HLHS）是一组以左心室-主动脉严重发育不良为特征的心脏复杂畸形。典型的左心发育不良综合征包括二尖瓣和（或）主动脉瓣闭锁或狭窄。左心发育不良综合征常伴其他畸形，预后不良，多在宫内或出生后死亡。

2. 超声心动图表现

（1）二维超声心动图

1）四腔心切面：①心室，大多数胎儿四腔心切面可显示左心室明显狭小甚至接近缺如，少数胎儿左心室大小正常或呈球形扩张，但心尖均由右心室构成。左心室壁增厚、收缩功能降低，可有左心室心内膜回声增强。②心房，左心房相对右心房偏小，可出现卵圆瓣的反常活动（卵圆瓣漂动于右心房内），可有卵圆孔窄小甚至接近闭合。③房室瓣，二尖瓣闭锁时二尖瓣位无瓣膜启闭活动，仅见一条索状稍强回声；二尖瓣狭窄时二尖瓣环窄小，瓣叶发育不良、活动明显受限。④肺静脉，肺静脉比正常胎儿更易显示，部分病例可见肺静脉扩张（图12-4-24）。

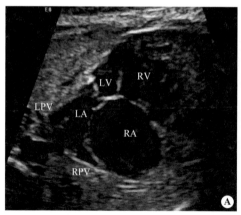
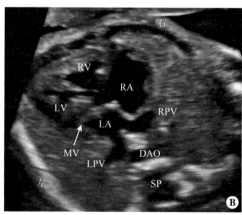

图12-4-24　四腔心切面

A. 显示二尖瓣闭锁，左心室明显狭小，肺静脉扩张（妊娠35^{+2}周）；B. 显示二尖瓣闭锁，左心室呈残腔、卵圆瓣凸向右心房、肺静脉扩张（妊娠25^{+5}周）。LV. 左心室；RV. 右心室；LA. 左心房；RA. 右心房；MV. 二尖瓣；LPV. 左肺静脉；RPV. 右肺静脉；DAO. 降主动脉；SP. 脊柱

2）五腔心切面：主动脉发育不良，左心室流出道显示不清。主动脉瓣闭锁时瓣膜无启闭运动，升主动脉常难以显示或明显细小；主动脉瓣狭窄时，瓣叶开启幅度减小，升主动脉明显小于正常。

3）三血管或三血管-气管切面：主动脉弓部发育不良甚至显示不清，肺动脉及动脉导管代偿性扩张（图12-4-25）。

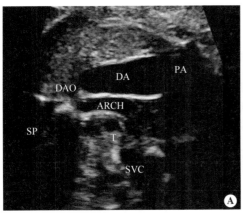
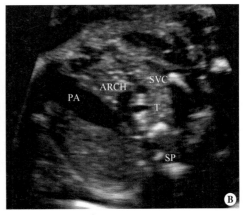

图 12-4-25　三血管-气管切面（妊娠 25^{+5} 周）

A. 显示主动脉弓部发育不良、内径细小，肺动脉及动脉导管增宽（妊娠 35^{+2} 周）；B. 显示主动脉弓部细小、显示欠清，肺动脉增宽。

ARCH. 主动脉弓；PA. 肺动脉；SVC. 上腔静脉；DA. 动脉导管；DAO. 降主动脉；T. 气管；SP. 脊柱

（2）多普勒超声心动图

1）二尖瓣闭锁时二尖瓣位舒张期无跨瓣血流信号；二尖瓣狭窄时二尖瓣口舒张期可见跨瓣血流信号，血流束细小、流速增快，血流频谱呈单峰，收缩期可见二尖瓣反流。三尖瓣口血流量增多，可伴有三尖瓣反流（图 12-4-26）。

2）主动脉瓣闭锁时，五腔心切面显示主动脉瓣收缩期无血流通过，可于三血管或三血管-气管切面显示自动脉导管倒流入主动脉内的血流，显示为主动脉内的血流方向与肺动脉相反，主动脉弓长轴切面也可见主动脉弓部血流反向；主动脉瓣狭窄时瓣口血流加速（图 12-4-27）。

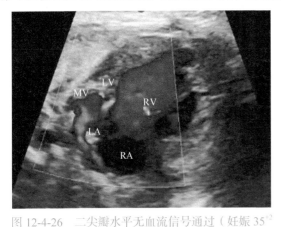
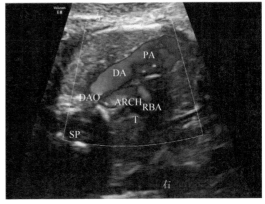

图 12-4-26　二尖瓣水平无血流信号通过（妊娠 35^{+2} 周）

彩色多普勒超声显示四腔心切面二尖瓣位舒张期无跨瓣血流信号。LV. 左心室；RV. 右心室；LA. 左心房；RA. 右心房；MV. 二尖瓣

图 12-4-27　主动脉内血流反向（妊娠 35^{+2} 周）

彩色多普勒超声显示三血管-气管切面内主动脉血流反向。ARCH. 主动脉弓；PA. 肺动脉；DA. 动脉导管；DAO. 降主动脉；RBA. 头臂干；T. 气管；SP. 脊柱

3）卵圆孔水平可见双向分流或左向右分流，部分病例可出现分流受限。

4）频谱多普勒可显示心房收缩期肺静脉的反向 A 波，梗阻严重者肺静脉血流呈双向。

3. 鉴别诊断

1）主动脉缩窄：二尖瓣及主动脉瓣开放，均可见前向血流通过。左心室容积偏小，但长径基本正常，心尖仍由左心室构成，左心室收缩功能正常。主动脉峡部的血流多为前向血流，部分病例可有血流反向。缩窄多发生于主动脉弓峡部，或主动脉弓呈管状发育不良。

2）二尖瓣闭锁并室间隔缺损：左侧房室连接缺如，左侧房室瓣位见增厚的组织回声，左心室容积变小。合并室间隔缺损，左心室的大小与室间隔缺损的大小相关。

3）非均衡型房室间隔缺损：四腔心切面也可显示发育不良的左心室，但心室横径小而长径基本正常，室壁无明显增厚或运动异常。心脏十字交叉结构消失，共同房室瓣关闭时呈线样插入。部分型房室间隔缺损中可见原发孔型房间隔缺损，过渡型及完全型房室间隔缺损还可见流入道型室间隔缺损。

4. 临床价值 产前超声可了解左心室及主动脉发育情况，评估三尖瓣功能、卵圆孔过隔血流及肺静脉血流频谱等。如果出现三尖瓣反流、卵圆孔速率分流受限、肺静脉内双向血流则提示预后不良。左心发育不良综合征患儿出生后只能通过多期外科手术或心脏移植治疗，且没有理想的外科手术根治方法。目前，国内外已有多家单位尝试胎儿心脏介入治疗，如宫内主动脉瓣球囊成形术、胎儿房间隔造口术，以改善左心室发育，增加出生后双心室循环可能。

五、胎儿消化系统畸形

（一）病理与临床

消化道闭锁与狭窄是常见的先天畸形，可发生在消化道的任何部位，如食管闭锁（esophageal atresia）、十二指肠闭锁与狭窄（duodenal atresia and stenosis）、空肠闭锁（jejunal atresia）、回肠闭锁（ileal atresia）、结肠闭锁（colonic atresia）、肛门闭锁（imperforate anus）等。新生儿出现呕吐、腹胀、排便异常等临床症状。

（二）超声表现

消化道闭锁与狭窄的共同超声特征有闭锁以上消化道扩张，蠕动增强，出现逆动，羊水过多。不同部位的闭锁与狭窄有其特征性表现。

1. 食管闭锁 胃泡小或胃不显示。伴有气管食管瘘者，由于有足够的羊水经过食管到胃，胃可正常充盈。闭锁以上食管（"盲袋征"）可随吞咽出现扩张和缩小交替变化，80% 食管闭锁（伴有或不伴有气管食管瘘）胎儿在妊娠晚期均有羊水过多的表现。因食管闭锁的胎儿不能吞咽羊水，不能吸收羊水中的蛋白质，约 40% 的食管闭锁的胎儿会出现胎儿宫内发育迟缓。

2. 十二指肠闭锁 典型超声表现为胃及十二指肠近段明显扩张，胎儿上腹横切时可见典型的双泡征，位于左侧者为胃，右侧者为扩张的十二指肠近段，侧动探头时两泡在幽门管处相通。动态扫查可见内容物缓慢经过狭窄及闭锁部位，呈"漩涡状"。

3. 空肠与回肠闭锁 如果产前超声发现胎儿腹中部多个扩张肠管切面，内径 > 7mm，实时超声下可见肠蠕动明显增强，并出现逆动，远端的肠腔萎瘪甚至细小，应怀疑小肠闭锁的可能。但是对于闭锁的确切部位、闭锁类型与导致闭锁的原因，产前超声不能显示与确定。

4. 肛门闭锁 产前超声诊断本病主要依靠结肠扩张来推断，但很多肛门闭锁不表现结肠扩张。因此，肛门闭锁产前超声诊断困难。有时在胎儿盆腔下部显示出"V"形或"U"形扩张的肠管。

（三）鉴别诊断

胎粪性腹膜炎可出现肠管扩张，但胎粪性腹膜炎回声混杂，可见散在分布的点状、斑状、团状强回声，可有腹水，透声差，或出现假性囊肿。

（四）临床价值

高分辨率实时超声可以持续观察胎儿胃肠结构及运动，明确诊断大部分胎儿消化系统畸形。产前检出胎儿胃肠道畸形的远期预后取决于胎儿是否伴有染色体异常及其他结构异常，伴发畸形越多，预后越差。

【案例 12-4-8】 孕妇，43 岁，妊娠 21^{+5} 周，因"羊水穿刺'胎儿 18 三体'"就诊。超声所见：胎儿臀位，初次超声检查及 30min 后超声复查过程中均未见胃泡显示，同时可见胎儿心脏结构异常（法洛四联症）、双侧脉络丛囊肿及重叠指，最大羊水池深度为 6.1cm，见图 12-4-28。
问题 1：胎儿最可能的诊断是什么？诊断依据是什么？

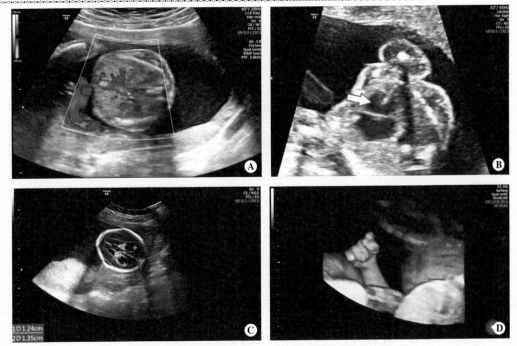

图 12-4-28 胎儿声像图

A.胎儿上腹部横切面,未见胎儿胃泡显示;B.胎儿心脏结构异常(法洛四联症),图中可见室间隔连续中断(箭头);C.胎儿
双侧脉络丛囊肿(如测量尺标所示、1D 为远场、右侧,2D 为近场、左侧);D.胎儿重叠指

答案与解析:胎儿最可能的诊断是食管闭锁。诊断依据:检查过程中胎儿胃泡持续不能显示,应考虑食管闭锁,并且不伴有气管食管瘘。

问题 2:本例胎儿预后如何?

答案与解析:先天性食管闭锁的预后主要取决于合并畸形的严重程度。本例胎儿染色体异常,并且合并心脏畸形,预后差。

【案例 12-4-9】 孕妇,32 岁,妊娠 24^{+4} 周,唐氏筛查低风险,因胎儿超声畸形筛查发现上腹部"双泡征"就诊。超声所见:胎儿臀位,胎儿上腹部可见"双泡征",十二指肠及胃泡的大小、形态均可发生变化,见图 12-4-29 如箭头所示为梗阻部位。

问题 1:胎儿最可能的诊断是什么?诊断依据是什么?

答案与解析:胎儿最可能的诊断是十二指肠狭窄。诊断依据:胎儿上腹部超声表现为胃及十二指肠扩张,两泡于幽门管处相通,其内容物可向下运动或反流回至胃腔而出现胃腔及十二指肠管腔大小的变化。

问题 2:十二指肠狭窄应该与哪些疾病相鉴别?

答案与解析:首先应排除因探头扫查角度原因引起的胃泡与膀胱同时显示而出现的假"双泡征",应侧动探头,仔细查找双泡间是否相通。另外,应与消化道其他位置梗阻或狭窄引起的胃泡扩大相鉴别,应仔细探查整个消化道管腔显示情况。

问题 3:患者还应进一步做哪些检查?

答案与解析:单纯十二指肠闭锁与狭窄预后较好,但合并 21 三体综合征的风险明显增高。孕妇唐氏筛查低风险,但唐氏筛查假阴性率相对较高,应建议孕妇进行无创 DNA 或羊水穿刺检查。

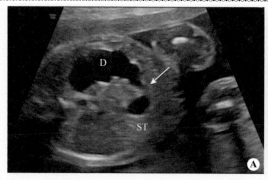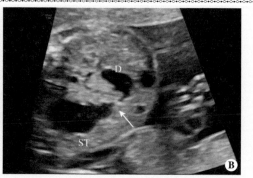

图 12-4-29　胎儿声像图

六、胎儿泌尿系统畸形

（一）病理与临床

胎儿泌尿系统最常见的畸形为肾积水，多由泌尿道梗阻性或者非梗阻性病变（如膀胱输尿管反流）引起，表现为尿液较多的聚集于集合系统内。最常见的病因为肾盂输尿管连接部梗阻。肾积水可以为病理性积水，也可为生理性积水。肾盂增宽在 4 ～ 10mm 的多数为生理性积水，可以随胎儿成长而消退。对于胎儿肾积水要动态观察其发展变化情况。

（二）超声表现

胎儿腹部横切面上双肾水平测量，肾盂前后径在妊娠 20 周以内＞ 4mm，20 ～ 30 周＞ 5mm，30周以上＞ 7mm 被认为肾盂增宽，可表现为一侧肾盂增宽或双侧肾盂增宽。肾盂增宽为 4 ～ 10mm 的，可为生理性的。多数学者认为肾盂前后径大于 15mm 可能存在病理性梗阻。但也有严重泌尿系梗阻仅表现为轻度的肾盂扩张，如后尿道瓣膜梗阻，可以引起严重的输尿管扩张和膀胱扩张，但是肾盂改变轻微。胎儿腹部横切面可见双侧肾盂增宽，纵切观察肾盂肾盏扩张，部分胎儿合并输尿管扩张。

（三）鉴别诊断

1. 肾囊肿　肾积水需要与肾盂旁囊肿相鉴别，肾盂旁囊肿不与肾盂相通，而肾积水仔细扫查发现与肾盂相通。

2. 输尿管囊肿　胎儿严重肾积水时可伴有输尿管扩张，距离肾盂较近时，需要与肾盂积水相区分。

（四）临床价值

超声可以在不同孕周跟踪观察肾积水的发展变化，并且通过对肾、输尿管、膀胱的动态扫查，寻找肾积水的病因。

【案例 12-4-10】 孕妇，32 岁，妊娠 27⁺³ 周，常规产前超声检查，胎儿肾脏见图 12-4-30。

问题 1： 该患者最可能的诊断是什么，诊断依据是什么？

答案与解析： 该患者最可能的诊断是胎儿双肾积水。诊断依据：胎儿腹部横切面可见双侧肾盂肾盏扩张（图 12-4-30A），纵切面显示肾盂肾盏扩张，未见明显输尿管扩张，肾盏外形轮廓规则（图 12-4-30B）。

问题 2： 该病主要需要与哪些类型肾积水鉴别？

答案与解析： 该病除了与肾囊肿鉴别外，主要为病因鉴别，包括肾盂输尿管连接部梗阻、膀胱输尿管连接部梗阻、膀胱输尿管反流、后尿道瓣膜等。

问题 3： 患者可以做哪些进一步的检查？

答案与解析： 大部分胎儿需要定期复查超声，如有必要可以进行 MRI 检查，双侧肾积水严重者部分胎儿可能需要染色体检查。

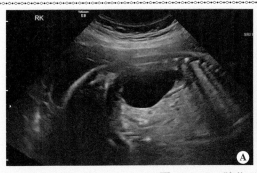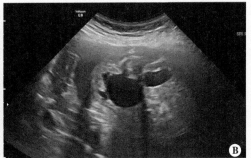

图 12-4-30　胎儿双侧肾积水超声图像

七、胎儿前腹壁畸形

（一）病理与临床

　　脐膨出和腹裂是胎儿前腹壁畸形最常见的类型，均属于先天性前腹壁发育不全。脐膨出（omphalocele）又称脐突出，是在正中线处脐带周围肌肉、皮肤缺损，致使腹膜及腹腔内器官（如肠管）一起膨出体外，疝出内容物的表面只覆盖着一层由羊膜和腹膜组成的透明薄膜，在两层膜之间有华通氏胶。脐膨出的发生率为 1/5000 ～ 1/4000，男性较女性略高。腹裂（gastroschisis）也称内脏外翻，在脐旁存在全层腹壁缺损，有内脏（如肠管）自缺损处脱出，多好发于低出生体重儿，并与孕妇年龄小、吸烟、酗酒和服用药物（如中枢神经系统兴奋药、水杨酸盐、对乙酰氨基酚等）等有关。外翻肠管常自脐旁腹壁缺损处脱出，肠系膜游离于羊水中，肠管因缺血缺氧充血、水肿、增厚，表面覆有纤维素性渗出物，肠管可彼此粘连。

（二）超声表现

　　1. 脐膨出　超声特征是前腹壁中线处皮肤强回声中断、缺损，并可见一个向外膨出的团块。团块内容物依缺损大小而不同，缺损小者仅含肠管，缺损大时，除了含有肠管外，还有肝、脾等内容物。团块表面有一层线状强回声膜覆盖，即腹膜或羊膜和腹膜，且在两层膜之间为华通氏胶形成的网条状无回声。脐带入口往往位于团块的表面，可以是中央顶端，也可以偏于一侧，彩色多普勒血流显像有助于帮助定位。巨型脐膨出腹壁缺损宽，腹壁缺损环的直径＞ 5cm，有时达 10cm 以上，腹腔容积极小，可在腹部中央突出如馒头样的团物，中肠全部膨出，肝、脾、胰腺、小肠、胃均可膨出，脐带连接于囊膜的顶部。小型脐膨出腹壁缺损小，直径＜ 5cm，在腹部中央突出如橘子样。

　　2. 腹裂　在大多数情况下，腹裂缺陷位于脐带的右侧，少数可位于左侧，脐带腹壁入口位置正常。超声可常见脐带入口右侧的腹壁皮肤强回声线连续中断，腹腔脏器可通过缺损处外翻到腹腔外，腹壁回声中断的直径大小，一般为 2 ～ 3cm。腹腔内脏器外翻至胎儿腹腔外（如胃、肠等），其表面无膜覆盖，可在羊水内漂浮。而腹腔内容物相对减少，腹围小于相应孕周大小。腹裂常伴羊水过多。

（三）鉴别诊断

　　1. 脐膨出　应与腹裂畸形、脐带本身的包块、腹壁皮肤包块等鉴别，最主要的是与腹裂畸形相鉴别。鉴别要点在于脐膨出包块在腹壁中央，无正常脐部结构，在肠曲或内脏之间可找到破裂残存的囊膜，脐带入口位于包块的表面，位于中央顶端或偏于一侧。而腹裂往往位于一侧腹壁而非腹壁中央，脐带的位置和形态均正常，脐带入口往往位于包块的外侧而非表面，裂缝位于脐旁腹壁，肠管由此突出腹外。脐带本身的包块和腹壁皮肤包块均不与腹腔相通，腹腔内容物位置无变化。

　　2. 腹裂　需要与脐膨出相鉴别。

（四）临床价值

超声可以多方位、动态观察病变位置及其与脐带的关系，对脐膨出、腹裂、脐带本身包块做出较为准确的诊断。此外，超声还可测量腹壁缺损大小及内容物，指导临床处理及判断预后。

八、胎儿肌肉骨骼系统畸形

（一）病理与临床

胎儿肌肉骨骼系统畸形种类繁多，常见畸形为成骨发育不全、软骨发育不全、肢体缺陷等。

1. 成骨发育不全　又称脆骨病或脆骨-蓝巩膜-耳聋综合征，是一种产前和产后有严重骨折倾向的常染色体显性遗传性疾病。其基本病理改变是网织纤维形成后，胶原不成熟，成骨不全的胶原似网状纤维。干骺端骨小梁变薄、变细，充塞细胞性结缔组织或纤维性骨髓。正常的密质骨被纤维样不成熟的骨组织所代替。软骨内成骨和膜内成骨都将受到影响。患者表现为蓝巩膜、骨脆弱和耳聋、骨折、骨成角、双侧肢体骨长度不对称。胎儿由于全身骨化程度很差，颅内结构清晰可见。该病的主要特征是骨质减少、多发性骨折。

2. 软骨发育不全　属于常染色体隐性遗传性疾病，表现为四肢极度短小，短躯干及一个很不相称的大头。其可分为2种类型：Ⅰ型为软骨内及表面骨化障碍，表现为部分或全部颅骨及脊柱无骨化，长骨极其短小，常有肋骨骨折；Ⅱ型仅是软骨内骨化障碍，较Ⅰ型轻，表现为颅骨及脊柱钙化不等，长骨极短，但较Ⅰ型稍轻，且无肋骨骨折。

3. 肢体缺陷　有横形肢体缺陷、纵形肢体缺陷、并腿畸形、裂手（足）畸形、多指（趾）、并指（趾）等。横形肢体缺陷表现为截断平面以远肢体完全缺失，胎儿单纯性横形肢体缺陷的主要原因有羊膜带、血管损伤、孕妇服用镇静药等。纵形肢体缺陷表现为缺失平面远端结构（正常/不正常）存在，其高危因素有孕妇在妊娠初期服用药物如沙利度胺（反应停）、可卡因等，或妊娠期接触药物、X射线辐射等。

（二）超声表现

超声检查时需要着重观察胎儿长骨的长度、骨化程度、骨骼是否有弯曲或骨折及肢体活动情况。

1. 成骨发育不全　可分为4种类型，其中Ⅱ型超声表现典型，在产前超声检查时最易发现，其他3型在产前诊断时有不同程度的困难。典型成骨发育不全Ⅱ型声像图特征如下。

（1）长骨极短、弯曲，且有多处骨折声像，骨折后成角、弯曲变形，骨折愈合后局部变粗，钙化差。

（2）胸廓变形，横切胸腔时因肋骨骨折而导致胸廓变形，肋骨可有多处骨折表现。

（3）因骨化差或不骨化，胎儿颅骨薄，回声明显低于正常，颅骨回声强度较脑中线回声为低，近探头侧脑组织及侧脑室等结构可显示清晰。实时超声下探头对胎儿头部略加压，即可见到胎头变形，颅骨柔软。眼眶及面部其他各骨骨化也差，眼眶可呈低回声，在冠状切面上可清楚显示对侧眼眶及眼球回声。

2. 软骨发育不全　该病声像图特点是长骨极短，妊娠中早期（15～16周）就表现为长骨短于正常，越到晚期长骨短小越明显。颅骨或椎体低钙化或无钙化。胸腔狭小，胎儿水肿甚至颈部出现水囊瘤和羊水过多（图12-4-31）。

3. 肢体缺陷　横形肢体缺陷分为完全截肢和部分截肢，完全截肢表现为上肢或下肢整条肢体完全缺失，部分截肢表现为截肢平面以上的肢体可显示，截肢平面以下的肢体不显示。

纵形肢体缺陷表现为肢体长骨强回声部分或完全缺失，缺失以远肢体回声存在，可伴肢体姿势异常。

（三）鉴别诊断

成骨发育不全Ⅱ型要与其他长骨极短的致死性骨骼畸形鉴别，如软骨发育不全、致死性侏儒等。但有时鉴别很困难，需要等产后行X线检查才能确诊。

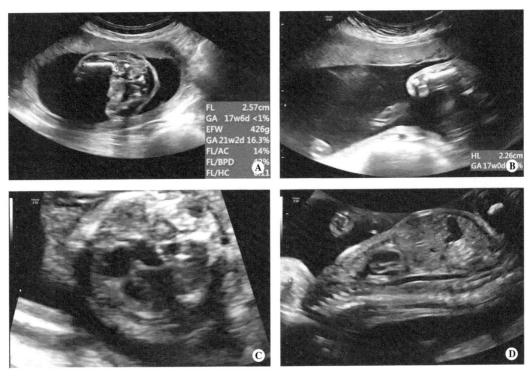

图 12-4-31　胎儿软骨发育不全

A. 股骨长约 2.6cm；B. 肱骨长约 2.3cm；C、D. 显示胎儿胸腔狭小，胸围约 13.1cm

（四）临床价值

产前超声的重要作用是区分致死性和非致死性骨骼系统畸形。产前超声可以根据长骨缩短的严重程度、心胸比值、特殊声像改变等，较好地区分部分常见的致死性与非致死性骨骼系统畸形。

成骨发育不全Ⅱ型、软骨发育不全为致死性骨骼畸形，任何孕周做出诊断都应终止妊娠。

【案例 12-4-11】　孕妇，36 岁，妊娠 27^{+2} 周，超声声像图见图 12-4-32。

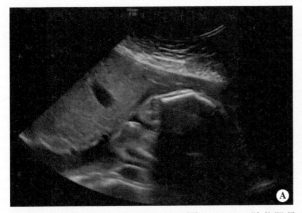
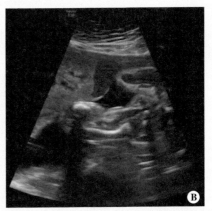

图 12-4-32　胎儿股骨声像图

A. 胎儿右侧股骨，弯曲成角，长径约 4.4cm；B. 胎儿左侧股骨，略弯曲，长径约 4.8cm

问题 1：该患者最可能的诊断是什么？诊断依据是什么？

答案与解析：该患者最可能的诊断是成骨发育不全。诊断依据：①胎儿右侧股骨干骨折，并弯曲成角，左侧股骨干弯曲；②胎儿左右股骨长径分别为 4.8cm、4.4cm，均明显小于孕周。符合成骨发育不全。

问题2：同时还应对其哪些部位进行重点扫查？

答案与解析：①将探头稍用力地推压胎头，钙化极差或无钙化的胎头可出现变形；②多发性肋骨骨折表现为肋骨变形弯曲，胸腔狭窄时矢状切面显示胸廓呈"铃状"或"啤酒瓶状"。

问题3：患者可以进一步做什么检查？

答案与解析：患者可以进一步做相关基因检查。

问题4：该病确诊后临床上应采取什么措施？

答案与解析：终止妊娠。

（吴青青）

第五节　妊娠滋养细胞疾病

一、葡　萄　胎

（一）病理与临床

葡萄胎（hydatidiform mole）又称水泡状胎块，是最常见的妊娠滋养细胞疾病，我国的发病率约为1/1200次妊娠，包括完全型葡萄胎和部分型葡萄胎两类，以完全型葡萄胎较常见，且恶变率较高。葡萄胎大体病理表现为大小不一的葡萄样水泡，直径自数毫米至3cm，壁薄、透亮，内含黏性液体，水泡间隙充满血液和血凝块。完全型葡萄胎子宫增大，整个子宫腔充满水泡，胎盘绒毛完全受累，无胎儿及附属物可见。部分型葡萄胎仅部分胎盘绒毛发生水泡样变，胎儿多已死亡，极少有足月儿出生。胎儿与部分型葡萄胎并存时，多具有染色体及多器官的畸形。

患者临床表现为闭经、阴道出血、腹痛、子宫增大超过实际孕周、妊娠中毒症状（如妊娠巨吐、妊高征、子痫）、感染、贫血、甲状腺功能亢进、黄素囊肿等。部分患者可没有任何症状，而于人工终止妊娠或常规妇科超声检查时意外发现。

（二）超声表现

1. 完全型葡萄胎

（1）二维超声：表现为子宫增大，多数明显大于相应孕周，子宫壁变薄。宫腔内无胎儿，胎盘及羊水存在大小不等、低到中等强度的团状、点状强回声，以及散在分布、大小不一的无回声区，整体呈蜂窝状（图12-5-1A），可见强回声水泡样结构，囊壁薄，与周围组织具有清楚的界限，似落雪状。此为完全型葡萄胎的典型声像图特征。双侧卵巢体积增大，内见多个大小不等的囊腔，壁薄、光滑，透声好。

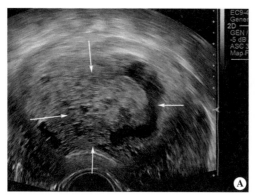
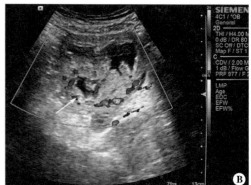

图 12-5-1　葡萄胎声像图

A. 完全型葡萄胎，经阴道超声显示子宫增大，子宫腔内见密集的大小不等的液性暗区，呈蜂窝样改变（箭头）；B. 部分型葡萄胎，经腹超声显示子宫也增大，子宫腔内部分胎盘呈水泡样改变，部分胎盘正常，可见胚胎回声

（2）彩色多普勒超声：显示子宫腔内无明显血流信号。

2. 部分型葡萄胎

（1）二维超声：子宫增大，也可大于停经孕周，子宫腔内可见胚胎、胎儿回声（图 12-5-1B），胚胎、胎儿形态大小可正常，多伴有畸形或死亡，可见部分正常的胎盘及羊水，部分胎盘局部增厚，呈典型不等的水泡状回声，呈葡萄样表现，两者分界不清。

（2）彩色多普勒超声：上述水泡状结构内可见散在血流信号，肌壁内血流信号异常丰富，呈低阻力血流频谱。

（三）鉴别诊断

1. 胎盘水泡样退行性变 其胎盘绒毛内水泡样回声较稀疏，血 hCG 上升不明显，子宫增大也不明显。

2. 流产 不少病例误诊为先兆流产，流产有停经史、阴道出血及妊娠试验阳性。葡萄胎患者子宫多大于同妊娠期妊娠子宫，hCG 水平 8～10 周后仍不断上升，结合超声显像提示葡萄胎可能。

3. 双胎妊娠 子宫较同妊娠期单胎妊娠大，hCG 水平也略高，超声诊断可明确。

（四）临床价值

超声是一种比较常见的临床用于诊断葡萄胎的方法，超声技术的不断发展，在一定程度上提高了葡萄胎的诊断准确率，具有一定的推广价值。但是，一些葡萄胎的声像图表现缺乏典型特征，尤其是部分型葡萄胎，因此容易出现误诊和漏诊。但相较正常孕妇而言，葡萄胎患者的hCG 水平明显较高，故在超声诊断的基础上，还应该与实验室检查相结合，从而提高诊断的准确率。

【**案例 12-5-1**】 女性患者，29 岁，停经 60 天，因"腹痛，阴道出血伴少许水泡样组织排出"收入院。查血 β-hCG 为 200 180.97mTU/ml↑。超声检查声像图见图 12-5-2。

问题：该患者最可能的诊断是什么？诊断依据是什么？

答案与解析：该患者最可能的诊断为完全型葡萄胎。诊断依据如下：①实验室检查血 β-hCG 200 180.97mTU/ml，明显升高；②二维超声显示子宫体积增大，子宫壁变薄，宫腔内充满大小不等的蜂窝状稍高回声团，未见明显胎儿及其附属物回声。彩色多普勒超声显示稍高回声团内未见明显血流信号。符合完全型葡萄胎声像图改变。

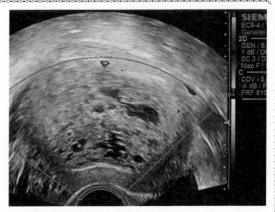

图 12-5-2 经阴道子宫声像图

二、妊娠滋养细胞肿瘤

妊娠滋养细胞肿瘤是一组妊娠相关的疾病，来源于胚胎滋养细胞，最常见的是侵蚀性葡萄胎、绒毛膜癌，其可继发于任何形式的妊娠。前者主要继发于葡萄胎，后者可发生于流产或足月妊娠分娩后，侵蚀性葡萄胎恶性程度一般不高，多数仅造成局部侵犯，绒毛膜癌恶性程度较高，随着诊断技术及化疗的发展，绒毛膜癌的患者预后已得到极大改善。

（一）病理与临床

滋养层细胞过度增生，侵犯子宫肌层和破坏血管，造成子宫肌层坏死、出血，肌层血管数量及走行异常、动静脉吻合形成。在肌层形成单个、多个子宫肿瘤，使得子宫表面和转移部位出现蓝紫色结节。侵蚀性葡萄胎表现为滋养细胞增生，仍有绒毛结构，可见到水泡状物，子宫腔内可有原发病灶，也可无原发病灶；绒毛膜癌无绒毛结构，癌灶主要由滋养细胞、血凝块和坏死组织构成，常位于子宫肌层内，可突入子宫腔内或穿透子宫壁而突出于浆膜下，与周围组织界限清晰。

停经、葡萄胎排空、流产、足月产或异位妊娠后患者出现不规则阴道出血、子宫复旧不全或不均匀增大、卵巢黄素化囊肿、腹痛等症状，或转移病灶相关的症状和体征，则应考虑滋养细胞肿瘤可能，结合 hCG 等实验室检查进一步确诊。

（二）超声表现

1. 二维超声

（1）子宫病变：子宫增大或正常大小，形态可不规则，病灶局部可见隆起，肌壁增厚、回声降低，其内可见弥漫性分布的蜂窝状无回声区，或形状不规则液性暗区，边界不清。当无回声区接近浆膜层时，可视为子宫穿孔的征兆。浆膜下肌层内可见管状样裂隙。子宫腔内可因积血而回声杂乱，内膜显示不清。

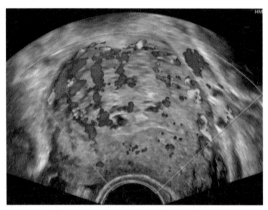

图 12-5-3　侵蚀性葡萄胎声像图
子宫肌层回声不均匀，可见大小不等的蜂窝状无回声区，子宫肌层变薄。彩色多普勒超声病灶区可见丰富血流信号

（2）子宫外病变：肿瘤侵犯子宫外组织可导致子宫形态轮廓不清，子宫旁血管扩张，呈蜂窝状，坏死的组织呈不均匀的低回声包块。一侧或双侧卵巢出现黄素囊肿，如有穿孔，盆腔、腹腔内可见游离液性暗区。

2. 彩色多普勒超声

子宫病灶内的异常回声区可见极其丰富的彩色血流信号（图 12-5-3），可记录到低阻力的动静脉频谱，包络线呈毛刺征，血流声音呈蜂鸣状，该频谱是由于血管受肿瘤所压所致，可与其他良性妊娠相关疾病鉴别。子宫肌壁无回声区中无血流信号时，为局部组织坏死。绒毛膜癌患者子宫局灶性的彩色血流丰富区比二维的无回声区出现要早，并可于子宫旁静脉内看到癌栓。

（三）鉴别诊断

侵蚀性葡萄胎和绒毛膜癌的临床鉴别很大程度上取决于前次妊娠史、临床病程及血 hCG 增高程度。需要鉴别的疾病如下。

（1）不全流产：病灶局限于子宫腔内，血供不如滋养细胞肿瘤丰富，结合病史和实验室检查可鉴别。

（2）宫角妊娠和输卵管间质部妊娠：病灶位于一侧子宫角，且血供丰富，但 hCG 水平远低于妊娠滋养细胞肿瘤。

（3）子宫动静脉瘘：多数继发于宫腔手术操作，声像图表现与滋养细胞肿瘤有相似之处，血、尿 hCG 检查阴性即可排除。

（四）临床价值

滋养细胞疾病的超声表现有较多共同之处，超声作为一种方便、快捷的检查手段被广泛运用于临床滋养细胞疾病的诊断，临床推荐使用经阴道超声检查，并应结合临床病史及血 β-hCG 水平作为其诊断时的重要参考指标，避免误诊和漏诊。

【案例 12-5-2】 患者，女，35 岁，2 个月前行人工流产手术，现因"停经 49 天，下腹胀痛，阴道出血 1 天"收入院，血 β-hCG 1916.00mU/ml，经阴道彩超提示子宫声像图未见明显异常，子宫后方见一处范围约 4.0cm×2.3cm 低回声团，形态不规则，与周边组织分界欠清，彩色多普勒超声显示上述低回声团周边见丰富血流信号（图 12-5-4）。

问题：该患者最可能的诊断是什么？诊断依据是什么？

答案与解析：该患者最可能的诊断是绒毛膜癌。诊断要点：患者于 2 个月前行人工流产

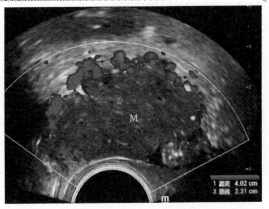

图 12-5-4　经阴道盆腔声像图

手术，现血 β-hCG 再次升高。经阴道超声扫查于子宫后方见一处形态不规则的病灶，与周边组织分界欠清。彩色多普勒超声：该病灶周边见丰富血流信号，高度提示绒毛膜癌。

（吴青青）

第六节　三维超声技术在产科中的应用

一、概　　述

三维超声可显示脏器的立体结构，有助于识别结构畸形。通过进行三维重建，容易理解胎儿结构图像，分辨畸形的立体结构及与周围组织的关系。三维超声通过快速获取图像和多切面分析感兴趣区较二维超声提供了更多的信息，但三维超声技术不宜用于常规工作，也不能替代二维超声。四维超声近来也已用于临床工作，使用相应技术使三维超声能够以实时方式显示，这一技术称为实时三维超声或四维超声。四维超声是某些厂商的命名，将"时间"这一参数包含在三维成像过程中。

二、三维超声技术在妊娠早期胚胎成像中的应用

在妊娠 10 周前，三维超声可测量孕囊的容积，该指标比孕囊直径的价值更大。妊娠 6 周时，三维超声可显示特征性的突出头部和细小的身体，三维多普勒超声可显示腹主动脉和脐动脉。妊娠 7 周时，除腹主动脉和脐动脉外，三维多普勒超声还可显示颅底的血管。妊娠 8 周时，三维多普勒超声可显示整个胎儿的循环。妊娠 11～12 周时，透明成像可清晰显示胎儿的脊柱、胸廓和四肢。在妊娠 10～14 周时，三维超声可增加 NT 测量的准确性和成功率。

三、三维超声技术在妊娠中期、晚期胎儿成像中的应用

三维超声测量 BPD、HC、AC、FL 等这些指标时，能通过各个平面的旋转与切割来显示最佳测量平面，从而大大缩短超声检查的时间。三维超声技术对胎儿先天性畸形的产前诊断及胎儿附属结构的观察方面均有很大帮助。

（一）三维超声技术在胎儿先天性畸形产前诊断方面的应用

1. 胎儿中枢神经系统畸形　胎儿神经管缺损（无脑畸形和脑膜膨出）、前脑无裂畸形等可在三维图像上很好地反映。

2. 胎儿泌尿生殖系统　三维超声表面成像能直观地显示胎儿外生殖器官的立体形态，可帮助判断两性畸形、围巾样阴囊、小阴茎等。

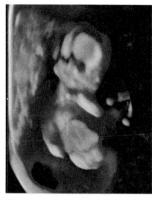

图 12-6-1　胎儿（妊娠 15 周）
腹裂三维超声图像

3.胎儿腹壁缺损　应用三维超声可以准确做出腹裂畸形的诊断，判断裂口的位置及范围的大小（图 12-6-1）。三维超声还能直观地显示脐膨出的形态及范围。

4.胎儿面部　胎儿面部观察是高危妊娠超声检查的重要部分。三维超声多平面成像可得到通过胎儿上腭的断面图像，用于判断腭裂的有无及其程度（图 12-6-2）。

5.骨骼畸形　利用三维超声透明成像最大回声模式，能全面观察胎儿颅骨板的形态结构，可以显示二维超声很难获取的胎儿颅骨板结合处及囟门等结构。胎儿脊柱和胸廓包含许多不同曲性结构，三维超声均较二维超声更容易全面观察脊柱和胸廓连续性及其曲率（图 12-6-3）。三维超声对四肢畸形也有很大帮助。

6.胎儿心脏及血管　胎儿心脏的动态三维图像在准确估计心室容积及其动态变化、测量射血分数、判断宫内胎儿心脏先天性复杂畸形等方面可提供一些有帮助的信息。

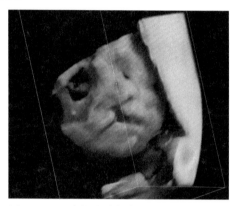

图 12-6-2　胎儿唇裂合并腭裂三维超声图像

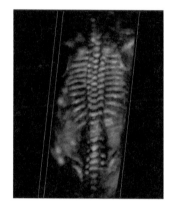

图 12-6-3　胎儿脊柱三维超声图像

（二）三维超声技术在胎儿附属结构方面的应用

1.脐带　应用三维超声表面成像可以直接观察胎儿的脐带，可以准确地判断有无脐带绕颈（或绕体、绕肢）及绕颈（体、肢）的圈数，对于脐带的缠绕、打结等也能直观地显示，并能帮助判断脐带有无过长或过短等现象。

2.胎盘　三维超声可从不同的方向观察胎盘，能帮助了解胎盘的大小、厚度、钙化程度、血管分布及血供情况，对前置胎盘或胎盘早剥的诊断可提供帮助。三维超声还能直观显示脐带与胎盘间的连接关系，准确判断脐带与胎盘边缘的距离。

自我检测

12-6-1.胎儿室间隔缺损的超声诊断要点有哪些？

12-6-2.胎儿室间隔缺损主要类型及主要超声表现是什么？

12-6-3.胎儿左心室、右心室超声鉴别诊断要点有哪些？

12-6-4.胎儿完全型大动脉转位的超声诊断要点是什么？

12-6-5.胎儿矫正型大动脉转位的超声诊断要点是什么？

（吴青青）

第十三章　周围血管疾病

学习要求

记忆　颈部动脉、四肢动脉及四肢静脉解剖结构与正常超声表现；颈动脉内中膜厚度；颈内动脉狭窄诊断标准；下肢动脉狭窄诊断标准；下肢静脉反流诊断标准。

理解　颈内动脉与颈外动脉的鉴别诊断；颈静脉血流频谱；锁骨下动脉盗血；多发性大动脉炎；下肢静脉反流的超声诊断。

运用　真性动脉瘤与假性动脉瘤、动脉夹层的鉴别；动静脉瘘与真性动脉瘤的鉴别；下肢静脉血栓超声诊断。

第一节　颈部血管

一、解剖概要

颈部血管包括颈部动脉和静脉。颈部动脉包括颈总动脉、颈内动脉、颈外动脉和椎动脉，其中颈内动脉是大脑的主要供血动脉。颈部静脉包括颈内静脉和颈外静脉，颈内静脉是头面部组织器官静脉回流的主要静脉。

（一）颈部动脉解剖

1. 颈总动脉（common carotid artery，CCA）　双侧颈总动脉起源不同，右侧颈总动脉起自头臂干，头臂干在胸锁关节上缘后方分出右侧颈总动脉和右侧锁骨下动脉。左侧颈总动脉起自主动脉弓中部、头臂干的左侧（图13-1-1）。双侧颈总动脉行至甲状软骨上缘分为颈内动脉和颈外动脉。

2. 颈内动脉（internal carotid artery，ICA）**和颈外动脉**（external carotid artery，ECA）　颈内动脉从颈总动脉分出后走行在同侧颈外动脉的后外侧，继而转至颈外动脉后内侧进入颅内（图13-1-2）。颈外动脉先走行于颈内动脉的前内侧，而后走向颈内动脉的前外侧。颈内动脉颈段相对较直、无分支，颈外动脉有多个分支。正常情况下，颈外动脉主要供应颅脑外的组织，不向脑组织供血。

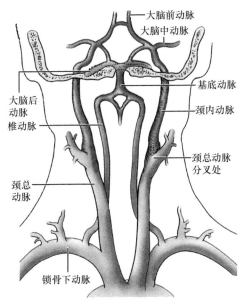

图13-1-1　颈动脉及椎动脉解剖示意图

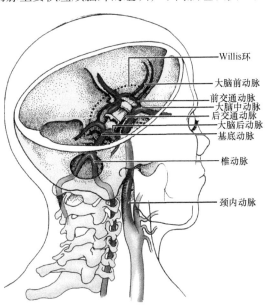

图13-1-2　颅内脑血管解剖示意图
显示Willis环的吻合连接，颅内组织的基础血供主要由颈动脉提供

3. 椎动脉（vertebral artery，VA）　自锁骨下动脉分出后，先上行至第 6 颈椎经横突孔进入颅内。椎动脉分 3 段：椎动脉起始处到进入椎体横突孔为近段，也称椎前段；走行在颈椎横突孔的部分为中段，也称横突段；枕三角部分为远段，也称寰椎段。

（二）颈部静脉解剖

1. 颈内静脉（internal jugular vein，IJV）　接受颅内静脉属支和颅外静脉属支血流，是颈部最粗大的深静脉干，左右对称，起初其位于颈内动脉的背侧，然后沿颈总动脉外侧下行至锁骨的胸骨端，与同侧的锁骨下静脉汇合成头臂静脉（图 13-1-3）。颈内静脉的体表投影在耳后乳突至胸锁关节内侧连线附近。

2. 颈外静脉（external jugular vein，EJV）　是颈部最大的浅静脉，主要引流头皮、面部及部分深层组织的静脉血液。颈外静脉自腮腺下部下行，沿胸锁乳突肌表面行至其下后方，穿颈深筋膜，汇入锁骨下静脉（图 13-1-4）。颈外静脉和颈内静脉之间有交通支相连。偶有双颈外静脉。颈外静脉的体表投影在下颌角至锁骨中点的连线上。

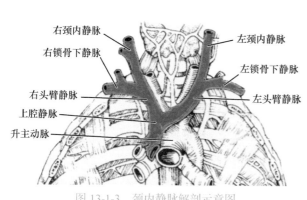

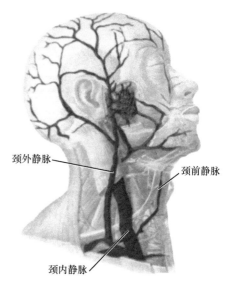

图 13-1-3　颈内静脉解剖示意图　　　　图 13-1-4　颈外静脉解剖示意图

3. 椎静脉（vertebral vein，VV）　为头臂静脉的颈部属支，行于椎动脉外侧，穿过第 1 ～ 6 颈椎横突孔下行，汇入头臂静脉。

二、超声检查方法及正常声像图

（一）患者准备

患者一般不需要特殊准备。

（二）探查体位

常用的检查体位为平卧位，充分伸展颈部，头略偏向检查的对侧，以使颈部肌肉放松为宜。

（三）仪器

此部分超声检查常应用彩色多普勒超声仪，一般采用线阵探头，探头频率通常选用 3.0 ～ 12.0MHz。如患者颈动脉分叉位置高、血管位置较深、体型肥胖或颈部短粗，可用 2 ～ 5MHz 凸阵探头或 2 ～ 3.5MHz 相控阵探头。

（四）检查方法

1. 探头方向　一般纵切面检查时探头示标（marker）朝向患者头部，横切面检查时探头示标朝向患者右侧。

2. 探头位置　进行颈动脉纵切面检查时，有多种探头放置方法，前位和侧位是显示颈总动脉较常用的位置，后侧位和超后侧位常用于显示颈动脉分叉处及颈内动脉。颈动脉横切面可从前方、侧方或侧后方进行检查。

3. 扫查切面　包括横切面和纵切面扫查（图 13-1-5）。①横切面扫查：自颈总动脉近端开始向上进行横切面连续扫查，直至颈内动脉远端，有助于帮助了解动脉解剖、定位，显示偏心性斑块及管腔内径（血管无明显钙化时）。②纵切面扫查：观察彩色多普勒血流和采集多普勒频谱。

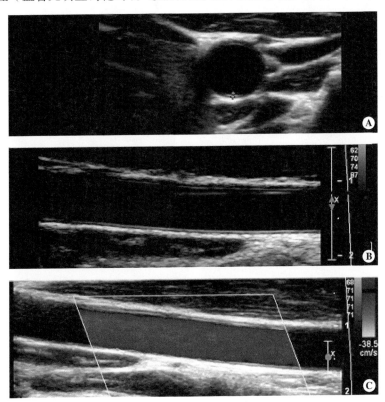

图 13-1-5　颈总动脉声像图

A. 颈总动脉横切面扫查二维超声声像图；B. 颈总动脉纵切面扫查二维超声声像图；C. 颈总动脉纵切面扫查彩色多普勒超声声像图

检测颈部血管时，通常先进行横切面扫查，由近心端逐渐向头部方向进行观察。然后将探头顺时针由横置转为纵置，纵切面扫查血管。注意观察颈动脉各壁的病变情况，要采取多切面、多角度、连续的检查方法。检查颈部静脉时必须轻置探头，以防静脉被压瘪而不能显示正常图像。

（五）正常声像图

1. 颈动脉

（1）二维超声：能清楚显示动脉壁的 3 层结构，包括内膜、中膜、外膜。正常颈总动脉血管壁呈双线征（图 13-1-6），第一条线（箭头 1 所指）代表血液与管壁内膜之间的界面，回声厚度要超过内膜实际厚度；第二条稍亮的线（箭头 3 所指）代表中层与外膜之间的界线，两条线相平行；两条线之间的低回声带（箭头 2 所指）为中膜。一般将内膜和中层的厚度称为内中膜厚度（IMT）。通常在颈动脉短轴切面测量内中膜厚度（图 13-1-7），内中膜厚度正常值＜ 1.0mm。

（2）彩色多普勒超声：在正常相对平直的动脉，血流为层流，彩色多普勒超声显示相同的色彩。如果血管中心流速超过超声仪设置的流速最高范围，即发生混叠，在彩色多普勒血流图像上血管中心和近壁处就显示为不同的颜色，在血管分叉附近或走行迂曲的血管内，层流方式会受到破坏，形成血流紊乱，在彩色多普勒上显示为五彩镶嵌样血流，这是正常表现。

一般来讲，颈总动脉中段的血流近似于层流状态（图 13-1-8A）。而颈总动脉近端和远端、颈动脉窦、颈内动脉近端和远端迂曲段、血管接近分叉处及走行迂曲处，均有血流紊乱，彩色多普勒超声可以观察到五彩镶嵌样血流。颈动脉窦处的血流紊乱是一种"正常"表现，其有特殊规律，彩色多普勒显像可以观察到颈动脉窦外侧（膨大的远端颈总动脉和近端颈内动脉）收缩期有反向血流（图 13-1-8B）。

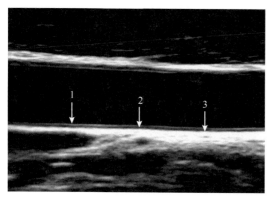

图 13-1-6　颈总动脉二维声像图
显示正常颈总动脉血管壁呈双线征。1. 内膜；2. 中膜；3. 外膜

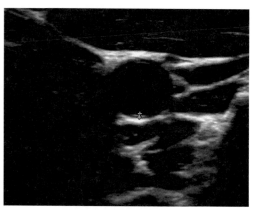

图 13-1-7　颈动脉短轴切面测量内中膜厚度

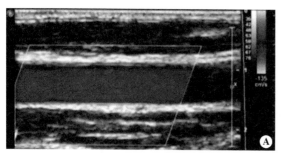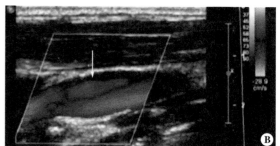

图 13-1-8　颈动脉彩色多普勒血流声像图
A. 颈总动脉中段的血流近似于层流状态；B. 颈动脉窦处外侧收缩期见反向血流

（3）频谱多普勒：在彩色多普勒声像基础上，选择频谱多普勒功能，可分别测得颈总动脉、颈内动脉、颈外动脉的流速和 RI 等参数。正常情况下，3 支动脉的多普勒频谱及 RI 值不同：颈内动脉向颅内动脉供血，其阻力最低，为典型的低阻波形；颈外动脉为颜面部及头皮供血，RI 值最高。颈总动脉的 RI 值介于颈内动脉和颈外动脉之间（图 13-1-9），通常距颈总动脉分叉约 2cm 处的颈总动脉最能代表颈总动脉血流特征。颈动脉窦内不同部位脉冲多普勒频谱形态多变。

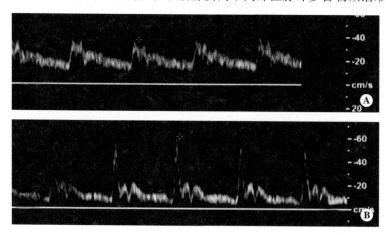

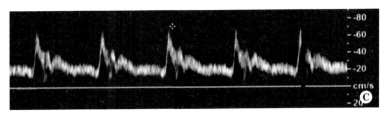

图 13-1-9 颈动脉脉冲多普勒频谱图

A. 颈内动脉；B. 颈外动脉；C. 颈总动脉

（4）锁骨下动脉：呈典型的外周血流特征，频谱多普勒为典型的三相波形，即收缩期为前向血流，收缩末期或舒张早期有一反向血流，舒张末期出现第二个前向血流。老年患者的锁骨下动脉可能没有第二个前向血流，这是由于随着年龄增加，血管硬度增加，顺应性降低，但反向血流依然存在。锁骨下动脉的反向血流消失提示近端动脉或主动脉瓣可能存在病变。

（5）颈内动脉和颈外动脉的鉴别：正确区分颈内动脉和颈外动脉极其重要。大多数情况下两者很容易辨别，但是在颈内动脉重度狭窄或闭塞时，颈外动脉是向颅内供血的重要侧支循环途径，呈相对低阻力改变。两者鉴别要点见表 13-1-1。

表 13-1-1 颈内动脉和颈外动脉的鉴别

鉴别指标	颈外动脉	颈内动脉
解剖位置	位于前内侧，朝向面部	位于后外侧，朝向乳突
起始部内径	较细	较粗
解剖特征	有分支	无分支
多普勒频谱特征	高阻	低阻
颞浅动脉敲击试验	波形锯齿样震荡	无改变

2. 椎动脉 由于椎动脉的解剖特点，一般只采用纵切面扫查。检查包括 3 部分：①近段或称椎前段（V_1 段）；②中间部分为中段或横突段，也可称为 V_2 段；③寰椎部分的椎动脉为远段，可称为 V_3 段（从第 2 颈椎的出口伸出进入脊椎管）和 V_4 部分（从硬脑膜孔穿出至基底动脉起始端）（图 13-1-10）。

（1）二维超声：显示椎动脉的近段走行平直，中段于每个椎间隙处呈节段显示（图 13-1-11），远段随寰椎略有弯曲。椎动脉管壁光滑，内膜呈弱回声或等回声，腔内为无回声。两侧椎动脉内径不完全相同。

（2）彩色多普勒超声：在二维超声图像基础上，选择彩色多普勒模式，可以显示节段性血流充盈的椎动脉。椎动脉血流颜色应与同侧颈总动脉相同（图 13-1-12）。中段椎动脉也可因血管走行弯曲，呈现红蓝不同的血流信号（图 13-1-13）。

（3）脉冲多普勒：与颈内动脉相似，椎动脉多普勒频谱呈低阻力型动脉频谱

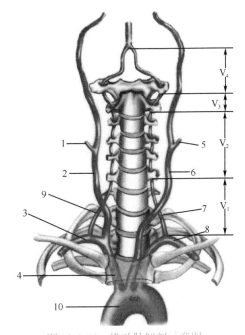

图 13-1-10 椎动脉解剖示意图

1. 右侧颈外动脉；2. 右侧颈总动脉；3. 右侧锁骨下动脉；4. 无名动脉；5. 左侧颈外动脉；6. 左侧颈总动脉；7. 左侧椎动脉；8. 左侧锁骨下动脉；9. 右侧椎动脉；10. 主动脉。V_1. 近段或称椎前段；V_2. 中间部分为中段或横突段；V_3. 椎动脉远段或寰椎段；V_4. 椎动脉颅内段至基底动脉起始端

（图 13-1-14 ）。

3. 颈内静脉

（1）二维超声：颈内静脉与颈总动脉伴行，位于颈总动脉前外方。前、后管壁呈两条平行的较薄、清晰、强回声线状结构，受压时两条管壁距离变小甚至完全闭合，近心段可见到静脉瓣回声（图 13-1-15）。颈内静脉内径较宽，管腔大小随呼吸有明显变化。

（2）彩色多普勒超声：颈内静脉血流方向与颈总动脉血流方向相反，呈搏动的蓝色血流信号，并随呼吸而呈亮暗交替样变化；由于流速较低，颈内静脉血流颜色较伴行动脉暗淡（图 13-1-16）。

（3）脉冲多普勒：正常人仰卧位静息状态时，颈内静脉血流频谱形态随心动周期变化，呈向心性双峰型，近心端可呈三峰型，即心脏收缩期及舒张早、中期静脉血流为两个向心波峰（S 和 D 峰），在舒张晚期右心房收缩，血液逆流出现反向血流，出现第三峰（A 峰）。颈部静脉频谱受呼吸影响较大。吸气时，胸腔压力减小，颈部静脉回流心脏增多；呼气时，胸腔内压增高，回流减少，在深呼气时由于胸腔压力明显升高可导致回心血流停止（图 13-1-17 ）。

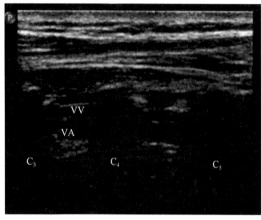

图 13-1-11　正常椎动脉二维超声声像图
显示 $C_3 \sim C_5$ 段（V_2 部分），骨性颈椎横突的后方可见声影。
VA. 椎动脉；VV. 椎静脉；C_3 第 3 颈椎；C_5 第 5 颈椎

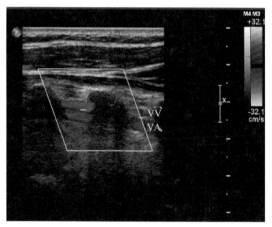

图 13-1-12　椎动脉彩色多普勒血流图
显示中段椎动脉于椎间隙处呈节段性规则出现的红色血信号，位于前方的蓝色血流为椎静脉。VA. 椎动脉；VV. 椎静脉

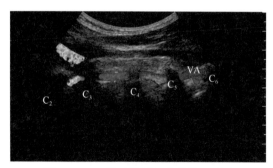

图 13-1-13　椎动脉彩色多普勒血流图
显示椎动脉横突段因血管弯曲，呈现红蓝不同的血流信号。
VA. 椎动脉

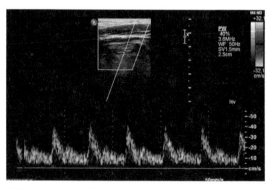

图 13-1-14　正常椎动脉中段的脉冲多普勒血流图

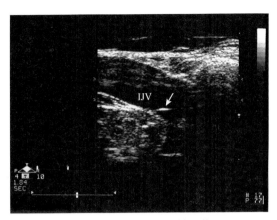

图 13-1-15 颈内静脉长轴声像图

箭头所示为静脉瓣。IJV. 颈内静脉

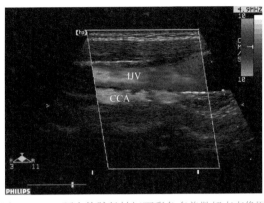

图 13-1-16 颈内静脉长轴切面彩色多普勒超声声像图

显示颈内静脉血流颜色与颈总动脉相反。CCA. 颈总动脉;IJV. 颈
内静脉

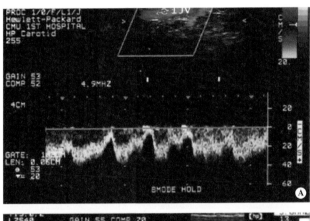

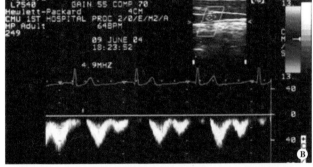

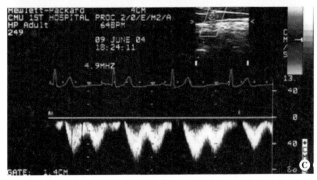

图 13-1-17 颈内静脉脉冲多普勒频谱图

A. 正常颈内静脉频谱;B. 呼气时颈内静脉频谱;C. 吸气时颈内静脉频谱

三、颈动脉疾病

（一）颈动脉粥样硬化

1. 病理与临床　颈动脉是动脉粥样硬化好发部位之一，颈动脉粥样硬化的主要临床危害是脑卒中和短暂性脑缺血发作等脑缺血疾病。从临床角度来看，颈动脉粥样硬化的临床意义由许多因素决定，包括颈动脉狭窄程度、斑块溃疡、表面纤维帽状态、出血、构成成分等。熟悉动脉粥样硬化斑块的主要病理改变和相应超声表现，对临床诊治和预后都有重要意义。

2. 超声表现

（1）二维超声：早期病变较轻时，仅表现为动脉内膜回声增强、内中膜厚度增厚≥1mm；当病变进一步发展，颈动脉管壁的3层结构显示不清，动脉壁的收缩运动减弱，可见形态、大小和回声不同的斑块凸入管腔，造成不同程度的狭窄，斑块可为局限性单发，也可能多发，好发于颈总动脉分叉至颈内动脉、颈外动脉起始段2cm内。若合并血栓形成则可引起管腔完全阻塞。

（2）彩色多普勒超声：病变较轻，仅为内中膜增厚和较小斑块时，彩色血流声像图无明显变化，仅表现出单纯的血流边缘不光滑。当斑块突入管腔引起不同程度狭窄时，斑块部分彩色血流信号缺损（图13-1-18A、图13-1-19A），此征象对二维超声不易显示的低回声斑块更具诊断价值。同时，狭窄段血流速度增高而使彩色血流颜色明亮；当狭窄进一步加重至完全阻塞时，腔内无血流信号显示。

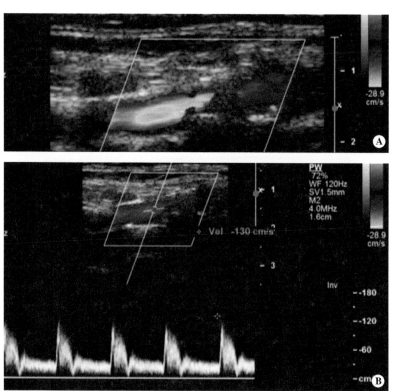

图 13-1-18　颈内动脉轻度狭窄声像图

A. 右侧颈内动脉起始段斑块，彩色血流混叠，提示血流加速；B. 脉冲多普勒频谱频带增宽，收缩期峰值流速为 130 cm/s，提示直径狭窄率为 50%～69%

（3）频谱多普勒：频谱波形与斑块大小、狭窄程度密切相关。小的斑块不引起血流动力学改变，频谱波形正常。当斑块导致颈动脉直径狭窄率 > 50% 或面积狭窄率 > 75% 时，狭窄处可出现形态异常、频窗充填、收缩期峰值流速明显增加的频谱（图13-1-18B）；狭窄远端频谱频窗充填、频带增宽（图13-1-19B、图13-1-19C）。严重阻塞的病例甚至测不到血流频谱。

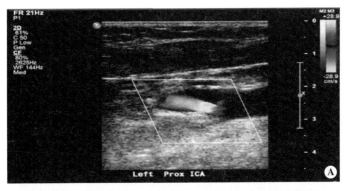

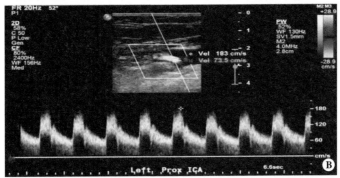

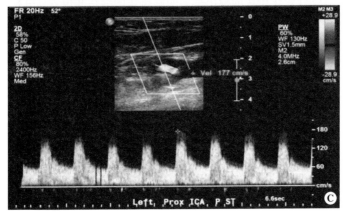

图 13-1-19 颈内动脉中度狭窄声像图

A. 右侧颈内动脉起始段斑块，彩色多普勒血流图像显示血流混叠、提示血流加速；B. 脉冲多普勒频谱收缩期峰值流速为 183cm/s，
舒张末期血流速度为 73.5cm/s；C. 脉冲多普勒频谱显示狭窄即后段血流紊乱，评估直径狭窄率为 50%～69%

颈内动脉狭窄程度超声诊断标准见表 13-1-2。

表 13-1-2 颈内动脉狭窄程度超声诊断标准

狭窄程度	PSV_{ICA}（cm/s）	EDV_{ICA}（cm/s）	PSV_{ICA}/PSV_{CCA}
正常	＜125	＜40	＜2.0
＜50%	＜125	＜40	＜2.0
50%～69%	125～230	40～100	2.0～4.0
70%～99%	＞230	＞100	＞4.0
完全闭塞	无血流信号	无血流信号	无血流信号

注：2003 年美国放射年会超声会议公布的标准

ICA. 颈内动脉；PSV. 收缩期峰值流速；EDV. 舒张末期血流速度；CCA. 颈总动脉

　　总之，被广泛接受的观点认为斑块回声与其构成成分有相关性，低回声斑块和非均质性斑块是危险性斑块，可能会增加脑栓塞的风险。

　　超声观察内容主要包括颈总动脉、颈内动脉、颈外动脉和颈动脉分叉部管径，内中膜厚度及斑块的位置、形态、大小、表面光滑度、回声情况、管腔狭窄程度等。颈动脉狭窄程度可以作为预测脑卒中的指标。因此，判断狭窄程度是颈动脉超声诊断的重点内容。

　　颈动脉超声检查应该包括纵切面和横切面。应在血管横切面评价斑块情况、测量斑块厚度。应在血管纵切面，应用彩色多普勒超声观察血流情况，并寻找出动脉狭窄程度最高区域，采集多普勒频谱，分析频谱并测量流速。

　　斑块稳定性评估和超声造影：近来，应用超声造影显示斑块的特征越来越受到重视。超声造影可以更好地显示斑块形态、边界、范围和斑块内新生血管情况。斑块内血管生成和斑块炎症可导致斑块不稳定和破裂。有研究表明，超声造影不仅可以用于明确不稳定或"易损"斑块，还有助于临床治疗效果的评估。超声造影是评估斑块稳定性和脑血管风险的新方法，尚需要进一步研究以拓展超声的应用。

　　3. 鉴别诊断　颈动脉粥样硬化需要与非动脉粥样硬化所致颈动脉狭窄相鉴别，如多发性大动脉炎、动脉夹层、纤维肌发育不良等，相关疾病的超声诊断见相关章节。

　　4. 临床价值　超声对颈动脉粥样硬化的临床诊断和治疗决策具有重要指导意义。颈动脉超声检查技术已广泛应用于临床颈动脉粥样硬化疾病的诊断及颈动脉支架置入、内膜切除术前的检查和治疗后随访。该技术不但能观察病变的位置、形态学改变和狭窄程度，而且能真实地反映出特定部位的血流动力学情况。另外，应用超声图像评价斑块稳定性是临床较为关注的内容。彩色多普勒超声可以提高动脉粥样硬化斑块的检出率，明确斑块的存在和位置，并根据充盈缺损的形态、面积大小来判定斑块的大小和狭窄程度，还可观察斑块表面溃疡和斑块内血流等情况，协助判断斑块的稳定性。

【案例 13-1-1】　男性患者，66 岁，因"头晕 1 年"来神经内科就诊，行颈动脉超声检查，声像图见图 13-1-20。

问题：根据图 13-1-20，评价此患者右侧颈内动脉狭窄程度。

答案与解析：此患者右侧颈内动脉起始段重度狭窄，直径狭窄率≥70%。根据：图 13-1-20A 彩色多普勒血流图像显示右侧颈内动脉起始端血流束变窄，彩色混叠，狭窄即后段呈五彩镶嵌样血流（湍流）。图 13-1-20B 显示右侧颈内动脉狭窄处脉冲多普勒频谱测量收缩期峰值流速为502.3cm/s，舒张末期血流速度为225.6cm/s，根据颈动脉狭窄标准，提示重度狭窄，直径狭窄率＞70%；动脉严重狭窄时，狭窄前多普勒频谱阻力增大，因此此患者右侧颈总动脉脉冲多普勒频谱（图 13-1-20C）阻力较左侧（图 13-1-20D）高，舒张末期血流速度降低，右侧颈总动脉收缩期峰值流速也较左侧降低。颈动脉狭窄程度判断主要基于多普勒频谱血流速度测量和频谱分析。

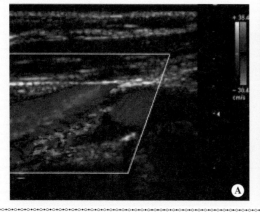

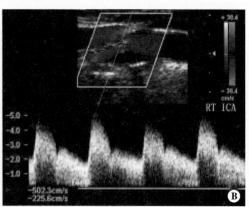

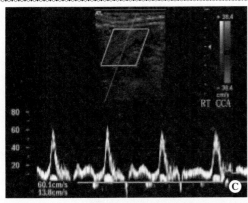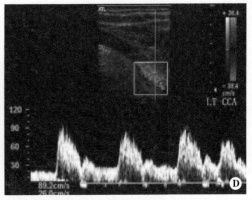

图 13-1-20 颈动脉声像图

A. 右侧颈内动脉彩色多普勒血流图像；B. 右侧颈内动脉狭窄处脉冲多普勒频谱图，测量收缩期峰值流速为 502.3cm/s，舒张末期血流速度为 225.6cm/s；C. 右侧颈总动脉脉冲多普勒频谱图；D. 左侧颈总动脉脉冲多普勒频谱图

（二）椎动脉狭窄

1. 病理与临床　椎动脉狭窄常见原因有动脉粥样硬化、头臂型多发性大动脉炎、动脉夹层等。椎动脉狭窄或闭塞的好发部位在椎动脉起始部。患者可出现眩晕、头痛、恶心、呕吐、听力及视力障碍等脑供血不足表现，甚至出现猝倒、共济失调、脑梗死等。如椎动脉闭塞后侧支循环形成，患者脑供血不足的症状可不明显。

2. 超声表现

（1）二维超声：显示椎动脉起始段或椎间段管腔变窄。动脉粥样硬化引起者，可见内中膜增厚，其内见大小及回声强度不等的斑块回声向管腔内凸起（图 13-1-21），致管腔不同程度狭窄。严重狭窄时，对侧椎动脉内径可代偿性增宽。椎动脉完全闭塞时，管腔内可见实性回声充填（图 13-1-22A）。

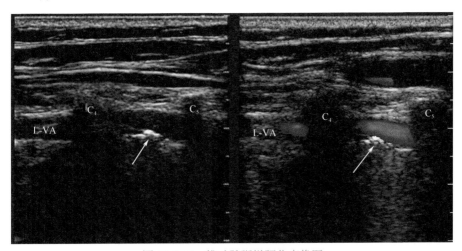

图 13-1-21 椎动脉粥样硬化声像图

显示 $C_4 \sim C_5$ 段椎动脉后壁见强回声斑块（箭头）。L-VA. 左侧椎动脉；C_4. 第 4 颈椎；C_5. 第 5 颈椎

椎动脉起始部是动脉粥样硬化好发部位，由于椎动脉自锁骨下动脉分出，其解剖位置较深，在体胖或颈部短粗的患者中，往往不能被清晰显示，容易导致漏诊。检查中应注意双侧对比。

（2）彩色多普勒：椎动脉狭窄处彩色血流束不同程度变窄，出现彩色血流充盈缺损征象，轻度狭窄者彩色血流可无明显改变，中重度狭窄者呈五彩镶嵌样血流信号（图13-1-23）。健侧椎动脉彩色血流信号可代偿性增宽，色彩明亮。当椎动脉完全闭塞时，病变段无彩色血流显示（图13-1-22B），因侧支循环建立，狭窄远端仍有低速血流显示。

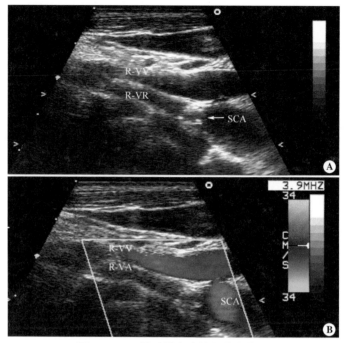

图 13-1-22　椎动脉完全性闭塞声像图

A. 椎动脉起始段前后壁均可见强回声的斑块，管腔内见实性回声充填（箭头）；B. 彩色多普勒超声显示椎动脉起始段无血流信号显示。R-VV. 右侧椎静脉；R-VA. 右侧椎动脉；SCA. 锁骨下动脉

（3）脉冲多普勒：①狭窄处收缩期峰值血流速度加快，频带增宽，频窗充填（图13-1-24）。②狭窄即后段血流紊乱。③狭窄前后血流速度均减慢，狭窄处近段阻力增高，远段呈小慢波。如椎动脉狭窄范围较广泛，狭窄处血流速度不增高。对侧椎动脉可出现代偿性血流速度增快，血流量增加。椎动脉完全闭塞时，不能测及动脉血流频谱。

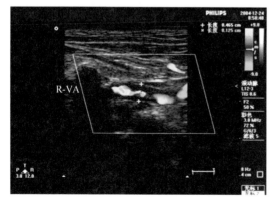

图 13-1-23　椎动脉狭窄彩色多普勒超声声像图

显示彩色血流束在管腔狭窄处明显变细，色彩明亮。R-VA. 右侧椎动脉

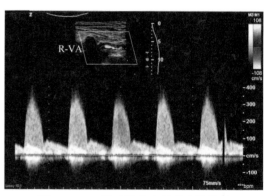

图 13-1-24　椎动脉狭窄频谱多普勒图

显示血流速度明显加快，频带增宽，频窗充填

（4）椎动脉狭窄超声诊断标准见表13-1-3。

表 13-1-3　椎动脉狭窄超声诊断标准

狭窄程度	PSV（cm/s）	EDV（cm/s）	PSV_{OR}/PSV_{IV}
＜50%	≥85，＜140	≥27，＜35	≥1.3，＜2.1
50%～69%	≥140，＜220	≥35，＜50	≥2.1，＜4.0
70%～99%	≥220	≥50	≥4.0
闭塞	无血流信号	无血流信号	无血流信号

注：PSV. 收缩期峰值流速；EDV. 舒张期血流速度；PSV_{OR}. 椎动脉狭窄段收缩期峰值流速；PSV_{IV}. 椎间段（狭窄远段）收缩期峰值流速

3. 鉴别诊断

（1）椎动脉夹层：椎动脉夹层壁内血肿导致椎动脉狭窄，管腔内见撕脱的内膜回声与血管壁之间形成假腔，真腔内径明显减小，结合患者临床症状与体征可以综合判断病变发生的基本病因。

（2）椎动脉生理性内径细：椎动脉全程管腔狭窄，管壁无增厚及异常回声，血流充盈良好，血流速度较对侧降低，频谱为高阻力型，对侧椎动脉可增宽。而椎动脉狭窄表现为某段管腔血流束变细，流速局限性加快。

（3）椎动脉缺如：椎动脉弥漫性狭窄甚至闭塞时，应该注意与椎动脉缺如鉴别。注意观察椎静脉后方是否存在动脉样结构。

4. 临床价值　彩色多普勒超声是椎动脉狭窄首选的无创性诊断方法，为临床治疗提供可靠的依据，特别适用于椎动脉狭窄介入治疗前后的评估和复查。

【案例 13-1-2】　男性患者，79 岁，行椎动脉超声检查，声像图见图 13-1-25。

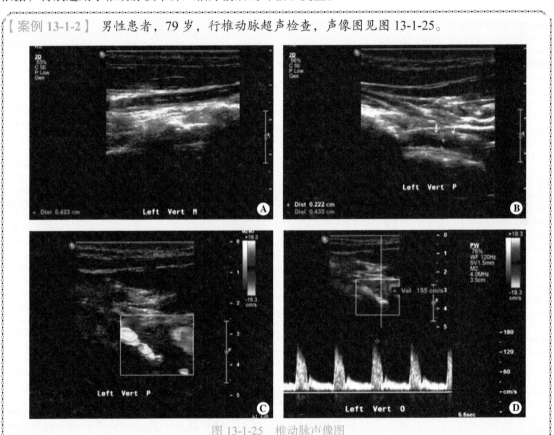

图 13-1-25　椎动脉声像图

A. 二维超声显示椎动脉中段内径；B. 二维超声显示椎动脉起始段斑块形成（箭头）；C. 椎动脉起始段彩色多普勒血流图；D. 椎动脉起始段频谱图

问题 1：根据图 13-1-25 声像图特征，如何进行超声诊断？

答案与解析：超声诊断为左侧椎动脉粥样硬化并椎动脉起始段中度狭窄。二维超声可直接观察到斑块回声（图 13-1-25B），故可直接诊断椎动脉粥样硬化。图 13-1-25D 显示椎动脉起始段血流加速，收缩期峰值流速为 155cm/s，根据表 13-1-3 椎动脉狭窄超声诊断标准，可以判断此患者狭窄率为 50% ～ 69%。

问题 2：椎动脉狭窄的好发部位是何处？

答案与解析：椎动脉狭窄多数是由动脉粥样硬化造成，好发于椎动脉起始段。椎动脉横突段血管平直、内径均一，临床上发现粥样斑块的概率远远低于起始段。椎动脉位置比较深，尤其是起始段，并不一定每个斑块超声都能观察清楚，椎动脉起始段的狭窄主要依赖于脉冲多普勒频谱及速度测量。

（三）锁骨下动脉盗血综合征

1. 病理与临床　锁骨下动脉盗血综合征（subclavian artery steal syndrome）是各种原因引起的锁骨下动脉近端或头臂干重度狭窄或闭塞，使锁骨下动脉远端管腔内压力下降，血流由于虹吸作用由健侧的椎动脉通过基底动脉进入患侧的椎动脉，导致椎基底动脉供血不足和患侧上肢缺血综合征。

锁骨下动脉盗血综合征的病因有动脉粥样硬化、动脉炎、锁骨下动脉受压等。临床表现为头晕、发作性昏厥、上肢麻木、上肢脉搏减弱或无脉，伴有视物不清，双侧上肢血压相差 20 ～ 30mmHg 以上，患侧颈部可闻及血管杂音。

2. 超声表现

（1）二维超声：双上肢动脉一般无异常声像图表现。胸骨上窝探查锁骨下可见动脉起始部或头臂干有狭窄或闭塞改变，或存在周围软组织病变。大动脉炎所致锁骨下动脉狭窄者，主动脉分支管壁呈较均匀性增厚，为低回声。动脉粥样硬化者于大、中型动脉见斑块回声（图 13-1-26）。

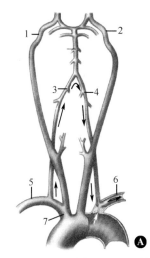
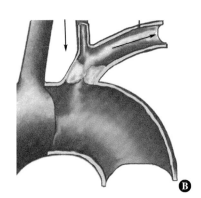

图 13-1-26　锁骨下动脉盗血综合征病变部位示意图

1、2. 左、右侧颈内动脉；3、4. 左、右侧椎动脉；5、6. 左、右侧锁骨下动脉；7. 头臂干。黑色箭头所指为血流方向

（2）彩色多普勒超声：轻度锁骨下动脉狭窄时，同侧椎动脉彩色血流无明显异常；狭窄较重者椎动脉彩色血流显示在每个心动周期中出现"红、蓝"交替现象；重度狭窄者椎动脉血流方向在整个心动周期均与颈总动脉血流方向完全相反（图 13-1-27）。

锁骨下动脉起始部不完全闭塞时，狭窄处可显示为五彩镶嵌样血流（图 13-1-28）。当完全性闭塞时，于闭塞处可见彩色血流中断。

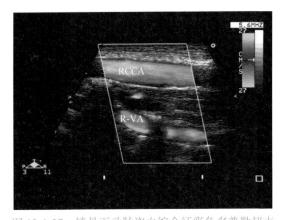

图 13-1-27 锁骨下动脉盗血综合征彩色多普勒超声
声像图

显示椎动脉内血流呈现与颈总动脉相反的"蓝色"。R-VA. 右侧
椎动脉；RCCA. 右侧颈总动脉

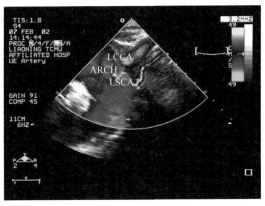

图 13-1-28 左侧锁骨下动脉起始部不完全闭塞

于胸骨上窝检查左侧锁骨下动脉起始部彩色多普勒血流图像，显
示左侧锁骨下动脉起始部内中膜增厚，厚度约为 1.5 mm，彩色
血流变细，约为 1.5 mm，血流色彩明亮，彩色血流出现混叠。
LCCA. 左侧颈总动脉；LSCA. 左侧锁骨下动脉；ARCH. 主动脉弓

患侧上肢动脉彩色血流充盈良好，边缘整齐，但色彩暗淡。

（3）脉冲多普勒表现：椎动脉出现反向频谱是锁骨下动脉盗血综合征的典型表现，90% 的患者椎动脉反向血流出现在左侧。右侧椎动脉出现反向血流时，要明确狭窄的部位是位于锁骨下动脉（它仅影响椎动脉血流）还是头臂干（可对右侧颈总动脉和椎动脉均产生影响）。

锁骨下动脉盗血的间接征象表现为患侧的锁骨下动脉远心端出现异常的血流波形，即小慢波，而对侧椎动脉的流速会加快。

应用锁骨下动脉狭窄处血流速度，可对狭窄程度进行判断，诊断标准见表 13-1-4。

表 13-1-4　四肢动脉狭窄和闭塞的超声诊断标准（Cossman 等）

动脉狭窄程度	病变处收缩期流速峰值（cm/s）	收缩期流速峰值比 *
正常	< 150	< 1.5 : 1
30%～49%	150～200	（1.5～2）: 1
50%～75%	200～400	（2～4）: 1
> 75%	> 400	> 4 : 1
闭塞	无血流信号	无血流信号

* 病变处与相邻近侧正常动脉段相比；动脉狭窄程度是指直径狭窄率

3. 鉴别诊断　单侧锁骨下动脉狭窄或闭塞，盗血程度与患侧锁骨下动脉狭窄程度相一致；但是，双侧锁骨下动脉狭窄（> 50%）或单侧锁骨下动脉狭窄伴有一侧或双侧椎动脉狭窄或闭塞时，盗血程度与锁骨下动脉狭窄程度不一致，应注意鉴别。

动脉粥样硬化、大动脉炎、动脉夹层均可引起锁骨下动脉狭窄或闭塞，二维超声和临床表现不同，需要进行鉴别，但无论何种原因导致的锁骨下动脉盗血的程度分级标准是一致的。

4. 临床价值　椎动脉血流频谱的变化可明确诊断锁骨下动脉盗血综合征，反映血流动力学异常改变，间接判断锁骨下动脉或头臂干狭窄或闭塞，并可对狭窄程度进行大致的判断。通过上肢束臂试验观察椎动脉血流动力学的变化，对本病诊断也有帮助，特别在轻度锁骨下动脉盗血时。据此，进一步观察可明确锁骨下动脉盗血的病因，为临床明确诊断和治疗方案的选择起重要作用。

临床上锁骨下动脉盗血的主要治疗方法为狭窄动脉支架置入术或动脉旁路移植术，彩色多普勒超声对治疗前后的评估、随访均具有重要的临床意义。

【案例 13-1-3】 男性患者，68 岁，因"头晕并右上肢无力 1 年"来医院就诊，行右侧椎动脉超声检查，声像图见图 13-1-29。

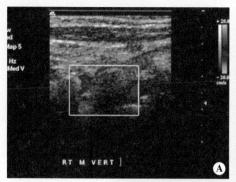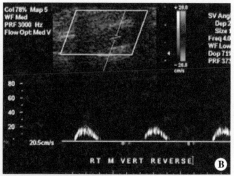

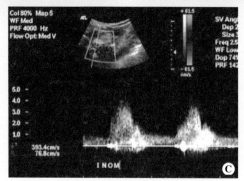

图 13-1-29　右侧椎动脉声像图

A.右侧椎动脉彩色多普勒血流图；B.右侧椎动脉脉冲多普勒频谱图；C.右侧头臂干远段脉冲多普勒频谱图

问题：根据图 13-1-29 声像图特征，该患者如何诊断？

答案与解析：超声诊断为右侧锁骨下动脉盗血综合征，右侧椎动脉血流反向，右头臂干重度狭窄。诊断依据：声像图可见椎动脉血流反向（图 13-1-29A），由远心侧流向近心侧，而正常情况下是由近心侧流向远心侧。脉冲多普勒频谱进一步证实图 13-1-29A 所见的血流反向（图 13-1-29B）。检查右侧锁骨下动脉及头臂干，发现右侧头臂干高速血流，收缩期峰值流速为 393cm/s，头臂干狭窄尚无公认的超声诊断标准，参照下肢动脉狭窄的表 13-1-4 的诊断标准，同时考虑到此频谱声窗消失，为狭窄后血流频谱，最窄处血流速度应高于此流速，判断狭窄率＞75%。

（四）颈动脉支架及内膜剥脱术超声检查

1.病理与临床　颈动脉支架置入术（CAS）和内膜剥脱术（CEA）是临床治疗颈动脉狭窄的有效方法，有助于降低缺血性脑卒中的发生率。颈动脉狭窄率是外科医师决定是否进行颈动脉内膜切除或支架置入术的最主要依据之一。颈动脉支架置入及内膜剥脱术后超声检查主要有两个目的：观察有无再狭窄和对侧颈动脉疾病进展情况。

2.超声表现

（1）颈动脉支架置入术后超声评估

1）二维超声：颈动脉横切面自近心端至远心端扫查，可显示颈动脉内支架呈环状高回声贴附于管壁内侧，外侧为血管壁及压缩的斑块；纵切面支架为平行线状高回声贴附于管壁内侧，支架为网格状高回声（图 13-1-30）。二维超声可直观观察支架的位置、长度、管径及有无再狭窄等。

2）彩色多普勒超声：分别以横切面和纵切面观察颈动脉支架内血流充盈情况（图 13-1-31）。

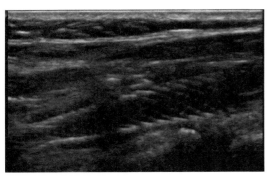

图 13-1-30　纵切面显示颈动脉支架呈网格状高回声

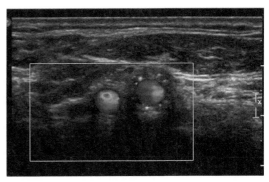

图 13-1-31　横切面观察颈动脉支架内血流充盈良好

3）频谱多普勒：在二维超声和彩色多普勒超声显像基础上，对支架内部不同管径处、支架以远和以近分别测量频谱收缩期峰值流速、舒张期血流速度，判断有无再狭窄、再狭窄的部位及狭窄率等。

（2）颈动脉内膜切除术后超声评估

1）二维超声：颈动脉内膜切除术后血管内径恢复正常，在颈总动脉及颈内动脉前壁可见密集点状强回声，为血管壁缝合征像。术后早期，颈总动脉纵切面显示斑块切除边缘呈少量唇状凸起，之后减小或消失（图 13-1-32）。术后随访观察血管内径、残留斑块、有无再狭窄和血栓形成等。

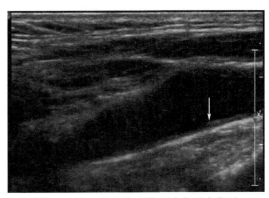

图 13-1-32　颈动脉内膜切除术后声像图

颈总动脉纵切面显示斑块切除边缘（箭头所示）

2）彩色多普勒超声：观察颈动脉内膜切除术后血管内血流是否通畅，有无异常血流充盈、有无再狭窄导致的血流动力学改变。

3）频谱多普勒：术后评估内容包括测量手术部位、近端颈总动脉及远端颈内动脉频谱收缩期峰值流速、舒张期血流速度，远端血管血流速度情况，判断手术效果、有无再狭窄，如果剥脱术后再狭窄，观察再狭窄的部位、狭窄率等。

3. 鉴别诊断　颈动脉支架置入及内膜剥脱术后，超声评估血管再狭窄时，应对狭窄部位病变的性质和程度进行鉴别。如支架术后超声评估再狭窄是支架扩张不全，还是支架内血栓形成；颈动脉内膜切除术后早期再狭窄或闭塞需要注意急性血栓与术后血管壁水肿相鉴别，术后 1 年以上发生再狭窄可能由内膜肌增生或动脉粥样硬化复发引起。

4. 临床价值　超声检查是颈动脉支架置入术及内膜剥脱术后首选的检查方法，是临床了解手术效果的重要手段。超声评估围术期及长期术后随访并早期发现术后再狭窄或闭塞，为临床治疗手段选择提供可靠的客观依据。

【案例 13-1-4】　男性患者，65 岁，右侧颈动脉支架置入术后半年，复查颈动脉超声，声像图见图 13-1-33。

问题：根据图 13-1-33 声像图特征，请评估颈动脉支架置入术后效果如何？

答案与解析：图 13-1-33A 所示为颈动脉内可见支架强回声，支架与管壁贴合良好；图 13-1-33B 显示支架段管腔内彩色血流充盈良好；图 13-1-33C、图 13-1-33D 分别为支架近段和远段血流频谱，收缩期峰值流速分别为 112.1cm/s 和 89.6cm/s，血流速度不高，提示无狭窄；图 13-1-33E 为支架以远的颈内动脉血流频谱，显示收缩期峰值流速为 118.8cm/s。各段动脉内血流速度均在正常范围，未见高速血流，提示管腔无狭窄，因此可以判断颈动脉支架术后管腔通畅，无再狭窄征象。

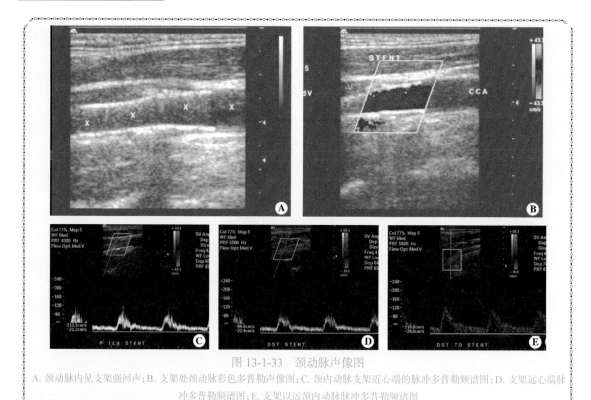

图 13-1-33 颈动脉声像图

A. 颈动脉内见支架强回声；B. 支架处颈动脉彩色多普勒声像图；C. 颈内动脉支架近心端的脉冲多普勒频谱图；D. 支架远心端脉冲多普勒频谱图；E. 支架以远颈内动脉脉冲多普勒频谱图

（五）颈动脉其他病变

1. 多发性大动脉炎

（1）病理与临床：多发性大动脉炎是一种原因不明的多发性、慢性进展性、非特异性的动脉炎症性疾病，主要累及含弹性纤维的大动脉、中动脉，最多发生于主动脉弓及其分支，如头臂干、锁骨下动脉或颈总动脉等；发病同时或先后累及数支血管，受累部位大多呈节段性或弥漫性狭窄甚至闭塞，可伴血栓形成。本病好发于年轻女性，亚洲地区较多见。该病主要与自身免疫、遗传、性激素等有关。病变早期是动脉周围炎和动脉外膜炎，以后向血管中膜及内膜发展。有不同程度的浆细胞及淋巴细胞浸润，弹性纤维断裂，肌层破坏，纤维结缔组织增生，内膜增生、水肿，滋养血管增生、肉芽肿形成；后期则出现全层弥漫性或不规则性增厚和纤维化，管腔变细，管腔内可有血栓形成，以致管腔闭塞。

该病急性期常有全身不适、发热、多汗、肌肉关节痛、食欲减退、红细胞沉降率增快等非特异性表现，临床易误诊。病情发展数周或数月后，多出现大动脉狭窄甚至闭塞，呈慢性进展性发展。根据受累血管部位不同，其可分为 4 型：头臂型、胸腹主动脉型、肾动脉型和混合型。我国以头臂型和混合型多见。

头臂型大动脉炎受累动脉为主动脉弓及其向头臂发出的 3 条动脉，即颈总动脉、锁骨下动脉及无名动脉，病变累及单支或多支动脉。颈总动脉、头臂干产生狭窄或闭塞时，患者可出现明显的脑部和患侧肢体缺血症状。

（2）超声表现

1）二维超声：动脉管壁正常结构消失、向心性增厚、轮廓一般较规则，呈相对不均匀低回声或偏低回声，钙化少见（图 13-1-34）。外膜与周围组织分界不清，管腔不同程度狭窄甚至闭塞。病程长者，可表现为血管壁明显增厚，血管内径、外径均变细。

2）彩色多普勒超声：病变段血流充盈缺损，多数为弥漫性，表现为彩色血流色彩暗淡，如管腔重度狭窄则表现为较暗纤细状血流。少数病变较局限，可见病变处彩色血流明亮或混叠，狭窄即后段血流紊乱，呈"五彩镶嵌样血流"。彩色多普勒超声能更好地显示残余管腔，特别是管壁回声较低、灰阶超声识别困难时。

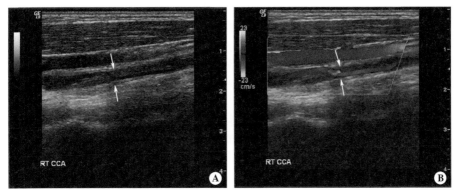

图 13-1-34　颈动脉多发性大动脉炎声像图

A. 右侧颈总动脉（箭头）管壁不规则增厚，管腔变窄；B. 彩色多普勒血流图显示右侧颈总动脉（箭头）管腔内血流变细，形态不规则，血流色彩暗淡

3）脉冲多普勒：多发性大动脉炎病变管腔狭窄多呈弥漫性，脉冲多普勒频谱分析的价值有限，多普勒频谱呈低速单相（图 13-1-35）。由于管壁增厚处多无钙化，可以用二维超声或彩色多普勒超声直接测量狭窄程度。当病变较为局限时，病变处可获得高速的血流频谱，狭窄即后段则可见血流紊乱，表现为频带增宽，严重时呈湍流状。可采用脉冲多普勒频谱分析法估测狭窄程度。

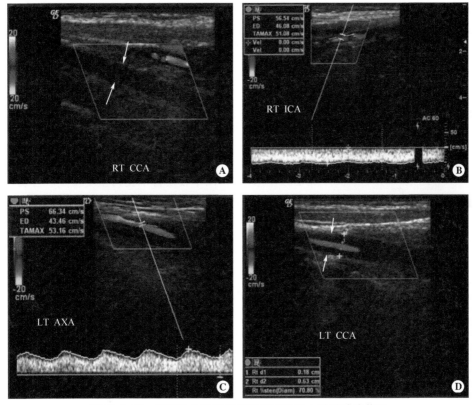

图 13-1-35　多发性大动脉炎累及颈动脉及上肢动脉声像图

A. 右侧颈总动脉（箭头）管腔内无血流信号；B. 右侧颈内动脉呈静脉样血流频谱；C. 左侧腋动脉血流明显变细，显示单相低速血流频谱；D. 左侧颈总动脉（箭头）管壁弥漫性增厚，管腔变窄，管腔内血流明显变细。RT CCA. 右侧颈总动脉；RT ICA. 右侧颈内动脉；LT AXA. 左侧腋动脉；LT CCA. 左侧颈总动脉

（3）鉴别诊断：多发性大动脉炎应与颈动脉粥样硬化斑块、颈动脉夹层和纤维肌发育不良相鉴别，详见有关章节。

（4）临床价值：多发性大动脉炎临床多采用内科药物治疗，并选择超声随访。超声检查时，应描述病变所累及血管的部位、病变范围及狭窄程度，以便随访、观察疗效。

2. 颈动脉夹层

（1）病理与临床：颈动脉夹层较少见，可起源于主动脉弓并延伸至颈动脉分叉处或颈内动脉；也可能起源于颈内动脉，向下延伸至颈动脉分叉处。

（2）超声表现

1）二维超声：病变处的动脉外径增宽，撕裂的动脉内膜和部分中层结构呈线状弱回声把管腔分为真、假两腔；动脉本身为真腔，动脉壁的内膜、中膜分离后形成假腔。真、假两腔经破裂口相沟通。撕裂的动脉内膜和部分中层结构随心动周期而摆动，收缩期时摆向假腔的方向，舒张期摆向真腔的方向。颈内动脉夹层的假腔内常见血栓形成。

2）彩色多普勒超声：夹层动脉瘤假腔内的血流情况与心动周期有关。收缩期时血流从真腔经撕裂口进入假腔，血流速度相对较快，彩色血流颜色明亮；而舒张期，假腔内的血流流回真腔，假腔内的血流充盈欠佳，彩色血流颜色变暗甚至无血流信号；当假腔内有血栓形成时，血栓处无血流信号。

3）频谱多普勒：假腔内的血流频谱形态不规则，随心动周期波动。收缩期和舒张期的撕裂口处的血流频谱方向相反、边缘不规则。真腔内的血流频谱与正常动脉频谱相似。当瘤体内有血栓时，测不到频谱。

（3）临床价值：彩色多普勒超声可作为颈动脉夹层的首选诊断方法，尤其适合于急性期和无须紧急手术的患者。彩色多普勒超声可清晰显示分离的内膜、判断有无并发血栓、区分真腔和假腔、评价真腔的狭窄情况等。如判断动脉夹层是否起始于主动脉弓，可使用相控阵探头（心脏探头）或经食管超声检查才能明确。但是，明确动脉夹层的延伸范围，需要进行血管造影、MRI 及 CT 检查。

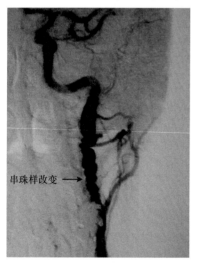

图 13-1-36　颈内动脉纤维肌发育不良动脉造影图

串珠样改变 →

3. 颈动脉纤维肌发育不良

（1）病理与临床：纤维肌发育不良（fibro-muscular dysplasia，FMD）是非炎症性、非动脉硬化性动脉血管病变，主要累及中等大小的动脉，以肾动脉和颈内动脉最常见。患者多为年轻人，女性多于男性。

颈动脉纤维肌发育不良多位于颈内动脉远段（第 1 颈椎、第 2 颈椎水平），以中膜发育不良为主要特点。可表现为中膜增厚和变薄区域交替出现，增厚区纤维增生、胶原沉积。血管造影呈特征性"串珠"样改变（图 13-1-36）。部分患者的临床表现为头痛、头晕、颈痛等非特异性症状，严重者导致短暂性脑缺血发作和卒中。

（2）超声表现

1）二维超声：典型病例于颈内动脉远段管壁上可见一系列的隆起性病变，回声增强，管腔狭窄和扩张交替出现，即"串珠"样改变（图 13-1-37）。但是，对于多数患者颈内动脉远段二维超声显示欠佳。

2）彩色多普勒超声：在颈内动脉纤维肌发育不良诊断中具有重要价值，多数病例是由彩色多普勒超声检查首先发现颈内动脉远段多发局限性血流增速，表现为彩色混叠。彩色多普勒能量图能更好地显示病变，表现类似动脉造影的"串珠"样改变。

3）脉冲多普勒：表现为局部血流速度增加。大部分纤维肌发育不良病例需要结合动脉造影、MRI 血管造影或 CT 血管造影明确诊断。

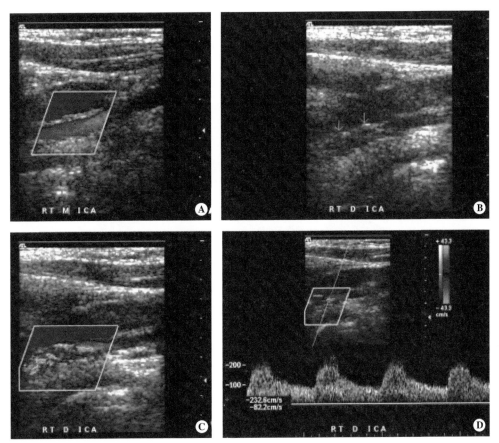

图 13-1-37 颈内动脉纤维肌发育不良声像图

A. 彩色多普勒超声显示右侧颈内动脉近段；B. 二维超声显示右侧颈内动脉远段管壁两处回声增强（箭头）；C. 彩色多普勒超声显示右侧颈内动脉远段混叠；D. 在混叠处采集脉冲多普勒频谱，收缩期峰值流速 232.6cm/s，舒张期血流速度 82.2cm/s，提示狭窄，直径狭窄率 50% ～ 69%

（3）鉴别诊断：应注意与动脉粥样硬化的鉴别，患者年龄是一个重要鉴别点，纤维肌发育不良患者通常年轻女性居多；而动脉粥样硬化多发于老年男性。

纤维肌发育不良也可表现为颈内动脉的长管状狭窄，或颈内动脉局部不对称的囊袋状外突。当病变表现为长段狭窄时，由于病变缺乏特异性，纤维肌发育不良可能会误认为动脉粥样硬化或动脉夹层。

（4）临床价值：纤维肌发育不良病因尚不明确，治疗的主要方法是内科保守治疗、手术治疗和介入治疗。

第二节 四肢动脉

一、解剖概要

（一）上肢动脉

上肢动脉的主干包括锁骨下动脉、腋动脉、肱动脉、桡动脉和尺动脉（图 13-2-1）。

左侧锁骨下动脉从主动脉弓直接发出；而右侧锁骨下动脉则发自头臂干。锁骨下动脉最重要的分支包括椎动脉和胸廓内动脉，前者与颅脑供血有关，后者则常用作心脏冠状动脉旁路移植手术的移植物。

（二）下肢动脉

下肢动脉的主干包括股总动脉、股浅动脉、股深动脉、腘动脉、胫前动脉、胫腓干、胫后动脉和腓动脉（图 13-2-2）。

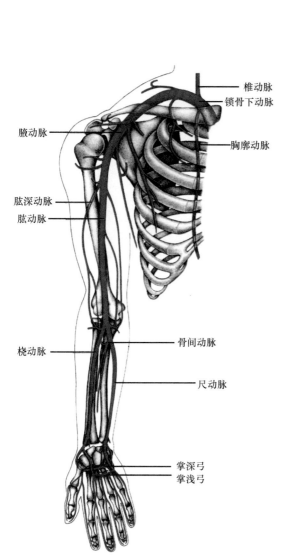

图 13-2-1　上肢动脉解剖示意图

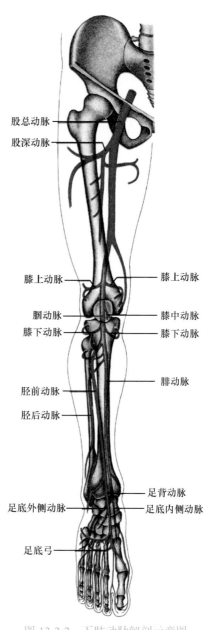

图 13-2-2　下肢动脉解剖示意图

（三）解剖变异

四肢动脉可出现多种解剖变异，主要为起源异常（如右侧锁骨下动脉起始于主动脉弓、动脉高起始等）、动脉发育不良或缺如（肱动脉、胫前动脉或胫后动脉缺如等）、动脉多支变异（永存正中动脉、双肱动脉、双股浅动脉等）或管径变异（腓动脉穿支粗大等）。

二、超声检查方法及正常声像图

（一）患者准备

患者一般无须特殊准备，充分暴露检查部位即可。

（二）探查体位

一般采用平卧位，被检肢体略外展、外旋，也可采用侧卧位或俯卧位从后侧扫查腘动脉和腓动脉。

（三）仪器

通常采用 5 ～ 12MHz 线阵探头。根据动脉位置的深浅选择探头频率，表浅动脉选用较高频率的探头，较深动脉选用 < 10MHz 线阵探头。肥胖或显著水肿的患者，可选用 3 ～ 5MHz 频率凸阵探头。

（四）检查方法

1. 上肢动脉　一般从锁骨下动脉开始扫查。右侧锁骨下动脉起始段较容易显示，左侧锁骨下动脉起始段从主动脉弓发出，通常难以显示。锁骨下动脉中段和远心端可从锁骨上方、下方扫查。

腋动脉可从肩部前方或经腋窝扫查。肱动脉上段可从上臂内侧显示。肱动脉远心端可从肘窝及前臂上段的前方显示。桡动脉和尺动脉可从前臂前方显示。必要时可从腕部开始扫查桡动脉、尺动脉，然后反向扫查。

2. 下肢动脉　一般从腹股沟部开始，首先采用横切面显示股总动脉，然后探头下行直至显示股总动脉分叉。旋转探头显示股总动脉的纵切面，并显示股浅动脉和股深动脉的近心端。

股浅动脉近心端较为表浅，一般经大腿内侧扫查；股浅动脉的远心端较深，走行于收肌管内，检查时应适当调节超声仪的设置，必要时改用频率较低的探头以显示清晰。

经腘窝显示位于腘静脉下方的腘动脉。腘动脉的近段与股浅动脉的远段相延续，也可从大腿内侧显示。

胫前动脉近段可经腘窝扫查，胫前动脉位于腘动脉的下方，只能显示 1 ～ 2cm，与腘动脉几乎垂直。经小腿上部前外侧扫查，胫前动脉近段略呈弧形，下行于胫骨前方，延续至足背动脉。

腘动脉分出胫前动脉后延续为胫腓干。胫腓干可从小腿上部的后方或内侧扫查。胫腓干较短，在小腿上部分为胫后动脉和腓动脉。胫后动脉和腓动脉从小腿内侧扫查，腓动脉还可从小腿后外侧或前外侧扫查。

胫前动脉、胫后动脉和腓动脉的远心端较为浅表，较易显示，必要时可从这些动脉的远心端向上逆行扫查。

（五）正常声像图

1. 二维超声　正常四肢动脉管壁呈清晰的 3 层结构（图 13-2-3），内膜纤细光滑，中层呈低回声，外膜为高回声，内中膜厚度 < 1mm，管腔内为无回声。血管随心动周期呈搏动性，探头加压不易压缩。

2. 彩色多普勒超声　正常四肢动脉管腔内为充盈良好红色或蓝色血流信号（图 13-2-4），随心动周期彩色亮度变化。在正常肢体动脉，彩色多普勒超声还可显示红蓝相间的色彩变化。红蓝二色分别代表收缩期的前进血流和舒张期的短暂反流。

3. 脉冲多普勒　正常四肢动脉的脉冲多普勒频谱为三相型，即收缩期的快速上升波、舒张早期的短暂反向波和舒张晚期的低速上升波（图 13-2-5）。在老年或心脏输出功能较差的患者，脉冲多普勒频谱可呈双相型甚至单相型。

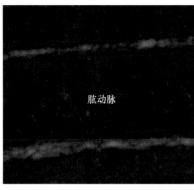
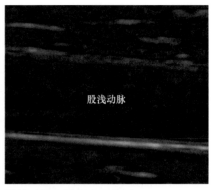

图 13-2-3　正常肱动脉和股浅动脉二维超声声像图

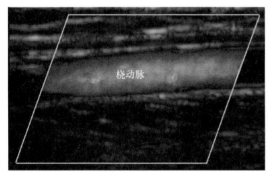
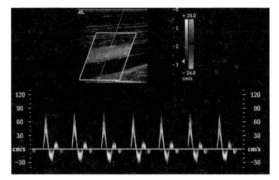

图 13-2-4　正常桡动脉彩色多普勒超声血流图　　　　图 13-2-5　正常股浅动脉脉冲多普勒频谱图

三、动脉粥样硬化

（一）病理与临床

本病的发病危险因素包括年龄、肥胖、糖尿病、高血压、高血脂及遗传等。四肢动脉粥样硬化常累及下肢动脉。糖尿病患者的动脉闭塞性病变可先发生于小动脉，如胫前动脉和胫后动脉。上肢动脉病变较为少见，一般累及锁骨下动脉近段。

动脉粥样硬化斑块表现为动脉内中膜增厚和进行性脂质聚积，斑块可发生溃疡出血，动脉腔内可继发血栓形成。动脉粥样硬化可以引起动脉狭窄和闭塞，也可导致动脉扩张和动脉瘤形成。

动脉狭窄或闭塞可造成组织缺血，患者的临床表现可随病变的范围、程度、发展速度及侧支循环的形成情况而不同。早期可无临床症状，随着病变的进展，患者可出现肢体发凉、麻木、间歇性跛行。肢体缺血进一步加重后，患肢可出现静息痛，严重时患肢的远段可出现溃疡或坏疽。如继发感染可出现全身中毒症状甚至危及生命。

（二）超声表现

1. 二维超声　主要表现为动脉管壁局限性或弥漫性内中膜增厚和动脉粥样斑块形成。二维超声可评估斑块的位置、形态、大小、表面是否光滑、是否有溃疡形成及斑块的声学特征等。

根据声学特征将斑块分为均质斑块和不均质斑块，均质斑块又分为低回声、等回声、强回声斑块（图 13-2-6）。斑块表面可出现连续中断，形成溃疡性斑块。动脉内壁或斑块表面可形成附壁血栓呈低回声，新鲜的血栓可为极低回声，与血液的回声接近，单独二维超声显像较难辨别（图 13-2-7）。部分严重的动脉粥样硬化患者形成管腔狭窄或闭塞，完全闭塞性病变动脉管腔内为实性回声。

2. 彩色多普勒超声　动脉粥样硬化病变仅为内中膜增厚时，彩色血流图像可无明显变化。斑块向管腔内凸起，彩色血流图像表现为斑块局部充盈缺损。此征象对二维超声不易显示的低回声斑块或极低回声附壁血栓更具诊断价值。斑块导致明显狭窄时，彩色血流颜色明亮混叠；当狭窄进一步加重至完全闭塞时，腔内无血流信号（图 13-2-8）。

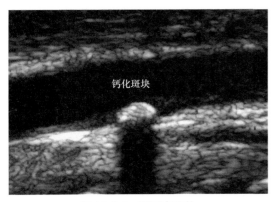

图 13-2-6 强回声斑块

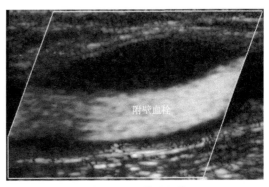

图 13-2-7 附壁血栓

3. 频谱多普勒 四肢动脉狭窄时，脉冲多普勒频谱表现为收缩期峰值流速增高，特别是病变处狭窄程度的判断，收缩期峰值流速与其近侧正常动脉段内收缩期峰值流速的比值是主要诊断依据（表 13-1-4）（图 13-2-9）。动脉完全闭塞时，不显示动脉频谱，闭塞远段的动脉内可通过侧支动脉供血，表现为低速低阻频谱。

（三）鉴别诊断

动脉粥样硬化应与非动脉粥样硬化性疾病相鉴别，如急性动脉栓塞、多发性大动脉炎、血栓闭塞性脉管炎等。

（四）临床价值

超声检查能明确四肢动脉病变的部位、程度和范围，特别是动脉闭塞性疾病，狭窄程度的判断为临床上选择治疗方法提供形态学及血流动力学依据，同时也为术后随访提供有用的参照数据。

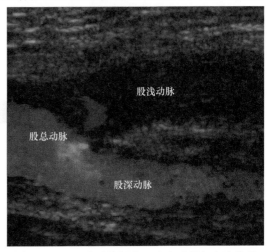

图 13-2-8 股浅动脉闭塞，腔内无彩色血流信号

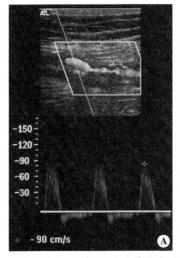

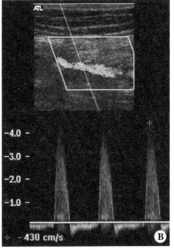

图 13-2-9 左侧股浅动脉狭窄处及其近端正常动脉的多普勒频谱

A. 正常动脉段；B. 病变动脉段

手术或介入治疗重建动脉循环可有效改善患肢缺血情况，从而避免截肢。动脉重建术后，超声可评价宿主血管和移植血管的通畅度，发现与手术或介入治疗有关的并发症，如术后再狭窄和闭塞、动静脉瘘、吻合口假性动脉瘤等。

【案例 13-2-1】 男性患者，79 岁，主诉右下肢间歇性跛行 1 年就诊，行右下肢超声检查，声像图见图 13-2-10。

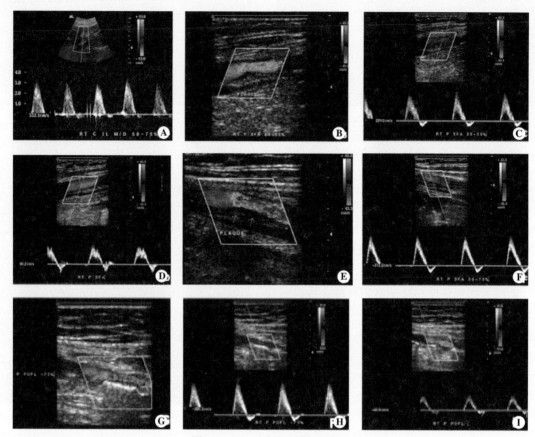

图 13-2-10　右侧股动脉声像图

A. 右髂总动脉中远段脉冲多普勒频谱；B. 右股浅动脉近段彩色多普勒图像；C. 右股浅动脉近段脉冲多普勒图像；D. 右股浅动脉近段斑块（B）近心端的动脉内脉冲多普勒图像；E. 右股浅动脉近段另一处的彩色多普勒图像；F. 右股浅动脉近段另一处的脉冲多普勒图像；G. 右腘动脉彩色多普勒图像；H. 右腘动脉脉冲多普勒图像；I. 右腘动脉斑块近心端动脉内的脉冲多普勒频谱

问题：根据图 13-2-10 声像图特征，如何进行诊断？

答案与解析：超声诊断为右下肢动脉粥样硬化、右下肢动脉多发中重度狭窄。诊断依据：①图 13-2-10A 右髂总动脉中远段频谱，显示血流速度明显增高，达 332cm/s，多普勒频谱明显增宽，说明存在狭窄，直径狭窄率为 50%～75%（表 13-1-4 的诊断标准）。②图 13-2-10B 可见右股浅动脉近段等回声斑块、彩色多普勒混叠现象；图 13-2-10C 脉冲多普勒频谱见斑块处血流速度加速，为 224cm/s；图 13-2-10D 显示此斑块近心端动脉内血流速度为 90cm/s，224/90=2.5，提示狭窄，直径狭窄率为 50%～75%。③从图 13-2-10E 可见右股浅动脉近段另一个等回声斑块、彩色多普勒混叠现象，图 13-2-10F 脉冲多普勒频谱见斑块处血流速度加速，为 312cm/s，提示狭窄，直径狭窄率为 50%～75%。④从图 13-2-10G 可见右腘动脉强回声斑块、彩色多普勒混叠现象；图 13-2-10H 脉冲多普勒频谱见斑块处血流速度加速，为 395cm/s；图 13-2-10I 显示此斑块近心端动脉内血流速度为 69cm/s，395/69=5.7，提示狭窄，直径狭窄率＞75%。

四、急性动脉栓塞

（一）病理与临床

造成肢体急性动脉栓塞的栓子根据来源可分为心源性、血管源性、医源性三大类。其中，90%以上栓子来源于心脏，特别是心房颤动患者。下肢动脉栓塞发病率较上肢约高10倍。下肢动脉栓塞以股动脉栓塞的发病率最高，其次是腘动脉。上肢动脉栓塞则以肱动脉为常见。

肢体动脉急性栓塞常具有特征性的临床表现，即5P征：疼痛（pain）、麻木（parasthesia）、苍白（palor）、无脉（pulseless）和运动障碍（paralysis）。症状的轻重取决于栓塞的位置、程度、继发性血栓的范围、是否有动脉粥样硬化性动脉狭窄及侧支循环代偿的情况。

（二）超声表现

1. 二维超声　动脉管腔内见不均质实性低回声或等回声（图13-2-11），如有动脉粥样硬化病变可见不规则强回声斑块伴声影。有时于栓塞近心端可见血栓头漂浮。

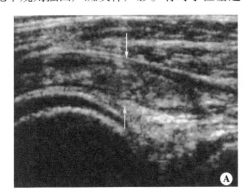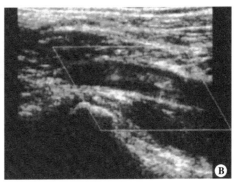

图13-2-11　双侧腘动脉急性栓塞

A. 左侧腘动脉内见等回声栓子（箭头所指为回声栓子）；B. 右侧腘动脉内见等回声栓子、彩色多普勒超声未见血流信号

2. 彩色多普勒超声　急性动脉完全栓塞时，彩色血流于栓塞部位突然中断。不完全栓塞时，彩色血流呈不规则细条或细线状，色彩明亮或暗淡。

3. 脉冲多普勒　完全栓塞时，动脉栓塞段不能探及血流频谱。不完全栓塞时，栓塞区栓子与管壁间可探及脉冲多普勒频谱，波形不定。栓塞远心端动脉内可探及低速低阻或单相连续性带状频谱。

（三）鉴别诊断

根据超声特征和典型的临床表现，急性动脉栓塞诊断并不困难。应注意寻找栓子来源。本病急性发病，而动脉粥样硬化狭窄和闭塞多为慢性发病。另外，注意与急性深静脉血栓相鉴别。

（四）临床价值

由于肢体动脉的急性栓塞起病急、发展快，若不及时治疗可使患者终生残疾甚至危及生命。超声检查可迅速确定栓塞的部位和范围，对临床尽早诊治发挥着重要作用；还作为取栓术后了解血流重建情况的主要监测手段。

【案例13-2-2】　女性患者，48岁，有心房颤动病史，主诉右上肢麻木、发凉1天，至急诊求治；体征：右侧桡动脉搏动明显减弱，右前臂及右手皮温低。行上肢动脉超声检查，声像图见图13-2-12。

问题：根据图13-2-12声像图特征，超声如何诊断？

答案与解析：超声诊断为急性右侧肱动脉栓塞。根据图13-2-12A可见肱动脉管腔内见不均质实性偏低回声，图13-2-12B、图13-2-12C可见右侧肱动脉完全栓塞，动脉栓塞段不能探及血流信号。此患者有心房颤动病史，主诉右上肢麻木、发凉1天，急性发病。因此，诊断为急性右肱动脉栓塞。

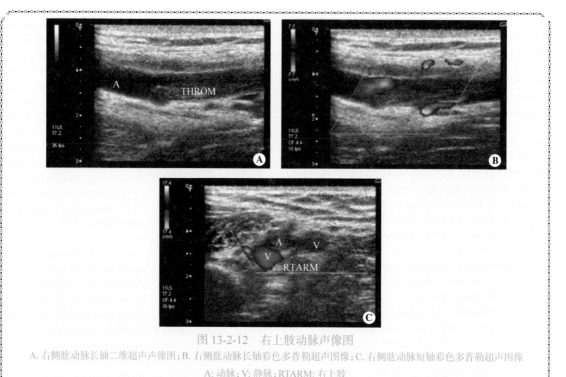

图 13-2-12　右上肢动脉声像图

A.右侧肱动脉长轴二维超声声像图；B.右侧肱动脉长轴彩色多普勒超声图像；C.右侧肱动脉短轴彩色多普勒超声图像

A:动脉；V:静脉；RTARM:右上肢

五、血栓闭塞性脉管炎

（一）病理与临床

血栓闭塞性脉管炎（Buerger 病）是一种侵犯四肢中小动脉和静脉的发作性和节段性炎症及血栓并存的疾病，好发于下肢，以 20 ～ 40 岁吸烟男性多见。

病变早期有动脉内膜增厚，伴管腔内血栓形成；晚期动脉、静脉周围显著纤维化，伴侧支循环形成。若管腔完全闭塞而侧支循环未建立，则远心端肢体将发生坏疽。

临床表现取决于动脉狭窄或闭塞的程度、范围、侧支循环建立和病情进展速度等。患者可表现为肢体间歇性跛行、静息痛、足背和（或）胫后动脉搏动减弱或消失，可伴有游走性表浅静脉炎，严重者指端或足趾发生溃疡甚至坏死。

（二）超声表现

1. 二维超声　病变动脉段内径不均匀性变细甚至闭塞，内膜面粗糙不平呈虫蚀状，管壁不均匀性增厚。病变呈节段性，正常与病变段交替出现，病变段无动脉粥样斑块形成，一般无钙化。多以腘动脉以下病变为主。

2. 彩色多普勒超声　病变动脉段彩色血流间断性变细、边缘不平整，亮、暗交替显示。如完全闭塞则无彩色血流显示。病程较长者可见侧支循环建立。

3. 脉冲多普勒　一般累及较长的动脉，呈非局限性狭窄，在动脉狭窄程度诊断时，血流速度标准应用价值有限。脉冲多普勒频谱多为单相波，流速增高或减低，病变以远正常动脉呈小慢波频谱改变，在闭塞病变段无频谱显示。

（三）鉴别诊断

血栓闭塞性脉管炎应与动脉粥样硬化相鉴别，后者好发老年人，动脉管壁上可见粥样斑块及钙化，根据临床表现和超声图像特点较易鉴别。

血栓闭塞性脉管炎还需要与结节性动脉周围炎鉴别，两者症状相似，其特点为病变广泛，常侵犯肾、心脏等，皮下有沿动脉排列的结节，常有乏力、发热和红细胞沉降率增快。血液检查呈高球蛋白血症（α和α_2），确诊需要做活组织检查。

（四）临床价值

彩色多普勒超声可准确、直观地显示血管闭塞性脉管炎受累的范围和程度，并能够反映疾病造成的血流动力学改变，有助于疾病的分期和疗效的判断。

【案例 13-2-3】　男性患者，45 岁，有长期吸烟史，主诉出现双下肢怕冷、麻木，间歇性跛行（行走后酸胀、无力，需要休息数分钟后才能继续），右下肢明显。双下肢动脉超声检查声像图见图 13-2-13。

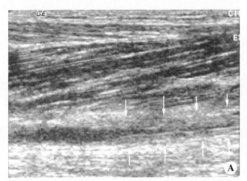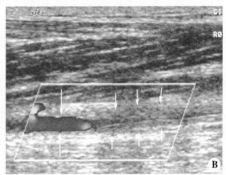

图 13-2-13　双下肢动脉声像图

A. 右侧胫后动脉中段的一段动脉管壁明显增厚，正常与异常部分界限分明；B. 右侧胫后动脉正常段（长箭头）彩色血流充盈良好，病变闭塞段无彩色血流信号（短箭头）

问题：依据图 13-2-13 声像图特点及资料，超声诊断为哪种疾病？

答案与解析：超声诊断为右侧胫后动脉闭塞，考虑血栓闭塞性脉管炎。图 13-2-13A 灰阶超声显示右侧胫后动脉中段管壁节段性增厚，呈等回声，近心端为正常段，动脉壁无增厚、内膜光滑，正常与病变段交替，分界明显；图 13-2-13B 显示正常段动脉内血流充盈良好，而病变段动脉内未见彩色血流，提示右侧胫后动脉节段性闭塞。结合患者临床资料及症状，考虑为血栓闭塞性脉管炎。

六、多发性大动脉炎

肢体多发性大动脉炎多为全身病变的一部分，较少独立发生，多累及上肢动脉、颈动脉（图 13-2-14）。临床表现为肢体无力、麻木、脉搏减弱或无脉。多发性大动脉炎的病理与临床、超声表现等参见本章第一节。

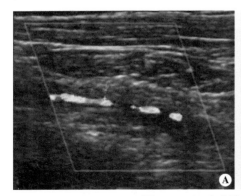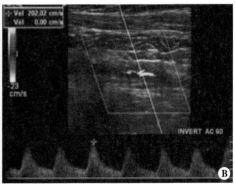

图 13-2-14　大动脉炎累及腋动脉声像图

A. 彩色多普勒超声显示腋动脉内膜增厚，管腔显著变窄、血流色变细、不连续；B. 狭窄段流速增高，约 202cm/s

七、动　脉　瘤

肢体动脉瘤分为真性动脉瘤和假性动脉瘤。真性动脉瘤为动脉局限性扩张，病变处的管径为相邻正常管径 1.5 倍或以上，瘤壁包括动脉壁的 3 层结构。假性动脉瘤为与动脉相通并有血液交换的血肿，其瘤壁由血肿周围的纤维组织包裹而成。

（一）真性动脉瘤

1. 病理与临床　真性动脉瘤的发生常与动脉粥样硬化有关，由于动脉壁失去弹性和营养障碍，从而动脉不能耐受血流冲击，病变段动脉逐渐膨大，形成动脉瘤。真性动脉瘤可发生继发性改变，如破裂、附壁血栓形成、继发感染等。

真性动脉瘤本身多无自觉症状。临床症状主要与继发改变有关。①急性动脉栓塞：瘤腔内血栓形成并脱落，造成远心端动脉急性栓塞，从而引起相应的急性缺血症状。②动脉瘤腔闭塞：瘤腔内血栓发展造成瘤腔闭塞，出现动脉供血脏器缺血症状，根据闭塞形成的急、缓程度，症状有所不同。③动脉瘤破裂引起的症状：多见于腹主动脉瘤，病情危重。④局部压迫症状：动脉瘤管腔扩张，对周围神经和静脉的压迫，产生相应的症状。⑤其他症状：疼痛及感染造成的症状等。

腘动脉瘤是四肢动脉最常见的真性动脉瘤。肢体动脉瘤最常见的并发症不是破裂，而是血栓脱落所致的急性动脉栓塞。动脉瘤对周围神经和静脉的压迫，也可引发相应的症状。

2. 超声表现

（1）二维超声：动脉呈局限性梭状或囊状扩张，内径为相邻正常动脉的 1.5 倍以上；内壁回声增强、毛糙，可有斑块和（或）低回声或中等回声附壁血栓形成。

（2）彩色多普勒超声：动脉瘤内可见涡流或血流紊乱，其程度与动脉扩张的程度与形状有关。斑块或附壁血栓形成时，可见彩色血流充盈缺损。血栓形成导致动脉闭塞时，动脉瘤内无彩色血流信号。

（3）脉冲多普勒：由于血流紊乱，在动脉瘤腔的不同位置取样，可得到不同的血流频谱波形。瘤腔闭塞时无血流频谱显示。

3. 鉴别诊断　真性动脉瘤应注意与假性动脉瘤、动脉夹层鉴别，详见表 13-2-1。

表 13-2-1　真性动脉瘤与假性动脉瘤、动脉夹层的鉴别

	真性动脉瘤	假性动脉瘤	动脉夹层
病因	动脉粥样硬化	外伤、感染	动脉粥样硬化、梅毒、马方综合征等
起病	缓慢	较慢	急骤
好发部位	肾动脉以下		升主动脉、主动脉弓、胸主动脉，并向下延伸
形态	梭形、囊状	囊状	梭形或螺旋形
超声表现			
纵断面	梭形	类圆形或不规则	双腔（真腔和假腔）
横断面	圆形、类圆形	动脉外侧，类圆形或不规则	双腔
彩色多普勒	血流紊乱或涡流	瘤腔内高速射流	真腔、假腔内彩色血流不同（方向、亮度等）
脉冲多普勒	同彩色多普勒	湍流或高速射流频谱	真腔、假腔多普勒频谱不同（方向、流速等）

4. 临床价值　肢体动脉瘤应测量动脉瘤直径（动脉外膜至外膜）、动脉瘤长度，伴血栓形成时尚需要测量血栓厚度，同时应该测量瘤体近段至近心端动脉分叉、瘤体远段至远心端动脉分叉的距离，为临床介入治疗提供更多信息。

（二）假性动脉瘤

1. 病理与临床　局部动脉壁全层破损，血液进入肌肉和筋膜间隙，引起局限性出血及动脉旁搏动性血肿,形成假性动脉瘤。在动脉管腔与血肿之间存在血流交通。假性动脉瘤的形态常不规则，

瘤体位于损伤动脉的一侧。

　　常见病因为局部创伤、动脉炎性病变、动脉吻合术等。另外，随着临床股动脉入路的穿刺和介入性导管技术的应用增多，医源性股动脉假性动脉瘤较常见。

　　假性动脉瘤通常表现为有压痛的搏动性包块，瘤体可压迫周围脏器组织产生局部压迫症状，也可能伴发感染。

　　2. 超声表现

　　（1）二维超声：动脉外侧可见无回声区，呈类圆形或不规则，即假性动脉瘤瘤腔（图 13-2-15A）。伴有血栓形成时，瘤腔壁见厚薄不均的低或中等回声。瘤腔内可呈云雾状血流。如果动脉与病灶之间的开口较大（差别在 1～2mm），二维图像可以帮助确定开口位置。

　　（2）彩色多普勒超声：瘤腔内血流紊乱或呈涡流。动脉与瘤腔之间见彩色血流相通，即瘤颈，特别是二维超声不能显示的较小瘤颈，彩色多普勒超声具有重要的诊断价值。于瘤颈处可见收缩期由动脉喷射状入瘤体内的高速血流束，彩色血流明亮（图 13-2-15B）；舒张期瘤体内的血液流回动脉，彩色血流暗淡（图 13-2-15C）。如瘤体内有血栓形成，彩色血流显示局限性充盈缺损。

　　（3）脉冲多普勒：于瘤颈处可探及双向血流频谱，即收缩期由动脉流入瘤体的高速血流频谱，舒张期瘤体内的血流反流入动脉的低速血流频谱（图 13-2-15D），这是假性动脉瘤典型的频谱特征。瘤腔内血流紊乱，不同位置探及的血流频谱不同。

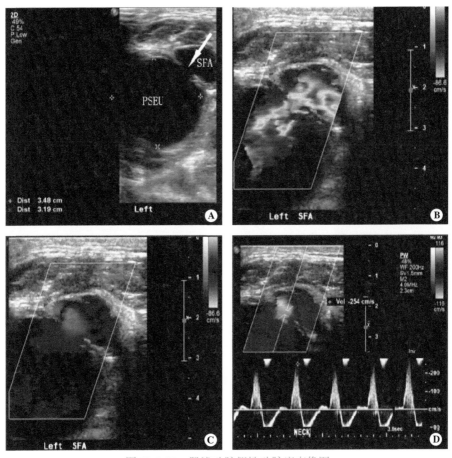

图 13-2-15　股浅动脉假性动脉瘤声像图

A. 二维超声显示左侧股浅动脉旁无回声区，且与股浅动脉相连；B. 彩色多普勒超声显示自左侧股浅动脉向无回声区的高速血流；C. 彩色多普勒超声显示自无回声区向左侧股浅动脉的血流；D. 脉冲多普勒频谱显示，瘘口内双向血流：收缩期由股浅动脉流向无回声区的高速血流（254cm/s），舒张期由无回声区向股浅动脉的反向血流。PSEU. 假性动脉瘤；SFA. 股浅动脉

3. 鉴别诊断　本病需要注意与真性动脉瘤及动脉夹层相鉴别，请见表 13-2-1。

4. 临床价值　超声可明确诊断假性动脉瘤的部位、大小、瘤内有无血栓、特别是瘤颈的大小和血流情况，可帮助临床进行治疗方案的选择和治疗效果观察。

八、动静脉瘘

（一）病理与临床

动静脉瘘（arteriovenous fistula，AVF）是指动脉和静脉之间存在的异常通道，有先天性和后天性两种。后天性动静脉瘘的主要病因为外伤、医源性血管损伤、手术等。动脉、静脉之间通过瘘产生通路，这个通路使动脉血流进入静脉系统，从而引起相关血管的形态和血流动力学改变。

后天性动静脉瘘多发于四肢。其临床表现因瘘口大小、部位和形成时间而异。急性动静脉瘘的临床表现：损伤局部有血肿，绝大多数有震颤和杂音，部分病例伴有远端肢体缺血症状。慢性期的表现：静脉功能不全，局部组织营养障碍，患侧皮温升高，杂音和震颤，严重者可有心力衰竭的表现。

（二）超声表现

1. 二维超声　动静脉瘘较小者，动脉内径无明显变化；动静脉瘘较大者，瘘近心端动脉内径增宽或呈瘤样扩张，而远心端动脉变细。引流静脉扩张、有搏动性，伴血栓形成时，呈低或中强回声，部分患者引流静脉呈瘤样扩张。供血动脉与引流静脉之间可有一无回声管道结构，有时瘘道呈瘤样扩张。较小瘘道二维超声不易显示。

2. 彩色多普勒超声　血流持续从动脉流向静脉，并可根据瘘口处血流束的宽度大致评估瘘的大小。瘘口和相邻处动脉、静脉内呈五彩镶嵌的血流信号（图 13-2-16）。瘘口和静脉周围组织震颤可产生彩色伪像。

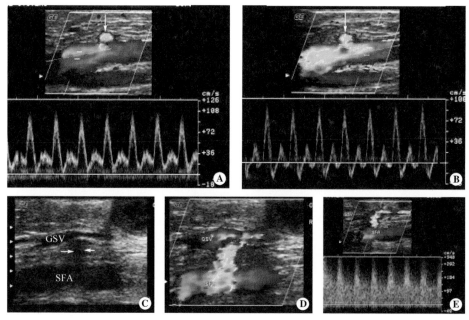

图 13-2-16　股浅动脉与大隐静脉瘘声像图

A. 瘘口（箭头）近心端动脉血流频谱为低阻型；B. 瘘口（箭头）远心端动脉血流频谱为高阻型，类似正常下肢动脉频谱；C. 二维超声显示 SFA 与 GSV 之间可见一管状低回声区相连（箭头），可疑为动静脉瘘；D. 彩色多普勒图像证实二维超声显示的管状低回声区内有高速血流通过，血流方向为从 SFA 流向 GSV；E. 脉冲多普勒频谱进一步证实动静脉之间交通的血流为高速低阻型动脉样血流频谱。SFA. 股浅动脉；GSV. 大隐静脉

3. 频谱多普勒 供血动脉最突出的改变是瘘近心端动脉血流阻力降低，流速增快。远心端动脉血流大多方向正常，频谱形态呈三相波或双相波，少数患者血流方向逆转，瘘远心端动脉也参与瘘的血液供应。引流静脉管腔内探及动脉样血流频谱（静脉血流动脉化），这是后天性动静脉瘘的特征性表现之一。瘘口或瘘道处血流为高速低阻型动脉样频谱，频谱明显增宽。

（三）鉴别诊断

临床上症状不明显的损伤性动静脉瘘易与动脉瘤混淆，应予以鉴别。鉴别要点见表 13-2-2。

表 13-2-2 动静脉瘘与动脉瘤的鉴别要点

项目	动静脉瘘	动脉瘤
搏动性肿块	较小、搏动不明显	常见
杂音	持续性、收缩期增强	收缩期
局部浅静脉	明显曲张	无变化或轻度曲张
远侧动脉压	可降低	无变化或降低
脉压	增大	无变化
心脏	可扩大	无变化
动静脉之间	有异常通道，为高速动脉样血流信号	无异常通道
受累动脉	瘘口近端动脉高速低阻血流，很少合并瘤样扩张，瘘口远端动脉血流频谱基本正常	局限性明显扩张或通过瘤颈部与邻近的搏动性肿物血流交通
受累静脉	扩张、血栓形成和血流动脉化	一般不累及静脉
动脉造影	动静脉之间有异常通道	无异常通道

（四）临床价值

超声可明确四肢动静脉瘘的位置、供血动脉和引流静脉、瘘口大小，能够评价瘘分流量的大小，瘘远端动脉血供情况，引流静脉有无功能障碍，以及心脏结构和功能改变，为临床治疗方案的选择提供重要依据。

对于大多数患者的动静脉瘘，彩色多普勒超声能对瘘口准确定位，并可将瘘的位置在体表标记出来，指导临床手术时寻找瘘口。但有的患者不能判断瘘具体位置时，应建议进一步行血管造影检查。

【案例 13-2-4】 男性患者，43 岁，行右下肢血管超声检查，声像图见图 13-2-17。

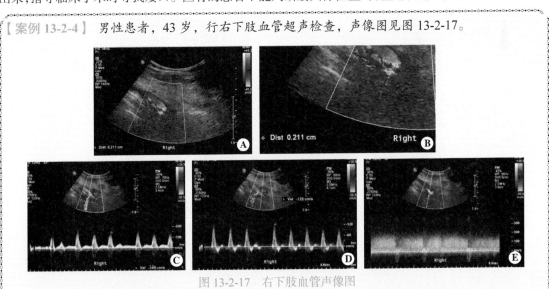

图 13-2-17 右下肢血管声像图

A. 右侧股浅动脉长轴彩色多普勒图像；B. 图 A 的局部放大图；C. 右侧股浅动脉近心端脉冲多普勒频谱图；D. 右侧股浅动脉远心端脉冲多普勒频谱图；E. 右侧股浅静脉脉冲多普勒频谱图

问题：根据图 13-2-17 声像图特征，是否可以明确诊断，该患者诊断为什么疾病？

答案与解析：可以明确诊断，超声诊断为右下肢股动脉-股静脉瘘。图 13-2-17A、图 13-2-17B 可见右侧股浅动脉与股浅静脉之间有一个异常高速血流通道，宽约 0.2cm，在此处近心端的股浅动脉多普勒频谱（图 13-2-17C）与此处远心端的股浅动脉多普勒频谱（图 13-2-17D）不同，前者为单向波形，后者为三相波，前者阻力低是由动静脉瘘所致。股浅静脉内血流频谱（图 13-2-20E）为高速紊乱血流频谱。

第三节　四肢静脉

一、解剖概要

四肢静脉可分为深、浅两类。深静脉与同名动脉相伴行。浅静脉走行于皮下组织内，不与动脉伴行。深、浅静脉之间常通过穿静脉相互交通。

四肢静脉管腔较动脉宽、管壁薄，属支较多。深、浅静脉腔内均有一些静脉瓣，防止血液逆流。静脉瓣薄而柔软，形似半月状，通常成对排列。静脉瓣与静脉壁之间形成瓣窦，静脉瓣的数目从近心端到远心端逐渐增多，深静脉多于浅静脉，下肢静脉多于上肢静脉。

（一）上肢静脉

1. 上肢深静脉　桡静脉、尺静脉、肱静脉、腋静脉和锁骨下静脉构成了上肢的深静脉系统主干（图 13-3-1）。

2. 上肢浅静脉　头静脉、贵要静脉、肘正中静脉和前臂正中静脉构成了上肢的浅静脉系统。

（二）下肢静脉

1. 下肢深静脉　下肢深静脉系统包括小腿的胫前静脉、胫后静脉、腓静脉、胫腓静脉干；腘窝处的腘静脉；大腿的股浅静脉、股深静脉和股总静脉（图 13-3-2）。

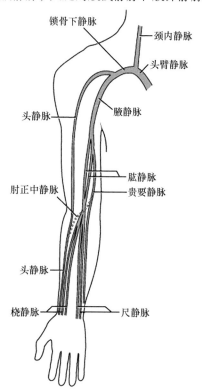

图 13-3-1　上肢深、浅静脉解剖示意图

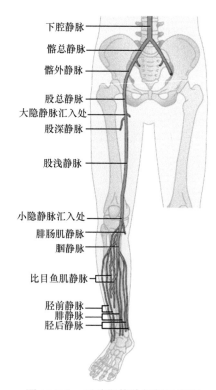

图 13-3-2　下肢深静脉解剖示意图

2. 下肢浅静脉　下肢浅静脉系统主要由大隐静脉和小隐静脉构成（图 13-3-3）。

3. 穿静脉　是穿过浅筋膜的静脉，连接深、浅静脉，多位于大腿远心段和小腿（图 13-3-4）。正常情况下，穿静脉的功能是将浅静脉的血液引流入深静脉，其内的静脉瓣使血液保持单向流动。

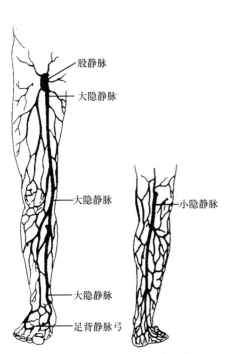

图 13-3-3　大隐静脉、小隐静脉及其属支解剖示意图

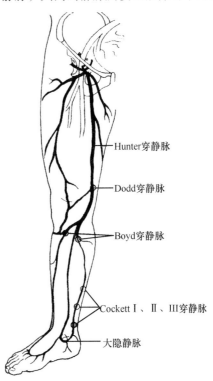

图 13-3-4　穿静脉解剖示意图

二、超声检查方法及正常声像图

（一）患者准备

患者一般无须特殊准备，充分暴露检查部位即可。

（二）探查体位

上肢静脉检查一般取仰卧位，上肢稍外展、外旋。病情所限也可取坐位或半坐位检查。

下肢静脉检查可取仰卧位，肢体略外展、外旋（图 13-3-5）。一般来说，下肢静脉足够膨胀是清晰显示的前提。站立位较卧位更适合下肢静脉的检查，尤其对静脉反流的观察，也可取半卧位（头高脚低）或坐位检查。

（三）仪器

通常采用 5 ～ 12MHz 线阵探头。在保证穿透力的前提下尽量使用高频探头，以使管壁和管腔内异常回声显示更清晰。静脉位置较深、肥胖或显著水肿的患者，可选用频率 3 ～ 5MHz 的凸阵探头。

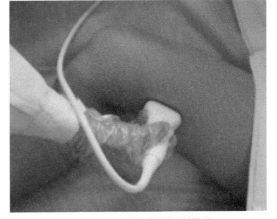

图 13-3-5　股静脉的探测体位

注意仪器预设条件的调节，根据血管的深度、静脉血流速度调节合适的壁滤波、彩色增益和脉冲重复频率等，使静脉内血流充盈良好，避免充盈过度或不足导致误诊。

（四）检查方法

1. 上肢静脉

（1）上肢深静脉检查方法：锁骨下静脉可从锁骨上方、下方或胸骨上窝扫查，其中锁骨下方最常用，灰阶超声难以显示时可依赖彩色和频谱多普勒确认，一般从锁骨下静脉和颈内静脉的汇合处开始扫查，如果解剖限制，不能按压锁骨下静脉，要求患者用鼻子多次快速吸气，可使锁骨下静脉内径缩小。

从肩部前方或经腋窝至肘窝沿静脉的解剖走行，横切面显示腋静脉、肱静脉。横切面扫查过程中，探头间断加压观察静脉管腔的压缩性。随后旋转探头，显示腋静脉和肱静脉纵切面，观察彩色血流和频谱多普勒情况。肱静脉经常是成对的，两支均应观察。

前臂内侧扫查桡静脉和尺静脉。尺静脉、桡静脉经常成对，内径较细，可先横切或纵切显示尺动脉、桡动脉，然后寻找伴行的同名静脉。

（2）上肢浅静脉检查方法：上肢浅静脉位置表浅，注意探头应轻压，否则静脉会被压瘪而不能被探及。可利用探头加压横切扫查来观察上肢浅静脉有无血栓。

检查头静脉和贵要静脉，应分别找到头静脉和贵要静脉与深静脉连接部，随后在肱二头肌外侧观察头静脉，沿肱二头肌内侧观察贵要静脉。也可由肱骨下端向上检查头静脉和贵要静脉。

如临床需要（如人工内瘘术后和术前静脉评估等）应继续扫查前臂浅静脉，一般追踪头静脉和贵要静脉至腕部。

2. 下肢静脉检查方法

（1）下肢深静脉检查方法：采用横切按压和纵切彩色多普勒相结合的方法。在腹股沟处先横切显示股总动脉、股总静脉（静脉在内，动脉在外），确认股总静脉后转为纵切显示股总静脉，然后观察股浅静脉与股深静脉近心端，股浅静脉远心端位置较深，相对较难检查，可采用前侧或后侧径路来充分显示此段静脉，必要时使用 3.5 ～ 5MHz 的凸阵探头。

经腘窝扫查应注意腘静脉位于腘动脉的浅面（图 13-3-6）。小腿前内侧、小腿中后侧和小腿前外侧均可探查胫后静脉和腓静脉。小腿前外侧探查可显示胫前静脉。小腿深静脉成对，两条静脉都应检查，自发性血流信号可不显示，可以伴行的同名动脉作为寻找和鉴别标志，人工挤压远端肢体，静脉内能显示增强的血流信号。

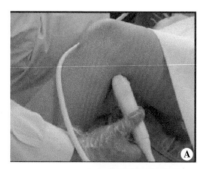
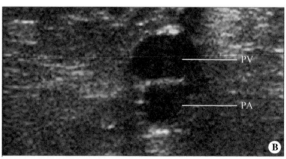
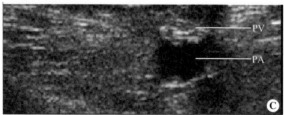

图 13-3-6　腘静脉的探测

A. 探头位置；B. 横切扫查腘动脉、腘静脉声像图；C. 横切加压后扫查腘动脉、腘静脉声像图。腘静脉管腔压闭，腘动脉管腔仍然存在。PV. 腘静脉，PA. 腘动脉

（2）下肢浅静脉检查方法：大隐静脉沿小腿内侧上行，经过膝关节内侧，再沿大腿内侧上行，并逐渐转向前方，最后于耻骨结节下外方 3 ～ 4cm 处汇入股总静脉。小隐静脉在足的外侧缘上行，经过外踝后方，沿小腿后面上升，经腓肠肌两头之间达腘窝并在此注入腘静脉。测量大隐静脉、小隐静脉内径，观察有无血栓及反流。

（3）下肢穿静脉检查方法：识别穿静脉有两种方法。①采用灰阶超声或彩色多普勒超声直接观察有无连接于深静脉、浅静脉间的血管结构；②难以辨认穿静脉时，挤压患者肢体远端放松后，采用彩色多普勒超声观察反流入浅静脉的血流信号，间接判断穿静脉的位置。采用频谱多普勒观察穿静脉有无反流和评价反流程度。

（五）正常四肢静脉声像图

1. 二维超声 静脉管壁菲薄，内膜光滑，管腔可压缩，探头轻压即可使管腔变形或闭合。四肢静脉内径大于伴行动脉内径，且随呼吸运动而变化。管腔内的血流呈无回声，高分辨率超声仪可显示流动的红细胞呈"云雾状"自发显影。

管腔内可见纤细的静脉瓣膜，随血流漂动或关闭，瓣膜的数量从近心端到远心端逐渐增多。瓣膜基底处为静脉窦，管腔略扩张。

2. 彩色多普勒超声 正常四肢静脉为单向的回心血流信号，且充盈于整个管腔。挤压远心端肢体静脉时，管腔内血流信号增强，而当挤压远心端肢体放松后或 Valsalva 动作时则血流信号立即中断或短暂反流后中断。四肢远端小静脉可无自发性血流，但人工挤压远端肢体时，管腔内可呈现血流信号。

3. 脉冲多普勒 正常四肢静脉血流频谱呈单向回心血流，呈自发性、期相性，流速随呼吸运动而变化（图 13-3-7）、挤压远心端肢体时血流增加。Valsalva 试验（深吸气后憋气），四肢静脉频谱短暂中断或出现短暂反流（图 13-3-8）。

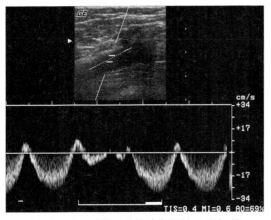

图 13-3-7 正常股总静脉期相性血流频谱

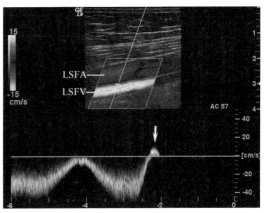

图 13-3-8 Valsalva 动作时正常股浅静脉的脉冲多普勒频谱图

箭头所指为 Valsalva 动作时的短暂反流。LSFA. 左侧股浅动脉；LSFV. 左侧股浅静脉

三、四肢深静脉血栓

（一）病理与临床

静脉血栓形成的 3 个基本因素：静脉血流缓慢、内膜损伤和高凝状态。

长期卧床、手术、感染、各种原因导致的静脉壁损伤、脱水、晚期肿瘤和先天遗传性疾病等均可导致血栓形成。

静脉血栓因发生的部位和时间不同而临床表现各异。主要的临床表现：①血栓水平以下的肢体肿胀，呈非凹陷性水肿；②疼痛和压痛；③浅静脉曲张；④"股青肿"是下肢静脉血栓中最为严重的一种情况，当整个下肢静脉系统回流严重受阻时，组织张力极高，下肢动脉痉挛，肢体缺血甚至坏死；⑤血栓脱落导致肺栓塞，是下肢静脉血栓最重要的并发症，故及时诊断非常重要。

（二）超声表现

1. 二维超声　急性血栓常导致静脉管径明显扩张，管腔内血栓呈实性低回声，可有血栓漂浮征，部分血栓呈无回声，易漏诊。探头加压，管腔不能被压瘪（图 13-3-9）。

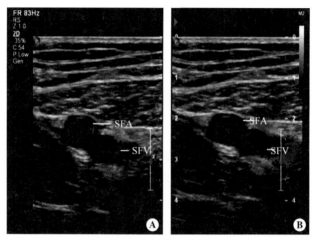

图 13-3-9　急性股浅静脉血栓

股浅动脉、股浅静脉横切面声像图。A.探头未加压时；B.探头加压后，可见股浅静脉管腔未消失。SFV.股浅静脉；SFA.股浅动脉

随着病程的延长，血栓回声逐渐增强，静脉血栓逐渐溶解和收缩，导致血栓变小且固定，静脉扩张程度减轻，甚至恢复至正常，静脉管壁常增厚，血栓处静脉管腔不能完全被压瘪。闭塞静脉周围可出现侧支循环。

2. 彩色多普勒超声　静脉完全闭塞时，血栓段静脉内无血流信号（图 13-3-10），不完全阻塞时，仅见少量血流信号，呈"轨道"征（图 13-3-11）或彩色血流充盈缺损。随着血栓溶解或机化，静脉腔内血流信号逐渐增多。闭塞静脉周围可出现侧支循环血管。

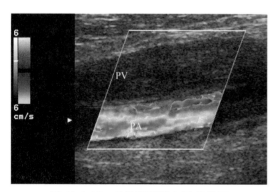

图 13-3-10　急性腘静脉血栓声像图

图中显示腘静脉管腔内充满低回声，无明显血流信号。PV.腘静脉；PA.腘动脉

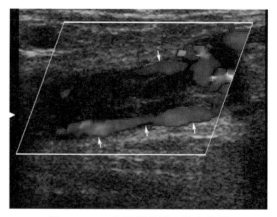

图 13-3-11　急性股静脉血栓声像图

箭头所指血流信号位于管壁与血栓之间（"轨道"征）

3. 脉冲多普勒 静脉完全闭塞时，血栓处静脉管腔内频谱多普勒不能显示血流信号，血栓远端静脉频谱失去期相性，呈连续性血流信号。Valsalva 动作反应消失或减弱。挤压远端肢体后，血流速度无明显加快。血栓导致管腔部分阻塞或血栓部分再通后，管腔内部及远端静脉可探及低速血流。

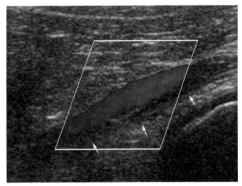

图 13-3-12 腘静脉的慢性血栓
箭头所指管腔内可见不均匀的低回声，并可见部分再通的血流信号

（三）鉴别诊断

1. 急性与慢性四肢静脉血栓（图 13-3-12）的鉴别要点见表 13-3-1。

表 13-3-1 急性与慢性四肢静脉血栓的鉴别

特征	急性四肢静脉血栓	慢性四肢静脉血栓	特征	急性四肢静脉血栓	慢性四肢静脉血栓
回声	无或低回声，均匀	中强回声，不均匀	管壁黏附性	弱	强
血栓表面	平整	不规则	血流信号	无或少量	再通后较多
血栓漂浮征	可有	无	静脉管径	扩张	缩小

2. 四肢静脉血栓与四肢淋巴水肿的鉴别诊断 淋巴水肿是指淋巴液流通受阻或淋巴液反流所引起的浅层组织内体液积聚及继而产生的纤维增生、脂肪硬化、筋膜增厚及整个患肢变粗的病理状态。早期淋巴水肿与四肢静脉血栓形成的临床表现有相似之处，应注意鉴别。晚期淋巴水肿的临床表现比较特别，表现为患肢极度增粗与典型的橡皮样改变，与四肢静脉血栓较易鉴别。两者鉴别的关键是静脉血流的通畅与否。

3. 四肢静脉血栓与动脉血栓的鉴别 鉴别要点见表 13-3-2。

表 13-3-2 四肢静脉血栓与动脉血栓的鉴别要点

	四肢静脉血栓	四肢动脉血栓
两端连接关系	与静脉相连	与动脉相连
血栓位置	静脉内	动脉内
血流频谱特点	静脉频谱	动脉频谱，狭窄以远端血流频谱为小慢波样改变
血管壁	无三层结构、无钙化斑块	三层结构、钙化斑块常见
临床表现	肢体水肿、皮温升高、脉搏存在	肢体瘫缩、皮温降低、脉搏减弱或消失

（四）临床价值

超声可以依据管腔内回声、压迫试验、管腔内彩色血流的充盈情况及静脉频谱形态的变化较简便、准确地诊断四肢静脉血栓形成。

急性血栓的溶栓治疗对时间窗要求严格，因此，明确是否有静脉血栓并鉴别急性和慢性静脉血栓具有重要的临床价值。此外，急性静脉血栓脱落易导致肺栓塞，70% ~ 90% 肺栓塞的栓子来源于下肢深静脉血栓。超声可及时、准确地明确急性下肢深静脉血栓形成的部位、程度及血流情况，为临床选择治疗方案提供依据甚至挽救患者的生命。

【案例 13-3-1】 男性患者，50 岁，长途飞机旅行后左下肢胀痛、水肿 1 天。行下肢静脉超声检查，声像图见图 13-3-13。
问题：根据图 13-3-13 声像图特征，应该如何诊断？

答案与解析：超声诊断为急性左下肢深静脉血栓形成。从图 13-3-13A 可以看出股浅静脉近段有低回声充填，为血栓。图 13-3-13B 显示在左侧股骨中段，探头加压后，左侧股浅静脉不能被压瘪。图 13-3-13C 显示在腘静脉探头加压后，静脉不能被压瘪。图 13-3-13D 显示在左小腿内侧探头加压后，胫后及腓静脉不能被压瘪。结合患者病史，可以诊断为急性左下肢深静脉血栓。

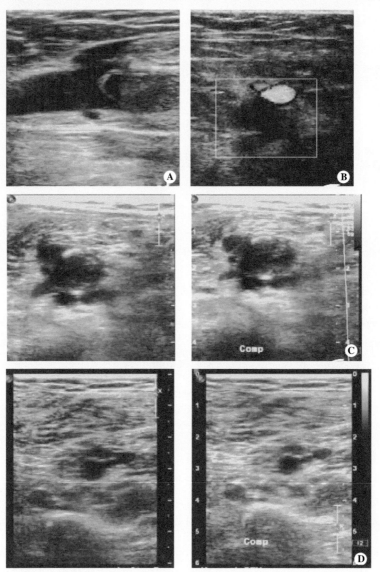

图 13-3-13　左下肢静脉声像图

A. 左侧股总静脉长轴二维超声图像；B. 左侧大腿中段横切面加压彩色多普勒超声图像；C. 左侧腘静脉横切面二维超声图像，其中右图为加压后图像，左图为正常检查图像；D. 左侧小腿内侧面横切面二维超声图像，其中右图为加压后图像，左图为正常检查图像

四、下肢静脉瓣膜功能不全

（一）病理与临床

下肢静脉瓣膜功能不全（venous valvular incompetence）又称下肢静脉瓣膜关闭不全，包括下肢浅静脉、深静脉和穿静脉的瓣膜功能不全。依据静脉发育不良或继发于静脉血栓将其分为原发性与继发性两类。

当静脉瓣膜功能正常时，外周静脉血只能向心流动。直立吸气或做 Valsalva 动作时，血流会短暂地减少或停止。静脉瓣膜关闭以防止发生血液反流。

静脉瓣膜损害或静脉管腔扩大后，静脉瓣膜对合不良，导致血液反流，静脉压增高。患者可出现进行性加重的下肢浅静脉扩张、隆起和迂曲，尤以小腿内侧最为明显。患者可出现软组织水肿、疼痛、浅静脉曲张、皮肤增厚、色素沉着、湿疹和溃疡。

（二）超声表现

下肢静脉瓣膜功能的超声评价应采用站立位，如患者不能取站立位，可采用头高足低仰卧位（30°～45°）。

1. 二维超声 静脉管腔常增宽，管壁内膜光滑，管腔内为无回声，探头加压后管腔能被压瘪。大多数下肢静脉瓣膜超声难以显示，有的患者二维超声可观察到粗大静脉或浅静脉的瓣膜关闭不全（图 13-3-14A），或可见瓣膜不对称、瓣膜增厚甚至缺如。

2. 彩色多普勒超声 静脉管腔内血流充盈良好，回心血流与正常静脉无明显不同。挤压远端肢体放松后，可见病变段静脉瓣膜处显示线样或束状反向血流信号（图 13-3-14B），其持续时间的长短与瓣膜功能不全的程度相关。

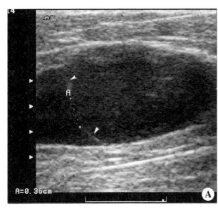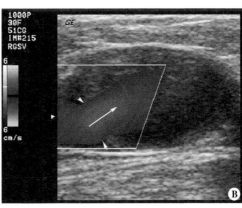

图 13-3-14 大隐静脉瓣膜关闭不全声像图

A. 箭头指向大隐静脉瓣，Valsalva 试验时可见由于大隐静脉明显扩张而致瓣膜关闭不全，两瓣尖的距离为 0.36 cm；B. 彩色多普勒血流图像显示瓣膜关闭不全所致的反流信号，短箭头指向反流束的宽度，长箭头为血液反流的方向

3. 脉冲多普勒 是静脉瓣膜功能不全的主要诊断依据。反流时间和反流速度是判断下肢静脉瓣膜功能不全最常用的指标。不同部位静脉瓣膜功能不全的诊断标准：下肢浅静脉反流时间大于 0.5s，股静脉和腘静脉反流持续时间超过 1.0s（图 13-3-15），膝以下静脉反流时间超过 0.5s 即可诊断下肢静脉瓣膜功能不全，而穿静脉脉冲多普勒显示反流时间 ≥ 0.35s，一般可诊断瓣膜功能不全（图 13-3-16）。反流时间和反流峰值流速的结合可判断反流程度，反流时间越长，反流峰值流速越大，则反流程度越重。

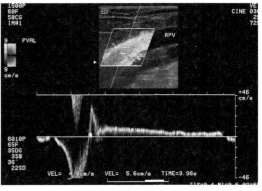

图 13-3-15 腘静脉瓣膜功能不全

基线上方为反流频谱，持续反流时间为 3.96s

（三）鉴别诊断

1. 原发性与继发性下肢深静脉瓣膜功能不全的鉴别 由于两者的病因不同，治疗方法也不尽相同，对其鉴别具有重要的临床意义。若发现静脉腔内有明显的血栓或患者有血栓史，一般认为这种患者发生的瓣膜功能不全是继发性的。但是，深静脉血栓后血流完全或绝大部分再通后所致

瓣膜功能不全与原发性的鉴别却存在一定的困难，然而只要仔细检查，还是可以辨别的。鉴别要点见表 13-3-3。

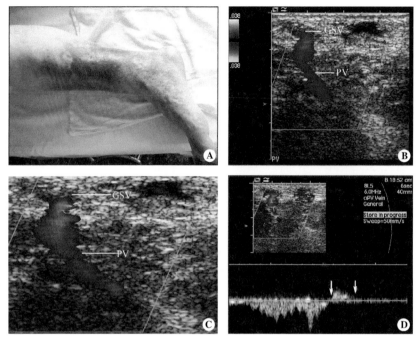

图 13-3-16　小腿远心端 Cockett 穿静脉瓣膜功能不全

A. 小腿远心端可见皮肤溃疡和色素沉着；B. 自然情况下，彩色多普勒超声显示 Cockett 穿静脉为朝向深部的方向正常的血流信号；C. 挤压远端肢体后，彩色多普勒超声显示 Cockett 穿静脉朝向浅表部位的反向血流信号；D. 挤压远端肢体后，脉冲多普勒频谱显示 Cockett 穿静脉的反向血流（基线上方箭头之间频谱），基线下方为正向血流频谱。GSV. 大隐静脉，PV. 穿静脉

表 13-3-3　原发性与继发性下肢深静脉瓣膜功能不全的鉴别要点

项目	原发性下肢深静脉瓣膜功能不全	继发性下肢深静脉瓣膜功能不全
病史	长期站立或强体力劳动者	多有血栓史
浅静脉曲张	局限于下肢	范围广泛、可涉及下腹壁
内膜	光滑	毛糙、增厚
瓣膜	活动正常	增厚、活动僵硬或固定
管腔内血栓	无血栓	可有残存血栓
挤压后管腔改变	消失	血栓处不消失

2. 先天性动静脉瘘　也可出现明显的浅静脉曲张，局部可触及震颤和闻及连续性血管杂音，皮温升高，远端肢体可有发凉等缺血表现。其彩色多普勒超声表现具有特征性，病变部位呈蜂窝样改变，可见散在分布的色彩明亮的五彩镶嵌样血流信号，扩张静脉内探及动脉样血流频谱，供血动脉增宽且其血流频谱为高速低阻型。

3. Klippel-Trenaunay 综合征　为先天性血管畸形，常继发下肢静脉曲张，常累及大腿外侧和后侧，患肢较健侧增粗、增长，且皮肤有大片"葡萄酒色"血管痣，但无动静脉瘘。

▍（四）临床价值

彩色多普勒超声具有无创、简便和重复性好的优点，可进行半定量评价，能够判断反流的部位和程度，大大减少了有创检查方法（静脉压测定和静脉造影）的临床应用，超声能够提供下肢静脉的解剖及功能信息，为临床治疗方案的选择提供重要帮助。

（温朝阳　赵　蕊）

第十四章 肌肉骨关节系统

学习要求

记忆 正常肌肉、肌腱、滑囊、软组织、骨关节及周围神经解剖概要及超声表现；肌肉损伤、肌肉炎性病变、肌腱损伤、肌腱炎及辅助结构炎症、滑囊炎、软组织异物、骨折、骨肿瘤等疾病典型超声表现。

理解 掌握表皮样囊肿、脂肪瘤与脂肪肉瘤、血管瘤、周围神经肿瘤等常见软组织肿块的超声表现及鉴别诊断；周围神经卡压综合征超声表现及临床价值。

运用 掌握类风湿关节炎超声表现鉴别诊断及临床价值，发育性髋关节发育不良Graf分型；外周性周围神经损伤的超声表现及临床价值。

第一节 肌 肉

一、解 剖 概 要

肌细胞即肌纤维，呈长柱状结构，其外面包绕的结缔组织膜称为肌内膜。若干肌纤维聚集成群，形成肌束，被纤维脂肪隔（肌束膜）包裹，肌束进一步汇聚成群，形成整块肌肉，由致密结缔组织包裹形成肌外膜。肌纤维、肌外膜、肌束膜可以汇聚延续成强韧的腱膜组织或直接与肌腱相连。肌肉可能由单一肌腹构成，也可能有多个起点并最终汇聚成一个止点，如肱二头肌。

二、超声检查方法及正常声像图

（一）患者准备

患者无须特殊准备，检查时充分暴露检查部位。

（二）探查体位

总体原则是检查者及患者在检查过程中均应保持合适、舒适的体位。检查不同部位的关节、韧带、肌肉、肌腱所需体位不同。扫查四肢肌肉时，通常使肌肉处于适当紧张状态并结合放松状态综合评估，能更清晰地显示其内部的纤维结构。例如，检查小腿三头肌时，伸直膝关节并背屈踝关节，使三头肌处于紧张状态；检查肩胛下肌时上肢外旋、外展，使其处于紧张位。总之，体位的选择要让相应的肌肉充分暴露并兼顾患者、操作者双方的舒适程度，同时方便随时进行双侧对比扫查。

（三）仪器及检查方法

彩色多普勒超声诊断仪，宽频线阵探头，探头频率一般为 5～12MHz。根据患者体型、扫查肌肉的深度可灵活选择频率更高或更低的探头。

（四）正常声像图

1. 二维超声 肌肉整体呈中低水平回声，内部可见多发强回声分隔，低回声部分对应于肌束，而强回声分隔为肌束膜。肌外膜包绕在整块肌肉周边，与肌肉内的腱膜和肌腱一样，均为强回声结构，肌肉肌腱连接处的形态及长短在不同的肌肉有所不同。短轴切面显示的肌肉外形依据部位不同可呈圆形、椭圆形、凸透镜状或不规则形，低回声的肌束间隔短棒样强回声分隔，排列有序（图 14-1-1A）。长轴切面显示低回声肌束与强回声纤维脂肪隔依次略呈平行状排列，逐渐融合或汇聚至腱膜、肌腱处（图 14-1-1B）。

四肢肌肉的体积、回声与运动状态、年龄均有关。运动员肌肉体积增大，肌束增粗，肌肉整体回声偏低。老年人肌肉体积缩小，肌肉内脂肪组织的沉积和含水量的增加，使肌肉回声增强。

2. 彩色多普勒超声 正常静息状态下肌肉内可见少许血流信号。较大的血管，可以出现一段完整的血管内血流信号分布。

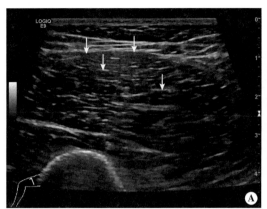 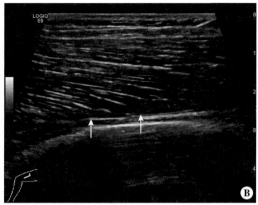

图 14-1-1　大腿中段肌肉正常声像图

A. 短轴切面显示肌肉整体回声强度与皮下脂肪回声相似，周围筋膜及肌内纤维脂肪隔呈强回声（箭头）；B. 长轴切面显示低回声肌束与强回声纤维脂肪隔排列有序，延续至周围腱膜（箭头）

三、肌 肉 损 伤

（一）病理与临床

肌肉损伤按发病原因可分为直接损伤和间接损伤。直接损伤是指外力直接作用于肌肉，导致肌纤维断裂、血肿形成等病理改变。间接损伤以运动伤最常见，多由不恰当或过量的运动负荷所致。少数间接损伤与运动无关，如凝血因子缺乏导致肌肉自发血肿、横纹肌溶解症等。

按发病时间，肌肉损伤又可分为急性损伤和慢性损伤。急性损伤多为运动损伤，最常发生于跨越两个关节的肌肉如半膜肌、半腱肌、股二头肌、腓肠肌及股四头肌等，好发于肌肉、腱膜或肌腱连接处，严重者肌腱附着部可发生骨皮质撕脱骨折。肌肉损伤进入愈合期时，含铁血黄素沉着、纤维组织增生，瘢痕形成引起局部筋膜或肌间隔向中心部回缩，部分可演变为骨化性肌炎。

横纹肌溶解症由多种病因引起，肌肉直接创伤引起者少见，常见于感染，肢体长时间受压，化学药物中毒如海洛因、甲醇、工业用酒精及一氧化碳中毒等。也可见于短期肢体过量运动，如蛙跳、动感单车。30% 的患者因此引起急性肾衰竭，因此及时诊断极为重要。

（二）超声表现

1. 二维超声　肌肉轻度损伤时，受累区以少量出血和水肿为主要病理改变。超声表现为局部肌肉正常的羽状结构消失，回声增强，筋膜回声连续性无中断，其周围可见少许无回声区。损伤进一步加重时，超声显示肌肉回声部分中断，出现低回声裂隙，断端被血肿包绕，轻压探头时肌肉断片可出现异常漂动。肌肉完全撕裂时，断端挛缩，可形成不均质回声"肿物"。肌肉损伤急性期肌肉内形成血肿时，超声表现为均匀低回声团块；数小时后血清、血细胞和纤维蛋白分开，血肿内形成液-液分层；数天后血肿完全液化，此时则显示为均匀无回声，血肿壁呈较高回声，后方可有回声增强，血肿可在数周后逐渐吸收消失。肌肉损伤进入愈合期时，含铁血黄素沉着和纤维组织增生，从而导致断端回声增强，部分病例可演变为骨化性肌炎，表现为原肌肉损伤区的块状强回声伴声影。

对于横纹肌溶解症的患者，病变较轻者肌肉内仅出现局限性回声紊乱，表现为肌纤维模糊或消失，出现低或无回声区；重者则受累肌肉弥漫性肿大，回声明显降低或增高，或在弥漫性低回声中出现多发高回声区。

2. 彩色多普勒超声　受累肌肉内血流信号分布明显增多。

（三）鉴别诊断

结合典型的临床病史、症状及超声表现，肌肉损伤通常容易诊断。但骨化性肌炎需要注意与骨肿瘤相鉴别。骨化性肌炎时原始间质细胞可以酷似纤维肉瘤细胞或横纹肌肉瘤细胞。此时如将病变误认为肿瘤而活检，病理学医师可能会诊断为低分化的骨膜骨肉瘤或皮质旁骨肉瘤。病史及病变动态变化过程有助于两者鉴别，但 40% 的患者无明确外伤史。骨化性肌炎声像图特点为钙化区外缘无异常软组织包绕，钙化区与周围软组织边界清晰，邻近骨皮质无异常，此与骨肿瘤的声像图特点明显不同。

（四）临床价值

高频超声操作简单易行，可对肌肉细微结构进行准确评估，对肌肉损伤、肌肉炎性病变能够明确诊断，并可对肌肉内肿瘤及瘤样病变进行准确定位，初步判断其良恶性，必要时还可引导穿刺活检。

【案例 14-1-1】　女性患者，60 岁，因"发现右侧大腿后方肿物半个月，并逐渐长大"就诊。

体格检查：右侧大腿后方可触及一大小约 2.5cm×2.0cm 的肿物，边界不清，质硬，无压痛，皮肤无红肿。进行超声检查，声像图见图 14-1-2。

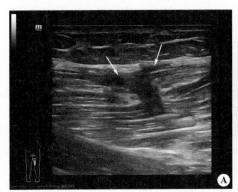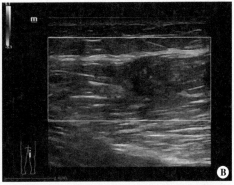

图 14-1-2　右侧大腿后方纵切面
A. 二维超声；B. 彩色多普勒超声

问题：请描述声像图特征并进行初步诊断。

答案与解析：超声于右侧大腿后方"肿物"处探查显示半腱肌局部肌纹理紊乱、连续中断（白色箭头）（图 14-1-2A），断端肌纤维血流信号略丰富（图 14-1-2B），符合肌肉损伤声像图改变。患者否认外伤史，但回忆起半个月前在进行晨练压腿时，由于拉伸过度，右侧大腿后方疼痛。后疼痛虽然逐渐消失，但逐渐出现一"肿物"。因此，该患者初步诊断为肌肉部分肌纤维撕裂。

四、肌肉炎性病变

（一）病理与临床

肌肉炎性病变是一组异质性疾病，包括与自身免疫有关的特发性肌炎及感染性的化脓性肌炎。前者又包括多发性肌炎、皮肌炎及增生性肌炎等。

1. 多发性肌炎　好发于女性，病理上表现为受累肌肉受自身免疫介导的淋巴细胞浸润，肌纤维坏死；临床上，患者出现多发肢体近端肌肉无力，无疼痛，同时伴有血清肌酸激酶升高。

2. 皮肌炎　主要累及肌肉的慢性炎性疾病，易累及面部、胸部及肢体伸侧，表现为皮肤红斑及近端肌肉（肩部、大腿）进行性无力。患者还可以存在体重下降、发热、光敏感等症状。其病因不明，需要综合临床表现、实验室检查、肌电图及肌肉活检进行诊断。

3. 增生性肌炎　是一种罕见的自限性肌肉炎性病变，平均发病年龄为 50 岁，表现为迅速增大的肿块，病理上表现为肌纤维周围的纤维结缔组织增生性炎症，即肌纤维结构本身是正常的，周围被增生的纤维组织、成纤维细胞、嗜碱性巨细胞和炎性细胞包裹分隔。通常，增生性肌炎可自行好转而无须特殊治疗。

4. 化脓性肌炎　是指肌肉的细菌感染，通常累及下肢的较大肌肉，病原菌以金黄色葡萄球菌多见。患者常因糖尿病或 HIV 感染导致免疫力低下而易感。临床表现为发热、局部压痛。

（二）超声表现

1. 多发性肌炎、皮肌炎

（1）二维超声：多无特异性声像图改变，炎症急性期肌肉可因水肿而回声增强。

（2）彩色多普勒超声：受累肌肉内血流信号增多。

2. 增生性肌炎

（1）二维超声：表现为肌肉肿胀，但肌纤维纹理尚正常，肌纤维周边可见线样低回声，呈地图样分布，称"龟壳"征，有时病变内可见钙化。

（2）彩色多普勒超声：病变部位血流信号稀疏。

3. 化脓性肌炎

（1）二维超声：早期表现与多发性肌炎、皮肌炎类似，即受累肌肉因水肿而弥漫性回声增强。病变进一步发展，肌肉内可出现小的片状低回声区，即坏死灶和小片脓肿，脓肿增大，可表现为回声不均的无回声区，内可见细弱点状回声。

（2）彩色多普勒超声：早期病变区血流信号丰富。

（三）鉴别诊断

对于临床怀疑多发性肌炎、皮肌炎、化脓性肌炎的患者，超声可以见到受累肌肉回声增强，但该征象无特异性，需要结合其他临床信息才可以诊断。

当肌肉呈典型龟壳样改变时，可诊断增生性肌炎。如病变内存在钙化，要注意与骨化性肌炎相鉴别。后者可伴有外伤史，且通常周围肌肉无龟壳样改变。有时增生性肌炎超声表现不典型，需要进行穿刺活检才可以与软组织恶性肿瘤相鉴别。

（四）临床价值

高频超声能够清晰显示肌肉内炎性病变的位置及范围。必要时还可引导穿刺活检，或对化脓性肌炎脓肿形成期进行穿刺引流。

【案例 14-1-2】 男性患者，24 岁，无明显诱因出现颈部、上下肢肌无力 1 月余就诊。上肢肌肉超声检查声像图见图 14-1-3。

问题：请描述声像图特征。该患者能否仅凭超声检查获得确切的临床诊断？如果不能，诊断应该依靠哪些检查？

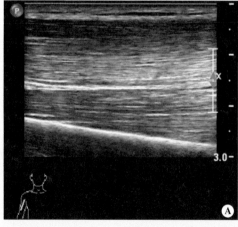
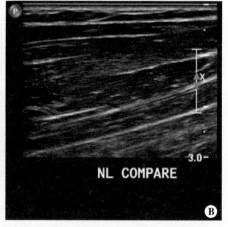

图 14-1-3　肱二头肌长轴二维超声声像图

A. 患者肱二头肌长轴二维超声图像；B. 正常人同一部位对比扫查。NL COMPARE. 正常对照

答案与解析：超声显示患者肱二头肌回声普遍性增强，肌纹理欠清晰，皮肤及皮下脂肪层略肿胀（图 14-1-3A），与正常人声像图差异明显（图 14-1-3B）。尽管超声图像存在明显异常，但仅

凭超声无法做出确切临床诊断。因为各种类型的肌炎，包括横纹肌溶解症，其声像图表现均没有特异性。其诊断应综合临床表现、实验室检查、影像学检查、肌电图及肌肉活检结果。该患者后经穿刺病理及实验室检查确诊为多发性肌炎。

（崔立刚　薛　恒）

第二节　肌　腱

一、解剖概要

肌腱的生理功能是将肌肉收缩产生的力通过止点传递至骨组织，从而产生运动。同时，肌腱通过止点对机体运动时关节和骨骼的牵拉应力起到缓冲作用，以避免或降低损伤的可能。肌腱和肌肉的数量对应关系是多样的，可以是一对一的关系，即一条肌肉的一端通过一条肌腱与骨连接，也可以是多个肌肉共同合成一个肌腱，如跟腱，或一条肌肉分出若干肌腱，如趾长伸肌和踇长伸肌。

多数肌腱周围有腱鞘包绕。腱鞘由两层构成，即外层的纤维层和内层的滑膜层。滑膜层又可进一步分为靠近肌腱的脏层和靠近骨表面的壁层，两者之间有少量滑液，起到保护和润滑作用。

二、超声检查方法及正常声像图

（一）患者准备

患者无须特殊准备，检查时充分暴露检查部位。

（二）探查体位

肌腱处于紧张状态时才能清晰显示其内部线状纤维结构，因此应嘱患者采用相应的体位。同时可动态扫查，包括受检者在主动和被动运动中观察肌腱声像图。例如，观察跟腱时在踝关节背伸和跖屈连续动作下观察其连续性；上臂内旋、外旋时动态观察肱二头肌长头腱是否位于结节间沟内。

（三）仪器和检查方法

仪器和检查方法同本章第一节。

（四）正常声像图

1. 二维超声　长轴切面呈条索样结构，内有多个相互平行的强回声线，之间被纤细低回声区间隔，末段附着于骨组织处，常呈尖锐的鸟嘴样。双侧对称（图 14-2-1A）。短轴切面呈网状结构，可以是圆形（如肱二头肌长头腱）、椭圆形（如跟腱）、扁平形（如髌腱）（图 14-2-1B）或是弧形（如冈上肌腱）。

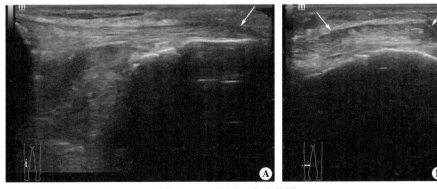

图 14-2-1　髌腱正常声像图

A.髌腱长轴切面，呈条索样结构，内有多个相互平行的强回声线，之间被纤细低回声区间隔。肌腱末段附着于胫骨结节，呈尖锐的鸟嘴样（白色箭头）。B.髌腱短轴切面，呈扁平形网状结构（白色箭头）

2. 彩色多普勒超声 正常肌腱内无血流信号。

三、肌腱损伤

（一）病理与临床

肌腱损伤包括肌腱退行性变，即通常所说的肌腱病（tendinosis）及肌腱撕裂。

1. 肌腱退行性变 通常发生在过度使用的基础上，是一种非炎性过程。指反复负重或偏心性机械应力造成的肌腱微损伤，而胶原束未能及时修复。病理上表现为肌腱胶原纤维破坏、黏液变、黏多糖沉积，肌腱内及肌腱周围出现新生血管。这种退行性变在肌腱血供较少的区域尤为明显。容易出现肌腱退行性变的部位包括冈上肌腱、肱二头肌长头腱及远端肌腱、伸肌总腱、屈肌总腱、髌腱、跟腱、胫骨后肌腱、踇长屈肌腱等。除此之外，支持带压迫、骨赘摩擦、长期使用糖皮质激素或系统性红斑狼疮、痛风、类风湿性关节炎、糖尿病和慢性肾衰竭等系统性疾病也可以导致肌腱退行性变。

2. 肌腱撕裂 肌腱发生退行性变，在此基础上可进一步发生微撕裂、部分撕裂甚至是完全断裂。肌腱病常见临床表现为肌腱肿胀、触痛，活动后加重，同时可伴有腱鞘炎。

（二）超声表现

1. 肌腱退行性变

（1）二维超声：受累肌腱出现局灶性或弥漫性肿胀，回声降低，条索样强回声结构消失。

（2）彩色多普勒超声：受累腱体内可探及血流信号，通常症状越重血流信号越丰富。

2. 肌腱撕裂

（1）二维超声：肌腱病与肌腱微撕裂常同时出现，均表现为肌腱回声不均匀减低。它们由于是同一疾病的连续过程，无须进行严格区分。但当出现较为明显的肌腱部分撕裂时则应该提示。肌腱撕裂声像图表现为肌腱内见裂隙状低回声，可延伸至肌腱表面。撕裂既可以发生在肌腱长轴，即与肌腱纤维走行一致，也可以与肌腱垂直走行。当肌腱发生完全撕裂时，肌腱断端挛缩，回声增强，形成血肿时，可有相应声像图表现。

（2）彩色多普勒超声：肌腱撕裂断端由于炎症反应往往血流信号增多。

（三）鉴别诊断

结合典型的临床症状、病史及超声声像图表现，肌腱损伤较易诊断。超声检查时应尽量避免各向异性伪像的干扰。

肌腱病伴局部疼痛时需要注意与肌腱炎相鉴别。肌腱病为肌腱的退行性变，而非炎性病变。

（四）临床价值

超声能够准确评估肌腱损伤的程度及范围，是肌腱损伤首选的影像学检查方法。其通过准确区分肌腱病、肌腱部分撕裂和完全撕裂为患者选择合适的治疗方案提供依据。大部分肌腱完全撕裂需要手术治疗，而肌腱病、部分撕裂通常采取保守治疗方法。

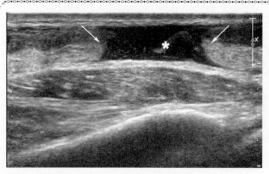

图 14-2-2 右侧小腿远端长轴切面

【案例 14-2-1】 男性患者，28 岁，打羽毛球时起跳救球后突发右侧小腿下方疼痛，于急诊就诊。

体格检查：右侧跟骨上方跟腱处可触凹陷，局部有波动感，踝关节主动背伸障碍，皮肤无红肿。

超声检查声像图见图 14-2-2。

问题：请描述声像图特征并进行初步诊断。

答案与解析：图 14-2-2 显示右侧跟腱连续中断，断端挛缩（白色箭头）并可见撕裂的肌腱纤维（白色星号）漂浮，周围有无回声填充，结合病史，符合外伤所致跟腱完全断裂伴积血声像图表现。故该患者初步诊断为跟腱完全断裂伴积血。

四、肌腱炎及其辅助结构炎症

（一）病理与临床

　　肌腱炎的发生率较肌腱退行性变（即肌腱病）低，多由系统性疾病如类风湿性关节炎、强直性脊柱炎等所致。虽然肌腱炎、肌腱病均可以进行保守治疗（休息、冰敷、非甾体类抗炎药），但肌腱炎治疗效果通常没有肌腱病好，因此往往需要更积极的治疗方法，如应用糖皮质激素甚至是手术治疗。当肌腱周围没有腱鞘时，炎症过程可导致腱周炎，当肌腱周围存在腱鞘时则导致腱鞘炎。腱周炎通常发生于跟腱，患者在重度肌腱病的基础上发生病情的加重，表现为跟腱周围弥漫性不适、肿胀及疼痛。腱鞘炎可继发于反复微创伤（如反复劳损、骨赘摩擦）、感染或关节炎。

（二）超声表现

　　肌腱炎的超声表现取决于受累肌腱，肌腱的回声变化与肌腱病相似。

　　1. 腱周炎

　　（1）二维超声：通常发生于跟腱，超声表现为跟腱周围软组织肿胀、积液，跟腱边缘不规则。

　　（2）彩色多普勒超声：显示跟腱周围组织及包绕的跟腱边缘血流信号增多。

　　2. 腱鞘炎

　　（1）二维超声：急性腱鞘炎表现为腱鞘内液体增多，液体围绕肌腱形成"环征"。根据液体内沉积物的多少，腱鞘内积液可为单纯无回声或伴有絮状低回声。扫查时应注意探头不要过度加压，否则会将腱鞘内液体挤压到旁边，造成假阴性。亚急性或慢性腱鞘炎时，在腱鞘积液的同时可见腱鞘增厚。如腱鞘在韧带或滑车深方反复摩擦、卡压，可造成狭窄性腱鞘炎。患者主动或被动运动时动态超声显示肌腱活动受限。

　　化脓性腱鞘炎时，腱鞘内液性无回声区内可出现低回声沉积物，其浅方皮下软组织层增厚。

　　（2）彩色多普勒超声：腱鞘及腱鞘周围组织，腱鞘包绕的肌腱边缘血流信号增多。

　　3. 血管翳

　　（1）二维超声：风湿免疫相关疾病，如类风湿性关节炎、强直性脊柱炎等，腱鞘壁上可出现低回声的绒毛状、结节状滑膜增生，即血管翳。最常累及的肌腱为腕关节周围的伸肌腱、屈肌腱（尤其是桡侧腕长伸肌）及胫骨后肌腱。

　　（2）彩色多普勒超声：血管翳上常可探及血流信号，其丰富程度与病情活动度呈正相关。

（三）鉴别诊断

　　超声可清晰显示肌腱、腱周组织、腱鞘内积液及腱鞘增厚、滑膜增生。但超声对病因的诊断往往需要结合病史及相应实验室检查才可确立。当腱鞘内积液为低回声时，与腱鞘内滑膜增生不易区分。此时可通过加压进行鉴别：液体可因挤压移位，而滑膜增生不可挤压。同时，彩色多普勒超声显示液体无血流信号，而增生滑膜可有血流信号。

（四）临床价值

　　超声能够准确诊断肌腱炎并评估其程度及范围，是肌腱炎首选的影像学检查方法。彩色多普勒超声能够显示增生滑膜的充血程度，从而反映病情活动度，进而指导治疗，这对于以病情迁延、缓解与发作反复交替的风湿免疫系统疾病尤为重要。此外，还可以在超声引导下进行腱鞘内积液抽吸、增生滑膜活检，从而获得病原学或病理学诊断。

　　【案例14-2-2】 女性患者，30岁，双手掌指关节、近端指间关节晨僵、肿胀伴疼痛2月余，右侧跖趾关节疼痛1月余。

　　实验室检查：血清抗环瓜氨酸肽抗体阳性，红细胞沉降率42mm/h升高。

　　临床拟诊类风湿性关节炎。超声检查声像图见图14-2-3。

　　问题：请描述声像图特征并进行初步诊断。

答案与解析: 图 14-2-3A 显示右手第 3 指屈肌腱周围可见低回声,为增生的滑膜组织,图 14-2-3B 彩色多普勒超声显示低回声内见丰富血流信号,提示滑膜增生并充血。图 14-2-3C 和图 14-2-3D 显示右足第 2 跖趾关节也可见滑膜增生并充血。上述表现符合类风湿性关节炎多发小关节受累,形成血管翳。

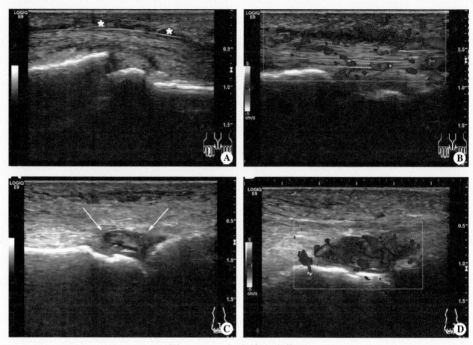

图 14-2-3 超声检查声像图

A 和 B. 右手第 3 指屈肌腱长轴切面二维超声及彩色多普勒超声声像图;C 和 D. 右足第 2 跖趾关节长轴切面二维超声及彩色多普勒超声声像图

（崔立刚　薛　恒）

第三节　滑　囊

一、解剖概要

滑囊是关节周围的重要辅助结构之一,人体有超过 150 个滑囊,不仅数量众多,而且解剖位置各异。正常情况下,滑囊内所含液体极少,是一个潜在的腔隙,类似于胸膜腔,其作用是减少关节周围骨与肌肉和（或）肌腱之间的摩擦。根据滑囊与邻近关节腔的关系,可将其分为相通性滑囊（如髌上囊）和非相通性滑囊（如髌下浅囊）,后者更为常见。根据滑囊所处的深度,又可将其分为皮下浅囊和深部滑囊。

二、超声检查方法及正常声像图

（一）患者准备

患者无须特殊准备,检查时充分暴露检查部位。

（二）探查体位

扫查不同滑囊所采取的体位不同。例如,扫查肩关节的肩峰下-三角肌下滑囊时,通常采用与显示冈上肌长轴切面一致的体位,即上肢置于身后,屈肘,手掌贴在髂后上棘。此时于冈上肌与三角肌之间的细条状低回声即为肩峰下-三角肌下滑囊。扫查尺骨鹰嘴滑囊时,患者屈肘,手掌向下平撑于检查床上，探头纵切至于体表凸起的尺骨鹰嘴表面，寻找皮下潜在的尺骨鹰嘴滑囊。

（三）仪器与检查方法

仪器调节同本章第一节。对于滑囊的超声检查，首先应明确其解剖位置及组织层次，通常以深方的骨性标志和（或）其浅方的肌肉、韧带作为参照物。同时，还应了解所要扫查的滑囊是否与关节相交通。

（四）正常声像图

很多滑囊在生理状态下仅为一潜在腔隙（如正常的尺骨鹰嘴滑囊、髌前滑囊、跟骨前滑囊及鹅足滑囊），以目前超声及其他影像学的分辨率尚不能够显示这些滑囊。当超声检查显示这些部位滑囊内存在液体时，即可认为是病理性的滑囊炎。

值得注意的是：有一部分滑囊在生理情况下可以含有少量液体，与周围组织界面形成良好的对比。高频超声可以显示这些滑囊的结构形态，为薄层的无回声区。生理情况下能够显示的滑囊有肩峰下-三角肌下滑囊、髌上囊、髌下深囊、Baker滑囊（腓肠肌内侧头-半膜肌滑囊）等。

三、滑 囊 炎

（一）病理与临床

当反复的机械应力、摩擦力作用于肌腱近止点处时，作为缓冲摩擦重要结构的滑囊即可出现炎症，表现为其内液体增多，可伴有囊壁滑膜增生。其他造成滑囊炎的原因包括创伤（急性钝性损伤）、系统性疾病（类风湿性关节炎、血清阴性脊柱关节病、痛风等）。除了创伤性滑囊炎外，大部分患者起病隐匿，表现为局部疼痛，伴或不伴局部肿块，当去除相关病因（如过度使用）后症状可缓解。

容易发生滑囊炎的滑囊及解剖部位包括肩峰下-三角肌下滑囊（肩袖肌腱表面的大滑囊，当冈上、冈下肌腱全层撕裂时该滑囊即可与肩关节相通）、尺骨鹰嘴滑囊（肘关节后方，鹰嘴及肱三头肌远端表面）、坐骨结节滑囊（坐骨结节与臀大肌之间）、髂腰肌滑囊（髂腰肌与髋关节前方）、大转子滑囊（髋关节外侧，臀中肌、臀小肌止于股骨大转子处）、鹅足滑囊（膝关节下外侧）、髌前滑囊（膝关节髌骨前方）、髌下滑囊（髌腱远端浅方及深方）、跟骨后滑囊（位于跟骨与跟腱之间）及臀部的滑囊（坐骨结节滑囊炎）等。

（二）超声表现

1. 二维超声　典型滑囊炎表现为滑囊部位出现充满液体的囊性病变，可伴有囊壁增厚、分隔及低回声沉积物。急性滑囊炎时，囊壁通常较薄，囊内液体为无回声，周围软组织可有肿胀、充血表现。慢性滑囊炎时，囊壁较厚，且伴有滑膜增生，囊内液体由于沉积物较多可呈低回声。

2. 彩色多普勒超声　显示滑囊壁，增厚的滑膜及滑膜周围组织血流信号增加。

（三）鉴别诊断

慢性滑囊炎时，滑囊壁较厚，且伴有滑膜增生，囊内液体由于沉积物较多可呈低回声，此时需要与脓肿或其他软组织病变相鉴别。熟悉常见滑囊的解剖部位，结合患者病史有助于鉴别诊断。

（四）临床价值

超声是诊断滑囊炎的首选影像学方法。超声引导下滑囊内液体抽吸有助于明确病因（如在偏光显微镜下寻找尿酸盐晶体可诊断痛风性滑囊炎；滑囊炎内液体进行实验室检查可诊断化脓性滑囊炎并帮助选择敏感抗生素），同时对于非化脓性滑囊炎，向滑囊内注射激素及长效局部麻醉药是缓解症状的有效方法。

【案例14-3-1】 男性患者，26岁，因"右肘关节后方无痛性肿块2周"（图14-3-1A）就诊。

体格检查：右肘关节后方皮下肿物，质硬，活动度差，边界清楚，无压痛。既往痛风病史。

超声检查声像图见图14-3-1B、图14-3-1C。

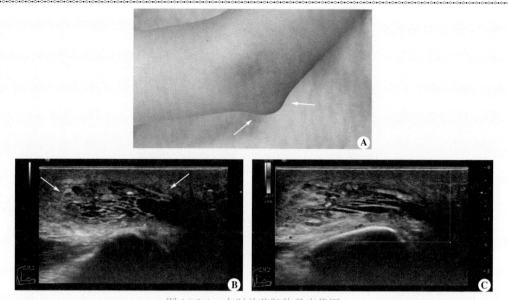

图 14-3-1　右肘关节肿物及声像图

A. 右肘关节后方肿物（箭头）；B. 纵切面二维超声声像图（箭头所示为病变部位）；C. 彩色多普勒超声声像图

问题： 请描述声像图特征并进行初步诊断。

答案与解析： 声像图特征为肘关节后方肿物处皮下可见一囊实性团块回声，边界欠清，周边软组织肿胀（图 14-3-1B 箭头），彩色多普勒超声显示滑囊壁及内部条索上血流信号丰富（图 14-3-1C），结合典型发病部位，符合尺骨鹰嘴滑囊炎声像图表现。声像图显示团块内有点状强回声，结合患者痛风病史，考虑该患者尺骨鹰嘴滑囊炎为痛风所致。

（崔立刚　薛　恒）

第四节　软　组　织

一、解剖概要

　　软组织指体内非上皮性的骨外组织结构的总称，但不包括各器官的支持组织和造血 / 淋巴组织，包含纤维组织、脂肪组织、骨骼肌、血管和淋巴管及外周神经系统。软组织多源于中胚层，仅外周神经由神经外胚层发育而成。

　　纤维组织分布广泛，由细胞、纤维和基质构成，根据功能结构不同可分为疏松纤维结缔组织和致密纤维结缔组织。前者基质较多，结构疏松，又称蜂窝组织；后者纤维成分丰富，排列紧密构成肌腱、腱膜、韧带、真皮层。脂肪组织是一种以脂肪细胞为主要成分的结缔组织，也可分为两类。①白色脂肪：主要分布于皮下组织内，是体内的能量储存库。②棕色脂肪：局限于肩胛间区、颈部、纵隔、肾周等部位，主要功能是产生热量。骨骼肌分布于头颈、躯干和四肢，借助于肌腱附着于骨骼上，周围包裹结缔组织，已于前述。

二、超声检查方法及正常声像图

（一）患者准备

　　患者无须特殊准备，检查时充分暴露检查部位。

（二）探查体位

　　总体原则是检查者及患者在检查过程中均应保持合适、舒适的体位。检查不同部位软组织病变所需体位不同。

（三）仪器与检查方法

软组织肿物位置表浅，一般使用高频线阵探头，频率≥ 7.5MHz。有时肿物过于表浅，探头频率应选用 14MHz 或更高，甚至通过涂布大量耦合剂或垫导声垫来减少近场伪像，使浅表肿物位于声束聚焦区。某些情况下，肿物位置较深或体积较大，为明确肿物边界及范围，可选用 5MHz 凸阵探头。

进行超声检查时，可先触诊获得病变位置和深度的初步印象，以便更准确地选择适当的探头频率和扫查条件。软组织病变的超声检查除要求多切面观察病变结构外，更重要的是要强调对比扫查和动态扫查。对比扫查即病变与周围正常区域比较，病变侧与健侧比较；动态扫查包括探头加压观察病变的可压缩性，改变肢体位置观察病变的变化及连续动态观察病变与周围正常组织的延续性。

软组织超声检查中应特别注意判断病变的局部解剖位置关系。对于软组织占位性病变，多具有相似的声像图表现，需要根据其解剖位置来明确诊断。

（四）正常声像图

软组织涵盖范围广泛，自皮肤深方与骨之间均为软组织结构。人体皮肤由表皮及真皮组成，不同部位皮肤厚度不同，平均厚 1.5 ～ 4.0mm，20MHz 以上的超高频探头可以分辨表皮与真皮，但目前临床应用的高频探头不能分辨两者，声像图表现为均匀一致的高回声。

皮下组织也称皮下脂肪或浅筋膜，由含有脂肪的疏松结缔组织构成，可将皮肤连接于深筋膜或骨。皮下组织的厚度随脂肪含量的不同而不同。声像图表现为较均匀的低回声，内部可见网状分布的线样强回声，代表结缔组织分隔。分隔走行大部分与皮肤平行或略倾斜。轻置探头，被压瘪的皮下浅静脉可被显示，呈位于分隔内的椭圆形或长条形无回声结构。探头频率足够高（> 12MHz）时，可见浅静脉旁的细小皮下神经断面结构，呈筛网状表现。正常情况下，结缔组织分隔内的淋巴管不能被显示。

三、软组织肿物

（一）病理与临床

本节将按照病变层次由浅入深逐一介绍常见软组织占位性病变。

1. 表皮样囊肿　是角质囊肿最常见的类型，为表皮进入皮下生成而形成的囊肿，多见于易受外伤或摩擦的部位，如臀部、肘部、胫前、注射部位。囊肿壁由角化上皮组成，囊内为脱落软化的上皮角质形成的层状角化物，呈豆腐渣样外观。病变可单发，偶或多发。临床表现为病变部位出现一个或多个柔软或较为坚硬的类圆形肿物，大小不等，小者如豆粒，大者直径可达 7 ～ 8cm，表面常与皮肤粘连，基底可推动。囊肿可位于皮肤下，也可突出皮肤表面，形成局部隆起，表面可见皮脂腺开口的小黑点，挤压时有少许白色粉状物被挤出。囊肿可存在多年而没有自觉症状。因囊肿开口于皮肤表面，易发生感染。

2. 藏毛窦囊肿　是形成于软组织内的慢性窦道或囊肿，多发生于骶尾臀间沟。该病临床少见，发病率约为 0.7%，16 ～ 25 岁为发病高峰年龄。男性、肥胖、家族史等是该病发病危险因素。关于其发病机制尚有争论：先天致病学说认为在胚胎发育过程中，该病由内外胚层的不完全分离致病，后天致病学说认为该病是一种获得性病变，源于毛发刺入皮肤后引起的异物性炎症反应。其病理表现包括原发管道、窦腔、次发管道及毛发。该病临床表现多样，可表现为无症状皮下囊肿、急性脓肿、慢性炎性窦道等。该病多间断发作、慢性迁延，局部可形成多个窦道外口。病程长者有恶变风险，可恶变为鳞状细胞癌。

3. 钙化性上皮瘤　又称毛母质瘤，发病率占皮肤肿瘤的 0.5‰ ～ 1.6‰，约 40% 发生于头颈部，生长缓慢。该病任何年龄均可发病，但好发于青少年，女性稍多见。大体标本显示病灶周围覆以纤维脂肪组织，切面呈实性灰白色"豆渣"状，部分瘤组织内有钙化和（或）骨化。钙化上皮瘤起源于毛发基质，发生位置位于真皮下，与皮肤层关系密切。患者一般无自觉症状，少数有压痛感。

4. 脂肪瘤与脂肪肉瘤

（1）脂肪瘤：是最常见的软组织肿瘤，多位于皮下脂肪层内，部分病例位置较深，源于深筋膜、肌间隙及肌肉内部，体积通常较大。浅表脂肪瘤占全部软组织肿瘤的 16% ~ 50%，质地柔软，易于推动，体积很少超过 5cm。该病好发部位为上背部、颈部、肩部、腹壁和四肢远端。大多数患者无明显自觉症状。

（2）脂肪肉瘤：在所有软组织肉瘤中居第二位，好发于 50 ~ 70 岁男性。病理类型可分为高分化型、黏液型、圆细胞型、多形型和去分化型。发病部位除四肢肌肉和肌间隙外，尚见于腹膜后。临床表现为无痛性肿块，病程较长，肿块可非常巨大，晚期可出现压迫症状。

5. 血管瘤与血管球瘤
病理上根据有无增殖活性的内皮细胞，将血管源性的肿瘤分为血管瘤和血管畸形。前者往往在快速增长期后进入一个稳定阶段甚至最终自行退化，毛细血管瘤即为此类；后者则在出生时即存在，并随身体发育而生长，但不存在细胞增殖，没有最后的退化改变，包括海绵状血管瘤、蔓状血管瘤及动静脉畸形。

血管瘤占良性软组织肿瘤的 17% 左右，可发生在皮肤、皮下组织、肌肉层甚至累及骨骼。病变可局限分布，存在包膜；也可广泛生长，与周围正常组织交错排列。存在动静脉畸形者，由于患侧血流灌注异常，往往合并双侧肢体发育不平衡。某些动静脉畸形还和一些综合征相关，如 Kasabach-Merrit 综合征、Klippel-Trenaunay-Weber 综合征等。

发生于四肢软组织内的血管瘤以海绵状血管瘤多见，位置表浅累及皮肤者，局部软组织可见明显肿胀，皮肤呈现深浅不同的蓝紫色。位置深者体表无明显变化，主要表现为局部软组织肿胀，但无红肿热痛等炎性表现。肌间血管瘤最常见发生于股四头肌和小腿三头肌。

血管球瘤起源于小动脉-静脉吻合处的神经肌动脉球即血管球组织。血管球最常见分布部位为甲床下或掌侧指尖，内含大量神经末梢，感受机体刺激后可调节动静脉吻合的开放，以调整局部温度。血管球瘤是一种良性肿瘤，除甲床和手指外，也可见于筋膜、肌腱、关节囊、肌肉、骨膜和骨内甚至内脏。典型临床表现为瘤体受压或冷刺激后，引起阵发性疼痛。除血管球瘤外，其他受压后诱发疼痛或合并自发性疼痛的软组织肿瘤还包括血管平滑肌瘤、创伤性神经瘤、小汗腺螺旋管腺瘤及血管脂肪瘤等。

6. 弹力纤维瘤
较少见，病变由大量增生肥大的弹力纤维组成，多由反复创伤或摩擦造成弹力组织增生退变所致。其生长速度缓慢，目前尚无恶变报道。该病好发于 50 岁以上老年人，女性多于男性。最典型的发病部位是背部肩胛下角区，第 6 ~ 8 肋水平，在前锯肌、背阔肌和菱形肌的深层，与胸壁紧密粘连。该病多为单侧发病，也可双侧发病。

7. 滑膜囊肿与腱鞘囊肿
是手、腕、踝、膝部最常见的肿物，贴附于关节、肌腱旁。囊内含有胶冻状、黏液样稠厚液体。病因尚不清楚，可能与关节腔内压力增高有关，关节滑膜自关节囊薄弱点向关节外疝出，形成与关节相通的滑膜囊肿，囊壁为连续的滑膜细胞。随着滑膜囊肿不断增大，囊内压力增加，囊肿逐渐向软组织内延伸，与关节相连的通道中断。在囊内压力影响下，囊壁由不连续的扁平细胞组成，而非真正的滑膜上皮。滑膜囊肿在向组织扩展的过程中往往沿组织内既有管道延伸，如肌腱、神经、血管等，形成所谓的腱鞘囊肿。

（二）超声表现

1. 表皮样囊肿

（1）二维超声：表现为边界清晰的圆形或椭圆形低回声病变，边界清晰，与表皮层联系紧密，局部真皮层变薄甚至缺如，内部呈洋葱皮样特征，也可呈现较均匀的中低回声，内部散在不规则的线状无回声裂隙，探头加压内部可见流动征象。体积较大者可合并破裂及感染，此时病灶边界不清，周边组织水肿增厚，回声增强。

（2）彩色多普勒超声：低回声区内无血流信号。合并感染时周边组织可见血流信号。

2. 藏毛窦囊肿

（1）二维超声：表现为紧邻皮下混合回声团块，多可见窦道开口于皮肤。随着病程迁延，窦道数目逐渐增多，慢性发病者多存在较多窦道。炎症不同时期团块回声表现多样，可表现为以含液性无回声为主的混合回声包块或以实性成分为主的混合回声团块。团块内见线样强回声，即毛发结构，此为藏毛窦特征性声像图表现。

（2）彩色多普勒超声：除非合并破裂，感染继发炎症改变，否则，囊肿内部及周边无血流信号分布。

3. 钙化性上皮瘤

（1）二维超声：表现为边界清晰的圆形或椭圆形团块，内部回声欠均匀，以低回声为主，多数直径 < 3cm，与皮肤关系密切，其浅层皮肤常明显变薄。约85% 病例团块内可见钙化强回声，呈点状、斑片状分布，为该病典型的声像图特征。

（2）彩色多普勒超声：团块内可见丰富血流信号。

4. 脂肪瘤与脂肪肉瘤

（1）脂肪瘤

1）二维超声：表现为皮下脂肪层内见实性结节，质地软，可压缩，边界清晰，呈圆形或椭圆形，由于瘤体内结缔组织、脂肪、水等成分的构成不同，以及存在一些变异类型如血管脂肪瘤、纤维脂肪瘤等，导致其内部回声多变。典型脂肪瘤为低回声或等回声，内部可见多发的条索样强回声，长短不一，长轴与皮肤平行。

2）彩色多普勒超声：结节内一般无血流信号分布。

（2）脂肪肉瘤

1）二维超声：瘤体多巨大（当超过 5cm 时就应怀疑脂肪肉瘤的可能），呈椭圆形或分叶状，内部回声与脂肪瘤类似。黏液型脂肪肉瘤多呈较均匀的低回声团块，后方回声增强。多形细胞型、圆形细胞型及去分化型脂肪肉瘤因瘤体内脂肪成分少，多无特异性的声像图表现，但易侵犯邻近骨和发生转移。

2）彩色多普勒超声：团块内可显示血流信号。

5. 血管瘤与血管球瘤

（1）血管瘤

1）二维超声：表现为软组织内梭形、圆形或卵圆形团块回声，边界清晰或不清晰，内部回声不均匀，以低回声者多见，团块内可见典型的蜂窝状回声。部分病例可见静脉石形成的强回声，可提示诊断。进行血管瘤的超声检查时应注意动态观察：探头加压时瘤体质软易于压缩，由于挤压血窦，窦壁相对密集，声界面增多，瘤体回声增加。增加患侧肢体的静脉压力，如下肢血管瘤时取站立位，此时血窦扩张，瘤体可见明显增大。

2）彩色多普勒超声：不合并动静脉畸形时，由于瘤体内血流缓慢，多无彩色血流信号显示。探头挤压时液体瞬间流动可形成彩色多普勒血流信号，称"加压试验"阳性。

（2）血管球瘤

1）二维超声：表现为甲床下见低回声结节，大小一般为数毫米，边界清晰，深方指骨可呈现受压改变。

2）彩色多普勒超声：瘤体内多显示丰富血流信号。

6. 弹力纤维瘤

（1）二维超声：表现为边界不清，无包膜的团块回声，内部有条索状的高回声和低回声相间，为瘤体内的纤维组织和脂肪组织交替分布所致。

（2）彩色多普勒超声：多无明显血流信号显示。

7. 滑膜囊肿与腱鞘囊肿

（1）二维超声：表现为关节或肌腱附近的囊状无回声区，位于关节附近者形态多不规则，内部可见分隔，仔细观察可见无回声区深方与关节相通。陈旧囊肿内部回声增多，可见粗大的分隔，部分囊肿可类似实性肿物回声。

（2）彩色多普勒超声：囊状无回声区内无血流信号。

（三）鉴别诊断

1. 藏毛窦囊肿　主要需要与肛瘘、肛周脓肿、骶尾部表皮样囊肿相鉴别。鉴别要点如下：①两者均表现为低回声病变及窦道，但肛瘘由瘘管、内外瘘口组成，内瘘向肛门延伸，到达肛管直肠腔内，而藏毛窦囊肿病灶只有外瘘，纵向深度较浅。部分病例可向肛门方向延伸，但窦道末端未与肛管直肠相连。②肛周脓肿是肛管、直肠周围软组织内或其周围间隙内发生急性化脓性感染，并形成脓肿，位于肛管、直肠周围，可见窦道与肛管直肠相通，未破溃或未行手术切开引流，无皮肤瘘口形成。③骶尾部表皮样囊肿紧邻皮肤，囊壁清晰，形态规整，无窦道形成。

2. 钙化性上皮瘤　主要需要与表皮样囊肿、淋巴结等相鉴别。①表皮样囊肿：典型者内部呈洋葱皮样特征，也可呈现较均匀的中低回声，内部散在不规则的线状无回声裂隙，肿块内部及周边无血流信号显示。②淋巴结：位置往往较钙化性上皮瘤深，多有较清晰淋巴结皮髓质结构，可见淋巴门。淋巴结钙化时常可见多发类似病灶，常继发于结核或肿瘤转移，淋巴结液化好发于结核，病变淋巴结体积往往较钙化上皮瘤大。

3. 滑膜囊肿与腱鞘囊肿　主要需要与关节积液相鉴别。滑膜囊肿及腱鞘囊肿质韧，探头加压无变形或仅部分被压缩，此特征有助于两者鉴别。

（四）临床价值

超声能够显示软组织肿物所在的层次、大小及其内部构成、血流信号是否丰富。通过探头加压可以直观感受到浅表肿物的质地，同时超声弹性成像也能够定性、定量反映肿物硬度。因此，超声是诊断软组织肿物的首选影像学方法。对于临床难以判断良恶性的病变，还可进行超声引导下穿刺活检。

【案例 14-4-1】　男性患者，22岁，发现大腿根部肿物5年余（图14-4-1A），无疼痛、肿胀，肿物缓慢增大，遂来就诊。超声检查声像图见图14-4-1B、图14-4-1C。

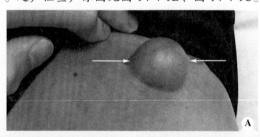

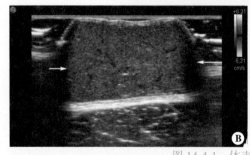
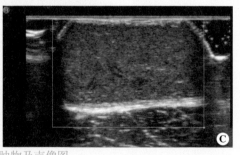

图 14-4-1　体表肿物及声像图

A.体表肿物（箭头）；B和C.超声声像图（箭头指回声增强）

问题：请描述声像图特征并对患者进行初步诊断。

答案与解析：超声声像图特征为肿物处皮肤层内见一异常团块回声，向外隆起，边界欠清晰，内部为等回声，可见裂隙状低回声，后方回声增强（图14-4-1B，箭头）。彩色多普勒超声显示团块内无血流信号显示（图14-4-1C）。符合典型表皮样囊肿声像图表现。后经病理诊断为表皮样囊肿。

四、皮下软组织感染及脓肿

（一）病理与临床

皮下组织感染又称蜂窝织炎，临床较为常见。致病菌主要是溶血性链球菌，其次为金黄色葡萄球菌。炎症可由皮肤或软组织损伤后感染引起。溶血性链球菌引起的蜂窝织炎在链激酶和透明质酸酶的作用下，易于扩散。由葡萄球菌引起的蜂窝织炎，则较容易局限为脓肿。患者常有明显的局部急性炎症表现，即红、肿、热、痛。

（二）超声表现

1. 二维超声　早期蜂窝织炎的声像图表现无特异性，与皮下组织水肿类似，表现为皮下脂肪层增厚，回声增强，病变区和正常组织间逐渐过渡而分界不清。随病情进展，水肿范围逐渐扩大，脂肪层纤维结缔组织分隔内的淋巴管扩张，呈网格状的无回声。蜂窝织炎若未及时治疗，局部可形成脓肿，表现为回声增强的炎症软组织中央区出现不均匀低回声，边界不清，脓肿形成后中心液化坏死，形成无回声或混合性回声，单腔或多腔，壁较厚且内壁不光滑，完全液化时脓肿壁显示清晰。区域引流淋巴结常见反应性肿大。产气菌感染者，脓腔内可见气体强回声伴后方彗星尾征，并可随体位改变而移动。异物感染引起者，脓腔内可见异物强回声，后伴声影，有时可见不规则低回声窦道与皮肤相通。继发于骨髓炎者，脓肿与病骨有炎症窦道相连，并伴相应的骨皮质改变。

2. 彩色多普勒超声　病灶局部血流信号丰富。脓肿形成时，于脓肿周边可见较丰富血流信号。

（三）鉴别诊断

脓肿形成早期呈低回声声像图改变，有时不易与实性肿物鉴别。此时行超声引导下穿刺抽液不但能明确诊断还有利于脓肿的吸收。

（四）临床价值

临床根据局部红、肿、热、痛的表现，诊断皮下软组织感染并不困难。超声检查的作用在于明确诊断、判断炎症侵及范围、有无脓肿形成并可引导穿刺抽吸。

【案例 14-4-2】　男性患者，34 岁，因"发热伴脐部疼痛、红肿"就诊。超声检查声像图见图 14-4-2。

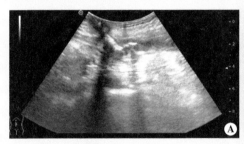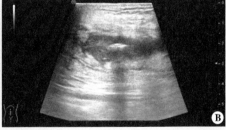

图 14-4-2　脐部二维超声声像图

A. 腹部凸阵低频探头扫查；B. 线阵高频探头扫查

问题：请描述声像图特征并对患者进行初步诊断。

答案与解析：腹部凸阵低频探头扫查显示脐部软组织肿胀明显，回声增高，边界不清。肿胀的软组织中央可见一低回声窦道向深方延伸，内可见气体样强回声，最深处尚未进入腹腔（图 14-4-2A）。线阵高频探头显示肿胀软组织内见扩张的淋巴管回声（图 14-4-2B）。结合患者临床表现，考虑初步诊断为脐炎伴脓肿、窦道形成。超声显示此时尚无明显液性无回声形成，故此时不宜穿刺抽液。

五、软组织异物

（一）病理与临床

几乎所有患者都有明确外伤史，以急性者多见。少数患者异物外伤后可自行排出异物，于外伤后数月局部形成异物肉芽肿或脓肿。金属锐器、玻璃、木刺等是常见异物，手及足是最常见的损伤部位。

（二）超声表现

1. 二维超声　异物显示为大小不等点状、片状或团状强回声，根据超声切面的不同，异物的声像图形状可发生改变。金属、玻璃碎片等异物，后方多出现典型的彗星尾征和模糊声影。合并周围组织出血、渗液、脓肿形成时，周围可出现低至无回声区。慢性肉芽肿形成时表现为低回声结节。

2. 彩色多普勒超声　异物周围组织的继发炎症反应区血流信号增加。如形成脓肿进入慢性期，可无血流信号显示。

（三）鉴别诊断

结合病史及典型声像图表现即可明确诊断，无须鉴别。

（四）临床价值

超声不受异物密度影响，可以显示 X 线检查不能显示的部分异物，已逐渐成为首选检查方法。除可明确诊断外，还可对异物位置进行体表标记，为异物切除术提供重要信息，甚至还可进行超声引导下的异物钳取术。

【案例 14-4-3】　男性患儿，10 岁，2 周前不慎掉入沟中，背部肿胀、疼痛。进行超声检查，并在超声引导下行异物钳取术，具体见图 14-4-3。

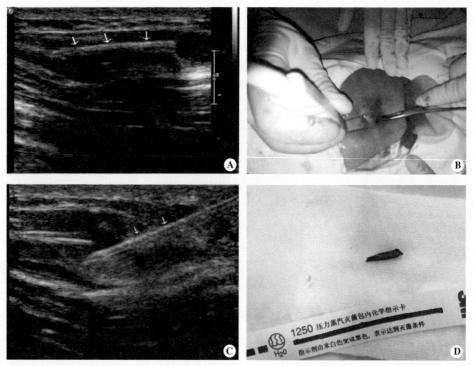

图 14-4-3　超声引导下行异物钳取术

A. 二维超声显示皮下见一线性强回声，后伴弱声影（白色箭头），考虑为异物。与患儿及父母沟通后，决定行超声引导下异物钳取。首先使用超声定位异物位置，在皮肤表面标记异物距离体表最近一端的位置。B. 行局部麻醉后，消毒铺巾。在皮肤表面做一切口，大小 2～3mm，使尖端纤细的蚊式钳能够进入组织，同时异物在取出时不损伤周围组织。C. 探头与蚊式钳、异物的长轴平行，在超声实时的引导下，蚊式钳（白色箭头）靠近异物距离体表最近一端。探头旋转 90°，在短轴切面显示蚊式钳与异物的关系，再做轻微调整。张开蚊式钳，夹住异物后将其缓慢移出。超声确认所有异物均被取出后覆盖敷料。整个过程约 15min。D. 显示取出的异物为一木刺

自我检测

14-4-1. 能够进行肌肉骨骼系统检查的影像学方法包括 X 线、CT、MRI 及超声，超声相对于其他几种方法的优势在哪里？

14-4-2. 当超声医师进行肌肉骨骼超声检查时，应遵循的基本步骤是什么？

14-4-3. 肌骨超声检查类风湿性关节炎患者时需要重点观察哪些方面？具有怎样的临床意义？

（崔立刚　薛　恒）

第五节　骨　关　节

一、解剖概要

根据骨性连接组织的不同和关节活动的差异，可将关节分为动关节和不动关节两类。动关节是指具有明显活动性的关节，包括滑膜关节和联合关节两种，前者有很大的活动性，而后者有一定的活动性，称为微动关节；不动关节指没有活动性或活动性极小的关节，包括纤维性连接、软骨性连接和骨性连接 3 种。

滑膜关节即通常所说的关节，基本结构包括关节面、关节囊和关节腔。关节面上有薄层软骨覆盖，即关节软骨。两骨间通过纤维结缔组织即关节囊连接，关节囊内层衬滑膜，滑膜产生滑液，营养关节内结构和润滑关节。关节腔内充满滑液，其黏弹性使对应关节面在活动时几乎无摩擦。除上述基本结构外，某些关节还有一些辅助结构，如关节盘或半月板、关节唇、滑膜和滑膜皱襞及关节内韧带等，具有维持和加强关节面相互适应、加强关节活动性或稳定性等作用。

二、超声检查方法及正常声像图

（一）患者准备

充分暴露检查区域，关节适当屈曲。

（二）探查体位

根据受检部位不同，患者可取坐位或卧位。根据受检不同关节不同区域的实际情况，适时调整体位和方向。

（三）仪器

常规使用彩色多普勒超声诊断仪。主要使用高频线阵探头，肩部探头频率通常为 5 ～ 12MHz、肘部为 7 ～ 10MHz 及以上、手部为 10 ～ 18MHz、髋部为 5 ～ 12MHz，或使用低频凸阵探头，膝部探头频率为 5 ～ 10MHz、踝部为 7.5MHz 以上。根据患者体型和病灶区域深度适当调整。

（四）检查方法

1. 肩关节　患者取坐位。

（1）肱二头肌长头腱：屈肘 90°，手掌向上，探头置于肱骨大小结节间沟做横切面及纵切面扫查，探头上下移动以显示不同水平肌腱结构。

（2）肩胛下肌腱：屈肘 90°，肘部贴紧胸壁，肩关节外旋位，探头置于肱骨小结节处内侧横切显示肌腱长轴，上下移动探头；探头旋转 90° 显示肌腱短轴。

（3）冈上肌腱：上肢置于身后，屈肘，手掌贴在髂嵴上缘（手放于裤兜位置），探头置于肱骨大结节上缘斜切显示长轴切面，探头旋转 90° 显示短轴切面。结节间沟肱二头肌长头腱短轴切面位置、探头向外后侧移位，也可显示冈上肌腱短轴切面，冈上肌腱位于肱二头肌长头腱外侧（图 14-5-1）。

（4）冈下肌腱及小圆肌腱：受检侧手置于对侧肩，检查者于肩胛骨后触及肩胛冈，探头置于冈下纵切显示冈下肌及下方小圆肌肌腹，探头旋转90°，沿肌腹向外侧追踪，显示冈下肌腱与小圆肌腱长轴，两者均止于肱骨大结节后缘。

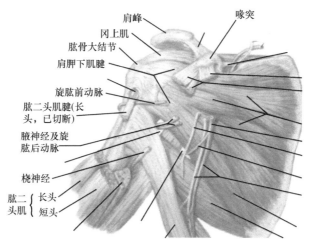

图 14-5-1　肩关节肌腱及肌肉解剖示意图（前面观）

2. 肘关节　患者取坐位。

（1）肘关节前部：肘关节伸直，前臂旋后置于检查台，探头横切及纵切扫查，可显示肱骨滑车、尺骨滑车、肱骨小头、桡骨头、冠突窝、肱二头肌远端肌腱。

（2）肘关节内侧：肘关节伸直或轻度屈曲，手后旋，前臂外翻。探头纵切扫查显示屈肌总腱和尺侧副韧带，肘关节内收、外翻动态观察尺侧副韧带状态。

（3）肘关节外侧：肘略屈曲、前臂内旋或肘伸直对掌位拇指向上。探头纵切可显示伸肌总腱止于肱骨外上髁。桡侧副韧带位于伸肌总腱深方，两者不易区分。

（4）肘关节后方：屈肘90°，手掌向下撑于检查床上。探头纵切可显示肱三头肌腱于尺骨鹰嘴附着处、鹰嘴窝（为肱骨后方分一个浅窝，填充脂肪垫）。尺骨鹰嘴后方皮下有鹰嘴滑囊，正常不显示，滑囊积液扩张时可显示。

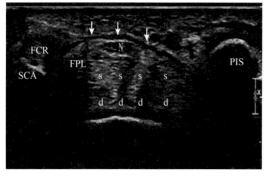

图 14-5-2　正常近端腕管声像图

腕管内含拇长屈肌腱，第2～5指浅、深屈肌腱和正中神经，正中神经位于最浅处。SCA. 舟状骨；PIS. 豌豆骨；FCR. 桡侧腕屈肌腱；FPL. 拇长屈肌腱；s. 第2～5指浅屈肌腱；d. 第2～5指深屈肌腱；N. 正中神经；箭头所示为腕横韧带（↓）

3. 腕关节　患者通常取坐位，也可平卧于检查床，腕部平放于检查台。

（1）掌侧面：手掌向上平放于检查床上，主要检查腕管结构，探头横切显示腕管近端和远端切面。腕管近端屈肌支持带桡侧附着于舟状骨，尺侧附着于豌豆骨；舟骨、月骨、三角骨和豌豆骨构成腕管的骨性底部及侧壁（图14-5-2）。腕管远端屈肌支持带桡侧附着于大多角骨，尺侧附着于钩骨；大多角骨、小多角骨、头状骨、钩骨构成腕管的骨性底部及侧壁。屈肌支持带横断面声像图显示为略呈弧形的薄层低回声带。正中神经在腕管内位置最表浅，紧贴于屈肌支持带深方。正中神经外侧为拇长屈肌腱，正中神经深侧为4条指浅屈肌腱和4条指深屈肌腱，主动或被动屈伸手指时，可见肌腱的实时滑动。腕部掌侧尺神经与尺动脉、尺静脉伴行，走行于尺侧腕屈肌腱的桡侧、腕横韧带浅方的 Guyon 管内。

（2）背侧面：腕关节背侧由伸肌支持带发出分隔，形成6个腔室（骨纤维管道）供不同伸肌腱通过，每个腔室内都有一个腱鞘包绕其内的一个或多个肌腱，由于6个腔室不在同一平面，需要从桡侧至尺侧依次扫查腕部 6 个腔室及腔室内的伸肌腱。

1）第一腔室：内有拇长展肌腱和拇短伸肌腱。腕关节在中立位，手尺侧放于检查床上，探头放置在桡骨茎突表面横断面显示第一腔室，可显示支持带与桡骨茎突之间的拇长展肌腱和拇短伸肌腱的短轴切面，部分患者可显示中心分隔将腔室分为两部分（图 14-5-3）。

2）第二腔室：内有桡侧腕长伸肌腱及桡侧腕短伸肌腱。手掌平放在检查床上，探头放在腕部桡侧，横断面显示桡侧腕长伸肌腱和桡侧腕短伸肌腱，第二腔室位于第一腔室尺侧，位于 Lister 结节的桡侧，Lister 结节显示为桡骨背侧的强回声突起（图 14-5-4）。

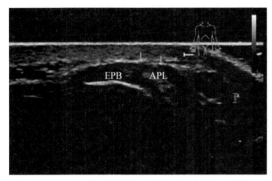
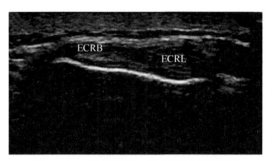

图 14-5-3　腕背部第一腔室横切面声像图
APL. 拇长展肌腱；EPB. 拇短伸肌腱

图 14-5-4　腕背部第二腔室横切面声像图
ECRB. 桡侧腕短伸肌腱；ECRL. 桡侧腕长伸肌腱

3）第三腔室：内有拇长伸肌腱。将手掌平放在检查床上，探头置于桡骨 Lister 结节处，Lister 结节位于第二腔室和第三腔室之间，拇长伸肌腱位于 Lister 结节尺侧。找到拇长伸肌腱后由近端向远侧横断面连续扫查，可见随着拇长伸肌腱向远端走形，自桡侧至尺侧从桡侧腕长伸肌腱和桡侧腕短伸肌腱浅处跨过（图 14-5-5）。

4）第四腔室及第五腔室：常规一起检查，第四腔室内有指伸肌腱及示指固有伸肌腱，第五腔室内有小指伸肌腱。将手掌平放在检查床上，探头横断放置在腕背部中间位置，观察第四腔室及第五腔室，可令患者交替屈伸每一手指，检查者固定其他手指动态扫查，有利于区分不同肌腱（图 14-5-6）。

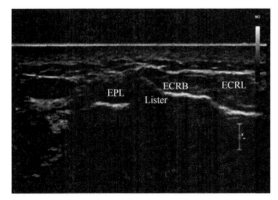
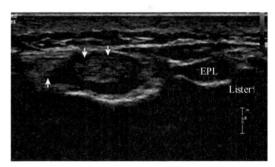

图 14-5-5　腕背部第三腔室横切面声像图
显示拇长伸肌腱及 Lister 结节。EPL. 拇长伸肌腱；ECRB. 桡侧腕短伸肌腱；ECRL. 桡侧腕长伸肌腱

图 14-5-6　腕背部第四腔室及第五腔室横切面声像图
EPL. 拇长伸肌腱；指伸肌腱（↓↓）；小指伸肌腱（↑）；Lister. Lister 结节

5）第六腔室：内有尺侧腕伸肌腱。手侧放，腕关节轻度向桡侧偏斜，尺侧向上，探头置于尺骨茎突，显示尺侧腕伸肌腱位于尺骨远端后内侧浅凹处。

4. 髋关节

（1）髋关节前区：患者取仰卧位，大腿轻度外旋。主要检查结构包括髋关节、前侧隐窝、髋臼前上盂唇、髂腰肌及肌腱、髂腰肌滑囊、股直肌和缝匠肌起点、股血管及股神经、股外侧皮神经。探头平行于股骨颈长轴、斜矢状位扫查，可显示前侧隐窝、股骨头、前上盂唇。关节腔和股骨头表面为髂腰肌肌腹，后内侧可见高回声髂腰肌肌腱覆盖于髂耻隆起处上方，止于小转子。髂腰肌滑囊位于髂腰肌肌腱与髋关节囊之间，病理情况下可见滑囊扩张积液。探头于髂前上棘处探查显示缝匠肌起点，斜向内下走行。于髂前下棘处探查可显示股直肌起点，直头起自髂前下棘，斜头起自髋臼顶外侧。髂腰肌肌腱内侧由外向内依次可探查股神经、股动脉、股静脉。股外侧皮神经来自腰丛（$L_2 \sim L_3$），髂前上棘水平内侧 1 ～ 2cm，经腹股沟韧带深方，向下至股部。

（2）髋关节内侧区：患者大腿外展外旋，屈髋屈膝。探头置于股骨干前内侧，向上移动探头见骨性隆起即小转子，可见髂腰肌腱止点。探头横切股血管内侧为耻骨肌，再向内为 3 层肌肉，浅层偏外为长收肌、偏内为股薄肌，中间层为短收肌，深层为大收肌，探头沿长轴切面向上达耻骨，即收肌起点。

（3）髋关节外侧区：患者取侧卧位，受检侧朝上。探查股骨大转子处肌腱及周围滑囊。探头横切于大转子，可见强回声骨面。臀小肌附着于大转子前侧，臀中肌附着于大转子后侧。转动探头沿肌腱长轴检查。阔筋膜张肌位于臀中肌、大转子的浅方偏内侧。

（4）髋关节后侧区：患者取俯卧位，腿膝伸直位。探查腘绳肌腱、坐骨神经及坐骨结节滑囊。探头置于坐骨结节，显示为强回声骨性结构，偏外侧为腘绳肌腱，由股二头肌长头腱、半腱肌腱、半膜肌腱组成，短轴切面向下追踪探查可见股二头肌长头腱-半腱肌腱形成的联合腱、半膜肌腱及坐骨神经，深方见大收肌。

5. 膝关节

（1）膝关节前区：患者取坐位，轻度屈曲。探查股四头肌腱、髌上囊、髌腱、髌前部滑囊。以髌骨为标志，探头纵切置于髌骨上端显示股四头肌腱长轴切面，旋转探头可探查横切面。股四头肌腱深方为髌上囊，衬以股四头肌腱后脂肪垫与股骨前脂肪垫。膝关节屈曲30° ～ 45° 有利于观察髌上囊及两侧隐窝积液及关节囊内病变。探头置于髌骨下方可纵切、横切探查髌腱情况。髌前部滑囊包括髌前滑囊、髌下浅囊、髌下深囊，髌前滑囊、髌下浅囊正常情况不显示，髌下深囊正常情况可见少量液体。膝关节完全屈曲时观察股骨滑车软骨与部分前交叉韧带，探头横切置于髌骨近侧显示股骨滑车软骨，为边界清楚的极低回声带；探头置于髌下内下至外上斜切显示前交叉韧带的中远段，由于各向异性伪像显示为带状低回声（图 14-5-7、图 14-5-8）。

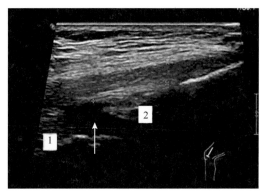

图 14-5-7　膝关节前区，髌上纵切声像图
白箭头指示髌上囊积液，与关节腔相通。1. 股骨前脂肪垫；2. 股四头肌腱后脂肪垫

（2）膝关节内侧区：患者取仰卧位，小腿外旋或侧卧位膝关节伸直。探查膝内侧副韧带、内侧半月板、鹅足腱。探头冠状置于膝内侧显示内侧副韧带长轴，为中高回声条带，浅层较长起于股骨收肌结节前下方及股骨内上髁，向下分为 3 部分，分别止于胫骨内侧髁前内侧、内侧、后部及关节囊；深层较短，构成关节囊的一部。半月板位于股骨与胫骨间，纵切呈三角形高回声。鹅足腱由缝匠肌、股薄肌、半腱肌的肌腱共同组成，附着于胫骨结节内侧，位于内侧副韧带浅层，内侧副韧带长轴切面上显示为椭圆形断面，探头向后旋转 45° 后可显示鹅足腱长轴（图 14-5-9）。

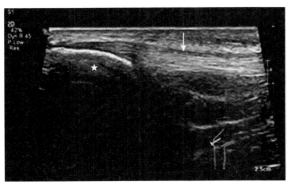
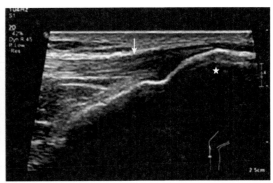

图 14-5-8　髌腱声像图

白箭头指示髌腱。左图髌骨附着点，强回声为髌骨（☆）；右图胫骨结节附着点，强回声为胫骨近端（☆）

（3）膝关节外侧区：患者膝关节伸直内旋或侧卧、膝关节外侧朝上。探查髂胫束、腘肌腱起点、膝外侧副韧带和股二头肌腱。探头置于胫骨外上髁结节，纵切可显示髂胫束。探头置于腓骨头显示 "V" 字形排列外侧副韧带与股二头肌腱，外侧副韧带偏前，股二头肌腱偏后。腘肌腱止点位于股骨外上髁下方的骨性凹陷，即腘肌腱沟处。

（4）膝关节后区：患者取俯卧位。探查腘动静脉、胫神经、腓肠肌内外侧头、半膜肌腱、半月板后角、后交叉韧带。半膜肌腱附着于胫骨内侧髁后方。探头矢状位可探及半膜肌腱长轴，冠状位时探头

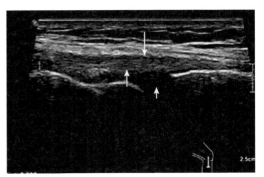

图 14-5-9　膝关节内侧区声像图

内侧副韧带（长箭头），内侧半月板（短箭头）

位于膝关节后侧的内 1/3，可见胫骨表面凹陷的半膜肌腱沟。上方可显示三角形高回声半月板后角。探头置于腘窝中线纵切，显示股骨远端后部及胫骨近端，探头近端向内侧旋转 30°，即外下至内上方向，显示低回声带状结构，即后交叉韧带。

6.踝关节

（1）踝关节前区：患者足平放于检查床，探头横断扫查，自内向外侧依次显示胫骨前肌腱、姆长伸肌腱、趾长伸肌腱，探头向上下两侧移动可显示肌腱全程。同时可显示胫前动脉及邻近腓深神经。足底平放轻微内翻，探头一端位于外踝内侧前缘，一端向前指向距骨，方向与检查床平行即可显示距腓前韧带。

（2）踝关节内侧区：患者足平放于检查床，轻微外翻。探头于内踝横切由前向后依次显示胫骨后肌腱、趾长屈肌腱、姆长屈肌腱。踝管位于趾长屈肌腱与姆长屈肌腱之间，包括胫后动脉、胫后静脉、胫神经（图 14-5-10）。

（3）踝关节外侧区：患者足平放于检查床，轻微内翻。探头于外踝横切由前向后依次显示腓骨短肌腱、腓骨长肌腱。腓骨短肌腱止于第 5 跖骨底。跟腓韧带位于腓骨长短肌腱深方，探头一端置于外踝中部下缘，另一端大致与足底垂直，背屈时被拉直（图 14-5-11）。

（4）踝关节后区：患者取俯卧位，足置于检查床，足尖下垂。探头横切、纵切分别显示跟腱短轴与长轴图像，探头向上下移动、左右移动以显示跟腱全貌。跟腱深方、跟骨上方为跟骨后滑囊结构，病理情况下可见滑囊扩张积液或伴滑膜增生。

（五）骨关节正常声像图

1.骨/骨膜　在正常骨上无法区分骨和骨膜，均表现为线状/弧形高回声，后伴有声影（图 14-5-12）。

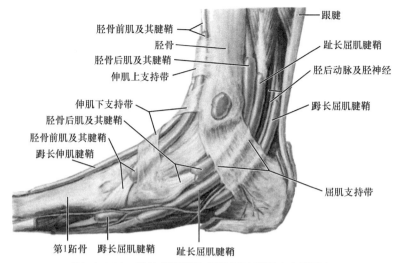

图 14-5-10 踝关节肌腱神经解剖示意图（内面观）

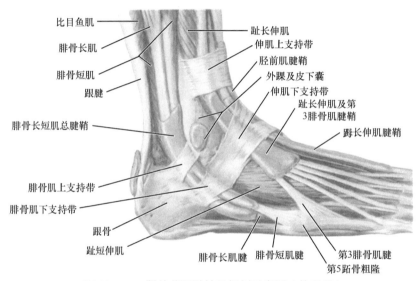

图 14-5-11 踝关节肌腱神经解剖示意图（外面观）

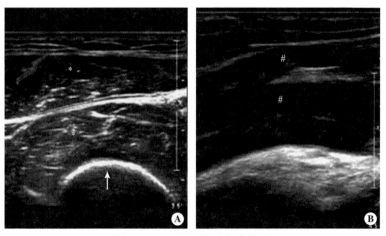

图 14-5-12 骨关节正常声像图

A.正常骨骼表面呈强回声（箭头），肌肉组织呈低回声或中等回声（*）；B.血管腔呈无回声（#）

2. 透明软骨　与强反射体骨皮质不同，透明软骨呈低回声或无回声。

3. 肋软骨　呈边界清晰的低回声，与前方高回声的肋骨端分界清晰。肋软骨回声因其内所含钙化数量的不同而有所变化。

4. 纤维软骨　呈高回声，通常为三角形，如半月板。

三、骨关节炎症

（一）骨关节炎

1. 病理与临床　骨关节炎是最常见的骨科疾病之一。原发性骨关节炎多发生于 50 岁之后，女性患者多于男性。继发性骨关节炎发病年龄较小。原发性骨关节炎受累关节较少，主要累及膝、髋、手指、腰椎、颈椎等关节。发病原因与机制复杂，涉及生物化学、生物力学、结构、生理、免疫和代谢的改变，主要表现为软骨基质损伤，软骨表面反复修复，造成软骨细胞增生，成骨细胞组织增生，显著骨硬化和边缘性骨质增生。

2. 超声表现

（1）二维超声：基本表现为关节积液、滑膜增生、软骨损伤和骨质退变增生。超声对肿胀关节区的积液非常敏感，极少量的液体就可检测到。不但在关节水平，而且在关节隐窝及关节旁滑囊，积液表现均为局限的无回声区。如果伴有出血或感染，积液内含有蛋白质成分、纤维组织、结晶及细胞碎屑等，则无回声区内会出现不同强度的低回声。关节滑膜及关节囊增厚表现为低回声。软骨损伤和骨质退变增生表现为关节软骨面粗糙、厚度减小甚至消失、骨质增生甚至骨赘形成，关节腔内可见点状或片状钙化，此外还可探及关节腔的狭窄（图 14-5-13）。

（2）彩色多普勒超声：关节积液无回声区无血流信号显示。如果伴有活动性炎症，增生的滑膜及关节囊内有不同丰富程度的血流信号显示。正常滑膜及关节囊组织内通常不能探及血流信号。

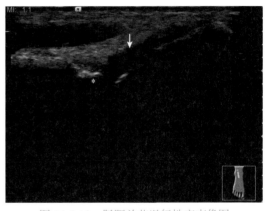

图 14-5-13　胫距关节退行性变声像图
星号示胫骨局部骨质不规则突起，提示骨质增生；箭头示距骨表面软骨回声稍增强，表面不光滑

3. 鉴别诊断　本病需要与类风湿性关节炎相鉴别。其发病年龄多为 30 ～ 50 岁，以多发性对称性四肢小关节受累为主。而骨关节炎以负重关节为主，如髋关节、膝关节较为常见。类风湿性关节炎多伴有全身症状，同时类风湿因子、抗环瓜氨酸肽抗体常为阳性。

4. 临床价值　应用超声能很方便检查关节积液、滑膜增生、软骨损伤及盐类沉积情况。但超声检测的局限性在于，由于骨骼的阻挡，无法评价整个软骨面，特别是在较紧密的关节和大关节中，如膝关节，关节软骨撕裂与产生溃疡的部位主要位于股骨髁的后下部和髌骨的外侧面，此两者都难以用超声来评估。

（二）类风湿性关节炎

1. 病理与临床　基本病理改变是滑膜炎，表现为滑膜微血管增生，滑膜衬里细胞增生，滑膜间质大量 T 淋巴细胞、浆细胞、巨噬细胞及中性粒细胞等炎性细胞浸润。在以上病理基础上，这些细胞及血管侵犯软骨或骨组织，形成侵袭性血管翳，软骨破坏明显，软骨细胞减少。修复期可形成纤维细胞增生及纤维性血管翳。关节外的基本病理改变为血管炎，主要表现为小动脉的坏死性全层动脉炎。

大多类风湿性关节炎患者隐匿起病，在数周或数月内逐渐出现近端指间关节、掌指关节、腕关节等四肢小关节肿胀、僵硬。少数患者因感染、过度劳累等外界因素刺激急性起病。关节表现

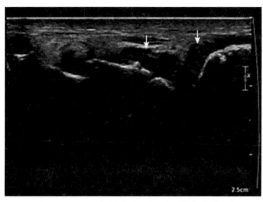

图 14-5-14　腕关节类风湿滑膜炎声像图
箭头（↓）示关节腔内滑膜增厚

为晨僵、疼痛及压痛、肿胀，疾病晚期可有关节畸形。

2. 超声表现

（1）滑膜炎：关节滑膜增厚，回声降低，关节间隙增宽，伴或不伴有关节积液，伴有活动性炎症时彩色多普勒超声可于滑膜组织内探及不同丰富程度的血流信号（图 14-5-14、图 14-5-15）。

（2）骨侵蚀：于相互垂直的长轴和短轴切面上均能观察到骨皮质局部缺损，严重者呈"虫蚀样"表现（图 14-5-16）。

（3）关节软骨破坏：表现为关节软骨面粗糙、回声增强，继而变薄甚至消失，软骨下骨质不规则。

（4）肌腱/腱鞘炎：表现为腱鞘内积液，腱鞘增厚、回声降低，肌腱肿胀、内部回声降低、纤维纹理消失，彩色多普勒超声可显示肌腱或腱鞘内血流信号增多。

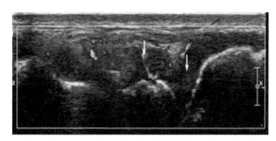

图 14-5-15　腕关节类风湿滑膜炎彩色多普勒超声声像图
箭头示关节腔内滑膜增厚，增厚滑膜内血流信号较丰富

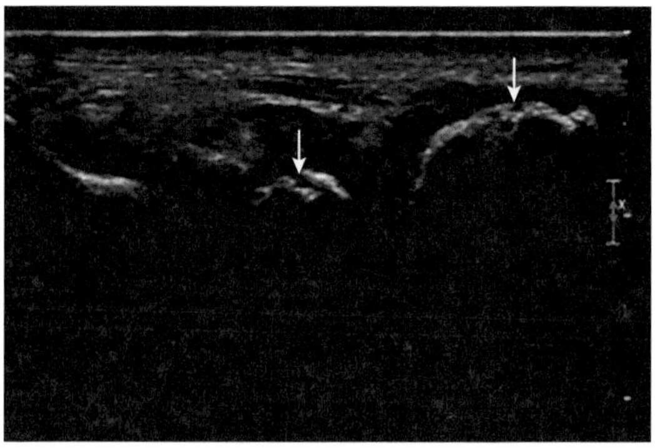

图 14-5-16　腕关节类风湿滑膜炎伴骨侵蚀声像图
箭头示局部骨皮质破损、粗糙不光滑

（5）类风湿结节：部分患者可在手指屈肌腱处出现类风湿结节，表现为卵圆形的低回声结节，体积较小，界限清晰，可位于肌腱组织内、肌腱边缘或腱周皮下组织。

3. 鉴别诊断

（1）骨关节炎：见骨关节炎的鉴别诊断。

（2）痛风性关节炎：多发生于男性，起病急骤，关节好发部位为第 1 跖趾关节，局部红、肿、热、痛明显，疼痛剧烈不能触碰。生化检验血尿酸升高。慢性患者在受累关节附近或皮下组织有痛风石。超声除显示关节积液、滑膜增生、骨侵蚀、腱鞘、肌腱增厚，回声降低外，有时还可在肌腱内、关节腔内、滑囊内观察到点状强回声，即为尿酸盐晶体，为痛风性关节炎相对特征性超声表现。

4. 临床价值　超声检查可用于检测类风湿性关节炎所累及关节特别是小关节（腕关节、掌指关节、指间关节、跖趾关节等）及其周围软组织病理改变，有助于类风湿性关节炎的早期诊断，并在其疗效评价、临床缓解评估与预后判断中具有重要作用。

（三）化脓性关节炎

1. 病理与临床　化脓性关节炎好发于儿童，最常见的致病菌是金黄色葡萄球菌和革兰氏阴性厌氧菌，可来源于远处感染灶的血源性感染，或相邻感染灶的扩散，最常受累的是髋关节、膝关节和肩关节。患者受累关节疼痛、红肿、发热及活动障碍。

2. 超声表现　超声检查可以早期发现关节脓性积液、滑膜增厚，病变区域血流丰富。

（1）二维超声：在急性化脓性关节炎，超声是检测潜在软骨溶解发生之前的早期化脓性关节炎的可靠方法，而此时 X 线检查并无特殊改变，其主要声像图表现为关节积液。感染性积液常表现为不同程度的低回声，与增厚的滑膜界线清晰。含有坏死组织碎片及具有分隔的高回声积液也常可遇见。动态观察或用探头加压，可见积液的波动。积液内也可见气体高回声，后伴彗星尾征。实际上，化脓性关节炎所致的关节积液中，完全无回声的表现比较少见，但透声好的积液也并不能排除感染。此时，可结合患者临床表现，必要时在超声引导下抽吸积液从而做出诊断。

（2）彩色多普勒超声：可见增厚的滑膜内及周边的软组织呈充血状态（图 14-5-17）。

3. 鉴别诊断　本病需要与急性骨髓炎相鉴别。急性骨髓炎是骨继发感染的炎症反应，由化脓性感染所致。本病可发生于任何年龄，小儿多见，男性较女性多 3～4 倍。骨髓炎一般为血源性感

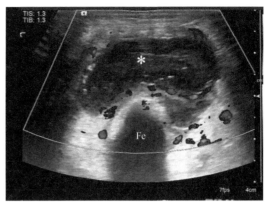

图 14-5-17　小儿膝关节化脓性关节炎声像图

男性患者，6 岁，膝关节肿胀疼痛伴活动受限 1 周。膝关节上方声像图短轴切面显示关节腔内探及不均匀性低回声脓液（*），内部可见点片状的高回声，提示坏死组织；彩色多普勒血流显像可见滑膜上丰富的血流信号。Fe. 股骨

染，偶因穿刺伤直接引起骨感染或因开放性骨折所致。血源性骨髓炎多由干骺端的营养血管处起病。骨髓炎致干骺端化脓性渗出、坏死。若感染仍未控制，脓液可穿破骨膜而侵入软组织，继而环绕骨面上下扩散。若干骺端位于关节内，如股骨颈部，脓液可破入关节而导致化脓性关节炎。超声上，骨髓炎最早期的表现为深部软组织肿胀，随着病情发展可见骨膜抬高及骨膜下薄层积液。

4. 临床价值　仅凭以上超声表现还不足以明确诊断，此时超声引导下的穿刺抽吸，有助于证实诊断。尽管关节腔内无积液并不能排除邻近的骨髓炎，但阴性的二维超声与血流显像检查结果则有助于排除化脓性关节炎。

【案例 14-5-1】　女性患者，50 岁，双侧腕关节及手指关节反复肿胀疼痛 3 年余，复发 4 个月，伴体重减轻、低热。查体：双侧腕关节及手指明显肿胀，关节活动受限，皮温升高，局部压痛明显。血常规正常；红细胞沉降率：35mm/h↑；反应蛋白：68mg/L↑；类风湿因子：45U/ml↑。行腕部超声检查，声像图见图 14-5-18。

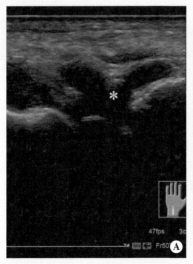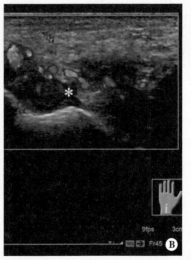

图 14-5-18　腕关节纵断面声像图

A. 腕部二维声像图；B. 腕部彩色多普勒声像图

问题：结合病史该患者首先考虑何种疾病？

答案与解析：患者为中年女性，以手腕部关节肿痛为首要表现，腕部二维超声可见滑膜增生（*），彩色多普勒超声可探及丰富血流信号，符合滑膜炎表现。患者白细胞不高，类风湿因子明显升高，故首先考虑类风湿性关节炎，结合红细胞沉降率和反应蛋白明显增高，提示疾病处于活动期。

四、骨关节肿瘤

（一）骨软骨瘤

1. 病理与临床　骨软骨瘤（osteochondroma）又称外生骨疣，是最常见的良性骨肿瘤，发生率为良性骨肿瘤的 31.6% ～ 45%，占所有骨肿瘤的 12%，由瘤体及其顶端透明软骨帽和外层纤维包膜构成，其外还可有滑膜囊。发病原因可能为骨骺软骨在生长板发育异常或损伤时，有小片内生软骨分离，经过化骨而形成骨软骨瘤。本病好发年龄为 10 ～ 35 岁，常在 20 岁之前发病，男女比例为 2 : 1，85% 发生在股骨、肱骨及胫骨的干骺端，自骨表面向骨外生长，顶端背向关节面。骨软骨瘤生长缓慢，病程较长患者多无明显自觉症状。当肿瘤较大压迫邻近血管、神经、肌肉时，可出现相关症状和体征。

2. 超声表现

（1）二维超声：表现为骨性强回声突起，从骨的干骺端突出于骨表面，顶端背向关节面生长，肿瘤基底部与正常骨皮质相连续。肿瘤顶端表面可见低-无回声软骨帽，呈月牙状或镰刀状，其厚度与年龄相关，年龄越小越厚，当软骨帽快速增大时需要警惕恶变的可能性。

（2）彩色多普勒超声：病变处无明显血流信号（图 14-5-19）。

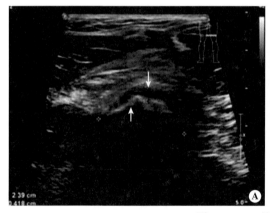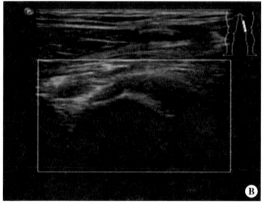

图 14-5-19　骨软骨瘤声像图

男性患者，22 岁，大腿下段间断疼痛 4 个月，活动后明显。A. 右股骨远端骨皮质表面可见不规则骨性隆起，呈宽基底（↑），骨性隆起表面可见较薄无回声软骨帽结构（↓）；B. 彩色多普勒超声显示病灶内未见明显血流信号

3. 鉴别诊断

（1）骨软骨瘤恶变：单发骨软骨瘤恶变率小于 1%，而多发家族遗传性骨软骨瘤恶变率高，单个瘤体恶变率高达 5% ～ 10%。超声检查需要注意血流情况及有无软组织肿块。

（2）软骨肉瘤：声像图表现类似于骨软骨瘤，其区别为与瘤体表面软骨帽明显增厚，边缘模糊，表面不光滑、连续中断或出现缺损，周围可见软组织肿块，肿块内部回声不均匀，可见大量软骨钙化形成的斑片状强回声，后方伴声影。肿块内可见大量垂直于骨皮质方向，放射状排列，呈"日射征"的强回声针状瘤骨。

4. 临床价值　超声可显示 X 线检查不能显示的骨软骨瘤软骨帽及周围软组织，评估恶变风险并判断肿瘤对周围组织有无压迫；X 线检查受拍摄角度限制难以完整显示肿瘤，超声检查可以多角度多切面显示肿瘤。超声检查还可定位标记，更好地指导手术及术后随访。但超声无法显示病灶内部髓腔是否与母骨髓腔相连通，对于多发性骨软骨瘤的诊断需要结合 X 线检查。

（二）骨巨细胞瘤

1. 病理与临床　骨巨细胞瘤（giant cell tumor of bone，GCT）是较常见的原发性骨肿瘤之一，发病率占骨肿瘤的 4% ～ 9.5%。组织学上主要由单核基质细胞和多核巨细胞组成。最新版 2013 年 WHO 骨肿瘤分类将其归类为富含破骨巨细胞的肿瘤，分为良性、中间性和恶性 3 种，目前趋向认为是一种介于良、恶性之间的交界性肿瘤，有侵袭性，易局部复发。

本病多见于青壮年，发病的高峰年龄为 20 ～ 40 岁，男女发病率无差异。本病好发于四肢长骨，最多见于股骨远端和胫骨近端，其次为桡骨远端、骶骨、股骨及肱骨近端，一般发生在骨骺融合后的成熟骨的骨端。骨巨细胞瘤多单发。临床表现主要以局部肿胀、疼痛、肿块，关节活动受限为主，偶有病理骨折，发生于脊柱者，可致椎体压缩骨折引起相应的神经症状。

2. 超声表现

（1）二维超声：发生在长骨骨端的骨巨细胞瘤表现为骨端偏心性骨破坏，骨皮质膨胀变薄，可有微小破损，肿瘤内为实性不均质低回声，边界清晰（图 14-5-20A）。偏良性骨巨细胞瘤边界清晰，偏恶性骨巨细胞瘤边界不清，肿瘤可突破骨皮质侵犯周围软组织形成软组织肿块，形态不规则，呈分叶状及多发结节样。

（2）彩色多普勒：偏良性骨巨细胞瘤内部及边缘可见血流信号（图 14-5-20B）。偏恶性骨巨细胞瘤瘤体内可显示丰富的血流信号。

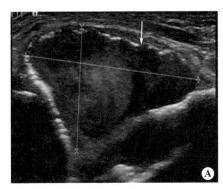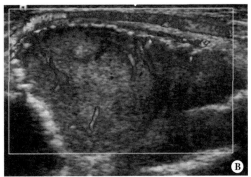

图 14-5-20　骨巨细胞瘤声像图

男性患者，38 岁，左前臂远段疼痛 3 个月，局部皮肤表面隆起。A. 左侧桡骨远端可见偏心性、膨胀性生长的骨破坏区，骨皮质膨胀变薄（↓），骨内可见实性不均质低回声肿块，回声不均；B. 彩色多普勒超声显示病灶内可见较丰富血流信号

3. 鉴别诊断

（1）骨囊肿：骨囊肿发病年龄小，而骨巨细胞瘤发病年龄则较大，骨囊肿好发于干骺端，为骨皮质膨胀性单房囊性病变，囊腔内为无回声区，而骨巨细胞瘤多呈偏心性骨破坏，骨内为实性不均匀低回声，血流丰富。

（2）动脉瘤样骨囊肿：动脉瘤样骨囊肿多位于干骺端，骨皮质明显膨胀变薄，骨内呈不规则多房多隔囊实性结构，囊性区透声不佳，内可见液平面。

（3）骨肉瘤：偏恶性的骨巨细胞瘤还应与骨肉瘤鉴别。骨肉瘤常有瘤骨形成及骨膜反应，且软组织肿块明显，常突破骨膜屏障侵犯软组织。偏恶性的骨巨细胞瘤突破骨皮质侵犯周围软组织形成的软组织肿块相对局限，且很少出现骨化及钙化。

4. 临床价值　超声检查可以较好地显示病灶的骨质破坏范围、软组织肿块内部回声及血供情况，可应用于骨巨细胞瘤的诊断及术前评估。骨巨细胞瘤术后复发率较高，与初发病灶相比复发病灶更易突破骨皮质生长或仅发生在软组织内，此时超声检查较 X 线及 CT 平扫敏感性更高。

（三）骨肉瘤

1.病理与临床 骨肉瘤（osteosarcoma）又称成骨肉瘤，起源于原始成骨性结缔组织，以肿瘤细胞能够直接产生肿瘤性骨样组织和不成熟的骨组织为特征，是最常见的原发恶性骨肿瘤，约占原发恶性骨肿瘤的 20%。骨肉瘤的组织学分型复杂多样，根据瘤骨多少分为成骨型、溶骨型和混合型。

本病好发年龄为 11～30 岁，以儿童及青少年多见，男性发病率高于女性。本病好发于四肢长骨干骺端，最多见于股骨下段、胫骨及腓骨上段。临床表现为肢体固定部位疼痛、局部肿胀，并出现软组织肿块。

2.超声表现

（1）二维超声：可显示骨肉瘤骨皮质微小破损，粗糙不光滑，继而可见骨膜线状增厚、抬高与骨皮质分离，形成三角形结构，与放射学描述的 Codman 三角完全符合。骨质破坏的深度和范围随病程进展而增大，肿瘤突破骨膜屏障侵犯软组织，局部可出现包绕骨皮质的软组织肿块，可呈低回声、高回声及混合回声。肿块内可见大量垂直于骨皮质方向、放射状排列的强回声瘤骨，早期针状瘤骨细小，晚期针状瘤骨粗大且排列密集，与 X 线中描述的"日光征"较一致（图 14-5-21A 和图 14-5-21B）。

（2）彩色多普勒：显示肿瘤内血供丰富，新生血管走行紊乱，可探及瘤体内沿针状瘤骨分布的丰富血流信号（图 14-5-21C）。

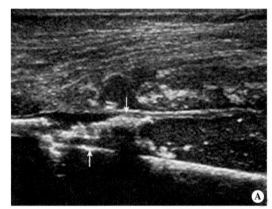
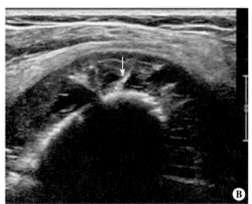
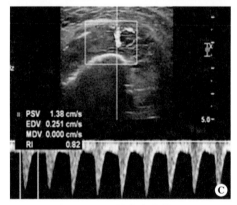

图 14-5-21　骨肉瘤声像图

男性患者，13 岁，左侧大腿下段隐痛 6 个月，伴夜间痛，可触及包块，皮温高。A.左侧股骨下段骨肉瘤长轴切面，可见骨膜抬高（↓）及抬高的骨膜与骨皮质（↑）形成 Codman 三角，不规则强回声瘤骨后方可见声影；B.肿瘤短轴切面，肿瘤内可见垂直于骨皮质方向的强回声针状瘤骨（↓）；C.彩色多普勒超声显示病灶内可见丰富血流信号，并探及高阻动脉血流频谱

对于成骨肉瘤，超声还可用于对肿瘤新辅助化疗效果的评价和随访。①化疗后肿瘤骨的破坏

范围缩小；②化疗后肿瘤体积缩小；③化疗后肿瘤骨的包壳形成；④肿瘤内血供明显减少。

3. 鉴别诊断　需要与 Ewing 肉瘤鉴别。鉴别要点见表 14-5-1。

表 14-5-1　Ewing 肉瘤与骨肉瘤的鉴别要点

要点名称	Ewing 肉瘤	骨肉瘤
好发年龄	稍低（5～15 岁）	稍高（11～30 岁）
好发部位	长骨骨干及骨干 - 干骺端＞干骺端	90% 在长骨干骺端，其余部位只占 10%
骨膜反应	洋葱皮样特征者多于针状（放射或垂直状）	针状（放射或垂直状）多于洋葱皮样

4. 临床价值　超声检查可对骨肉瘤的术前诊断、新辅助化疗疗效的评估及术后患者的随访提供可靠的依据。同时，在超声引导下对肿瘤进行穿刺活检可快速获得病理学信息。

【案例 14-5-2】男性患者，9 岁，家长无意中发现肱骨远端肿块 1 个月。体格检查：肱骨远端直径 3cm 肿块，质地硬，无活动度，轻度压痛。高频超声声像图见图 14-5-22。

问题：该患儿考虑何种疾病？

答案与解析：声像图可见稍低回声的软组织肿块（*），内部见大量垂直于骨皮质方向、放射状排列的强回声针状瘤骨，呈"日射征"（箭头），为骨肉瘤之特征。

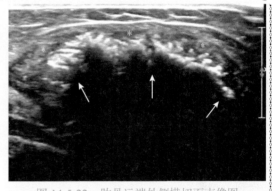

图 14-5-22　肱骨远端外侧横切面声像图

五、骨　折

（一）病理与临床

一些骨折病变非常微小，早期 X 线可无阳性发现，而超声则可能发现异常征象，如局部骨皮质微小的断裂、骨膜下血肿、应力性骨折所致的骨膜反应等。当患者局部持续疼痛时，超声要对疼痛部位进行重点检查。

隐性骨折是指常规 X 线检查不能发现，而实际却存在的骨折，其主要病因为急性外伤、骨关节的慢性损伤、继发于各种原因引起的骨质疏松或其他骨病。根据所受外力损伤机制的不同，隐性骨折分为应力骨折和创伤骨折两大类。应力骨折是反复、多次的轻微损伤引起的骨小梁骨折，患者无明显外伤史。根据受累骨质不同，应力骨折又可分为疲劳骨折和衰竭骨折：即发生于正常骨质的应力骨折为疲劳骨折；发生于异常骨质的应力骨折为衰竭骨折。常见隐性骨折的发生部位为手舟骨、胫骨、肱骨大结节、第 2 跖骨和第 3 跖骨、距骨外侧部等。超声检查时，一定要仔细观察骨皮质的连续性，骨膜有无增厚、抬起，骨膜下有无血肿。隐性骨折的主要病理改变为骨松质内骨小梁微骨折，局部的骨髓充血水肿。超声检查必须与病史、临床查体和 X 线检查结果紧密结合。急性骨折患者，骨折处探头加压或手指按压常可引起患者明显疼痛。

（二）超声表现

1. 线状骨折　超声显示为骨皮质连续中断，断端可见错位或成角，而邻近的骨膜下血肿、骨膜增厚（图 14-5-23）。

2. 撕脱骨折　通常由于肌腱或韧带的过度牵拉而导致其附着处骨的撕脱。超声显示为肌腱或韧带远端异常强回声骨片，周围软组织常可见血肿回声。

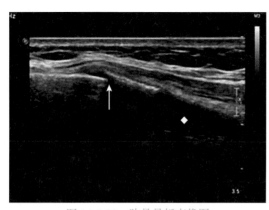

图 14-5-23　肋骨骨折声像图

女性患者，30 岁，撞击后，胸部疼痛，局部压痛明显。箭头指骨折处皮质连续中断、断端错位；◇指肋软骨端

3. 隐性骨折　可见骨膜增厚或抬高、骨膜下低回声区，为创伤后组织水肿和（或）血肿改变，有时可见周围软组织水肿增厚、血流信号增加；之后，骨折处骨表面可见微小钙化形成，为骨痂开始形成。

（三）鉴别诊断

1. 骺板　儿童的四肢长骨干骺端与骨骺之间有一盘状软骨结构，称为骺板，超声上呈低回声，可表现为局部强回声骨皮质连续中断，切勿当作骨折病变，根据其特殊的解剖学部位可做出诊断。

2. 肩袖病变所致的肱骨大结节继发改变　肱骨大结节骨折应与肩袖病变所致的肱骨大结节继发改变相鉴别。检查时一定要注意应用高频超声探头以清晰显示病变。肩袖部分或全层撕裂时，可伴有肌腱附着处肱骨头的不规则改变；钙化性肌腱炎时，可见肩袖肌腱内钙化灶呈强回声，后方伴或不伴声影，动态活动肩部时，可见钙化灶随肌腱一起移动。

（四）临床价值

由于隐匿骨折细微，不足以引起骨折断端移位，骨形态保持完整，加之骨结构前后重叠掩盖，在常规 X 线摄影片上难以显示微骨折线。CT 对隐性骨折的敏感性明显高于 X 线，其特异性好，但由于受软组织分辨率和轴位扫描的限制，水平走行的隐性骨折常难以显示，导致其敏感性仍不能达到 100%。

超声可用于诊断常规 X 线上不能显示的隐性骨折，如肱骨大结节骨折、肋骨骨折、手舟骨骨折等。肱骨大结节骨折如只有轻微移位，X 线常较难发现。骨折后骨痂形成，可导致肩峰下间隙狭窄，使患者出现肩峰撞击综合征。因此，当患者既往有外伤史时，超声检查医生要想到肱骨大结节骨折的可能，对肱骨大结节表面进行仔细检查，尤其是发现骨膜下血肿时，更应仔细观察骨皮质的连续性。

二维及彩色多普勒超声还可应用于骨折愈合监测中。研究表明，纤维性骨痂超声显示为稍高回声；软骨性骨痂超声显示为多个小强回声斑块形成，后方伴声影；骨性骨痂显示为强回声斑，后方伴声影。

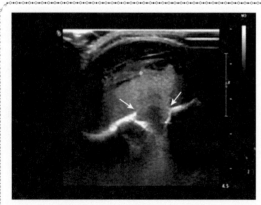

图 14-5-24　颅骨横切面声像图

【案例 14-5-3】男性患者，45 岁，车祸伤后 3h。头部撞击地面，头部疼痛，局部隆起。超声声像图见图 14-5-24。

问题：结合声像图特征，请问该患者为何疾病？

答案与解析：声像图示颅骨光环出现连续中断（箭头所示），提示颅骨骨折。星号示该处皮下血肿，呈不均匀的低/中等回声。

六、关节软骨损伤

（一）病理与临床

软骨是特殊类型的结缔组织，由软骨细胞和软骨基质构成。软骨具有一定弹性和硬度，如关节软骨具有支撑重量和减少摩擦的作用。根据软骨组织中纤维组织成分的不同，可将软骨分透明软骨、弹性软骨和纤维软骨3种类型。被覆于骨关节面的软骨称为关节软骨。绝大多数关节软骨为透明软骨，具有明显的层次结构。软骨损伤后细胞肿胀、崩解、坏死、碎裂、脱落，软骨组织出现裂隙，称为微小骨折；软骨细胞损伤后胶原纤维暴露，逐渐出现老化，导致软骨进一步损害；严重软骨损害可致软骨下骨暴露，形成新骨，骨硬度增加，软骨弹性下降，正常软骨的吸收震荡、缓冲应力的生物学功能降低；软骨细微骨折间隙被肉芽组织填充，逐渐形成纤维软骨，部分软骨钙化，形成骨赘，骨赘碎裂成片，形成游离体。

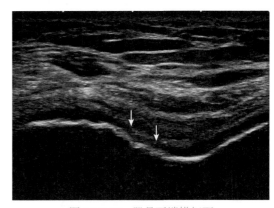

图 14-5-25　股骨下端横切面
箭头示软骨损伤，软骨回声增高，厚度变薄，深部骨质表面毛糙

（二）超声表现

软骨损伤常见于骨关节炎，以膝关节、踝关节等承重关节尤为多见。根据病程及病情严重程度不同，声像图表现各异。早期可仅表现为关节软骨回声不均匀增高，软骨表面不光滑，随疾病进展，关节面软骨出现厚薄不均，损伤区域软骨回声明显变薄甚至消失，病程晚期可出现软骨下骨质磨损（图 14-5-25）。关节边缘骨质增生与关节腔积液是关节退变常见的伴发征象，关节滑膜增生多不明显，仅见于继发明显关节炎症时。

（三）鉴别诊断

1. **痛风**　痛风患者关节液中尿酸盐沉积于软骨表面，因而关节软骨表面回声弥漫性增高，而软骨厚度正常，与深部骨皮质表面强回声形成典型的"双轨征"。软骨损伤早期的软骨回声增高为局限性，回声增高位于软骨内部，软骨表面不光滑。

2. **类风湿性关节炎等风湿免疫性疾病所致关节软骨损伤**　以类风湿性关节炎为例，以关节滑膜炎为主要表现，后期由于形成侵袭性血管翳，导致软骨破坏与骨侵蚀，血清类风湿因子阳性，且多发生于手指近节指间关节、掌指关节和腕关节。骨关节炎所致软骨损伤多可见骨质增生，而滑膜增生不明显，好发于下肢承重关节。

（四）临床价值

超声对于关节面周边部的软骨损伤具有较高的敏感性，且超声无辐射性，可重复检查，在治疗随访中发挥重要作用。超声检测也有一定的局限性，由于骨骼的阻挡，无法显示关节腔中部的软骨面，特别是在髋关节、踝关节等关节腔较紧密或活动度小的大关节。MRI 可评估软骨弹性功能，而超声尚无法获得软骨功能信息。

七、发育性髋关节发育不良

（一）病理与临床

发育性髋关节发育不良（developmental dysplasia of the hip，DDH）是儿童骨骼系统最常见的致残性疾病之一，最初的名称为"先天性髋关节脱位（congenital dislocation of hip，CDH）"，1992 年北美骨科学会将 CDH 正式更名为 DDH，更准确地表明了该病的特点。一方面，出生时发现的髋关节发育轻微"异常"可能在出生后几周内逐渐趋于正常；另一方面，出生时"正常"的髋关节也可能逐渐发展为 DDH。这种生长发育过程中出现的不确定性使 DDH 的诊断更加复杂。出生后髋关节不稳定的发生率为 1%，髋关节脱位为 0.1% ～ 0.2%，地域之间略有差异。DDH 的确切病因不明，但发病有其内在诱因和外在诱因。内在诱因包括关节韧带松弛、女性、基因缺陷（家族倾向性）等。外在诱因包括臀位产、第一胎、羊水过少等。新生儿及婴幼儿绑腿或强迫伸髋并腿的襁褓方式也与 DDH 有关。另外，如果存在先天性肌性斜颈或足部畸形，则 DDH 的风险增加。

（二）超声表现

Reinhard Graf 教授是奥地利骨科医师，是婴幼儿髋关节超声检查的开创者和推广者，国际公认的髋关节超声检查的 Graf 法即以他的名字命名。在婴幼儿静息状态下获得髋关节标准切面图像，该图像可显示股骨头与髋臼窝的相对位置关系，我们可以依此对 DDH 进行分型。

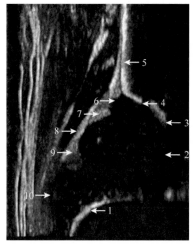

图 14-5-26　正常髋关节 Graf 法
1. 软骨 - 骨交界；2. 股骨头；3. 髂骨支下缘；4. 骨缘转折点；5. 平直髂骨外缘；6. 软骨性髋臼；7. 盂唇；8. 关节囊；9. 滑膜皱襞；10. 股骨大转子

1. Graf 标准冠状切面可显示的结构　婴儿侧卧位、待检测髋关节处于生理状态（轻微屈曲 15° ～ 20°）。探头置于髋关节外侧股骨大转子处，与身体长轴保持平行，声束垂直于骨盆矢状面，获得髋臼窝正中冠状切面（图 14-5-26）。标准冠状切面中可显示以下结构。

2. Graf 标准冠状切面的测量　Graf 法要求在髋关节标准冠状切面声像图上才能进行测量，测量前需要再次确认髂骨支下缘、平直髂骨外缘及盂唇。

测量时首先在近端软骨膜移行为骨膜处做髂骨切线为基线；然后以髋臼窝内髂骨支下缘与骨性髋臼顶的切线为骨顶线；确定骨缘转折点（骨性髋臼顶凹面向凸面移行处）和关节盂唇中心点，这两点相连形成软骨顶线（图 14-5-27）。基线与骨顶线相交成 α 角。基线与软骨顶线相交成 β 角，基线、骨顶线及软骨顶线三者很少相交于同一点，仅出现在骨性髋臼边缘锐利的 Graf Ⅰ 型髋关节。α 角主要衡量骨性髋臼发育的程度，α 角小表明骨性髋臼较浅，β 角代表软骨性髋臼的形态。由于髋臼软骨部分和软骨顶线个体差异较大，故 β 角测值较 α 角测值显示出更多的个体差异。

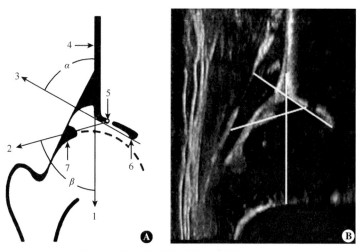

图 14-5-27　Graf 法测量示意图（Ⅰ型）

3. 髋关节 Graf 分型　Graf 法将髋关节分为四大类型及多个亚型（表 14-5-2）。

表 14-5-2　髋关节 Graf 分型

髋关节 Graf 分型		骨性臼顶 /α 角	骨缘区	软骨臼顶 /β 角	月龄
Ⅰ 型		发育良好 α≥60°	锐利 / 稍钝	覆盖股骨头良好	任何月龄
Ⅱ 型	Ⅱa（+）型	发育充分 α 50°～59°	圆钝	覆盖股骨头良好	0～12 周
	Ⅱa（-）型	有缺陷 α 50°～59°	圆钝	覆盖股骨头良好	6～12 周
	Ⅱb 型	有缺陷 α 50°～59°	圆钝	覆盖股骨头良好	＞12 周
	Ⅱc 型	严重缺陷 α 43°～49°	圆钝到较平直	部分覆盖股骨头 β＜77°	任何月龄
	D 型	严重缺陷 α 43°～49°	圆钝到较平直	移位 β＞77°	任何月龄
Ⅲ 型	Ⅲa 型	发育差 α＜43°	较平直	头侧移位，软骨臼顶回声及结构没有改变，软骨膜被向上推挤	任何月龄
	Ⅲb 型	发育差 α＜43°	较平直	头侧移位，软骨臼顶回声及结构改变，软骨膜被向上推挤	任何月龄
Ⅳ 型		发育差 α＜43°	较平直	足侧移位，软骨臼顶回声及结构改变，软骨膜呈水平或槽状的	任何月龄

　　Ⅰ型髋关节：是中心性髋关节，髋关节发育完全成熟，骨性臼顶发育良好，骨性边缘形态锐利或稍钝，软骨性臼顶覆盖股骨头良好（图 14-5-26）。

　　Ⅱ型髋关节：仍然是中心性髋关节，但骨性臼顶发育有缺陷，骨性边缘形态圆钝，骨性臼顶覆盖股骨头减少，软骨性臼顶覆盖股骨头增多。

　　Ⅱa 型髋关节：α 角 50°～59°，受检婴儿月龄应不超过 12 周，髋关节生理性不成熟（图 14-5-28）。

　　Ⅱb 型髋关节：α 角 50°～59°，受检婴儿月龄应大于 12 周，髋关节骨化延迟（图 14-5-29）。

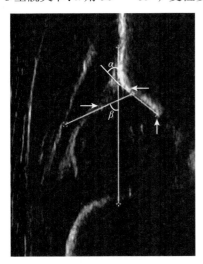

图 14-5-28　Ⅱa 型髋关节

α 角 57°；β 角 63°。女性患儿，42 天；髋关节骨性髋臼顶发育可，骨性边缘（←）稍圆钝，盂唇（→），髂骨支下缘（↑）

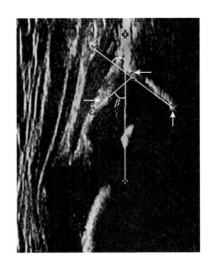

图 14-5-29　Ⅱb 型髋关节

α 角 57°；β 角 56°。女性患儿，4 个月，社区医院体格检查双侧臀纹不对称。髋关节骨性髋臼顶发育可，骨性边缘（←）稍圆钝，盂唇（→），髂骨支下缘（↑）

Ⅱc型髋关节、骨性臼顶发育较差，股骨头开始有向髋臼窝外移位的可能（图 14-5-30），若股骨头轻微移位，则软骨臼顶会向头侧轻微移动，此时 α 角不变（骨性髋臼顶未发生变化），而 β 角增大，如 β 角大于 77° 时，被定义为 D 型髋关节（图 14-5-31）。D 型髋关节被描述为偏心性关节的最初始阶段。

Ⅲ型髋关节：是偏心性髋关节，骨性臼顶发育差，骨性边缘形态平直，股骨头向髋臼外移位，把大部分软骨性臼顶推向头侧，"近端软骨膜"被顶起抬高（图 14-5-32）。

Ⅳ型髋关节：也是偏心性髋关节，骨性臼顶发育差，骨性边缘形态平直，股骨头向髋臼外移位，与Ⅲ型髋关节的区别在于移位的股骨头将软骨性臼顶全部挤压向足侧，软骨性臼顶回声增强。"近端软骨膜"被顶起呈水平状或凹槽状（图 14-5-33）。

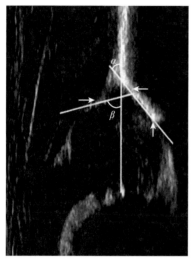

图 14-5-30　Ⅱc 型髋关节

α 角 43°～49°；β 角＜77°。女性患儿，24 天，足内翻就诊，双髋关节筛查。髋关节骨性髋臼顶发育较差，骨性边缘（←）较圆钝，盂唇（→），髂骨支下缘（↑）

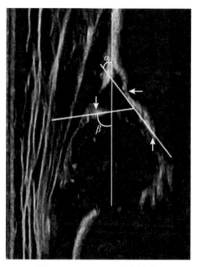

图 14-5-31　D 型髋关节

α 角 43°～49°；β 角＞77°。男性患儿，33 天，社区医院体格检查左侧髋外展活动受限。髋关节骨性髋臼顶发育较差，骨性边缘（←）较平直，盂唇（↓），髂骨支下缘（↑）

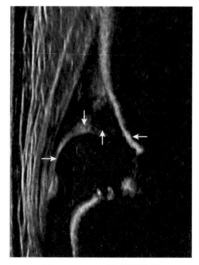

图 14-5-32　Ⅲ型髋关节

女性患儿，35 天；双侧髋关节外展活动受限，Ortolani 试验阳性。髋关节骨性髋臼顶发育差，骨性边缘（←）较平直，股骨头（→）向髋臼外上侧移位，软骨性髋臼顶（↑）和盂唇（↓）被股骨头顶起，向头侧移位

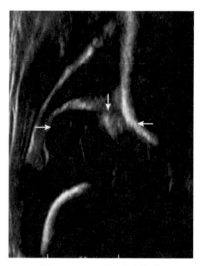

图 14-5-33　Ⅳ型髋关节

女性患儿，单侧髋关节活动受限髋关节骨性髋臼顶发育差，骨性边缘（←）较平直，股骨头（→）向髋臼外上侧移位，软骨性髋臼顶（↓）被挤压在股骨头与骨性髋臼缘之间，向足侧移位，回声增强

Graf 法髋关节标准冠状切面声像图的 3 个重要标志分别为髂骨支下缘、平直髂骨外缘及盂唇，而Ⅲ型和Ⅳ型髋关节是脱位的髋关节，其骨性臼顶发育差，股骨头移位，且软骨性臼顶、盂唇、髂骨支下缘均难以准确显示，以致难以获得测量所要求的标准冠状切面。所以，Ⅲ型和Ⅳ型髋关节的判定主要依据股骨头与髋臼的相对位置及软骨性臼顶、盂唇与"近端软骨膜"的形态，而并非仅测量角度。

（三）鉴别诊断

临床需要鉴别病理性髋脱位、畸胎性髋脱位，目前更多超声学特征还在研究中。

（四）临床价值

婴幼儿一般应在出生后 4～6 周接受超声检查，6 个月以内的婴幼儿髋关节超声检查结果最为可靠，如临床检查婴儿髋关节有可疑发现，则应尽早行超声检查。

6 个月以下婴儿髋关节主要由软骨构成，股骨头多尚未骨化，X 线检查很难准确显示髋关节结构形态，超声是髋关节首选的影像学检查方法，股骨头骨化后，超声无法清晰显示 Y 状软骨，超声的诊断价值降低，故 6 个月至 1 岁婴儿的髋关节应用 X 线检查更为可靠。

第六节　周围神经疾病

一、解剖概要

周围神经的基本组成单位是神经纤维，由神经元轴突和轴突外包的胶质细胞（施万细胞）组成。许多的神经纤维汇聚成神经束，若干神经束组成神经干。神经纤维外包绕的薄膜为神经内膜，神经束膜包绕神经束，神经干最外层由神经外膜包绕。神经干有丰富的纵行吻合的血管网，分布于上述 3 层膜状结缔组织内。

二、超声检查方法及正常声像图

（一）患者准备

患者无须特殊准备。

（二）探查体位

可根据检查部位灵活采取坐位、平卧位等体位，以既充分暴露患处又让患者较为舒适为目的。

（三）仪器

常规使用彩色多普勒超声诊断仪，配备 10MHz 以上线阵探头，探测浅表细小神经建议使用18MHz 探头为佳，较深部位可结合使用低频凸阵探头。

（四）检查方法

超声探测从神经较易识别处开始，如伴行血管、骨性标志等，以连续横断面追踪神经走行，探头垂直神经可获得最佳图像，对病变区进行多角度观察。

（五）正常声像图

1. 二维超声　周围神经正常横断面声像图呈筛网状结构，低回声为神经束，神经束外包绕的高回声为神经束膜，神经干最外层高回声为神经外膜。纵断面声像图为层状相间排列的低回声和高回声结构，低回声为神经束，高回声为神经束膜和神经外膜（图 14-6-1）。目前的超声分辨率无法显示神经纤维。

2. 彩色多普勒超声　在正常神经干内一般不能探及血流信号。

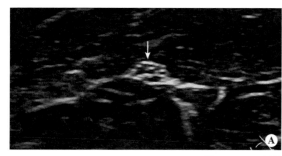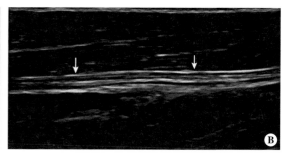

图 14-6-1　外周神经正常声像图
A. 横切面声像图；B. 纵切面声像图。箭头所指为正中神经

三、周围神经卡压综合征

周围神经卡压综合征（peripheral nerve entrapment syndrome，PNES）是指神经在走行过程中，受到邻近组织的机械性压迫而产生的神经感觉或运动功能障碍。周围神经通过的一些骨 - 纤维性管道，是卡压好发部位，引起卡压的原因多种多样，如肌肉肌腱变异、异常纤维条索等解剖因素；类风湿性关节炎、痛风等炎症因素；骨折、脱位等外伤性因素；腱鞘囊肿、脂肪瘤等占位性因素等。四肢许多神经均可发生卡压性疾病，如正中神经、尺神经、桡神经、腓总神经、胫神经等，其中以腕管综合征、肘管综合征最为常见。

（一）腕管综合征

1. 病理与临床　腕管综合征（carpal tunnel syndrome，CTS）是由正中神经在腕管处受压引起，好发于女性，男女比例为 1 ：（4 ~ 6）。1853 年 Paget 首先描述了一个 Colles 骨折患者出现的腕管综合征表现。1938 年，Moersch 正式命名了本病。

腕管是由腕骨和腕横韧带构成的骨 - 纤维管道，内部容量相对固定。腕管的前壁是腕横韧带，两侧附着于腕骨。正中神经紧贴腕横韧带深面，与拇长屈肌腱、指浅屈肌腱、指深屈肌腱等 9 条肌腱共同通过腕管。任何引起腕管容量减小或内容物增加的病变都可引起正中神经受压，如腕横韧带增厚、腕部肿块、屈肌腱鞘炎、解剖结构异常等。

腕管综合征主要临床表现为桡侧 3 个半手指麻木、疼痛，早期以夜间症状为主，可逐渐发展为持续性，病程久者可出现大鱼际肌萎缩。体格检查可发现屈腕试验（Phalen 试验）、叩击试验（Tinel 试验）阳性。

2. 超声表现

（1）二维超声：腕管综合征的经典病因是增厚的腕横韧带压迫正中神经，声像图上可见腕横韧带增厚，正中神经局部受压变细，形成切迹样改变，受压近端神经干明显增粗（图 14-6-2A），我国一般以神经横截面积＞ 10mm^2（包括高回声神经外膜）作为诊断标准（图 14-6-2B）。神经束分界模糊也是腕管综合征常见声像图表现。此外，神经外膜增厚、回声增高，神经干整体回声减低也对诊断有提示作用。

（2）彩色多普勒超声：显示神经干内血流信号增多（图 14-6-2C）。

3. 诊断要点　正中神经在腕管水平受腕横韧带压迫，受压处神经变细，受压近端神经肿胀增粗，横截面积大于 10mm^2，可伴有神经干内血流信号增多、神经束结构模糊、神经外膜增厚、神经干回声减低等声像图表现。同时，应尽力寻找引起正中神经受压的病因。

4. 鉴别诊断　本病需要与正中神经在其他部位的受压进行鉴别，如旋前圆肌综合征，本病为正中神经在穿过旋前圆肌肱骨头和尺骨头之间时受压，而腕部神经没有受压征象。

（二）肘管综合征

1. 病理与临床　肘管综合征指尺神经在肘管处受压引起神经功能障碍。Parnas 于 1878 年首先报告因肘部骨变形而发生尺神经麻痹。1958 年，Feindel 和 Stratford 将此病称为"肘管综合征"。

尺神经在肘部位于肱骨内上髁与尺骨鹰嘴形成的尺神经沟内，尺侧腕屈肌两头在尺神经两侧分别止于肱骨和尺骨，两头之间连接有近端的肘管支持带（又称 Osborne 筋膜）及远端的弓状韧带，位于尺神经表面。与腕管综合征病因类似，肘管支持带增厚、肘管内滑膜组织增生、肿块、骨质增生等均可造成肘管综合征。

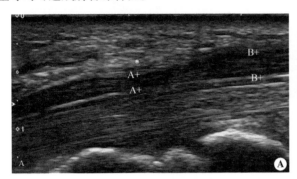
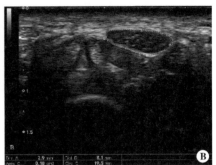
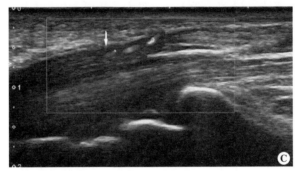

图 14-6-2　腕管综合征声像图

A. 腕部纵切面声像图：A 测量点（A+）显示正中神经被腕横韧带压迫明显变细，* 示腕横韧带；B. 正中神经横切面：受压近端神经干明显增粗，横截面积为 18mm²；C. 正中神经内血流信号增多

本病早期症状无特异性，表现为患肢无力、沉重感、易疲劳，逐渐出现尺侧一个半手指麻木、感觉迟钝、前臂尺侧疼痛等，上肢抬高可使症状加重。体格检查可发现尺侧一个半手指的掌、背侧感觉障碍，肘下 3cm 处尺神经 Tinel 征阳性，环指和小指肌力减退，夹纸试验阳性。

2. 超声表现　超声检查时，探头首先于上臂远端横切找到尺神经，然后向远端连续追踪观察尺神经，直至前臂中段，重点观察肘管附近神经影像，并在屈肘和伸肘时动态观察有无尺神经脱位现象。

肘管支持带增厚对尺神经产生慢性压迫是肘管综合征的经典原因。声像图可见肘管处尺神经受压变细，近端神经肿胀增粗，神经外膜增厚，神经回声减低，神经束结构不清，神经干内血流信号增多等。一般以肿胀处尺神经横截面积大于 7.5mm² 作为诊断标准，但由于尺神经正常值存在较大的变异，需要与健侧进行对比检查（图 14-6-3）。

3. 诊断要点　尺神经在肘管水平受肘管支持带压迫，受压处神经变细，受压近端神经肿胀增粗，横截面积大于 7.5mm²，可伴有神经干内血流信号增多、神经束结构模糊、神经外膜增厚、神经干回声减低等声像图表现。对于存在卡压者，需要进一步寻找引起尺神经受压的病因。

4. 鉴别诊断　本病需要与尺神经在其他部位受压进行鉴别，如腕尺管综合征，该病为尺神经在穿过腕尺管时受压，无环指、小指背侧皮肤麻木症状。

5. 临床价值　超声检查可明确外周神经是否存在卡压、卡压的部位及卡压严重程度。更重要的是，超声可获得卡压部位的影像学信息，明确卡压病因，如滑膜增生、腱鞘炎、骨折碎片、肿物、解剖变异等，为临床确定治疗方案提供有用的信息。

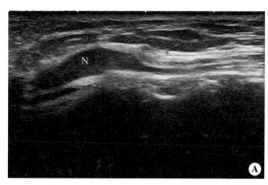
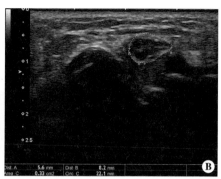

图 14-6-3　肘管综合征声像图

A. 肘管纵切面声像图，受肘管支持带压迫，尺神经局部变细；B. 肘管横切面声像图，尺神经横截面积达到 33mm²。N. 尺神经；* 为肘管支持带

【案例 14-6-1】女性患者，53 岁，近 1 年出现右手桡侧 3 个半手指疼痛、麻木，中指最显著，夜间症状较明显。半年前于外院就诊，予口服营养神经药物，症状无明显缓解。近两周家中照顾老人后症状加剧，遂至我院就诊。体格检查：右手外观无畸形，无肌萎缩，手指及腕关节活动好，拇对掌肌的肌力减弱，桡动脉搏动规律，轻叩腕部中指麻木感加剧。行腕部超声检查，声像图见图 14-6-4。

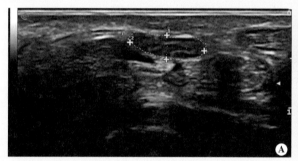
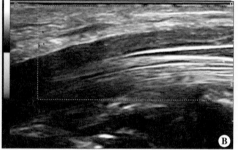

图 14-6-4　腕部切面声像图

A. 腕部横切面；B. 腕部纵切面彩色血流图

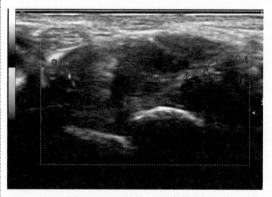

图 14-6-5　腕部切面声像图

问题 1：该患者最可能的疾病是什么？

答案与解析：腕部纵切面显示正中神经在腕部回声较低，神经束结构模糊，腕部横切面显示正中神经明显增粗，横截面积为 16mm²，符合腕管综合征表现。

问题 2：腕部屈肌腱声像图如图 14-6-5 所示，屈肌腱鞘增厚，腱鞘区见少许血流信号，本例腕管综合征最可能的病因是什么？

答案与解析：腕部超声显示屈肌腱鞘增厚，彩色多普勒血流图显示腱鞘区探及较丰富血流信号，提示腱鞘炎是引起本病的原因。

四、外伤性周围神经损伤

（一）病理与临床

根据病理变化，周围神经的损伤可分为神经震荡、神经失功能、神经受压或轴束断裂、神经部分断裂和神经完全断裂 5 种情况。其病理改变与临床表现见表 14-6-1。

表 14-6-1　神经损伤病理改变与临床表现

损伤类型	病理变化	临床表现
神经震荡	外表正常，短暂的血供及离子交换障碍	损伤后 3 周内功能部分丧失
神经失功能	外表正常，长期的离子交换、神经传导障碍	损伤后功能丧失大于 3 周，但无肌萎缩
神经受压或轴束断裂	神经连续，表面有压痕，受压部位轴束断裂	损伤后功能丧失呈进行性
神经部分断裂	神经连续性部分存在，部分神经瘤	损伤后功能丧失，部分功能恢复
神经完全断裂	神经完全离断或神经瘤形成	损伤后功能完全丧失

神经细胞的变性与再生：

神经细胞的变性在伤后 24h 即已发生，一般在伤后 21 天达高峰。神经细胞再生在损伤后第 3 周开始，一般在 3 ～ 6 个月达高峰甚至可持续 2 年。神经再生过程中需要较多的蛋白质、脂肪与糖，B 族维生素（维生素 B_1、维生素 B_2、维生素 B_{12}）对加速神经再生起重要作用。

周围神经包含了运动、感觉和交感 3 种神经纤维，任何一种神经功能障碍，均提示存在周围神经损伤，应根据功能障碍区的位置判断神经损伤部位。由于损伤后存在神经细胞的变性与再生，一次检查有时无法得出明确结论，应进行动态观察。

（二）超声表现

在超声检查前，应详细询问患者病史和症状，结合体格检查结果，大致判断周围神经损伤部位。超声检查应从神经容易识别区域开始做连续横断面扫查，从正常区域向异常区域追踪探测，发现损伤神经后对其进行多角度观察，同时关注损伤周围软组织结构，神经与瘢痕组织关系等。

周围神经外伤原因多样，如切割伤、挫裂伤、挤压伤、牵拉伤等，造成的神经损害情况各异，神经损伤的声像图表现分为以下几种类型。

1. Ⅰ型神经损伤　神经外膜回声连续，神经束、神经束膜结构基本正常，神经干稍有增粗，彩色多普勒超声显示内有少许点状血流信号（图 14-6-6）。

2. Ⅱ型神经损伤　神经外膜回声连续，部分神经束回声增粗，但未引起神经干增粗。受损神经束回声减低，增粗段长度取决于神经受损范围大小，神经束膜尚可分辨。神经束增粗在早期可能为神经束的水肿、肿胀，后期可能为纤维化、瘢痕改变（图 14-6-7）。

3. Ⅲ型神经损伤　神经外膜回声连续，神经干增粗，神经束、神经束膜结构不清，呈不均匀低回声（图 14-6-8）。

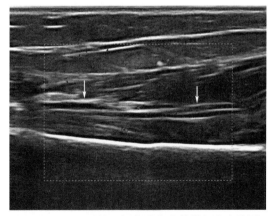

图 14-6-6　Ⅰ型神经损伤彩色多普勒超声声像图
箭头示神经长轴

4. Ⅳ型神经损伤　神经部分断裂，部分神经外膜回声中断，神经束呈低回声改变，束的分界不清，未断裂神经束结构基本正常（图 14-6-9）。

5. Ⅴ型神经损伤　神经完全性断裂，可见两个断端，神经有不同程度回缩，近侧断端逐渐形成创伤性神经瘤（图 14-6-10）。

除上述神经本身声像图改变之外，神经周围软组织也常同时受累，可形成瘢痕组织，对神经产生压迫、推挤及粘连等影响，在检查过程中也要进行观察判断。

（三）鉴别诊断

根据患者外伤病史，结合神经异常声像图表现，超声较易诊断神经损伤。需要注意的是，如患者在受伤前已有某些神经系统疾病,如颈椎病引起的神经根受压症状,若与受伤神经支配区重叠,则可能会漏诊神经损伤。

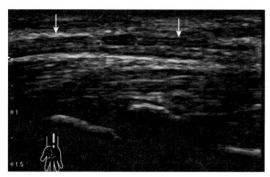

图 14-6-7　Ⅱ型神经损伤二维超声声像图
箭头示神经长轴,测量区示部分神经束节段性增粗

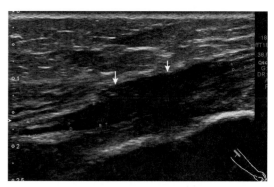

图 14-6-8　Ⅲ型神经损伤二维超声声像图
箭头示神经干整体增粗,走行连续

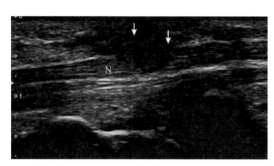

图 14-6-9　Ⅳ型神经损伤二维超声声像图
箭头所指为神经干部分性断裂。N.正中神经

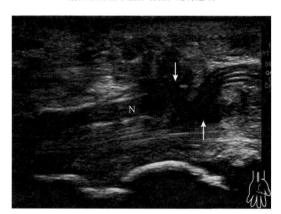

图 14-6-10　Ⅴ型神经损伤声像图
箭头所指为神经两个断端,断端错位。N.正中神经

（四）临床价值

高频超声在软组织分辨率方面较 CT 和 MRI 具有较大的优势,可观察到神经束、神经束膜、神经外膜等细微结构,对损伤神经进行连续横断面、纵断面扫查,可对不同严重程度的神经损伤做出较为准确的判断,结合患者症状、体征及肌电图检查结果,为临床制订合理治疗方案提供形态学依据。

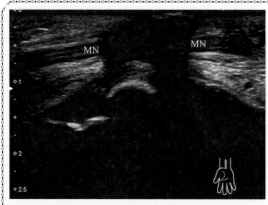

图 14-6-11　右腕部正中神经纵切面声像图

【案例 14-6-2】 女性患者,63 岁,右腕部玻璃割伤后半年余,受伤当时于当地医院清创缝合,未探查深部组织损伤情况。受伤后出现右手桡侧感觉障碍、麻木,不能握物。至我院就诊,体格检查发现右手大鱼际肌萎缩,拇指对掌不能,拇指、示指屈曲受限,查腕部正中神经超声,声像图见图 14-6-11。

问题:最可能的诊断是什么?

答案与解析:右腕部正中神经连续性完全中断,断裂处见低回声瘢痕组织,提示正中神经损伤,完全断裂(Ⅴ型神经损伤),患者症状、体征与诊断相符。

五、周围神经肿瘤

周围神经肿瘤并不罕见，可发生于身体各部，如头颈部、四肢、纵隔、腹膜后等，以及胃、食管、肺等内脏组织。周围神经肿瘤以良性多见，以神经鞘瘤、神经纤维瘤最为常见，比较少见的肿瘤有神经束膜瘤、恶性神经鞘瘤等。

（一）神经鞘瘤

1. 病理与临床　神经鞘瘤是一种良性肿瘤，组织学起源于神经鞘膜的施万细胞。肿瘤细胞呈栅状排列，胞质丰富，核多而小。肿瘤仅起源于神经干内少量神经纤维的神经鞘组织，很少累及神经纤维，而且有完整包膜，故易与神经分离而完整切除。

神经鞘瘤约 1/3 患者无自觉症状，多偶然扪及肿块就诊。随肿瘤增大，对神经产生压迫，可出现局部或附近肢体酸麻不适或疼痛，并向神经支配区域放射，叩击肿块可使麻痛感加剧，提示感觉神经受累。如无麻痛症状，肿瘤可能来源于运动神经纤维的鞘膜组织，手术切除后可能出现运动功能受损。

2. 超声表现

（1）二维超声：表现为与神经走行一致的椭圆形或圆形团块，大小不一，多为 2～3cm。肿瘤多为单发，少数为多发。经典性神经鞘瘤声像图表现为两端与神经干相连的低回声实质性团块，边界清晰、光滑，内部回声较均匀（图 14-6-12A）。退变性神经鞘瘤为团块内部出现无回声液化或强回声钙化（图 14-6-13A）。多数报道中描述肿瘤位于神经的一侧，神经纤维被推挤到肿瘤周边，因此外科手术易于分离。

（2）彩色多普勒：团块内可见血流信号显示，但血流信号的多少无特异性，与肿瘤细胞代谢活跃程度有关（图 14-6-12B、图 14-6-13B）。

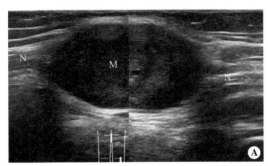
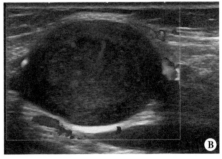

图 14-6-12　经典性神经鞘瘤声像图

A. 二维超声显示团块两端与神经干相连，内部回声较均匀；B. 彩色多普勒超声显示团块内见少许血流信号。M. 神经鞘瘤；N. 胫神经

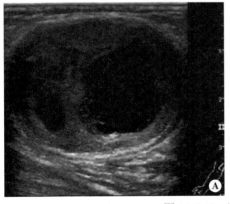
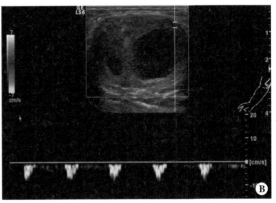

图 14-6-13　退变性神经鞘瘤声像图

A. 二维超声显示团块内部可见液化无回声区；B. 彩色多普勒超声显示团块内见稍丰富血流信号，可测得高阻动脉血流频谱

（二）神经纤维瘤

1. 病理与临床　神经纤维瘤是良性的神经鞘膜肿瘤，起源于全神经组织，由施万细胞、神经束膜细胞、成纤维细胞等组成。神经纤维瘤可分为结节型、丛状型和弥漫型。结节型神经纤维瘤与Ⅰ型神经纤维瘤（neurofibromatosis Ⅰ，NF Ⅰ）无关，10% 的弥漫型神经纤维瘤与 NF Ⅰ 相关，而丛状型神经纤维瘤则是 NF Ⅰ 的特征性表现。NF 属于常染色体显性遗传病，其特点是多系统、多器官受累，常伴有多种畸形和其他一些疾病，如脊柱侧凸、胫骨假关节、智力障碍、脑膜瘤和眼的虹膜结节等。本病分两型：NF Ⅰ 累及外周神经，特点是皮肤出现典型的牛奶咖啡斑和多发神经纤维瘤样改变（图 14-6-14）。NF Ⅱ 累及中枢神经系统，特点是出现双侧听神经鞘瘤、脑膜瘤和脊神经背根的神经鞘瘤，很少有皮肤改变。

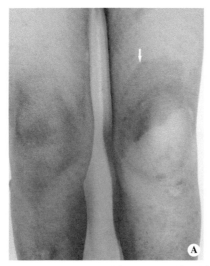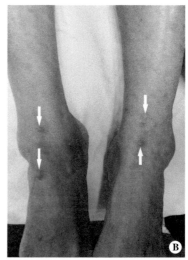

图 14-6-14　神经纤维瘤病皮肤改变
A. 牛奶咖啡斑（箭头）；B. 皮肤多发神经纤维瘤（箭头）

2. 超声表现　神经纤维瘤可以发生于神经主干至细小分支各处，根据病变范围可以分为结节型、丛状型、弥漫型，声像图有多种表现。

（1）结节型神经纤维瘤：是最常见类型，多来源于皮肤神经末梢，少数源于神经主干。前者声像图表现为局部见低回声团块，边界清晰，无包膜回声，形态可不规则，由于来源神经纤细，肿块两端并不能发现神经影像（图 14-6-15）。后者声像图表现为低回声团块两端与神经干相连，呈"鼠尾征"（图 14-6-16）。团块边界清晰，内部回声均匀，通常不发生液化或钙化。如肿瘤生长较大，两端正常的神经干可出现肿胀表现，可能与神经血液回流或轴浆运输障碍有关。彩色多普勒超声显示团块内部多可见彩色血流信号。

（2）丛状型神经纤维瘤：是 NF Ⅰ 的特征性表现，受累神经弥漫性肿大但仍保留神经束结构。本病多发于 2 ～ 12 岁的儿童，好发部位为躯干、头颈部、四肢等。本病为良性病变，但呈侵袭性生长，有恶变倾向。一般累及较大范围神经干，甚至蔓延至分支形成花生簇样或串珠样，其超声特征是结节间有增粗的神经相连（图 14-6-17）。

（3）弥漫型神经纤维瘤：病变组织在皮肤及皮下浅筋膜呈浸润性生长，导致局部皮肤增厚和硬结形成。约 10% 的弥漫型神经纤维瘤患者与 NF Ⅰ 相关。声像图可见皮肤及皮下脂肪层明显增厚，呈低回声与高回声纵向相间排列，低回声为病变区，高回声为脂肪结缔组织，病变边界不清，彩色多普勒超声显示内部可见丰富的动静脉血流信号（图 14-6-18）。

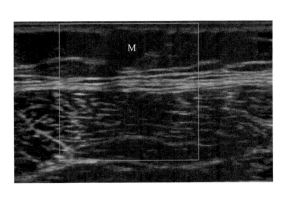

图 14-6-15　结节型皮肤神经纤维瘤声像图

团块边界清，形态不规则，内未见血流信号。M. 皮肤神经纤维瘤

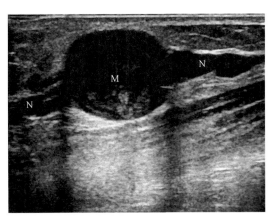

图 14-6-16　结节型神经干神经纤维瘤声像图

团块边界清，两端神经干增粗肿胀。M. 神经纤维瘤；N. 神经干

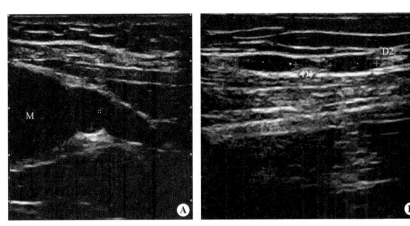

图 14-6-17　丛状型神经纤维瘤声像图

沿神经走行见多个低回声结节，大小不一

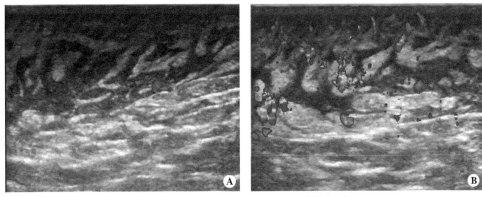

图 14-6-18　弥漫型神经纤维瘤病声像图

A. 二维超声；B. 彩色多普勒超声

（三）鉴别诊断

神经源性肿瘤需要与非神经源性肿瘤鉴别。对于来源于四肢主要神经干的神经源性肿瘤，高频超声可看到肿块两端与神经干相连，呈典型的"鼠尾征"，内部可见神经束结构，诊断一般不难。

需要注意的是，来源于皮肤、皮下浅筋膜或肌肉神经分支等细小神经的肿瘤，较难显示与肿块两端相连的神经结构。此外，一些肌肉、筋膜来源的肿块可呈现"筋膜尾征"，与神经源性肿块的"鼠尾征"相似，两者的区别为后者在"鼠尾"部分可见神经束结构。

来源于神经干的神经鞘瘤与结节型神经纤维瘤声像图表现相似，需要依靠病理进行诊断，但前者易有囊性变和钙化。皮肤牛奶咖啡斑是神经纤维瘤病较为特异的体征。

（四）临床价值

临床对于神经源性肿瘤的处理较其他软组织肿瘤更为慎重，超声可准确判断肿瘤来源、位置及累及范围，在术前准备中具有重要作用，可减少术中神经损伤，避免肢体功能障碍。

【案例 14-6-3】 男性患者，45 岁，无明显诱因下出现左侧拇指麻木 1 月余。体检：前臂远端正中软组织内触及鸽子蛋大小肿块，加压时拇指麻木感加剧。遂行正中神经彩超检查。超声检查结果见图 14-6-19。

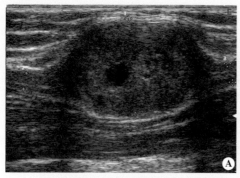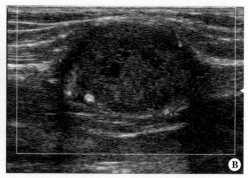

图 14-6-19 前臂远端正中神经纵切面声像图

A. 二维超声；B. 彩色多普勒超声

问题：该患者最可能的诊断是什么？

答案与解析：前臂远端正中神经纵切面（图 14-6-19A）软组织内见肿块回声，两端与正中神经相连，边界清晰，内以实性低回声为主，见少量液化。肿块内见少许血流信号（图 14-6-19B），首先考虑正中神经鞘瘤，伴部分液化。

自我检测

14-6-1. 骨软骨瘤的好发部位有哪些？需要鉴别的主要疾病包括什么？

14-6-2. 骨巨细胞瘤与动脉瘤样骨囊肿的鉴别要点是什么？

14-6-3. 骨肉瘤的好发人群特点是什么？好发部位是哪里？最常见的转移瘤部位是哪里？

14-6-4. 腕管综合征声像图表现有哪些？

14-6-5. 请简述神经损伤的 5 种声像图特点。

14-6-6. 请简述神经鞘瘤的声像图特点。

（郑元义 陈 涛）

第十五章　介入超声

学习要求

记忆　介入超声的定义及基本方法；介入超声治疗肿瘤的方式；介入超声穿刺基本方法及影响穿刺准确性的因素；超声引导穿刺活检的适应证和禁忌证；超声引导穿刺活检的常见并发症及处理；超声引导下囊性病变介入治疗的适应证和禁忌证；超声引导下浆膜腔抽液引流的适应证和禁忌证；超声引导经皮经肝穿刺胆管置管引流的适应证和禁忌证；超声引导肝脏肿瘤的消融方法；超声引导下肝脏肿瘤射频和微波消融治疗的适应证和禁忌证。

理解　超声引导下囊性病变介入治疗的操作程序；超声引导下浆膜腔抽液引流的操作程序；超声引导下脓肿介入治疗的操作程序；超声引导经皮穿刺肾盂置管引流的操作程序；超声引导下肝脏肿瘤无水乙醇消融治疗的原理；超声引导下肝脏肿瘤射频和微波消融治疗原理。

运用　掌握介入超声穿刺基本方法；掌握超声引导下浆膜腔抽液引流的规范流程；掌握超声引导经皮经肝穿刺胆管置管引流的规范流程；超声造影在肝脏肿瘤介入治疗中的应用。

第一节　概　　述

介入超声指在超声监视或引导下进行诊断和治疗操作的总称。广义上，术中超声、腔内超声引导下的诊疗操作也属于介入超声范畴。1983 年，介入超声在丹麦哥本哈根举行的世界超声学术会议上被正式命名。之后该技术以其显像实时、引导准确、操作简便、移动便捷、费用低及无辐射损伤等优点在临床中应用日益广泛，尤其随着介入器械的发展和完善，介入超声在急诊及危重救治、野战医疗中也发挥着不可替代的作用。

介入超声的基本方法是在超声的实时监视或引导下将特制的针具、导管等器械植入病变内，完成获取组织或体液、导入能量或药物进行疾病的诊断与治疗。具体技术方法包括超声引导下活检技术、置管技术、化学消融技术、能量消融技术、放射性粒子植入技术。穿刺技术是所有技术的基础。

介入超声发展简史

介入超声技术于 20 世纪 60 年代开始在国内外应用于临床，随着超声设备和介入器械的不断发展和完善，其在临床中的应用范围不断扩大，地位也逐渐提高。特别是近 20 年来影像引导下各种肿瘤微创治疗技术的发展，不仅使多脏器病变避免了传统手术切除治疗，并且取得了可以与外科手术相媲美的临床疗效，且更微创美观，已成为了现代医学的重要组成部分。针对该技术的发展简史，本节将从引导技术、诊断与治疗 3 个方面进行阐述。

（一）引导技术

1. 超声技术　超声技术由二维超声、彩色多普勒超声、超声造影发展到三维超声、影像融合，各种技术均在介入诊疗中发挥了重要的价值。1961 年，英国 Berlyne 教授用 A 型超声仪在肾病患者尸体上进行了肾定位和穿刺研究，这为介入超声的临床应用奠定了基础。1967 年，美国 Joyner 教授用 A 型及 M 型超声对临床中盲穿失败的胸腔积液患者进行引导穿刺，并取得成功。1972 年，美国 Goldberg 教授等成功研制了带有中心孔的穿刺探头，首次将病灶和针尖的位置显示在超声图像上，实现了预先选择安全穿刺路径并监视和引导穿刺针准确到达靶病灶。这是公认的介入超声迈出的第一步，具有里程碑意义。1989 年，美国 Erickson 教授报道了彩色多普勒超声用于探查血管血流信号，通过避开血管，减少了穿刺出血。1995 年，美国 Stock 教授等首先将三维超声应用于经直肠前列腺癌粒子植入治疗，可直观及精准地进行肿瘤定位和粒子布放。2003 年，韩国 Won 教授最先报道了将四维超声技术应用于肝脏病灶的穿刺活检。三维超声、四维超声的应用标志着超声引导由平面走向立体。2000 年，丹麦 Bang 教授报道了应用超声造影在腹膜后、肾脏及乳腺病灶中显示活性区域引导穿刺活检，获得了满意的穿刺活检阳性率。2002 年，超声 / 核磁图像融合虚拟导航技术开始被美国 Kaplan 教授应用于前列腺癌的穿刺活检，突破了超声显示不清、病灶难以超声引导穿刺的困境。目前，超声与多模态影像融合引导技术中，以与 CT/MRI 融合引导技术为主，多应用于超声显示不清的肝、肾及前列腺肿瘤穿刺及消融治疗中。

相较西方国家，我国的超声影像临床应用起点虽然滞后十几年，但随着各大国际品牌超声设备进入中国市场及自主品牌设备的研发，各种超声技术在介入诊疗中的应用和发展迅速。1980 年，李阐道教授研制了 A 型超声有孔穿刺探头及 C 型穿刺探头，用于羊膜腔注药治疗。同时，董宝玮教授首先开展了 B 型超声引导下经皮胸腹部穿刺活检术。从此，二维超声介入引导技术在我国各地快速推广并应用至全身多个脏器。1995 年，董宝玮及梁萍教授报道应用多普勒超声引导穿刺活检。2002 年，徐辉雄教授开始将三维超声引导应用于经皮肝胆、腹膜后、肾囊肿穿刺活检及消融治疗。2005 年，徐智章教授报道了实时超声造影引导肝占位穿刺活检，之后该技术被应用于胰腺、肾脏、子宫、胸膜等多脏器病灶的穿刺活检及消融治疗。2006 年，吕明德教授在国内首先报道了应用实时虚拟导航系统引导肝癌消融治疗，使超声显示困难病灶的消融治疗成为现实。2013 年，梁萍教授团队自主研发的三维可视化导航技术应用于临床中复杂危险部位肝肾肿瘤、浅表软组织肿瘤和骨肿瘤等的消融治疗，实现了信息从超声二维平面图像到三维立体空间结构呈现的转变，将人脑的主观立体感得以客观展示，同时实现了个体化制订消融方案、精准量化消融参数、实时精准导航消融及科学评估消融疗效，使肿瘤消融由经验化迈向了科学量化的新时代。

2. 引导途径 随着超声探头设计研发的小型化及多样化，超声引导的介入途径由经皮向开腹、再向腔内超声及腔镜超声引导不断开拓。1961 年，美国 Schehgel 教授将 A 型超声用于术中探查肾脏不显影结石。1977 年，美国 Cook 教授等首次报道将 B 型超声用于开腹术中探查肾脏病变及肾脏血管、肾盂等重要结构，增加了手术精准性，降低了手术相关并发症。随后，术中超声广泛应用于肝脏、胆道、肾脏及颅脑手术中，提高了病灶探查率及诊断正确率，减少了手术血管、胆管、肾盂及脑实质损伤发生率。关于腹腔镜超声在临床中的应用，1993 年荷兰 Jakimowicz 教授报道了其在胆囊切除中发挥了对胆道路径监测作用，从而降低了手术相关并发症。1981 年，日本 Kohli 教授报道了将内镜超声用于胃肠道疾病的诊断，使得空腔脏器疾病的超声介入诊断及治疗成为可能。1982 年，美国 Graham 教授报道了经阴道超声引导穿刺盆腔肿物；1983 年，法国 Fornage 教授报道了经直肠超声引导前列腺肿瘤穿刺；2000 年，德国 Fuchs 教授报道了超声内镜下治疗胃空肠吻合术后胰腺假性囊肿，标志腔内超声引导的介入治疗逐步开展。

1987 年，我国郝凤鸣教授报道了术中超声探查脑实质肿瘤和胆道结石位置及特征，开启了术中超声在神经外科、肝胆胰外科的应用，不仅提高了外科手术的精确度和安全性，还有效缩短手术时间。之后，术中超声被应用于心脏外科、泌尿外科和妇产科。我国的腹腔镜超声应用开始于1997 年，彭和平、胡以则报道了腹腔镜超声下胆囊切除术。1988 年，孟祥阁首先报道了经阴道超声引导下卵泡吸引术；1991 年，张武教授报道了经直肠超声引导放置前列腺线圈；1995 年，刘巧媛教授报道了在内镜超声引导下进行细针抽吸上消化道病灶；令狐恩强和蒋天安教授也分别报道利用内镜超声引导对胰腺假性囊肿置管引流和腹膜后淋巴结激光消融治疗。如今国内腔内超声介入已经应用到更广泛的领域，如经阴道超声引导下盆腔肿物穿刺活检、囊肿穿刺引流、辅助生殖技术等，经直肠超声引导下前列腺穿刺活检、消融治疗、粒子植入等，超声内镜引导下腹膜后病变放射性粒子植入、基因治疗、消融治疗及吻合分流术等。

（二）诊断

1. 针吸活检 超声引导针吸活检开始于 1972 年的美国 Goldberg 教授应用 B 超引导进行肾脏活检，所用穿刺器械为注射器，之后逐渐将其应用于肝脏、甲状腺及胰腺等器官。1980 年，我国董宝玮教授首先开展实时超声引导细针经皮穿刺针吸活检在肝脏、胆道、胰腺及腹部其他器官中的应用，引起了我国临床和超声界的广泛重视。同期，该技术被应用于胸膜腔、肺脏、胃肠道病灶的针吸活检。虽然针吸活检安全性高、可重复操作，但由于细胞学活检技术取材有限，单次活检诊断阳性率通常仅能达到 70% ~ 80%，且细胞学难以满足临床利用组织标本进行病理学检测以外的分析需求，目前临床中主要应用于不适于切割活检或切割活检风险较高的病变，如部分纵隔、胰腺、腹膜后、甲状腺及甲状旁腺肿瘤。

2. 切割活检 1981 年，美国 Isler 教授首先报道了超声引导下应用 22G 细针组织切割活检肝肾、腹膜后肉瘤、恶性淋巴瘤、胰腺、平滑肌肉瘤，使穿刺活检技术提高到组织诊断水平，这是超声引导穿刺活检的重大革新。1982 年，美国 Lindgren 教授应用自己设计的自动活检枪进行了肝转移癌和肾实质病变的穿刺活检。1983 年，丹麦 Holm 教授设计了 22G 真空负压抽吸式活检针，该活检技术具有操作简便、可多次重复取材、取材完整和不易破碎或被血液稀释等优点。1985 年，我国董宝玮教授率先开展了超声引导下细针穿刺组织学检查，并逐步将其应用到肝脏、胰腺、腹膜后、肾脏、肺及其他器官，与针吸活检相比其显著提高了病变的诊断准确性。至 20 世纪 80 年代，超声引导切割活检技术已应用于超声探查所能及的几乎所有器官及部位。切割活检设备经历了 20 余年的不断改进，从手动活检枪逐步研发设计了半自动、全自动活检枪，提高了穿刺活检的安全性和病变针对性。2005 年，人类全基因密码的解开和基因图谱的绘制，以及分子生物学检测技术的迅猛发展，赋予了穿刺活检组织标本新的历史使命。免疫组织化学技术、流式细胞仪检测、聚合酶链式反应（polymerase chain reaction，PCR）、蛋白质印迹法（Western blotting）、蛋白质组学、分子杂交、高通量基因测序等技术的应用，使穿刺标本由单一病理学诊断迈入基因与蛋白质表达诊断时代，由宏观进入微观，由结构进入功能，由单纯疾病诊断走向制订化疗及靶向治疗方案、预测预后，为研究疾病发病机制提供有价值的信息。

（三）治疗

1. 非肿瘤治疗 1967 年，美国 Joyner 教授进行了床旁超声引导下的胸腔穿刺抽液，开始了介入超声从诊断应用于治疗。1982 年，德国 Otto 教授等在超声引导下进行了经皮肾盂造瘘术。1981 年，美国 Bean 教授等报道了超声引导无水乙醇注射治疗肾囊肿，证实其可作为不能手术切除患者的有效治疗方法。我国超声引导介入治疗开始于 1980 年，李阐道教授将介入穿刺应用于羊膜腔注药引产，开启了介入超声在我国步入临床治疗的时代。1986 年，王金锐教授报道了经皮肾造瘘术。1983 年，周永昌教授开始在超声引导下行肾囊肿的穿刺诊断及无水乙醇治疗。随着 Seldinger 技术在临床的应用，以及各种引导针、引流管器械的发展，囊（脓）肿、肾盂积水、扩张胆管、胆囊、腹水、胸腔积液、心包积液甚至外周静脉的超声引导下穿刺及导管植入操作均在临床中成熟地开展应用且疗效确切，已成为上述病变的首选治疗方法，避免了广大患者因为非肿瘤性病变而进行手术切除治疗。

2. 肿瘤治疗 根据治疗方式不同将其分为化学消融、能量消融及放射性粒子植入 3 种治疗。

（1）化学消融：1983 年，日本 Sugiura 教授率先开展实时超声引导下无水乙醇瘤内注射治疗小肝癌的研究。1994 年，经皮瘤内注射乙酸治疗肝癌被日本 Ohnishi 教授报道，取得了满意疗效。我国的化学消融开始于 1987 年，由任永富、万敏教授采用瘤内注射无水乙醇治疗肝癌，用于无法手术切除或术后复发患者的局部治疗。2002 年，冯威健教授率先用经皮瘤内注射盐酸疗法成功治疗了原发性及转移性肝癌。2012 年，谢阳桂教授开始将超声引导下瘤内注射聚桂醇用于子宫肌瘤等良性病变的治疗。经过长期的临床实践，无水乙醇较其他消融药物如高渗葡萄糖、乙酸、盐酸等具有蛋白变性彻底、弥散效果好等优势，成为目前临床中应用最为广泛的化学消融药物。经皮无水乙醇治疗具有简单便捷、廉价、安全有效、并发症少等优势，2001 年欧洲肝脏协会推荐经皮无水乙醇治疗可作为无法切除、< 2cm 的小肝癌的治疗方法。

（2）能量消融：根据能量消融治疗的作用原理不同，其分为激光消融、高强度聚焦超声消融、射频消融、微波消融、冷冻消融、不可逆电穿孔技术。

1）激光消融：超声引导激光消融始于 1993 年，法国 Flam 教授应用其治疗前列腺癌，但受消融范围小的限制，其发展相对缓慢。目前主要在欧洲应用于乳腺、甲状腺、淋巴结、前列腺和肾脏肿瘤的消融治疗。1994 年，我国顾瑛、董宝玮及梁萍教授所在团队进行了超声引导经皮 Nd : YAG 激光肝组织光凝固术，开启了我国超声引导激光消融治疗的时代。目前，国内激光消融已被报道用于甲状腺、甲状旁腺、淋巴结、高危部位肝脏及腹膜后病灶的治疗。

2）高强度聚焦超声消融：1993 年，美国 Gelet 教授等进行了经直肠高强度聚焦超声治疗良性前列腺增生的临床研究，临床症状改善明显。1998 年起，我国王智彪教授及其团队建立了高强度聚焦超声治疗的基础理论体系，并于 1999 年将该技术用于治疗原发性肝癌。该团队研制出我国首台具有完全自主知识产权的高强度聚焦超声仪，其于 2005 年通过欧盟 CE 认证。目前，该治疗以无创的优势在肝脏、肾脏、胰腺、乳腺、甲状腺、子宫、甲状腺、腹膜后肿瘤、骨骼等多种实体肿瘤的治疗中得到应用。

3）射频消融：1993 年，意大利 Rossi 教授首次报道了超声引导下射频消融治疗小肝癌，1997 年报道了水冷射频消融在肝脏肿瘤的临床应用。1998 年，美国 Goldberg 教授等将 3 根射频电极针排列组合，设计出了带冷循环的集束电极针，显著提高了热效率。2008 年，意大利 Livraghi 教授等报道的一项多中心前瞻性研究证实，射频消融可作为小肝癌的一线治疗方案。在我国，1999 年陈敏华教授率先在国内开展超声引导下肝癌射频消融治疗。2004 年，水冷射频技术开始被我国肿瘤介入治疗团队应用于肝癌消融治疗，该项技术减少了消融区炭化，增加了消融范围，相继被应用于肾上腺、肾脏、乳腺、甲状腺、子宫、甲状旁腺、胰腺、脾脏、肺脏、骨骼、前列腺等多种实体肿瘤的消融治疗，成为肿瘤能量消融的主要技术之一。

4）微波消融：1994 年，日本 Seki 教授首次报道了超声引导下微波消融治疗小肝癌并获得成功。自此微波消融治疗肝癌逐渐发展成熟，该技术目前在中国、美国、意大利、德国、日本、韩国、西班牙等多个国家应用，而中国是微波消融技术的研用大国。1996 年，我国董宝玮及梁萍教授自主研发了我国第一代微波消融仪并将其应用于肝癌消融治疗，并于 2008 年自主研发了国际首台温控水冷微波消融设备，推动中国在肾脏、肾上腺、乳腺、甲状腺、子宫、甲状旁腺、脾脏和腹壁肿瘤治疗中的应用，奠定了微波消融在国际开创并领先的地位，并因此获得了国家技术发明奖二等奖。以在肝癌中的应用为著，微波消融已分别在中国、美国、意大利、日本等国家报道多项多中心研究，其中以我国梁萍教授团队报道的患者样本量最大，生存预后数据最全面。2013 年，超声引导经皮微波消融治疗肝脏恶性肿瘤的临床应用指南发布，为微波消融治疗肝癌技术的临床应用提供了国际公认的指导性方案。目前，微波消融技术发展迅速，尤其在肝脏、肾脏、肺脏及甲状腺肿瘤治疗中已成为主要消融手段，被国内外学者认为是极具前景的消融技术。

5）冷冻消融：1993 年，美国 Onik 教授开始应用超声引导经会阴冷冻消融治疗前列腺癌，证实了该技术安全有效。随后该技术逐步应用于超声引导下肝脏、肾脏、乳腺等脏器肿瘤治疗。在我国，2007 年王安喜教授报道了高龄危重患者前列腺增生超声引导氩氦刀冷冻治疗研究，虽起步较晚，但迅速被多个团队应用于肝脏、肾脏、甲状腺、胰腺等多个器官肿瘤的超声引导治疗。由于冷冻消融过程中形成的冰面高回声反射影响超声图像对消融冰球的监测，目前该技术在超声引导下治疗较 CT、MRI 引导应用受限，主要用于治疗乳腺、肝脏、前列腺、肾脏肿瘤。

6）不可逆电穿孔技术：2011 年，德国 Pech 教授进行了不可逆电穿孔技术在肾癌的治疗，证实其安全有效性。超声引导治疗仅在肝脏、胰腺、前列腺及腹膜后病灶中进行初步研究。我国超声引导不可逆电穿孔技术主要是由黄凯文、周宁新、杜联芳教授报道的应用于肝癌及胰腺癌的治疗。由于其费用高及对患者心功能要求高，目前尚未普及，但该技术具有仅损伤细胞膜、不影响纤维组织和其他细胞基质成分、可保持消融区组织结构、同时保护周围重要结构等优势，随着临床研究的不断探索，在肝门、肾门、腹膜后等危险部位病灶消融治疗中具有应用的价值和潜力。

（3）放射性粒子植入：1969 年，奥地利 Kratochwil 教授率先报道超声引导下放射性 ^{125}I 粒子植入治疗前列腺癌，开启了超声引导下内放射治疗的篇章。2003 年，我国王俊杰、冉维强教授等报道了放射性粒子在超声及术中超声引导下进行胰腺癌、前列腺癌及舌癌的治疗。随后，该技术主要被用于前列腺癌、胰腺癌、肝癌、表浅转移或复发肿瘤及部分盆腔恶性肿瘤等治疗。经过多个临床研究提示，该技术对于多种实体肿瘤来说是一种安全有效的治疗手段。

30 余年来，我国介入超声领域发展迅速，医师队伍日益壮大，操作技术日趋成熟，诊疗领域不断拓展，临床疗效稳步提高，超声引导的肿瘤微创治疗已部分替代传统手术切除，成为临床不可或缺的有效技术。相信在 21 世纪精准医学时代，介入超声凭借其微创、实时、精准、高效和无辐射等诸多优势必将在基础研究和临床治疗中发挥更重要的价值。

（梁　萍　于　杰　李　鑫）

第二节　超声引导穿刺技术

一、超声引导穿刺器材及基本技术

（一）概述

穿刺是介入超声诊断、治疗最基本的操作技术。最早的穿刺操作是盲法穿刺，用手触摸包块或动静脉凭感觉将穿刺针刺入至靶目标内。随着影像技术的发展及微创诊断治疗技术的精准化要求，现代介入诊断治疗的穿刺操作均是在影像引导下进行。

在影像引导方法中，CT 和 MRI 扫描图像分辨率高，能够清晰显示出病灶穿刺层面的解剖结构，尤其是病变与周围组织器官的空间结构关系。穿刺时依据病灶的位置固定患者体位，选择肿瘤最大层面，避开骨质和大血管等重要结构，初步拟定穿刺通道。在拟定的穿刺通道表皮通过 CT 金属定位尺定位，选择皮肤穿刺点并进行体表标记。根据穿刺点和靶目标的位置计算出穿刺角度并与机器的穿刺线拟合调整，定位准确后进行穿刺，可准确地将穿刺针刺入靶目标。因而 CT 或 MRI 引导穿刺并非真正意义上实时引导，是穿刺的定位和监控。超声引导穿刺是在超声实时引导、监控下完成的，全程可视进针点及穿刺针走行轨迹，达到精准、安全的操作，且无辐射，是目前临床最常用的引导方法，也是介入超声医师必须掌握的基本技术。

（二）仪器

超声引导穿刺的方法有 3 种：①穿刺支架引导穿刺法；②实时引导徒手穿刺法；③超声定位徒手穿刺法。需要使用的仪器器械包括具有彩色多普勒显像功能的超声仪器、超声探头、穿刺引导支架和穿刺针具。

1. 超声探头的选择　分为普通探头和专用介入超声探头两种。临床最常用的是普通探头，普通探头是超声仪基本的配置。其优势是探头种类多，如常规凸阵探头、线阵探头、腔内探头、相控阵探头及小微凸探头等。因而其适用性广，探头频率可调性高。常规腹部探头既可适用于腹部及盆腔病变穿刺，也可用于腹壁等较浅表部位病灶的穿刺（调节探头频率）。小微凸探头，探头短轴方向较窄，可以放置在人体肋间隙，便于肝脏深部病变穿刺。专用介入超声探头（图 15-2-1）表面设计有沟槽，配合超声穿刺架使用时，进针点显示在声像图中间，使得进针盲区减小，导向和观察更为方便。缺点是目前无仿形的探头隔离套，每次使用后需要对探头进行严格消毒。两类探头均可配备穿刺引导架使用。探头选择的

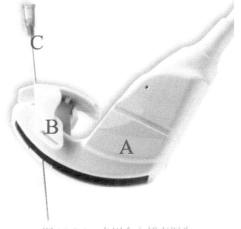

图 15-2-1　专用介入超声探头
A. 超声探头；B. 一次性穿刺引导架；C. 穿刺针

原则以能够清晰显示靶目标为宜。总体来说，声窗大、位置浅的病变宜选用高频线阵探头；声窗小、位置深的病变选用小微凸探头；腹部及前盆腔病变选用普通凸阵探头；后盆腔位置深的或阴道病变、前列腺病变及直肠病变宜选用阴道探头或直肠探头。但各种探头的适用范围不是绝对的，因目前超声仪配备的探头均为变频，故可在一定范围内交互使用。例如，线阵探头也可以用于引导心包穿刺，凸阵探头也可以用于引导浅表脏器穿刺，主要以病变部位及穿刺路径能够清晰显示、安全，

穿刺时稳定性好为选择探头原则。

2. 穿刺引导装置及其选择 穿刺引导装置包括引导架和导槽。目前临床常用的引导架有两类，即一次性使用的塑料架（图 15-2-2）和可重复性使用的金属架（图 15-2-3）。一次性使用的塑料架属于一次性使用医疗耗材，独立包装，内含一次性探头套及耦合剂，使用方便，导向准确，降低了患者间交叉感染的风险，是今后穿刺耗材发展的主流方向，建议有条件的医院使用此类引导架。重复性使用金属架可消毒重复使用，比较经济，但其不足是每次使用后需要严格消毒，否则有患者间交叉感染的风险，而且穿刺架多次使用后发生磨损，容易影响导向精准度。

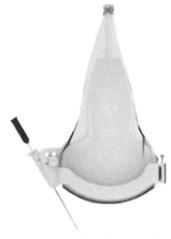

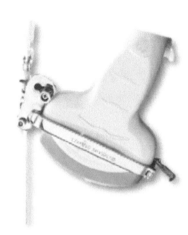

图 15-2-2　一次性使用的塑料架　　　　　　　　　图 15-2-3　可重复性使用的金属架

按照引导架的穿刺角度调节方式分为标准角度型和自由角度型两类。标准角度型一般设有 2～4 个不同角度，通过角度调节按钮，可进行穿刺角度调节，注意穿刺架的角度需要与机器电子引导线的角度匹配，否则可造成穿刺针偏离预定穿刺线。标准角度型穿刺架适合深部病灶穿刺使用。自由角度型穿刺架进针角度可在 90° 范围内自由调节，便于浅表器官如甲状腺、乳腺、淋巴结、关节腔等需要使用高频线阵探头穿刺时使用，可以克服线阵探头穿刺盲区较大的不足。

3. 穿刺针具的选择原则 穿刺的目的是以非手术的微创技术实现疾病的诊断和治疗，因而在保证效果的前提下应首先选择最小直径穿刺针具。

（1）活检诊断：通常，18G 切割活检针能满足大多数脏器病变的取材诊断，但在肾炎诊断时由于对肾小球、肾小管结构的特殊需求，可用 14～16G 活检针；在胰腺等腹膜后深在位置肿瘤穿刺或甲状（旁）腺穿刺，由于解剖结构复杂，当 18G 活检针不够安全时，可选用 19G、20G 切割活检针或针吸活检针；乳腺病变穿刺安全，18G 活检针能够满足诊断需要，但如果为满足免疫组化检测的要求，可选择 14～16G 活检针。同轴套管针是用于减少出血和肿瘤播散的针具，但会增加穿刺针直径，在保证安全的情况下可考虑使用此针。引导穿刺后，针鞘内注射凝血酶或明胶海绵封堵止血。对富血供、大体积等穿刺出血风险较高的肿瘤，以及近脏器表面、合并大量胸腔积液或腹水肿瘤播散概率较高的恶性肿瘤，可以优先采用同轴套管针，以减少出血及肿瘤沿穿刺针道种植的概率。

（2）治疗假性动脉瘤时：应选择 21G 穿刺针以减少对血管壁的破坏和出血风险。各种囊性病变、胸腔积液、腹水、心包积液引流宜选取 6～8.5F 引流管，胆管、肾盂引流可使用 8.5F 引流管，但对于脓肿，其由于坏死物质多、脓液黏稠，建议选用 10F 以上引流管保证引流通畅。甲状（旁）腺、淋巴结、乳腺等浅表器官肿瘤消融选择 16～18G 消融针或更为纤细的激光光纤，内脏器官病变消融通常选择 15～17G 的消融针，危险部位病灶也可选择激光光纤或 19G 不可逆电穿孔消融针。

（三）基本技术

1. 穿刺基本方法

（1）穿刺支架引导穿刺法：在超声探头上安装引导装置，穿刺针经穿刺引导装置进入至靶目标内。穿刺引导装置可精确控制穿刺针的走向，对于操作者穿刺操作经验的依赖性更小，尤其对于穿刺经验不丰富者，不易于产生明显的穿刺偏差，是介入穿刺最常用最标准的操作方法。

（2）实时引导徒手穿刺法：操作者一手执探头，扫查病灶并设计穿刺路径，另一手执穿刺针刺入靶目标内。选用徒手穿刺法的基本原则有两条：①安全且距离体表较近的靶目标；②有清晰的超声引导图像。其主要适用于线阵探头浅表病灶穿刺，如甲状腺、乳腺等。徒手穿刺法操作难度大，经验依赖性强，必须经过严格的专业训练并积累较丰富的穿刺经验才能得心应手使用。徒手穿刺法按照穿刺针与探头的关系可分为平面内穿刺法和平面外穿刺法两种方式。

（3）超声定位徒手穿刺法：用于大量积液或脓肿的抽吸或引流穿刺。穿刺前进行超声检查，确定穿刺点、穿刺角度，测量穿刺进针深度，在体表标记进针点。在超声报告中详细记录上述信息及超声检查时患者的体位。临床医师可根据超声报告及体表定位点进行穿刺。

2. 穿刺路径选择 恰当的穿刺路径能够缩短穿刺距离，提高命中率和取材满意率，减少穿刺进针次数，降低并发症。穿刺之前应认真论证。常用的穿刺路径有两种，即经皮穿刺和经自然体腔穿刺。经皮穿刺：穿刺针经皮肤、皮下组织进入靶目标内，是介入穿刺操作中最常用的路径，适用于经皮穿刺能够达到的病灶。经自然体腔穿刺：包括经阴道、经直肠、经胃肠等腔内途径的穿刺，适用于经皮穿刺路径无法达到的靶目标，如女性盆腔深部、阴道壁、直肠阴道隔、膀胱阴道隔、直肠下段、前列腺、胃、肠壁及邻近食管和胃壁等处病灶。

（1）清晰显示病灶前提下最短穿刺路径原则：选择自穿刺进针点至靶目标的最短距离作为穿刺路径，经过正常组织结构最少，在最短的路径上穿刺针偏移的概率也最小，可减小对周围组织的损伤。但在不同脏器穿刺对最短路径的要求是不同的，如肝脏病变穿刺要求经过至少 1cm 以上正常肝组织，肾脏肿瘤、胰腺肿瘤、胃肠壁肿瘤穿刺则要求尽量不经过所在脏器正常实质，胆囊穿刺应经过肝实质选择胆囊颈、体交界区的肝脏胆囊床入路穿刺。对于女性盆腔内的肿物，若经腹壁路径离靶目标近且无肠管遮挡，应为首选。对于盆腔深部的靶目标，可采用经阴道或经直肠取最短路径穿刺到达靶目标。当经腹壁和经体腔途径均可用时，应首选经腹壁途径。当穿刺小角度最短路径无法实现病灶及穿刺针清晰显示时，或难以避开重要结构时，则需要采用较大穿刺角度长距离引导穿刺。

（2）穿刺路径避开重要结构原则：无论路径远近、何种角度，穿刺路径应避开重要结构如大血管、神经、肝外胆管、胆囊、胰管、气管、有张力的胃肠管等是必须遵守的原则。尤其腹腔病变，位置和深度差异很大，穿刺前应在不同的体位扫查靶目标，调整穿刺角度，以发现最安全、最清晰、最短的进针入路。浅表器官如甲状腺、淋巴结穿刺难以避开颈部血管，可在注水隔离技术下分离开血管进行穿刺，或用针吸活检代替切割活检，腹盆腔囊性占位置管引流如难以避开肠管，可用探头对腹前壁加压，推挤、排开肿物与腹壁间的消化管道，也可采取水分离技术或以穿刺抽吸替代置管引流。腹膜后肿物也可取非经腹膜腔途径穿刺，患者取侧卧位从腰部或者背部进针，可避开腹膜腔达到后腹膜病变部位。上腹部及肋间穿刺活检或置管时注意肺底至胸膜腔下缘的距离随呼吸变化，深吸气时其距离变化可达 2 ～ 3cm，要注意避免经过胸膜腔，可在呼气状态下进针，减少肿瘤胸腔播散概率，也防止胆汁、脓液等渗漏感染胸腔。当肿瘤原发脏器穿刺风险较高或病灶清晰显示困难时，可选择安全部位的转移病灶活检，如胰腺癌伴肝脏转移，可以选取肝脏转移灶活检明确诊断。

3. 影响穿刺准确性的因素

（1）仪器设备因素：超声仪是引导穿刺的必备条件。在行超声引导穿刺前，应对使用的超声仪进行调校。常规使用 B 型扫描方式。总增益的调节以穿刺靶目标毗邻的正常组织作为参考，调节致使靶目标周围正常组织实质呈现中低回声、血管内呈现无回声，彩色血流成像血管内血流信号以清晰、不外溢为宜。通过近场抑制和远场增益的调节使声像图纵深的回声强度均匀一致。开启超声穿刺引导系统，将穿刺引导线在荧屏显示系统上显示出来。注意调整穿刺引导线与穿刺架的角度相同，否则可导致穿刺过程中穿刺针偏离引导线。

（2）穿刺引导装置：包括穿刺引导架和导槽。目前，大部分超声探头可以配置穿刺引导架及相应的导槽。穿刺引导架有助于穿刺操作者预设进针路径，保证穿刺针在穿刺过程中始终处于超声扫查平面内，针尖和针体得以实时显示，对于介入经验不足的操作者而言，较徒手穿刺更利于保障穿刺的安全性和准确性，是介入超声的标准和首选的操作方式。穿刺引导架根据是否进入人体，又分为体外探头穿刺引导架和腔内探头穿刺引导架两大类。穿刺引导架需要与穿刺针外径相匹配的导槽配合使用。

（3）穿刺针：针尖的非对称性会在穿刺过程中产生偏离穿刺方向的分力，而引起针的偏移。针尖斜面越大，穿刺距离越远、组织越硬，则针的偏移度就越大。受力对称的针尖如圆椎形针尖的针在穿刺中力是平衡的，无偏离作用。若针尖形态不对称，采用边旋转边进针的方式可以减小这种偏移作用。

（4）患者因素：呼吸造成的靶目标移动是影响穿刺准确性的重要因素。为了减小这种移动对穿刺的影响，穿刺时应禁止患者深呼吸，必要时可在穿刺前对患者进行控制呼吸的训练。在准备进针时应嘱患者平静呼吸或屏住呼吸不动，同时迅速进针至靶目标内。患者呼吸的控制和操作者穿刺动作的配合协调对于准确穿刺小病灶尤为重要。完全无法控制呼吸的患者穿刺应慎重，尤其是肺部病灶和靠近肋膈角处的肝脏病灶穿刺。此外，穿刺皮肤或腹膜时，疼痛刺激可使患者反射性地突然喘气或移动，故使用局部麻醉药是必要的。穿刺前若患者处于清醒状态，应向其解释穿刺方法及过程，并获得有效配合。对有较剧烈咳嗽的患者应于术前使用镇咳药。此外，在软硬不均的组织中，因受力不均衡，穿刺针也会发生变形和偏移。为了避免细长针在穿刺皮肤和腹壁筋膜时发生弯曲，可先用粗的引导针穿刺皮肤和腹壁筋膜，再将细针通过引导针进针，这样操作常可保证细针的穿刺方向。此外，穿刺时应力求穿刺针垂直于皮肤进针，可减小组织阻力过大或不均衡造成的偏差。对于子宫后壁的子宫肌瘤等质地硬韧的组织，穿刺准确性差，可先在靶目标边缘穿刺放入 20G 或 21G 细针固定穿刺靶目标，然后再按照拟定的穿刺入路穿入较粗的活检或消融针，可提高穿刺准确性。

（5）操作者因素：当穿刺针穿刺靶目标（器官）时，穿刺的力量会造成靶目标不同程度的移位，从而引起病变偏离穿刺路线，这种情况常见于某些游离度较高的脏器和（或）靶目标质地坚硬的情况下，如肺部病变或子宫肌瘤的穿刺。若穿刺针粗钝、进针速度较慢，则更易发生偏离。除采用锋利的穿刺针外，熟练的操作手法可以在一定程度上减少此类情况的发生。故操作者在进行临床穿刺前，应接受系统的操作培训，包括仿人体模穿刺训练，掌握了基本穿刺方法后再进行人体病灶穿刺。此外，操作者熟悉病变结构周围的解剖关系及影像学表现至关重要，利于选择安全路径，避免不必要的正常结构损伤。

总之，高分辨率的超声仪、配置合理的穿刺探头和穿刺引导装置、患者的密切配合、操作者手法的娴熟程度，均决定了穿刺操作的准确度和安全程度，缺一不可，均应予以重视。

（梁　萍　于　杰）

二、超声引导穿刺活检

（一）概述

超声引导穿刺活检是在实时超声影像的监视和引导下，将穿刺针具准确进入人体的靶目标处，通过抽吸或切割得到活体细胞或组织送病理学检查的技术方法。20 世纪 70 年代，实时灰阶超声技术的成熟和发展推动了该技术的临床应用。目前，作为介入超声最基本的诊断技术，超声引导穿刺活检已经成为非手术条件下获取活体组织细胞进行病理学诊断的常用方法之一，在临床疾病的诊断和鉴别诊断、评估疾病的预后及分期或辅助制订治疗方案中发挥着越来越重要的作用，应用范围也日趋广泛，基本应用到了超声能够显示的各组织脏器中。

超声引导穿刺活检根据获取的标本可以分为细针（针具外径 19 ～ 27G）抽吸细胞学活检和粗针（针具外径 13 ～ 18G）穿刺组织学活检，为不能手术的患者提供了安全、微创、有效地获取活体组织或细胞进行病理学检查的手段。目前，临床最常用的是 18G（外径 1.2mm）粗针穿刺组织学活检,但在甲状腺、胰腺等易出血或胰瘘等脏器病变的活检中,细针抽吸细胞学活检发挥着重要的作用,其具有操作简便、快速安全等优点,尤其在内镜超声引导下的应用越来越广泛。超声引导穿刺活检具有以下特点:①超声监视和引导取材过程,实时、动态、全程清楚显示;②操作简便、创伤轻微、术后严重并发症发生率低;③无 X 线辐射,同时保护医师和患者;④取材成功率和病理确诊率高。

(二)适应证与禁忌证

1. 适应证

(1)超声能够清楚显示病灶,进针路径安全。

(2)需要明确病变的病理或基因诊断,粗针穿刺风险高时可采用细针活检。

(3)患者一般状况和检验指标满足穿刺的基本条件。

2. 禁忌证

(1)严重出血倾向(凝血酶原时间 > 30s,凝血酶原活动度 < 40%,血小板计数 < 50×10^9/L,国际标准化比值 > 1.5 等)。

(2)合并心、肺等其他重要脏器严重疾病,且难以纠正。

(3)超声或超声造影均不能清楚显示病灶。

(4)经多部位探查均无安全进针路径(穿刺路径不能避开重要脏器、大血管等;弹射的针尖可能累及病灶深部重要脏器或血管等)。

(5)患者状况不符合穿刺条件(咳喘症状较重、完全不能配合、抗凝治疗期间、女性月经期等)。

(三)穿刺操作程序

介入超声医师要有能力掌控整个穿刺活检过程,也就是说,不能仅把穿刺活检当作一项单纯的诊疗操作,而应在整个诊疗过程中关注患者的一般状态及合并疾病,充分权衡患者接受穿刺的适应证和禁忌证,术中精细操作可提高取材质量并降低损伤风险,对预防和处理可能出现的并发症做到心中有数,实现安全微创取材明确病变病理诊断的目的。建议遵循规范的诊疗流程(图 15-2-4)。

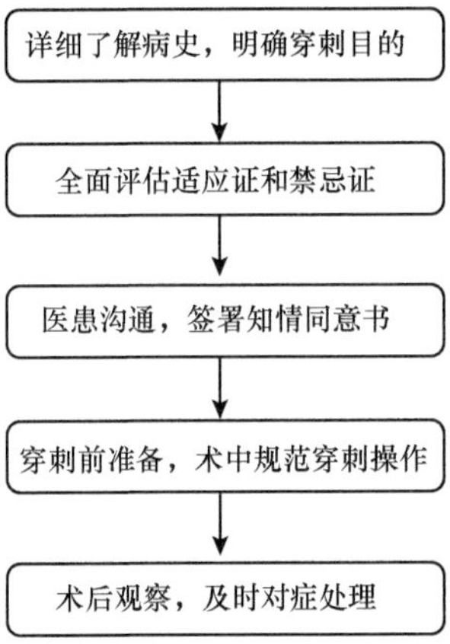

1. 详细了解病史,明确穿刺目的

(1)关注患者的一般状态和生命体征,了解主诉、临床诊断、现病史和既往史(包括药物史及过敏史),不放过任何可疑的影响穿刺安全的因素。

(2)活检目的明确:明确病理、基因诊断。

2. 全面评估适应证及禁忌证

(1)穿刺操作部位评估:是否可行穿刺,穿刺点皮肤情况及从皮肤至病变部位间是否存在安全进针路径。

```
详细了解病史,明确穿刺目的
        ↓
全面评估适应证和禁忌证
        ↓
医患沟通,签署知情同意书
        ↓
穿刺前准备,术中规范穿刺操作
        ↓
术后观察,及时对症处理
```

图 15-2-4 超声引导穿刺活检规范流程建议

(2)病情评估:患者病情是否满足适应证;如不满足,可否通过适当的术前调整后再进行操作;有无禁忌证。

(3)询问合并疾病:①是否服用抗凝药物,如有则请相关科室会诊,停用长效抗凝药物或应用其他短效抗凝药物替代治疗至少 1 周;②空腹血糖一般不应高于 8mmol/L,过高应先到内分泌科就诊控制血糖;③是否存在血液病或其他可能造成血小板计数快速变化的疾病。

(4)评估患者术中能否配合操作。

3. 医患沟通,签署知情同意书

向患者或家属告知患者目前病情、穿刺目的和方法、术中及术后注意事项、可能的并发症及处理方法、不能明确病理诊断的可能性等,征得同意并签署知情同意书(必要时需要同时签署授权委托书)。

4. 穿刺前准备

(1)必需的检验结果,包括血常规、凝血功能、血型、空腹血糖、乙肝五项、丙肝抗体、人类免疫缺陷病毒(HIV)抗体、梅毒抗体等。患者一般状态稳定情况下,血常规、凝血功能、血生化等要求为 1 周内的结果，怀疑血液病患者血常规最好为近 1～2 天结果；乙肝五项、丙肝抗体、HIV 抗体、梅毒抗体为术前 3 个月内即可，但这期间做过其他有创操作时需要复查。

（2）根据病变部位完善相关检验结果，包括血生化（如肝肾功能及电解质）、尿常规、便常规、胰腺功能等。

（3）近期的影像学资料，包括超声、CT、MRI 等。

5. 穿刺操作方法

（1）选择体位：以充分暴露进针部位皮肤且使患者保持稳定的体位为宜。

（2）超声定位：进针部位皮肤完好。选择靶病变距体表最近、路径上不经过大血管等结构、针芯弹射范围（粗针活检）不损伤深部重要结构的路径。

（3）无菌操作：体表穿刺部位皮肤消毒后铺无菌巾。

（4）局部麻醉：进针点皮肤及沿进针路径局部麻醉；局部麻醉下不能配合的患者（如小儿患者）可在静脉麻醉下穿刺。

（5）活检取材：进针前再次行彩色多普勒超声确认路径上无较大血管。超声清楚显示活检针进至靶病灶预定位置后通过多次抽吸（细针活检）或击发活检枪（粗针活检）取材，之后退出穿刺针。进针及取材过程中必要时可请患者呼吸配合。

（6）标本判断：粗针活检后将标本置于滤纸片上，依据其形状、颜色及量决定穿刺次数，一般取 2～3 条组织。细针活检后由经过专门培训的人员制作直接涂片和液基涂片。

（7）处理标本：按穿刺目的进行标本固定、送检。通常使用 10% 甲醛溶液（粗针活检）或 95% 乙醇溶液（细针活检）固定，如拟做特殊检查需要专门的固定方式。

（8）术后处理：穿刺点敷料包扎，局部压迫 20min。

6. 常见并发症及处理

（1）出血或血肿：出血是穿刺后常见的并发症之一，有时还可见局部血肿形成。穿刺后局部压迫 20min 以上可降低出血风险。少量出血或局部形成较小血肿时一般不需特殊处理，必要时可酌情使用止血药物。

当术后患者出现穿刺部位局部疼痛加剧、心率加快，严重时伴有头晕、口唇苍白、血压下降甚至休克等表现时提示出血量较大，必须紧急处理。首先嘱患者平卧，迅速建立静脉通道，给予止血药物，补充晶体溶液和胶体溶液维持血压和循环，根据血常规化验结果及时输血。同时结合超声或增强 CT 结果判断可能的出血原因，请相关科室会诊是否需采取进一步的治疗措施。介入超声技术本身也可以用于止血，如肝脏、脾脏或肾脏表面的小范围裂伤或活动性出血可在超声引导下局部注射组织胶或凝血酶治疗；小动脉损伤局部形成假性动脉瘤可在超声引导下注射小剂量凝血酶治疗。

（2）疼痛：是穿刺后常见的并发症之一，多为局部轻度刺痛或钝痛，也可表现为其他部位的牵涉痛。轻度疼痛一般不需要处理，嘱患者平卧、平静呼吸或采用可减轻症状的体位后多数可较快缓解。如果疼痛持续时间较长、较剧烈或呈进行性加重，需查找原因，尤其需要关注是否存在较大量出血可能，处理方法参见上面出血或血肿并发症的处理。如能排除出血等其他原因，对于单纯的疼痛可以酌情给予镇痛药物对症处理，并密切观察患者的生命体征。

（3）肿瘤针道种植：发生率低，主要与肿瘤组织的生物学行为有关。减少进针次数也可以在一定程度上降低针道种植的风险。

（4）其他：穿刺活检后其他少见并发症有感染、气胸、咯血、胸膜炎、胰腺炎、腹膜炎、一过性迷走反射、低血压等，也有极少数死亡病例的报道。这些并发症虽然发生率很低，但在术前应该根据需要穿刺的部位，向患者及其家属交代可能的风险和并发症，认真履行告知义务，充分尊重和保障患者和家属的知情同意权。

（四）各脏器病变穿刺要点及注意事项

不同脏器病变的穿刺有各自的一些特点或不同之处，以下对其穿刺要点和注意事项进行分别介绍。

1. 肝脏

（1）常用 18G 针穿刺，穿刺路径上尽可能经过 1cm 以上肝组织到达病灶，有助于降低出血风险。

（2）进针和退针时针尖切忌在肝脏表面停留，避免针尖划破肝被膜。

（3）梗阻性黄疸患者应先解除胆道梗阻，然后再行穿刺活检。否则术后可能出现胆汁沿针道渗出至腹腔引起胆汁性腹膜炎。

（4）选择病灶周边低回声或有血流信号部分取材，必要时可在超声造影引导下取病灶内有血流灌注的部分，容易得到明确的病理诊断。

（5）进针路径除避开较大血管外，也需要避开较大胆管。

2. 脾脏

（1）选用 18G 或 20G 针穿刺，直接穿刺至病灶内取材。如必须经过脾实质，应经过最短路径的脾实质穿刺病灶。

（2）脾脏有延迟破裂风险，穿刺后最好住院留观 1～2 天，观察心率、血压等生命体征变化。

（3）术前可酌情给予止血药物。

（4）脾脏穿刺术后出血风险高，应慎重，术前需要向患者及其家属详细交代风险。

3. 肾脏

（1）选用 18G 针穿刺，直接穿刺至病灶内取材。如必须经过肾实质，应尽量避免损伤弓形动脉和叶间动脉，老年动脉硬化患者穿刺后出血风险高。

（2）弹出的针尖尽量不要损伤深部的肾盏或肾盂，否则可能会引起血尿。

4. 肾上腺

（1）选用 18G 针穿刺，直接穿刺至病灶内取材。

（2）右侧肾上腺病灶穿刺时可以选择经肝脏入路；但左侧肾上腺病灶穿刺应避免经过脾脏或肾脏。

（3）有引起心律失常、血压异常升高风险，术前应准备相应的急救药品，在麻醉科医师监护下进行穿刺。

5. 胰腺

（1）选用 18G 针穿刺，或采用经腹或内镜超声引导下细针活检。

（2）清晨空腹时进行操作。

（3）直接穿刺至病灶内取材，也可以经过无梗阻或炎症的胃肠道进入病灶内，但切忌经过正常胰腺组织。

（4）部分胰腺病灶可包裹扩张的小胰管，术前应使用不同频率的探头仔细检查，避免穿刺有扩张小胰管的部位（图 15-2-5）。

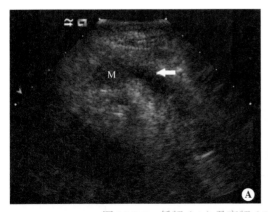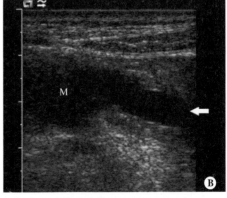

图 15-2-5 低频（A）及高频（B）超声显示胰头病灶（M）

（5）术前常规查血、尿淀粉酶和脂肪酶，如有异常应嘱患者到相关科室就诊，尽量调整稳定后再行穿刺。

6.腹腔及腹膜后

（1）选用18G针穿刺，尽量直接穿刺至病灶内取材，如难以避开胃肠道，也可以经过无梗阻或炎症的胃肠道进入病灶内。

（2）清晨空腹时进行操作，必要时术前行肠道准备。

（3）腹腔病灶活动度相对较大，尤其是较小的病灶，需要清楚确认取材部位在病灶内。

（4）有腹水时，可能会增加术后出血风险，术前应向患者及其家属详细交代。

7.纵隔、胸腔及近胸膜的肺部

（1）选用18G针穿刺，直接穿刺至病灶内取材，尽量不损伤充气的肺组织。

（2）避免损伤肋间血管和胸廓内动脉。

（3）有胸腔积液时，可能增加术后出血风险，术前应向患者及其家属详细交代。

（4）穿刺肺部病灶时，弹出的针尖尽量不要损伤深部的支气管分支，否则容易引起咯血。

8.乳腺

（1）选用18G或16G针穿刺。

（2）弹出的针尖不要进入深部的肌层，可以通过调整患者体位避免（图15-2-6）。

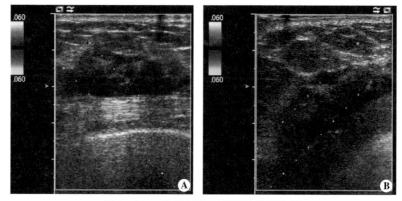

图15-2-6　乳腺病灶穿刺活检路径选择

9.浅表淋巴结

（1）较大病灶尽量选用16G针穿刺，尤其对术前疑诊淋巴瘤的患者。一般取材2～3条较完整组织可满足病理诊断需要。

（2）较小病灶多数具有较韧的包膜，选用18G针穿刺更容易进入病灶内取材。

（3）浅表淋巴结周围多数紧邻较大血管，应避免损伤，必要时可采用注水隔离技术。

（4）探头压力适当，尤其需要确认穿刺路径上没有经过被压瘪的静脉。

（5）取材部位选择淋巴结的皮质部分最佳，容易满足病理诊断需要。

10.甲状腺

（1）一般采用细针活检，必要时选用18G针穿刺。

（2）18G针穿刺甲状腺后出血风险较高，特别是伴有甲状腺弥漫性病变时。

（3）18G针穿刺时一定清楚显示针尖位置及周围重要结构（血管、气管、食管等）后再行弹射活检。

（4）甲状腺穿刺后有延迟出血的可能，穿刺后留观时间可适当延长，离开前观察颈部有无肿胀，询问患者有无异常感觉，并再次超声检查局部无明显出血表现后再离开医院。高危患者最好住院留观1～2天为宜。

（5）术前可酌情给予止血药物。

【案例 15-2-1】 超声引导肝脏病灶粗针活检操作实例见图 15-2-7。

男性患者，59 岁，PET-CT 发现胰头高代谢病灶，诊断胰腺癌；肝脏未见高代谢病灶。

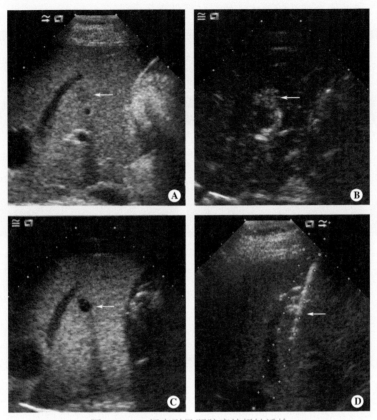

图 15-2-7 超声引导肝脏病灶粗针活检

问题 1：超声检查显示肝脏右后叶上段低回声结节（图 15-2-7A，箭头），行超声造影检查（图 15-2-7B、图 15-2-7C）。请说明胰腺癌肝转移各期相的典型超声造影表现有哪些？

答案与解析：胰腺癌肝转移各期相的典型超声造影表现如下。

（1）动脉期：高增强（图 15-2-7B，箭头）。

（2）门静脉期：低至无增强。

（3）延迟期：无增强（图 15-2-7C，箭头）。

问题 2：为明确肝脏病灶的诊断，进一步进行哪项检查最有临床意义？

答案与解析：应行超声引导穿刺活检（图 15-2-7D，箭头）进一步明确肝脏病灶的病理诊断，为该患者疾病分期及治疗方案的制订提供指导依据。

【案例 15-2-2】 超声引导甲状腺结节细针活检操作实例见图 15-2-8。

女性患者，26 岁，查体发现甲状腺左叶结节。甲状腺超声声像图见图 15-2-8。

问题 1：依据患者甲状腺声像图特点，该患者最可能的诊断是什么？诊断依据有哪些？ TI-RADS 分级如何？

答案与解析：该患者最可能的诊断是甲状腺乳头状癌。其诊断依据如下（图 15-2-8A，箭头）。TI-RADS 分级为 TI-RADS 4B 级。

（1）结节呈显著低回声，边界不清。

（2）结节纵横比＞1。

（3）结节内可见细小点状钙化。

问题2：为明确甲状腺病灶的诊断，进一步进行哪项检查最有临床意义？

答案与解析：应行超声引导细针穿刺活检（图15-2-8B，箭头）以进一步明确甲状腺病灶的病理诊断，为该患者疾病分期及治疗方案的制订提供指导依据。

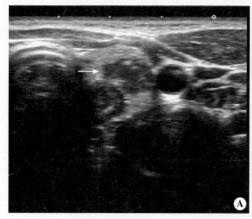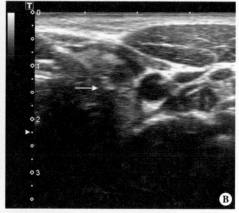

图 15-2-8　超声引导甲状腺结节细针活检

（梁　萍　程志刚）

第三节　超声引导下囊性病变的介入治疗

一、超声引导下囊性占位性病变穿刺抽液及硬化治疗

（一）概述

囊性占位性病变是体内最常见的良性病灶，可出现在人体的各个脏器内。腹腔内常见的囊性占位性病变包括肝囊肿及肾囊肿。随着年龄增长，囊肿的发病率逐渐增高。单纯性囊肿具有完整的囊壁结构，囊壁上皮细胞持续分泌液体并吸收液体，两者处于一个动态平衡的状态，当液体分泌的速度超过吸收速度时，囊肿逐渐增大。囊肿体积较小时患者常无症状，也无须特殊处理。囊肿体积增大，挤压周边脏器及组织，如气管、食管、胆管、输尿管等时，患者可出现相应的压迫症状或影响相应器官功能，此时需要及时处理。

应用超声引导将穿刺针置入囊腔内并将囊液引流出，对引流出的囊液进行生化学、细菌学、细胞学等各项检查，能够进一步明确囊肿的性质。在抽出囊液后向囊腔内注入硬化剂（如无水乙醇、聚桂醇等），利用硬化剂的化学作用破坏囊壁上皮细胞，使其发生变性坏死，阻止囊壁继续分泌液体进入囊腔，从而使囊腔缩小或闭合，进而减轻或消除相应的临床症状，此即超声引导下囊肿抽液硬化术。短期之内，囊壁组织可发生无菌性炎症渗出，使得囊腔持续存在甚至部分患者可出现一过性发热症状，但随着炎症消退、渗出液吸收，发热症状经对症处理可很快消失，囊腔也将逐渐缩小闭合。因其微创性及有效性等优点，超声引导下囊肿抽液硬化术现已成为腹腔内各种囊肿首选的临床治疗方案，并得到广泛应用。

（二）适应证与禁忌证

1.适应证

（1）盆腹腔脏器内直径＞5cm 的单发或多发单纯性囊肿。

（2）肝囊肿、肾囊肿引起明显临床症状者，如上腹部不适、腹痛、血尿、腰背酸痛等。

（3）压迫周围脏器引起继发性并发症者，如胆道梗阻、胃肠梗阻、肾盂积水等，或影响肝肾功能，需要临床干预治疗。

（4）囊肿合并感染。

（5）多囊肝、多囊肾：为缓解因占位效应引起压迫症状或影响脏器功能者，对较大的囊肿（直径＞5cm）可行抽吸减压治疗。硬化剂是否使用及用量应参考患者具体肝肾功能情况而定。

（6）胰腺假性囊肿：通常不急于穿刺引流，应有6周以上时间观察其自行吸收情况。如短时间迅速增大并产生压迫症状或合并感染者，需要抽液减压及进行抗生素冲洗。

（7）盆腔非赘生性囊肿、子宫内膜异位囊肿、包裹性积液可经腹壁或阴道超声穿刺抽液硬化治疗。

（8）脾囊肿等少见部位囊肿，症状明显时也可行穿刺抽液硬化治疗。

2. 禁忌证

（1）有严重出血倾向，出血、凝血机制障碍（血小板＜$50×10^9$/L，凝血酶原时间＞正常对照3s）。

（2）乙醇过敏。

（3）囊肿与胆管、胰管、泌尿道有交通，如胆管囊性扩张、输尿管囊肿、肾盂源性囊肿及钙乳症肾囊肿。

（4）无安全路径，穿刺路径不能避开大血管、胆管等重要脏器。

（5）患者一般状况差，体质虚弱，不能耐受固定体位，或存在严重心肺疾病，不能配合呼吸，剧烈咳嗽等，不能配合完成穿刺或难以承受治疗过程者。

（6）不能排除动脉瘤或血管瘤的囊性病变。

（三）操作程序

1. 穿刺前准备

（1）告知患者及其家属囊肿诊断和治疗目的、方法、疗效、并发症等意外情况及治疗费用，并签署手术知情同意书。

（2）穿刺前应先了解病史（包括麻醉药品、乙醇过敏史），确定有无明确禁忌证存在。

（3）常规进行血常规、血小板、出凝血时间、心电图及一般体检项目（包括血压、心率测定）的检查，必要时检查肝功能、肾功能。

（4）禁食4～6h，排空膀胱，胀气明显者可适当使用缓解药物，高血压患者服用降血压药物控制血压。

（5）对于精神紧张的患者，应进行心理安抚，消除或缓解紧张心情，必要时可给予适量镇静剂。

（6）穿刺进针需要患者屏气配合时，术前嘱患者做好屏气练习。

（7）选择合适穿刺针具，常用穿刺针有18～21G PTC针、21G多孔穿刺针，巨大囊肿（直径＞12cm）可使用6～10F猪尾巴导管针（因估测囊液量＞800ml，一次性难以引流干净，可置管引流后再经引流管注入硬化剂治疗）。在使用PTC等金属空心穿刺针时配合使用带软管的三通管可有利于穿刺针位置的固定，并便于抽液引流操作的进行。

（8）选择合适硬化剂，目前临床上常用的硬化剂包括99%以上医用无水乙醇及聚桂醇，前者价格低，疗效可靠；后者刺激小，作用效果持久。两者均在临床上得到广泛使用。

2. 穿刺操作方法

（1）保留法：穿刺抽尽囊液。注射无水乙醇（注射量为抽出囊液的1/5～1/3，总量不宜超过100ml）。注射前可先注射2%利多卡因5～10ml麻醉囊壁，预防或减少无水乙醇硬化带来的疼痛感。保留无水乙醇3～5min，其间可嘱患者变换体位，使乙醇与囊壁充分接触。硬化完毕抽尽囊腔内乙醇，结束治疗。巨大囊肿时，可嘱患者隔天重复进行硬化治疗，以加强疗效。

（2）置换冲洗法：穿刺抽出大部分囊液（90%以上），针尖残留于囊腔内，注入无水乙醇10～50ml或抽出囊液的1/5～1/3，总量不超过100ml。抽出与注入等量的囊腔内残留液体，并重复上述操作2～5次至抽出液澄清（囊内乙醇浓度＞90%）。抽尽囊内残余液体，治疗结束。

3. 穿刺后处理

（1）局部消毒，贴上无菌敷料；可用手加压针眼处 5min，并用超声观察穿刺治疗的囊肿有无再次增大、囊内或周边腹腔内有无出血征象。

（2）术后嘱患者静卧 4h，观察生命体征及腹部有无疼痛等不适。囊肿置管引流者应留院观察。

（3）术后及时记录治疗过程。

（四）注意事项

1. 严格掌握适应证、禁忌证。

2. 注入硬化剂前，须确认囊肿与泌尿道、胆道、胰管等管道不相通。术中可行蛋白定性试验及尿氨定性试验，蛋白试验阳性、尿氨试验阴性时方可注入硬化剂。

3. 注入无水乙醇等硬化剂时，需要在超声监测下确认针尖位于囊腔内。如不能确认针尖位置，可注入少量生理盐水，有助于显示针尖。

4. 囊肿合并感染时，抽尽囊液后，可注入抗菌药物冲洗，视感染程度决定是否行硬化治疗，或感染控制后再考虑是否行硬化治疗。

5. 穿刺抽液有少量出血时可注入无水乙醇硬化止血，大量出血时可注入止血凝胶止血。

（五）临床价值

盆腹腔脏器囊肿特别是肝囊肿、肾囊肿在人群中发病率高，肾囊肿在 50 岁以上人群中检出率高达 50%。以往囊肿常由外科医师手术切开处理，存在着费用高、手术时间长、手术切口大等问题。超声引导下穿刺抽液及硬化治疗具有创伤小、并发症少、疗效确切、手术时间短等优点，极易为患者所接受，目前已成为单纯性囊肿的首选治疗方案。

【案例 15-3-1】 男性患者，67 岁，发现左肾囊肿 10 余年，近 2 年囊肿增大明显，超声测得囊肿大小约 6.3cm×5.2cm，自述左侧腰部略胀痛，要求行囊肿穿刺抽液硬化治疗（图 15-3-1）。

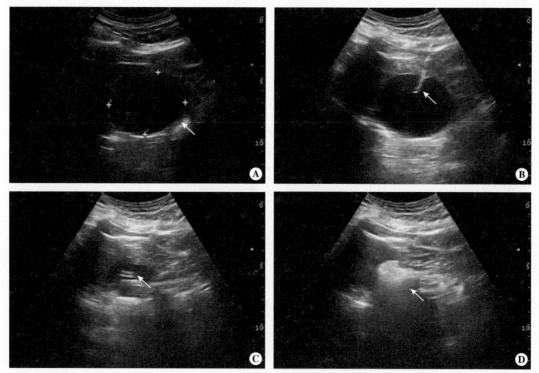

图 15-3-1 左肾囊肿穿刺抽液硬化治疗

A. 左肾下极可见一囊肿（箭头）；B. 超声引导下穿刺针进入囊腔内（箭头显示进入囊腔的穿刺针）；C. 抽液引流后囊肿囊腔明显变小，剩余部分囊液（箭头显示针尖呈小等号状）；D. 注入无水乙醇后囊腔内呈高回声（箭头）

二、超声引导下浆膜腔抽液引流

（一）概述

临床上浆膜腔积液最易发生的部位分别为胸膜腔、腹腔及心包腔。

胸腔积液：是指由各种病因导致胸膜腔内出现过多的液体。病因多样，以炎症感染最为常见。常见的胸腔积液种类：化脓性病灶累及胸膜或破裂入胸腔可导致脓胸；外伤、胸膜肿瘤、肺肿瘤等可引起血性胸腔积液；淋巴液渗出导致乳糜性胸腔积液；低蛋白血症、右心衰竭等可导致漏出性胸腔积液；膈下脓肿、急性胰腺炎或邻近胸腔脏器手术后可引起反应性胸腔积液。

腹水：是指由各种病因导致腹膜腔内出现过多的液体，即腹腔积液。腹水平卧位时常位于肝肾隐窝、脾肾隐窝和盆腔，也可呈包裹性积液位于腹腔任何部位。

心包积液：心包腔内液体增多超过 50ml 时，临床上称为心包积液。常见病因为感染，以结核性感染最为常见；也可为非感染性原因所致，如肿瘤、外伤、尿毒症、系统性红斑狼疮、甲状腺疾病、急性心肌梗死、心功能不全及自身免疫性疾病等。根据渗出物的性质心包积液可分为浆液性、纤维性、化脓性、出血性及粘连性等。

临床上 X 线、CT 检查常能对胸腔积液、腹水及心包积液做出准确诊断，但超声对少量积液的检出更为敏感，且具有方便、无辐射等优点。超声引导下对心包积液、胸腔积液及腹水进行穿刺引流也成为临床最为常用的微创诊治手段。

（二）适应证与禁忌证

1. 适应证

（1）原因不明的少至中等量的胸腔积液、腹水及心包积液需要定性时，可采用超声引导下定位穿刺抽吸液体。

（2）大量心包积液或急性心脏压塞时，可行超声引导心包积液穿刺置管引流，减少积液量，缓解心包压力，解除心脏压塞。

（3）肿瘤性胸腔积液、腹水及心包积液需要进行药物灌注治疗时，可行超声引导胸腔穿刺置管引流及建立重复用药通路。

2. 禁忌证

（1）超声引导下经皮胸腔积液、腹水或心包积液穿刺与置管引流术一般较安全。少量积液或超声观察积液不明显时应视为相对禁忌证。

（2）有严重出血倾向及凝血机制障碍者应禁忌穿刺。

（3）心包严重粘连者。

（4）极度不能配合穿刺者。

（三）操作程序

1. 穿刺前准备

（1）告知患者及其家属治疗目的、方法、疗效、并发症等意外情况及手术费用，并签署知情同意书。

（2）常规进行血常规、血小板、出凝血时间检查。术前禁食 8 ~ 12h，需要经直肠穿刺引流者术前 1 天口服抗生素，穿刺前清洁灌肠。

（3）对于精神紧张的患者，应进行心理安抚，消除或缓解紧张心情，必要时可给予适量镇静剂。

（4）穿刺进针需要患者屏气配合时，术前嘱患者做好屏气练习。

（5）术前留外周静脉留置针，并常规备急救药品及急救设备。

（6）选择合适穿刺针具，采用 18 ~ 16G PTC 穿刺针，如需要引流，应选择不易堵塞的导管，常用的包括带侧孔和不带侧孔的中心静脉导管（常自带配套穿刺针和导丝）、猪尾巴引流导管。

2. 穿刺操作方法

（1）确定心包积液或胸腔积液的范围、流动性和包裹情况。

（2）少量胸腔积液可采用坐位，腹侧朝椅背并双臂置于颌下。年老病重者可采用半卧位或侧卧位。心包积液穿刺可采用坐位或半卧位。

（3）胸腔积液穿刺点宜选择在积液区的下部或液层最厚处。心包穿刺点常规选择心前区穿刺点，位于左侧第5、6肋间隙，或剑突下穿刺点，剑突下与左肋缘相交的夹角处。穿刺前用彩色多普勒超声测量进针深度，避开肋间大血管。

（4）常规消毒、铺巾，穿刺点局部用1%利多卡因注射液浸润麻醉。

（5）穿刺针进入胸腔积液、腹水或心包腔积液时，嘱患者屏气避免咳嗽或急促呼吸。密切监测针尖位置，防止进针过深。

（6）少量液体抽吸不置管引流时可边抽吸边缓慢向外退针，以免胸腔积液减少后穿刺针损伤复张的肺组织。

（7）中到大量积液时需要置管引流，置管方法有两种。①两步法：即Seldinger插管法。超声引导下将穿刺针经皮穿刺进入液性暗区内，拔除针芯抽吸见液体流出后经穿刺针将导丝置入积液内，超声确定导丝前端位于积液内保留导丝拔除穿刺针，用扩张导管扩张通道数次，将引流管沿导丝置入积液内，缓慢退出导丝，导管引流通畅，固定露出皮肤外导管并接引流袋。②一步法：于穿刺点局部用尖头刀片切开小开口，在超声引导下将猪尾巴导管针直接穿刺置入积液内，缓慢拔除针芯及金属套管，同时将最外层导管继续推入积液内，导管前端自行弯曲，露出皮肤外的导管用缝线或配套固定器固定于皮肤，导管末端接引流袋。

3. 穿刺后处理

（1）局部消毒，贴上无菌辅料。

（2）术后嘱患者静卧4～8h，观察生命体征及腹部有无疼痛等不适，并记录引流量及引流液性质。

（3）嘱患者及其家属引流管的日常护理，注意不要应用外力拉扯引流管以防止引流管脱出或损伤体内脏器。

（4）术后及时记录治疗过程及使用药物。

（四）注意事项

1. 穿刺点及穿刺路径的选择是穿刺成功和减少并发症的关键。胸腔置管时特别是猪尾巴引流管，在保证穿刺成功和安全的前提下进针点建议尽量选取后背靠近侧壁的部位，以免影响患者平卧休息。

2. 注意进针方向，尤其积液量少时防止误伤肝、脾、肾、横膈。

3. 穿刺应在患者平静呼吸或屏气状态下进行，穿刺中出现剧烈咳嗽时应立即拔针，防止并发症，待平静呼吸后再进行穿刺。

4. 胸腔积液穿刺抽液时，在进出针及更换注射器时，应封堵针管，以防止气体进入胸腔。

5. 大量胸腔积液抽液或引流时，一般首次引流量不超过500～1000ml，休息5～10min后，在无不良反应下可继续引流800ml。

6. 穿刺抽吸胸腔积液时应实时观察针尖在胸腔积液内的位置，待液体减少时逐步退针，避免损伤肺表面造成气胸。

7. 穿刺进针点选择从肋骨上缘进针，进针前用彩色多普勒超声检查穿刺路径有无肋间动静脉。

8. 置管引流应注意引流液性质并保持引流管通畅。

（五）临床价值

胸腔积液、腹水及心包积液临床上非常常见，可由各种疾病引发。胸腔积液会造成肺不张，继而引起肺通气障碍和肺部感染。腹水则会影响腹腔各脏器功能及引起腹腔感染。心包积液则可严重影响心脏收缩和舒张功能。在超声引导下进行胸腔积液、腹水及心包腔积液穿刺引流术，因其操作简便、操作时间短、创伤小、并发症少、疗效好等优势，已成为胸腔积液、腹水及心包积液诊断及治疗的首选影像学方法。

【案例15-3-2】 男性患者，46岁，因"咳嗽20余天，胸痛5天"入院。CT扫查发现右肺肿块、纵隔和颈部淋巴结肿大及右侧胸腔积液，淋巴结穿刺及肺泡灌洗均可见转移性癌细胞。后患者出现胸闷气急、血氧饱和度下降，遂行超声引导下置管引流（图15-3-2）。

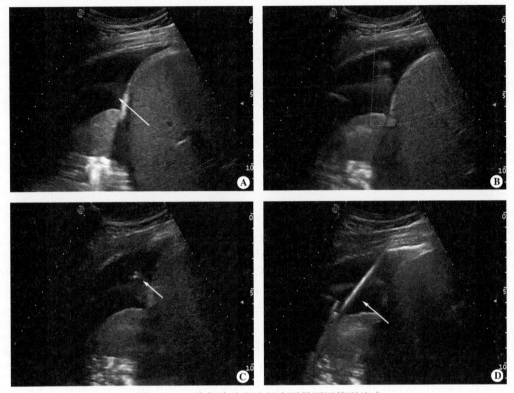

图15-3-2　右侧胸腔积液超声引导下置管引流术

A.右侧胸腔内可见片状液性暗区（箭头）；B.彩色多普勒超声显示胸壁进针路径无粗大血管；C.穿刺针经超声引导下进入积液内，箭头显示针尖呈小等号状；D.通过穿刺针针鞘置入导丝，于胸腔积液内呈强光带回声（箭头）

三、超声引导下脓肿介入治疗

■ （一）概述

　　腹部脓肿是临床常见的感染性疾病，主要包括脏器内脓肿、盆腹腔脓肿及后腹膜脓肿。脓肿存在时，单纯内科治疗预后不佳。随着超声诊断及超声引导下介入治疗技术的发展，超声引导下腹部脓肿穿刺抽吸和置管引流为盆腹腔脓肿的治疗带来了突破，目前已成为盆腹腔脓肿治疗的首选治疗方案。

■ （二）适应证与禁忌证

　　1.适应证

　　（1）超声检查能够清晰显示的腹部脓肿。

　　（2）临床药物治疗效果不佳或诊断困难。

　　（3）有安全穿刺路径进入脓腔内。

　　2.禁忌证

　　（1）有严重出血倾向及凝血机制障碍者。

　　（2）穿刺路径无法避开大血管或周围重要脏器或结构。

　　（3）脓肿早期尚未液化，毒血症症状严重时暂缓穿刺置管引流。

（4）疑腹腔包囊虫合并感染者。

（5）并发 DIC 的多房性脓肿。

（三）操作程序

1. 穿刺前准备

（1）告知患者及其家属治疗目的、方法、疗效、并发症等意外情况及手术费用，并签署知情同意书。

（2）常规进行血常规、血小板、出凝血时间检查。术前禁食 8～12h，经直肠穿刺引流者术前 1 天口服抗生素，穿刺前清洁灌肠。

（3）对于精神紧张的患者，应进行心理安抚，消除或缓解紧张心情，必要时可给予适量镇静剂。

（4）穿刺进针需要患者屏气配合时，术前嘱患者做好屏气练习。

（5）选择合适穿刺针具，如仅行脓肿抽吸诊断或细菌培养、注入药物或脓腔造影，可选用细穿刺针（20～21G）；如拟行抽吸或置管引流，根据脓肿大小、位置及脓液黏稠程度可选择 14～18G PTC 针或 8～12F 猪尾巴导管针。

2. 穿刺操作方法

（1）超声扫查确定脓肿部位、数量、大小、内部液化程度及与周边脏器血管关系，决定操作方法并选择安全合理的穿刺路径。脓腔内液化程度难鉴别时可参考 CT 值。

（2）穿刺抽吸及置管，根据脓肿部位、大小及脓液性质可选择抽吸冲洗法或置管引流法。

1）抽吸冲洗法：适用于脓腔＜4cm 或无条件置管引流者。一次性抽干脓液后注入 0.5% 甲硝唑溶液或庆大霉素溶液（每 100ml 生理盐水 4 万 U 庆大霉素）反复冲洗，保留适量抗生素，拔针。

2）置管引流法：适用于脓腔≥4cm 或反复抽吸未能治愈者。置管方法有两种。①一步法：需要在穿刺点局部应用尖头刀片切开小开口，超声引导下将猪尾巴导管针直接穿刺置入脓腔内，缓慢拔出针芯及金属套管，同时将最外层导管继续推入脓腔内，导管前端自行弯曲于脓腔内，露出皮肤外的导管用缝线或配套固定器固定于皮肤，导管末端接引流袋。②两步法：即 Seldinger 插管法。超声引导下将穿刺针经皮穿刺进入脓腔内，拔除针芯抽吸见脓液流出后经穿刺针将导丝置入脓腔内，超声确定导丝前端位于脓腔后保留导丝，拔除穿刺针，用扩张导管扩张通道数次，将引流管沿导丝置入脓腔内，缓慢退出导丝，导管引流脓液通畅，固定露出皮肤外导管并接引流袋。

3. 穿刺后处理

（1）局部消毒，贴上无菌敷料；压迫止血 15min，用超声观察穿刺脓腔内或周边腹腔内有无出血征象。

（2）术后嘱患者静卧 4～8h，观察生命体征及腹部有无疼痛等不适，并记录脓液引流量及脓液性质。

（3）嘱患者及其家属引流管的日常护理，注意不要应用外力拉扯引流管以防止引流管脱出或损伤体内脏器。

（4）术后及时记录治疗过程及使用药物。

（四）注意事项

1. 穿刺点及穿刺路径的选择是穿刺成功和减少并发症的关键。穿刺置管时，导管不允许经过任何非感染性的空腔脏器。腹膜后脓肿不应经前腹部穿刺置管，应经背部或侧腰部置管。膈下脓肿或左肝外叶脓肿注意避免损伤横膈、心包、肺和胸膜腔。肝脓肿穿刺路径应经过一段正常肝组织，避免脓液外漏感染腹腔。盆腔脓肿还可选择经阴道或经直肠穿刺抽吸引流。导管置入脓腔液化最完全的部位，脓腔较大时可将导管置入脓腔偏下部位，有利于脓液的引流。

2. 脓肿较大，脓液较黏稠者置管引流法效果较佳；脓肿较小或分隔较多者可多次穿刺抽吸冲洗；穿刺抽吸冲洗 2 次以上仍不能治愈的脓肿应考虑置管引流。

3. 较大脓腔置管成功后，宜先快速抽吸引流出部分脓液，减少脓腔压力，预防脓毒血症的发生。

4. 引流管留置期间，每天用生理盐水冲洗脓腔 2～3 次，并根据细菌培养及药敏试验结果选用对应抗生素和（或）甲硝唑注入脓腔保留。脓液黏稠不易引流时，可考虑注入糜蛋白酶等药物，12～24h 后抽吸引流。引流不畅时，可在超声监测下调整导管位置，如仍然不畅则可考虑换管。留置导管一般不超过半个月。符合以下条件则可考虑拔管：①患者体温、白细胞计数恢复正常，全身情况改善；②导管无引流液排出，且影像学检查显示脓腔明显缩小或消失。

5. 穿刺引流物为高粱米汤样脓液是确诊阿米巴脓肿可靠证据，一旦确诊，应尽量抽吸干净并用 0.5% 甲硝唑溶液冲洗脓腔；需要穿刺活检时应在脓肿壁抽吸取材以提高检出率。

6. 多发脓肿或脓肿有多个脓腔时，应分别对每个脓腔进行穿刺。弥漫性多发小脓肿、合并窦道瘘管等复杂情况，穿刺引流效果不佳时，应考虑行外科手术切开引流。

7. 脓肿反复引流难以治愈时，需要注意肿瘤液化坏死伴脓肿的可能，需要对脓肿壁实性部分行穿刺活检。

（五）临床价值

腹腔脓肿是临床常见感染性疾病，单纯内科药物治疗效果不佳，死亡率可高达 80%，因而脓肿的及时诊断及治疗对降低脓肿的死亡率至关重要。超声可敏感地显示大多数腹部脓肿，超声引导穿刺可对腹部脓肿进行迅速、准确的诊断。超声引导下穿刺抽吸冲洗及置管引流腹部脓肿具有操作简便、操作时间短、创伤小、并发症少、疗效好等优势，可达到比手术切口引流手术更好的治疗效果，目前已成为腹部脓肿诊断及治疗的首选方法。

【案例 15-3-3】 女性患者，55 岁，发热、乏力 10 余天，肝区略痛，影像学检查发现肝内混合性病灶，考虑肝脓肿，抗生素治疗效果不佳，遂行经皮肝穿刺肝脓肿置管引流（图 15-3-3）。

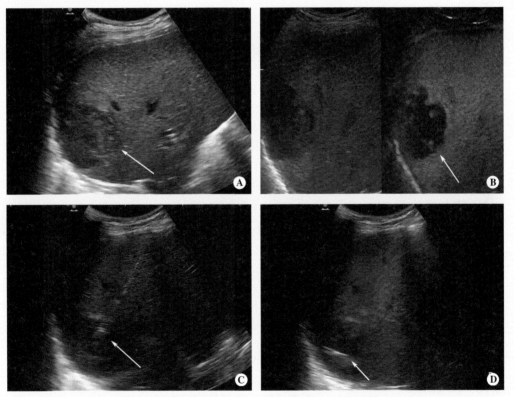

图 15-3-3 肝脓肿行经皮肝穿刺肝脓肿置管引流

A. 右肝内可见一不均回声病灶（箭头）；B. 超声造影显示病灶内大部分未见充盈对比剂充填，可见少许分隔强化（箭头）；C. 穿刺针超声引导下进入脓腔内，箭头处针尖呈小等号形状；D. 箭头示引流管前端弯曲部分断面呈弧形等号样强回声

（蒋天安 叶争渡）

第四节　超声引导置管引流

一、超声引导经皮经肝穿刺胆管置管引流

（一）概述

20 世纪 60 年代，经皮经肝胆管造影（percutaneous transhepatic cholangiography，PTC）开始应用于临床，但当时使用的是粗针盲穿，成功率低、并发症高。1969 年，X 线引导下细针穿刺胆管后造影能够比较直观地显示胆管系统形态，为诊断提供可靠依据，但成功率仍然不高，并发症相对较多。

伴随着灰阶超声的发展，1976 年，Makuuchi 等首先报道了超声引导经皮经肝胆管穿刺造影术（ultrasound guided percutaneous transhepatic cholangiography，US-PTC）的临床应用。1979 年，超声引导经皮经肝穿刺胆管置管引流术（ultrasound guided percutaneous transhepatic bile drainage，US-PTBD）开始应用于临床。超声可以实时显示目标胆管及其周围结构（如门静脉），显著提高了穿刺的准确性和安全性，降低了周围结构损伤的并发症，加之操作简便，无 X 线辐射，手术创伤小，可以在床旁施行，便于急诊、危重或高龄患者的治疗，因此在临床得到了广泛的应用。

（二）适应证及禁忌证

1. 适应证

（1）梗阻性黄疸，肝内胆管扩张，内径 ≥ 4mm，行术前胆道减压或姑息性胆管引流。

（2）胆道梗阻，肝内胆管扩张，内径为 3 ~ 4mm，合并化脓性胆管炎需紧急处理。

（3）超声可清楚显示目标胆管，进针点皮肤完好，进针路径安全。

2. 禁忌证

（1）严重出血倾向（凝血酶原时间 > 30s，凝血酶原活动度 < 40%，血小板计数 < 50×10^9/L，国际标准化比值 > 1.5 等）。

（2）合并心、肺等其他重要脏器严重疾病，且难以纠正。

（3）超声不能清楚显示扩张的肝内胆管。

（4）患者状况不符合穿刺条件（咳喘症状较重、完全不能配合、抗凝治疗期间等）。

（5）肝内胆管扩张内径 < 3mm 及肝前大量腹水为相对禁忌证。

当患者存在上述禁忌证，但急诊条件下需要评估指标异常风险与病情急救所需之间的关系，医患充分沟通并签署知情同意书的情况下，可酌情放宽禁忌证。

（三）穿刺操作程序

经皮经肝穿刺胆管置管引流是超声引导置管中最具挑战性的一项技术，对介入超声医师的临床水平和操作技能都有较高的要求，因此介入超声医师要有掌控整个置管过程的能力，不能仅把置管当作一项单纯的诊疗操作，而应在整个诊疗过程中关注患者的一般状态及合并疾病，充分权衡患者接受置管后的获益和可能风险，术中精细操作以提高穿刺准确性和成功率，实现既完成置管操作、达到治疗目的，又能提高患者生活质量或延长生存期，同时最大程度减少并发症的发生，做到有效而安全。建议遵循规范的诊疗流程（图 15-4-1）。

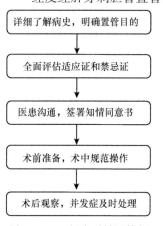

图 15-4-1　超声引导置管规范流程建议

详细了解病史，明确置管目的

全面评估适应证和禁忌证

医患沟通，签署知情同意书

术前准备，术中规范操作

术后观察，并发症及时处理

1. 详细了解病史，明确置管目的

（1）全面了解患者主诉、临床诊断、现病史和既往史。

（2）关注患者一般状况和生命体征。

（3）根据临床需求，确定置管目的，如术前胆道减压或姑息性胆管引流。

2. 全面评估适应证及禁忌证

（1）全面仔细地进行超声检查,确定目标胆管及备选胆管,评估是否符合适应证及有无禁忌证。

（2）如暂无满足适应证的可供穿刺的目标胆管,可建议内科治疗后短期内复查,再次评估。

3. 医患沟通,签署知情同意书　向患者及其家属交代患者目前病情、置管目的和方法、术中及术后注意事项,可能的并发症及处理方法,存在置管失败的风险等,征得同意并签署知情同意书(必要时需要同时签署授权委托书)。

4. 术前准备

（1）患者准备

1）术前禁食水 8h。

2）近期的检验结果:血常规、凝血功能、血型、空腹血糖、乙肝五项、丙肝抗体、HIV 抗体、梅毒抗体、血生化（如肝肾功能及电解质）等。

3）影像学资料:超声、CT、MRI、PET-CT 等。

（2）医师准备

1）根据置管部位,选择合适体位:使患者尽量舒适且固定,便于配合操作。

2）合适的进针点及安全进针路径:仔细进行超声检查,于皮肤完好部位选择合适进针点,应在平静呼吸状态下可清楚显示目标胆管。合理应用探头反转功能,选择适合操作的方式及安全进针路径。制订诊疗方案及预案,确定穿刺针及引流管型号。

3）与患者良好沟通,取得配合:良好配合很关键,嘱患者尽量小幅度平静呼吸。

（3）超声设备:彩色多普勒超声仪配有低频和高频探头及穿刺引导系统。

（4）针具

1）穿刺针:一般采用 18G PTC 针,由金属针芯和针鞘组成,长 15cm 或 20cm,根据进针深度选择。

2）套管针:由金属针芯和塑料针鞘组成,外径 16G,长度 15cm。

（5）引流管

1）8.5F 或 10.2F "J" 形引流管,由金属针芯、金属内套管和引流管组成。

2）单腔中心静脉导管（使用其中的导丝及扩张管）。

（6）材料和药品

1）无菌操作材料:碘伏或碘酊、穿刺包或引流包、无菌手套、无菌探头套、一次性注射器若干。

2）局部麻醉药品:盐酸利多卡因注射液。

3）急救药品和器械。

4）止血药物:注射用血凝酶等。

5）其他材料:培养瓶、标本采集管、引流袋等。

5. 术中规范操作

（1）严格无菌操作:常规消毒铺巾,进针点局部麻醉,尖刀片做 3mm 左右的皮肤切口。

（2）进针前准备:进针前再次通过彩色多普勒超声确认路径安全,确保不经过较大血管等重要结构。

（3）操作方法及步骤:两步置管法,采用 Seldinger 技术进行置管操作。步骤如下:实时超声引导穿刺（必要时请患者呼吸配合）→穿刺针针尖进入目标胆管→退出针芯→沿针鞘放入导丝→退出针鞘→扩张管扩张皮肤、皮下组织至目标胆管→退出扩张管→沿导丝置入引流管→退出导丝→抽吸确认引流通畅→外固定引流管。

6. 术后观察,及时对症处理

（1）置管后进针点局部压迫 10 ～ 20min,留观 30 ～ 60min,观察患者一般状态及生命体征,必要时给予心电监护。

（2）介入诊疗报告上写明术后注意事项及科室联系方式,便于离开医院后出现紧急情况时的及时处理。

（3）并发症及处理

1）出血：穿刺损伤血管或肿瘤侵犯胆管所致。观察引流液颜色，手术当天可呈淡红色血性液体，可酌情给予止血药物。一般置管数小时后或第2天液体呈深绿色或金黄色，如壁上附有少量出血，可酌情给予止血药物或继续观察。如引流液持续为血性液体，则需明确出血原因，必要时行栓塞治疗。

2）感染或穿刺点渗液：引流管脱出或引流不畅时容易出现。应及时调整或疏通引流管，如已堵塞则应更换引流管。有感染表现应查血常规关注白细胞变化情况，应用广谱抗生素，同时抽液送细菌学培养＋药敏检查，根据结果及时调整抗生素。

3）疼痛：穿刺后多数患者都会有局部轻微疼痛，一般无须处理，可自行缓解。如疼痛剧烈，排除出血、腹膜炎等并发症后，可给予镇痛药物。

4）腹膜炎：术后关注有无腹痛、肌紧张等腹膜刺激症状，及时对症处理。

5）寒战、高热：合并胆管炎患者穿刺后可能出现寒战、高热，可给予地塞米松注射液对症处理，全身应用广谱抗生素。

■（四）注意事项

1. 术中需要在可能出现疼痛的时间点（局部麻醉、针尖经过腹膜、扩张皮肤、置入引流管等）之前再次告知患者，以免患者因疼痛而大幅变动体位造成误伤或引流管置入失败。疼痛为主观症状，个体差异较大，可通过局部麻醉判断患者对疼痛的耐受程度。

2. 准确定位，减少穿刺次数，争取一次成功；针尖斜面方向与目标胆管壁之间的夹角尽量垂直，且超声观察胆管壁回声最高时针尖突破管壁；超声全程实时监视，不能清楚显示针尖时停止进针。

3. 由穿刺针进针的方向确定后续操作方向，保持导丝、扩张管及引流管置入方向与穿刺针进针方向一致。

4. 扩张的胆管内有时会有皱褶影响导丝送入，可后撤并适当旋转导丝后重试。

5. 如扩张管或引流管沿导丝送入过程中遇到阻力，应暂停，适当调整扩张管或引流管送入方向，或于患者合适呼吸状态下继续送入。避免强行操作致导丝弯曲而影响后续操作。

6. "J"形引流管进入目标胆管后，旋松金属内套管并稳定固定，沿导丝将引流管送入目标胆管，体外剩余长度为5～10cm。引流管送入困难时可将金属内套管后退1～2mm后重试。

7. 高位胆管梗阻时肝内胆管可能互不相通，仅引流一支胆管的引流量少，减黄效果不佳，常需要引流多支胆管，此时要告知患者及其家属。

8. 脓性胆汁需要行细菌培养＋药敏试验。

9. 记录24h引流量及引流液性状，一般不少于300ml时减黄效果较满意。部分患者每天引流量可能较多，甚至可达2000ml以上，需要及时补充损失的水分及电解质；如每天引流量较少，需要判断原因，必要时再次放置引流管。

10. 如引流量较少（＜100ml/24h）或引流不畅可使用5ml或10ml注射器轻度负压抽吸或注入少量生理盐水或充盈对比剂观察引流管位置是否正常，必要时复查超声和（或）肝脏CT/MRI，了解肝内胆管扩张情况及引流管位置，如已脱出胆管应及时处理。

11. 引流管拔除时间需要根据病情确定，应在术后2～3周进行。如需长期引流，需定期更换引流管。

【案例15-4-1】 超声引导经皮经肝穿刺胆管置管引流操作实例见图15-4-2。

男性患者，52岁，全身黄染伴瘙痒1月余，腹部MRI及MRCP检查提示肝门部胆管癌，外科评估不能手术。

问题1：不能手术的梗阻性黄疸患者可选的有效减黄方法有哪些？

答案与解析：不能手术的梗阻性黄疸患者可选的有效减黄方法包括：①经内镜逆行性胰胆管造影术（ERCP）；②经皮经肝穿刺胆管置管引流术（PTBD）（图15-4-2）。

问题2：行超声引导经皮经肝穿刺胆管置管引流时，如何用超声影像快速准确区分扩张的肝内胆管和伴行的门静脉？

答案与解析：彩色多普勒超声是鉴别扩张的肝内胆管和伴行门静脉的有效方法，快速准确。

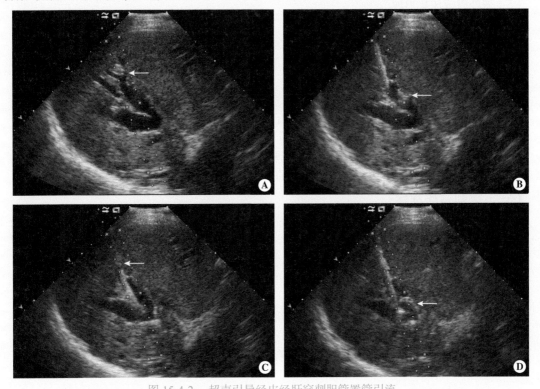

图 15-4-2　超声引导经皮经肝穿刺胆管置管引流

A.超声引导清楚显示穿刺针尖（←）进入扩张的肝内胆管内；B.沿针鞘置入导丝（←）；C.沿导丝置入引流管时会实时观察到导丝的强回声变弱（←），可用于判断引流管尖端的位置；D.引流管（←）放置于扩张的肝内胆管内

（梁　萍　程志刚）

二、超声引导经皮穿刺肾盂置管引流

（一）概述

　　超声引导经皮穿刺肾盂置管引流也称超声引导经皮肾造瘘术（ultrasonically guided percutaneous nephrostomy，UG-PCN），是指在超声影像实时引导下，将穿刺针经皮穿刺至肾脏集合系统内，并置入引流管引出尿液，从而缓解因上尿路梗阻而造成的肾功能损害。1954 年，Wickbom 等报道了经皮穿刺肾盂造影。随后，Goodwin 等于 1955 年报道了 X 线引导下穿刺肾积水患者进行经皮肾造瘘术，只能在平面图像上根据解剖位置进行穿刺，盲目性较大，成功率相对较低，且并发症也较多。

　　随着二维超声技术的进步，1976 年，Pederson 等最早报道了超声引导经皮穿刺肾造瘘术。超声可以显示肾脏结构，确定肾盂扩张的程度，选择安全的进针入路，实时引导穿刺针进入扩张的肾盂或肾盏内，具有操作简便、安全、成功率高、无 X 线辐射等优点，已经成为经皮穿刺肾盂的首选方法。在泌尿系统介入诊断和治疗中得到了广泛的应用。

（二）适应证及禁忌证

1.适应证

（1）上尿路梗阻。

（2）输尿管受压或损伤导致肾盂积水。

（3）移植肾血肿、输尿管狭窄、肾盂积水或积脓等。

（4）肾盂积脓行减压、引流、冲洗和注药等治疗。

（5）尿外渗或尿瘘形成。

（6）其他可经肾盂进行的诊断和治疗。

2. 禁忌证

（1）严重出血倾向（凝血酶原时间＞30s，凝血酶原活动度＜40%，血小板计数＜$50×10^9$/L，国际标准化比值＞1.5等）。

（2）合并心、肺等其他重要脏器严重疾病，且难以纠正。

（3）无安全进针路径或患者完全不能配合穿刺。

（4）合并肾盂肿瘤者为相对禁忌证。

当患者存在上述禁忌证，但急诊条件下需要评估指标异常风险与病情急救所需之间的关系，医患充分沟通并签署知情同意书的情况下，可酌情放宽禁忌证。

（三）穿刺操作程序

相比于经皮经肝穿刺胆管置管引流来说，超声引导经皮穿刺肾造瘘术操作相对容易，但对于介入超声医师来说，也需要遵循规范的诊疗流程（图15-4-1）。

1. 详细了解病史，明确置管目的

（1）全面了解患者主诉、临床诊断、现病史和既往史。

（2）关注患者一般状况和生命体征。

（3）根据临床需求，确定置管目的，如解除上尿路梗阻、保留肾功能等。

2. 全面评估适应证及禁忌证

（1）全面仔细地进行超声检查，确定是否存在肾盂扩张积液，评估是否符合适应证及有无禁忌证。

（2）了解患者病程，对于肾皮质明显变薄的慢性肾盂积水患者，应考虑该侧肾功能已经严重受损，可先行肾图检查决定是否仍有必要置管引流。

3. 医患沟通，签署知情同意书　向患者及其家属交代患者目前病情，置管目的和方法、术中及术后注意事项、可能的并发症及处理方法、存在置管失败的风险等，征得同意并签署知情同意书（必要时需要同时签署授权委托书）。

4. 术前准备

（1）患者准备

1）术前禁食水8h。

2）近期的检验结果：血常规、凝血功能、血型、空腹血糖、乙肝五项、丙肝抗体、HIV抗体、梅毒抗体、血生化（如肝肾功能及电解质）等。

3）影像学资料：超声、CT、MRI、PET-CT等。

（2）医师准备

1）根据置管部位，选择合适体位：使患者尽量舒适且固定，便于配合操作。

2）合适的进针点及安全进针路径：仔细进行超声检查，一般选择经下极肾锥体穿刺进入肾盏漏斗部，避开路径上的弓形动脉和叶间动脉。于皮肤完好部位选择距肾脏路径最短的进针点，应在平静呼吸状态下可清楚显示扩张的肾盂。合理应用探头反转功能，选择适合操作的方式及安全进针路径。制订诊疗方案及预案，确定穿刺针及引流管型号。

3）与患者良好沟通，取得配合：良好配合很关键，嘱患者尽量小幅度平静呼吸。

（3）超声设备：彩色多普勒超声仪配有低频和高频探头及穿刺引导系统。

（4）穿刺针：一般采用18G PTC针，由金属针芯和针鞘组成，长15cm或20cm，根据进针深度选择。

（5）引流管

1）8.5F、"J"形引流管，由金属针芯、金属内套管和引流管组成。

2）单腔中心静脉导管（使用其中的导丝及扩张管）。

（6）材料和药品

1）无菌操作材料：碘伏或碘酊、穿刺包或引流包、无菌手套、无菌探头套、一次性注射器若干。

2）局部麻醉药品：盐酸利多卡因注射液。

3）急救药品和器械。

4）止血药物：注射用血凝酶等。

5）其他材料：培养瓶、标本采集管、引流袋等。

5. 术中规范操作

（1）严格无菌操作：常规消毒铺巾，进针点局部麻醉，尖刀片做3mm左右的皮肤切口。

（2）进针前准备：进针前再次通过彩色多普勒超声确认路径安全，确保不经过较大血管等重要结构。

（3）操作方法及步骤：两步置管法，采用Seldinger技术进行置管操作。步骤如下：实时超声引导穿刺（必要时请患者呼吸配合）→穿刺针针尖进入扩张的肾盂内→退出针芯→沿针鞘放入导丝→退出针鞘→扩张管扩张皮肤、皮下组织至肾盂内→退出扩张管→沿导丝置入引流管→退出导丝→抽吸确认引流通畅→外固定引流管。

6. 术后观察，及时对症处理

（1）置管后进针点局部压迫10～20min，留观30～60min，观察患者一般状态及生命体征。观察引流尿液颜色，如呈血性可给予止血药物。

（2）介入诊疗报告上写明术后注意事项及科室联系方式，便于患者离开医院后出现紧急情况时及时处理。

7. 并发症及处理

（1）出血及肾周血肿：几乎全部患者术后都会有少量出血，引流液呈淡红色，一般术后2～3天可自行缓解。另外，应关注肾周血肿情况，量少可不处理，如量大、血红蛋白下降明显且呈进行性，应行血管造影下动脉栓塞或手术治疗，尤其关注老年动脉硬化明显的患者。

（2）感染或尿外渗：引流管脱出或引流不畅时易出现。可行超声检查明确引流管位置，调整、疏通引流管，已脱出或堵塞时需要更换引流管。血常规白细胞计数高于正常时可行抗生素治疗，必要时行引流尿液培养＋药敏试验。

（3）疼痛：穿刺损伤或置管刺激所致，一般可自行缓解，必要时应用镇痛药。如疼痛持续加重，应关注是否存在周围结构损伤，必要时行增强CT或MRI进一步检查。

（四）注意事项

1. 术中需要在可能出现疼痛的时间点（局部麻醉、针尖经过腹膜、扩张皮肤、置入引流管等）之前再次告知患者，以免患者因疼痛而大幅变动体位造成误伤或引流管置入失败。疼痛为主观症状，个体差异较大，可通过局部麻醉判断患者对疼痛的耐受程度。

2. 准确定位，减少穿刺次数，争取一次成功。针尖斜面尽量垂直肾被膜切线方向进针；超声全程实时监视，不能清楚显示针尖时停止进针。

3. 由穿刺针进针的方向确定后续操作方向，保持导丝、扩张管及引流管置入方向与穿刺针进针方向一致。

4. 引流导管前端的侧孔均需要放置于肾盂内。

5. 血性尿液可给予止血药物或暂时夹闭引流导管，难以控制时需要考虑存在小动脉出血，应行DSA检查，必要时进行栓塞治疗（老年动脉硬化明显的患者术后出血风险高）。

6. 脓性尿液需要行细菌培养＋药敏试验。

7. 记录24h引流量及引流液性状。若每天引流量较少，则要判断原因，必要时再次放置引流管。

8. 引流管拔除时间需要根据病情确定，至少应在术后 2 ～ 3 周进行。若长期引流，则需要定期更换引流管。

【案例 15-4-2】 超声引导经皮穿刺肾盂置管引流操作实例见图 15-4-3。

女性患者，60 岁，阴道癌术后盆腔转移，双侧输尿管受压梗阻，外科评估不能手术。

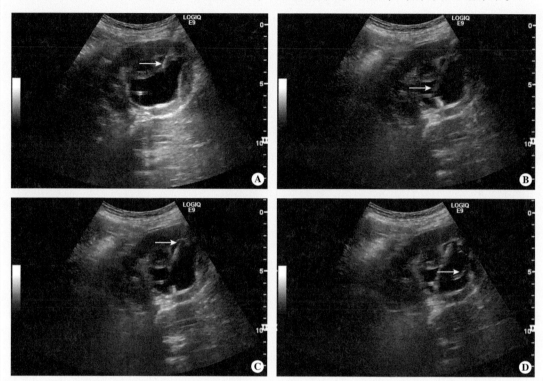

图 15-4-3　超声引导经皮穿刺肾盂置管引流

A. 超声引导清楚显示穿刺针尖（→）进入扩张的肾盂内；B. 沿针鞘置入导丝（→）；C. 退出针鞘，扩张管扩张皮肤，皮下组织至肾盂内（→）；D. 引流管（→）放置于扩张的肾盂内，前端自动卷曲，呈"猪尾"状

问题 1：不能手术的双侧肾盂积水患者可选的有效解除梗阻方法有哪些？
答案与解析：不能手术的双侧肾盂积水患者可选的有效解除梗阻方法包括：①经膀胱镜双"J"管置入术；②经皮穿刺肾盂置管术（图 15-4-3）。
问题 2：超声引导经皮穿刺肾盂置管引流操作进针至肾脏时，从何部位进针至扩张的肾盂比较合适？
答案与解析：超声引导下穿刺针经下极肾锥体穿刺进入肾盏漏斗部的进针方式可避开肾锥体间的叶间动脉，有可能降低术后出血风险，是一种比较合适的进针选择。

（梁　萍　程志刚）

第五节　超声引导肝脏肿瘤的介入治疗

一、概　述

肿瘤消融治疗是运用化学消融、能量消融（包括热消融与非热消融）等微创治疗技术，通过诱导肿瘤细胞的不可逆损伤而实现的肿瘤局部灭活。20 世纪 90 年代，随着影像医学的进步与消融技术的进展，以射频消融为主流的肿瘤消融治疗得以迅速发展，我国自 1996 年开始应用超声引导下肿瘤消融技术，以微波消融肝癌最先报道。历经 20 余年，影像引导的肿瘤消融已发展为一种被广泛认可的治疗手段，超声引导消融治疗包括经皮、术中和内镜超声引导技术，以经皮途径为主。

微波、射频、激光、高强度聚焦超声、不可逆电穿孔、冷冻及化学消融等多种技术快速发展，运用于肝脏、肾脏、肾上腺、乳腺、甲状（旁）腺、淋巴结、肺脏、骨、子宫等多种脏器肿瘤的治疗。目前，我国已然跃居国际肿瘤消融治疗大国，并且多项技术居国际领先水平。消融治疗具有创伤小、疗效好、费用低、可重复、适用广等优势，尤其适合由于身体状况或心理因素无法耐受或不愿接受其他治疗的肿瘤患者，为大量患者提供了新的生机。随着微创医学发展的需求，肿瘤消融治疗正在从传统的小肿瘤、安全部位肿瘤向大肿瘤、高危复杂部位肿瘤拓展，从依赖经验消融向精准、智能消融迈进，从只关注肿瘤局部灭活效果向全面调节机体抗肿瘤功能完善，从影像介入单一学科向医工交叉等多学科联合发展，已经成为临床肿瘤治疗学中不可或缺的重要力量。本章内容以经皮消融技术为主线进行阐述。

二、超声引导下肝脏肿瘤无水乙醇消融治疗

（一）概述

将化学药物直接注入至肿瘤内部，造成肿瘤细胞坏死的治疗方法统称为"化学消融"治疗。最早将具有蛋白凝固作用的化学药物溶液用于疾病治疗的报道见于 1955 年的《纽约时报》，报道了将乙醇注射到脑部病变组织治疗帕金森病，并将其称为"化学刀"。此后，研究者陆续探讨采用不同的"化学刀"治疗肿瘤。1993 年，日本 Sugiura 首先报道了经皮乙醇注射疗法（percutaneous ethanol injection therapy，PEIT）治疗肝癌，取得了较好的疗效，并逐渐得到了广泛的临床应用。1994 年，日本 Ohnishi 报道经皮乙酸注射疗法（percutaneous acetic acid injection therapy，PAIT）治疗肝癌取得成功，并认为其疗效优于无水乙醇。2002 年，冯威健等利用胃液中胃酸破坏蛋白质特定空间结构，使之丧失生物活性的机制，研究胃酸的主要成分盐酸使肿瘤细胞失活的作用，得到肯定结果。其采用经皮盐酸注射疗法（percutaneous hydrochloric acid injection therapy，PHAIT）治疗实体恶性肿瘤并取得了满意临床效果。自 1999 年以来，陆续有报道采用改良的 PEIT（无水乙醇加碘油）局部注射治疗原发性和转移性肝癌、肝血管瘤等，证明其可以减少无水乙醇的副作用，增大肿瘤坏死范围。化学消融疗法虽然创伤小，但存在着弥散范围小、药物分布不均匀、肿瘤坏死不彻底等不足，2cm 以上的肿瘤需要多次、反复的注射治疗。原位热消融效率高，肿瘤坏死范围大，对于残存的肿瘤或者病灶，辅以化学消融剂局部注射可以提高消融效率，因而近年化学消融治疗作为肿瘤原位热消融的辅助疗法或综合治疗的一部分在临床广泛应用。

（二）适应证与禁忌证

1. 适应证

（1）直径 < 3cm、病灶数目 < 3 个，肿瘤边界清楚、有假包膜。

（2）肝癌切除术后复发或经导管动脉栓塞化疗（TACE）后残存肿瘤的补充治疗。

（3）毗邻易损伤重要结构的肝肿瘤。

（4）辅助肝脏肿瘤的消融治疗。

2. 禁忌证

（1）对所使用的化学消融药物过敏者。

（2）肿瘤内有明显动脉-肝静脉瘘、动脉-门静脉瘘或门静脉-肝静脉瘘的患者。

（3）有明显腹水、凝血障碍、门静脉主干癌栓、肝功能很差、肝外多发转移或梗阻性黄疸的患者。

（三）消融操作程序

1. 治疗前准备

（1）患者准备：依患者情况、操作部位下达术前禁食水医嘱，消化道肿瘤治疗通常术前禁食水 4～8h。

（2）医师准备

1）准备治疗器械：超声设备调节至适宜的工作状态。选择穿刺方式（经引导架穿刺还是超声

引导下徒手穿刺）。

2）针具：采用 20 ～ 22G 单孔 PTC 针或多孔酒精针。依据病灶的实际情况选用。注射器宜选用螺口型。

3）穿刺治疗消毒包：配备消毒材料等。

4）消融剂：依据患者全身状况及病灶情况选用恰当的消融剂。如患者无酒精过敏，治疗的病灶有被膜或假包膜，可以选用酒精或乙酸；如患者高龄、酒精过敏等不适合无水乙醇注射，可以选用聚桂醇等刺激性小的消融剂。

5）根据治疗的靶目标位置，安置患者采取合适的体位，使患者处于尽量舒适且便于更好配合完成操作的体位。

6）超声测量拟消融病灶的体积、估算注射的消融剂剂量。

7）选择超声引导穿刺点及安全的进针路径。

8）穿刺前与患者的沟通，嘱其尽量小幅度平静呼吸，配合治疗。

2. 操作方法　规范操作具体步骤如下。

（1）超声再次确定穿刺进针入路。

（2）穿刺部位消毒铺巾、穿刺点局部麻醉。

（3）进针前彩色多普勒超声再次确认穿刺路径上不经过较大血管或胆管等重要结构。

（4）实时超声引导穿刺置入药物注射针。

（5）向肿瘤内缓慢注入消融剂。注射过程中超声实时观察靶目标药物弥散情况。注入药物后靶目标区域的回声通常增高，随药物弥散至整个靶目标内局部回声整体增高。当整个靶目标完全呈高回声后超声造影评价治疗效果。

（6）治疗结束、拔除穿刺针，穿刺点局部包扎、压迫 2 ～ 3min。入观察室观察。

3. 穿刺后处理　　留观 30 ～ 60min。观察患者一般状况，包括面色、脉搏及有无烦躁、呼吸急促、出冷汗等。如有异常情况应及时对症处理。

患者离开前超声复查治疗区，观察有无出血迹象，如有及时处理。

（四）注意事项

1. 肝脏肿瘤化学消融治疗的进针原则应符合肝脏病变穿刺的一般原则。

2. 尽可能采用多孔穿刺针，以使药物弥散区与肿瘤尽可能适形。如采用通用的单孔 PTC 针，在药物推注过程中，应缓慢转动穿刺针方向，以使药物弥散均匀。

3. 推注药物速度应尽量缓慢，以利于药物向注射点周围弥散。

4. 注射完毕，为预防消融剂沿针道反流，可放入针芯后将穿刺针保持在瘤内 20 ～ 30s，而后缓慢退针。

5. 无水乙醇消融最常见的副作用是疼痛和发热。多数患者在治疗中或治疗后即出现疼痛。特别是当肿瘤位于被膜附近时疼痛可能比较明显，多局限于穿刺部位，有时见于右肩部或剑突下，减慢注射速度可降低疼痛程度。首次注射后出现的一过性轻中度体温升高，可出现在无水乙醇和聚桂醇注射后，可能是肿瘤组织坏死吸收所致，可持续数天后自行恢复至正常。

6. 无水乙醇注射量大被机体吸收可导致不同程度的酒精中毒或低血压。严重的疼痛和醉酒样反应可导致患者出现恶心、呕吐、低血压甚至休克等一系列不良反应，当患者出现剧烈疼痛或严重醉酒样反应时应立即停止注射。并向病灶内注入等量无菌生理盐水以稀释消融剂。无水乙醇代谢产物之一的乙醛可能导致外周血管舒张，造成血压降低。正常情况下乙醛脱氢酶作用于外周循环中的乙醛，使乙醛失活，但大多数亚洲患者，乙醛脱氢酶先天性缺乏，从而延长了无水乙醇吸收后低血压持续的时间，应引起注意。

7. 随着穿刺次数的增多，并发症发生的风险增高，包括穿刺造成的腹腔内出血、动静脉瘘形成、胆道出血、肝脓肿、肿瘤针道种植等，应尽量减少穿刺次数。由于无水乙醇具有明显的细胞毒性，消融后针道种植很少见。

三、超声引导下肝脏肿瘤微波或射频消融治疗

（一）概述

影像指导下局部消融技术在原发性肝癌治疗中发挥着重要的作用，成为与手术切除、肝移植同等重要的三大根治治疗手段之一。微波消融是利用微波的热效应直接作用于病灶，使病灶组织由于高温而凝固坏死，从而达到治疗疾病的目的。微波的热效应是指微波能量被介质材料吸收而转化为热能的现象。在微波场的作用下，介质的极性分子从原来杂乱无序的热运动改变为按电场方向取向的规则运动，而热运动及分子间相互作用力的干扰和阻碍则起着类似于内摩擦的作用，将所吸收的能量转化为热能，使介质的温度升高。我国自 1996 年开始应用超声引导下肿瘤消融技术，以微波消融肝癌最先报道。梁萍等报道了微波消融治疗肝癌规模最大的单中心研究结果表明，治疗后 5 年生存率为 51%，局部肿瘤进展率为 8%。到目前为止，中国、美国、英国和意大利均有肝癌微波消融的多中心研究报道。梁萍等组织的最大样本量的多中心研究结果表明，1007 例肿瘤平均直径 2.6cm 的肝癌患者，5 年生存率为 59.8%。另外 3 个多中心研究证实了微波消融治疗肝肿瘤并发症发生率低，但是没有提供长期生存率和复发率的数据。梁萍等报道的最大宗病例研究结果表明，微波消融治疗肝转移癌的 1 年、3 年、5 年累计生存率分别为 90.9%、51.1% 和 31.9%。

射频消融是指射频发射器产生高频率转换的射频电流，使组织内的离子随电流正负极的转换而频繁震荡，产生摩擦作用，将电能转化为热能，使组织的温度升高，从而使肿瘤细胞发生热凝固性坏死和变性。既往文献报道，射频消融后 5 年总生存率为 21.4%～93.3%，平均 5 年总生存率约为 43.8%。意大利 Livraghi 等报道的一项多中心前瞻性临床研究证实，射频消融治疗直径 ≤2.0cm 的可切除小肝癌，5 年生存率达 68.5%，与手术切除相近，而术后并发症的发生率只有 1.8%，明显低于手术切除组，因此其可作为小肝癌的一线治疗方法。法国 N'Kontchou 等报道了射频消融一线治疗 ≤5.0cm 肝癌的疗效，5 年总生存率、无复发生存率、无瘤生存率分别为 40%、17%、32%，对可切除肝癌，治疗后 5 年生存率达到 76%，与手术相近。

（二）适应证与禁忌证

1. 适应证 对于早期肝癌和局限性肝转移癌患者，消融是有效的治疗方法。入选标准如下。

（1）单发肿瘤直径 ≤5 cm，肿瘤数目 ≤3 枚，最大直径 ≤3 cm。

（2）肝功能 Child Pugh 分级 A 或 B 级。

（3）深在肝实质的肿瘤，手术创伤较大。

（4）各种原因导致不能耐受手术治疗的患者（高龄、合并心肝肾肺等疾病、肝硬化、失代偿、多发病灶等）。

（5）手术后复发的肝癌，肝移植前控制肿瘤生长及移植后复发的肿瘤。

（6）对邻近心、膈、胆囊、胆管、胃肠管区域的肿瘤，可应用消融结合温度监测、无水乙醇注射、人工注水技术及粒子植入技术治疗。

（7）晚期肿瘤合并门脉主干至二级分支或肝静脉癌栓，需要消融联合放疗。

（8）对于病灶多、体积大的晚期肝癌患者，若无法手术治疗，采用其他方法如肝动脉化疗栓塞、放化疗又无明显效果，则可行消融治疗，治疗的目的主要是降低肿瘤负荷，以缓解病情，减轻痛苦并延长生命。

（9）肝转移癌无论单发或多发，均需要与全身化疗或内分泌治疗等联合。

（10）肝脏良性肿瘤：有恶变倾向、疼痛不适等症状较明显、增长迅速（1 年内最大径增加超过 1cm 等）或对患者造成较重心理压力，甚至影响到正常的工作和生活等而强烈要求治疗者。

（11）不愿接受手术和其他治疗的患者。

（12）无严重肝肾心脑等器官功能障碍、凝血功能正常或接近正常。

2. 禁忌证

（1）肝功能 Child Pugh C 级或明显的肝衰竭，如大量腹水、肝性脑病或神志恍惚者。

（2）有严重的凝血功能障碍，血小板＜ $30×10^9$/L，凝血酶原时间＞ 30s，凝血酶原活动度＜ 40%，经输血、给予止血药等治疗仍无改善。

（3）肝内肿瘤负荷高（肿瘤体积＞肝脏体积的 70% 或有多个肿瘤结节）或肝外肿瘤负荷高。

（4）有全身任何部位的急性或活动性的感染病变者。

（5）3 个月内发生过食管胃底静脉曲张破裂出血者。

（6）急性或严重的慢性肾衰竭、肺功能不全或心功能不全。

（三）操作程序

1. 消融前准备

（1）完善消融前检查：血尿便常规、凝血常规、血型、血糖、传染病指标（乙肝五项、丙肝抗体、HIV 抗体、梅毒抗体）、血生化（肝肾功能、电解质）、肿瘤标志物。

（2）完善消融前检查：心电图及胸部 X 线片、肝脏 MRI／CT 或全身 PET 检查，如患者经麻醉评估存在心肺疾病风险，需要完善超声心动图、冠状动脉 CT、平板运动试验、胸部 CT、肺功能等检查项目。

（3）制订消融方案：在完善各种检查及全面评估基础上制订治疗方案，包括是否进行肠道准备、药物（保肝、抑酸、降压、降糖、抗炎等）使用、其他相关学科会诊、明确消融预期目标（一次根治性、分次根治性或姑息性），采用的消融方式（微波、射频）、布针方式、消融次数、消融肿瘤数目、辅助措施的应用（超声造影引导、人工腹水／胸腔积液／胆道注水、温度监测、粒子植入、乙醇注射、三维消融规划、融合影像导航等）、采用的麻醉方式（静脉全身麻醉、局部浸润麻醉）、消融后血红蛋白尿的预估及水化、碱化尿液的处理。

（4）签署知情同意书：消融前需要与患者家属充分沟通，了解患者家属及患者对病情认知程度、对拟进行治疗结果的心理预期、对治疗存在风险的认知及接受程度。需要向患者家属及患者充分交代患者病情、病灶情况、存在的其他治疗方式、治疗费用、治疗存在风险、可能发生的意外及对风险意外采取的防治措施等。在患者及其家属充分了解上述情况后签署治疗知情同意书。

（5）下达消融前医嘱：消融前 1 天需要下达术前医嘱，包括拟行手术名称、术前禁食水、静脉通道的建立、肠道的准备、消融进针部位皮肤的准备。

2. 消融操作方法

（1）患者体位对清晰显示病灶很关键，一般常规用手臂架将右上肢固定，使腹部尤其肋间充分展开。肝左叶肿瘤多采用仰卧位，右叶肿瘤多采用左侧卧位或右前斜位，近膈肌顶部病灶可适当抬高上身，头高脚低位。

（2）常规超声扫查确定肿瘤大小、形态、边界、部位、肿瘤血供和周边毗邻情况。行超声造影并结合增强 MRI/CT 再次评估肿瘤大小、形态和周边卫星灶情况，选择最佳穿刺途径，避开大血管、神经、胃肠、胆囊等重要结构进针，必要时训练患者呼吸屏气配合穿刺操作，依据病灶情况采用水隔离、测温、导航等辅助技术。

（3）穿刺及布针过程中务必清晰显示消融针尖位置，建议进针前根据超声仪测量进针深度，在微波针上做好标记，穿刺到位后，短暂启动微波能量再次确认针尖位置，消融针裂隙处为最先辐射产生强回声处，前向热场范围为裂隙距针尖长度再加 3 ～ 5mm，合理规划穿刺深度，防止深部脏器损伤。

（4）消融时间和能量选择以消融热场形成的强回声完全覆盖肿瘤为主，通常微波选择50 ～ 60W 消融 10min、射频功率依据电极不同而不同，消融时间为 12 ～ 20min。

3. 消融后处理　消融治疗后当天患者会出现程度不等的腹痛，以治疗区附近为主，肝脏消融后经常出现中上腹疼痛，多考虑反射性或长时间空腹导致，术后第 2 天疼痛会明显减轻，如果出现长时间剧痛，需要警惕出血、胃肠穿孔、胆瘘等并发症；发热是常见副作用，但如果消融后长期高热不退，应警惕治疗区感染问题，及时进行超声检查；如消融体积较大，个别敏感性体质术后当天可能会排茶色、酱油色尿液，需要及时予以水化、碱化尿液并密切观察肾功能改变；邻近膈肌病灶或肝硬化严重患者，消融后如果出现胸闷、憋气症状，应及时行超声检查以明确胸腔积液和腹水情况，必要时可予以引流。如果恢复顺利，无明显疼痛和发热等各种不适，静脉麻醉消融患者可 3 ~ 5 天出院，局部麻醉治疗患者可次日出院，但如果出现各种严重并发症，需要及时对症处理，必要时请相关科室会诊。

（四）注意事项

1. 消融电极为 15 ~ 17G 粗针，穿刺过程中应缓慢均匀用力，遇到阻力勿强行突破，可能为肝内管道结构，应上下层面微调越过管道再进针，以防出血。电极进入了肿瘤区后，如果位置不合适，需要先启动微波辐射凝固组织再调整穿刺针位置，防止肿瘤种植。

2. 消融范围应根据患者综合情况决定。恶性肿瘤，患者身体能够耐受，病灶数量和体积允许，尽量做到扩大根治性消融；如果肝硬化严重或化疗后身体虚弱，应以肿瘤适形消融为原则；如果病灶数量多、体积大，可行分次消融或减瘤治疗。良性肿瘤，以适形消融或减瘤消融为原则。

3. 如果病灶靠近胆管、胆囊、胃肠道等特殊部位，一方面可在病灶与要保护的器官结构间放置测温针行保护性测温，在病灶内靠近重要结构处辅以少量无水乙醇热增敏以保证凝固效果；另一方面也可辅以人工腹水或胆管内人工注水方式来降低或避免热损伤的发生。对于靠近膈顶的肿瘤，如果体位调整后仍然不能显示，可以辅以右侧人工胸腔积液或膈下注水的方法，以避开肺气遮挡而使病灶清晰显示。

4. 消融过程中实时观察肝周声像图，如果发现液性暗区，高度怀疑出血所致时，及时予以止血药处理。同时，退针时注意烧灼针道，尤其是肝脏表面和门静脉高压患者的腹壁。

【案例 15-5-1】 女性患者，70 岁，原发性肝癌，大小约 6.3cm×5.7cm×5.1cm。
问题 1：术前增强 CT 可见肿瘤，见图 15-5-1，其周边毗邻的结构有哪些？

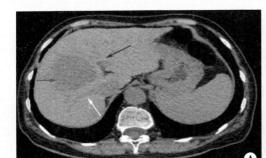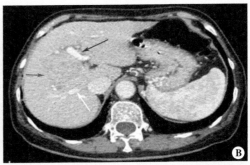

图 15-5-1 肝脏影像图像 1
A、B.肝脏增强 CT 图

答案与解析：毗邻门静脉（蓝色箭头）与肝静脉（白色箭头）。
问题 2：术前三维可视化多角度显示肿瘤（图 15-5-2,红色箭头所示）与周围结构的空间位置关系，消融规划进针入路如何？消融针数是多少？
答案与解析：消融规划进针入路为经肋间隙穿刺，肿瘤完全消融需要 6 次微波天线穿刺。
问题 3：消融后原肿瘤区 MRI 显示什么成像特征（图 15-5-3）？肿瘤是否完全消融？
答案与解析：增强 MRI 影像显示肿瘤完全坏死（红色箭头），完全无增强，静脉（白色箭头）无损伤，三维可视化软件系统显示消融区域（绿色箭头）完全覆盖肿瘤区域（红色箭头）。

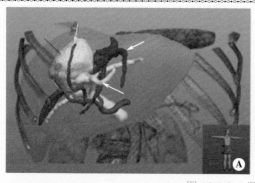
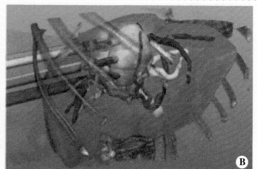

图 15-5-2　肝脏影像图像 2
肝脏三维可视化重建图

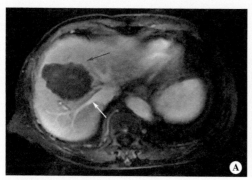
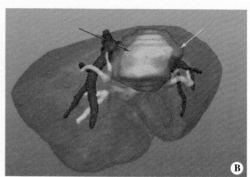

图 15-5-3　增强 MRI 影像

四、超声造影在肝脏肿瘤介入治疗中的应用

超声造影又称声学造影，是利用充盈对比剂使背向散射回声增强，从而明显提高超声诊断的分辨率、敏感性和特异性的技术。超声造影在肝脏肿瘤消融治疗中发挥着显著意义，包括消融前、中、后整个过程。消融前充盈对比剂的对比增强特性可以清晰显示肿瘤的大小、数目、边界、活性部分及可能的卫星灶，可获得更多常规超声不能获得的信息，从而帮助决策消融方案。消融中的应用主要体现在常规超声显示不清的肿瘤，超声造影可以实现实时引导定位，完成消融穿刺。消融后超声造影的功能发挥在 2 个方面：一是评估肿瘤消融疗效，明确坏死范围和彻底性，必要时引导对残癌再次补充消融；二是明确消融后出血点，无论是消融区周围还是肝被膜穿刺点出血，超声造影均可见充盈对比剂溢出信号，从而及早发现病情，并在造影引导下予以出血处注射凝血酶等止血药。

（于　杰　梁　萍）

第六节　超声引导下非肝脏部位实体肿瘤的介入治疗

一、概　　述

超声引导下的各种介入治疗技术在对肝脏内肿瘤得到成熟应用之后开始逐渐应用于肝脏以外的病变，如肾及肾上腺、胰腺、脾脏、子宫附件、前列腺、甲状腺、乳腺、胸腹壁等部位的肿瘤。本节我们主要介绍腹腔内紧邻肝脏的肾及肾上腺肿瘤的超声引导下介入治疗。

目前，肾肿瘤的首选治疗方法仍然是外科根治性切除或部分性肾切除，但随着超声引导下介入治疗技术的发展，特别是消融技术在肝脏肿瘤治疗中取得的成功，超声引导下的消融技术开始逐渐应用于肾脏肿瘤的治疗。近年来，其在小肾癌消融治疗中取得了显著的效果，目前国内已经出现了大样本量的文献报道。而肾上腺肿瘤因位于腹膜后深部，外科手术视野显示不好，创伤大，易出血及产生术后并发症。超声引导下消融治疗作为一种微创的治疗方法在肾上腺肿瘤，特别是小于 5cm 的肿瘤中显示出了良好的应用价值，成为肾上腺手术切除之外可供选择的微创治疗技术。

二、适应证与禁忌证

（一）适应证

1. 肾癌患者已行一侧肾脏根治性切除或部分肾切除，再次手术有可能导致肾功能不全等危险，如孤立肾性肾癌。

2. 一侧肾癌已切除，对侧肾出现癌转移或新发癌。

3. 单发转移性肾癌，合并肾功能不全的患者。

4. 双侧肾癌，特别是具有家族遗传趋势的肾多发性肿瘤综合征患者，如家族性视网膜及中枢神经系统血管瘤病（von Hippel-Lindau 疾病）及遗传性乳头状肾癌。

5. 小肾癌拒绝外科手术。

6. 年老体弱，伴有严重心脏病、糖尿病等无法承受麻醉、手术创伤的肾癌患者。

7. 肾脏良性肿瘤，生长较快，> 4cm 的血管平滑肌脂肪瘤等。

8. 肾上腺转移性肿瘤或无功能性原发肾上腺肿瘤。

（二）禁忌证

1. 有严重出血倾向及凝血机制障碍者（血小板 < 30×10^9/L，凝血酶原时间 > 30s）。

2. 严重心肺疾病、严重感染、顽固性大量腹水、意识障碍或恶病质、严重肾衰竭未行透析治疗、不能耐受手术者。

3. 有功能的肾上腺肿瘤视为相对禁忌证。

4. 肿瘤侵犯邻近组织、器官、集合系统等重要结构及周边大血管者视为相对禁忌证。

三、操 作 程 序

（一）治疗前准备

1. 告知患者或其亲属治疗目的、方法、疗效、并发症等意外情况及手术费用，并签署知情同意书。

2. 常规查体，询问病史，有心脑血管病及糖尿病患者需要做好用药准备。检查血常规、血小板、出凝血时间、肾功能、心电图。

3. 肾上腺肿瘤患者需要检查相关内分泌指标，必要时给予 α 或 β 受体阻滞剂进行预防性内分泌治疗。

4. 术前禁食 8 ~ 12h，对于精神紧张的患者，应进行心理安抚。局部麻醉下治疗患者可于治疗前半小时给予镇静镇痛药物。穿刺进针需要患者屏气配合时，术前嘱患者做好屏气练习。

5. 根据病变情况设定治疗方法，选取消融设备（常用有微波、射频、激光及冷冻消融）。

6. 建立静脉通路。

（二）穿刺操作方法

1. 根据患者及病变情况确定治疗模式，选定麻醉方式及消融设备。

2. 选取合适体位，对照 CT 或 MRI 等影像进行超声扫查，确定穿刺点和进针路径。

3. 常规消毒、铺巾，1% ~ 2% 利多卡因局部浸润麻醉，辅以静脉麻醉。

4. 局部麻醉点尖头刀片皮肤切开。如肿瘤与周边重要脏器或结构邻近，可先将 PTC 针穿刺进入肿瘤周边，注入利多卡因与生理盐水混合液形成隔离带，以保护周边脏器或结构。

5. 超声实时引导下将选定的消融针穿刺进入肿瘤预定部位。启动消融系统，设定输出能量，超声实时监测消融过程，观察回声改变的范围和强度，判断消融范围是否覆盖肿瘤或有无损伤周边重要脏器或结构。

6. 根据病灶数量、位置按预定治疗方案顺序逐个治疗病灶。

7. 治疗结束，退出消融针时对针道进行烧灼，预防出血和肿瘤种植。

8. 术后超声造影评估消融范围及效果，观察腹腔内有无积液或血肿，并及时处理相关并发症。

（三）治疗后处理

1. 局部消毒，贴上无菌敷料；压迫止血 15min，用超声观察肾脏周边及盆腹腔内有无出血征象。

2. 术后做好病历记录，及时详细记录治疗过程及使用药物，送患者回病房后与病房医护人员做好交接班。术后嘱患者静卧禁食 4～8h，住院观察生命体征、尿量、肝肾功能、肾上腺功能及有无腹部疼痛等症状。

3. 术后嘱患者行影像学随访评估，常规于治疗后第 1 个月、第 3 个月、第 6 个月及之后每 6 个月进行增强影像学检查及肾功能检查，评估治疗效果。

（四）注意事项

1. 需要对照 CT、MRI、超声造影等影像，反复扫查，确认病灶位置、数量及周围解剖结构，制订合理的治疗模式。如超声扫查对病灶显示或定位困难，可行融合影像虚拟导航。

2. 超声实时监测下引导消融针，避开周边重要脏器及大血管，如病灶血供丰富可术前结合 TACE 阻塞病灶滋养血管，或用高功率微波针直接先行凝固阻断滋养血管；如病灶多发，可选取多针同时布针，或先行深部病灶消融再行浅部病灶消融，以防治疗产生的气泡干扰超声显示；消融针在病灶内时，尽量避免消融针进出。

3. 消融前建议行病灶穿刺活检，获取病理结果，指导后续治疗和随访。对于邻近重要脏器及结构（胃肠道、输尿管等）的病灶，可在病灶与周边肠道间或肾集合系统及输尿管内注射冷生理盐水，以在最大程度消融病灶的同时避免以上脏器及结构发生热损伤。

4. 肾上腺病灶消融前必须行相关内分泌检查，并与内分泌医师及麻醉医师做好充分沟通，治疗时须密切观察患者血压、心率等生命体征的变化，并及时用药，必要时暂停消融，预防高血压危象带来的不良后果。

5. 如在治疗过程中或治疗结束拔针后发现出血，即刻行超声造影明确出血部位，判断出血量，如出血不能自行停止，则可在超声造影引导下对出血点行凝固止血。

四、临床价值

目前肾肿瘤的首选治疗方法仍然是外科根治性切除或部分性肾切除，但受手术禁忌证的限制，在肾功能储备差、复发或转移性肾肿瘤、孤立肾肾肿瘤等情况下，局部消融治疗因为其有效及微创等优势可作为一种很好的替代治疗方法。随着超声引导下肾脏肿瘤局部消融治疗经验的积累，近年来其在小肾癌消融治疗中取得了长足的发展，并已经出现了大样本量的文献报道。超声引导下消融治疗作为一种微创的治疗方法在肾上腺肿瘤，特别是 < 5cm 的肿瘤或在患者不耐受手术的情况下也显示出了良好的应用价值，成为肾上腺手术切除之外可供选择的微创治疗技术。

自我检测

15-5-1. 影响穿刺准确性的因素有哪些？

15-5-2. 肝脏肿瘤的介入超声治疗方法有哪些（请至少列出 5 种）？

15-5-3. 简述超声引导穿刺活检的临床应用价值。

15-5-4. 简述超声引导置管术的临床应用价值。

15-5-5. 简述超声引导肾盂穿刺置管引流的适应证。

（蒋天安　叶争渡）